科学出版社"十四五"普通高等教育研究生规划教材

中医内科学
临床思维与实训

主　编　赵进喜

科学出版社

北京

内 容 简 介

本教材为科学出版社"十四五"普通高等教育研究生规划教材,以培养应用中医理论与中医临床思维方法解决中医内科病证实际能力为中心,强调立足现代临床实际,传承经典与古今医家学术经验,展示中医内科学最新研究成果,即所谓"更经典"、"更现代"、"更实用"、"更有特色"原则。全书分为上、中、下三篇。上篇概要介绍中医内科学内涵、中医临床思维特色及其在中医诊疗过程中的具体应用、中医辨证方法及其临床应用、中医内科学重要知识点与学习方法等。中篇分列内科常见病证56种,分别介绍概念、诊断要点、鉴别诊断、病因病机、辨证要点、治疗要点、分证论治、其他疗法、预防调护、病案举例等,古今名医经验等相关内容穿插其中。强调不同病证的不同内涵,重视不同病证之间及同一病证不同证候之间的病机联系,重视三阴三阳体质在不同内科病证发病中的作用,分证论治,选方用药,附有参考处方,包括临床实用经验方,明确用法用量,可为临床实践提供具体指导。下篇分列现代医学内科多系统疾病病因病机、辨证论治、研究进展以及存在的问题与展望,可为临床实践与科研选题提供方向性指导。

本教材可供中医药高等院校中医与中西医结合专业学生及研究生作为教材使用,可供中医与中西医结合临床工作者借鉴参考。

图书在版编目(CIP)数据

中医内科学临床思维与实训 / 赵进喜主编. —北京:科学出版社,2024.1
科学出版社"十四五"普通高等教育研究生规划教材
ISBN 978-7-03-077816-1

Ⅰ.①中… Ⅱ.②赵… Ⅲ.①中医内科学-研究生-教材 Ⅳ.①R25

中国国家版本馆 CIP 数据核字(2023)第 247456 号

责任编辑:刘 亚 / 责任校对:张小霞
责任印制:徐晓晨 / 封面设计:陈 敬

科学出版社 出版
北京东黄城根北街 16 号
邮政编码:100717
http://www.sciencep.com

保定市中画美凯印刷有限公司印刷
科学出版社发行 各地新华书店经销

*

2024 年 1 月第 一 版 开本:787×1092 1/16
2024 年 10 月第二次印刷 印张:32 1/2
字数:878 000
定价:158.00 元
(如有印装质量问题,我社负责调换)

编委会

申子龙（首都医科大学附属北京中医医院）

孙慧怡（北京中医药大学东直门医院）

王世东（北京中医药大学东直门医院）

吴文静（湖北中医药大学）

肖永华（北京中医药大学东直门医院）

熊云昭（河北中医药大学中西医结合学院）

徐　浩（中国中医科学院西苑医院）

许亚梅（北京中医药大学东直门医院）

尹冬青（首都医科大学附属北京安定医院）

张　华（北京中医药大学东直门医院）

张晓晖（中国中医科学院西苑医院）

张雅月（北京中医药大学东直门医院）

章　亭（厦门市中医院）

赵进喜（北京中医药大学东直门医院）

朱　立（北京中医药大学东直门医院）

学术秘书（兼）　孙慧怡　暴雪丽

前　言

中医学为中华民族先人所创造，主要源于古人与疾病作斗争的经验总结，并受到中国传统哲学的重要影响，重视"天人相应"的整体观，基本思维方式是"司外揣内"，重视通过外在的表现推求病理生理，采用天然药物或针灸推拿等手段，针对各种疾病进行个体化防治。中医学这门知识体系，既有科学内涵，又有浓重的东方文化特质。既是中华优秀传统文化的重要组成部分，又是中华传统文化的重要载体。可以说为中华民族繁衍作出了巨大贡献，至今仍在为中国人民甚至全世界民众的健康服务。所以被习近平总书记誉为"中国古代科学的瑰宝"、"打开中华文明宝库的钥匙"。

中医学生生不息数千年，其能够存在且不断进步的最关键原因在于临床疗效。如何提高中医临床疗效？其关键当然是如何培养出优秀中医临床人才。党的二十大报告提出"促进中医药传承创新发展"，而临床思维是中医药传承的重要内容，对中医临床人才培养具有重要意义。而要培养优秀的中医临床人才，针对中医高等教育研究生培养、中医师承教育等，编写能突出中医临床思维且切合实用的教材都是最基础的工作。近年来，随着中医高等教育课程体系的不断完善，中医内科学教材建设，应该说取得了不少成绩。但实际上教材也确实存在内容陈旧、实用性差、传承经典不够、现代研究成果展示不足、特色不突出等诸多问题。因此，融合经典与临床，传承古今名医学术经验，实现中医内科学与四大经典课程及各家学说的良好衔接，突出中医辨病辨证临床思维和理法方药具体应用的可操作性，重视中医内科学不同病证之间及同一病证不同证候之间的病机联系，并充分学习中医内科学的当代研究成果，编写出"更经典"、"更实用"、"更现代"、"更有特色"的教材具有重要意义。

北京中医药大学第一临床医学院中医内科教学团队是国家级精品课程与精品教学团队，传承北京中医药大学东直门医院秦伯未教授、胡希恕教授、董建华院士、印会河教授、焦树德教授、王永炎院士、吕仁和教授、田德禄教授等几代内科大家学术，强调中医内科学临床教学应以培养学员中医临床思维为中心，以提高学员运用中医理论与思维方法解决内科实际问题的能力为教学目标。而今，受科学出版社委托，联合中国中医科学院、天津中医药大学、河北中医药大学等多家单位从事中医内科学临床、教学等专家，共同编写出

《中医内科学临床思维与实训》教材。全书分为上、中、下三篇。上篇概要介绍中医内科学临床思维特色及其具体应用、中医辨证方法及其临床应用等。中篇重点介绍内科常见病证病因病机、辨病辨证、选方用药等。古今名医经验等穿插其中。下篇重点介绍现代医学常见内科疾病病因病机、辨证治疗及其研究进展等。编写目的即在于培养学员运用中医理论和中医临床思维解决实际问题的能力，并启发研究生科研与选题。在此谨向书中所涉及的参考文献提供者致敬！但应该指出的是，书中所涉及的临床处方用量，应该根据具体病情酌定。另外，教材编写一定会存在不足之处，尚希各位同道多提宝贵意见，以求不断完善，为中医学人才培养发挥更好的作用。

赵进喜

2022 年 11 月

目　录

下篇 现代医学疾病篇

上篇 总 论

第一章 中医内科学概论

第一节 "中医内科学"学术内涵及其重要地位

"中医内科学"是基于中医学理论与临床思维方法，研究内科病证的病因病机、诊断与鉴别诊断、辨证治疗、选方用药与预防、调护规律的一门临床学科。首先，其研究对象应是内科疾病，中医习称"病证"，或称"病症"，当包括内科常见病证、危急重证及疑难杂证，古称"大方脉"。其可归纳为外感病和内伤杂病两大类。而今主要研究内科杂病，包括多种内科常见多发病与现代难治病。其次，"中医内科学"应是以中医学理论为指导，通过中医临床思维方式，研究内科病证的病因病机、辨病辨证、选方用药与预防、调护规律等。如中医病因学"审症求因"的精神，中医治病"谨守病机"与重视体质的"个体化"治疗思想等。如果背离中医基本理论与中医临床思维特色，"中医内科学"则会失去其学科根基。

"中医内科学"是中医临床教学的骨干学科，既是临床专业学科之一，又是连接中医基础理论、临床经典课与临床专业课的桥梁，承担着培养中医临床思维的重任，在中医临床教学体系居于特殊重要地位。学好《中医内科学》才能建立中医临床思维方法，从而为学好其他临床专业课奠定基础。纵览古今名医成才之路，无论是内科名家，还是外科、妇科、儿科名家，必有扎实的中医内科学基本功。若欲成为一个好中医，就必须学好"中医内科学"。

第二节 "中医内科学"学术发展史

一、"中医内科学"理论体系形成阶段

《周礼》分医为四，有"食医"、"疾医"、"疡医"、"兽医"。此"疾医"即内科医生。《黄帝内经》（以下简称《内经》）论脏腑、经络、气血、阴阳、生理、病理，论病因病机与四诊、辨证、治疗与预防理论，是中医理论体系形成的重要标志。《内经》论内科病证达200多种，其中，专篇论述者包括《热论》、《咳论》、《痿论》、《疟论》、《痹论》等。东汉医圣张仲景《伤寒论》以三阴三阳辨证论治外感病，《金匮要略》以脏腑经络辨证论治杂病，创立了先辨病，后辨证，辨病与辨证相结合的诊疗模式，为"中医内科学"理论体系的奠基之作。所收载的东汉以前大量的方剂，被称为"经方"，药精效捷，故被誉为"方书之祖"。更有《中藏经》论脏腑发病，《诸病源候论》论多种疾病病源，《肘后备急方》及《备急千金要方》、《外台秘要》等收载大量治疗内科病证的有效方剂，标志着"中医内科学"理法方药体系渐趋成熟。

二、"中医内科学"理论体系发展阶段

宋代科技与文化昌明，"太医局九科"即包括内科。《小儿药证直诀》论脏腑补泻，并创立了六味地黄丸、七味白术散、泻白散、导赤散等名方，完善脏腑辨证理论体系，为内科病证辨证选方提供了重要借鉴。《三因极一病证方论》创外因、内因、不内外因三因学说，《太平圣惠和剂局方》收载治疗多种内科疾病名方。金元四大家刘河间、李东垣、张子和、朱丹溪等，传承《内经》与仲景之学，立足临床，阐发经旨，创寒凉派、补土派、攻下派、滋阴派，形成了中医学术百家争鸣的局面，直接促进了"中医内科学"学术进步。

三、"中医内科学"理论体系完善阶段

明清名医辈出。虞抟《医学正传》、薛己《内科摘要》、王肯堂《证治准绳》、张介宾《景岳全书》、李中梓《医宗必读》、赵献可《医贯》、陈士铎《石室秘录》、程钟龄《医学心悟》、王清任《医林改错》、林珮琴《类证治裁》等，各具特色。喻嘉言《医门法律》、《寓意草》更创立"先议病，后议药"的中医议病格式，首创中医病历书写规范。而温病名家吴又可、叶天士、薛生白、吴鞠通、王孟英等，论瘟疫、温热、湿温及卫气营血、三焦辨证方法，在理论创新的同时，更创立了许多传世名方，其他如《名医类案》、《续名医类案》、《临证指南医案》等医案书，皆收载了大量内科病案。《医宗金鉴·杂病心法要诀》影响深远。

四、"中医内科学"理论体系在近现代的发展

清末民初，西学东渐，医界崇尚中西汇通。典型代表如唐容川《血证论》、张锡纯《医学衷中参西录》等。新中国成立后，《中医内科学》教材总体以脏腑辨证为中心，强调四诊合参，分证论治，理法方药一致。近数十年，随着中医临床与科研工作的不断深化，当代医家提出了很多新理论。如针对多种内科疾病的分型辨证方法和活血化瘀治法，中风病化痰通腑治法，黄疸凉血活血解毒治法，水肿活血解毒、祛风除湿治法，多种络病搜风通络治法等，逐渐形成了现代"中医内科学"的学术特色。

第二章　思维与中医临床思维特色

第一节　思维相关概念与理论

一、思维的概念与特点

思维（thinking）是借助语言、表象，或动作实现的、对客观事物概括的间接的认识，是不同于感知觉和记忆，但又以感知觉为基础的一种更复杂、更高级的认知活动。思维不仅可以揭示事物的本质特征和内部联系，而且具有概括性、间接性和经验改组等特点。

首先是概括性，是指在大量感性材料的基础上，把一类事物共同的特征和规律抽取出来，加以概括。如中医学认为"诸风掉眩，皆属于肝"，这种思维就概括了"诸风掉眩"这一类证候的共同临床特征。再如"介类潜阳，虫类搜风"，这种思维就概括了甲壳类中药的共同功效和虫类中药的共同作用特点。应该指出的是，概括是人们形成概念的前提，也是思维活动能迅速进行迁移的基础。概括可以使人们的认识活动摆脱具体事物的局限性和对事物现象的直接依赖，扩充我们认识新事物的范围。

其次是间接性，是指借助于一定的媒介和知识经验对客观事物进行间接的认识。如中医学在尚未搞清楚经络实质的情况下，可以根据经络的种种现象及相关的知识经验来推测其循行、功能。同样，医者不知道某些疫病的具体病原，但可以根据其临床表现与发病特点来认识其病因病机，进而给予针对性的方药，并制订相应的防治方案。其实，正是因为思维的间接性特点，才让我们能够超越感知觉提供的信息，认识那些没有被感官直接感知到的事物的属性，从而透过现象看本质，认识事物发生发展的规律。思维认识的领域要比感知觉认识的领域更为广阔、更为深刻。

最后是经验改组的特点。思维是一种探索和发现新事物的心理过程，常指向事物新的特征和新的关系。我们对头脑中已有的知识经验不断进行更新和改组，才能实现这个思维过程。如中医传统认为消渴病分为上消、中消、下消，病机是阴虚燥热，而我们传承经典，现代结合临床新情况研究发现，消渴病实际上存在由脾瘅而消渴，其后再进一步发展到消瘅的演变过程，核心病机应是热伤气阴，日久久病入络，更可见络脉瘀结。这就是中医学者对已有的知识经验进行重建、改组和更新的过程。思维不是对既往经验的简单再现，而是对已有的知识与经验，不断进行改组、重建的过程。

二、思维的种类

人类思维的种类，多种多样，非常复杂。不同种类的思维各有各的特点，但同时又互相联系，甚至互相包含。

（一）直观动作思维、形象思维和逻辑思维

直观动作思维，又称实践思维，解决问题的方式依赖于动作。如中医学领域，骨伤手法复位的过程，脉诊举、按、循的过程，腹诊按之濡还是按之实等，即直观动作思维。形象思维是指人们利用头脑中的具体形象来认识问题的思维方式。如中医学领域，望诊通过对面色、舌色、舌苔进行判断，中药鉴别通过对药材饮片颜色、形态进行辨识，即形象思维。另外，中医学常用的取象比类方法，用黑芝麻治疗白发，用地黄、玄参、黑米等补肾，也具有形象思维的特点。逻辑思维，是指人们面对理论性质的任务，运用概念、判断、推理等形式来解决问题的思维方式。中医临床教学与科研都离不开逻辑思维。我们基于中医阴阳五行学说、脏象理论、诊法、辨证论治、中药七情配伍、治未病思想等，通过判断、推理来解决临床实际问题，其实就是逻辑思维过程。

（二）经验思维与理论思维

经验思维是指凭借日常生活经验进行的思维活动。中医学领域，师承教育的口传心授、个案分享、生活实践中得到临床用药经验，即为经验思维。再如民间传说毒蛇出没的地方可能会有解毒草药，包括《肘后备急方》所载"青蒿一握，以水二升渍，绞取汁，尽服之"可治疟疾等，皆属典型的经验思维。理论思维是根据科学的概念和论断，对某一事物作出判断，进而解决问题的思维方式。中医学领域，《内经》、《难经》、《神农本草经》许多基本概念、基本理论，应用与指导于临床实践，就应属于理论思维。如基于《内经》病机十九条，方药中教授提出的辨证论治七步，基于《内经》肾风概念与风邪致病特点，赵绍琴、吕仁和教授提出的肾炎从风论治思路，基于火热致病"热伤气阴"病机理论提出的消渴病清热解毒治法，基于络脉理论提出的消渴病继发血痹、痿厥活血通络治法等，皆属典型的理论思维。

（三）直觉思维和分析思维

直觉思维是指在面临新的问题、新的事物和现象，可以迅速理解并作出判断的思维活动。中医学领域，望诊之"一会即觉"，从繁杂的众多症状中找到主症，"但见一证便是"的选方思路，还有对于某些罕见病例迅速提出的治疗思路等，皆属于直觉思维。直觉思维是一种直接的、领悟性的思维活动，具有快速性、跳跃性的特点。中医临床辨证选方过程中，尤其是许多名老中医辨证选方过程中，直觉思维十分多见，但提高直觉思维的准确性，有赖于系统的学习与长期的临床实践积累。分析思维也即逻辑思维，要求遵循严密的逻辑规律，逐步推导，最后得出合乎逻辑的正确答案，得出合理的结论。中医学领域，针对临床病例进行辨证分析，辨体质、辨病证、辨方证、辨病位、辨病性、辨病机、辨病势，皆属于典型分析思维。临床上，我们通过四诊采集、感知临床信息，再经过严密的分析过程，准确进行辨病辨证，并制订治则、治法，选择针对性的方药，即是逻辑思维过程。

（四）辐合思维和发散思维

辐合思维（convergent thinking）即根据已知的信息、利用熟悉的规则来解决问题的思维方式。通俗来讲，就是根据已有的信息，得出合乎逻辑的结论，实际是一种有方向、有范围、有条理的思维方式，或称"求同思维"。当问题只有一个正确答案，或只有一个最好的解决方案时，往往可通过不断缩小解答范围而发生辐合思维。在中医学领域，临床会通过中医四诊采集临床信息，明确病证与证候诊断，进而完成遣方用药，得出最优治疗方案。此不离乎辐合思维。具体而言，从病史、症状、体征、辅助检查，到中西医疾病诊断，为辐合思维。从性别、年龄、病因、发病特点、症状、舌象、脉象到证候诊断，也是辐合思维。从中医诊断、西医诊断、证候诊断、体质判别，到确立治则、治法，属于辐合思维。从治则、治法，到确立处方、药物，也属于辐合思维。发散思维（divergent thinking）是指沿着不同的方向思考，重新组织当前的信息和记忆系统中存储的信息，产生大量、独特的新思想。中医学领域，针对重大疑难病防治攻关，通过文献研究、专家咨询、专题讨论、头脑风暴等方式，提出创新理论、观点、思路、方法的过程，即属发散思维。而中医学"杂合以治"的思想，也应属发散思维。这种思维方式解决问题，可产生多种答案、结论或假说。但究竟哪种答案、结论或解说更好，更有实际价值，还需要经过临床实践才能得到检验。

（五）常规思维与创造思维

常规思维是指人们运用已获得的知识经验，按现成的方案和程序直接解决问题的思维方式。在中医学领域，按照标准、指南、规范、教材、专家共识、临床路径进行中医药诊疗活动的过程就是典型的常规思维。如运用血府逐瘀汤或中药丹参、红花、赤芍等，通过活血祛瘀的方法来治疗胸痹心痛血瘀证，即为常规思维。这种思维的创造性水平低，对原有的知识不需要进行明显的改组。而创造性思维是指重新组织已有的知识经验，提出新的方案或程序，并创造出新的思维成果的思维活动。在中医学领域，新的思路、新的药物、新的理论、新的技术、新的方案的提出都有赖于创造性思维。如清代温病学家提出的温热病卫气营血辨证方法、三焦辨证方法；近代名医张锡纯先生提出大气下陷理论并创立升陷汤；再如当代医家王永炎院士提出中风病痰热腑实证候与化痰通腑治法；国医大师吕仁和教授提出糖尿病肾病肾络"微型癥瘕"病理假说，诺贝尔生理学或医学奖得主屠呦呦研究员发现青蒿素等，皆为典型的创造性思维。创造性思维既可是发散思维与辐合思维的结合，也常是直觉思维与分析思维的结合，更常包括理论思维，可以说是多种思维的综合体现。中医学学术创新与进步离不开创造思维。因此我们应特别重视培养创造性思维。

三、思维的基本单位

思维的基本单位，即表象与概念。表象是指思维过程的基础，表现为感性的直观形象，是思维活动的感性支柱，具有直观性、概括性、可操作性的特点。表象包括记忆表象与想象表象。事物不在面前，我们头脑中出现的只是事物的表象。在中医学领域，如黄腻苔的辨识，就需要借助当前并不存在，而记忆于脑海中，具有鲜明的形象性，既往学到的黄腻苔的表象。如涩脉的辨识，就需要借助当前并不存在，而存在于头脑中，对所谓"青刀刮竹"进行加工改组后形成的表象。表象作为认知过程的一个重要环节，既有直观性与概括性，为概念的形成提供了感性基础，同时为解决问题创造了条件。而概念是具有共同属性的一类事物的总称。概念的确立，可使认识超越感觉、知觉的范围，从而更好地认识事物，透过现象看本质。概念应该具有特定的内涵与外延。内涵是概念对事物特有属性的反映。外延是具体的具有概念所反映的特有属性的那些事物。如中医腰痛病证的概念，就是外受湿邪或外伤导致腰部经络气血瘀滞或肾虚腰府失养所致的以一侧或两侧腰痛为主症的病证。其内涵既包括病机特点，外感湿邪或外伤腰部经络气血痹阻，或肾虚腰府失养，病位在腰部经络或腰府，同时临床表现必须以腰痛为主症。其外延则包括外感寒湿腰痛、湿热腰痛、风湿腰痛，外伤血瘀腰痛，肾虚腰痛等。而湿热蕴结，煎熬成石，膀胱气化失司的石淋腰痛或妇女冲任失调、寒凝经脉以腰痛为主症的痛经，则不属腰痛病证范畴。再如中药解表药就是气味辛散，能够解表散邪、促使发汗的一类药物的总称。根据这些特征可使解表药与其他药物区别开来。其内涵是气味辛散、能够发汗、解表散邪。其外延则包括辛温解表药如麻黄、桂枝、荆芥、防风等，辛凉解表药如桑叶、菊花、薄荷、牛蒡子等。应该指出的是，概念具有不同的等级或层次，有上位概念、基本概念和下位概念等不同层次，并可因之构成所谓概念家族，仍以"解表药"此概念家族为例，解表药是上位概念，辛温解表药、辛凉解表药是下位概念，解表药包括麻黄、桂枝、荆芥、防风、桑叶、菊花、薄荷、牛蒡子，而辛温解表药包括麻黄、桂枝、荆芥、防风，而不包括桑叶、菊花、薄荷、牛蒡子；而辛凉解表药包括桑叶、菊花、薄荷、牛蒡子，而不包括麻黄、桂枝、荆芥、防风。概念的内涵越宽泛，外延就会变得越狭窄。

概念的形成，可以通过假设-检验的方式，或者通过样例学习的方式实现，总之会有组织地储存在我们的大脑中。而根据概念反映事物属性的数量及其相互关系，思维学还将概念分为合取概念（conjunctive concept）、析取概念（disjunctive concept）和关系概念（relative concept）。其中，合取概念是根据一类事物中单个或多个相同属性形成的概念，其在概念中必须同时存在，缺一不可，可谓最普遍的概念。如"菊花"此概念必须同时具有两个属性，即菊科植物和头状花序。如"心痛"此概念必须同时具有邪痹胸阳，心脉拘挛或心脉阻痹的病机特点与心胸憋闷疼痛阶段发作的临床表现。而析取概念是指根据不同的标准，结合单个或多个属性所形成的概念。如"肝火犯胃证"此概念，是指肝火炽盛，横逆犯胃，胃失和降，表现为胁肋、胃脘灼热作痛，口苦口干，呕吐苦水，便结尿黄，舌红苔黄，脉弦数等为表现的证候。如果同时具有上述多种症状、舌象、脉象，固然可判断为肝火犯胃证。但如果只具有其中三四种症状，实际上也可判断为肝火犯胃证。至于关系概念是指根据事物之间的相互关系形成的概念，如阴阳、表里、寒热、虚实、升降等。

四、思维的过程

思维的过程，包括推理、问题解决、决策等。

（一）推理

推理（reasoning）是指根据一般原理推出新结论，或者从具体事物或现象中归纳出一般规律的思维活动。前者称为演绎推理（deductive reasoning），后者称为归纳推理（inductive reasoning）。在中医学领域，根据久病及肾、久病入络理论，初病多实，久病多虚，内科杂病多虚实夹杂的观点，进而推理出糖尿病肾病，乃消渴病日久，久病及肾，久病入络，肾虚络脉瘀结所致，治疗当补肾培元、化瘀散结，此即演绎推理。而由牡蛎可散结，海藻可散结，昆布可散结，瓦楞子可散结，推理出咸味中药具有软坚散结功效，则属归纳推理。

（二）问题解决

所谓问题解决是基于特定情景，针对特定目标，应用相关知识技能等，通过一系列的认知思维活动解决问题的过程。在中医学领域，临床治愈疾病，或者预防疾病，就是常见临床问题的解决。但要实现解决问题的目标，当然需要采取有效的问题解决的策略。其中启发性策略即是一种有效的问题解决的策略。启发性策略：是根据经验，问题相关空间内进行较少搜索，以达到问题解决的一种方法。相对省时省力，但不能完全保证成功解决问题。常用的启发性策略包括以下几种：①手段-目的分析，即将需要达到的目标状态分成若干子目标，并通过实现一系列的子目标最终达到总目标。如中西医结合治疗慢性肾衰竭，目的是提高生活质量、延缓病情进展、保护残存肾功能，为了达到这个目的就需要运用中药益气、活血、和胃、泄浊、解毒等，同时还要有效地控制高血压、降低肾小球高滤过率、限制蛋白饮食和营养治疗，纠正酸中毒和水、电解质紊乱，防治肾性贫血、肾性骨病、感染等。②逆向搜索，即从问题的目标状态开始搜索直至找到通往初始状态的通路或方法。如临床诊疗血瘀证，可分析是气滞血瘀还是气虚血瘀，然后再进一步选择理气活血和益气活血的不同治法。这就是逆向搜索。③爬山法，即采用一定的方法逐步降低初始状态和目标状态的距离，以达到问题解决的一种方法。如辨证论治的过程，可通过辨体质、找病因、辨病位、辨病性、辨病机、辨方证等一系列过程，逐步找到最优化的方药，此即所谓"爬山法"。

1. 影响问题解决的要素 问题解决还会受到知识经验、思维定势、功能固着、动机和情绪、人际关系等多种因素影响：①知识经验，在问题解决中起着重要的作用。名老中医、专家具有更丰富的知识、经验，因此诊疗水平和解决医学专业领域问题能力往往会高于青年医师。我们经常说中医成才的四要素，即"熟读经典勤临床，多拜名师悟性强"，读经典、勤临床、拜名师，都是为了掌握更多的知识，学习更多的间接经验，积累更多的直接经验。②思维定势，是指重复先前的心理操作所引起的对目前思维活动的准备状态。可能有积极作用，也可能有消极作用。积极的影响，表现为在条件不变的情况下，可快速解决问题。消极的作用，表现为用旧办法解决新问题，不利于发现新方法或更简单的方法。如口服补阳还五汤合四妙勇安汤配合烧伤湿润膏治疗糖尿病足溃疡屡有佳效，遇到类似患者，受思维定势影响，如法而行，常可迅速解决问题。但遇到阳虚寒凝血瘀糖尿病足下肢溃疡的病人，本该用阳和汤，如果仍拘于思维定势，则不可能会取得满意疗效。③功能固着，某种功能赋予某种物体的倾向被称为功能固着。在解决问题的过程中，能否改变事物固有的功能以适应新情况，常是解决问题的关键。因为在功能固着的影响下，人们常常很难摆脱事物用途的固有观念，因而可直接影响到人们灵活机动地解决问题。如大家都知道活血化瘀治法可治疗胸痹心痛病，临床遇到冠心病心绞痛等，容易忽略升陷汤益气升陷治法治疗胸痹心痛的思路。再如半夏泻心汤主治寒热错杂心下痞，临床遇到寒热错杂、脾胃气滞胃痛患者，往往就想不到半夏泻心汤，这就是功能固着的表现。④动机和情绪，世界观、价值观、人生观、社会责任感、个人兴趣等，都可成为发现问题的动机，并影响到问题解决。在中医学领域，医德、个人修养直接影响着诊疗活动，成长背景、师承经历、学术流派等，也可能直接影响到问题发现与解决。

2. 创造性和想象　创造性是指人们运用新颖的方式解决问题，并能产生新的、有社会价值的思维产品的心理过程。想象力、辐合思维、发散思维，远距离联想能力以及恒心、自信心、意志力、责任感等人格因素，都是构成创造性的心理成分。疑难病、罕见病的中医药防治往往需要运用到创造力和想象力，尤其是新的理论的诞生，更离不开创造性思维。如针对消渴病，传统观点分为上、中、下三消，重视滋阴清热、益气养阴，名老中医祝谌予教授观察发现血瘀证，而后在继承施今墨先生重视脾肾基础上，创造性提出葛根、丹参活血药对，开创活血化瘀治疗糖尿病之先河。而针对中风病，传统多用补阳还五汤、镇肝熄风汤等，王永炎院士临床观察发现中风急性期痰热腑实证很多，进而创造性提出了应用星蒌承气汤通腑化痰治疗的思路，明显提高了临床疗效。这些都离不开创造性思维。当然，想象力也很重要。清代名医吴鞠通观察到桑叶纹理并由此想到肺络，创用桑菊饮治疗风热咳嗽，当代学者想到苦酸制甜就采用连梅汤加减治疗糖尿病，都显示出想象的价值。

（三）决策

决策是在几种备选的方案中进行选择的过程，包括确定性决策和风险决策。确定性决策是在确定的条件下，对备选的方案作出选择的过程。风险决策是在不确定的条件下作出选择的过程。在中医学领域，方证的鉴别、方剂的选择、药物的配伍是最典型的决策过程，这些都属于确定性决策。而对于危重症、疑难病患者的诊疗则常是风险决策。趋利避害是人的本性。大多数人会根据面临的具体问题，认真考虑得失，或作出规避风险的决策，或作出偏好风险的选择。如患感冒后，患者常会因担心感冒药中麻黄碱成分，而选择规避风险。而恶性肿瘤患者及其家属，面对肿瘤靶向药物，则会对药物的副作用采取风险偏好的选择。

研究还发现，很多人都倾向于根据启发法进行决策。而典型的启发法，包括代表性启发法、易得性启发法、锚定和调整启发法等。①代表性启发法：是指人们估计事件发生的概率时，会受与其所属总体的基本特性相似性程度的影响。在中医学领域，症见畏冷肢凉，肢体浮肿，下肢尤甚，心悸，气喘不能平卧，咳嗽吐稀白痰，舌淡胖，苔白滑者，就可辨为阳虚水气凌心证，而不是心肝火旺证，此属代表性启发。②易得性启发法：是指倾向于根据事件或现象在记忆中获得的难易程度来评估其概率的现象。如部分经方派医家，谙熟《伤寒论》《金匮要略》，能熟背方证条文和经方适应证，临床决策中就会较多地选择经方。③锚定和调整启发法：是指根据给定的信息作出最初的估计后，可根据当前的问题对最初的估计作出适当的调整，但一般调整的幅度不大。如朴炳奎教授治疗肿瘤倡导扶正培本治则，认为肺癌的核心病机是正虚于内，整体组方虽然常因患者体质、临床分期、临床表现、治疗阶段等进行适当调整，但是健脾、益肾、补气、养血、和胃的总体思路基本不变。

第二节　中医临床思维特色及其重要意义

中医临床思维是指基于中医理论和医者的直接经验与间接经验，通过对望闻问切所得的诸多临床信息等，进行归纳、总结、分析，以判断疾病所在病位、病性、病势，进一步针对性地提出治法、方药与调护方案的思维过程。中医临床思维学，作为中医学与心理学范畴的思维学的交叉学科，具有鲜明的中医学特色。

一、中医"司外揣内"的基本临床思维方式

古人云："医者，意也。"意在强调临床思维在诊疗过程中的重要地位。那么，中医临床思维又有什么特色？中医最基本的思维方式应该是"司外揣内"。中医主要是通过症状、体征、舌象、脉象等外在表现，推测内在的病因病机，重视审症求因，审因论治。有学者强调"象思维"特色，有学者说中医学的思维是一种"黑箱"的思维方式。

众所周知，辨证论治是中医诊治疾病的重要特色。辨证的"证"又称"证候"。证，原意是证据，引申为病生于内、象见于外的证据，实际应是通过临床表现即症状、体征、舌脉等来体现。而证候的"候"，有时间的内涵。随时而变者为"候"。提示病变不仅可通过外象表现出来，而且可随时而变，所以具有动态变化而随时空变化的特点。比如胃痛肝胃气滞证，常见胃脘胀痛，随着情绪波动而变化，常伴有忧郁，嗳气，舌边多浊沫，脉弦。肝郁化热，即可为胃痛肝胃郁热证，而症见胃痛灼热疼痛，胀满，反酸，舌红舌苔薄黄，脉弦数等。临床症状改变，即证候改变。因此，辨证不等于辨证分型。因为证型相对固定成型，而证候可随时而变。当然，古无"症"字，"症"与"证"，旧时均作"證"或"証"，有时指症状，有时指病证，也就是疾病，善读者应注意分别。叶天士《临床指南医案·凡例》曰："医道在乎识证、立法、用方，此为三大关键……然三者之中，识证尤为紧要。"此"证"并非今日辨证论治的"证候"，实际上是病证的意思，或曰病症，也就是疾病。

众所周知，中医理论体系的形成，虽然有朴素的解剖学基础，但主要还是来源于实践或养生体验，同时曾受到中国传统哲学的巨大影响。而中医临床思维，首先是以"天人相应"的整体观为基础。如中医学重视四时、五方等，即整体观念的体现。暑期多雨，病多湿热；秋季气燥，病多燥邪伤肺。东北天寒，常见风寒湿痹，蜀中潮湿，多湿邪为病。而人体本身也被称为"小宇宙"。不同脏腑之间，在生理情况下互相联系；在病理情况下互相影响。不同脏腑病变，在一定条件下，还可互相转化。此即整体观念在中医疾病观的体现。当然，中医临床思维因曾受到中国传统哲学的影响，自然会具有浓厚的东方文化色彩。如肝气犯胃胃痛，肝气乘脾痛泻，木火刑金咳嗽、咳血，水火失济不寐，水不涵木头痛、眩晕等，皆为五行学说在中医临床思维过程中的应用。而《伤寒论》三阴三阳辨证方法，则是以《道德经》"道生一，一生二，二生三，三生万物"哲学思想为基础。至于中医重视阴阳平衡、气血调和等，则都是受儒家"中和"、"中庸"思想的影响。因此，中医临床思维的培养，有赖于读经典，参名师，勤临床，同时也应特别加强中国传统文化修养。所谓"文是基础医是楼"就是在强调传统文化修养的重要性。

但应该指出的是，中西医临床思维并非水火不相容。《金匮要略》云："膈间支饮，其人喘满，心下痞坚，面色黧黑，其脉沉紧……木防己汤主之。"即论肺源性心脏病（肺心病）、心衰等，木防己汤药用防己、人参、桂枝、石膏，益气通阳、清热化饮，类似于西医治疗心衰常用的强心、利尿、扩血管等。而借助现代医学认识与现代检查技术，确实也可以加深中医对内科病证病因病机的认识，有利于提高临床疗效。如全国名中医黄文政教授常用仙方活命饮治疗糜烂性胃炎，屡有佳效，即参考了胃镜下所见。当然，学习现代医学理论，绝不能脱离中医学原创性临床思维。如消渴病继发视瞻昏渺，属于微血管病变，虽然应用血栓通等活血化瘀也能取得一定疗效，但只有遵循中医学"五轮学说"、"肝开窍于目"、"目病多郁"及"巅顶之上，惟风药可到"等理论观点，从肝论治，解郁疏肝，适当配合风药，才能更好地发挥中医原创临床思维的优势。

二、中医临床思维应贯穿于中医诊疗全过程

中医临床思维应贯穿于整个中医临床诊疗活动，即从四诊资料搜集，到辨病辨证、选方用药、

制订调护措施的全过程。所以，培养中医临床思维，应落实到临床教学各个环节。

（一）四诊与中医临床思维

诊法，即望、闻、问、切四诊，是搜集临床资料的过程。与现代医学通过望、触、叩、听搜集临床资料并不完全相同。中医不仅有独有的脉诊，就望诊、问诊而言，具体内容与侧重点也不一样。四诊资料是辨证的基础，基于中医学"司外揣内"的思路，必须把中医临床思维落实到四诊。

望诊，包括"望神"、"望形体"、"望面色"、"望舌"等。其中，望面色，古称五色诊，观五色可辨病情吉凶。《灵枢•五色》云："明堂骨高以起，平以直，五脏次于中央，六腑挟其两侧，首面上于阙庭，王宫在于下极，五脏安于胸中……面王以下者，膀胱子处也。"强调五脏六腑功能皆可外见于面部而且各有分部。《素问•脉要精微论》云："赤欲如帛裹朱，不欲如赭。"强调五色以光彩润泽而又不过分外露为妙。面色萎黄，提示脾胃虚弱，面色黧黑，提示肾虚；面色无华，提示气血不足，尤其是血虚；颜面虚浮，常提示心肾阳虚，或阳虚水泛。而"望舌"包括望舌体、舌质、舌苔、舌下脉络等，身体不同部位又可提示不同脏腑病变。如舌尖部位对应心肺。风热犯肺则咽痛、咳嗽，心火上扰致心烦失眠，可表现为舌尖红。以心脉系于胞，女子经期，气血奔涌于胞宫，也表现为舌尖红。舌边提示肝胆，舌边有浊沫，即所谓"肝气线"，提示肝气郁结；舌边有瘀斑，提示气滞血瘀。若兼见舌苔黄或黄腻，则提示肝胆郁热或湿热。舌中心对应脾胃，舌苔中心厚腻，提示食滞脾胃；中心苔少，甚至无苔，而呈现"鸡心舌"，提示胃热伤阴，胃阴不足。舌根对应下焦肾与膀胱，舌根苔腻尤其是黄腻，提示湿热下注，而症见腰腿酸困疼痛，大便不爽，小便黄赤，或妇女白带多，外阴湿痒，痛风等。总体来说，望舌首先可以根据舌质红还是舌质淡，舌苔黄还是舌苔白，分别寒热，根据舌质暗及瘀斑有无，舌苔边浊沫是否存在，分别气滞、血瘀，然后再结合舌体分部等，就可了解五脏六腑气血盛衰等。此即所谓"舌分寒热气血参"也。

闻诊，即听声音和嗅气味。《素问•脉要精微论》云："五脏者，中之守也。中盛脏满，气胜伤恐者，声如从室中言，是中气之湿也。言而微，终日乃复言者，此夺气也。"明确提出声音窒闷，如从室中言，提示脾为湿困，可见于暑期感冒；而声音低微，终日重复，提示气虚，可见于虚损性疾病。另外，《素问•五脏生成》还有"五脏相音，可以意识"之论，认为临床可通过五音、五声异常，早期发现五脏病变。至于嗅气味，包括察体气及呕吐物、便、尿气味等。如大便味臭、小便臊者，多热；而大便无味、小便清长者，多寒。

问诊，所问内容，与西医相比，同中有异。总体来说，参照"十问歌"，通过询问患者形、神、纳（饮、食）、眠、便（大小便）情况，即可全面了解病情。《素问•疏五过论》云："凡欲诊病者，必问饮食居处，暴乐暴苦，始乐后苦，皆伤精气，精气竭绝，形体毁沮。"就是在强调问饮食、七情病因和生活状态的变动等，认为这些因素都可直接影响到发病。《灵枢•师传》云："入国问俗，入家问讳，上堂问礼，临病人问所便。"此"所便"，即指病人之相宜。比如虚寒胃痛，喜温喜按，得热食则减，而实热胃痛，不喜温按，或按之痛甚，或食后加。问其"所便"，可判断疾病寒热虚实。而针对胁痛，包括问胁痛主症特点（胀痛、隐痛、刺痛，还是灼热而痛）以及诱发胁痛发作或加重的因素（如随情绪波动而加重，或遇冷加重，或夜间加重，或遇热加重，进食油腻食物加重），同样可为辨"寒热虚实"、"在气在血"提供依据。针对头痛，临床上除需问头痛主症特点、诱发因素外，还要重点问部位，太阳穴痛，偏头痛，提示为少阳经头痛；巅顶痛，常为厥阴经头痛；前额痛，常为阳明经头痛；后头痛，牵及颈项，常为太阳经头痛，分经辨证，可为分经用药提供依据。当然，兼症或伴随症以及饮食、睡眠、大小便等情况，还有具有鉴别意义的症状，都是辨证的重要参考，有时也可能成为最关键的辨证依据。《素问•征四失论》云："诊病不问其始，忧患饮食之失节，起居之过度，或伤于毒，不先言此，卒持寸口，何病能中。"强调问诊与四诊合参的重要性，批评持脉炫技的不良医风。

切诊，包括切脉、按胸腹、切尺肤、切虚里等。其中，切脉是最有特色的中医诊法。中医脉诊不仅限于察脉率快慢、节律是否规整，而且要通过脉位、脉率、脉形、脉势等，判断五脏六腑气血盛衰，病势顺逆吉凶。至于五脏六腑在左右手寸口脉的具体分部，《素问·脉要精微论》云："尺外以候肾，尺里以候腹。中附上，左外以候肝，内以候膈；右外以候胃，内以候脾；上附上，右外以候肺，内以候胸中；左外以候心，内以候膻中。前以候前，后以候后。上竟上者，胸喉中事也；下竟下者，少腹腰股膝胫足中事也"，体现了"上以候上，下以候下"的精神，确实具有重要的临床价值。如中年妇女左关脉弦，常表现为胁痛，月经不调，乳房胀痛，多为肝郁。而绝经期妇女，六脉俱沉，则常表现为烘热汗出、腰膝酸冷，多为肾虚。再如关脉浮，提示胃热，可见于热痞证；右关脉弦，提示肝气犯胃，可见于气滞胃痛。临床应该详加体察。而高年肝阳眩晕患者，脉弦大而长，若少柔和之象，则可能有厥证、中风之变。而鼓胀患者，常见脉弦，若脉弦大而数者，提示可能有呕血之变。临床上必须详加体察。其实，切脉并不神秘。首先可根据脉象是否有力分虚实，然后再结合浮沉分表里，迟数辨寒热，在明辨浮沉、迟数、虚实六纲脉基础上，再体察弦滑缓涩、促疾结代等，结合三部九候分布，即可得其大概。此即所谓"脉分虚实六纲辨"也。初学者既不要怀疑脉诊的临床意义，也不要把脉象神秘化，或过分盲目夸大其作用。

至于按胸腹，《内经》、《难经》皆有论及。《伤寒杂病论》论之尤甚详，张仲景临证选方，常以腹证为依据。诸如桂枝加芍药汤腹证"腹满时痛"，桂枝加大黄汤腹证"大实痛"；小建中汤腹证"时腹痛，悸而烦"，大建中汤腹证"心胸中大寒痛……出见有头足，上下痛而不可触近"；小柴胡汤腹证"胸胁苦满"，大柴胡汤腹证"心下满而痛"；半夏泻心汤腹证"心下痞，按之濡"，旋覆代赭汤腹证"心下痞硬"；大承气汤腹证"腹满痛"、"绕脐腹痛"，"胃中必有燥屎五六枚"，小承气汤腹证"腹胀满"、"腹大满不通"，大黄附子汤腹证"胁下偏痛"；小陷胸汤证腹证为"正在心下，按之则痛"，大陷胸汤腹证是"心下痛，按之石硬"，甚或"从心下至少腹硬满，而痛不可近"；桃核承气汤腹证"少腹急结"，抵挡汤腹证"少腹当硬满"等。张仲景常以腹证表现作为临床选方的重要依据。但拘于"男女授受不亲"理念，后世医家对此传承不够，此术反而被日本学者推崇，将其作为应用经方的重要指征。因腹诊较之脉诊"心中易了，指下难明"，相对客观，相对比较容易掌握，所以值得充分重视。《素问·平人气象论》云："胃之大络，名曰虚里，贯膈络肺，出于左乳下，其动应衣，脉宗气也。盛喘数绝者，则病在中；结而横，有积矣；绝不至曰死。乳之下，其动应衣，宗气泄也。"在此《内经》明确提出虚里，即心尖搏动，由宗气所主。临床如出现大喘、虚里跳动数急，提示病生于中，见于心衰等。切合临床实际。

（二）辨病与辨证临床思维

辨证论治是中医学特色，但中医并非不重视辨病，尤其是人类医药学形成之初，其实不懂"辨证"，只知"对症"或"对病"治疗。如《山海经》记载砭石可治痈肿即是如此。《内经》论"痹"、"痿"、"厥"、"水"以及论"鼓胀"、"消渴"、"肾风"等，都是病的概念。《金匮要略》更以"某某病脉证并治"命为篇名，如"胸痹心痛短气病脉证治"、"痰饮咳嗽病脉证并治"等，就是强调在辨病的基础上，可再根据患者具体脉证表现选方用药。实际上是一种先辨病、后辨证，辨病与辨证相结合的诊疗模式。宋代朱肱《南阳活人书》强调诊治疾病必须"名定而实辨"，认为"因名识病，因病识证，而治无差矣"。清代徐灵胎《兰台轨范·序》更明确指出"欲治病者，必先识病之名，能识病名，而后求其病之所由生，知其所由生，又当辨其生之因各不同，而病状所由异，然后考其治之之法，一病必有主方，一病必有主药"。重视辨病的重要。至于为什么要强调辨病，主要还是因为每一种病证常存在其基本病机或核心病机。机，本意为机栝，决定了拉开弓弩后箭头射出的方向，可引申为机要、关键。所以病机即是指决定病情变化的关键。《内经》非常重视"谨守病机"。因为只有抓住病机，才能抓住病情变化的关键。《素问·至真要大论》云："……余欲令要道必行，桴鼓相应，犹拔刺雪污，工巧神圣，可得闻乎？岐伯曰：审察病机，无失气宜，此之谓也。"明确指出严格把握病机，顺应气候变化，临证才能取效。那么，如何才能做到"谨守病机"呢？所谓病机与今天所谓"证候"是不是一回事呢？一般来说，病机会通过临床表现反映出来，正如《内经》"病机十九条"，就罗列出一系列症状，"诸风掉眩，皆属于肝"之类。若具备"诸风掉眩"的症状，则提示存在肝风内动的病机。所以说病机与证候都是通过临床症状来体现的相对本质的概念。但病机与证候又有区别。病机可以理解为贯穿疾病发生发展始终的基本矛盾,而辨证论治所针对的证候,则可理解为特定患者此时此刻需要首先解决的主要矛盾。证候往往是特定患者在此时此刻所需病机的具体体现。但应该指出的是,许多病证临床常缺乏典型表现,有的时候甚至可能存在病机与临床表现相反的情况。此时,就需要透过现象看本质,正确把握病机。如消渴病患者,典型表现为烦渴多饮、多尿、体重减轻,核心病机是热伤气阴。而消渴病缺乏典型表现,或仅表现为咽干、乏力者,我们依然需要抓住"热伤气阴"病机。《素问·至真要大论》云:"审察病机,无失气宜……有者求之,无者求之。"即指有典型症状,要抓住病机,没有典型症状,同样要抓住病机。其实,缺乏典型症状仍能抓住病机,才能显示出医者的临床水平。

当然,强调辨病与"谨守病机",并非淡化辨证论治的意思。当代名医赵锡武教授论病证关系时曾指出:"有病始有证,而证必附于病,若舍病谈证,则皮之不存,毛将焉附?"强调病规定证,证从属于病,病是整体,证是局部,病与证很难截然分开。若要解决病,要解决发病的基本病机,最终还是要以通过辨证选方,解决此时此刻的主要矛盾为前提。所以辨证论治依然是中医临床思维的核心内容。辨证包括辨方证,是决定采用什么治法,选用什么方药的关键。至于中医临床常用的具体辨证方法,各有特色,丰富多彩。所谓证候可以理解为不同体质的患者遭遇不同致病因素,导致发病后所表现出的状态。而辨证实际上就是根据四诊资料,基于中医基础理论与思维方法,采用合适的辨证方法,判断此时此刻病位、病性、病势,明辨证候,从而为制订治疗措施提供依据的过程。辨证论治本身就有辨体质、辨病、辨病因、辨病机等多重内涵。选择合适的辨证方法,可直接影响辨证结果的准确性。所以对多种辨证方法的适应证及各自特色与优势,应给予充分重视。

（三）治则治法中医临床思维

治则是论治疾病的基本原则,治法是治疗疾病的具体方法。治则是制订具体治法的基础,治法是治则的具体体现。治则与治法密切相关。中医治疗学思想内容丰富而富有特色。

第一,首先强调治病求本,重视从整体观念出发,以审因辨证为前提,审因论治。《素问·阴阳应象大论》云:"阴阳者,天地之道也,万物之纲纪,变化之父母,生杀之本始,神明之府也,治病必求于本。"可见《内经》所谓"求本"实际是指明辨阴阳。现代中医学者强调治病求本是探究疾病的规律与本质,实际与《内经》明辨阴阳思想也不矛盾。因为《内经》所谓"反正逆从"及今天常说的"同病异治"、"异病同治"等,都是"治病求本"的意思。而针对体质,辨证用药,也是治病求本的重要内容。《素问·至真要大论》云:"诸寒之而热者,取之阴,热之而寒者,取之阳,所谓求其属也。"王冰注曰:"无火者,益火之源以消阴翳,无水者,壮水之主以制阳光。"实际上,"诸寒之而热者",是指临床表现为热象者应用寒药反而出现热象更盛,其实就是假热真寒,所以当针对阴寒证用药,"取之阴";"热之而寒者",是指临床表现为寒象而应用热药反而出现寒象更盛,其实就是假寒真热,所以当针对阳热证用药,"取之阳"。其实就是"热因热用"、"寒因寒用",所谓"求其属"与"从治"之意。

第二,重视发挥患者自身正气的重要性,强调务存生生之气,重视固护胃气。《内经》强调临床选方用药,大毒治病,中病即止,实际就是固护胃气之意。《素问·宝命全形论》云:"一曰治神,二曰知养身,三曰知毒药为真,四曰制砭石小大,五曰知腑脏血气之诊。五法俱立,各有所先。"《素问·汤液醪醴论》云:"病为本,工为标,标本不得,邪气不服。"皆是强调治病应重视体质,重视调动患者自觉性,发挥人体自身正气的作用。《素问·五常政大论》云:"病有久新,方有大小,有毒无毒,固宜常制矣。大毒治病,十去其六,常毒治病,十去其七,小毒治病,十去其八,无毒治病,十去其九,谷肉果菜,食养尽之,无使过之,伤其正也。不尽,行复如法。"同样是在强调固护正气。《伤寒杂病论》所载经方,选用麻黄、石膏、大黄、甘遂、葶苈子等,并配合甘草或大枣,可以说重视护胃气、存津液的理念,无处不在。

第三,重视整体调节,以维持气血阴阳和脏腑功能平衡,强调"以平为期"。《素问·至真要大论》云："谨察阴阳所在而调之，以平为期，正者正治，反者反治。"强调疾病是人体脏腑阴阳气血平衡失调的结果，因此治疗关键在于找到人体不平衡之所在，使人体恢复到相对平衡的状态。至于求衡的具体方法，分为正面求衡、反面求衡、直接求衡、间接求衡等。其中，正面求衡，是针对平衡失调反映出的寒热虚实证候比较单纯的病证，如"寒者热之"、"热者寒之"、"虚则补之"、"实则泻之"。反面求衡，是针对平衡失调反映出的假热、假寒、假虚、假实等比较复杂的病证，所谓"寒因寒用"、"热因热用"、"塞因塞用"、"通因通用"。直接求衡，是针对平衡失调反映出的上下表里病位比较明确的证候，所谓"高者抑之，下者举之"。间接求衡，是针对平衡失调反映出的证候主次难分之虚实并见，或上虚下实者。《素问•至真要大论》云："辛甘发散为阳，酸苦涌泄为阴，咸味涌泄为阴，淡味渗泄为阳，六者或收或散，或缓或急，或燥或润，或耎或坚，以所利而行之，调其气使其平也。"提示中医治病乃是利用药物的偏性，纠正体内气血阴阳的不平衡，以促进建立新的平衡。其实，中医重视平衡，还应该包括脏腑之间的平衡，所谓"亢害承制"也是求衡之意。如肝旺脾虚泄泻，肝气犯胃胃痛，肝火犯肺咳嗽、咳血，水亏火旺不寐，阴虚肝旺头痛、眩晕，通过抑肝健脾，疏肝和胃，清肝益肺，滋水降火，滋水涵木，即可建立脏腑之间新的平衡。

　　第四，根据疾病的标本缓急，重视"急则治本"、"缓则治本"、"标本兼治"的权变性。"标"原指末梢，"本"原为树根，中医学"标本"的概念具有多义性。或曰先病为本，后病为标，或曰病因为病，病证为标，或曰正气为病，邪气为标，或曰病人为病，医生为标等。目前标本更多是指本虚证、标实证。《素问•标本病传论》云："知标本者，万举万当，不知标本，是谓妄行。"强调明辨标本是诊治疾病取效的关键。而结合临床所见，内科病证确实比较常见本虚标实、虚实夹杂证。以心悸为例，有实证，有虚证，更多本虚标实者。心悸本虚证多见阴虚证、阳虚证、气虚证、血虚证，或表现为气阴两虚证、气血两虚证，甚至气血阴阳俱虚证等。标实证可见痰湿证、血瘀证、心火证、痰火证、水饮证等。再如消渴病，本虚证可见阴虚证、气虚证、气阴两虚证、阴阳俱虚证，标实证可见胃肠结热证、脾胃湿热证、肝经郁热证、痰火内扰证及气滞证、痰湿证、血瘀证等。临床观察发现，常常是本虚证，兼有一个、两个或多个标实证。一般来说，病情稳定期，治当标本同治，虚实兼顾；而病情急变期，常应治标为主，兼以治本，或先治标，后治本。处理好本虚证、标实证的关系，确是取得良好疗效的关键。这种明辨标本虚实的临床思维，年轻医者尤当重视。

　　第五，汗、吐、下法祛邪治法，强调因势利导的原则。因势利导是指顺应事物发展的形势加以引导的思维。《史记•孙子吴起列传》云："善战者，因其势而利导之。"《灵枢•逆顺》云："《兵法》曰：无迎逢逢之气，无击堂堂之阵。《刺法》曰：无刺熇熇之热，无刺漉漉之汗，无刺浑浑之脉。"《素问•阴阳应象大论》云："病之始起也，可刺而已；其盛，可待衰而已。故因其轻而扬之，因其重而减之，因其衰而彰之……其高者，因而越之；其下者，引而竭之；中满者，泻之于内；其有邪者，渍形以为汗；其在皮者，汗而发之。"皆在强调因势利导，即根据邪气所在的部位、性质而采取相应的治法，使邪气以最快的速度、最短的捷径排出体外，并防止病邪深入，损伤正气。如感冒邪犯肺卫，或外感咳嗽，表邪不去，重点应遵"其在皮者汗而发之"、"因其轻而扬之"之法，选用荆防败毒散、银翘散、止嗽散、桑菊饮等，不可妄行收敛、沉降、滋腻。而热淋湿热下注，治当清利，则不可一见发热就妄行发汗。

　　第六，《内经》更有异法方宜之论。《素问•异法方宜论》云："医之治病也，一病而治各不同，皆愈何也？岐伯对曰：地势使然也……故圣人杂合以治，各得其所宜，故治所以异，而病皆愈者，得病之情，知治之大体也。"强调同一种疾病在不同地域会采用不同的治疗手段，如服药、针刺、砭石、温灸等，此即"同病异治"本义。实际是在强调因人制宜、因时制宜、因地制宜，尤其是因地制宜的理念。中医治病，除了内服中药以外，还有中药外治、中药保留灌肠、针灸、推拿等多种手段。不同疗法，各具特色，各有各的优势。所以，中医多种疗法相结合，整体治疗与局部治疗相结合，有利于发挥中医综合治疗的优势，必然有利于临床疗效的提高。但应该指出的是，强调综合治疗，旨在发挥中医多种疗法的优势，并非什么病都多种疗法一起上。

　　第七，中医学非常重视"治未病"，也就是说非常重视疾病的预防。当代学者归纳为"未病先防"、"既病防变"及"病后防复"等。《内经》论"不治已病治未病"之论,《内经》、《金匮要略》论"上工治未病"、"见肝之病,知肝传脾,当先实脾",都是在强调预防的重要性。《素问•上古天真论》云:"上古之人,其知道者,法于阴阳,和于术数,食饮有节,起居有常,不妄作劳,故能形与神俱,而尽终其天年,度百岁乃去。今时之人不然也,以酒为浆,以妄为常,醉以入房,以欲竭其精,以耗散其真,不知持满,不时御神,务快其心,逆于生乐,起居无节,故半百而衰也。"《素问•四气调神大论》则具体论述顺四时养生精要,如论春三月,早卧早起,披发缓形,广步于庭,冬三月,君子居室,必待日光,而且还有"春夏养阳,秋冬养阴"等,至今对中医养生保健仍有重要的指导作用。《灵枢•官能》云:"上工之取气,乃救其萌芽;下工守其已成,因败其形。"强调有病早治,既病防变之理。临床上,针对消渴病及其继发病证的发病特点,当代学者曾提出"防治结合,寓防于治,分期辨证,综合治疗"的思路,其实就是基于中医学"治未病"的思想。

（四）选方用药中医临床思维

方剂学在中医学理论体系中具有特殊重要地位。方剂是中医理论成果最重要的表现形式。现代医学临床用药虽然也有配伍,但并无成方。而中医学自古就非常重视方剂。《汉书•艺文志》载经方十一家,此经方本为经验方的意思。东汉张仲景《伤寒杂病论》收载了麻黄汤、桂枝汤、大青龙汤、小青龙汤等传世名方,被称为"方书之祖"。《伤寒杂病论》所载方剂被称为"经方",此"经方"则是经典方的意思。唐代孙思邈《备急千金要方》、《千金翼方》,王焘《外台秘要》,同样收载了大量治疗内科病证的方剂。至于如何选方?汉唐间主要是采用辨方证的思路,强调在辨病的基础上,根据脉证选方,实际上即所谓"有是证用是方"的临床思维。胡希恕教授说:辨方证是中医辨证的捷径。印会河教授强调抓主症选方。刘渡舟教授甚至认为抓主症是辨证论治的最高水平。临床上,首先可在诵读原方的基础上,严格遵照经典原文所论用方;其次,可类比联想,由此证及彼证,辨证选方;再次,明确证候群,按证候用方;第四,抓病机选方;第五,识腹证选方;第六,抓主症选方。另外,现代中医还常参考现代医学知识与药理学研究成果,基于古方,创立新方。应用经方,独具巧思。但因目前临床内科杂病,病情很复杂,故应用经方常常需要加减,或将两首、三首经方合用。对后世名方,我们也不能轻视。如宋代官修方书《太平惠民和剂局方》收载了参苓白术散、逍遥散、清心莲子饮等诸多名方。金元医家创立了补中益气汤、升阳益胃汤、半夏白术天麻汤、大补阴丸、越鞠丸等,明清医家创立了左归丸、右归丸、达原饮、升降散、银翘散、桑菊饮、清营汤、清瘟败毒饮、补阳还五汤、血府逐瘀汤、少腹逐瘀汤等,近现代医家创立了建瓴汤、升陷汤、镇肝熄风汤、菖蒲郁金汤、天麻钩藤饮、过敏煎、二仙汤、星蒌承气汤等,用之得宜,临床常有卓效,疗效不输经典方。实际上,不少后世名方也可以参考辨方证的临床思维。当然,基于辨证论治的精神,尤其是基于脏腑辨证方法,针对性选用四君子汤、四物汤、八珍汤、参苓白术散、六味地黄丸、二陈汤、柴胡疏肝散等,更是当代中医常用的选方思路。如气虚者,选用四君子汤,血虚者,选用四物汤,气血两虚者,选用八珍汤,脾气虚者,选用参苓白术散,肾阴虚者,选用六味地黄丸,脾肾气阴两虚者,选用参芪地黄汤;肝气郁滞者,选用柴胡疏肝散;痰湿阻滞者,选用二陈汤;气郁痰阻者,选用半夏厚朴汤等,甚至有学者更提出所谓"方元",实际上这种思路与辨方证临床思维应该是并行不悖的。

另外,中医制方的原则,讲究君臣佐使配伍,对此应该加深理解。《素问•至真要大论》云:"君一臣二,奇之制也,君二臣四,偶之制也;君二臣三,奇之制也;君二臣六,偶之制也。故曰:近者奇之,远者偶之;汗者不以奇,下之不以偶。补上治上制以缓,补下治下制以急,急则气味厚,缓则气味薄。适其至所,此之谓也。病所远而中道气味之者,食而过之,无越其制度也。"《内经》在此不仅指出方剂之制,可分为大小奇偶,而且明确指出病在上在外,可用奇方,应用气味薄的药物;病在下在里,可用偶方,应用气味厚的药物。同时,学习方剂不仅要理解君臣佐使配伍,尤其还要理解方剂的特色用药。如归脾汤之木香,银翘散之荆芥、豆豉,苏子降气汤之当归,芍药汤之肉桂等。我们称为"方眼"。这些药在整个方剂中虽然不是主药,却往往是方剂的特色所在,所以应给予充分重视。

应该指出的是，临床上要取得良好疗效，仅仅选对处方还不够。我们还需要用对药，包括用对剂量，并保证如法煎煮服用，才能取得良好疗效。临床应用中药，也应当遵从中医临床思维。所谓"用药如用兵"即在强调可参照用兵打仗的思路，用以指导临床用药。一般来说，临床用药应重视分清标本缓急，合理选择药物。如果不重视病因病机，仅着眼于现代药理研究成果，或拘泥于个人对中医的粗浅认识，见感染就用金银花、连翘、大青叶、板蓝根、白花蛇舌草等清热解毒，见心脑血管病就用桃仁、红花、丹参、赤芍、川芎等活血化瘀，不能称之为中医。而古人所谓"非人参、附子、石膏、大黄，不能起死回生"，则提示对于急症重症尤其是外感病，常需要遵从"治外感如将"的精神，用猛药攻邪，或峻补，此时用药剂量常可适当加大，即行"霸道"。而对慢性病尤其是内伤杂病，常需要遵从"治内伤如相"的精神，需要缓补微调，即所谓"王道"。如参苓白术散治疗脾虚泄泻，资生丸治肺痨，皆属于这种情况。此时用药如果剂量太大，反而可能加重脾胃负担，或生他变。所谓"重剂起沉疴"与"四两拨千斤"，各有各的优势，不可偏废。而所谓"汉方不传之秘，在于药量"，关键在于药物配伍的比例，而不是仅仅强调重用某一味药物。如小柴胡汤原方柴胡、黄芩的比例是 8∶3，如果达不到这个比例，则难以取得汗出热退之效。另外，吴鞠通《温病条辨》所谓"治上焦如羽，非轻不举"、"治中焦如衡，非平不安"、"治下焦如权，非重不沉"，强调上、中、下三焦疾病，临床选用药，决定用药剂量大小，煎服法是武火还是文火，空腹服药还是饭后服药，都应该有所区别。

而就脏腑辨证用药而言，《内经》五脏苦欲补泻理论，对临床也有重要指导价值。《素问·脏气法时论》云："肝主春……肝苦急，急食甘以缓之"，"心主夏……心苦缓，急食酸以收之"，"脾主长夏……脾苦湿，急食苦以燥之"，"肺主秋……肺苦气上逆，急食苦以泄之"，"肾主冬……肾苦燥，急食辛以润之，开腠理，致津液通气也"。所论是顺应脏腑之性选方用药，对于指导临床辨证用药也有重要意义。

另外，近现代医家还比较重视药对，尤其是施今墨药对最为著名。其实，药对，也称对药，就是两味中药的配对应用，可以理解为能针对特定病证的中药配伍的最小单位，并非两味药物的简单凑合。"药对"应该是从提高临床疗效的目的出发，从历代医药家用药经验中提炼出来的，并经过临床应用被证明确实行之有效，符合中医理论和中药组合法度的两种药物的配位。而药对来源，常包括两味药组成的药对方、古代名方的核心配伍及现代医家创造的经验药对等。药对的构成，常是以中药药性理论，即四气五味、升降浮沉、归经、有毒无毒等相关理论为基础，并表现为相须配对、相使配对、气血配对、寒热配对、辛甘配对、酸甘配对、动静配对、刚柔配对、润燥配对、补泻配对、引经配对等配伍形式。较之应用单味中药，可发挥药物协同作用、调节作用、相辅作用、相制作用，以及改变单味药功能作用、扩大疗效作用和引药归经等特殊作用，如黄芪、当归，黄芪、白术，白术、茯苓，麻黄、杏仁，桑叶、菊花，金银花、连翘，石膏、知母，苍术、黄柏，黄连、吴茱萸，青皮、陈皮，木香、槟榔，猪苓、茯苓，泽泻、泽兰，陈皮、半夏，芦根、白茅根，枸杞子、菊花，大蓟、小蓟，枳壳、枳实，香橼、佛手，当归、川芎，桃仁、红花，穿山甲、王不留行，蒲黄、五灵脂，三棱、莪术，冬乳香、没药，丹参、丹皮，赤芍、白芍，苏子、苏梗，荔枝核、橘核，芡实、金樱子，女贞子、旱莲草，黑芝麻、桑叶等。国医大师吕仁和教授临床还常将三味药、四味药一起应用，称为"药串"，如荆芥、防风、炒山栀、蝉蜕，金银花、连翘、黄芩，狗脊、木瓜、续断、杜仲，蜈蚣、刺猬皮、土鳖虫等，临床观察发现，确可提高疗效，或减少副作用，或扩大适应证。

（五）调护与中医临床思维

临床诊治疾病，若要取得良好疗效，制订并落实合理的调养与护理方案也非常重要。实际上，与选用药需要中医临床思维一样，调养与护理措施的制订，也应重视中医临床思维。总的来说，制订调养、护理措施，应重视辨证施护，同时也应强调辨体质，因人制宜，辨病，谨守病机。如胃寒痛，或虚寒胃痛，最重要的调护措施无疑应该是忌食生冷；而肝气犯胃胃痛，最重要的调护措施应该是调情志，保持心情舒畅与情绪稳定。如肾风水肿，少阴阴虚体质者，往往因劳累或外感诱发加重，临床就应强调避免劳累，忌食辛辣刺激性食物，适当锻炼身体，预防感冒；而太阴脾虚体质者，有腹泻倾向者，则应强调忌食生冷，可适当多吃山药、莲子、芡实等，此即辨证施护、辨证用膳。而就辨病施护而言，应重视导致特定病证的核心病机。如消渴应忌食甘肥醇酒厚味；水肿应强调却盐味；而热淋则应该强调多饮水，每日清水冲洗外阴，保持局部卫生。辨体质施护、辨病施护、辨证施护，同样重要。另外，患者还可以练习传统内养功、太极拳、八段锦等，不仅有助于养正气，祛邪气，调理气机，更可促进气血流通。其他如冬病夏治等，也应给予充分重视。

第三章　中医辨证方法的多样性及其临床意义

中医辨证的方法，包括八纲辨证、脏腑辨证、经络辨证、气血津液辨证、病因辨证、三阴三阳辨证、卫气营血辨证与三焦辨证等方法。当代医家多强调在辨病基础上的分型辨证，实际上常常是融合了脏腑辨证、气血津液辨证、病因辨证等多种辨证方法的一种综合辨证思路。其实，在辨病基础上，明辨标本虚实的辨证思路也是非常重要的一种辨证思路。一般认为，八纲辨证是中医多种辨证方法之总纲。其他多种辨证方法则各有各的特色优势与最佳适应证。比如脏腑辨证方法适用于内科脏腑疾病，卫气营血方法与三焦辨证方法最适用于温热类与湿热类温病，但我们不能因此就认为三阴三阳辨证方法仅适用于所谓"伤寒"，卫气营血辨证方法仅适用于所谓"温病"。其实，中医多种辨证方法，都有普适性。临床上，究竟当采用什么样的辨证方法，关键还是在于具体临床表现。多种辨证方法，正如同中国武术有太极拳、八极拳等不同拳种，有少林、武当等不同流派。不同武术拳种、不同武术流派各有其特色与优势，各有其最佳制敌的招式。所以，我们不应囿于门户之见，拘泥于某一种辨证方法。而应努力学习多种不同的辨证方法，并在实践中逐渐掌握多种辨证方法的应用技巧。最大程度地发挥中医多种辨证方法的特色与优势，必然有利于提高临床疗效。

第一节　脏腑辨证方法

脏象理论体系的形成，既有古代解剖学基础，又受到中国传统哲学尤其是五行学说的影响。古人基于整体观念，依据五行学说，把人体生理功能划分为五大系统，即肝、心、脾、肺、肾五大系统。生理情况下，肝、心、脾、肺、肾各有其功能，而互相之间又存在着生克制化关系。病理情况下，肝、心、脾、肺、肾病变可互相影响，一定情况下可以互相转化。脏腑辨证方法，实际上就是基于脏象理论，通过外在的表现来审查体内的脏腑病变，进而为治疗提供依据的辨证方法。因脏象理论在中医基础理论体系中居于特殊重要地位，或称为核心地位，所以脏腑辨证方法也就被认为是最重要的辨证方法。

一、心与小肠

内科相关病证：心痛、心悸、不寐、郁证、癫狂、汗证、淋证、尿血、遗精等。

辨证：心之虚证常见心气虚证（气短，乏力，心悸，或心痛，自汗，脉短，或弱）、心阳虚证（畏寒肢冷，气短、乏力，心悸，或心痛，脉弱，或迟，或微）、心阴虚证（咽干，心悸，或心痛，失眠健忘，或盗汗，五心烦热，舌红少苔，脉细或细数）、心血虚证（心悸，或心痛，失眠健忘，头晕眼花，面色无华，唇淡，舌淡，脉细）。临床上，也常见表现为气阴两虚、气血两虚、阴阳两虚者。心之实证常见热扰心神证（心烦失眠，心悸，烦躁不宁，舌尖红，苔薄黄，脉数）、痰火扰心证（心烦失眠，心胸烦闷，头晕目眩，心悸，躁扰不宁，或如狂发狂，舌尖红，舌苔黄腻，脉滑数）、饮遏心阳证（心悸，心下痞满，气喘息促，头晕目眩，呕吐痰涎，畏寒，舌苔白腻水滑，脉滑或沉紧）、心血瘀阻证（心悸，胸部刺痛夜甚，舌质暗，或有紫色瘀点，或面青晦暗，唇甲青紫，脉弦或涩等）。临床上，也常见痰瘀互结证、血瘀饮停证等，更有虚实互见，如表现为心阳虚兼饮遏心阳证，心阴虚兼热扰心神证，心气阴两虚兼痰瘀互结证，阴阳俱虚兼血瘀饮停证等。

小肠之虚证常见小肠虚寒证（小腹隐痛喜按，肠鸣溏泄，尿频，舌淡苔薄白，脉细缓）。小肠之实证常见小肠实热证（心烦口疮，小便赤涩，或茎中痛，或尿血，脐腹作胀，矢气后稍快，舌红苔黄，脉滑数）。

至若多脏腑同病者，可见心肾不交证（虚烦不眠，夜寐梦遗，潮热盗汗，咽干，目眩，耳鸣，腰腿酸软，夜间尿多，舌红无苔，脉虚数）、心脾两虚证（面色萎黄，食少倦怠，气短神怯，健忘，怔忡，少寐，妇女月经不调，舌淡苔白，脉细无力）等。另外，还有所谓"心火下移小肠"，为心阴虚，心火下移证（心烦失眠，口舌生疮，咽干口渴，小便赤涩，或茎中痛，或尿血，舌尖红、舌苔黄，脉细数）等。

二、肝与胆

内科相关病证：头痛、眩晕、中风、痉证、痫证、厥证、颤证、痿证、胁痛、黄疸、积聚、鼓胀、胃痛、痞满、泄泻、疝气、吐血、衄血、不寐、郁证、癫狂、瘿气、消渴、遗精、阳痿等。

辨证：肝之虚证常见肝阴虚证（头痛眼花，耳鸣耳聋，胁肋隐痛，肢体麻木震颤，或雀目，舌质红、苔少，弦细或兼数）、肝血虚证（头晕眼花，面色无华，肢体麻木，失眠多梦，爪甲色淡，舌淡，脉细或细弦）。肝之实证常见肝气郁结证（胁痛，抑郁，善太息，嗳气，呕逆，少腹胀满，妇女月经不调，经前乳房胀痛，腹痛则泻，积聚，舌苔边多浊沫，脉弦）、肝火上炎证（胁肋胀痛，或灼热疼痛，头痛眩晕，性急易怒，心烦失眠，甚至躁狂不宁，耳聋、耳鸣，面红目赤，吐血衄血，舌红苔黄，脉弦数）、肝阳上亢证（头痛头胀，头晕耳鸣，面部潮红，性急易怒，舌红苔黄，脉弦，或弦大而长）、肝风内动证（头晕目眩，头痛窜痛，颈项强直，肢体抽搐，或震颤，筋肉僵直、痉挛，舌体㖞斜，或颤动，脉弦）、寒滞肝脉证（形寒肢冷，少腹胀痛，睾丸坠胀，或阴囊收缩，舌苔白润，脉沉弦或迟）。其中，肝气郁结，可郁而化火，化为肝火。更有虚实互见者，如肝阴虚兼肝阳上亢证、肝阴虚兼肝火上炎证、肝血虚兼肝风内动证等。

胆之实证，常见胆气实证（目眩耳鸣，头晕，胸满胁痛，口苦，呕吐苦水，心烦易怒，寐少梦多，或往来寒热，舌红苔黄，脉弦数）。胆之虚证常见胆气不足证（心悸胆怯，头晕欲呕，易惊少寐，视物模糊，舌苔薄滑，脉弦细）。

至于多脏腑同病者，常见肝胃不和证（胸脘痞闷时痛，走窜两胁，嗳气吐酸，舌苔薄黄，边多浊沫，脉弦）、肝脾不和证（忧郁，善太息，不思饮食，腹胀肠鸣，腹痛便溏，舌苔白腻，边多浊沫，脉弦细）、肝胆不宁证（虚烦不眠，或噩梦惊恐，触事易惊或善恐，短气乏力，目视不明，口苦，苔薄白，脉弦细）、肝肾阴虚证（头晕眼花，耳鸣耳聋，腰膝酸软，咽干目干，盗汗，五心烦热，男子遗精，女子经水不调，舌红少苔，脉细或细弦）、心肝血虚证（虚烦不宁，失眠，多梦，健忘，面色无华，舌淡，脉细或细弦）、肝火犯肺证（胸胁刺痛，咳嗽阵作，咳血，鼻衄，急躁易怒，烦热，口苦口干，面红目赤，苔薄舌红，脉弦数）等。

三、脾与胃

内科相关病证：胃痛、痞满、呕吐、呃逆、泄泻、霍乱、痢疾、便秘、黄疸、积聚、鼓胀、痰饮、水肿、淋证、癃闭、关格、消渴、吐血、便血、紫斑、头痛、眩晕、痿证等。

辨证：脾之虚证常见脾气虚证（面色萎黄，乏力体倦，食少纳呆，腹满泄泻，舌淡苔白，脉弱）、脾阳虚证（面色萎黄，脘腹畏寒，或泛吐清水，腹胀腹痛，畏寒喜温，食欲不振，喜热饮，便溏泄泻，舌淡、苔白，脉沉弱）、脾气下陷证（声低气短，四肢乏力，食欲不振，肠鸣腹胀，大便溏薄而便意频，或有小腹坠胀，或有脱肛，尿频，尿有余沥，舌淡、苔薄白，脉细弱）。脾气虚，进一步发展即为脾阳虚，脾气虚与脾虚气陷，有时也很难截然分开。脾之实证常见寒湿困脾证（纳食不香，脘腹痞闷，口淡无味，畏寒，头身重困，大便不实，或泄泻，舌苔白腻，脉濡）、湿热困脾证（脘腹痞满，不思饮食，身重体困，口中黏腻，或口甜，或目黄身黄，皮肤发痒，大便黏滞不爽，小便赤涩不利，苔黄而腻，脉濡数，或滑数）。更多虚实互见者，如脾阳虚寒湿内困证，脾气虚湿热困脾证等。

胃之实证常见胃寒证（胃脘胀痛，喜热饮，泛吐清水，呕吐呃逆，苔白滑，脉迟）、胃热证（口渴思冷饮，消谷善饥，呕吐嘈杂，或食入即吐，口臭，牙龈肿痛、腐烂或出血，舌红苔黄少津，脉滑数）、胃气壅滞证（胃脘痞满，或胀痛，嗳气或矢气则舒，或恶心呕吐，脉弦）、食滞伤胃证（食滞胃脘，脘腹胀满，大便不爽，口臭嗳腐，或呕吐，舌苔薄黄，脉滑）。胃之虚证常见胃阳虚证（胃脘痞满，或冷痛喜温，食欲差，时作嗳气，畏寒，大便不稀，苔少，脉弱）、胃阴虚证（胃脘灼热，或隐痛，咽干口渴，或干呕，舌红少苔，脉细）。

至若多脏腑同病者，常见脾胃不和证（胃脘痞满，隐痛绵绵，食欲不振，嗳气，呃逆，恶心呕吐，大便不实或便次增多，苔薄白，脉细）、脾肾阳虚证（少气懒言，怯寒肢冷，自汗，大便溏泻或五更泄泻，腰膝酸冷，舌胖质淡，苔薄白，脉沉细）及心脾两虚证等。

四、肺与大肠

内科相关病证：感冒、咳嗽、哮病、喘证、肺痈、肺痨、咳血、失音、衄血、泄泻、痢疾、便秘、便血、水肿、癃闭、虚劳等。

辨证：肺之虚证常见肺阴虚证（干咳少痰，痰中带血，潮热盗汗，午后颧红，口干咽燥，或音哑，舌红少苔，脉细或细数）、肺气虚证（咳而短气，痰液清稀，倦怠懒言，声音低怯，面色白，畏风寒，或自汗易感，舌淡苔薄白，脉虚弱），临床上，也常见气阴两虚证。肺之实证常见痰湿阻肺证（咳嗽气喘，胸闷，喉中痰鸣，咳痰量多，舌苔腻，脉滑）、风寒束肺证（咳嗽痰稀薄，或气喘，或伴见恶寒发热，头痛身楚，无汗，鼻塞流涕，苔薄白，脉浮紧）、风热犯肺证（咳嗽痰黏，或咳痰色黄，可伴见发热恶风，头身不舒，咽干咽痛，舌尖红，苔薄黄，脉浮数）、燥邪伤肺证（干咳少痰，咽干，鼻干，口干口渴，或伴有发热恶风，头身不舒，舌苔少津液，脉浮或细数）、邪热壅肺证（咳声洪亮，气喘息促，痰稠色黄，或咯吐腥臭脓血，咳则胸痛引背，鼻干或鼻衄鼻煽，或流浊涕，呼吸气热，可伴身热，烦渴欲饮，咽喉肿痛，大便干，小便黄，舌质红，苔黄，脉数）、寒饮阻肺证（咳嗽频剧，气急身重，痰黏色白量多，发热恶寒，苔白滑，脉浮紧）等。临床也有表现为风寒束肺、寒饮中阻证者。更有表现为虚实互见者，如肺气虚风寒外束证、肺阴虚风热外犯证等。

大肠之实证常见寒聚大肠证（腹痛肠鸣，畏寒喜温，大便溏稀，舌苔白，脉紧或弦）、热结大肠证（口燥唇焦，大便秘结，肛门灼热肿痛，便血，小便短赤，苔黄燥，脉滑数）、肠道湿热证（下利赤白脓血，里急后重，或泄泻，肛门灼热，大便黏腻不爽，小便黄，舌苔黄腻，脉滑数）。大肠之虚证常见肠道滑脱证（久痢泄泻，肛门下脱，四肢不温，舌淡苔薄，脉细沉）。

至于多脏腑同病者，可见肺脾气虚证（乏力，自汗易感，纳呆便溏，咳嗽痰多，苔白，脉弱）、肺肾阴虚证（咳嗽夜甚，动则气促，咽干，腰膝酸软，骨蒸潮热，盗汗遗精，舌红苔少，脉细数）及胃肠热结腑实证（腹满，腹痛拒按，或发热，或呕逆，大便秘结，甚至数日不下，或便而不爽，舌红苔黄，脉沉实）等。

五、肾与膀胱

内科相关病证：遗精、阳痿、水肿、鼓胀、饮证、淋证、癃闭、关格、腰痛、耳鸣耳聋、消渴、不寐、健忘、痴呆、头痛、眩晕、喘证、肺胀、肺痨、肺痿、痿证、痹证、内伤发热、虚劳等。

辨证：肾之虚证常见肾气虚证（面色黧黑，腰膝酸软，听力减退，小便频数色清，甚则失禁，滑精早泄，尿后余沥，舌淡苔薄白，脉沉细）、肾不纳气证（短气喘逆，动则尤甚，咳逆汗出，小便常随咳嗽而出，甚则痰鸣，颜面虚浮，舌淡苔薄，脉虚弱）、肾阳虚证（面色黧黑，神疲乏力，腰腿酸冷，阳痿早泄，头昏耳鸣，形寒尿频，舌淡苔白，脉沉弱）、肾虚水泛证（周身浮肿，下肢尤甚，按之如泥，腰腹胀满，尿少，或咳痰稀薄，动则喘息，舌淡苔白，脉沉细）、肾阴虚证（形体消瘦，头晕耳鸣，少寐健忘，腰酸腿软，或有遗精，咽干，舌红少苔，脉细）、阴虚火旺证（颧红唇赤，潮热盗汗，腰脊酸痛，虚烦不寐，梦遗，口干咽痛，舌红少苔，脉细或细数）。临床还表现为气阴两虚、阴阳俱虚证。传统观点认为肾无实证。

膀胱之虚证常见膀胱虚寒证（小便频数、淋漓不尽，或遗尿，舌淡苔润，脉沉细）。膀胱之实证常见膀胱实热证（小便短赤不利，尿色黄赤，或浑浊不清，尿时茎中热痛，甚则淋沥不畅，或见尿血砂石，舌红苔黄，脉数）。

至若多脏腑同病，可见脾肾阳虚证（大便溏泄，或五更泄，甚至完谷不化，滑泄难禁，腹胀少食，神疲形寒，腰膝酸冷，小便清长，舌淡苔薄，脉沉细）、心肾阴虚证（心烦失眠，心悸健忘，头晕眼花，五心烦热，腰膝酸软，男子梦遗，小便黄，大便偏干，舌红苔少，脉细数）、心肾阳虚证（畏寒肢冷，颜面虚浮，心悸气短，腰膝酸冷，夜尿频多，或下肢浮肿，舌胖，舌苔白润，脉微细）。

第二节　经络辨证方法

经络辨证，是以经络学说为理论依据，通过对临床表现进行综合分析，以判断经络病变所在，为进一步治疗提供依据的辨证方法。经络是人体经气运行的通道，可分布于周身、运行全身气血，联络脏腑肢节，沟通上下内外，所以一旦受邪发病，就可成为疾病发生和传变的重要途径，并表现为相应经络循行部位的症状，或出现皮肤色泽改变及脱屑、结节、压痛、敏感点等。如《素问·脏气法时论》所谓"肝病者，两胁下痛，引少腹……肺病者，喘咳逆气肩背痛"，即是经络辨证的精神。当然，经络辨证与脏腑辨证密切相关，但又存在区别，不能互相取代。如头痛分经辨证与分经用药，就是以经络辨证为基础。一般来说，太阳经头痛是后头痛，或连及颈项；少阳经头痛，表现为侧头痛、太阳穴头痛、偏头痛；阳明经头痛，表现为前额痛；厥阴经头痛，表现为巅顶痛。头痛经络辨证与分经用药很有临床价值。而相对经脉病变，络脉病变多见于久病患者。因络脉外络四体百骸，内络五脏六腑，所以络脉受损，或络脉瘀结，络瘀成积，或瘀结化毒，毒损脉络，即可表现为全身多脏腑多器官病变。

其中，十二经脉，包括手足三阴经与三阳经。十二经脉辨证常表现为三个特点：一是经脉受邪、经气不利出现的病证与其循行部位有关，如腰痛、足跟痛，常为足太阳膀胱经受邪；二是关系到经脉特性和经脉所属脏腑的功能失调，如胁痛、少腹痛、乳癖，常为足厥阴肝经及脏腑肝胆气血瘀滞所致；三是某一经脉受邪常会影响其他经脉，如痛风，常为嗜食醇酒，加以足太阳经络外受寒湿诱发，而表现为肢节肿痛，尤其是足太阴脾经所过部位跖趾关节红肿热痛。十二经脉病证的常见表现是判断经络病变的基础。

而奇经八脉，除其本经循行与体内器官相连属外，还可通过十二经脉与五脏六腑发生间接联系而发挥其特殊生理病理作用，尤其是冲、任、督、带四脉最为重要。其中，在生理情况下，督脉总督一身之阳；任脉总任一身之阴；冲脉为诸脉要冲，源起气冲；带脉状如腰带，总束诸脉；阳跷为足太阳之别脉，司一身左右之阳；阴跷为足少阴之别脉，司一身左右之阴；阳维脉起于诸阳会，阴维脉起于诸阳交，则为全身纲维。在病理情况下，奇经八脉有病，则会表现为相应经脉的病变。督脉病证（腰骶脊背痛，项背强直，头重眩晕，大人癫疾，小儿风痫）、任脉病证（脐下、少腹阴中疼痛，男子内结七疝，女子带下癥瘕）、冲脉病证（气逆里急，或气从少腹上冲胸咽、呕吐、咳嗽；男子阳痿，女子经闭不孕，或胎漏）、带脉病证（腰腿酸痛，腹部胀满，赤白带下，或带下清稀，阴挺、漏胎）、阳跷脉病证、阴跷脉病证（阳跷为病，阴缓而阳急；阴跷为病，阳缓而阴急。阳急则狂走，目不眩；阳急则阴厥）、阳维脉病证、阴维脉病证（阳维为病苦寒热，阴维为病苦心痛。若阴阳不能自相维系，则见精神恍惚，不能自主，倦怠乏力）。另外，奇经八脉有病，更会影响到其相关联的其他脏腑经络发生病变。如督脉有病，常影响到肾及足太阳膀胱经络，从而导致头痛、腰痛、尪痹、大偻等病证，而表现为头痛项强、腰背痛、屈伸不利等。

第三节 气血津液辨证方法

气血津液是人体生命活动的物质基础，常是脏腑功能活动的产物，同时又对维持脏腑功能起着重要作用。在生理情况下，气血津液密切相关，病理情况下气血水发生病变常会互相影响。脏腑病变常表现为气血津液异常，因此气血津液辨证方法结合脏腑辨证，在内科杂病临床上，非常常用。

一、气

气之病证有虚有实。气之虚证常见气虚证（头晕目眩，少气懒言，倦怠乏力，自汗，舌淡，脉虚无力）、气陷证（头昏眼花，少气倦怠，腹部有坠胀感，脱肛，苔白舌淡，脉弱）。结合脏腑定位，气虚包括肺气虚、心气虚、脾气虚等，气陷证包括脾虚气陷、宗气虚陷等。气虚证与气陷证密切相关。气之实证常见气滞证（胁腹胀痛，攻窜不定，时轻时重，常随精神情绪因素而增减，苔薄，脉弦）、气逆证（咳嗽喘息、呃逆、嗳气、恶心呕吐，头痛、眩晕、呕血等）。结合脏腑定位，气滞证包括肝郁气滞证、脾胃气滞证、胃肠气滞证及肝胃气滞证、三焦气滞证等。气逆证包括肺气上逆证、胃气上逆证、肝气横逆证及肝胃气逆证等。至于虚实互见者，还可表现为脾气虚兼气滞证，肺气虚兼气逆证等。

二、血

血之病证有虚有实。血之虚证常见血虚证（面色无华，唇舌、爪甲色淡，头晕眼花，心悸怔忡，脉细），严重者可表现为血脱证。临床上，更常见气血两虚证（面色无华，唇舌、爪甲色淡，头晕眼花，心悸怔忡，气短，疲倦乏力，食少，脉细）。血之实证常见瘀血证（腹内癥积包块，疼痛固定，刺痛夜甚，肌肤甲错，颜面瘀斑，口唇紫暗，舌暗或有瘀斑，脉涩，或弦），更有气虚血瘀证（乏力体倦，气短心悸，肢体麻木，刺痛夜甚，肌肤甲错，颜面瘀斑，口唇紫暗，舌暗淡或有瘀斑，脉细缓）、气滞血瘀证（胸胁胀满，疼痛如刺，病情随情绪波动而变化，妇女月经不调，月经色暗有血块，舌暗，有瘀斑，舌苔边多浊沫，脉细弦）、阳虚血瘀证（乏力体倦，形寒肢冷，手足冷凉，肢体麻木，刺痛夜甚，肌肤甲错，舌暗淡或有瘀斑，脉沉细）、寒凝血瘀证（形寒肢冷，肢体麻木、疼痛，肌肤甲错，舌暗或有瘀斑，脉沉迟）。其实，血虚也有因瘀血不去，新血不生，而致血虚者。至若出血常见血热妄行证（咳血、吐血、衄血，或便血、尿血、崩漏，血色鲜红，皮肤紫斑，伴有烦热口渴，舌红绛，脉数，或细数）、气不摄血证（咳血、吐血、衄血，或便血、尿血、崩漏，血色暗淡，皮肤紫斑，久治不愈，伴有乏力体倦，舌淡，脉细弱）。另外，瘀血内阻、血不归经也可致出血。

三、津液

津液病证有虚有实。虚证常见津液亏虚证（咽干口渴，鼻干、眼干，大便干燥，甚至可见眼窝塌陷，皮肤干燥，舌红少津液，或舌苔干燥，脉细数）。实证即津液输布不利，津液不化，常表现为停饮证（咳喘，咳痰量多清稀，甚至咳逆倚息不得卧；或心下痞满，头晕目眩，呕吐痰涎；或腹满，肠鸣，大便不通；或肢体肿胀沉重疼痛）、停水证（颜面肢体浮肿，甚至周身水肿，按之陷下不起，甚至合并胸腔积液、腹水）。痰、饮、水、湿，内涵各别。

第四节　病因辨证方法

"审症求因"是中医学病因学说的特色。基于"司外揣内"的基本思维方法，我们可通过发病后的具体临床表现、脉证等来推求病因。《伤寒溯源集》所谓"因发知受"也是这个意思。而中医学病因，包括外因、内因、不内外因等。外因包括外感六淫、疫毒等，内因包括饮食、劳倦、七情所伤等，存在所谓"内生五邪"，而痰、饮、瘀血等，既可为病理产物，又常是致病病因。另外，清代温病学家基于《内经》伏气理论，还提出"伏邪致病"学说，对现代内科临床也有重要参考价值。

一、外感六淫

外感六淫即风、寒、暑、湿、燥、火。人体内外环境失调，外感六淫即可引发疾病。风：为春之主气，"风为百病之长"，风性多动善变，流行最广，常因季节不同，随其气候变化，而有风热、风寒、风燥之异，又常可与其他邪气结合为风湿、风火等而合而为病。寒：为冬之主气，寒为阴邪，主凝滞，主痛，性主收引。暑：是夏令的主气，容易入心，伤津液，容易夹湿伤脾。湿：为长夏主气，为重浊之邪，黏滞难化，容易阻滞气机，阻遏阳气，损伤脾胃，"湿伤于下"，容易伤人下部，或为寒湿，或为湿热。燥：为秋季主气，易伤津液，伤肺。燥邪伤人，或温燥，或为凉燥。火：为热之极，是阳盛所生，外感诸邪，皆可化火，此即"五气化火"之意。火热为病，容易上炎、动血，常易扰动心神。而结合内科病证而言，如感冒可分风寒感冒、风热感冒、暑湿感冒，咳嗽当辨风寒咳嗽、风热咳嗽、燥邪咳嗽，头痛有风寒头痛、风热头痛、风湿头痛之分，腰痛有寒湿腰痛、湿热腰痛、风湿腰痛之异，皆为病因辨证思路。其他如风湿痹证，风气胜为行痹，症见关节疼痛游走不定；寒气胜者为痛痹，主症特点是疼痛剧烈，喜温恶寒，得热痛减；湿气胜者为着痹，主症特点是关节沉重疼痛，肿胀，屈伸不利；感受风湿热邪或风湿入里化热的湿热痹证，则可表现为肢体关节肿胀疼痛，红肿热痛，或伴发热烦渴等。此即病因辨证方法的具体应用。

二、内生五邪

内生五邪即内风、内寒、内湿、内燥、内火（内热）的统称，常为脏腑功能失调所致。临床上，内生五邪与外感六淫不同，常可相因为病，而表现为外风引动内风，内火招致风热外袭等。内风：常为肝阴虚、肝火、肝阳等所化，常可致眩晕、抽搐、昏厥、麻木、角弓反张等。如眩晕、厥证、中风、痉证、痫证、颤证等，皆存在内风致病。内风证常见热极生风证（高热，神昏，痉厥，肢体抽搐，舌红苔黄，脉弦滑数）、肝风内动证（头晕目眩，肢体抽搐，性急易怒，或卒中、不省人事，肢体震颤，筋脉拘挛，脉弦）、血虚生风证（手足瘛疭，头晕眼花，痉厥，腰酸背痛腿抽筋，舌淡，脉细弦）等。内寒：多为气虚、阳虚而产生，如心阳虚、脾阳虚、肾阳虚等所化，常可致胸痹心痛、胃痛、腹痛、泄泻、痢疾、痹证、鼓胀、水肿等。内寒证常见寒痹心阳证（形寒肢冷，心胸憋闷疼痛剧烈，痛彻肩背，舌淡暗，舌苔白，脉沉迟）、脾胃虚寒证（胃脘冷痛，腹满畏寒，呕吐清水，形寒肢冷，舌淡苔白，脉细弦）、肾阳虚寒凝证（腰痛畏寒，形寒肢冷，腰膝酸冷，舌淡苔白腻，脉沉细弦）等。内湿：多因嗜食膏粱厚味，或过食生冷瓜果，或外湿入里，而致脾气不运，湿浊内生，或为寒湿，或为湿热致病。胃痛、痞满、呕吐、泄泻、水肿、淋证等皆可因内湿致病。内湿证常见湿邪困脾证（肢体无力，困倦疲惫，脘闷饱胀，大便溏稀，或见呕逆，苔白滑而腻，脉濡缓）、湿热蕴结证，或湿热下注证（肢体沉重，头晕头沉，口中黏腻，或见胃痛，痞满，或为泄泻，痢疾，或为淋浊、血尿、癃闭，或为带下，舌红舌苔黄腻，脉滑数）。湿热浸淫肌肤，还可为疥癣疹疮；流注关节，更可见肢节红肿疼痛等。内燥：可见于热病之后，津血耗伤，或过服温热之品，或过用汗、吐、下法，伤津亡液，皆可引起燥证而见皮肤干燥、口唇燥裂、目中干涩、鼻孔燥热、渴饮善饥、咽干、便干等，或变生肺痿、便秘、燥痹、痿躄、痉证等病证。进一步辨证，包括燥邪伤肺证（干咳少痰，鼻干眼干，咽干口燥，舌稍红，舌苔少津液，脉细）、大肠燥结证（大便干燥，咽干口渴，舌红少苔，少津液，脉细或细数）等。内火：包括实火与虚火。实火多由五脏功能亢进所生，虚火多由阴血亏损所生，也可在气虚基础上形成阴火。实火证，包括心火炽盛证（面红耳赤，五心烦热，口燥唇裂，口舌生疮，甚则喜笑无常，谵语，神昏，舌红，脉数）、肝胆火盛证（头痛眩晕，胁痛耳聋，少寐多梦，面红目赤，口苦，或淋浊、溺血，舌红苔黄，脉弦数）、肺热壅盛证（咳吐稠痰，气粗鼻煽，烦渴欲饮，大便燥结，或鼻血、咳血，舌红苔黄，脉数）、胃火炽盛证（烦渴引饮，牙龈腐烂而痛或出血，呕吐嘈杂，消谷善饥，大便干，舌红苔黄，脉数）、大肠火热证（大便秘结不通，或暴泻黄赤，肛门灼热，舌红苔黄，脉滑数）、脾胃积热证（口舌干燥，唇红干裂，烦渴易饥，舌红苔黄，脉数）等。虚火证，包括肾阴虚证、相火妄动证（头晕眼花，潮热盗汗，咽干，心烦失眠，腰膝酸软，梦遗，尿黄，舌红少苔，脉细数）、脾气虚证、阴火内生证（乏力气短，渴喜热饮，懒言食少，烦热，口舌生疮，舌淡，脉细弱）等。

三、痰、饮、瘀血

痰饮：为脾、肺、肾三脏功能失调、水液代谢障碍的病理产物，可表现为痰、饮、水、湿。针对痰、饮，古人有"水沸为痰"、"炼液为痰"、"饮凝成痰"、"积水成饮"、"水留为饮"等说法，提示痰易化火，饮为阴邪；痰质黏稠，而饮清稀；痰无处不到，症状多端，而饮则易停留空腔，或组织疏松之处。明代张介宾《景岳全书》指出 "饮惟停积肠胃，而痰则无处不到。水谷不化而停为饮者，其病全由脾胃；无处不到而化为痰者，凡五脏之伤，皆能致之"，明确指出相对于饮停局部，痰有"无处不到"的致病特点。其实，正因为痰有这种特点，决定了痰导致的病证特别多，尤其疑难杂病，常常是因痰而生。所谓"百病皆由痰作祟"、"怪病多痰"，意思是说痰导致的疾病非常多，而不明原因的怪症或难治病往往也是因痰而生，当从痰论治。但应指出的是，痰有有形、无形之分。有形之痰，是指经肺、胃而咳吐出的痰液。痰液黏稠为痰，若痰液清稀则为饮。而无形之痰，可见于癫狂、痫证及阴疽流注、痰核、瘿瘤、瘰疬等病证。

痰之主证，常见胸部痞闷，咳嗽痰多，恶心呕吐，痞满，腹泻，心悸，眩晕，癫狂，皮肤麻木，关节痛或肿胀，皮下结节或结肿，溃破流脓，久不收口，苔白滑或厚，脉滑。痰证辨证，进一步可分为热痰证（痰色黄，痰质黏稠，或心胸烦闷，或失眠多梦）、湿痰证（咳痰量多，晨起为甚，痰质重浊）、寒痰证（咳痰清稀，或痰色白）、风痰证（头晕目眩，头痛头沉，肢体抽动，或呕吐痰涎，或喉中痰鸣）、燥痰证（痰少黏稠，伴咽干口燥）、顽痰证（久病瘿瘤，癥积，痰核，瘰疬，或顽固眩晕，失眠，或癫狂，或痴呆）等。就痰阻病位而言，进一步可分为痰湿犯肺证（咳嗽痰多，色白质稀，舌淡苔白腻，脉滑）、痰热郁肺证（咳喘，胸闷，痰黏而黄，舌红，苔黄腻，脉滑数）、痰蒙心窍证（猝然昏仆，痰涎壅塞，如癫如狂，呆钝无知，舌苔腻，脉滑）、痰热扰心证（心烦失眠，多梦，恶心，舌尖红，舌苔黄腻，脉滑数）、痰湿阻结证（痰核瘰疬，舌暗苔腻）等。另外，痰瘀互结，久成癥积，或痰阻气郁可为梅核气。更有痰阻肢体经脉、络脉者，而表现为肢体顽麻、沉重、疼痛，或为痹，或为厥者，或痰停皮下，或痰留皮里膜外，而呈现出阴疽流注，或痰核瘰疬者。

饮之主证，临床症状多随饮停部位而呈不同表现。饮证辨证，主要包括饮留胃肠证（胸脘痞闷，肠中水声辘辘，呕吐清水，苔白，脉弦滑）、饮留胸胁证（咳唾引痛，心下痞硬，发热汗出，苔白或腻，脉弦）、饮留肢体证（恶寒无汗，肢体浮肿，身体疼重，苔白或微黄水滑，脉紧）、饮停心肺证（咳逆倚息，气短不能平卧，身体微肿，脉弦细，苔白水滑）。

瘀血：即血脉血液流行不畅、停滞，或离经之血停积体内，或久病入络，而致络脉瘀结者。可因气滞、气虚、血热、阴血不足、阳气不振及外伤等引发。临床可表现为疼痛如刺，固定不移，肿块，肌肤甲错，唇舌青紫，瘀斑瘀点等。内科病证如肺胀、肺痿、肺积、心痛、心悸、不寐、健忘、癫狂、痫证、头痛、眩晕、中风、痴呆、胃痛、腹痛、胁痛、黄疸、积聚、鼓胀、水肿、关格、消渴、瘿病、汗证、血证、痹证、痿证，几乎所有病证皆可表现为血瘀。而就血瘀分层，可分为普通血瘀证、络脉血瘀证（多见于慢性病，久病入络，络脉瘀阻）及久瘀成积证（病程日久，表现为癥积形成，固定不移，甚至坚硬成石）。就瘀血形成原因而言，辨证进一步可分为气滞血瘀证、气虚血瘀证、阴虚血瘀证、阳虚血瘀证及寒凝血瘀证、热结血瘀证等，更有表现为痰瘀互结证、血瘀水停证者。而就瘀血阻滞部位而言，辨证进一步可分为脑络痹阻证（头晕，头痛如刺，夜间为甚，失眠，健忘，舌暗，或有瘀斑）、心脉瘀阻证（心悸，心痛，口唇发绀，舌暗有瘀斑）、胃络瘀阻证（胃痛如刺，夜间为甚，肌肤甲错，舌暗，或有瘀斑）、胞脉瘀阻证（月经不调，经血色暗，或有血块，甚至经闭，或痛经，舌暗，或有瘀斑）等。另外，还有下焦瘀血证（腹痛，尤其是左少腹有局限压痛，面有瘀斑，心烦，健忘）、下焦瘀热互结证（腹痛，心烦失眠，健忘，如狂发狂，少腹急结，或少腹硬满，大便不通）。而瘀血阻痹肢体经脉、络脉者，则可表现为肢体麻木、刺痛、冷凉，或为痿，或为痹，或为厥，甚或有脱疽之变。

四、伏邪

伏邪病因学说，源于《内经》。所谓"冬伤于寒，春必病温"等即论伏邪。《素问·热论》指出"凡病伤寒而成温者，先夏至日者为病温，后夏至日者为病暑"。王叔和解释认为冬受寒邪，"邪伏肌肤"，至春发为温病，至夏发为暑病。明代吴又可《温疫论》提出杂气致病，并倡导"邪伏膜原"理论。清代叶天士则主张"邪伏少阴，发于少阳"。其实，伏邪发病学说，不过是温病学家观察到部分温病，初期无表证，不符合新感温病由表入里的特点，有违"卫之后方言气，营之后方言血"的发病规律，或临床发病与季节、气候特点不相符的情况，而提出的一种病因学理论，目的仍然是在治疗方面能与新感温病区别对待。至于所伏何邪？邪伏何处？主要还是应以临床表现为依据，如伏暑病秋季发病，不表现为典型温燥症状，而表现为暑湿证候，不符合秋季气候特点等，所以治疗当按暑湿论治。实际上，伏邪也并不限于温病，多种内科杂病尤其是反复发作性的疾病，也常存在伏邪，如哮病、休息痢、头风、痫证、肾风、阴阳毒、斑毒等，都有伏邪病机。如哮病发病"内有胶固之痰"，或有"伏饮"，因外感或情志、饮食失调，可诱发急性发作。而休息痢，常为湿毒，或湿热邪毒内伏，或有宿食留邪，平素腹满时痛，大便不调，急性发作，则症见腹痛、里急后重，便下脓血等。头风，常有风邪内伏，可表现为间断性头痛发作。实际上，风痰内伏、沉寒痼冷内伏，或瘀血内伏，皆可成为头风病因。辨证应以头痛发作时的具体临床表现为依据。痫证，多责之于痰，风阳夹痰，上蒙清窍，横窜经络，则可导致急性发作。其他如阴阳毒、斑毒、肾风等，也常有热毒或湿热邪毒内伏，或见咽干咽痛，或见乳蛾红肿，而因外感，或进食辛辣、虾蟹等，诱发病情迅速加重。因此应通过外在的临床表现，判断伏邪的性质，为进一步治疗提供依据。

第五节　三阴三阳辨证方法

三阴三阳辨证方法源于东汉张仲景《伤寒杂病论》。何为三阴三阳？历来多有争议。其实，三阴三阳的实质是古人以《道德经》"道生一，一生二，二生三，三生万物"为哲学基础，对人体生理功能所进行的不同于五脏五系统的另一层次的划分，此即三阴三阳系统论。在生理情况下，三阴三阳六系统各有各的功能，在病理情况下可互相影响。同时，人群不同个体，三阴三阳六系统功能与气血阴阳盛衰情况不同，这就决定了人群体质又可分为三阴三阳六大类体质类型，此即三阴三阳体质论。而三阴三阳辨证方法，实际上就是在辨三阴三阳六系统病变的基础上，参照患者三阴三阳体质类型所进行的方剂辨证，实际上就是"辨方证"。

一、太阳病

太阳系统是人体体表卫外功能的概括。主司调和营卫，正常排汗。与肺、督脉及足太阳膀胱经有关。在病理情况下，太阳系统病变主要表现为恶寒发热，头项强痛，汗出异常，或鼻塞、咳嗽，脉浮。而太阳体质分类，根据其卫阳虚实，可进一步分为三类：①太阳伤寒证，太阳卫阳充实体质者。体壮实，腠理致密，汗出少，平素不易感冒。若感受风寒之邪，即表现为所谓风寒表实证。常见恶寒发热，头痛，身痛，腰痛，无汗，脉浮紧，即麻黄汤证。用药得宜，可一汗而解。②太阳中风证，太阳卫阳不足体质者。体虚恶风，腠理疏松，自汗易感，感冒后容易病情迁延。若感受风寒之邪，即表现为所谓风寒表虚证。常见恶风发热，汗出，头项强痛，脉浮缓，即桂枝汤证。③太阳温病，太阳卫阳太过体质者。平素畏热，易感冒，感冒后常见咽痛，或迅疾出现高热喘嗽。若感受风热之邪，或风寒入里化热，常见发热不恶寒，或微恶寒，头目不爽，咽痛红肿，口渴，舌尖红苔薄黄，脉浮数，即后世银翘散证。风寒外束，也容易入里化热，症见发热咳喘者，即麻杏甘石汤证。

二、阳明病

阳明系统是人体胃肠通降功能的概括。生理情况下，"胃实则肠虚，肠实则胃虚，更虚更实"，则有赖于阳明系统功能的正常发挥。病理情况下，阳明系统就会表现为"胃家实"，胃肠通降功能失调，大便不通。而阳明体质分类，根据阴阳多少，可进一步分为三类：①正阳阳明，阳明胃热体质者。体壮实，食欲亢盛，能吃能睡能干，畏热，有大便干倾向。临床常表现为腹胀满，疼痛拒按，燥屎内结，潮热，手足汗出，日晡发热，甚至神昏，大便数日不行，脉沉实，即大承气汤证。如腹胀满，大便成硬，或潮热，汗出，脉滑而疾者，即小承气汤证。如阳明胃热体质，发病症见蒸蒸发热，或心烦，大便不通者，即调胃承气汤证。②太阳阳明，阳明胃热阴虚体质者。身体稍弱，畏热，食欲亢进，或有咽干口渴，大便偏干。发病常表现为大便干结，小便频多，或有咽干，即所谓"脾约"，麻子仁丸证。③阳明寒实证，阳明胃寒体质者。畏寒，食欲好，大便不稀，或有便秘倾向。发病可表现为食谷欲呕，或兼胃痛，腹满，大便不通，可表现为吴茱萸汤证或大黄附子汤证。

三、少阳病

少阳系统是人体调节情志、疏利气机功能的概括，有关肝胆。生理情况下，气机条达，情志舒畅。病理情况下，少阳气郁化热，少阳系统病变症见口苦、咽干、目眩等症。而少阳体质，根据其阳气多少，可进一步分为三类：①少阳气虚证，少阳气虚体质者。体瘦弱，性喜抑郁，爱生闷气，食欲差，大便偏稀，体力差。发病容易表现为胸胁满闷，善太息，嗳气，腹满，泄泻，舌淡，边多浊沫，脉细弦，即逍遥散证。外感风寒，症见恶寒，头晕者，即正柴胡饮证。②少阳气郁证，少阳气郁体质者。性喜抑郁，爱生闷气，有失眠倾向。发病常表现为寒热往来，口苦，咽干，目眩，或有心烦喜呕，胸胁苦满，默默不欲饮食，舌略红，苔腻略黄，脉弦细或滑，即小柴胡汤证。③少阳郁热证，少阳郁热体质者。体力好，爱生闷气，或心烦易怒，食欲好，有大便干倾向。发病常表现为恶寒发热，口苦、咽干，头晕目眩，腹满，大便干，脉弦数者，即大柴胡汤证。

四、太阴病

太阴系统是脾胃运化水谷功能的概括，与脾胃、大小肠密切相关。生理情况下，脾胃运化水谷，奉养全身，气机升降有序。病理情况下，脾胃运化失职，升降失司，可表现为腹满时痛，呕吐，泄泻等。太阴体质分类，根据阳气多少，进一步分为三类：①太阴脾胃阳虚证，太阴脾阳虚体质者。体虚弱，平素畏寒，食欲差，有腹泻倾向。若寒湿内侵，即为脾胃阳虚里寒证，常表现为畏寒肢冷，腹满冷痛，呕吐，泄泻，舌淡苔白，脉沉，即四逆汤、理中汤证。若太阴脾阳虚体质，感受风寒，头身痛，脉浮者，即桂枝汤证。②太阴脾胃气虚证，太阴脾气虚体质者。体虚弱，畏寒不突出，平素食欲差，有腹泻倾向。若发病即为脾胃气虚证，常见乏力体倦，食少纳呆，大便溏稀者，即参苓白术散证。③太阴脾湿滞证，太阴脾虚湿滞体质者。形体虚胖，平素食欲差，有腹泻倾向。若发病表现为面色萎黄，颜面虚浮，食少呕逆，腹满，便溏，舌苔白腻，脉濡细者，即为胃苓汤证。

五、少阴病

少阴系统是体内阴阳固秘、水火交济功能的概括，有关心肾。生理情况下，水火交济，阴平阳秘，精气神充足。病理情况下，水火失济，阴虚阳衰甚至阴脱阳亡，精神衰惫，所以可见脉微细，神疲思睡，但欲睡眠等症。少阴体质分类，根据阴阳多少，可进一步分为三类：①少阴阳气虚衰证，少阴阳虚体质者。体弱，畏寒，神疲，性功能相对弱，有多睡倾向。容易感受寒邪，表现为恶寒发热，脉沉者，即少阴阳虚外感表证，即麻黄附子细辛汤证。若阳气虚衰，症见四肢厥冷，汗出淋漓，脉沉或细微欲绝者，即四逆汤证。若少阴阳虚水泛证，表现为心下悸，头眩，筋肉跳动，全身颤抖，有欲倒于地之势，甚则浮肿，小便不利，或四肢沉重疼痛，或下利，或腹痛等，即真武汤证。若少阴阳虚体质，寒湿阻痹，表现为背恶寒，口中和，腰痛，肢体关节冷痛，脉沉者，即附子汤证。②少阴阴虚内热证，少阴阴虚体质者。形体瘦长，烦热，思维敏捷，有失眠倾向。临床表现为心烦，不得眠，口燥咽干，舌红苔黄，脉细数者，即黄连阿胶汤证。若阴虚水热内停，症见咽干口渴，心烦失眠，或有咳嗽，呕逆，小便不利者，即猪苓汤证。若少阴阴虚体质，咽痛者，即甘草汤或桔梗甘草汤证。若少阴阴虚体质，胃肠结热，症见咽干，腹满，大便不通者，当急用大承气汤下之。③少阴阴阳俱虚证，少阴阴阳俱虚体质者。体弱，多见于老年人，易寒易热，体倦神疲，体力不足，精神疲惫。发病表现为腰痛，神疲，畏寒肢冷，腰膝酸冷，小便不利者，即肾气丸证。若阴竭液脱，症见咽干口渴，气短心悸，四肢厥冷，汗出脉微者，即四逆加人参汤证。

六、厥阴病

厥阴系统是人体控制情绪、潜藏阳气功能的概括，有关于肝、肾、脾、胃。生理情况下，情绪稳定，肝阳潜藏，肝气和顺，脾胃升降有序。病理情况下，阴虚，肝阳不能潜藏，肝气横逆克伐脾胃，所以表现为消渴多饮，自觉气上撞心，心中疼热，饥而不欲食。厥阴体质分类，可进一步分为三类：①厥阴肝阳上亢证，厥阴肝旺体质者。体壮，性急易怒，控制情绪能力差，容易冲动。若发病表现为咽干口渴，胃脘热痛，呕逆，气上撞心，舌红中心少苔，脉细弦者，可用经验方百合丹参饮（百合、乌药、白芍、丹参、枳壳、陈皮、枳壳、白术、茯苓、鸡内金、炙甘草）治疗。若厥阴肝旺体质，发病后症见头晕目眩，头痛头胀，心烦易怒，脉弦大者，即天麻钩藤饮证。若厥阴肝旺体质，外感风热，症见头晕目赤，心烦易怒，发热，咽干，脉细弦数者，可用桑菊饮合翘荷汤加减。②厥阴阴虚阳亢证，厥阴阴虚肝旺体质者。性急易怒，容易冲动，伴见咽干，腰膝酸软，发病常见阴虚阳亢证，而表现为头晕目眩，咽干口渴，心烦易怒，腰膝酸软，脉细弦者，可用建瓴汤治疗。③厥阴虚阳浮越证，厥阴阳虚肝旺体质者。体虚，形寒肢冷，性急易怒，容易冲动，腰膝酸冷，发病常见虚阳浮越证，症见头晕目眩，面红如妆，心烦失眠，易怒，腰膝酸冷，脉沉细，或弦大无力者，可用潜阳丹、驯龙汤加减。

三阴三阳辨证方法，重视体质在发病中的重要作用。强调不同的体质，易感外邪不同，体质既是发病的基础，实际也是形成方证的基础，所以将其称为辨体质、辨病、辨证"三位一体"的诊疗模式。因其重视辨体质，最可体现"治病求本"的精神；重视辨病，强调"谨守病机"；重视辨方证，强调"有是证用是方"，最能体现中医"个体化"治疗的优势。所以临床行之，屡有佳效。实践证明，三阴三阳辨证，并非仅可用于"伤寒"，"六经铃百病"绝非一句空话。

第六节 卫气营血辨证方法

卫气营血辨证方法，源自温病学家叶天士。吴鞠通《温病条辨》使之进一步系统化。叶天士《温热病篇》云："大凡看法，卫之后方言气，营之后方言血。" 概括温热病由表入里的邪气传变规律。卫气营血辨证方法，即根据临床上具体脉证表现，辨别温病卫、气、营、血证候所属，为进一步治疗提供依据。一般认为，最适用于温病辨证。实际上，也适用于部分内科杂病。

一、卫分证

卫分证主要见于温热病初起。其中，风温卫分证，为温邪从口鼻或皮毛而入，侵犯肺卫所致。症见发热，微恶风寒，头痛，无汗或少汗，咳嗽，口渴，舌边尖红，苔薄白，脉浮数等，即银翘散、桑菊饮证。秋燥卫分证，症见恶寒发热，头痛无汗，咽干唇燥，鼻干，干咳，舌苔薄白而干，脉浮细。秋燥有凉燥与温燥之分。方可用杏苏散、桑杏汤。

二、气分证

气分证主要见于温邪由卫分入里化热，病变部位有胃、脾、肠、胆、胸膈等，其中以阳明热盛证较为常见，常表现为壮热，不恶寒但恶热，汗多，渴欲冷饮，舌苔黄燥，脉洪大，即白虎汤证。痰热壅肺证，常表现为发热，痰黄而稠，胸痛气喘，舌红苔黄，脉滑数，即麻杏甘石汤证。阳明腑实证，常表现为身热，腹满，腹痛拒按，大便秘结，或泻下黄臭稀水，舌红，舌苔黄厚干燥，脉沉实，可用承气汤类方。

三、营分证

营分证多从卫分证、气分证传变而来，也有起病即为营分证者，是温热病的严重阶段。营分热盛证，常表现为身热夜甚或身灼热，渴不欲饮或反不渴，心烦不寐，时有谵语，舌质红绛，脉细数。热灼营阴证，身热夜甚，心烦不寐，或神昏谵语，或斑疹隐隐，舌绛无苔，脉细数，即清营汤证。热入心包证：常表现为高热，神昏，谵语，或四肢厥冷，抽搐等，即清宫汤、安宫牛黄丸证。热极生风证：常表现为高热，躁扰不宁，抽搐，或四肢拘急，项强，角弓反张，舌颤，舌红或绛，脉弦数，方可用羚羊钩藤汤。

四、血分证

血分证多从营分发展而来，也有由卫分、气分直入血分的，个别情况也有起病即现血分证者，是温热病的危重阶段，常表现为吐血，衄血，便血，溺血，斑疹密布，身热，或低热，手足心热，口干舌燥，齿枯唇焦，躁扰不宁，或神昏谵语，舌质红绛或光红如镜，或手足抽搐，痉厥，即犀角地黄汤证。气血两燔证：常表现为壮热口渴，心烦躁扰，甚或昏狂谵妄，吐血，衄血，肌肤发斑，舌绛，苔黄燥，脉数，即化斑汤证。若热毒充斥表里上下，内侵脏腑，外窜经络，症见寒战高热，大渴饮冷，头痛如劈，烦躁谵妄，神昏，出血等，即清瘟败毒饮证。血热动风证：常表现为壮热神昏，头晕胀痛，手足抽搐，颈项强直，角弓反张，舌干绛，脉弦数，可酌用三宝丹等。至于血热伤阴证，因邪气的强弱和阴液耗伤程度不同，表现有异。

卫气营血辨证方法，可用于温病。斑毒、阴阳毒及肾风尿血、热盛痉证等，也可采用卫气营血辨证方法进行辨证论治。疫毒痢、急黄等，更可参照温病、瘟疫辨证思路诊治。

第七节　三焦辨证方法

三焦辨证方法，源自清代吴鞠通《温病条辨》。《温病条辨》指出"凡病温者，始于上焦，在手太阴……肺病逆传，则为心包；上焦病不治，则传中焦，胃与脾也；中焦病不治，即传下焦，肝与肾也，终于上焦，始于下焦"。此即论温病三焦传变规律。其实，三焦辨证方法，除可用于温热病外，对多种内科病证也有临床价值。

一、上焦病证

上焦温病病位在心肺，主要表现为邪犯肺卫、肺热壅盛、温热邪陷心包，涉及银翘散、桑菊饮、麻杏甘石汤、清宫汤等方。相关内科病证，包括感冒（风寒、风热、暑湿）、咳嗽（风寒、风热、燥邪）、头痛（风寒、风热、风湿）等。病机特点：多见邪犯卫表、肺失清宣之证，常表现为头痛、项强、头晕、头沉、头目不爽、眼干、眼红、目涩、迎风流泪、鼻塞、流涕、喷嚏、鼻干、咳嗽、气喘、咳痰、咽痒、咽干、咽痛、乳蛾红肿、咽堵不利等。治疗应遵从吴鞠通所谓"治上焦如羽，非轻不举"的法则，选用药性轻清灵动，有辛散（麻黄、桂枝、荆芥、防风、羌活、独活、生姜、白芷、柴胡、牛蒡子、葱白）、芳化（香薷、藿香、佩兰、紫苏）、清宣（金银花、连翘、黄芩、薄荷、牛蒡子、芦根、紫菀、款冬花、白前、杏仁、桔梗、前胡、枇杷叶）作用的药物。一般用量不可过重，即"轻可去实"的思路。

二、中焦病证

中焦温病病位在脾胃，主要表现为气分热盛、阳明腑实证，涉及白虎汤、承气汤等方。相关内科病证，包括胃痛（气滞、食滞、湿热、胃寒、胃热、虚寒、阴虚）、痞满（寒湿、湿热、寒热错杂、气滞、食滞、气虚、阳虚）、腹痛（寒聚、热结、湿热、气滞、食滞）、胁痛（湿热、寒湿、气滞）、黄疸（湿热、寒湿）等。病机特点：多见脾胃气机阻滞，升降失司之证。常表现为胃胀、痞满、胃痛、恶心、呕吐、反酸、嘈杂、呃逆、腹痛、腹胀、胁痛、黄疸等。治疗应遵从吴鞠通"治中焦如衡，非平不安"的法则，选用药性平和平稳，有理气（陈皮、枳壳、枳实、木香、苏梗、香附、青皮、香橼、佛手）、消导（神曲、山楂、鸡内金、麦芽、谷芽、稻芽、半夏曲）、健脾（党参、苍术、白术、茯苓、山药、大枣）、和胃（陈皮、半夏、砂仁、生姜）、疏肝（柴胡、香附、枳壳、郁金、川楝子、延胡索）作用的药物，或可选用有养阴（石斛、百合、沙参、麦冬、玉竹）、清热（黄连、黄芩、栀子、石膏、知母、天花粉）、散寒（干姜、良姜、肉桂、吴茱萸、桂枝、砂仁、肉豆蔻）、化湿（白蔻仁、藿香、佩兰、砂仁、草蔻仁、草果）作用的药物。一般用量不可过轻，也不可过重。剂量太小，难以取效；剂量太大，可增加脾胃负担，反而可能加重病情。

三、下焦病证

下焦温病病位在肝肾，主要表现为热伤肾阴、真阴不足、阴虚风动等，涉及复脉汤等方。相关内科病证，包括泄泻（寒湿、湿热、寒热错杂、脾胃气虚、脾肾阳虚）、痢疾（湿热、脾肾阳虚）、便秘（结热、气滞、阴虚、血虚、阳虚）、淋证（湿热、阴虚）、尿血（湿热、阴虚）、腰痛（寒湿、湿热、风湿、肾虚)、痹证(风寒湿、风湿热)、痿躄(湿热、肝肾阴虚)、消渴(肾阴虚、气阴两虚、阴阳俱虚)等。病机特点:多见寒湿、湿热下注、肝肾虚损之证。常表现为腰痛,腰膝酸软,腰膝酸冷,足跟痛,下肢沉重,下肢痿躄,下肢麻木疼痛,下肢浮肿,小便不利,尿少,尿频,尿急,尿痛,尿血,遗尿,夜尿频多,泄泻,便下脓血,便血,大便不通,脱肛,肛门灼热,肛周潮湿,疝气,阴囊湿冷,阴囊湿痒,睾丸坠痛等。治疗应遵从吴鞠通"治下焦如权,非重不沉"的法则,选用药性气厚味重,有散寒(附子、川乌、草乌、肉桂、吴茱萸、肉豆蔻、桂枝、小茴香)、清热(黄连、黄芩、黄柏、苦参、栀子、虎杖、玄参、生地、知母、蒲公英、地丁)、泻下(大黄、芒硝、番泻叶)、滋补(熟地、山茱萸、枸杞子、制首乌、桑葚、黑芝麻、女贞子、沙苑子、鹿茸、鹿角片、鹿角胶、肉苁蓉、锁阳、巴戟天、葫芦巴、杜仲、狗脊、桑寄生、续断、怀牛膝)、固摄(五味子、芡实、金樱子、覆盆子、白果)作用的药物。或可用有清利(车前子、土茯苓、石韦、萆薢、萹蓄、瞿麦、海金沙、金钱草、滑石、半枝莲、白花蛇舌草)、顺气(木香、槟榔、炒莱菔子、乌药、橘核、荔枝核)、重镇(磁石、赭石、龙骨、牡蛎、鳖甲、龟甲、石决明、珍珠母)作用的药物等。一般用量宜重。用药剂量小,往往难以取效。

若以湿热类病证为例,即可见其三焦辨证的重要临床价值。如暑湿感冒,是邪在上焦,邪犯肺卫,方可用新加香薷饮、鸡苏散等。痞满、胃痛、腹痛、胁痛、黄疸,可为湿热在中焦,方可用芩连平胃散、藿香正气散、藿朴夏苓汤、清中汤、龙胆泻肝汤、茵陈蒿汤、甘露消毒丹等。泄泻、痢疾、淋证、血尿、腰痛、痿躄等,可为湿热在下焦,方可用葛根芩连汤、白头翁汤、八正散、萆薢渗湿汤、小蓟饮子、二妙丸、四妙丸等。更有热淋等,湿热弥漫三焦者,方可用三仁汤等。

第八节 辨病分型辨证方法

辨病分型辨证方法,是在辨病基础上,根据临床症状、舌脉等,进一步进行分型辨证的方法。具体包括基于中医病证的分型辨证方法与基于现代医学疾病的分型辨证方法。如针对糖尿病,祝谌予教授主张分为五个证型进行辨证论治。气阴两虚型,治当益气养阴,方用降糖基本方(黄芪、生地、苍术、玄参、葛根、丹参);阴虚火旺型,治当滋阴清热,方药可用一贯煎、白虎汤加减;燥热入血型,治当清热凉血,方药可用温清饮,即芩连四物汤;气虚血瘀型,治当益气活血化瘀,方药可用补阳还五汤,或配合生脉散;阴阳俱虚型,治当滋阴壮阳,方药可用金匮肾气丸加减。而"中医内科学"教材,采用的是在明确中医病证基础上的分证论治方法。其他如《中药新药临床研究指导原则》及国家中医药管理局医政司发布的《中医临床路径与诊疗方案》等,也都采用了这种分型辨证方法。可以说,辨病基础上的分型辨证方法,是当代临床常用的主题辨证方法。但临床具体证候,病情往往复杂多变,单纯表现为某一证候的情况并不多见。具体证候常存在互相兼夹或互相转化的情况。因此,把辨病基础上的分型辨证论治方法,称为分证论治,即分证候论治比较合适。

第四章 "中医内科学"学习要点与学习方法

第一节 "中医内科学"重要知识点

"中医内科学"的重要知识点,包括多种内科疾病的病名,诊断要点与鉴别诊断,病因、病机、病位、病性、病势,辨证要点,治疗要点,分证论治、预防与调护等。

一、病名

"中医内科学"的病名,即病证名,或曰证名,最常见的是以主症名病,即以主要症状或体征作为病证名。如咳嗽、喘证、心悸、不寐、胃痛、呕吐、泄泻、黄疸、胁痛、头痛、眩晕、水肿、腰痛等。但这不是说具备这个主症即可诊断为这个病证。因为每一个病证,概念都有特定内涵,皆有其核心病机。明确诊断除需要具备相应主症外,还要参考其常见兼症及发病特点等。如肺痨、肺痈、肺积等肺系病证,可以咳嗽为主症,但除咳嗽外尚兼有咳血、潮热、盗汗,或见咳吐脓痰腥臭,胸痛,发热,或兼气短,消瘦,久治不愈等发病特点,或有肺痨接触史,或急性发病,突发寒战高热,或慢性起病,多发于老年男性吸烟者,所以并不诊断为咳嗽。而肺痨、肺痈、肺痿、肺胀、肺积等,实际上以病位结合病机名病,还有感冒、哮病、鼓胀、中风、消渴等,则本身就是一种具有独立病因、基本病机和特定演变规律的疾病。

二、诊断要点与鉴别诊断

内科病证的诊断要点,一般包括三个方面:一是临床表现,尤其是主症表现,是最重要的诊断依据;二是发病特点,包括起病缓急、常见诱因、预后转归及好发人群等;三是现代医学相关检查,此点虽非重点,但作为四诊的延伸,确实也有利于明确诊断与鉴别诊断。

鉴别诊断:包括不同病证之间的鉴别与同一病证不同类证的鉴别。其中,不同病证之间的鉴别,一定是在临床表现或发病特点等方面存在需要鉴别的情况。类证鉴别的重点是依据临床表现及其发病特点进行鉴别。但基于中医学特点,有时还需要注意区分不同病证,在病因与基本病机的病位、病性、病势等方面的不同特点。如水肿与鼓胀的鉴别,就要求从临床表现、发病特点、病机特点三个方面进行鉴别。而对于同一病证不同类证的鉴别,也很必要。如淋证,包括热淋、气淋、石淋、血淋、膏淋、劳淋等,痹证,包括风湿痹证、尪痹等,进一步鉴别也具有重要意义。

应该指出的是:强调病证诊断,就是在强调辨病,所谓"先议病,后议药","为医必先识证",都是在强调辨病的重要性。当然此所谓辨病,主要是指辨中医的病证,但实际上中医的病证,也直接相关于西医的疾病。

三、病因、病机、病位、病性、病势

中医内科病证的病因，不外乎体质因素及外感六淫、疫毒之邪，内伤七情、饮食劳倦，久病或误治，药毒所伤，外伤，跌打闪挫等。但应该指出的是，中医病因学的精髓是"审症求因"，即基于中医学"司外揣内"的基本思维方式，根据临床表现来判定病因。

病机，即病情变化发生的关键。不同病证的病机及同一病证不同阶段、同一病证的不同证候，可存在不同的病机。感冒、哮病、肺痨、鼓胀、中风、消渴等，作为独立的疾病，必有其形成的基本病机，贯穿于病证发生发展的全过程，并存在特定的演变规律。如消渴核心病机是热伤气阴，而其继发病证，则以络脉瘀结为发病基础。而眩晕形成的病机，则包括风阳、痰火上扰清空，气血不足，肾精亏虚，不能上养清窍，痰湿瘀血阻隔，清阳不升等。所谓"谨守病机"，"有者求之，无者求之"，就是强调病机的关键地位。临床上，具备典型临床表现者应抓住病机，不具有典型临床表现者，也应该详审病机。

病位，即病之所在。临床上应从整体中求之。观察发现，每一个病证往往都有一个主病位，或者说中心病位，同时常可与其他脏腑相关。如咳嗽中心病位在肺，但"五脏六腑皆能令人咳"，常关乎肝脾。胃痛中心病位在胃，也与肝脾相关。但应指出的是，不能把病位仅理解为脏腑定位，更不能将脏腑定位等同于西医解剖学的脏器病位。如感冒病位是邪在肺卫，而外感头痛，疼痛部位虽然在头，但可为太阳经脉受病，或为少阳经脉受病，或厥阴肝经脉受病。所谓在表、在里，在太阳、阳明、少阳、太阴、少阴、厥阴，卫分证、气分证、营分证、血分证，上焦病证、中焦病证、下焦病证等，皆为论其病位。

病性，主要是指虚实而言。虚包括气血阴阳之虚，五脏六腑之虚；实包括风、寒、暑、湿、燥、火及气滞、血瘀、痰湿、水饮等多种邪实。内科病证，初期多实证，久病多虚，更多表现为本虚标实、虚实夹杂者。辨虚实常是内科病证的基础。如喘证首当辨虚实，血淋应进一步分辨实证、虚证即是。而分辨标本虚实，在内科病证辨证论治过程中，更具有普遍的指导意义。如消渴本虚证包括阴虚、气虚、气阴两虚、阴阳俱虚等，而标实证包括胃肠结热、脾胃湿热、肝经郁热、痰火、瘀热，以及肺热、心火、肝火、胃火、肝阳与气滞、痰湿、血瘀等。

病势，体现着病情发展和转化的趋势。临床上应注意不同疾病之间与同一病证不同证候之间的联系。如胃痛失治，误食辛辣，可为吐血、便血，日久或为反胃顽症。肺痨失治，加以情志失调，肝火犯肺，可成咳血，或生厥脱之变。石淋，若夹湿热下注，或热灼血络，则可继发热淋、血淋。而咳、喘、哮等肺系疾病，肺气受伤，日久痰瘀互结，渐成肺胀；如黄疸、胁痛，肝脾肾受伤，日久气滞、血瘀、水裹，渐成鼓胀；如头痛、眩晕，肝阳亢盛，因郁怒，引发风阳内动，夹痰夹瘀，痹阻脑络，发为中风；如水肿、淋证，久治不愈，邪毒损伤肾元，湿浊邪毒，阻滞气机升降出入，发为关格等。至若同一病证不同阶段的变化，如消渴热伤气阴，日久气阴两虚甚至阴阳俱虚；如中风急性期风痰瘀血痹阻脉络，进入后遗症期，常表现为气虚血瘀络脉痹阻等。明确病势，可了解病情进一步发展方向，可早期发现疾病，避免漏诊，并可提示有病早治，既病防变。

四、辨证要点

中医辨证方法丰富多彩，各有其最佳适应证。而内科病证种类繁多，所以辨证要点也各有差异。如咳嗽首先应当辨外感、内伤，喘证则强调辨虚实，哮病重视辨发作期、缓解期，而泄泻强调辨暴泻与久泻，着眼点各不相同。但因内科病证，初病多实，久病多虚，虚实夹杂、本虚标实者，较为多见，所以辨标本虚实、轻重缓急，常常是辨证的基本内容。另外，中医的辨证，本身就有辨体质、辨病因的内涵，而体质又是内科病证发生的重要基础，不同病证及其不同证候易发体质不同，所以辨体质也常是中医辨证的重要内容。基于张仲景三阴三阳辨证方法，明辨三阴三阳体质，对临床辨

证具有重要价值。

五、治疗要点

中医治则强调治病求本、重视标本缓急，注意脏腑定位，重视根据邪正盛衰，气血阴阳，寒热虚实，体质偏颇，制订针对性治疗措施，治疗能否取效的关键在于如何处理好治标与治本的关系。同时，中医学重视固护人体正气，强调护胃气的思想，重视"天人相应"整体观，因时制宜，因地制宜，重视体质，因人制宜"个体化"治疗的思想，重视扶正祛邪，因势利导的思想，重视分层次、分阶段辨证治疗的思想，重视有病早治，既病防变，病后防复的"治未病"思想，也应深刻领会。至于具体治法，则应该在以上重要治则的指导下，根据辨病辨证的结果，针对性地确立相应措施。如眩晕肝阳上亢证，具体治法应该是平肝潜阳；而阴虚阳亢证，具体治法应为滋阴潜阳。总的来说，就是要求理法方药环环相扣。

六、分证论治

分证论治是"中医内科学"的核心内容。临床将一个病证分成几个不同的证候，明确其临床表现、治法、主方、参考处方等，并不是说这个病证临床上仅仅就是单纯以这几个证候的形式出现，临床上依法辨证选方用药即可。因为临床更多见不同证候互相兼夹或互相转化的情况，常表现为本虚标实、虚实夹杂之证，所以应灵活看待这些不同的证候。当然，掌握这些证候的治法、主方非常必要。但如果仅仅局限于这些，尤其是将其画成线路图，或采用表格化形式，死记硬背，临床必然会手足无措，不利于突出中医临床的圆机活法，可直接影响临床疗效提高。事实上，张仲景《伤寒杂病论》及后世医家，包括明清温病学家，在内科病证治疗方面，都积累了丰富经验，形成了一系列有效方药。我们在学习不同证候主方的同时，应该进一步理解其加减法度，包括认真学习相关附方，对全面继承传统医学精粹，应对复杂临床问题具有重要价值。如针对感冒，风寒感冒——荆防败毒散，风热感冒——银翘散，暑湿感冒——新加香薷饮，仅仅这些远远不够。仅就风寒感冒而言，除了荆防败毒散以外，可备选的方剂就有麻黄汤、桂枝汤、葛根汤、大青龙汤、小柴胡汤、防风通圣散、麻黄附子细辛汤等，这些方剂各有特色，各具有其最佳适应证。临床上仅仅靠一首荆防败毒散，不可能解决风寒感冒相关的多种复杂证候。

七、预防与调护

内科病证的预防，基于中医学"治未病"的思想，具体应重视未病先防，既病防变，病后防复等。未病先防，无外乎顺应四时、饮食有节、起居有常、劳逸结合、心情舒畅等，但也包括针对体质偏颇制订饮食计划、运动计划、心理调理措施等。某些特殊疾病如哮病等，还需要采取"冬病夏治"穴位贴敷等特殊预防措施。总的来说，不同病证，"治未病"的措施也不同。如消渴，积极治疗，防治络脉瘀结，就有利于降低继发病证如中风、胸痹心痛、水肿、关格、视瞻昏渺、脱疽等发病危险，既病防变很重要。而中风，最怕复中，长期坚持治疗，即着眼于病后防复。

至于调护措施的制订，也应包括避风寒、饮食调护、心理调摄、适当运动等。实际操作过程中，应当根据具体病情，注意选择针对性的调护措施。不同的病证、不同的证候、不同的体质，调护措施当然也应该不同。如水肿、鼓胀应强调低盐饮食，消渴病应该忌食甘肥醇酒；如肝气犯胃的胃脘痛，应该调情志；风寒湿痹，应注意避风寒，避免居处潮湿阴冷；如阳明胃热体质者，应适当多吃水果、蔬菜；太阴脾虚体质者，应忌食生冷，少吃油腻醇酒，并可适当多吃山药、莲子、芡实等。

第二节　关于病历书写

病历，又称病案、脉案，是诊疗过程的记录，包括患者的基本情况，主症、兼症与舌脉，病证诊断，辨证立法，选方用药及调护措施等。《史记·扁鹊仓公列传》收载汉代名医淳于意"诊籍"，其实就是病历的雏形。明代喻嘉言《寓意草》作为个人自订医案，详细记录以内科杂病为主的疑难医案 60 余例，详录病因和病情，明晰辨证分析，并点评每案的关键之处和疑难之点，见解独到，尤其是书前医论二篇，强调"先议病，后用药"的诊疗程序，自订议病格式，对后世影响深远。清代叶天士、薛生白、吴鞠通、王孟英、尤在泾、王旭高、丁甘仁等名医，都留存了大量医案，其中不乏义理精妙、文采飞扬之作，颇能启发临床思维，并为我们今天书写中医病历提供了重要借鉴。

中医病历的内容，包括一般情况、主诉、病史（包括现病史、既往病史、个人史、过敏史、家族史、妇女经带胎产史等）、体格检查、舌脉、实验室检查、诊断、辨病辨证分析、治法、方药与调护措施等。体格检查与实验室检查不作为中医内科学临床教学的重点。

其中，一般情况除了姓名、性别、年龄、职业、婚况以外，还包括发病节气。因为中医基于"天人相应"的整体观，重视气候变化对人体疾病的影响。

主诉：本是指患者最突出、最需要迫切解决的主症，包括主要症状，或体征，再加上持续多长时间。如果实在没有症状或体征，有时也可以是发现某项检查指标异常多长时间。

病史：现病史首先应叙述主诉症状，或体征出现的时间或时刻，诱发主诉症状或体征出现的诱因，具体诊疗过程，诊疗结果，以及为什么再次来诊，尤其要注意目前接受的治疗方案及对进一步诊治有借鉴意义的病史资料。其后即为刻下症。刻下症即目前的临床表现，或称现症。具体内容应包括主症及其临床特点，兼症或者伴随症及有鉴别意义的症状，一般症，即饮食、睡眠、大小便等。而既往病史：即既往曾患过的疾病，尤其是应注意与现症相关的疾病，以及其他慢性病、传染病史等。与现症无关而且已经治愈的急性病如感冒、肺炎、泄泻、痢疾等，未必需要全部写出。其他如个人史、过敏史、妇女经带胎产史、家族史等，也应以与现症相关的情况包括家族病史等为重点。应该注意言之有物。

舌脉：作为中医望诊、切诊的重点内容，舌象、脉象必须给予充分重视。传统医案甚至有把脉象置于案首的习惯，实际上就是强调脉诊的重要性，其实这也是病历被称为脉案的原因。一般来说，论脉象，对脉位、脉率、脉势及寸关尺、浮中沉所见，都应尽量表述清楚。而论舌象，对舌体、舌质、舌苔、舌下脉络，也应尽量进行全面观察。如此才可为正确辨证提供依据。其他如望形体、望神、望面色及腹证所见，也常有重要的临床价值。

诊断：包括中医病证名及具体中医证候诊断。病证诊断可以是一个，也可以是两个、三个，但证候诊断应该是一个。因为证候体现的是此时此刻急需解决的主要矛盾。中医病历在诊断中要求明确中医证候，凸显中医重视辨证论治的思想。

辨病、辨证分析：中医病证诊断，主要是以临床表现、发病特点为依据，也可参考体格检查及实验室辅助检查结果进行。而辨证分析，则应该从生理推及病理，从主症分析推及兼症，然后综合舌脉，确立证候诊断，并明确病位、病性、病势。比如长期心情不好所致的肝气犯胃胃痛，可作以下辨证分析。肝主木，主气机疏泄；胃主土，以通降为顺（此论脏腑生理）。情志抑郁，肝气郁结，肝气犯胃，肝胃不和，气机阻滞，不通则通，故见胃脘胀痛，随情绪波动而加重（此论脏腑病理，论主症发生机制）。胃失和降，故见恶心；肝郁化热，故见心烦口苦（此由主症发生机制，论及兼症发生机制）。综合舌脉，舌苔边多浊沫，脉弦，乃肝气犯胃之证（综合舌脉，归纳证候诊断）。病位在胃，有关于肝，病性为实，肝气郁结，胃失和降，失治误治，气郁化热伤阴，则病情进展，甚至可有吐血、便血之变（明确病位、病性、病势）。

治法：包括治则层面的标本同治、扶正祛邪，以及先治标、后治本之类，更多是指具体的治法，如清热解毒、益气养阴、活血通络等。确立治法应注意以辨病、辨证为依据。

方药：包括主方及具体处方用药、煎服法等。一般要选择一首主方，或几首主方，并在主方基础上加减化裁。应注意尽量不要根据辨证结果胡乱堆砌。提起清热解毒，就写金银花、连翘、板蓝根、大青叶，提起益气养阴，就写黄芪、党参、生地、玄参、石斛，提起活血化瘀，就写桃仁、红花、当归、川芎、丹参，这样称为"有药无方"，显示出医者对中医方剂学传承不够，实际上可直接影响疗效。具体处方用药，应注意君臣佐使配伍，注意用药剂量恰当，煎服法合理。中药煎煮，如龙骨、牡蛎、珍珠母、石决明、石膏、滑石、鳖甲、龟甲等，当先煎；如砂仁、薄荷、钩藤等，当后下；如阿胶、龟甲胶、鹿角胶等，当烊化；如炮附子、制川乌、制草乌等，当久煎；如三七粉、珍珠粉、琥珀面、羚羊角粉及甘遂粉等、芦荟面等，当作散冲服，或装胶囊。还有服药时间，桑菊饮、止嗽散等，一般主张该餐后服药；参苓白术散、六味地黄丸等，一般主张空腹服药。任何一个环节执行不到位，均可能影响疗效。

调护：应注意避免避风寒、节饮食、戒劳欲等套话，应重视反映中医理法方药一致与个体化治疗的精神。调护措施的制订，也应该综合考虑患者是什么体质，患了什么病，目前是什么证候，应该在辨体质、辨病、辨证的基础上，制订针对性的调护措施。

应该指出的是，中医病历既是一个诊疗活动的记录，也可理解为一份有法律效用的文件，而且，一份好的病历，实际上就可以理解为一篇医学论文。论文的论点就是病证诊断与证候诊断，而主诉、病史甚至体格检查、实验室检查等，都是用于论述论点的论据。而辨病、辨证分析，就是一个根据主诉、病史等，基于中医理论与临床思维方法，利用中医学多种辨证方法，对论点进行论证的过程。所以，病历书写既要求客观全面，也要求对相关资料进行理性分析。

第三节 "中医内科学"学习方法

一、重视经典多读书

经者，常也。经典是几千年来长期影响中医学术发展的奠基之作，对临床具有永恒的普适性的指导意义。重视溯本求源，强调熟读经典，是中医学学科发展的重要特色。其中，《内经》是经中之经，结合《易经》、《论语》、《道德经》、《庄子》等，深入学习《内经》，才能全面理解中医"天人相应"整体观、"司外揣内"的思维方式及"因势利导"的治疗思想、"治未病"思想等。学好《内经》是理解中医基本世界观、方法论的基础，也是学习后世百家著作的基础。《伤寒论》成书于汉末乱世瘟疫流行的背景之下，张仲景创三阴三阳辨证方法，重视辨方证，对外感病以及相关杂病，包括表里同病、虚实夹杂、寒热错杂病证的临床诊疗建立了规范，强调护胃气、存津液，所载方剂应用指征包括症状、腹证、脉象等，指示明确，临床应用千年，疗效千年，因此被称为"方书之祖"，为历代医家所推崇。《金匮要略》以脏腑经络辨证方法论治杂病，强调在辨病的基础上辨方证，建立起先辨病、后辨证、辨病与辨证相结合的治疗模式，为"中医内科学"辨病分证论治基本体系的构建奠定了基础。至于后世百家，如金元四大家刘、李、张、朱，清代温病四大家叶、薛、吴、王，还有陈士铎、薛己、张景岳、赵献可、吴又可、杨栗山、王清任、唐容川、张锡纯等，名医名著，各有特色，都很值得学习。另外，还有所谓口袋书如《医家四要》等，内容简明扼要，行文流畅，便于日日诵读，可常读常新，也值得重视。而清代官修《医宗金鉴》，实际上凝聚着当时众多名医智慧，要言不烦，也不可忽视。当代名家秦伯未教授著《谦斋医学讲稿》论脏腑病证，尤其是对发热、胃脘痛、水肿、虚劳等有系统论述。黄文东、方药中教授等主编的《实用中医内科学》纵览古今，全面总结了内科病证的学术沿革、病因病机与辨证论治等。董建华、王永炎院士等先后主编《中国现代名中医医案精华》与《中国现代名中医医案精粹》(丛书)，荟萃现代名家医案，丰富了中医医案学宝库，可启发临床思维。印会河教授《中医内科新论》，主张抓主症治疗内科病的思路；焦树德教授《用药心得十讲》、《方剂心得十讲》，分享临床选方用药经验，堪称实用。而《四大经典与中医现代临床》（丛书），强调融合经典与临床，重视经典理法，尤其是三阴三阳辨证与脏腑经络辨证方法对内科临床的指导作用以及经方与温病名方临床应用技巧等，有利于培养中医临床思维。总之，中医要成才，首先就要熟读经典多读书，以传承传统医学精粹。众所公认颐和园之美，无论长廊漫步，楼外楼小聚，谐趣园读书，都可感受其美，但只有登上万寿山佛香阁极目远眺，眼前昆明湖、南望十八孔桥、龙王庙，西看玉泉山宝塔以及借景香山，才能真正领略颐和园作为世界第一皇家园林之壮美！近年，有不少学中医者，学医未及3年，就自称这派那派，实际就是画地为牢！期刊也是获取知识尤其是新知识的重要途径，其中常收载名中医经验，非常值得学习。多读书，广见闻，学习他人间接经验，可为临床实践打下坚实基础。

二、重视实践勤临床

"中医内科学"临床教学的核心目标，是培养学生应用中医基础理论与临床思维方法解决内科病证的实际能力。而要提高临床实际能力，早临床、多临床，无疑非常必要。遵照"古为今用，洋为中用"的精神，应该强调学以致用。国医大师吕仁和教授强调"承古求用，纳新求好"，也是着眼于实践。在重视熟读经典多读书的同时，重视临床实践，才能出真知，出新知。临床实践，通过辨病、辨证分析，可以训练中医"司外揣内"的临床思维，包括从主症主病入手进行诊断和鉴别诊断，从主症特点结合兼症、舌脉，分析病机特点，明确病位、病性、病势的临床思维方式。通过学习确立治法，处方用药，可以培养学生据证立法，依法处方，随方加减用药的治疗思路。实践学习过程中，只有做到眼勤，腿勤，手勤，笔勤，才能学到有用的知识。图表式学习是应试教育的产物，对真正掌握中医精粹未必有利。当然，通过临床实践学习，也是一个循序渐进的过程。传统"三段教学法"，即见诊、侍诊、试诊。第一阶段老师诊病，学生观察学习老师获取四诊资料、辨病辨证、选方用药的诊疗过程，即见诊。第二阶段，老师诊病为主，学员辅助老师实施诊治过程。具体包括配合老师收集四诊资料，书写门诊病历，协助抄写处方等，即侍诊。第三阶段，学生诊病为主，学生负责收集四诊资料，初步提出辨病、辨证分析及处方用药意见，再由老师审查、修改、补充、讲解，即试诊。通过临床实践，边临床，边读书，循序渐进，日积月累，必受其益。吴鞠通《温病条辨》云："进与病谋，退与心谋，十月春秋，必有所得。"古人更有所谓"熟读王叔和，不如临证多"，都是强调基于临床学中医的重要。其实，古今医案，凝聚着历代名医的学术经验，通过学习古今医案，并充分讨论，也有利于提高学生分析问题、解决问题的临床思维能力。

三、重视师承多体悟

近代中医高等教育，主要采用课堂教学与临床实习相结合的中医人才培养模式，事实上，为中医人才培养、中医学术传承作出了不可磨灭的贡献。王永炎院士、石学敏院士、吕仁和教授等大师，就是中医学教育培养出的优秀人才。但应指出的是，千百年来，师承教育确实始终是历代名医成才的主要途径。张仲景曾从师同郡张伯祖，识用精微过其师；李东垣曾师事易水学派开山鼻祖张洁古，并成为补土派之中流砥柱；叶天士曾辗转求师十数位，终成温病学派一代宗师。所以说，把普通高等中医学教育与师承相结合，必然有利于中医临床人才培养。中医学的学术特色决定了其特别重视传承。作为老师，或禀家传，或经师授，并在多年临床实践中积累了丰富经验，形成了各自的学术特色。这些特色经验，是老师个人智慧的体现，甚至是几代人集体智慧的结晶，可以说弥足珍贵。通过师承，学习老师间接经验，即所谓"站在巨人的肩膀上"，比自己在实践中慢慢摸索，获益更多。作为学生应善于通过课堂学习，全面掌握教学大纲要求的基本知识点以及重点、难点。同时，重视向古人学习，向名医学习，向老师学习，向同学学习，向民间医生学习，向病人学习。总之就是多学习他人的间接经验。但学习他人的间接经验并不那么简单，有人说中医经验不能重复。出现这种情况，或是因为学到的不是真经验，或是因为没有学到真经验，或是因为没有真正掌握老师的经验。因此，我们不能仅仅局限于形式上跟师抄方，而应该认真体悟老师辨病辨证、选方用药的临床思维，不断提高自己的悟性。而如果要提高自己的悟性，还是应多读书，勤临床，多跟师。我们提倡熟读经典，同时也非常强调创造性学习。线路图式理解病因病机、图表式学习辨证论治，纯属应试教育的产物，可培养出高分的考生，而培养不出高能力的临床优秀人才。创造性学习，强调发挥学习者的主动性，建议平常多多撰写学习心得，主动总结临床医案，主动学习撰写学术论文与科普文章，总之应该多思考，多动笔。比如学习方剂学，背方歌固然重要，而通过归纳类方，辨析同类方剂功效与适应证的异同，就更能起到事半功倍之效。如桂枝汤类方，即桂枝汤、桂枝加桂汤、桂枝加芍药汤、桂枝加大黄汤、桂枝加葛根汤、桂枝加附子汤、桂枝加厚朴杏子汤、桂枝去芍药汤，甚至还包括小建中汤、黄芪建中汤、当归建中汤、当归四逆汤等；承气汤类方，即大承气汤、小承气汤、调胃承气汤、麻子仁丸、桃核承气汤，甚至还包括增液承气汤、宣白承气汤、导赤承气汤、新加黄龙汤等；柴胡汤类方，即小柴胡汤、大柴胡汤、柴胡桂枝汤、柴胡桂枝干姜汤、柴胡加龙骨牡蛎汤、柴胡加芒硝汤，甚至包括柴平煎、柴苓汤、柴胡达原饮等；二陈汤类方，即二陈汤、温胆汤、黄连温胆汤、导痰汤、涤痰汤、十味温胆汤，甚至包括半夏白术天麻汤、顺气导痰汤等；四君子汤类方，即四君子汤、五味异功散、六君子汤、香砂六君子汤，甚至包括七味白术散、参苓白术散、补中益气汤、归脾汤、人参健脾丸等；四物汤类方，即四物汤、胶艾汤、桃红四物汤，甚至包括补阳还五汤、血府逐瘀汤、复元活血汤、八珍汤、十全大补汤、人参养荣汤等；六味地黄丸类方，即六味地黄丸、七味都气丸、麦味地黄丸、知柏地黄丸、杞菊地黄丸、明目地黄丸，甚至包括耳聋左慈丸、滋水清肝饮、金匮肾气丸、济生肾气丸、左归饮、右归饮、左归丸、右归丸等。将这些类方药物组成、功效、适应证辨析明白，有利于深刻领会中医方剂加减应用的技巧。学中医正如学语言一样，非下苦功不可。

实际上，学中医，做学问，是一个不断深化提高的过程。这个过程，可以概括为"学、习、行、知、慧"五个境界。所谓"学"，主要侧重于知识层面，包括诵读经典原文，掌握中医理论知识；"习"是进一步深刻领会经典理论，并化知识为技术，为实践奠定基础；"行"即实践，就中医而言，主要是指在中医理论指导下进行医疗实践。"知"是指真知、新知，通过医疗实践，积累临床经验，发现新问题，实践出真知，实践出新知。"慧"，就是要在更高的层次，把通过实践获得的新见解、新观点，进一步系统化，以形成独特的新理论、新思想。如张仲景、叶天士等医史人物，皆学有所成，即达到了"慧"的层次。"慧"也者，几近乎道。所以我们应该树立终身学习的理念。可以说，学习经典，常读常新。近年来，中医学界出现经典热、经方热的现象。其实，学习《伤寒论》也有四个境界。第一个境界，就是学会用经方。第二个境界，就是掌握张仲景《伤寒论》理法，如表里先后治疗策略，汗吐下因势利导治疗思路，护胃气、存津液治疗理念，以及辨体质、辨病、辨证"三位一体"诊疗思维等。第三个层次，就是学会张仲景的治学方法。第四个层次，也是学习《伤寒论》的最高层次，即学习张仲景悲天悯人、不图虚名、唯求博济的高尚情怀。而学习张仲景的治学方法，实际上也就是古今名医成才的共同途径。《伤寒论》原序云："感往昔之沦丧，伤横夭之莫救，遂勤求古训，博采众方，撰用《素问》、《九卷》、《八十一难》、《阴阳大论》、《胎胪药录》，并平脉辨证，为《伤寒杂病论》合十六卷。"其实就是在示人以治学门径，即全面继承传统医学精粹，充分学习一切有利于人类健康事业的知识、经验、方法与成果，结合临床实际提出创新性见解，促进学术进步，提高临床疗效。可将其归纳为"继承，学习，实践，创新"八字方针，愿与诸同道与杏林学子共勉之。

中篇　中医病证篇

1 感 冒

感冒是指感受风邪或时行疫毒，导致肺卫失和，以鼻塞、流涕、喷嚏、头痛、恶寒、发热、全身不适等为主要临床表现的外感疾病。感冒病名首见于北宋《仁斋直指方论·诸风》。《三因极一病证方论》称之为"伤风"。属于广义伤寒范畴。其中，感受时行疫毒所致者，常可在一个时期广泛流行，症状多相类似，清代林珮琴《类证治裁·伤风》称之为"时行感冒"。因发病季节、感受外邪及患者体质不同，感冒临床可分为风寒感冒、风热感冒、暑湿感冒及虚人感冒等类型，为临床常见多发病。现代医学的上呼吸道感染、流行性感冒可以参照本病进行诊治。

一、诊断要点

1. 临床表现 初起多见鼻窍和卫表症状。先见鼻咽不适，鼻塞，流清涕，喷嚏，声重而嘶，头痛，恶风等，继而恶寒发热，咳嗽，咽痛，肢节酸重不适等。部分患者病及脾胃，而表现为胸脘痞闷、恶心、呕吐、食欲减退、大便稀溏等。

2. 发病特点 普通感冒四季皆可发病；时行感冒发病不限季节，可广泛传染流行。普通感冒病程较短，一般3~7日可愈。普通感冒一般不传变；时行感冒则可病邪传变入里化热，继发他病。

3. 辅助检查 血常规、胸部X线检查以及咽拭子病原学检查等有利于诊断与鉴别诊断。

二、鉴别诊断

1. 感冒与风温初期鉴别 感冒尤其是风热感冒与风温等多种温病初期，皆常表现为肺卫表证，所以需要鉴别。风热感冒为感受风热之邪所致，主要表现为鼻塞、流涕、喷嚏、恶风、头痛、咽痛、咳嗽等，可不发热，或无高热，发热服用发散药常常可汗出热退身凉，病程较短，容易迅速治愈，一般不传变。风温是温邪上受，主要典型表现为发热、恶风、咳嗽、气喘、胸痛，常见高热，服用发散药常见汗出而热不减，病程可较长，重症患者难以迅速治愈，常可传变，由表入里，由卫分内迫营血，或内陷心包，致神昏、惊厥，甚至导致心阳虚衰危证。其他如悬饮、热淋等病证早期，皆可见恶寒、发热等，所以亦当与感冒进行鉴别。

2. 普通感冒与时行感冒鉴别 感冒包括普通感冒与时行感冒，两者具有不同的临床特点，也需要鉴别。普通感冒以感受风邪为主，冬春多发，病情较轻，一般发热不高，或不发热，全身症状轻，多散发，不会传变。时行感冒为感受时疫邪毒，病情重，常见高热，全身症状较重，可在一个时期广泛流行，常可传变。

三、病因病机

感冒的病因，包括体质因素及外感六淫邪气或时行疫毒。

1. 体质因素 各种体质均可发生感冒，当然太阳卫阳不足，或卫阳太过体质者，最容易发病。而太阴脾虚体质者，多见暑湿感冒。

2. 外感六淫或时行疫毒 包括风寒、风热、暑湿、燥邪等，或口鼻而受，或从皮毛而入。因"风为百病之长"，所以以风邪外袭最为常见，而且寒邪、热邪、暑湿、燥邪等，也常以风邪为先导，与风邪相兼为病。《素问·骨空论》指出："风从外入，令人振寒，汗出，头痛，身重，恶寒。"重视风邪致病。但应指出的是，所谓风寒、风热等，不能等同于寒风、热风，而应以临床症状为依据，"审症求因"。至于感冒发病内因，主要是正气虚弱，肺卫功能失常。所谓正气虚也是相对而言，如天气变化，起居不节，睡眠不足，劳倦过度，汗出减衣及妇女月经期，正气一时性相对不足，就很容易诱发感冒。

感冒病位主要在肺卫。其基本病机是邪犯肺卫，卫表不和。风性轻扬，多犯上焦。肺为五脏之华盖，居胸中，属上焦，主气，司呼吸，开窍于鼻，主宣发肃降，外合皮毛，司卫外，且为娇脏，不耐邪扰。外邪侵袭，肺卫首当其冲，卫阳被遏，营卫失和，正邪相争而发病。由于感受四时之气的不同及体质有别，临床证候表现有风寒、风热及夹暑、夹湿、夹燥、夹虚的不同。应该指出的是，感冒虽可自愈，但失治误治，可能成为多种疾病发生的病因。如感冒风寒可以入里化热，感冒风热，更可直接入里犯肺，肺热壅盛，则成肺热喘嗽重症。时行感冒，邪毒更容易内传，引起多种复杂证候。而且，感冒不愈，邪毒内陷，还可以影响心肾多脏。或因肺失清宣，不能通调水道，而成风水；或因邪毒伤阴耗气，心神失养，而成心悸。更有风热夹湿，或热破血溢，而成紫斑，或湿热阻痹经络气血，则可成热痹。种种变证，不一而足。

四、辨证要点

1. 辨风寒风热　风寒感冒者，冬季为多，以恶寒重，发热轻，头痛，身痛，鼻塞，流清涕，口不渴，咽痒，咽不痛不肿，舌苔白，脉浮紧为特征。风热感冒者，春季易发，以发热重，恶寒轻，鼻塞，流黄涕，口渴，咽痛，舌苔白少津或薄黄，脉浮数为特征。

2. 辨兼夹证　夹湿者，江南梅雨季节多见，临床以身热不扬，头胀如裹，骨节疼痛，胸闷，口淡或黏为特征。夹暑者，长夏多见，临床以身热有汗，心烦口渴，小便短赤，舌苔黄腻为特征。夹燥者，秋季多见，临床以身热头痛，鼻燥咽干，咳嗽无痰或少痰，口渴，舌红为特征。夹食者，则多见于小儿，或有饮食不节病史，以身热、脘胀纳呆、恶心腹泻、舌苔腻等为特征。至于夹虚者，多见体质虚弱者或妇女产后等。可进一步分为气虚、血虚、阴虚、阳虚等。

3. 辨发病季节　春季风为主气，初春多风寒，晚春多风热。夏季暑为主气，发病多见暑湿外感，夜卧贪凉，也常见外受风寒，内有湿滞。江南梅雨季节，也多夹湿。秋季燥为主气，早秋多见温燥，晚秋多见凉燥。冬季以寒为主气，风寒感冒多见，也有表现为"寒包火"者。

4. 辨体质　太阳卫阳不足者，体质较弱，腠理疏松，喜自汗，易感冒风寒，而见恶风汗出，或变生喘哮等。太阳卫阳太过者，平素畏热，易感冒风热，发病易见高热、咽痛，或变生肺炎喘嗽。太阳卫阳充实者，身体强壮，腠理固密，平素不喜汗出，一般感冒很少，感冒风寒后，亦易速愈。阳明胃热体质者，身体壮实，肌肉丰满，能吃能睡能干，有便秘倾向，较少感冒。少阳气郁体质者，身体较弱，如林黛玉，性喜抑郁，爱生闷气，感冒后易为郁热。太阴脾虚体质者，体弱乏力，食量不大，或有腹泻倾向，易感受暑湿，或风寒夹湿。少阴阳虚体质者，体弱畏寒，神疲，腰膝酸冷，容易感受风寒。少阴阴虚体质者，精力充沛，思维敏捷，有失眠倾向，易感受风热、温燥等。厥阴肝旺体质者，性格暴躁，易感受风热。不同体质易感外邪不同，临床表现也常有不同。

五、治疗要点

感冒的病位在肺卫，遵照《素问·阴阳应象大论》所谓"其在皮者，汗而发之"的思路，治应因势利导，以解表达邪为基本治则。《万病回春·伤寒（附伤风）》指出"四时感冒风寒者，宜表解也"，认为感冒风寒应该解表。《丹溪心法·伤风》论感冒更明确提出应在辨风寒、风热的基础上，"宜辛温或辛凉之剂散之"。风寒治以辛温解表，风热治以辛凉解表。而暑湿感冒则治当清暑祛湿、芳化宣通。夹食者，兼以消食导滞。《太平惠民和剂局方》主张采用藿香正气散治疗外感风寒内伤暑湿，香薷饮治疗夏季感冒夹湿。至于外感风寒内有郁热者，《黄帝素问宣明论方·风论》更创防风通圣散表里双解治法。而虚人外感则当扶正以解表，邪正兼顾。《证治汇补·伤风》针对虚人感冒明确提出扶正祛邪治则。具体应该根据脉证，参照患者体质，结合发病季节气候特点，制订针对性方案，或益气解表，或育阴解表，或养血解表，或扶阳解表。至于时行感冒，多为外感风热重症，除辛凉解表外，一般强调清热解毒。如有传变入里趋势者，更当表里同治，以截断扭转病势。

六、分证论治

1. 风寒感冒　恶寒重，发热轻，无汗，头痛，肢节酸痛，鼻塞声重，流清涕，咽痒，咳嗽，痰吐稀薄色白，口不渴或渴喜热饮。舌苔薄白而润，脉浮或浮紧。

【治法】辛温解表，宣肺散寒。

【方药】荆防败毒散加减。

【参考处方】荆芥 6～9g，防风 6～9g，羌活 6～9g，生姜 3 片，柴胡 6～9g，前胡 6～9g，川芎 6～9g，桔梗 6～9g，枳壳 6～9g，茯苓 9～12g，甘草 6g。

【临床应用】若外感风寒夹湿化热，症见恶寒身热，无汗，头痛如裹，头身酸痛，微渴，舌苔白或稍黄，脉浮者，可用九味羌活汤加减。若秋季感冒，风寒加燥，症见恶寒无汗，头微痛，咳嗽痰稀，鼻塞咽干，舌苔白，脉弦者，此为"凉燥"，可用杏苏散加减。若外受风寒，内有脾胃气滞，症见恶寒身热、头痛无汗，或有咳嗽，脘腹痞闷，食少，舌苔白略腻者，可用香苏散加味。若外感风寒，症见恶寒发热，头痛身痛，腰痛，无汗，脉浮紧者，即太阳病伤寒，可用麻黄汤发汗透邪。若项背强几几，则可用葛根汤，此多见于太阳卫阳充实体质的外感风寒表实证，用药得宜，常可一汗而解。若为外感风寒，症见恶风发热，头痛身痛，自汗出，脉浮缓或浮弱者，即太阳病中风，可用桂枝汤调和营卫。若兼项背强几几者，则可用桂枝加葛根汤。此多见于太阳卫阳不足体质的外感风寒表虚证，服药后注意喝热稀粥，温覆取微汗。更有外感风寒，寒闭阳郁，症见恶寒发热、身疼痛、无汗而烦躁、脉浮紧者，更可用大青龙汤发汗，注意不可汗出太过。若太阳卫阳太过者，感受风寒之邪，外寒里热，表现为恶寒，身热不甚，咳嗽咳痰，或有气促，鼻塞，鼻流浊涕，舌略红，脉滑数者，可用麻杏甘石汤加黄芩、辛夷花等。此即所谓"寒包火"感冒。在北京地区冬季感冒中尤为多见。若为阳明胃热体质，感受风寒，内有里热，症见恶寒发热、头身痛，无汗身痒，大便干，小便黄，脉紧者，方可用防风通圣散。若为少阳气郁体质，外受风寒，症见恶寒、发热、胸胁满闷，舌苔薄白，脉浮或兼弦者，方可用正柴胡饮。若少阳郁热，表证不解，里有内热，症见寒热往来，心烦喜呕，默默不欲饮食，胸胁苦满，或口苦咽干、目眩，舌苔薄腻略黄，脉细弦者，即所谓"半在里，半在外"，方可用小柴胡汤加减。临床常用经验方柴胡解热方（北柴胡 12g，银柴胡 12g，黄芩 9g，沙参 9～12g，清半夏 9～12g，荆芥 6g，防风 6g，生姜 3 片，大枣 5 枚，炙甘草 6g），用治少阳气郁体质外感风寒，症见发热不退，伴恶心、头晕、口苦咽干者，屡用屡验。对妇女月经期外感，寒热往来，或入夜谵语如见鬼状者，也可用小柴胡汤。

2. 风热感冒　发热，微恶风，汗出不畅，头胀痛，咳嗽，痰黏或黄，咽痛，或乳蛾红肿疼痛，鼻塞，流黄浊涕，口渴欲饮。苔薄白微黄，边尖红，脉浮数。

【治法】辛凉解表，清肺透邪。

【方药】银翘散加减。

【参考处方】金银花 9～15g，连翘 9～15g，薄荷 6～9g，荆芥 6g，豆豉 6g，牛蒡子 6～15g，淡竹叶 6～9g，芦根 9～12g，桔梗 6～9g，甘草 6g。

【临床应用】一般不宜久煎，并在餐后服药。方中用荆芥、豆豉辛温透邪，"发汗不远温"意也。若身热数日不退者，可加丹皮、丝瓜络、忍冬藤；高热者，可加生石膏、蝉蜕、僵蚕。若秋季感冒，风热夹燥，症见恶风、发热、鼻干，咽干，咳嗽少痰者，可用桑菊饮。典型"温燥"，可用桑杏汤。若为太阳卫阳太过体质，感受风热，症见发热，恶风，咳嗽痰黄，气促者，可用麻杏甘石汤加连翘、芦根、薄荷、桔梗等。若为阳明胃热体质，感受风热之邪，症见发热恶风，头痛头晕，咽痛，汗出不畅，心胸烦热，腹满或痛，大便秘者，可用升降散加金银花、连翘等。若发热恶风，头痛，咽痛，面红唇干，或鼻衄，汗出不畅，胸膈烦热，腹满，大便干，小便黄赤，舌尖红，舌苔黄，脉滑数者，可用凉膈散加减。

3. 暑湿感冒　发热，汗出热不解，肢体酸重或疼痛，头昏重胀痛，咳嗽痰黏，鼻塞流浊涕，心烦，口渴，或口中黏腻，渴不多饮，胸闷，泛恶，小便短赤。舌质红，苔薄黄而腻，脉濡数。

【治法】清暑解表，芳化湿邪。

【方药】新加香薷饮。

【参考处方】香薷9~12g，金银花12~15g，连翘9~12g，扁豆花6~9g，厚朴6~9g，桔梗6~9g，甘草6g。

【临床应用】该方适用于暑期外感，暑热夹湿者。若湿邪困表为主，症见身热不扬，恶风，肢体酸困倦怠，舌苔腻者，可加藿香、佩兰、紫苏叶、大豆卷等。若暑热夹湿，症见身热，尿赤者，可用鸡苏散，或加荷叶、芦根、西瓜翠衣、丝瓜络等。若为太阴脾虚体质，长夏时节，暑湿外受，症见四肢困倦，精神不振，懒于动作，胸满气促，肢节沉痛，身热而烦，心下脘痞，小便黄而少，大便溏而频，或渴或不渴，不思饮食，自汗体重，或汗少，舌苔腻，脉洪或濡缓者，可用李东垣清暑益气汤加减。若暑期贪凉饮冷，或进食不洁，外受风寒，内有湿滞，俗称"伤暑"，症见恶寒、头痛、肢体酸困，兼有恶心呕吐，脘腹痞满，泄泻，舌苔白腻，脉濡细者，可用藿香正气散。临床上还有外感时疫邪毒夹湿，邪伏膜原，症见憎寒壮热，或一日三次，或一日一次，发无定时，胸闷呕恶，头痛烦躁，脉弦数，舌边深红，舌苔垢腻，或苔白厚如积粉者，可用柴胡达原饮加味。临床经验方——加味柴胡达原饮［柴胡12g，银柴胡12g，黄芩9g，姜半夏9~12g，知母9~12g，白芍12~15g，厚朴9~12g，槟榔9~12g，草果9~12g，连翘12~15g，薄荷6~9g（后下），甘草6g］，用治时行感冒等传染病，屡有佳效。若外受风寒者，可加用荆芥、防风、紫苏叶；若热毒盛者，可加用金银花、板蓝根、牛蒡子等。

4. 虚人感冒

（1）气虚感冒：恶寒发热，无汗，头痛鼻塞，倦怠无力，气短懒言，反复发作，稍有不慎则发病，咳痰色白，胸脘痞闷。舌质淡，苔薄白，脉弱。

【治法】益气解表。

【方药】参苏饮加减。

【参考处方】苏叶6~9g，葛根9~15g，前胡9~12g，人参3~6g（另煎兑），茯苓9~12g，姜半夏6~9g，桔梗6~9g，枳壳6~9g，陈皮6~9g，甘草6g。

【临床应用】该方适用于气虚外感风寒，内有痰湿者。而人参败毒散，即荆防败毒散加人参，则适用于气虚之人外感风寒湿邪，症见恶寒发热，肢体酸痛，无汗，脉浮按之无力者。若肺脾气虚，外感风寒，或误汗，更伤卫表之气，导致反复感冒，恶风，自汗，舌苔薄白，脉浮弱者，可用玉屏风散加味。若为太阴脾气虚体质，久病气虚，阳气下陷，症见乏力气短，恶风头痛，或有低热，咳嗽痰白，动则气促，或脘腹、少腹坠胀，脉细弱或芤者，可用补中益气汤加防风、白芷等。若为太阴脾阳虚体质，外受风寒，症见头痛，恶风发热，自汗，或腹痛畏寒、大便溏稀，脉浮弱者，可用桂枝汤加味。

（2）血虚感冒：头痛，头晕，身热，微恶寒，无汗，面色无华，或见头晕，心悸。舌淡，脉细。

【治法】养血解表。

【方药】葱白七味饮加味。

【参考处方】葱白1茎，豆豉6~9g，生姜6~9g，葛根9~15g，麦冬9~12g，生地9~12g，当归9~12g，川芎9~12g，甘草6g。

【临床应用】该方主要适用于阴血虚外感风寒表证，可随方加入当归、川芎等。若产后血虚，外感风寒，或体虚感冒，误汗，症见头痛身痛，肢节疼痛，舌淡，脉沉迟者，可用桂枝新加汤加味。

（3）阴虚感冒：头痛，身热，微恶风，无汗或微汗，口干不欲饮，心烦，手足心热，干咳少痰，或痰中带血丝。舌质红，苔少，脉细数。

【治法】滋阴解表。

【方药】加减葳蕤汤加味。

【参考处方】玉竹9～12g，玄参9～12g，葱白1茎，豆豉6～9g，薄荷6～9g（后下），白薇9～12g，大枣5枚，桔梗6～9g，连翘9～12g，牛蒡子6～12g，甘草6g。

【临床应用】该方适用于阴虚外感风寒有化热趋势者。若为少阴阴虚体质，肺肾阴虚，外感风热，症见身热恶风，咽干口渴，咽痛者，可用银翘散去荆芥加细生地丹皮大青叶倍玄参方加减。

（4）阳虚感冒：恶寒发热，寒重热轻，无汗，肢冷，倦怠嗜卧，面色苍白。舌淡苔白，脉沉无力，或浮而无力。

【治法】扶阳益气解表。

【方药】再造散加减。

【参考处方】黄芪6～15g，人参3～6g（另煎兑），炮附子6～9g，桂枝9～12g，白芍9～12g，细辛3g，羌活6～9g，防风6～9g，川芎6～9g，生姜3片，大枣5枚，甘草6g。

【临床应用】该方适用于阳虚外感风寒者。若为太阴脾阳虚体质，外感风寒，恶寒，身体酸痛，脉浮者，可用桂枝汤。若为少阴阳虚体质，外感风寒，恶寒、发热、肢冷、脉沉者，可用麻黄附子细辛汤。汗出，病不解者，可用麻黄附子甘草汤。

七、其他疗法

1.针灸疗法　风寒感冒，取穴大椎、风池、风门、列缺、合谷，毫针刺，用泻法，每日1次，每次留针20～30分钟。风热感冒，取穴大椎、曲池、外关、合谷、印堂、太阳，毫针刺，用泻法，每日1次，每次留针20～30分钟。大椎可用刺络拔罐法。感冒发热不退者，更可针刺耳尖放血，也可配合推拿风池、风府以及足太阳膀胱经经穴。

2.药膳疗法　民间广为流传的"神仙粥"歌诀："一把糯米煮成汤，七根葱白七片姜，熬熟兑入半杯醋，伤风治感冒保安康。"此粥主治外感风寒引起的头痛、恶寒、发热、浑身酸懒、乏力、发热等，特别是患病3天内服用，有助于温散风寒。治疗风热感冒，可以水煮薄荷当茶饮用。

八、预防调护

预防感冒，应重视锻炼身体，增强体质，并做到起居有时，劳逸结合，顺应四时气候变化，适时增减衣被，尽量减少引起感冒的诱因。时行感冒流行期间，应少去人员密集的场所，及时对患者进行隔离与治疗。必要时可以服用中药以预防发病。常用处方：金银花6～9g，大青叶9～12g，薄荷3～6g（后下），甘草6g。水煎可当茶频饮。

感冒患者，应该注意充分休息，多饮热水，清淡饮食，保证充足睡眠。治疗用药，不宜发散太过。而在服药后一定要注意避风，温覆取汗，或饮热粥，以助药力。以全身微微汗出为佳，注意不可过汗，甚至汗出淋漓。服药出汗后尤其应该重视避风寒，以免复受外邪。同时，不宜早用收敛固涩之药，以免留邪。而且，也不宜过用清热解毒寒凉之药，以防冰伏邪，变生咳嗽，使病归缠绵。

九、当代名医经验

颜正华教授治疗感冒重视抓主症，兼顾兼夹症。风寒感冒，常用荆防败毒散。体虚者加人参6g，或党参10g，生姜2片。风寒感冒轻证兼气滞胸脘不舒者，香苏散加味，即紫苏叶10g，生香附10g，陈皮10g，荆芥10g，防风10g，川芎10g，蔓荆子12g，秦艽10g，甘草5g。风热感冒，常用银翘散。发热较重者，可加板蓝根30g，贯众12g。高热烦渴明显者，加生石膏30g，知母12g。夹湿型感冒，常用羌活胜湿汤。至若外感风寒、内有湿邪者，则常用藿香正气散。夹暑型感冒，常用新加香薷饮，可加佩兰10g，藿香10g，滑石15g，生甘草3g。

十、病案举例

曹某，男，52 岁。1998 年 11 月 26 日初诊。主诉：发热恶寒 2 日。感冒流行期间，接触流感患者，继而出现恶寒发热并见，体温波动在 38.2～39.0℃。自服院内感冒中药制剂无效，遂来求诊。刻下症：恶寒发热，伴有恶心，心胸满闷，饮食减退，口苦、咽干、目眩，咳嗽痰白，小便黄，大便调。舌略红，而苔薄黄而腻，脉弦细数。

中医诊断：时行感冒（外感风寒，少阳郁热）。

辨证分析：太阳主表，为一身之藩篱；少阳主疏泄气机，敷布阳气；而肺主气，司呼吸，外合皮毛。该患者于冬季感冒流行期间，感受时行之邪，外受风寒，内有郁热，少阳郁热不解，所以表现为恶寒发热、口苦咽干、目眩。郁热内扰，胃失和降，故见恶心欲吐。郁热犯肺，肺失清宣，故见咳嗽痰白。综合舌脉证，舌略红，而苔薄黄而腻，脉弦细而数，乃少阳郁热不解，肺失清宣之证。病位虽在肺卫，为肺卫表证，少阳郁热，累及于胃。病性以实为主，以少阳郁热为中心。失治误治，或可有烦悸等变证。

治法：清解少阳郁热，解表清里。

方药：小柴胡汤合麻杏甘石汤加减。

处方：北柴胡 12g，银柴胡 12g，黄芩 9g，清半夏 12g，沙参 12g，炙麻黄 9g，杏仁 9g，生石膏 25g（先煎），荆芥 6g，防风 6g，薄荷 6g（后下），桔梗 6g，甘草 6g。3 剂。

二诊：1998 年 11 月 27 日。服药一次，体温即降至正常，诸症尽失。(《中医内科学实用新教程》)

按语 本例即风寒感冒，外有表证，内有郁热，以少阳郁热不解为主，所以治以清解少阳郁热，药用柴胡透邪解表，黄芩清解郁热。更有麻杏甘石汤，麻黄可以解表散寒，兼宣肺止咳；生石膏以辛凉透表，兼清热。所以用荆芥、防风、薄荷者，以邪在卫表，透邪解表故也。

（李 杰）

2 咳 嗽

咳嗽是指外邪犯肺，或内伤脏腑功能失调，内邪干肺，导致肺失宣降，肺气上逆，以咳嗽，或伴咳痰为主症的病证，又称咳证。古人有"有声无痰为咳，有痰无声为嗽"的说法。实际上咳与嗽很难分开，故常并称。咳嗽作为一个独立的病证，早在《素问·咳论》就有专篇论述，可见于现代医学的上呼吸道感染、咽喉疾病、急慢性支气管炎等。而其作为肺系疾病的一个常见症状，可见于肺部感染、肺结核、肺癌、肺纤维化等多种呼吸系统疾病。

一、诊断要点

1.临床表现 具有咳嗽，或咳痰主症。

2.发病特点 外感咳嗽，起病急，病程短，常伴恶寒发热等肺卫表证，发病与季节气候变化相关，或有受凉等诱因；内伤咳嗽，常反复发作，病程长，迁延不已，常兼他脏病证，发病常与情绪、饮食失节等因素有关。

3.辅助检查 如血常规、胸部 X 线、CT、痰培养、肺功能检查等，有助于诊断与鉴别诊断。

二、鉴别诊断

1. 外感咳嗽与感冒鉴别 感冒也可见咳嗽症状，外感咳嗽也常有外感表证，所以需要鉴别。外感咳嗽以咳嗽或伴咳痰为主症，咳嗽症状突出，全身症状相对不严重；而感冒虽也可见咳嗽，但主要表现为外感风邪、邪犯肺卫的一系列症状如恶寒发热、头痛、周身不适等，全身症状比较突出，咳嗽不突出。

2. 咳嗽与肺痨、肺痈、肺积、喘证、哮病、肺胀、肺痿鉴别 多种肺系疾病如肺痨、肺痈、肺积、喘证、哮病、肺胀、肺痿等皆可表现为咳嗽，甚至以咳嗽为主症，所以作为病证的咳嗽需要与具备咳嗽症状的诸多肺系疾病相鉴别。肺痨除咳嗽以外，还常见咳血、潮热、盗汗、消瘦等，是一种传染性肺系虚损疾病，多在阴虚基础上，由痨虫感染所致，又称痨瘵。肺痈除咳嗽以外，还可见发热、胸痛，咳吐浓痰腥臭，甚至咳吐脓血，为热毒壅郁气血，肺生痈疡所致，属于内痈范畴。肺积也可以咳嗽阵发为主症，但多发于老年吸烟者，咳嗽，常伴有痰中带血，或有胸闷或痛，可表现为进行性体重减轻，是痰瘀邪毒凝结于肺所致，预后险恶。哮病也可见咳嗽、咳痰等，但哮病作为一种发作性疾病，病有宿根，为外邪引动宿痰、痰阻气道所致，气喘症状突出，同时必有喉中痰鸣。而肺胀是多种慢性肺系疾病发展到晚期的共同结局，病程长，除咳嗽、咳痰以外，常见气喘、胸闷、胸膺饱满，甚或咳逆倚息不得卧，或见心悸、气短、肢体浮肿、口唇紫暗等，多为肺脾同病，累及心肾。肺痿亦是顽证，临床除咳嗽以外，还常见咳唾浊唾涎沫，或伴胸闷气短等，病程长，病因复杂，病情进行性发展，则预后较差。

三、病因病机

咳嗽的病因包括外感、内伤两大类。各种体质均可发病。

1. 外邪犯肺 包括风寒、风热、燥邪等，以"风伤于上"。常以风为先导。风寒束肺，肺失宣降，风热犯肺，肺失清宣，燥邪伤肺，肺失清润，皆可导致肺气上逆，发为咳嗽。

2. 饮食失节 过嗜生冷，或醇酒厚味，水饮伤肺，酿生痰湿，痰湿壅肺，或痰湿化火，痰火壅肺，肺气上逆，则为咳嗽。

3. 情志失调 情志抑郁，或暴怒伤肝，肝郁化火，木火刑金，肝火犯肺，即成咳嗽。

4. 久病体虚 肺阴亏虚，肺失清肃，或劳倦伤气，肺气不足，肺不敛降，肺气上逆，则可发为咳嗽。

咳嗽的病位在肺，与肝、脾有关，久则及肾。《素问·宣明五气》指出"肺为咳"。《素问·咳论》指出"五脏六腑皆令人咳，非独肺也"，强调肺脏受邪、其他脏腑功能失调影响及肺，皆可导致咳嗽。咳嗽的主要病机是外感诸邪犯肺，或内伤诸邪干肺，肺失宣降，肺气上逆。其中，外感咳嗽属于邪实，为六淫外邪犯肺，肺气壅遏不畅所致。内伤咳嗽，病理因素主要为"痰"与"火"，而痰有寒热之别，火有虚实之分。发病除与肺有关外，重点在于肝脾功能失调。一方面，"五脏六腑皆能令人咳，非独肺也"；另一方面，咳嗽为病皆不离乎肺。所以《景岳全书·咳嗽》指出："咳证虽多，无非肺病。"而且，外感咳嗽与内伤咳嗽可以互相影响。如内有寒饮，最容易外受寒邪，即所谓"形寒饮冷则伤肺"。而外感风热，或寒郁化热，或燥邪伤阴，可致阴虚，久咳伤气，则可表现为气虚，甚或气阴两虚，则成顽固性咳嗽，久治不愈。

四、辨证要点

1. 辨外感内伤 外感咳嗽，多为新病，起病急，病程短，常伴恶寒、发热、头痛等肺卫表证。内伤咳嗽，多为久病，常反复发作，病程长，常伴见肝脾等脏腑功能失调症状。明代张介宾《景岳全书》就明确将咳嗽分为外感、内伤两类。

2. 辨标本虚实　实证咳嗽,可为外感风寒、风热、风燥证等,也可见于内伤咳嗽痰湿、痰火及肝火犯肺证。虚证咳嗽,常见于肺阴虚证、肺脾气虚证。其实,虚实夹杂证也很多见,如肺脾气虚与痰湿并见,肺阴虚证与风热、燥热、痰热证并见等,皆本虚标实之证。明代王伦《明医杂著》强调咳嗽"须分新久虚实"。

3. 辨痰　辨痰色、痰质、痰量等,都有助于咳嗽诊断与辨证。咳嗽白痰,为寒痰,多见于外感风寒;咳嗽痰黄,为热痰,多见于肺热、痰热壅肺,或风热外感;咳痰少,或黏稠,可见于燥邪所伤,或阴虚咳嗽。若咳痰少,夹有血丝痰,或咳血痰,可见于肺痨、肺积;若咳痰量多腥臭,或为大量脓血痰,可见于肺痈;若咳唾白痰浊沫,伴有气短胸闷,则需要排除肺痿等。

4. 辨体质　太阳卫阳充实体质者,体壮,腠理致密,汗出少,很少感冒;太阳卫阳不足者,体弱,腠理疏松,自汗易感冒;太阳卫阳太过体质者,畏热,易感冒,容易咽痛,或见高热喘嗽。阳明胃热体质者,身体壮实,食欲亢进,有便秘倾向。太阴脾虚体质者,体弱,食欲差,有腹满腹泻倾向。少阳气郁体质者,性喜抑郁,爱生闷气。厥阴肝旺体质者,性格暴躁,容易冲动。少阴肾虚体质,体弱,或烦热,精力充沛,有失眠倾向;或神疲,畏寒,多睡眠。

五、治疗要点

咳嗽的治疗当分清邪正虚实。外感咳嗽,既以感受外邪为主因,多为实证,应祛邪利肺,按病邪性质分风寒、风热、风燥论治。由于肺为脏腑之华盖,位高居于膈上,药力易达病所,故药宜轻扬,所谓"治上焦如羽,非轻不举"(《温病条辨》)。依据咳嗽的特征,治疗宜重视化痰顺气,使痰清气顺,肺气宣扬,则咳嗽易于治愈。需要注意的是,外感咳嗽初起,大忌敛肺止咳,反使肺气不畅,外邪内郁,痰浊不易排出,咳嗽加剧。也不可过用寒凉,以免造成冰伏邪气,导致病邪留恋,使病归缠绵。当因势利导,肺气宣畅为要。内伤咳嗽,多属邪实正虚,治当祛邪扶正,标本同治。标实为主者,治以祛邪止咳,兼以扶正;本虚为主者,治以扶正补虚,兼以祛邪止咳,总需按标本虚实的主次酌情兼顾。此外,"五脏六腑皆令人咳,非独肺也",咳嗽除肺以外,还应从整体出发,注意治脾、治肝、治肾等。久咳正虚无邪,方可在补益基础上,兼以敛肺止咳。

六、分证论治

1. 外感咳嗽

(1)风寒袭肺证:咳嗽声重,咽痒,咳痰稀薄色白,常伴鼻塞,流清涕,头痛,肢体酸楚,或见恶寒发热,无汗等表证,舌苔薄白,脉浮或浮紧。

【治法】疏风散寒,宣肺止咳。

【方药】三拗汤合止嗽散加减。

【参考处方】炙麻黄6~9g,杏仁6~9g,荆芥6~9g,防风6~9g,紫菀6~9g,款冬花6~9g,陈皮6~9g,桔梗6~9g,甘草6g。

【临床应用】此方适用于外感风寒咳嗽,风寒闭肺咳嗽或者外感咳嗽反复不愈者。治外感咳嗽之药,用量不宜太大。首次服药,可温服取微汗。临床常用经验方疏风止嗽汤[荆芥3~6g,防风3~6g,桔梗6~9g,甘草6g,薄荷6~9g(后下),钩藤12~15g,白前9~12g,陈皮9~12g,枳壳9~12g,蝉蜕8~12g,僵蚕9~12g],用治外感病,过用寒凉药物,或进食生冷,风邪内伏,表现为咽痒咳嗽、头目不爽者,屡用屡验。体现了吴鞠通《温病条辨》"治上焦如羽,非轻不举"的精神。药用质地轻,药性轻灵,具有升散宣发作用的药物。若风邪夹寒,症见咳嗽痰白,遇寒诱发者,加用生姜、紫菀、款冬花等。若风邪化热,症见咽干,咳痰黏稠,舌尖红苔薄黄者,加用黄芩、连翘、牛蒡子、芦根等。

（2）风热犯肺证：咳嗽频剧，或咳声嘶哑，痰黏稠或色黄，喉燥咽痛，咳痰不爽，咳时汗出，常伴鼻流浊涕，口微渴，或伴恶风，身热不突出，舌苔薄白或略黄，脉浮数。

【治法】疏风清热，宣肺止咳。

【方药】桑菊饮加减。

【参考处方】桑叶6~9g，菊花6~9g，桔梗6~9g，连翘9~12g，杏仁9~12g，陈皮6~9g，蝉蜕9~12g，薄荷6~9g（后下），芦根9~12g，甘草6g。

【临床应用】此方适用于风热犯肺咳嗽者。若肺热内盛，症见咳痰黏稠或色黄，口渴喜饮者，加黄芩、知母；若兼咽痛者，可加射干、马勃、牛蒡子；若热伤肺津，症见咽燥口干，舌质红者，可加沙参、麦冬等。若外受风热，肺热壅盛，或外受风寒，入里化热，症见咳嗽气促，咳痰色黄，心烦口渴，身热不甚，舌红苔腻黄，脉滑数者，可用麻杏甘石汤加地龙、前胡、枇杷叶、浙贝、桔梗等。

（3）风燥伤肺证：干咳，连声作呛，喉痒，无痰或痰少而黏，不易咯出，或痰中带有血丝，口干，咽喉干痛，唇鼻干燥，初起或伴鼻塞，头痛，微寒，身热等表证，舌质干红而少津，苔薄白或薄黄，脉浮数或小数。

【治法】疏风清肺，润燥止咳。

【方药】桑杏汤加减。

【参考处方】桑叶9~12g，杏仁9~12g，浙贝9~12g，栀子6~9g，豆豉6~9g，黄芩6~9g，沙参9~12g，麦冬9~12g，牛蒡子9~12g，桔梗6~9g，甘草6g。

【临床应用】该方主要适用于温燥伤肺咳嗽者。若肺络受损，痰中夹血者，可加芦根、白茅根、侧柏叶等。若温燥咳嗽重症，症见咳喘无痰，或咳吐白色泡沫，质轻而黏，甚难咳出，咽干口燥，颊热面赤，口渴思饮，舌质红，舌苔少，脉细数者，可用清燥救肺汤加减。此方源于喻嘉言《医门法律》，印会河教授将其作为抓主症的名方，强调选方关键在于咳喘少痰，咳吐白沫。其白沫，中间不带痰块，胶黏难出，白沫之泡，小于粟粒，轻如飞絮，结如棉球，难以咯出，同时伴有口燥咽干。临床上，凡急、慢性支气管炎等多种肺系疾病，用之得宜，皆有佳效。若兼鼻塞流涕、咽痛，可加山豆根、鱼腥草；咳喘阵作者，可加僵蚕、地龙等。若为凉燥咳嗽，多发生于晚秋，症见咳嗽痰少色白，恶风，鼻塞咽干，头身不舒，舌苔白少津液，脉细者，治当疏风散寒、宣肺润燥，可用杏苏散加减。杏苏散出自吴鞠通《温病条辨》，临床也有借用此方加减治疗风寒咳嗽者。

2. 内伤咳嗽

（1）痰湿蕴肺证：咳嗽反复发作，咳声重浊，痰量多，因痰而嗽，痰出咳平，痰黏腻或稠厚成块，色白或带灰色，每于早晨或食后则咳甚痰多，常进食甘甜油腻食物后加重，胸闷脘痞，呕恶食少，体倦，大便时溏，舌苔白腻，脉濡滑。

【治法】燥湿健脾，化痰止咳。

【方药】二陈汤合三子养亲汤加减。

【参考处方】陈皮9~12g，半夏6~9g，茯苓9~12g，苏子9~15g，紫菀9~12g，款冬花9~12g，当归9~12g，芦根9~12g，川贝母6~9g，牛蒡子9~15g，桔梗6~9g，甘草8g。

【临床应用】本方适用于长期咳嗽慢性患者，咳嗽痰多，舌苔腻者。若脾虚明显，乏力体倦，食少便溏较重者，可加党参、炒白术等；若痰多色白清稀，畏寒者，为寒痰较著，可加干姜、五味子等。若高年肾虚，阴血不足，症见咳嗽痰多，痰有咸味，伴咽干口燥，舌苔薄腻，脉细滑者，可用金水六君煎加味，此方即二陈汤加熟地、当归而成，可化痰止咳，补益肺肾。

（2）痰热郁肺证：咳嗽，痰多质黏厚或稠黄，咯吐不爽，或咯血痰，胸胁胀满，面赤，或有身热，口干口渴，欲饮水，舌质红，舌苔薄黄腻，脉滑数。

【治法】清热肃肺，豁痰止咳。

【方药】清金化痰汤加减。

【参考处方】桑白皮12~30g，知母9~12g，黄芩9~12g，山栀6~9g，浙贝9~12g，瓜蒌12~

30g，麦冬 9～12g，橘红 9～12g，茯苓 9～12g，桔梗 6～9g，甘草 6g。

【临床应用】此方适用于痰热阻肺咳嗽者。若痰热甚者，可加竹沥水、天竺黄、竹茹加强清热化痰之力。如痰热壅盛，腑气不通，症见胸闷，咳逆痰多，便秘者，可加葶苈子、桃仁、杏仁、大黄等，以泻肺逐瘀、清热通便，或配合千金苇茎汤加减，以清热化痰解毒。若痰热伤津，症见咽干口渴，舌红少津者，可加沙参、玉竹、芦根等养阴生津。

（3）肝火犯肺证：咳逆上气，或呛咳阵作，咳时面赤，咽干口苦，或常感痰滞咽喉而咯之难出，量少质黏，或痰如絮条，胸胁胀痛，咳时引痛，症状可随情绪波动而增减，舌红或舌边红，舌苔薄黄少津，脉弦数。

【治法】清肺泻肝，顺气降火。

【方药】黛蛤散合泻白散加减。

【参考处方】桑白皮 12～30g，地骨皮 12～30g，黄芩 9～12g，知母 9～12g，浙贝 9～12g，杏仁 9～12g，桔梗 6～9g，甘草 6g，黛蛤散 6～9g（冲服）。

【临床应用】此方适合治疗肝火犯肺咳嗽，又称"气火"咳嗽。若少阳体质，郁热犯肺，症见头晕目眩，口苦咽干，咳嗽声哑者，可用小柴胡汤加连翘、蝉蜕、僵蚕、杏仁、桔梗、薄荷、钩藤等。其中，薄荷 6～9g，钩藤 12～15g，为祝谌予教授常用药对，尤其适用于咽痒呛咳者。若胸闷憋气突出者，可加瓜蒌、枳壳、旋覆花、金沸草等；若胸痛突出者，可加郁金、丝瓜络等。

（4）肺阴亏虚证：干咳，咳声短促，痰少黏白，或痰中带血丝，或声音嘶哑，口干咽燥，或低热，盗汗，五心烦热，舌质红少苔，脉细数。

【治法】滋阴润肺，化痰止咳。

【方药】沙参麦冬汤加减。

【参考处方】沙参 9～12g，麦冬 9～12g，桑叶 9～12g，天花粉 9～12g，玉竹 9～12g，杏仁 9～12g，前胡 9～12g，枇杷叶 9～12g，桔梗 6～9g，甘草 6g。

【临床应用】此方适用于肺阴虚咳嗽者。若痰中带血，可加牡丹皮、白茅根、仙鹤草、藕节等清热止血。若潮热，可加功劳叶、银柴胡、青蒿、鳖甲、胡黄连以清虚热。若盗汗，可加乌梅、生牡蛎、浮小麦以收敛止涩。若咳嗽日久，伤阴耗气，气阴两虚，症见咳嗽声哑，痰少而黏，气短或喘，乏力体倦，自汗，咽干，或有心悸，舌少苔，脉细数者，治当益气养阴、润肺止咳，方药可用九仙散加减（组成：人参、款冬花、桑白皮、桔梗、五味子、阿胶、乌梅、贝母、罂粟壳）。对咳嗽日久不愈，正虚无邪者，宜用敛肺止咳之法，药用诃子、乌梅、五味子、罂粟壳、白果等。

七、其他疗法

1.简易方 枇杷叶、杏仁、紫苏叶，水煎服，适用于新感咳嗽。黄芩、瓜蒌皮、鱼腥草，水煎服，适用于痰热咳嗽者。川贝、梨、冰糖，加水煎服，适用于阴虚咳嗽者。

2.针灸疗法 外感咳嗽，选穴列缺、肺俞、合谷。外感风寒，可加刺风门，风热加刺大椎，咽喉痛则加少商放血。毫针浅刺，用泻法。内伤咳嗽，选穴：太渊、三阴交、肺俞。若痰多配丰隆、阴陵泉，肝火可加行间，肺阴亏虚可加膏肓。毫针刺法：采用平补平泻法。

八、预防调护

预防咳嗽，日常应注意防寒保暖，节制饮食，戒烟限酒，锻炼身体，增强体质，保持心情舒畅。外感风寒者，尤其不可进食生冷，或过用寒凉药物，以免留邪。咳嗽调护，饮食宜清淡，应该避免甘肥、辛辣及咸味品，并注意保暖，多饮热水，以防复感外邪。

九、当代名医经验

丁光迪认为咳嗽为秋凉束肺，肺气上逆之证，自拟辛润理肺汤：药用麻黄 4g，杏仁 10g，炙甘草 6g，桔梗 6g，佛耳草 10g，橘红 5g，当归 10g，炮姜 4g，生姜 1 片。用药后仍不减者，加重当归用量。咳声呛急者，加生甘草 3g。小便遗多，加五味子 10g。咳引胸痛，加广郁金 10g，桃仁 10g。兼见咯血加荆芥炭 5g，郁金 10g。痰多者，加姜半夏 5g。焦树德教授论咳，强调分清外感、内伤。外感咳嗽主用宣散，如桔梗、荆芥、防风、苏叶、麻黄、细辛、牛蒡子、薄荷、桑叶、金银花、菊花、豆豉等，佐以肃降，如杏仁、苏子、旋覆花、枇杷叶、半夏、瓜蒌仁、沉香等。风寒选用辛温，风热选用辛凉。有热者合用清泻，可用桑皮、黄芩、知母、生石膏、栀子、连翘、锦灯笼、大青叶、芦根等。形寒饮冷，内外合邪之寒重者，可配合温肺、温脾、温肾，可用白芥子、干姜、生姜、款冬花、紫菀、肉桂、薤白、百部等。燥邪为害需辛散之，兼以濡润，可在宣散剂中加用麦冬、沙参、玄参、鸭梨、雪梨、梨皮等。治疗内伤咳嗽，不可单用补法。首须辨清先伤何脏、何腑。肺脾虚者，可用党参、白术、山药、黄芪、茯苓、莲肉、甘草、石钟乳等。肝肾虚者，可用生地、熟地、白芍、当归、山萸肉、石斛等。肺肾虚者，可加蛤蚧、人参、冬虫夏草等。心肺虚者，可用党参、人参、远志、五味子、丹参、薤白、细辛、当归等。至于久久咳嗽不愈，干咳声嘶，肺气浮散，肺失合敛，确无实邪者，可用收法，药用乌梅、诃子、罂粟壳、百合、五味子、五倍子、白果等。武维屏教授主张从四个维度辨治咳嗽。从风论治，肝肺同调，祛风为要；从痰论治，脾肺同理，运化为先；从气论治，肺肝胃同治，和降为主；从虚论治，肺脾肾同补。临床常用蒌芩止嗽煎（瓜蒌皮 15g，黄芩 10g，清半夏 10g，浙贝 10g，连翘 12g，前胡 10g），可清热化痰，降逆止咳，用之得宜，常有佳效。

十、病案举例

王某，男，81 岁。初诊：2012 年 6 月 19 日。因咳嗽咯痰时发 20 余年，加重 1 周来诊。自诉 20 年前感冒后咳嗽咯痰，未规律治疗。此后经常感冒，多次咳嗽咯痰发作。近 1 周因再次着凉而咳嗽加重。刻下症：咳嗽，咳声高亢，痰黏稠量多，色黄，咳剧则胸闷不适，胸脘痞闷，无发热，手足心热，身恶寒。双下肢无水肿，夜间可平卧，大便可。舌胖暗多裂，苔薄黄腻，脉细弦滑。胸部 CT 扫描提示，双侧肺纹理增多、粗乱，双下肺少许磨玻璃模糊阴影。

中医诊断：咳嗽（外邪未解，痰热郁肺）。

辨证分析：肺主气，主宣发肃降。久病咳嗽，肺气受伤。肺气虚，卫外不固，易招外邪，故反复感冒。外邪伤肺，肺失宣降，肺不布津，津液不循常道，凝聚成痰，故咳嗽咯痰。邪郁化热，痰热内壅，则咳黄痰，胸闷不舒。感受外邪，表邪未解，则恶寒。肺热伤阴，阴虚内热，则手足心热。久病入络，故见舌胖暗多裂，苔薄黄腻，脉细弦滑。总为痰热郁肺之证。综合舌脉证表现，病位在肺，病性为虚实夹杂，本虚为肺气阴两伤，标实为痰热郁结。若能及时治疗，痰热得清，则可望邪去正复，迁延不愈，则可成肺胀顽疾。

治法：清肺化痰，透邪解表。

方药：麻杏甘石汤合蒌芩止嗽煎加减。

处方：炙麻黄 4g，杏仁 10g，生石膏 30g（先煎），瓜蒌 12g，黄芩 10g，清半夏 10g，鱼腥草 30g，连翘 12g，前胡 12g，炒薏米 15g，生甘草 3g，浙贝 10g。7 剂，水煎服。

二诊：2012 年 6 月 26 日。服 6 月 19 日方后咳嗽减轻，痰少质黏，色黄白相兼，胸闷减轻，无气短，大便偏干，舌胖红中裂，苔薄黄腻，脉细弦滑。6 月 19 日方去生石膏，加南沙参 10g，改瓜蒌为 15g。7 剂。

三诊：2012 年 7 月 3 日。服上方后无特殊不适，咳嗽次数减少，痰量减少，色黄，无胸闷，大便可，舌暗红中裂，苔黄腻，脉弦滑。6 月 26 日方去浙贝，改炒薏米为 20g。14 剂。病情渐趋稳定。（《名老中医学术传承与实践·武维屏》）

按语　咳痰色黄，舌苔黄腻脉滑，显系痰热郁肺之象，痰阻气机，则胸闷脘痞。手足心热，恶寒，为表寒里热之征，故选葶苈止嗽煎清热化痰，宽胸理气；麻杏甘石汤辛凉宣泄，清肺平喘；鱼腥草清热化痰解毒。方药对证，故投方咳减。

（任传云）

3　喘　证

喘证指因肺失宣降，肺气上逆，或气无所主，肾失摄纳，引发的以气喘息促、呼吸困难，甚则张口抬肩，鼻翼煽动，不能平卧等为主要临床特征的一种病证。严重者可由喘致脱出现喘脱危候，古代亦称"上气""逆气""鼻息""肩息"等。喘证作为临床常见症状，可见于多种急慢性疾病，如急慢性支气管炎、肺炎、肺气肿及心源性哮喘等，以喘证为临床特征者，皆可参照本病证进行诊治。

一、诊断要点

1. 临床表现　以喘促气逆，呼吸困难，甚至张口抬肩，鼻翼煽动，不能平卧，口唇紫暗为临床特征，可伴有咳嗽、咳痰及发热等全身症状。

2. 发病特点　可急性发病，或有慢性咳嗽等病史，常因外感或劳累等因素而诱发。

3. 辅助检查　血常规、胸部 X 线、CT 及肺功能检查等，有助于诊断与鉴别诊断。

二、鉴别诊断

喘证与气短鉴别　两者同为呼吸异常，但喘证以气喘息促，呼吸困难，张口抬肩，甚至不能平卧为特征。气短又称"少气"，呼吸微弱而浅促，或短气不足以息，不似喘证呼吸困难突出。《证治汇补·喘病》指出："若夫少气不足以息，呼吸不相接续，出多入少，名曰气短，气短者，气微力弱，非若喘症之气粗奔迫也。"唯气短进一步加重，即虚喘之类。另外，哮病作为常见肺系疾病常以气喘为主症，所以也当注意鉴别。

三、病因病机

喘证的病因很复杂，体质因素、外邪侵袭、饮食失节、情志失调、内伤久病等均可成为喘证的病因。

1. 体质因素　太阳卫阳不足或太过体质者最为常见。其他如太阴脾虚体质者、少阴肾虚体质者以及少阳气郁体质者、厥阴肝旺体质者皆可发病。阳明胃热体质者，也可发病。

2. 外邪侵袭　太阳卫阳不足者，易受风寒，太阳卫阳太过者，易受风热，或外受风寒，入里化热，邪壅肺气，肺气不宣，或清宣失职，皆可为喘。

3. 饮食失节　过嗜生冷，或醇酒厚味、甘肥油腻，尤其是太阴脾虚体质者，容易内生痰湿、痰饮，或变生痰热，邪壅肺气，肺气上逆，即为喘证。

4. 情志失调　少阳气郁体质者，忧思气结，肝失条达，气失疏泄，肺气痹阻，或厥阴肝旺体质者，郁怒伤肝，肝气上逆于肺，肺气不得肃降，气逆而喘。

5. 内伤久病　劳倦内伤，或久病致虚，尤其是少阴肾虚、太阴脾虚体质者，劳欲伤肾，劳倦伤脾，肺肾阴虚，或肺脾气虚，最终可因肺虚气失其所主，肾虚不能纳气，而引发喘证。元代《丹溪心法·喘》指出"六淫七情之所感伤，饱食动作，脏气不和，呼吸之息，不得宣畅而为喘急。亦有脾肾俱虚，体弱之人，皆能发喘"，其对喘证病因的论述已经比较完备。

喘证的病位，主要在肺和肾，与肝、脾等脏有关。《灵枢·五阅五使》云："故肺病者，喘息鼻张。"《灵枢·本脏》云："肺高则上气肩息咳。"《灵枢·五邪》云："邪在肺，则病皮肤痛，寒热，上气喘，汗出，咳动肩背。"《素问·举痛论》云："劳则喘息汗出。"《内经》认为喘证主要病位在肺。《素问·痹论》所谓"心痹者，脉不通，烦则心下鼓，暴上气而喘"，此论认为心痹变证也可表现为喘证。《素问·经脉别论》云："有所堕恐，喘出于肝。"提示喘证发病亦有关心、肝等脏。而《难经·四难》所谓"呼出心与肺，吸入肾与肝"，更为后人喘证责之于肺肾提供了依据。所以归纳喘证的核心病机是肺失宣降，肺气上逆，或肺肾亏虚，肺不主气，肾不纳气。因肺为气之主，司呼吸，外合皮毛，内为五脏之华盖，若外邪袭肺，或他脏病气上犯，皆可使肺气壅塞，肺失宣降，呼吸不利而致喘促，或使肺气虚衰，气失所主而喘促。肾为气之根，肾元不固，摄纳失常，则气不归元，也可为喘。而脾虚痰浊饮邪上扰，或脾虚土不生金，肝肺气郁，或肝经郁热犯肺，皆可致喘。

喘证的证候有虚有实，也常见表现为虚实夹杂之证者。实喘在肺，为外邪、痰浊、肝郁气逆，邪气壅肺，肺气宣降不利所致；虚喘当责之于肺、肾两脏，因精气不足，气阴亏耗而引起肺不主气，肾不纳气所致。而喘证病情复杂者，更可表现为下虚上实，虚实夹杂。而且本虚证与标实证，还可互相转化。如肺病及脾，则为脾虚，而脾虚失运，聚湿生痰，上犯于肺，肺气壅塞，气津失布，血行不利，又可形成痰湿血瘀等标实证。而肺病及肾，肾虚不能蒸化水液，水饮内生，更可上凌心肺，又可形成水饮血瘀等标实证。因心主血脉，肺主治节，肾主气化，宗气贯心脉而维持呼吸，喘证日久，肺气不能调节心脉，肺气不能布散津液，常因喘而致痰瘀阻痹，痰瘀阻痹又加重喘证，久而可转成肺胀。而喘证日久，肺肾气衰，宗气虚陷，心肾阳衰，临床表现为喘促持续不解，咳喘胸闷，不能平卧，或伴有面唇紫暗，心悸，肢冷汗出，则成喘脱危候。

四、辨证要点

1. 辨虚实　可以从呼吸、声音、脉象、病势等方面分辨虚实。呼吸深长有余，呼出为快，气粗声高，伴有痰鸣咳嗽，脉有力者为实喘；呼吸短促难续，深吸为快，气怯声低，少有痰鸣咳嗽，脉微弱者为虚喘。实证多因外感，或饮食失节、情志失调，而表现为风寒、肺热、痰热及痰湿、气郁、郁热、水饮、血瘀证等。明代张景岳《景岳全书·喘促》云："实喘者有邪，邪气实也；虚喘者无邪，元气虚也。"明确指出喘证应该辨虚实。清代叶天士《临证指南医案·喘》云："在肺为实，在肾为虚。"林珮琴《类证治裁·喘证》指出"喘由外感者治肺，由内伤者治肾"，进一步指出，实喘病位在肺，多由外感所致，虚喘病位多关乎肾，为内伤所致。

2. 辨病位　感受外邪、痰湿、痰火、气郁、气逆所致喘证，病位在肺，为邪壅肺气。若兼有抑郁、口苦、心烦、易怒者，是肝肺同病。久病劳欲所伤，久病虚损所致喘证，病位在肺肾，或为肺虚不能主气，可伴自汗、易感等，或为肾虚不能纳气，可伴腰膝酸软、夜尿频多等。若兼有食少腹满者，则兼有脾虚。若久病肺肾俱虚，出现心悸、面唇紫暗者，则已累及于心。

3. 辨痰　喘证常伴有咳嗽、咳痰，痰色白清稀，或白色泡沫痰，多寒，或兼水饮。若痰湿重浊，咳痰量多者，多为痰湿。若痰色黄，或色白黏稠者，多火，或为肺热，或为痰火，也可见于郁热犯肺喘证。

4. 辨体质　太阳卫阳不足者，体质多虚，腠理疏松，自汗出，容易感冒；太阳卫阳太过者，平素畏热，感冒后容易咽痛，高热，或变生肺热喘嗽。太阴脾虚体质者，食欲差，有腹满腹泻倾向。少阳气郁体质者，性喜抑郁，悲观敏感。厥阴肝旺体质者，性急易怒，容易冲动。少阴阴虚体质者，体力差，思维敏捷，咽干，烦热，有失眠倾向；少阴阳虚体质者，体力不足，精力差，神疲多睡，畏寒肢冷，性功能差。

五、治疗要点

喘证的治疗原则是明辨虚实以辨证论治。实喘治在肺，治以祛邪利气。应区别寒、热、痰、气的不同，分别采用温宣、清肃、祛痰、利气、降气等法。治肺为主，或兼以理脾，或疏肝、平肝。虚喘治在肺肾，治以培补摄纳。应区分气虚、阴虚、阳虚之异，分别采用益气、养阴、温阳、收敛、固脱等法。治肾为主，或兼以补肺，或兼以健脾。至于喘证辨证为虚实夹杂，下虚上实者，当分清主次，权衡标本，制订针对性的治法。一般来说，实喘病程短者，治当祛邪为主，不可早用收涩，以免留邪。而喘证病程长，尤其是纯虚无邪者，应重视敛肺、固肾治法。同时，因多种疾病皆可致喘，所以临床应重视治疗原发病。

六、分证论治

1. 实喘

（1）风寒闭肺证：喘息，呼吸气促，胸部胀闷，咳嗽，痰多稀薄色白，兼有头痛，鼻塞，无汗，恶寒，或伴发热，口不渴，舌苔薄白而滑，脉浮紧。

【治法】散寒宣肺。

【方药】麻黄汤加味。

【参考处方】炙麻黄 6～9g，桂枝 6～9g，杏仁 9～12g，厚朴 9～12g，桔梗 6～9g，甘草 6g。

【临床应用】此方适用于太阳卫阳充实体质壮实，风寒束肺喘证。若太阳卫阳不足体质，或素有喘疾，感受风寒，诱发喘证发作者，方可用桂枝加厚朴杏仁汤。若素有寒饮内伏，复感风寒而引发喘证，症见咳喘，咳吐白色清稀痰涎，或白色泡沫痰多者，方可用小青龙汤加减。若为太阳卫阳太过体质，外受风寒，寒邪束表，内有郁热，或表寒未解，内已化热，热郁于肺，症见喘逆上气，息粗鼻煽，咯痰黏稠，伴形寒身热，烦闷口渴，有汗或无汗，舌质红，苔薄白或黄，脉浮数或滑者，方可用麻杏甘石汤加味。可随方加用桃仁、车前子、石韦、黄芩、桑白皮、炒葶苈子、地龙、桔梗等。若表证不解，恶寒突出者，可加用荆芥、防风等；若咽痛者，可加用射干、连翘、牛蒡子等。若发热突出，大便干者，可加用蝉蜕、僵蚕、大黄，或配合升降散。

（2）痰热壅肺证：喘咳气涌，胸部胀痛，痰多黏稠色黄，或夹血色，伴胸中烦热，面红身热，汗出口渴喜冷饮，咽干，尿赤，或大便秘结，苔黄或腻，脉滑数。

【治法】清泄痰热。

【方药】桑白皮汤加减。

【参考处方】桑白皮 15～30g，黄芩 9～12g，黄连 6～9g，栀子 6～9g，桃仁 9～15g，杏仁 9～12g，浙贝 6～12g，半夏 9～12g，苏子 9～15g，桔梗 6～9g，甘草 6g。

【临床应用】该方适用于外感肺热痰盛或痰湿化热、痰热犯肺喘证。若痰多黏稠，可加瓜蒌、黛蛤散；若咳喘不得卧，痰涌、便秘，可加用葶苈子、大黄等涤痰通便；若身热突出者，可加生石膏、知母，或配合白虎汤方。若心胸满闷，心下按之窒闷或痛，舌红苔黄腻，脉浮滑，可加用黄芩、半夏、瓜蒌，或方用小陷胸汤加味。若痰有腥味，大便干者，可加用鱼腥草、金荞麦根、蒲公英、冬瓜仁等，或用千金苇茎散加减。

（3）痰湿阻肺证：喘而胸满闷窒，甚则胸盈仰息，咳嗽痰多黏腻色白，咯吐不利，兼有呕恶纳呆，口黏不渴，苔厚腻色白，脉滑。

【治法】化痰降逆。

【方药】二陈汤合三子养亲汤加减。

【参考处方】陈皮 9～12g，半夏 6～9g，茯苓 9～12g，苏子 9～15g，紫菀 9～12g，款冬花 9～12g，当归 9～12g，芦根 9～12g，川贝 6～9g，牛蒡子 9～15g，桔梗 6～9g，甘草 8g。

【临床应用】本方适用于慢性支气管炎稳定期，以咳嗽喘息痰多，舌苔白腻为主要表现者。若兼脾虚，症见乏力体倦，食少便溏者，可加党参、白术等；若痰多色白清稀，畏寒者，可加干姜、五味子等。若痰浊夹瘀，症见喘促气逆，喉间痰鸣，面唇青紫，舌质紫暗，苔腻浊者，方可用涤痰汤加桃仁、红花、赤芍等涤痰祛瘀。

（4）肝气乘肺证：每遇情志刺激而诱发，发病突然，呼吸短促，息粗气憋，胸闷胸痛，咽中如窒，咳嗽痰鸣不著，喘后如常人，或失眠、心悸，平素常多忧思抑郁，苔薄，脉弦。

【治法】开郁降气。

【方药】五磨饮子加味。

【参考处方】沉香面 1～3g（冲服），槟榔 9～12g，乌药 6～9g，木香 6～9g，枳实 9～12g，旋覆花 9～15g（包煎），代赭石 12～15g（先煎），陈皮 9～12g，法半夏 6～12g，茯苓 9～12g，杏仁 9～12g，甘草 6g。

【临床应用】此方为五磨饮子合旋覆代赭汤加减而成，适用于厥阴肝旺体质，情志郁结，肝肺气滞喘证。若气滞腹胀，大便秘者，可加用熟大黄、瓜蒌，或用六磨汤方。若少阳气郁体质，性情抑郁，症见咳喘，口苦咽干，心烦，恶心呕吐，舌苔腻略黄，边多浊沫者，方可加用柴胡、黄芩等，或配合小柴胡汤加减。若气郁痰阻，症见咳喘多痰，咽中不舒，心悸、失眠者，可加制远志、茯神、酸枣仁、合欢花、夜交藤等；若咽中窒塞明显者，可用半夏厚朴汤。妇人脏躁，症见气喘息促，精神恍惚，喜悲伤欲哭，方药可配合甘麦大枣汤养心安神，和中缓急。

2. 虚喘

（1）肺气虚证：喘促短气，气怯声低，喉有鼾声，咳声低弱，痰吐稀薄，自汗畏风，极易感冒，舌质淡红，脉软弱。

【治法】补肺益气。

【方药】补肺汤合玉屏风散加减。

【参考处方】黄芪 15～30g，人参 12～15g，钟乳石 15～20g，肉桂 5～9g，生地 10～15g，茯苓 10～15g，厚朴 10～15g，桑白皮 10～15g，干姜 6～10g，紫菀 10～15g，橘皮 6～10g，当归 10～15g，五味子 6～10g，远志 6～10g，麦冬 10～15g，大枣 10～15g，防风 10～15g，白术 10～15g，甘草 6g。

【临床应用】若为太阴气虚体质，或太阴卫阳不足，久病咳喘，肺气不足，表气不固，症见乏力体倦，恶风，自汗易感者，予祝谌予教授过敏煎与玉屏风散加减方。若兼肝郁化热，症见口苦咽干，心烦眠差，胸胁苦满者，可加用柴胡、黄芩、清半夏等，或配合小柴胡汤加减。若恶寒甚，头痛，汗多者，可加桂枝、生姜、大枣，或配合桂枝汤加减。若脾虚食少，腹满腹泻者，可加用炒苍术、炒薏苡仁、山药等；若寒痰内盛，症见咳喘，痰白清稀者，可加钟乳石、苏子、款冬花等，或加细辛等。若久病鼻鼽，症见鼻塞，晨起或遇冷空气，喷嚏阵阵者，可加用辛夷花、白芷等。若久病气虚，肺脾同病，症见咳喘气短，神疲乏力，腹满下坠者，可加用党参 9～12g 或生晒参 3g（另煎兑），或用补中益气汤配合治疗。若宗气虚陷，症见气短，努力呼吸似喘，脉短甚至三五不调者，方可用升陷汤加味。若气阴两虚，症见咳呛气喘，痰少质黏，烦热口干，面色潮红，舌红苔剥，脉细数，方可用生脉散加沙参、玉竹、百合、川贝、牛蒡子等。

（2）肾气虚证：喘促日久，气息短促，呼多吸少，动则喘甚，气不得续，小便常因咳甚而失禁，或尿后余沥，形瘦神疲，面青肢冷，或有胕肿，舌淡苔薄，脉微细或沉弱。

【治法】补肾纳气。

【方药】金匮肾气丸合参蛤散加减。

【参考处方】肉桂 3～9g，炮附子 3～9g（久煎），熟地 12～30g，山茱萸 12～15g，山药 12～15g，茯苓 9～12g，泽泻 9～12g，丹皮 9～12g，当归 9～12g，五味子 9～12g，人参 3～6g（另煎

兑），蛤蚧面 1～3g（冲服），紫石英 15～30g（先煎），沉香面 1～3g（冲服）。

【临床应用】此方适用于肾阳虚，肾不纳气所致的虚喘证。若肺肾阴虚，症见喘咳，口咽干燥，颧红唇赤，舌红少津，脉细或细数者，治当滋阴纳气，方可用七味都气丸合生脉散加减。若肾阳虚，痰浊壅肺，症见喘咳痰多，气急满闷，腰膝酸冷，舌苔腻，脉沉细滑者，此为"上实下虚"证，治宜化痰降逆，温肾纳气，可用苏子降气汤加减。方中用药最妙在肉桂或沉香，有引火归原之意。更有当归既可养血活血，又可润肠通便，兼可止咳。若肾虚喘促，兼血瘀，症见面、唇、爪甲、舌质暗黑，舌下青筋显露者，可酌加桃仁、红花、川芎等。若心肾阳衰，水饮不化，饮邪上凌心肺，症见喘咳气逆，倚息难以平卧，咯痰稀白，心悸，面目肢体浮肿，小便量少，怯寒肢冷，面唇青紫，舌胖暗，苔白滑，脉沉细。治当温阳利水，泻肺平喘。方药可用真武汤合葶苈大枣泻肺汤，并酌情加用丹参、桃仁、红花、泽兰、益母草活血祛瘀。若气喘胸闷，心下痞坚，面色黧黑，平卧困难，或心悸，或下肢浮肿，脉沉紧或沉滑而数者，方可用木防己汤加猪茯苓、桑白皮、葶苈子等。

另外，喘咳危重，肺肾气脱，心肾阳衰，临床表现为喘逆甚剧，张口抬肩，鼻翼煽动，端坐不能平卧，稍动则喘剧欲绝，或有痰鸣，咳吐泡沫痰，心慌动悸，烦躁不安，面青唇紫，汗出如珠，肢冷，脉浮大无根，或见歇止，或模糊不清者，此为"喘脱"危候。治法当扶阳固脱，镇摄肾气。方药可用参附汤合黑锡丹急救。但应该指出的是，黑锡丹今已少用，一般可用参附龙牡汤加味，或用参附注射液静脉输注。如应用大剂量山茱萸 15～30g 或更大剂量，或加用蛤蚧粉 3g、沉香面 3g 冲服，以纳气定喘。若气阴两虚，液竭气脱，症见呼吸微弱，间断难续，或叹气样呼吸，汗出如洗，烦躁内热，口干颧红，舌红无苔，或光绛而紫赤，脉细微而数，或散或扎，则治当益气救阴固脱，可急用生脉散加生地、山茱萸、龙骨、牡蛎，或用生脉注射液、参麦注射液以益气救阴固脱。

七、其他疗法

针灸疗法　实喘选穴膻中、肺俞、天突，风寒加风池，肺热加尺泽，痰阻加丰隆，肝郁加期门。毫针针刺用泻法。肺俞穴，针后可加拔罐。天突穴先直刺至触及气管外壁后，循外壁向下刺 1 寸左右，以基本手法先激发出咽部发紧阻塞不适样针感，再施泻法。可留针至喘平或症状明显好转。留针期间反复给予间断运针。虚喘用膏肓俞、肺俞、肾俞、气海、足三里、太渊、太溪，毫针针刺用补法，也可以针刺加灸。

八、预防调护

喘证的预防，顺应四时，避风寒最为重要。同时，应重视戒烟酒，饮食清淡，保持心情舒畅。对于冬季多发的喘证，可基于"冬病夏治"的思路，在三伏天采用穴位贴敷法。外敷中药，可用生半夏、甘遂、细辛、白芥子等研末，以姜汁调成膏状，酌情取天突、膻中、风门、天柱、定喘、肺俞、膈俞、曲池、丰隆等穴，伤湿止痛膏固定，敷贴 6～8 小时，三伏各用 1 次。或可减少喘证冬季发作风险。

喘证既成，应避免劳累，或取半卧位休息，充分吸氧，并密切观察病情变化。饮食应清淡而富于营养，避免食用辛辣刺激及甜黏肥腻等。重视防寒保暖，消除紧张情绪。必要时更需积极给予中西医综合救治。

九、当代名医经验

岳美中教授主张新咳治肺，痰咳治脾，虚喘治肾。临床常用苏子降气汤治喘。虚者加人参。气逆短气息促者，加沉香 0.5～1g 冲服。肾不纳气，更加五味子、冬虫夏草。强调治疗老年慢性支气管炎，不能过用补剂，尤其是急性发作期，不先事疏解，只补虚不祛邪，或过用宣散，皆可致外邪久驻，病情加剧。保元汤合生脉散加麻黄、附子、枸杞，或酌加葶苈、大枣，可标本兼顾，肺肾同治，可用治老年慢性阻塞性肺疾病。焦树德教授治疗喘证，提出辨两纲六证。两纲即为辨虚实，应重视虚实转化或相互兼夹，如老年体虚，又感风寒，表邪束肺，肺实而喘，即为虚证夹实。六证即寒实证、热实证、痰实证、肺虚证、脾虚证、肾虚证，据此创拟治喘六麻，即麻杏二三汤、麻杏苏茶汤、麻杏蒌石汤、麻杏补肺汤、麻杏六君子汤、麻杏都气汤等方，确有疗效。

十、病案举例

关某，男，68 岁。初诊：2012 年 7 月 3 日。有吸烟史 50 余年。主因反复发作咳嗽、咳痰、喘憋 5 年来诊。患者 5 年前外感后出现咳嗽、咳痰，夜间咳嗽明显，咳甚则喘息气急。此后咳嗽咳痰反复反作，逐渐出现活动后气短，曾查肺功能诊断为慢性阻塞性肺疾病，持续吸入异丙托溴铵等，仍有咳嗽，胸闷气短，动则尤甚。辅助检查：一秒率（FEV_1/FVC）53.1%，第一秒用力呼气容积占预计值的百分比（$FEV_1/pred$）55.9%。刻下症：咳喘胸闷，活动后气短，夜间明显，痰多，色白，遇冷后咳嗽加重，纳可，大便偏干。舌胖暗中裂苔腻，脉弦滑。

中医诊断：喘证（肺肾气阴亏虚，痰瘀互阻）。

辨证分析：肺主气，司呼吸，而肾主纳气。患者长期吸烟，肺脏反复为烟尘熏蒸，邪气壅于肺，肺失宣降，日久不愈，金不生水，肾亦受累，肺虚气失所主，肾虚不能纳气，故为喘证。肺主宣发肃降，肺气壅塞，故见喘憋。肺失宣降，肺气上逆，故见咳嗽；肺虚不能布散津液，津液不循常道，则凝结成痰，故而痰多。痰浊内壅，阻塞脉道，则为瘀血。综合舌脉证，病位在肺肾，病性属虚实兼夹，肺肾气阴两伤为本虚，痰浊瘀血内结为标实，失治则渐成肺胀甚至可有喘脱之变。

治法：补肺益肾，化痰平喘，兼以活血。

方药：金水六君煎加减。

处方：当归 10g，熟地 10g，砂仁 4g，川贝 10g，陈皮 10g，茯苓 12g，瓜蒌 15g，黄芩 10g，炒薏苡仁 15g，清半夏 10g，前胡 10g，白前 10g，郁金 10g。14 剂，水煎服，每日 1 剂，分两次服。

二诊：2012 年 8 月 23 日。自觉药后喘憋好转，咳嗽咯痰较前略轻，因外地患者复诊不便而停药。就诊前 3 天再次外感，咳喘加重。刻下症：咯痰多，痰稠色灰黑、喘憋不能平卧，大便偏干，舌胖淡暗苔白腻，脉弦滑。此为寒痰郁肺，复感外邪，病情急性加重，急予射干麻黄汤加减温肺化饮。

处方：射干 10g，炙麻黄 6g，细辛 3g，清半夏 10g，五味子 6g，紫菀 12g，款冬花 12g，杏仁 10g，川贝 10g，苏子 10g，葶苈子 15g，炒薏苡仁 15g，丹参 10g，广地龙 12g，生大黄 3g。7 剂，水煎服，每日 1 剂，分两次服。

三诊：2012 年 8 月 30 日。咳嗽较前明显减轻，大便偏干，夜间时有喘憋，可平卧，舌暗淡红，苔白略腻，脉弦滑。再以此方续服月余，病情明显好转。

按语 咳喘数年，肺脾肾虚，痰瘀互阻，据其舌脉证，属气阴亏虚，痰热瘀阻，故以金水六君煎益肺肾并配用砂仁以防熟地之滋腻碍胃，瓜蒌、半夏、黄芩三药相配暗含小陷胸汤之意，涤胸膈痰热，开胸膈气结，而且以黄芩代替黄连，专入肺经。后感邪之后咳喘又发，急则治其标，以射干麻黄汤加清热平喘之品。因肺与大肠相表里，肠道传导失司，则肺宣降无力，故用生大黄 3g 通便利肺。更加葶苈子泻肺平喘，地龙解痉平喘，丹参活血化瘀。所谓"一味丹参，功同四物"，气机条畅、痰瘀消散则症状缓解。

（任传云）

4　哮　病

哮病是由于宿痰伏肺，因外感等诱发，以致痰阻气道，肺失肃降，痰气搏击所引起的以痰鸣气喘为临床特征的发作性疾病。发作时，以喉中哮鸣有声，气喘息促，呼吸困难，甚至喘息不能平卧为主要表现。《内经》曾论"喘鸣"，《金匮要略》曾论"上气"，《诸病源候论》称之为"呷嗽"，《丹溪心法》称之为"哮喘"。至明代《医学正传》始将哮与喘分开。《金匮翼》更称之为"齁喘"。本证相当于现代医学的支气管哮喘。

一、诊断要点

1. 临床表现　呼吸急促困难，甚则喘息不能平卧，伴喉中哮鸣有声，是哮病最基本的证候特征。发作前常有鼻痒、咽痒、喷嚏、流涕、咳嗽、胸闷等先兆症状。发作时患者常突感胸闷窒息，或有咳嗽，迅即出现呼吸困难，呼气延长，伴有哮鸣，为减轻气喘，病人被迫坐位，双手前撑，张口抬肩，烦躁汗出，甚则面青肢冷，口唇青紫。发作可持续数分钟、几小时甚至更长时间。

2. 发病特点　哮病有发作性，常突然发作，迅速缓解。一般以傍晚、夜间或清晨最为常见，多与气候变化有关，由热转寒，以深秋、冬春寒冷季节发病率高，常因气候变化、饮食不当、情绪波动、劳累等因素而诱发，也有常年反复发作者。

3. 辅助检查　血常规，血嗜酸性粒细胞计数，痰液涂片，胸部 X 线检查及肺功能检查，有助于诊断与鉴别诊断。

二、鉴别诊断

1. 喘证与哮病鉴别　喘证与哮病皆可表现为气喘息促、呼吸困难，所以需要鉴别。喘证表现为气喘息促、呼吸困难，可作为一个症状见于多种急慢性肺系疾病。哮病是一种发作性疾病，病有"夙根"，特点是气喘息促、呼吸困难的同时，更表现为喉中痰鸣，常反复发作。所谓"喘以气息言，哮以声响言"即此意也。一般来说，哮必兼喘，喘未必见哮鸣。至于少数虚喘，伴见喉中痰鸣者，多为心肾阳衰，水饮内停，上凌心肺所致，与肺系疾病发病临床特点有别。

2. 支饮与哮病鉴别　支饮与哮病均可表现为痰鸣气喘，所以需要鉴别。支饮常是多种慢性疾病，如咳喘久治不愈，逐渐加重而成，病势时轻时重，发作与间歇界限不清，平素胸闷气短、心悸，动则尤甚，急性加重者，则表现为气喘痰鸣、呼吸困难，咳逆倚息不得平卧，颜面虚浮，下肢浮肿，多为心肾阳衰，水饮内停，上凌心肺所致。而哮病病有"夙根"，常间断发作，突然发病，迅速缓解，哮吼声重，呼吸困难，气喘息促，多因外邪等复杂病因引动伏痰，痰阻气道，气道狭窄所致。

三、病因病机

哮病的发生，为宿痰内伏于肺，每因外感、饮食、情志、劳倦等诱因而引触，以致痰阻气道，肺气上逆，痰气搏击。

1. 体质因素　特禀体质是哮病发生的基础。《临证指南医案·哮》所谓"幼稚天哮"即此。太阳卫阳不足或太阳卫阳太过者，最容易发生哮病。其次如少阳气郁体质者及太阴脾虚者、少阴肾虚体质者等，也可发生哮病。

2. 感受外邪　尤其是太阳卫阳不足，或太阳卫阳太过之人，最容易感受风寒、风热之邪，引动伏痰，即可导致哮病的发作。

3. 饮食失宜　误食鱼、蟹、虾等发物，可致脾失健运，饮食不归正化，内生痰湿、痰饮，引发哮病。所以古有"食哮"、"鱼腥哮"、"卤哮"、"糖哮"等名。

4. 情志失调　尤其是少阳气郁体质者，肝肺气郁，或肝郁化火犯肺，引动伏痰，也可发为哮病。

5. 内伤久病　太阴脾虚或少阴肾虚体质，劳倦内伤，脾肾不足，可内生痰湿、痰饮，而痰湿、痰饮内伏，即为哮病发病的基础。其他如吸入花粉、烟尘、异味气体等，也都可以影响到肺气的宣发，引发哮病。

哮病的病位在肺，与肝、脾、肾有关。其病机内有"伏痰"，偶遇外感、情志、饮食失宜等因素，邪气触动停积之痰，痰随气升，气因痰阻，痰阻气道，痰阻气闭，气道挛急，痰气相互搏击而致气喘痰鸣。元代朱丹溪《丹溪心法·哮喘》认为"哮喘……专主于痰"。明代秦景明《症因脉治·哮病》指出："哮病之因，痰饮留伏，结成窠臼，潜伏于内，偶有七情之犯，饮食之伤，或外有时令之风寒束其肌表，则哮喘之证作矣。"也强调哮病的病理因素以痰为主，因七情、饮食、外感诱发而为哮。清代李用粹《证治汇补·哮病》指出"因内有壅塞之气，外有非时之感，膈有胶固之痰，三者相合，闭拒气道，搏击有声，发为哮病"。强调哮病发作时的病理环节为痰阻气闭。但临床上由于病因不同，体质差异，哮病临床又有寒哮、热哮、气哮之分。哮因寒诱发，素体阳虚，痰从寒化，寒痰为患，可发为冷哮；若因热邪诱发，素体阳盛，痰从热化，痰热为患，可发为热哮。或由痰热内郁，风寒外束，则可表现为寒包火证。寒痰内部化热，寒哮即可转化为热哮。也有因情志失调，肝肺气滞，或肝火犯肺诱发者，即为气哮，寒热证候常不甚突出。至于哮病反复发作者，寒痰伤及脾肾之阳，痰热伤及肺肾之阴，证候可从实转虚，则病归缠绵。

哮病的证候特点，初期多实，久病多虚，更多为本虚标实、虚实夹杂之证。标实证为痰阻，本虚证为肺脾肾亏虚。本虚与标实互为因果，相互影响，常使哮病更趋难以速愈和根治。哮病发作时，一般以标实为主，表现为痰鸣气喘，或为寒哮，或为热哮，或为气哮；在间歇期以肺、脾、肾等脏器虚弱之候为主，表现为短气、疲乏等，或为肺虚，或为脾虚，或为肾虚。若哮病日久，肺脾肾虚损，痰瘀互阻，心肾同病，即渐成肺胀顽疾。若哮病大发作，或发作呈持续状态，邪实与正虚错综并见，肺肾两虚而痰浊又复壅盛，严重者因不能调节心血的运行，命门之火不能上济于心，则心阳亦同时受累，甚至可变生"喘脱"危候。

四、辨证要点

1. 辨发作期与缓解期　哮病发作期，表现为气喘息促、呼吸困难、喉中痰鸣，而缓解期多气喘不明显，或有气短，并伴有肺、脾、肾亏虚的表现。

2. 辨寒哮、热哮　哮病发作期，应重视分辨寒哮、热哮。寒哮多表现为突然发作，呼吸急促，喉中哮鸣有声，胸膈满闷如室，咳不甚，痰少咳吐不爽，白色黏痰，口不渴，或渴喜热饮，天冷或遇寒而发，形寒怕冷，或有恶寒，喷嚏，流涕等表寒证，舌苔白滑，脉弦紧或浮紧。热哮，多表现为气粗息涌，喉中痰鸣如吼，胸高胁胀，张口抬肩，咳呛阵作，咯痰色黄或白，黏浊稠厚，排吐不利，烦闷不安，汗出，面赤，咽干口苦，口渴喜饮，舌质红，苔黄腻，脉弦数或滑数。其实，哮病发作期，更有外寒内热而表现为寒包热哮者。另外，还有表现为气哮者，常因情绪波动诱发加重，气喘痰鸣，常不具备明显寒热证候。

3. 辨标本虚实　哮病多本虚标实，发作时多以邪实为主，未发作时以正虚为主。而久病正虚者，多虚实错杂，临床上可根据病程新久及全身症状，以明辨标本缓急、虚实主次。实证以伏痰为主，或夹风寒，或有肺热，或夹气郁，或有血瘀，或夹痰饮，虚证有气虚、阴虚、阳虚，或气阴两虚，甚或阴阳俱虚。若论脏腑定位，则有肺虚、脾虚、肾虚以致肺脾两虚、肺肾两虚、心肾两虚，以致多脏同虚。

4. 辨体质　特殊禀赋体质，接触花粉、烟尘甚至冷空气，即可表现为哮病发作，或鼻痒、鼻塞、喷嚏连连，或皮肤瘾疹瘙痒等。太阳卫阳不足体质者，腠理疏松，体弱恶风，汗多，容易感冒；太阳卫阳太过体质，平素怕热，容易感冒，感冒后多咽痛，容易发生高热喘嗽等。少阳气郁体质，悲观敏感，爱生闷气。太阴脾虚体质，体弱食少，有腹满腹泻倾向。少阴肾虚体质，体弱腰酸，或烦热有失眠倾向，或畏寒肢冷，神疲思睡。

五、治疗要点

哮病的治疗，以发作期治标，平时治本为原则。发作时痰阻气道为主，治以祛邪治标，豁痰利气，但应分清痰之寒热，寒痰则温化宣肺，热痰则清化肃肺，外感诱发，表证明显者，治以解表散邪；兼肝气郁结者，治以调肝理肺。平时正虚为主，治以扶正固本，但应分清脏腑气血阴阳之虚，阳气虚者治以温补，阴虚者治以滋养，气阴两虚者治以益气养阴，阴阳俱虚者滋阴温阳，肺虚者补肺，脾虚者健脾，肾虚者益肾，或脾肺两补，或肺肾同治，甚至多脏并治。至于病深日久，虚实兼见者，又不可拘泥于祛邪治标，常需要标本兼顾，攻补兼施，温清并用。明代张介宾《景岳全书·喘促》指出"扶正气者，须辨阴阳，阴虚者补其阴，阳虚者补其阳。攻邪气者，须分微甚，或散其风，或温其寒，或清其火。然发久者，气无不虚……若攻之太过，未有不致日甚而危者"。清代尤在泾《金匮翼·齁喘》更指出"齁喘者，积痰在肺，遇冷即发，喘鸣迫塞，但坐不得卧，外寒与内饮相搏，宜小青龙汤主之；若肺有积热，热为寒束者，宜越婢汤主之……丹溪治齁喘之症，未发，以扶正气为主，八味、肾气，温肾行水之谓也；已发，用攻邪气为主，越婢、青龙，泄肺蠲饮之谓也"。所论至今仍有临床意义。

六、分证论治

1. 发作期

（1）寒哮：呼吸急促，喉中哮鸣有声，胸膈满闷如窒，咳不甚，痰少咳吐不爽，白色黏痰，口不渴，或渴喜热饮，天冷或遇寒而发，形寒怕冷，或有恶寒，喷嚏，流涕等表寒证，舌苔白滑，脉弦紧或浮紧。

【治法】温肺散寒，化痰平喘。

【方药】射干麻黄汤加减。

【参考处方】射干9～12g，炙麻黄6～12g，紫菀9～12g，款冬花9～12g，细辛3g，半夏9～12g，生姜9g，大枣5～12枚，五味子9g，炙甘草6g。

【临床应用】该方适用于外受风寒引动伏痰所致的寒哮。若痰盛，症见咳喘胸闷不能平卧者，可加葶苈子、苏子、杏仁等。若外寒里饮，表寒明显，症见恶寒、身痛、咳嗽、气喘，咳痰清稀，或白泡沫痰，脉弦滑者，方用小青龙汤。若外寒内饮，日久化热，症见恶寒身痛，咳喘胸闷，咳吐白痰量多，心烦者，方可用小青龙加石膏汤加减。若痰稠胶固难出，哮喘持续难平者，更可加猪牙皂、白芥子等。若哮喘甚剧，恶寒背冷，痰白呈小泡沫，舌苔白而水滑，脉弦紧有力，体无虚象，为典型寒实证，可服紫金丹。此方由主药砒石配豆豉而成，据传有劫痰定喘之功，用之宜慎。若哮病日久阳虚，喘疾发作频繁，发时喉中痰鸣如鼾，声低，气短不足以息，咯痰清稀，面色苍白，汗出肢冷，舌淡苔白，脉沉细者，当标本同治，温阳补虚，降气化痰，方可用苏子降气汤加减，可酌加山茱萸、紫石英、钟乳石、沉香、诃子等。

（2）热哮：气粗息涌，喉中痰鸣如吼，胸高胁胀，张口抬肩，咳呛阵作，咯痰色黄或白，黏浊稠厚，排吐不利，烦闷不安，汗出，面赤，口苦，口渴喜饮，舌质红，苔黄腻，脉弦数或滑数。

【治法】清热宣肺，化痰定喘。

【方药】定喘汤。

【参考处方】炙麻黄9～12g，杏仁9～12g，黄芩9～12g，桑白皮12～30g，半夏9～12g，款冬花9～12g，苏子9～15g，白果9～12g，炙甘草6g。

【临床应用】该方适用于风热外犯，引动伏痰，或外感风寒，内有痰热的热哮。其中，外寒内热哮病，恶风身热，或有汗，或汗出不畅，咳喘痰黄者，也可用麻杏甘石汤加瓜蒌、半夏、黄芩、地龙、蝉蜕、鱼腥草、炒葶苈子等。若伏痰化热，症见痰稠胶黏，可加用知母、浙贝、海蛤粉、胆南星等。若大便秘结者，可配合千金苇茎散，甚至加用大黄、芒硝等。若病久热盛伤阴，痰热不净，虚实夹杂，气急难续，咳呛痰少质黏，口燥咽干，烦热颧红，舌红少苔，脉细数者，则当养阴清热，敛肺化痰，方可用麦门冬汤加味。肺肾阴虚气逆者，可用麦味地黄丸加味。可酌加胡桃肉、紫石英、诃子等。

（3）气哮：气喘痰鸣，心胸憋闷，发作与情绪波动有关，伴有胸胁胀痛，嗳气，善太息，咽中痰窒，情志抑郁，脘腹痞闷，舌边多浊沫，脉细弦，或弦滑。

【治法】疏肝解郁，降逆平喘。

【方药】四磨饮子合过敏煎加减。

【参考处方】柴胡 9～12g，白芍 12～30g，蝉蜕 9～12g，防风 6g，乌梅 6～9g，五味子 6～9g，沉香面 3g（冲服），陈皮 9～12g，姜半夏 9～12g，木香 6～9g，槟榔 9～12g，旋覆花 12～15g（包煎），代赭石 15～30g（先煎），茯苓 9～12g，杏仁 9～12g，桔梗 6～9g，甘草 6g。

【临床应用】该方适用于少阳气郁体质，气郁痰阻哮病。若外有风寒，内有痰阻气机，症见恶寒，气喘痰鸣，咳嗽痰多，胸闷腹满，大便不畅者，方可用经验方麻杏二三汤加减，即二陈汤、三子养亲汤加炙麻黄、杏仁，也可随方加用桃仁、炒葶苈子、冬瓜仁等。若哮病痰阻气壅实证，发作时无明显寒热表象，症见哮鸣喘咳甚剧，胸高气满，但坐不得卧，痰涎壅盛，喉如拽锯，咯痰黏腻难出，舌苔厚浊，脉滑实者，治当涤痰除壅，降气利窍，方可用三子养亲汤加葶苈子、厚朴、杏仁，另吞皂荚丸以利气涤痰，必要时可加大黄、芒硝，腑气通则肺气平。若久病正虚，发作时邪少虚多，肺肾虚衰，痰浊壅盛，气喘息促，持续不解，甚至见张口抬肩，鼻煽气促，面青，汗出，肢冷，脉浮大无根者，为喘脱危候，当急以中西医综合救治方法，不可稍有疏忽。

2. 缓解期

（1）肺虚证：气短声低，动则尤甚，或喉中有轻度哮鸣声，咳痰清稀色白，颜面色白，常自汗畏风，易感冒，每因劳倦、气候变化等诱发哮病，舌淡苔白，脉细弱或虚大。

【治法】补肺固卫。

【方药】玉屏风散加味。

【参考处方】生黄芪 12～30g，白术 9～15g，防风 6g，银柴胡 9～12g，陈皮 9～12，半夏 9～12g，茯苓 9～12g，杏仁 9～12g，白芍 12～15g，乌梅 6～9g，五味子 6～9g，桔梗 6～9g，甘草 6g。

【临床应用】该方即玉屏风散与祝谌予先生过敏煎合方加味而来。若内有郁热，症见口苦咽干，心烦失眠者，可加黄芩、连翘等，或配合小柴胡汤加减。若怕冷畏风明显，可用桂枝、白芍，或配合桂枝汤。若风胜，伴发鼻衄，症见鼻痒，喷嚏连连者，可加用辛夷花、白芷、藿香、鹅不食草等。若阳虚畏寒甚者，可加附子、肉桂等，或用麻黄附子细辛汤加味。若气阴两虚，症见咳呛，痰少质黏，口咽干，舌质红者，可用生脉散加黄芪、女贞子、北沙参、阿胶、蝉蜕、防风等。

（2）脾虚证：平素痰多气短，倦怠无力，面色萎黄，食少便溏，或食油腻易腹泻，每因饮食不当而易诱发哮病，舌质淡，苔薄腻或白滑，脉细弱。

【治法】健脾化痰。

【方药】六君子汤加减。

【参考处方】生黄芪 12～30g，党参 9～12g，白术 9～15g，茯苓 9～12，防风 6g，陈皮 9～12g，半夏 9～12g，杏仁 9～12g，乌梅 6～9g，五味子 6～9g，桔梗 6～9g，甘草 6g。

【临床应用】若形寒肢冷便溏者，可加干姜、桂枝以温脾化饮。若脾肺两虚，乏力，畏寒，食少，便溏，自汗，易感者，可用香砂六君子汤配合玉屏风散。若脾虚气陷，或宗气虚陷，症见胸闷气短，努力呼吸似喘，脉短者，可用升陷汤或补中益气汤加减。

（3）肾虚证：平素短气息促，动则尤甚，吸气不利，或喉中有轻度哮鸣，腰膝酸软，脑转耳鸣，劳累后易诱发哮病。或畏寒肢冷，面色苍白，舌淡胖嫩苔白，脉沉细。或颧红，烦热，汗出黏手，舌红苔少，脉细数。

【治法】补肾摄纳。

【方药】金匮肾气丸或七味都气丸加减。

【参考处方】生黄芪 12～30g，熟地 12～15g，山茱萸 9～12g，山药 9～12g，当归 9～12g，陈皮 9～12g，半夏 9～12g，杏仁 9～12g，麦冬 9～12g，五味子 6～9g，沉香面 1～3g（冲服），桔梗 6～9g，甘草 6g。

【临床应用】若阳虚明显，症见畏寒肢冷，腰膝酸冷者，可加沉香、紫石英、钟乳石、鹿角片等。若阴虚明显，症见咽干、烦热、腰膝酸软者，可加麦冬、沙参、核桃仁等。若肺肾俱虚，肾不纳气，气短症状突出者，可配合人参蛤蚧散，或用冬虫夏草为细末，冲服。他如党参、黄芪、五味子、胡桃肉、冬虫夏草、紫河车等，并可酌加化痰药。

七、其他疗法

1.针灸疗法 寒哮选穴肺俞、膻中、中脘、列缺，肺俞毫针针刺补法，而后雀啄灸，其他穴位用泻法。热哮选穴定喘（大椎穴旁开 0.5 寸）、璇玑、丰隆、鱼际，璇玑穴针刺，采用平补平泻法，其他用泻法。定喘穴可持续运针 2～3 分钟，直至气喘缓解。

2.中药雾化吸入 处方药用苏子、白芥子、莱菔子、葶苈子、细辛、麻黄、天竺黄、胆南星、陈皮、丹参、甘草等，水煎液，雾化吸入，有利于排痰平喘。

3.白芥子敷贴法 将白芥子、延胡索各 20g，甘遂、细辛各 10g，共为末，加麝香 0.6g，和匀，夏季三伏，分 3 次用姜汁调敷肺俞、膏肓、百劳等穴，敷贴 1～2 小时，每 10 日敷 1 次。有利于减少和控制哮病发作。

八、预防调护

哮病经常反复发作，除青少年随着逐渐长大可终止发作外，多病情顽固，迁延难愈，或渐成肺胀。必须重视日常预防。首先，应该顺应气候变化，做好防寒保暖，避免外感诱发。其次，应避免接触刺激性气体及易致过敏的灰尘、花粉、食物、药物等。戒烟酒，清淡饮食，避免进食生冷、肥甘、辛辣、海腥发物等。同时，注意防止过度疲劳和情志刺激。鼓励患者锻炼身体，选择习练太极拳、内养功、八段锦、散步或慢跑等，增强体质。

哮病发作期间，应密切观察病情变化，痰多、痰声辘辘，或痰黏难咯者，应予拍背，或雾化吸入，以助排痰。喘息哮鸣而心悸突出者，更应限制活动，谨防喘脱。

九、当代名医经验

柏正平教授治疗哮病多从"风、痰、虚"三端和"肺、脾、肾"三脏入手，发作期责之于风痰，治宜祛风解痉、化痰平喘，常以舒喘汤治之；缓解期责之于肺、脾、肾虚，治宜健脾化痰、补益肺肾，常以补肺益肾膏治之；强调活血化痰之法可贯穿治疗始终。兼有鼻咽部不适，可予以辛夷、苍耳子通利鼻窍；仅咽部不适者，予以蝉蜕、马勃疏散肺经风热以宣肺利咽。病情反复发作者，常用虫类药物搜风通络、解痉平喘，如以地龙、蝉蜕疏利上焦风邪，透邪外出，缓解气道痉挛；病情重者，可用水蛭、蜈蚣之属。大便不通时，予肉苁蓉、火麻仁等通畅大便；哮喘日久迁延不愈，气血阻滞，则予当归、红花、丹参等活血化瘀。杨玉萍教授认为从风论治应重视实卫气、补肺气、扶正气，常用桂枝汤合玉屏风散，加蝉蜕、僵蚕、蜂房、防风、徐长卿等。从脾论治常用六君子汤、补中益气汤、参苓白术散。从肾论治常用六味地黄汤加减，药用龟甲、鳖甲、生地、麦冬、五味子等滋肾阴；或用二仙汤、金匮肾气丸，药用淫羊藿、鹿角霜、仙茅、补骨脂等补肾阳。肺肾两虚证而偏肾阳虚者可用金匮肾气丸合玉屏风散；偏肾阴虚者可用都气丸合玉屏风散；肾不纳气者常加磁石、冬虫夏草、胡桃肉或合用参蛤散滋肾纳气平喘。从肝论治常用逍遥散、龙胆泻肝汤、四逆散、柴胡疏肝散加佛手、郁金、玫瑰花、牡丹皮、川楝子、栀子等疏肝清肝。从痰论治常用四君子汤益气健脾或六君子汤加青皮、陈皮、葶苈子、厚朴、槟榔等。

十、病案举例

李某，男，50 岁。1990 年 11 月 19 日入院。自诉哮喘病史 20 余年，近 3 年来加重，尤以冬季为甚，发时呼吸迫促，胸闷气喘，咳嗽，痰白量多，甚则头面汗出，难以平卧。刻下症：呼吸困难，喉有痰声，颜面浮肿，目闭难张，纳差，小便如常，舌苔白腻，脉滑而兼数。

中医诊断：哮病（寒邪犯肺，痰饮互结）。

辨证分析：肺主气，司呼吸，主宣发肃降。久病哮喘，必有"夙根"，肺气受伤，易感外邪，所以每在冬季发作。此次发作，又逢冬寒，引动宿痰伏饮，为寒邪客肺，痰饮互结，肺气上逆，故病发喘哮痰鸣。饮邪上犯，颜面浮肿。综观舌脉证，病位在肺，病性为虚实夹杂，以实证为主，失治误治，即成肺胀顽疾，或有喘脱之变。

治法：温肺化饮，化痰平喘。

处方：射干 9g，五味子 15g，麻黄 9g，制半夏 9g，细辛 3g，干姜 9g，茯苓 15g，杏仁 9g，贝母 9g，炒莱菔子 9g，厚朴 9g，生代赭石 9g（研末）。连服 5 剂，喘定咳轻，咯痰减少，已能卧睡，饮食量增。方中去代赭石，加炒神曲、炙桑白皮各 9g，再服 4 剂，诸证基本解除。后以牡荆油胶丸调理数月，4 年未见复发。（《〈金匮要略〉与中医现代临床》）

按语　《金匮要略》指出"咳而上气，喉中水鸡声，射干麻黄汤主之"。药用射干十三枚，麻黄四两，生姜四两，细辛、紫菀、款冬花各三两，五味子半升，大枣七枚，半夏（大者，洗）八枚，煎服法要求"上九味，以水一斗二升，先煮麻黄两沸，去上沫，纳诸药，煮取三升，分温三服"。与小青龙汤相比，散寒作用稍弱，而化痰止咳、利咽喉作用更强，所以更适用于内有伏痰、外邪引动伏痰所致的痰哮。可广泛用于哮喘、喘息性支气管炎等以咳喘喉中痰鸣，咳痰色白为特征者。此例即典型哮病，故用射干麻黄汤而取良效。

（李　杰）

5　肺　胀

肺胀是多种慢性肺系疾病反复发作，迁延不愈，肺、脾、肾三脏虚损，导致痰瘀阻结，气道不畅，胸膺胀满，不能敛降，以喘息气促，咳嗽，咳痰，胸部膨满，憋闷如塞，或唇甲发绀，面色晦暗，心悸浮肿，脘腹胀满，烦躁不安等为主要表现的病证，严重者出现神昏、痉厥、出血、喘脱等危重症。《灵枢·胀论》指出"肺胀者，虚满而喘咳"。《灵枢·经脉》指出"肺手太阴之脉……是动则病肺胀满膨膨而喘咳"。东汉张仲景《金匮要略·肺痿肺痈咳嗽上气病脉证并治》更明确指出"咳而上气，此为肺胀，其人喘，目如脱状"。西医的慢性阻塞性肺疾病、肺气肿、肺心病等，可参照本病证进行诊治。

一、诊断要点

1.临床表现　以喘息气促、咳嗽、咳痰、胸部膨满、憋闷如塞等为主要表现。病久可见面色、唇甲发绀，心悸，脘腹胀满，肢体浮肿，甚至喘脱等危重证候。严重者可见神昏、抽搐或出血等症。

2. 发病特点　有慢性肺系疾病病史，或有长期大量吸烟史、粉尘接触史。多由外感诱发，其次过劳、暴怒、炎热也可诱发。病程缠绵，时轻时重。

3. 辅助检查　胸部 X 线检查、心电图、超声心动图、血气分析等有助于诊断。

二、鉴别诊断

1. 肺胀与哮病、喘证鉴别　肺胀为多种慢性肺系疾病日久积渐而成，临床表现除咳喘外，尚有心悸，唇甲发绀，胸腹胀满，肢体浮肿等症状。哮病是一种反复发作性的独立病证，临床表现以喉中哮鸣有声为特征。喘证作为多种急慢性疾病的一个症状，临床以气喘息促、呼吸困难为主要表现。哮病、喘证久治不愈，可渐成肺胀。

2. 肺胀与心痹鉴别　肺胀是多种肺系疾病反复发作，迁延不愈，肺脾肾虚，痰瘀互结，肺气胀满，不能敛降所致，临床表现为喘、咳、痰、满、闷为先，继而出现悸、肿、绀、昏、脱等证。心痹为风湿痹证，日久不愈，复感于邪，内舍于心，心气、心阳受损，心血瘀阻所致，临床表现为心悸，胸闷气短，病情加重可见心下痞满，急性发作者可见呼吸困难、气喘息促等证。

3. 肺胀与支饮鉴别　肺胀为多种慢性肺系疾病日久积渐而成，肺脾肾虚，痰瘀互结，肺气胀满，不能敛降所致，临床表现为咳嗽，气喘，心悸，唇甲发绀，胸腹胀满，肢体浮肿等。支饮为饮邪内停胸肺所致，临床表现为咳逆倚息不得卧，或伴有颜面虚浮，下肢浮肿，或面色黧黑，心下痞坚，小便不利，脉沉紧等。事实上，支饮常继发于慢性咳喘，所以可理解为肺胀的一组常见证候。

三、病因病机

肺胀的病因是长期慢性咳喘气逆，久病肺虚，反复感受外邪，使肺之体用俱损，痰瘀阻结，肺气胀满，不能敛降。

1. 体质因素　太阳卫阳不足、太阳卫阳太过体质者多见，太阴脾虚体质者、少阴肾虚体质者、少阳气郁体质者等，也可发病。

2. 感受外邪　外邪常见风寒、风热等。太阳卫阳不足体质，容易感受风寒，而太阳卫阳太过体质，易感受风热，或感受风寒，也容易入里化热。正虚之下，反复感受外邪，则更伤正气，使虚者更虚，则咳喘反复缠绵，逐渐加重，终成肺胀顽证。

3. 久病体虚　咳喘久病，肺气受伤，日久累及脾肾，则肺、脾、肾俱损，痰湿、血瘀互结，肺气不利，即可渐成肺胀。

肺胀病位在肺，常肺、脾、肾同病，后期可累及心、肝。《内经》论肺胀，强调病位在肺，本质为虚。隋代巢元方《诸病源候论·咳逆短气候》指出"肺虚为微寒所伤则咳嗽，嗽则气还于肺间则肺胀，肺胀则气逆，而肺本虚，气为不足，复为邪所乘，壅否不能宣畅，故咳逆短气也"。强调肺气虚为基础，肺气上逆，肺气壅塞是其重要发病环节。元代朱丹溪《丹溪心法·咳嗽》指出"肺胀而嗽，或左或右不得眠，此痰挟瘀血碍气而病"，强调痰瘀阻碍肺气是肺胀发病的重要病机。清代张璐《张氏医通·肺痿》指出"盖肺胀实证居多"，强调肺胀标实证也很突出。所以肺胀的病性当为本虚标实，正虚是基础，病情急变期则以标实为主。本虚早期多属气虚、气阴两虚，由肺而及脾、肾；晚期气虚及阳，可表现为阳虚，或阴阳两虚，病变以肺、脾、肾同病，常累及于心。应该指出的是，本病多为慢性咳喘积渐而成，正虚与邪实常互为因果，虚实证候常夹杂出现。病情越发越频，甚至可持续不已，尤其是老年患者，发病后若不及时救治，极易发生变证。如气不摄血，则见咳吐泡沫血痰，或吐血、便血；若痰迷心窍，肝风内动，则谵妄昏迷，震颤，抽搐；若心肺气脱，甚至可发生神昏，喘脱，汗出，肢冷，脉微欲绝等危候。

四、辨证要点

1. 辨标本虚实　感受外邪，急性发作时偏于标实，平时偏于本虚。标实为外邪、痰浊、瘀血，外感者伴恶寒发热、头身疼痛、脉浮等表证；以痰浊为主者见咳嗽痰黏，浊痰壅塞，不易咯出；夹血瘀者伴面色晦暗，唇甲青紫，舌下青筋暴露等。早期以痰浊为主，渐而痰瘀并重，可兼见气滞、水饮内停。本虚为肺、脾、肾三脏虚损，但主次常有不同。后期正气虚衰，痰壅血瘀，多本虚与标实并重。

2. 辨脏腑　肺胀以肺、脾、肾虚损为本，早期以气虚或气阴两虚为主，见气短，少气懒言，倦怠，纳差，便溏，腰膝酸软，或伴口干咽燥，五心烦热，舌红苔少或少津，脉细数等，病位在肺、脾、肾，后期气虚及阳，则可见怯寒肢冷，心悸，小便清长或尿少，舌淡胖，脉沉迟等，或可出现阴阳两虚，或阴竭阳脱之证，肺、脾、肾同病，累及于心。

3. 辨痰、饮、气滞、血瘀　咳逆上气，痰涎壅盛，咳吐稠痰，多因于痰；咳逆倚息不得平卧，咳痰量多清稀，面浮肢肿，心悸，尿少，多因于饮；咳逆喘息，胸膺膨满，为气滞；咳逆胸闷，面色紫暗，唇舌发绀，为血瘀。

4. 辨体质　太阳卫阳不足体质者，腠理疏松，体虚汗多，容易感冒；太阳卫阳太过体质者，烦热，容易感冒，感冒后容易咽痛，高热等。太阴脾虚体质者，体弱，食欲差，有腹满腹泻倾向。少阴肾虚体质者，体弱，或烦热，有失眠倾向；或畏寒，神疲多寐。少阳气郁体质者，性抑郁，爱生闷气。

五、治疗要点

肺胀为本虚标实、虚实错杂之证，急则治标，缓则治本，标本同治，扶正祛邪为基本治疗原则。标实者，以外邪、痰浊、水饮、瘀血等为主，分别可采取祛邪宣肺（辛温、辛凉）、降气化痰（温化、清化）、温阳利水（通阳、淡渗）、活血祛瘀，甚或开窍、息风、止血等法。本虚者，当以补肺健脾、益肾固本为主，或气阴两益，或阴阳双补。正气欲脱时，更应扶正固脱，救阴回阳。处理好治本与治标的关系，酌情选用扶正与祛邪治法，是取效的关键。清代李用粹《证治汇补》论肺胀治疗指出"又有气散而胀者宜补肺，气逆而胀者宜降气，当参虚实而施治"，强调肺胀治疗应该明辨虚实，或补肺，或降气，施以扶正祛邪之法。

由于肺胀急性加重阶段，多因为痰热内壅所致，进一步引发痰热化生浊邪，痰浊蒙闭神窍，则可致闭、脱之变。因此，清泻肺热应是肺胀急性加重阶段的首要治疗原则，此时清泻肺热常可釜底抽薪。《金匮要略》应用越婢加半夏汤治疗肺胀"其人喘，目如脱状，脉浮大者"，体现了清热化痰治法。此外，肺胀病史绵长，肺朝百脉、心主血脉功能受损，则周身血行瘀滞不畅，血不利则为水，更可血瘀水停，所以治疗又应该重视化瘀利水之法。

六、分证论治

1. 外寒里饮证　胸膺膨满，气短气急，咳逆喘满不得卧，咳痰白稀量多，呈泡沫状。口干不欲饮，面色青暗，周身酸楚，头痛，恶寒，无汗。舌胖暗淡，苔白滑，浮紧。

【治法】温肺散寒，化痰降逆。

【方药】小青龙汤加减。

【参考处方】炙麻黄 9～12g，桂枝 6～9g，干姜 6～9g，细辛 3g，清半夏 9～12g，五味子 6～9g，白芍 12～30g，炙甘草 6g。

【临床应用】若饮郁化热，症见烦躁而喘，脉浮者，可用小青龙加石膏汤。若表寒不著，症见咳而上气，喉中如水鸡声者，可用射干麻黄汤加减。若肺肾气虚，症见呼吸浅短难续，甚则张口抬肩，动则尤甚，倚息不能平卧者，可加人参、黄芪、蛤蚧、沉香、紫石英等。若瘀血阻络，症见面色青暗，唇甲青紫，舌质紫暗者，可加桃仁、红花、丹参、当归、赤芍、地龙等。

2. 痰浊阻肺证　胸满憋气，短气喘息，动则加重，咳嗽痰多，色白质黏，畏风易汗，脘腹痞满，纳呆，泛恶，便溏，倦怠乏力，或面色紫暗，唇甲发绀。舌质偏淡或淡胖，或舌质紫暗，舌下青筋显露，苔白厚腻或浊腻，脉细滑。

【治法】宣肺健脾，化痰降逆。

【方药】麻杏二三汤加减。

【参考处方】炙麻黄 9～12g，杏仁 9～12g，桃仁 9～12g，红花 9～12g，丹参 15～30g，枳壳 9～12g，清半夏 6～9g，陈皮 6～10g，茯苓 12～15g，炒葶苈子 12～15g，苏子 9～15g，白芥子 6～9g，莱菔子 9～15g，紫菀 9～12g，款冬花 9～12g，当归 9～12g，芦根 9～12g，川贝 6～9g，牛蒡子 9～15g，桔梗 6～9g，甘草 6g。

【临床应用】该方为二陈汤、三子养亲汤加麻黄、杏仁、桃仁、红花等组成，适用于慢性咳喘痰瘀互结、肺气宣降不利者。若痰浊中阻，症见脘腹痞胀，泛恶，纳呆者，可加瓜蒌皮、白豆蔻、砂仁、炒枳实、法半夏、焦三仙等。若脾胃虚弱，症见倦怠乏力，纳差，便溏，面色萎黄者，可加党参、黄芪、茯苓、白术等。若肺虚卫表不固，症见畏风易感者，可合用玉屏风散。若痰浊夹瘀，症见面唇晦暗，舌质紫暗，舌下脉络迂曲，舌苔浊腻者，可加丹参、牡丹皮、地龙、赤芍、水蛭等。

3. 痰热壅肺证　胸满气促，咳逆喘息，咳痰黄或白，黏稠难咳，身热，烦躁，口渴欲饮，目睛突胀，溲黄，便干，或发热微恶寒，咽痒疼痛，身体酸楚，出汗。舌质红或边尖红，舌苔黄或黄腻。脉滑数或浮滑数。

【治法】清肺化痰，降逆平喘。

【方药】桑白皮汤或越婢加半夏汤加减。

【参考处方】桑白皮 12～30g，黄芩 9～12g，炙麻黄 6～9g，生石膏 15～30g（先煎），紫苏子 9～30g，连翘 12～15g，栀子 9～12g，橘红 9～12g，清半夏 6～9g，茯苓 12～15g，鲜竹沥水 30～50ml（兑服），芦根 12～15g，杏仁 9～12g，桔梗 6～9g，生甘草 6g。

【临床应用】若痰热内盛，症见胸满气逆，痰胶黏不易咳出者，可加鱼腥草、全瓜蒌、浙贝等。若痰热闭肺，腑气不通，症见腹满便秘者，可加大黄、芒硝、厚朴、炒枳实等，或配合栀子厚朴汤。若咳痰黄稠带腥味者，可加鱼腥草、蒲公英、野菊花、金荞麦、漏芦等。若痰热伤津，症见口干咽燥者，可加天花粉、知母、麦冬等。若表邪不解，枢机不利，症见发热，口苦咽干，可加柴胡，或用麻杏甘石汤合小柴胡汤加减。

4. 痰蒙神窍证　意识蒙眬，表情淡漠，嗜睡，或昏迷，或烦躁不安，谵妄，撮空理线，或肢体瞤动、抽搐，咳逆喘促，咳痰黏稠或黄黏不爽，或伴痰鸣，唇甲青紫。舌质暗红或淡紫，或紫绛，苔白腻或黄腻，脉细滑数。

【治法】涤痰，开窍，息风。

【方药】涤痰汤加减。

【参考处方】橘红 9～12g，清半夏 9～12g，茯苓 12～15g，石菖蒲 9～12g，胆南星 9～12g，党参 9～15g，黄芩 9～12g，连翘 12～15g，郁金 12～15g，鲜竹沥水 30～50ml（兑服），瓜蒌 12～15g，竹茹 9～12g，枳实 9～12g，芦根 12～15g，桃仁 9～12g，杏仁 9～12g，桔梗 6～9g，生甘草 6g。

【临床应用】该方主要适用于痰热壅实证。若痰热内盛，症见身热，烦躁，谵语，神昏，舌质红，苔黄者，可加桑白皮、葶苈子、天竺黄、浙贝等。若肝风内动，症见瞤动、抽搐者，可用紫雪丹加钩藤、全蝎、羚羊角粉等。若热结大肠，腑气不通，症见大便燥结难解者，可加大黄、芒硝，或配合宣白承气汤加减。若瘀血明显，症见唇甲发绀者，可加丹参、红花、桃仁、水蛭、地龙等。若热伤血络，症见皮肤紫斑，咯血，便血色鲜者，可加水牛角、生地、牡丹皮、紫珠草等，或配合犀角地黄汤加减。

5. 肺肾气虚证 呼吸浅短难续，甚则张口抬肩，咳逆倚息不能平卧，痰白如沫，咳吐不利，胸满闷窒，声低气怯，心慌，形寒汗出，面色晦暗，或腰膝酸软，小便清长，或尿后余沥，或咳则小便自遗。舌淡或暗紫，苔白润，沉细虚数无力，或有结代。

【治法】补肺纳肾，降气平喘。

【方药】补肺汤合参蛤散加减。

【参考处方】黄芪 15～30g，人参 12～15g，钟乳石 15～20g，肉桂 5～9g，生地 10～15g，茯苓 10～15g，厚朴 10～15g，桑白皮 10～15g，干姜 6～10g，紫菀 10～15g，橘皮 6～10g，当归 10～15g，五味子 6～10g，远志 6～10g，麦冬 10～15g，大枣 10～15g，甘草 6g，蛤蚧粉 1～3g（冲服）。

【临床应用】若肺胀久病，宗气虚陷、痰瘀互结、水饮内停，症见气短胸闷，动则气喘，咳痰色白，舌暗苔薄腻，脉细，或短，甚至三五不调者，则可用升陷汤配合二陈汤加味。可随方加入炒葶苈子、苏子、桃仁、杏仁、丹参、桑白皮、猪苓、茯苓等。若尿频、多汗者，可加用山茱萸、五味子，或加蛤蚧粉 1～3g（冲服）。若肾不纳气，症见喘逆甚，动则加重者，可加补骨脂、灵磁石、沉香面（冲服）、紫石英等。若肺虚有寒，症见怕冷，舌质淡者，可加桂枝、细辛、钟乳石等。若肺肾阴虚，症见低热，舌红苔少者，可加麦冬、玉竹、生地、知母，或用生脉散合麦味地黄丸加减。若气血瘀阻，症见颈脉动甚，面唇青紫明显，舌紫暗者，可加当归、丹参、桃仁、地龙等。若心气虚，症见心动悸，脉结代，可合用炙甘草汤加减。

6. 阳虚水泛证 喘咳不能平卧，胸满憋气，咳痰清稀。面浮，下肢肿，甚则一身悉肿，腹部胀满，尿少，脘痞，纳差，心悸，怕冷，面唇青紫，舌胖质暗，苔白滑，沉细滑或结代。

【治法】温肾健脾，化饮利水。

【方药】真武汤合五苓散加减。

【参考处方】炮附子 9～12g（久煎），肉桂 3～6g，白芍 12～30g，白术 9～15g，茯苓 15～30g，猪苓 15～30g，炒葶苈子 12～15g，车前子 12～15g（包煎），桑白皮 15～30g，丹参 15～30g，生姜 3 片为引。

【临床应用】该方适用于肺胀日久不愈，心肾阳衰，血瘀水停者。若咳痰量多，舌苔水滑者，可加干姜、细辛、五味子等。若血瘀甚，症见发绀明显者，可加桃仁、红花、丹参、赤芍、泽兰、北五加皮等。若表现为支饮，症见气喘胸闷，心下痞坚，面色黧黑，脉沉紧者，可用木防己汤加茯苓、车前子、炒葶苈子、丹参等。若水肿势剧，上凌心肺，症见心悸喘满，咳逆倚息不得卧者，可用桑苏桂苓饮，加沉香粉（冲服）、椒目、葶苈子等。

七、其他疗法

针灸疗法 喘息难以控制时，取穴肺俞、列缺、心俞、内关、气海、足三里；痰多不易咳出者，取穴足三里、丰隆、天突。针刺用平补平泻法。外寒内饮、阳虚水泛证，平素可艾灸大椎、肺俞、肾俞、命门、足三里、三阴交等穴。

八、预防调护

平素坚持锻炼身体，以增强体质，注意保暖，平衡膳食，以预防感冒。禁烟，并避免进食辛辣、生冷，或过咸、过甜。若伴水肿者，则应减少盐的摄入。急性发病期，应积极治疗。冬季发病者，可采用冬病夏治穴位贴敷疗法。于每年三伏，取细辛、甘遂、白芥子等，外敷肺俞、脾俞、肾俞，3 年 1 个疗程，或可减少咳喘发作。

九、当代名医经验

邵长荣教授认为肺胀治当以清肺化痰、顺气活血为主，必要时补肾纳气。临床常用三桑肾气汤为主方。"三桑"即桑白皮、桑寄生、桑椹，其中桑白皮泻肺火与水气而平喘。另用桑叶、荆芥、防风解表散邪；陈皮、半夏、白术、茯苓、炙甘草、大枣、薏苡仁、砂仁、白豆蔻健脾化痰；射干利咽下气；胡颓子叶敛肺平喘；款冬花润肺下气；青皮疏肝理气、散结消痰；甘麦大枣汤养心安神。此乃五脏同调之方。邵长荣教授强调肺胀初起脾胃虚弱，应注意先健脾胃，而后补肾。武维屏教授强调肺胀久病肺虚，痰浊、瘀血是主要病理因素，病性是本虚标实，晚期可致痰瘀壅盛、五脏衰败。早期本虚以气虚或气阴两虚为主，病位在肺、脾、肾；后期伤及气血阴阳，可累及五脏。早期标实以痰浊为主，渐而痰瘀并重，并可见气滞、水饮错杂。肺胀后期，气血阴阳俱虚，五脏衰败，病机极为复杂。治疗倡导"益气活血化痰法"，气虚血瘀、痰热郁肺者，方用麻杏龙石汤加减；气虚血瘀、痰浊壅肺者，方用麻杏二陈汤加减；阴虚血瘀、痰热恋肺者，方用犀角地黄汤合漏芦连翘散加减；气阴两虚、痰瘀互阻者，方用麦味五参汤加减；脾肾阳虚、水湿泛滥者，方用桑苏桂苓饮加减；肝肾阴虚、痰蒙心窍者，方用涤痰汤合菖蒲郁金汤加减。

十、病案举例

关某，女，71岁。2010年11月4日就诊。主因咳嗽咯痰喘憋反复发作20余年，加重1周来诊。20余年前因东北天气寒冷，其经常感冒后出现咳嗽咯痰，当时未予重视。10余年前开始每于着凉感冒后出现咳嗽咯痰，重则喘息，夜间不能平卧，常自服氨茶碱和"消炎药"方能缓解。平素晨起咳嗽、咯少量白色痰，上楼梯略喘息，未系统治疗。7天前天气突然变冷而感冒，出现恶寒、头痛，自服感冒清热颗粒，不缓解，反而出现喘息短气，夜间不能平卧入睡，咳嗽、咯痰色白黏腻量多，胸脘满闷，纳少神疲，倦怠乏力，舌体胖大，舌质紫暗，苔白腻，脉细滑。查体：肺气肿体征，双肺满布干湿啰音，双下肢凹陷性水肿，口唇指甲末端发绀。血常规：白细胞 $9.9 \times 10^9/L$，中性粒细胞84%。

中医诊断：肺胀（痰浊阻肺，兼有瘀血）。

辨证分析：肺属金，主气，司呼吸；脾主土，主运化。患者为老年女性，久病咳喘，先伤肺气，累及脾肾，留痰留瘀，渐成肺胀顽疾。痰阻于肺，肺气不利，故见喘息，咳嗽、咯痰色白黏腻量多；痰阻于脾胃，气机不畅，故见胸脘满闷，纳少神疲，倦怠乏力；久病多瘀，故见口唇指甲末端发绀。综合舌脉证，乃痰瘀阻肺之证。病位以肺为中心，兼及脾肾与心，病性为虚实夹杂，本虚标实之证，失治可有喘脱之变。

治法：化痰活血，利肺平喘。

方药：二陈汤合三子养亲汤加减。

处方：姜半夏10g，陈皮10g，茯苓15g，紫苏子10g，白芥子10g，炒莱菔子10g，丹参10g，肉豆蔻10g，砂仁6g（后下），桃仁10g，杏仁10g，生甘草5g。14剂，每日1剂，水煎服。复诊时，咳喘诸症明显减轻。

按语　二陈汤为化痰祖方，尤其适用于湿痰证。姜半夏燥湿化痰、下气散结，陈皮芳香醒脾、化痰燥湿，茯苓健脾渗湿。而三子养亲汤方用紫苏子止咳平喘、顺气行痰，炒白芥子利膈消痰、温肺利气，炒莱菔子行气祛痰、消食导滞。二陈汤与三子养亲汤合用，化痰兼顺气，配合丹参、桃仁等化血化瘀，更适用于痰瘀互结肺气不利之证。

（任传云）

6 肺 痈

肺痈是指因热毒、血瘀蕴结于肺，导致肺叶生疮，肉败血腐而形成脓疡，临床以发热，咳嗽，胸痛，咳吐腥臭脓痰或脓血相兼为主要表现的病证。汉代张仲景《金匮要略·肺痿肺痈咳嗽上气病脉证治》首次提出"肺痈"病名及其临床表现，指出"咳而胸满振寒，脉数，咽干不渴，时出浊唾腥臭，久久吐脓如米粥"。现代医学的肺脓肿、化脓性肺炎、肺坏疽及支气管扩张等伴化脓性感染者，均可参照本病证诊治。

一、诊断要点

1. 临床表现 初期多以恶寒、发热、咳嗽为主要表现。成痈期可发展为高热、胸痛。溃脓期可见咳吐腥臭脓痰或脓血相兼，此时脓血浊痰吐入水中，常会下沉水底。恢复期若正胜邪退，可见热退痰清，再经数周可逐渐恢复，如正虚邪恋，迁延不愈，表现为持续咳嗽，咯吐脓血腥臭痰，低热，消瘦，转成慢性，则病归缠绵。

2. 发病特点 急性起病，好发于素有肺系疾病、久病体虚或肺胃热盛之人，常由外感诱发，内外合邪致病，部分患者可呈慢性病程，缠绵不愈，或反复发作。

3. 辅助检查 血常规、血沉、C 反应蛋白（CRP）、胸部 X 线检查、胸部 CT 检查及痰培养、血培养等，有助于诊断与鉴别诊断。

二、鉴别诊断

1. 肺痈与风温肺热鉴别 初期皆可见发热、咳嗽、胸痛及咳痰等。肺痈常突然出现寒战高热、胸痛，继而出现咳吐腥臭脓血痰典型症状，是热毒、血瘀蕴结于肺，导致肺叶生疮，肉败血腐所致。风温肺热以发热、烦渴、咳嗽、气喘为主症，痰多黄稠，无腥臭脓血痰，为风热袭肺，肺热壅盛，肺失宣降所致。

2. 肺痈与肺痨鉴别 两者皆可见发热、咳嗽、胸痛及痰中带血等。肺痈急性起病，表现为寒战高热、胸痛、咳吐腥臭脓血痰，是热毒、血瘀蕴结于肺，导致肺叶生疮，肉败血腐所致。肺痨多为慢性起病，发热多为午后低热，或见骨蒸潮热，可伴有盗汗、消瘦等，可见痰中带血，大口咳出鲜血，非腥臭脓血痰，为正虚痨虫感染，阴虚火旺，热灼肺络所致。

三、病因病机

肺痈病因多以体质因素为基础，或因外感，或因内伤，或内外合邪致病，总以热毒、血瘀蕴结于肺为核心病机。

1. 体质因素 以太阳卫阳太过体质及少阴阴虚体质者较为多见。其他如阳明胃热体质者等也可发病。

2. 感受外邪 可由风热客肺蕴毒成痈，也可由风寒袭肺，未经发越，郁而化热成痈。隋代巢元方《诸病源候论·肺痈候》指出"其气虚者，寒乘虚伤肺"。寒邪化热，蕴结于肺，也可导致肺痈。

3. 饮食失节 尤其是过嗜肥甘厚味，煎炸等物，酒食积热，火热熏蒸，炼液成痰，痰热蕴肺，如此则易招引外邪来犯。明代楼英《医学纲目》就曾指出肺痈为"食啖辛热炙爆，或醺饮热酒"所致。

4. 劳伤久病 久病内伤，尤其是肺系久病，肺脏受损，阴虚燥热，素体肺热内蕴，加以劳倦，卫外不固，外邪乘虚侵袭引发肺痈。

　　肺痈病位在肺，是外邪内犯，热壅于肺，或素体痰热素盛，或内外合邪，蒸灼肺脏，以致热毒血瘀壅肺，蕴酿成痈，血败肉腐化脓。热毒血瘀是肺痈成痈化脓的病理基础。《金匮要略·肺痿肺痈咳嗽上气病脉证治》指出"风伤皮毛，热伤血脉；风舍于肺，其人则咳，口干喘满，咽燥不渴，多唾浊沫，时时振寒。热之所过，血为之凝滞，蓄结痈脓，吐如米粥，始萌可救"，明确提出肺痈不同阶段的临床表现与肺热壅结、血败为脓的病机特点。清代陈士铎《辨证录·肺痈门》指出"盖肺之所以生痈者，因肺火不散也，然肺火来，因肺气虚也"，明确指出肺痈因于热，常有肺气虚的基础。清代喻嘉言《医门法律·肺痈肺痿门》更提出"五脏蕴崇之火，与胃中停蓄之热"病机，重视肺痈"内外合邪"的病机特点。实际上，肺痈初期、成痈期确实多为实证，而溃脓期、恢复期多虚实夹杂。肺痈的病机演变又可随着病情的发展，邪正的消长，而表现为初期、成痈期、溃脓期、恢复期等不同阶段。初期，风热外犯，或风寒化热，内郁于肺，或内外合邪，肺卫同病，可见恶寒、发热、咳嗽等肺卫表证。成痈期，热毒壅肺，气血两燔，热壅血瘀，凝结肺叶，蕴毒成痈，表现为高热、振寒、咳嗽、胸痛等痰瘀热毒蕴肺的证候。溃脓期，为肺叶生疮，肉腐血败化脓，脓肿溃破，可见排出大量腥臭脓痰或脓血痰表现。恢复期，脓肿内溃外泄，邪毒渐尽，病情趋向好转，但因肺体损伤，邪去正虚，可见口燥咽干、心烦盗汗、热退痰清表现。若溃后脓毒不尽，正虚邪恋，可见脓血痰日久不净、痰液由清复转臭浊，病归缠绵不愈。

四、辨证要点

　　1. 辨病期　肺痈可因疾病发展特点分为初期、成痈期、溃脓期、恢复期。临床辨证论治当以辨病分期为基础。初期多以恶寒、发热、咳嗽为主要表现。成痈期可以壮热、胸痛为主要表现。溃脓期可见咳吐腥臭脓痰或脓血相兼。恢复期若正胜邪退，可见热退痰清，再经数周可逐渐恢复；如正虚邪恋，迁延不愈，表现为持续咳嗽，咯吐脓血腥臭痰，低热，消瘦，则转成慢性病程。

　　2. 辨虚实　实热证多见。初期、成痈期多实证，而溃脓期、恢复期多虚实夹杂。初期可表现为风热犯肺，肺失宣降；成痈期可表现为热毒、血瘀凝结肺叶；溃脓期，肺叶生疮，肉腐血败化脓，脓肿溃破，肺叶受损，气阴不足；恢复期，即气阴两虚，余毒留恋。

　　3. 辨体质　太阳卫阳太过体质者，畏热不畏寒，咽干口渴，容易外感，而表现为咽痛、高热喘嗽等。少阴阴虚体质者，形体多瘦长，畏热，思维敏捷，有失眠倾向。其他如阳明胃热体质者，形体壮实，畏热，食欲亢盛，有大便干倾向。

五、治疗要点

　　肺痈的基本治疗原则是清热解毒、化瘀排脓。其中，脓未成者，应着重清肺消痈；脓已成者，应着重排脓解毒。对于脓未成者，清代喻嘉言《医门法律·肺痿肺痈门》指出"凡治肺痈病，以清肺热，救肺气，俾其肺叶不致焦腐，其生乃全。故清一分肺热，即存一分肺气"。可见肺痈初期清肺法之重要，此时痰热蕴肺，肺失宣降，若清肺解表，给邪以出路，祛邪外出，则可避免郁结成脓，疗肺痈于未发。临床施治可以宣肺解表、泻肺化痰、清热解毒为法，对于胃肠结热，亦可通利大肠以达釜底抽薪、涤其壅塞之功。而对于脓已成者，清代林珮琴《类证治裁·肺痈》指出"肺痈毒结有形之血，血结者排其毒"，此时排脓解毒，祛邪外出为第一要务，因此时病性多虚实夹杂，临证当视其正邪盛实，应用清脓、透脓、托脓之法。清脓可参照千金苇茎、桔梗汤以排脓解毒，透脓适用于脓出不畅之时，可予皂角刺、炮山甲等以透邪外出，对于正气亏虚者，可佐以黄芪、党参托邪外出。同时，脓损肺络，络破血出，故对于脓已成者，勿忘活血化瘀的重要性，千金苇茎汤以桃仁取其活血之功即有此意。恢复期阴伤气耗，治当养阴益气，兼去余毒。若久病邪恋正虚者，则应扶正祛邪。当时时以清肺热、补肺气为念。另外，清代张璐《张氏医通·肺痈》还指出"初起时，极力攻之"、"慎不可用温补保肺药，尤忌发汗伤其肺气"，强调不可妄用温补，或因发热妄行发汗。

六、分证论治

1.初期 发热微恶寒，咳嗽，咯黏液痰或黏液脓血痰，痰量由少渐多，胸痛，咳时尤甚，呼吸不利，口干鼻燥，舌苔薄黄或薄白，脉浮数而滑。

【治法】清热散邪。

【方药】银翘散加味。

【参考处方】金银花 15～30g，连翘 12～15g，芦根 12～15g，竹叶 9～12g，薄荷 6～9g（后下），蒲公英 15～30g，紫花地丁 15～30g，金荞麦 15～30g，野菊花 12～15g，鱼腥草 15～30g，牛蒡子 12～15g，桔梗 6～9g，甘草 6g。

【临床应用】该方适用于太阳卫阳太过体质，风热外犯，或热毒郁肺者。若痰热盛，症见咳嗽痰多者，可加浙贝、杏仁、冬瓜仁等。若肺气壅滞，症见胁痛，呼吸气急者，可加用瓜蒌、丹皮、郁金、丝瓜络等。若风寒外感，入里化热，症见咳嗽痰多者，可用麻杏甘石汤加黄芩、鱼腥草、连翘、漏芦等。

2.成痈期 身热转甚，时时振寒，继则壮热不寒，汗出烦躁，咳嗽气急，胸满作痛，转侧不利，咳吐浊痰，呈现黄绿色，自觉喉间有腥味，口干咽燥，舌苔黄腻，脉滑数。

【治法】清肺化瘀消痈。

【方药】千金苇茎汤合如金解毒散加味。

【参考处方】芦根 12～15g，桃仁 9～12g，杏仁 9～12g，冬瓜仁 15～30g，薏苡仁 15～30g，黄芩 9～12g，山栀 9～12g，鱼腥草 15～30g，败酱草 15～30g，大青叶 12～15g，金荞麦 15～30g，金银花 15～30g，甘草 6g。

【临床应用】该方临床常可配合西黄丸。若大便干者，可加用大黄等。若肺气不利，症见咳而喘满，咳痰浓浊痰，不得平卧者，可加用炒葶苈子、桑白皮等。若胸闷疼痛，转侧不利者，可加用浙贝、制乳香、制没药等。

3.溃脓期 突然咯吐大量血痰，或痰如米粥，腥臭异常，有时咯血，胸中烦满而痛，甚则气喘不能平卧，仍身热面赤，烦渴喜饮，舌质红，苔黄腻，脉滑数或数实。

【治法】排脓解毒。

【方药】加味桔梗汤加减。

【参考处方】桔梗 6～9g，薏苡仁 15～30g，浙贝 12～15g，陈皮 9～12g，炮山甲 9～12g，皂角刺 12～15g，天花粉 12～15g，白芷 6～9g，金荞麦 15～30g，黄芩 9～12g，连翘 12～15g，金银花 15～30g，甘草 6g。

【临床应用】若脓出不畅，可加败酱草、鱼腥草消痈排脓。若热灼血络，症见咳脓血量多者，可加丹皮、山栀、蒲黄、藕节、三七粉（冲服）。若热伤津液，症见咽干口燥者，可加用生地、玄参等。若热伤气阴，症见乏力、咽干者，可加用生黄芪、当归、生地、玄参等。

4.恢复期 身热渐退，咳嗽减轻，咯吐脓血渐少，臭味亦减，痰液转为清稀，或见胸胁隐痛，难以久卧，气短乏力，自汗，盗汗，低热，午后潮热，心烦，口干咽燥，面色不华，形瘦神疲，舌质红或淡红，苔薄，脉细或细数无力。

【治法】益气养阴清肺。

【方药】沙参清肺汤合竹叶石膏汤加减。

【参考处方】生黄芪 15～30g，太子参 12～15g，北沙参 12～15g，麦冬 9～12g，竹叶 9～12g，生石膏 15～30g（先煎），知母 12～15g，金银花 12～15g，连翘 9～12g，黄芩 9～12g，金荞麦 15～30g，姜半夏 9～12g，杏仁 9～12g，薏苡仁 15～30g，冬瓜仁 15～30g，鱼腥草 15～30g，桔梗 6～9g，甘草 6g。

【临床应用】若余热未尽，症见低热者，可加用地骨皮、白薇、功劳叶、仙鹤草等。若咳嗽，咳脓血痰，日久不净者，可加用败酱草等。若脾虚，症见食少便溏者，可加用炒白术、山药、茯苓、炒麦芽等。

七、预防调护

素有肺系疾病者，当注意顺应四时增减衣物，饮食有节，起居有时，远离烟酒及辛辣烧烤等，减少可能诱发肺痈的因素。

肺痈发病，应及早治疗。注意卧床休息，密切观察体温变化及脓痰色、质、量、味等。溃脓期可根据内痈具体病位合理放置引流管。如大量咯血，还应警惕脓血阻塞气道导致窒息。发病期间，饮食应以清淡而富有营养为宜，不可进食过咸及油腻厚味，远离辛辣刺激食物及海鲜等发物。

八、当代名医经验

赵绍琴教授论治肺痈，当宣肺展气。肺痈未成病在卫分，当辛凉清解，肃降化痰，可用薄荷、前胡、浙贝、杏仁、苏子、黄芩、石膏、鲜芦根、白茅根；中期肺痈已成未溃，病在气分，当泄热化湿，清肃消痰，可用甜葶苈、桑白皮、贝母、前胡、皂角刺、桔梗、生甘草、黄芩、金银花，配合醒消丸；极期肺痈已溃，治当清化痰热，活血通络，以千金苇茎汤合鱼腥草、甜葶苈、皂角刺、黄芩、金银花，配合犀黄丸。恢复期治当甘寒养阴，活血通络，可用南沙参、北沙参、麦冬、生黄芪、贝母、薏苡仁、桔梗、生甘草、赤芍、地骨皮、桑白皮、丹皮等。印会河教授认为肺痈乃肺实证，当理大肠，千金苇茎汤方中桃仁、薏苡仁、冬瓜子可清肠排脓。胸痛可加赤芍、丹参、郁金等；发热明显者，可加鱼腥草或再加生石膏。脓尽以后，可用《济生》桔梗汤加黄芪、百合等，或用六味地黄丸类方化裁。朱良春教授发掘民间验方应用大剂量金荞麦治疗肺脓肿，更是挽救了众多患者生命。

九、病案举例

周某，男，年近花甲，恶寒发热，胸痛不适，咳嗽咯脓腥臭痰旬余，某地医院予抗生素，体位引流等法，常规治疗月余，虽病情缓解，但终久不愈，要求手术切除局部残肺，患者畏惧不愿意，家人迫于无奈，于1997年7月21日，正值盛夏，邀中医诊治，发热38℃，咳嗽气喘，纳谷欠佳，体瘦弱，舌淡红，苔薄黄，脉细数。

中医诊断：肺痈（热毒留恋，气阴两虚）。

辨证分析：肺主气，司呼吸，为清虚之脏，不容受邪。患者患病咳吐脓痰腥臭旬余，气阴已伤，仍有发热是余邪未尽，肺不主气，肺气不利，故见咳喘。气阴不足，故见体瘦，纳谷不馨。综合舌脉证，舌淡红，苔薄黄，脉细数，乃气阴两虚、热毒留恋之证。病位在肺，病性虚实夹杂，虚为气阴两虚，实为热毒。失治误治，迁延不愈，久咳成痿，或有喘脱之变。

治法：解毒排脓，益气养阴。

方药：桔梗汤加味。

处方：桔梗30g，甘草20g，枳壳20g，连翘20g，杏仁10g，阿胶10g（烊化），浙贝15g，黄芪40g，金银花40g，夏枯草25g，败酱草30g。取服5剂，病情渐轻好转。效不易方，依照上方，增减变通用药送服38剂，热退咳止，病除羌瘥。尔后休息数天恢复正常工作，随访1年无变化。（《〈金匮要略〉与中医现代临床》）。

按语 《金匮要略》云："咳而胸满振寒，脉数，咽干不渴，时出浊唾腥臭，久久吐脓如米粥者，为肺痈，桔梗汤主之。"原书方后注提示桔梗汤可促进脓液排出。临床配合千金苇茎汤加金荞麦、鱼腥草、败酱草、金银花、蒲公英等，可提高疗效。此例即肺痈恢复期，发热咳喘仍在，提示余邪未尽，故用桔梗汤，随方加用益气养阴、清热解毒药，颇适用于高年体弱，或肺脓肿恢复期气阴两伤者。

（李潇然）

7 肺 痨

肺痨是因劳伤正气、痨虫伤肺所致的以咳嗽、咯血、潮热、盗汗以及身体逐渐消瘦等为典型表现，且具有传染性的慢性消耗性疾病。早在《金匮要略·血痹虚劳病脉证并治》即有"马刀侠瘿者，皆为劳得之"，在古代肺痨常混杂于虚劳。晋代葛洪《肘后备急方》提出"尸注"、"鬼注"等病名，谓之"死后复传之旁人，乃至灭门"，提示其有传染性。宋代陈无择《三因极一病证方论》始称之为"痨瘵"。元代葛可久更有《十药神书》被认为是现存最早的治疗肺痨的专著。现代医学肺结核可以参照本病证进行诊治。

一、诊断要点

1. 临床表现 以咳嗽、咯血、潮热、盗汗等为主症。咳嗽多见干咳少痰，伴咽燥口干。咳血常为痰中带血，或咯血量多，血色鲜红。潮热，多从午后开始，低热为主，或夜热早凉，五心烦热，骨蒸潮热，面颧红赤。盗汗，常见睡中汗出，醒后汗止。肺痨日久，还可见形寒乏力，易汗肢冷，饮食减少，体重减轻，肌肉瘦削，晚期则形销骨立，可见男性遗精，女性月经不调甚或闭经等。

2. 发病特点 慢性迁延发病，常有明确与肺痨患者密切接触史，好发于长期烦劳过度的少阴阴虚体质及情志忧郁的少阳气郁体质人群，或青年及老年人群。

3. 辅助检查 血常规、血沉、痰涂片或结核菌培养、结核菌素试验、胸部 X 线检查等，有助于诊断与鉴别诊断。

二、鉴别诊断

肺痨与肺痿、肺积鉴别 肺痨、肺痿、肺积，皆是慢性病程，均可表现为咳嗽、咳痰，或痰中带血，甚至逐渐消瘦等症状，所以需要鉴别。肺痨多由劳伤正气、痨虫伤肺所致，典型表现为咳嗽、咳血、潮热、盗汗、形体消瘦，具有传染性，总体可治。而肺痿是由多种肺系疾病发展引起肺叶痿弱不用所致的以咳喘气短、咳吐浊唾涎沫为主要表现的病证，病情进展，预后较差。肺积多见于老年人尤其是吸烟者，可表现为咳嗽阵发、咳痰或痰中带血，胸闷气短，或胸痛，逐渐消瘦等，为痰瘀化毒蕴结于肺，久积而成，预后险恶。

另外，自古肺痨常混杂于虚劳中，原因是两者皆为慢性病程，病势缠绵，常见神疲乏力、形体消瘦等气血阴阳亏虚的证候。肺痨中心病位在肺，有传染性是其特点。

三、病因病机

肺痨的病因之中，外因为瘵虫伤肺，内因包括体质因素、情志不畅、饮食劳倦、久病体虚。

1. 痨虫伤肺 肺痨的关键致病因素是痨虫感染。痨虫具有极强的传染性，肺痨常有家族聚集性发病特点。

2. 体质因素 体质与疾病发生发展密切相关，最多见的是少阴阴虚体质，尤其是青年读书人。他如少阳气郁体质等，有时也可发病。

3. 情志不畅　七情所伤，以忧思为主。宋代陈无择《三因极一病证方论·五劳证治》指出"预事而忧则肺痨"。清代徐春甫《古今医统大全·痨瘵门》指出"惟过于思者，寝成痨瘵……先哲所谓五劳、六极、七伤，盖因证而言也"。

4. 饮食劳倦　劳倦内伤，包括劳心、房劳、形劳，或因饥饱失时，皆有关肺痨发病。明代武之望《济阴纲目·传尸劳》指出"传尸劳瘵者，盖由酒色过度，饮食不节"。龚廷贤《寿世保元·痨瘵》指出"因房欲过度，而成阴虚火动劳瘵之症"。

5. 久病体虚　如消渴，日久热伤气阴，可表现为阴虚、气虚或气阴两虚，容易导致肺痨发病，老年、妇孺素体正气亏虚亦可导致肺痨发病。

肺痨的病位在肺，可传到脾肾，也可累及心肝。基本病机是痨虫侵蚀肺，肺阴耗损，阴虚火旺，久病阴损及阳。早在元代朱丹溪《丹溪心法·劳瘵》就曾提出"劳瘵主乎阴虚"、"阴火销烁"的病机认识。痨虫伤人，肺脏首当其冲。肺脏受损，肺阴亏虚，故见咳嗽、咯血。金不生水，肾水枯竭，真阴不足，内生虚热，虚火上炎，更熏蒸肺脏，而致骨蒸潮热、盗汗。子盗母气，脾气亏损，气血生化乏源，令人形体羸瘦，腹胀泄泻，肢体无力。阴虚火旺，热灼肺络，络破血出，而致咯血、痰中带血。肾水不足，心火自旺，血不养心，可见不寐、心悸，加之七情劳伤，肝火犯肺，可见胁痛、口苦。肺虚治节失司，血脉运行不畅，病及于心，甚至可见气喘、心悸、水肿、发绀等，则病归难治。

肺痨的病性常表现为虚实夹杂，以本虚为主。本虚证候常伴随疾病的发展而不断变化：肺痨之初，痨虫蚀肺，肺阴受损为主，可见阴虚火旺之证，肺痨日久，阴伤及气，阴损及阳，可渐成气阴两虚，甚或阴阳俱虚。另外，标实证也有表现为痰瘀者。总的来说，肺痨发病常是因虚致实，由实生虚，虚中夹实，以虚为主。

四、辨证要点

1. 辨脏腑定位　肺痨中心病位在肺，可累及脾、肾，并与肝、心相关。肺虚多为肺阴虚，可见干咳、少痰、口干咽燥，脾虚多为脾气虚，可见乏力、腹胀泄泻、肢体无力。肾虚多为肾阴虚，可见潮热、骨蒸、五心烦热，也可为肾阳虚，而见形寒肢冷、五更泄泻。心火多见心烦不寐、心悸，肝火犯肺多见胁痛、口苦。

2. 辨轻重缓急　判别肺痨预后，应重视胃气是否受损，元气是否受伤。若表现为高热或长期低热不退，咳血反复发作，甚至大量咯血，形体消瘦，大肉陷下，形容枯槁，气短喘促，动则大汗，语声低微，声音嘶哑，唇紫，脉细而数疾无力，或脉浮大无根，则提示元气大伤，胃气受损，病情危重，治疗困难。

3. 辨虚实　肺痨以本虚为主，常表现为虚实夹杂。辨证需分辨虚实，本虚证最常见为阴虚，气阴两虚，阴阳两虚，结合脏腑定位多为肺虚，或肺脾两虚，或肺肾俱虚，甚至肺、脾、肾俱虚；标实证常表现为心火、肝火，也有表现为痰热、血瘀者。

4. 辨症状主次　咳嗽、咳血、潮热、盗汗被认为是肺痨四大主症，临床分辨这些症状的轻重主次，有利于进一步审察病机重点。

5. 辨体质　少阴阴虚体质者，多体形瘦长，畏热心烦，思维敏捷，有失眠倾向。少阳气郁体质者，性抑郁，爱生闷气。

五、治疗要点

补虚培元、抗痨杀虫是治疗肺痨的基本原则。补虚培元，旨在增强正气，以提高抗病能力，促进疾病的康复。补虚以甘寒滋阴润肺为主。若阴虚火旺，治当滋阴潜阳、退虚热。若气阴两虚者，治当益气养阴，培土生金；阴阳两虚者，治当滋阴壮阳。若以五脏立法，以补肺为主，治宜益气清肺，其次健运脾胃，胃纳好转，体重增加，正气得复，是培土生金之法。若金不生水，肾之真阴亏损，阴虚内热，当壮水之主，以制阳光，重视脾胃功能，避免滋腻。若肝气郁而化火上乘，肺金受灼，当柔肝降火。若心火上扰，当宁心安神。至若夹痰者化痰，夹瘀者活血，即化痰肃肺止咳、凉血化瘀止血之法。实际上，早在元代朱丹溪《丹溪心法》就重视补虚，强调滋阴降火治法。明代虞抟《医学正传·劳极》更明确指出 "一则杀其虫而绝其根本，一则补其虚而复其真元"。至此明确了肺痨补虚培元与抗痨杀虫的基本治则。另外，临床还要注意根据具体临床表现，如咳血、潮热、盗汗等症状主次，重视抓主症辨证选方。

六、分证论治

1.肺阴亏虚证 干咳，咳声短促，或咯少量黏痰，或痰中带血丝或血点，血色鲜红，胸部隐隐闷痛，午后手足心热，皮肤干灼，口干咽燥，或有轻微盗汗，舌边尖红苔薄，脉细或细数。

【治法】滋阴润肺，杀虫止咳。

【方药】月华丸加减。

【参考处方】北沙参9～15g，麦冬9～12g，天冬9～12g，生地12～15g，熟地12～15g，百部9～12g，川贝9～12g，黄芩9～12g，桑叶9～12g，白菊花9～12g，阿胶9～12g（烊化），三七粉3～6g（冲服），茯苓9～12g，山药9～12g，炙甘草6g。

【临床应用】该方适用于少阴阴虚体质，肺痨肺阴虚为主者。若夹痰，症见咳嗽频繁而痰少质黏者，可加百合、杏仁、炙枇杷叶等。若痰中带血丝较多者，可加白及、仙鹤草、白茅根、海蛤粉等。若潮热骨蒸甚者，可加银柴胡、地骨皮、功劳叶、青蒿等。

2.阴虚火旺证 呛咳气急，痰少质黏，或吐稠黄痰，量多，时时咯血，血色鲜红，午后潮热，骨蒸，五心烦热，颧红，盗汗量多，口渴，心烦，失眠，性情急躁易怒，或胸胁掣痛，男子可见遗精，女子月经不调，形体日渐消瘦，舌红而干，苔薄黄或剥，脉细数。

【治法】滋阴降火。

【方药】百合固金汤加减。

【参考处方】生地25g，玄参15g，百合25g，沙参15g，麦冬12g，知母15g，川贝9g，黄芩9g，生白芍25g，藕节15g，侧柏叶12g，芦根12g，白茅根30g，地骨皮25g，桑白皮25g，丹参12g，三七粉6g（冲服），夏枯草15g，百部12g，仙鹤草30g。

【临床应用】此方适用于少阴肺肾阴虚体质，热灼肺络，络破血溢者。可滋阴补肾、润肺止嗽、凉血止血，最妙在应用黄芩、生白芍，一可清肺，兼以凉血；一可柔肝，其性收敛，乃肝肺同治之旨。更加用地骨皮、桑白皮者，旨在清肺热、降肺气，即泻白散之意。而加用丹参、三七则旨在活血止血，并可防其留瘀之弊。而夏枯草、百部可以抗痨止咳，为治疗肺痨咳嗽之效药。原方要求配合鲜藕汁频饮，治疗肺痨咳血屡取奇效。若少阳气郁体质，或肝经郁热，症见口苦咽干，或兼低热者，可加用银柴胡、鳖甲、丹皮、青蒿等。若骨蒸劳热突出，久不退者，可用清骨散，或秦艽鳖甲散。若热势明显升高者，可酌加胡黄连、黄芩、黄柏等。若痰热蕴肺，症见咳嗽痰黄稠浊者，可加桑白皮、知母、金荞麦、鱼腥草等。若肝火犯肺，症见咳血胁痛者，可用泻白散合黛蛤散加味或配合十灰散。若阴虚火旺，盗汗突出者，可加乌梅、煅牡蛎、麻黄根、浮小麦等，或用当归六黄汤加味。

3.气阴两虚证 咳嗽无力，气短声低，咯痰清稀色白，偶或痰中夹血，或咯血，血色淡红，午后潮热，伴有畏风，怕冷，自汗与盗汗并见，面色㿠白，颧红，纳少神疲，便溏，舌质嫩红，或舌淡有齿印，苔薄，脉细弱而数。

【治法】益气养阴。

【方药】保真汤加减。

【参考处方】党参9～12g，黄芪15～30g，白术9～12g，茯苓9～12g，甘草6g，天冬9～12g，

麦冬 9～12g，生地 12～15g，熟地 12～15g，当归 9～12g，白芍 12～15g，地骨皮 12～15g，黄柏 9～12g，知母 9～12g，柴胡 9～12g，莲子心 9～12g，厚朴 9～12g，陈皮 9～12g，白及 12～15g，黄芩 9～12g，百部 9～12g，仙鹤草 15～30g。

【临床应用】若咳嗽痰稀痰多者，可加紫菀、款冬花，或加陈皮、半夏等。若咯血量多者，可加花蕊石、蒲黄、仙鹤草、三七粉（冲服）。若为太阴脾虚体质，或久病及脾，症见纳少腹胀，大便溏薄者，可加炒薏苡仁、炒麦芽、莲子肉、山药等。注意慎用地黄、阿胶、麦冬等。若久病虚损，症见声音嘶哑或失音者，可加诃子、木蝴蝶、凤凰衣、胡桃肉等。

4. 阴阳两虚证　咳逆喘息少气，咯痰色白，或夹血丝，血色暗淡，潮热，自汗，盗汗，声嘶或失音，面浮肢肿，心慌，唇紫，肢冷，形寒，或见五更泄泻，口舌生糜，大肉尽脱，男子滑精、阳痿，女子经少、经闭，舌质淡或光嫩少津，脉微细而数，或虚大无力。

【治法】滋阴补阳。

【方药】补天大造丸加减。

【参考处方】党参 9～12g，黄芪 15～30g，白术 9～12g，山药 9～12g，茯苓 9～12g，白芍 12～15g，熟地 12～15g，当归 9～12g，枸杞 9～12g，龟甲 15～30g（先煎），鹿角胶 9～12g（烊化），紫河车粉 3g（冲服），酸枣仁 12～15g，远志 9～12g，阿胶 9～12g（烊化），炙甘草 6g。

【临床应用】该方适用于肺痨久病阴阳俱虚者。若肾虚气逆，症见气喘息促者，可加用胡桃仁、冬虫夏草、蛤蚧、五味子等。若阳虚血瘀水停，症见形寒肢冷，水肿者，可用真武汤合五苓散加减。若脾肾阳虚，症见畏寒泄泻，或五更泻者，可加用煨肉豆蔻、补骨脂，或用四神丸加减。注意此时忌用地黄、阿胶、当归等。

七、预防调护

加强营养，劳逸结合，定时作息，远离肺痨患者，是预防本病发生的关键。青少年应按规定进行灭活卡介苗预防接种。平素加强体育锻炼，提高抗病能力。

既病之后，应积极治疗，注意戒酒色，节起居，禁恼怒，息妄想，慎寒温，适当进行体育锻炼。饮食治疗，可进食甲鱼、母鸡、老鸭、牛羊乳、蜂蜜，或猪羊肺以脏补脏，适当进食白木耳、百合、山药、梨、藕、枇杷之类，以补肺润肺生津。忌食辛辣刺激动火之物。

八、当代名医经验

沈仲圭教授认为肺痨劳损在肺，治宜养阴、润肺、化痰、止咳，可用玄参、麦冬、地骨皮、百合、紫菀等。劳损在肾，治宜滋阴降火，潜阳安神、止血止咳，可用生地、玄参、麦冬、仙鹤草补虚，茜草根炭、白茅根、藕节止血，鳖甲、牡蛎、龟甲潜阳，贝母、杏仁、百部止咳。病势再进，则填补精血，调理脾胃，方可用白凤膏、保真汤。岳美中教授认为肺痨当分阶段治疗：初期宜甘寒养肺，治以麦冬、天花粉、生地，咳血配合十灰散，骨蒸用秦艽鳖甲汤，五心烦热用清骨散，盗汗用生脉散。中期食少消瘦，当以月华丸为主。末期大肉尽脱，肌肤甲错，可用葛可久太平丸治疗。李修五教授强调治疗肺痨有二法三禁：二法即养阴肃肺、清金保肺；三禁即禁燥烈，禁伐气，禁苦寒。主张治以甘寒养阴，甘以补脾，寒以保肺，清金保肺，扶正杀虫，标本兼顾。

九、病案举例

杜某，女，37岁，内蒙古赤峰市某医院医生。初诊：2002年3月12日。主因发现肺结核咳血1年余而来诊。患者有糖尿病，长期应用胰岛素降糖和多种抗结核药抗痨，疗效不好，来京求诊。刻下：胸闷，咳嗽少痰，时有咳血，痰中带血丝，咽干，疲乏无力，腰膝酸软，小便尚调，大便偏干,诊见体形消瘦,面色黧黑,舌质暗红而瘦,苔薄黄,脉弦细而略数,X 线摄片示空洞性肺结核。

中医诊断:肺痨之咳血(肺肾阴虚,热灼肺络)。

辨证分析:肺主金,肾主水,金水母子相生。患者有消渴病史,素体为少阴阴虚体质,阴虚之下,复感痨虫,即成肺痨,可表现为咳嗽少痰等。阴虚火旺,或加以肝火犯肺,热灼肺络,络破血溢,则可见咳血,或表现为痰中带血丝。肺肾阴虚,故见咽干疲乏,腰膝酸软。综合舌脉证,乃肺肾阴虚、热灼肺络之证。病位在肺,与肾及肝相关。病性为虚实夹杂,虚证为肺阴虚、肾阴虚,实证为肺热、肝火等。失治误治,则成咯血重症,或生厥脱之变。

治法:滋阴润肺,凉血活血止血。

方药:百合固金汤加味。

处方:生地 25g,玄参 15g,百合 25g,沙参 15g,麦冬 12g,知母 15g,川贝 9g,黄芩 9g,生白芍 25g,藕节 15g,侧柏叶 12g,芦根 12g,白茅根 30g,地骨皮 25g,桑白皮 25g,丹参 12g,三七粉 6g(冲服),夏枯草 15g,百部 12g,仙鹤草 30g。30 剂。嘱其频饮鲜藕汁至血止。

二诊:2002 年 4 月 12 日。服药后胸闷、咳嗽已减,咳血已止,体力和精神均有明显好转,嘱进一步治疗,原方去藕节、川贝,30 剂。

三诊:2002 年 5 月 15 日。服药 30 剂,胸闷、咳嗽、咳血症状消失,精神状态良好,已能正常门诊上班。复查 X 线摄片示空洞已明显好转,病灶缩小。仍用原剂量胰岛素,血糖控制较以前为好。嘱其原方服用。1 年后来京复诊见患者面色有光泽,康复如初。(《内分泌代谢病中西医诊治》)

按语 肺结核常见于糖尿病患者。因为消渴热伤气阴,正虚之处便是容邪之处,故易感染痨虫而成肺痨。中西医结合治疗方案值得推荐。此例即少阴阴虚之体,热灼肺络,络破血溢。故治当滋阴润肺、凉血活血止血,以标本同治。选方可滋阴补肾、润肺止嗽、凉血止血,其方最妙在应用黄芩、生白芍,一可清肺,兼以凉血;一可柔肝,其性收敛,乃肝肺同治之旨。加用地骨皮、桑白皮者,旨在清肺热、降肺气,即泻白散之意。加用丹参、三七则旨在活血止血,并可防其留瘀。而夏枯草、百部可以抗痨止咳,为治肺痨咳嗽效药。配合鲜藕汁频饮,治疗肺痨咳血常有奇效。

(李潇然)

8 肺 痿

肺痿是指肺病日久、气虚津伤、肺叶痿弱不用所致的以咳喘气短、咳吐浊唾涎沫为主症的病证。东汉张仲景《金匮要略》首先提出"肺痿"病名。现代医学的肺间质纤维化、硅沉着病等,可参照本病证进行诊治。

一、诊断要点

1. 临床表现 以咳喘气短,咳吐浊唾涎沫为典型症状。浊唾细沫稠黏,或白如雪,或带白丝,咳嗽,或不咳,自述气短,或动则气喘。常伴有面色㿠白,或面色苍白,形体瘦削,神疲,头晕,或时有寒热等全身症状。

2. 发病特点 慢性起病,常有多种慢性肺系疾病病史,久病体虚所致。

3. 辅助检查 胸部 X 线检查、肺功能检查、血气分析等,有利于诊断与鉴别诊断。动态观察肺功能,有利于了解病情进展和判断预后。其他如肺核素扫描、支气管肺泡灌洗、CT、MRI 等检查也有助于明确原发病。

二、鉴别诊断

1. 肺痿与肺痈鉴别　肺痿临床以咳喘气短、咳吐浊唾涎沫为典型表现，而肺痈以咳而胸痛，吐痰腥臭，甚则咳吐脓血为主症。肺痈属实，肺痿属虚。但肺痈失治，久治不愈，也可能转为肺痿。

2. 肺痿与肺痨鉴别　肺痿临床以咳喘气短、咳吐浊唾涎沫为典型表现，而肺痨临床以咳嗽、咳血、潮热、盗汗等为典型表现，有传染性。肺痨失治误治，迁延不愈，可能转为肺痿。

三、病因病机

肺痿的病因，包括体质因素、久病体虚，失治误治，尤其是多种肺系疾病，邪热伤阴，耗气伤津。

1. 体质因素　太阳不足与卫阳太过体质者、少阴阴虚体质者、少阴阳虚体质者及太阴脾虚体质者等，均可发生肺痿。

2. 久病体虚　消渴，久病伤阴耗气，或风湿顽痹，复感外邪，内伤肺气，或复经失治误治，如过用吐下，或汗出太多，重伤津液，损伤肺气，尤其是肺系疾病，肺热痰嗽，病情迁延，或肺痨久病不愈，或肺痈余毒未尽，伤阴耗气，津伤气虚，皆可发为肺痿。东汉张仲景《金匮要略·肺痿肺痈咳嗽上气病脉证治》指出"热在上焦者，因咳为肺痿，肺痿之病，从何得之？师曰：或从汗出，或从呕吐，或从消渴，小便利数，或从便难，又被快药下利，重亡津液，故得之"，提示肺痿病位在肺，热在上焦，肺津受伤，或因过用汗吐下，或因消渴，津液受伤引发。唐代王焘《外台秘要·咳嗽门》更明确指出肺痿为肺系疾病久咳不愈所致。

肺痿的病位在肺，与脾胃及肾密切相关。其发病为久病伤肺，气虚津伤，尤其是多种肺系疾病，不断进展，耗气伤津，或气虚阳衰，导致肺失濡养，或肺失温润，引发肺痿弱不用，即为肺痿。清代尤在泾《金匮要略心典》释曰："痿，萎也。如草木之枯而不荣。"提示肺痿为肺津受伤、痿弱不用所致。喻嘉言《医门法律·肺痿肺痈门》指出"肺痿者，其积渐已非一日，其寒热不止一端，总由肾中津液不输于肺，肺失所养，转枯转燥，然后成之"，提示肺痿发病与肺肾相关，为久积而成。

肺痿为病，以本虚为主，多虚中夹实。虚证，或表现为阴虚夹热，或表现为阳虚夹寒，气虚津伤是本病的共同发病基础。实证，或表现为邪热，或表现为寒凝，更多夹痰、夹饮，或痰瘀互结。其中，痰瘀痹阻肺络，更是肺痿发病的重要环节。多种肺系疾病，肺失宣降，气滞痰阻，加之久病入络，久病多瘀，痰瘀互结，则肺络痹阻，久痹不已，因痹成痿，即成肺痿。此时若失治误治，肺痿必然不断加重，肺病及肾，可致肺肾虚损。其后，虚损劳衰不断加重，肺之脏真之气大伤，最终可有喘脱之变。

四、辨证要点

1. 辨虚热与虚寒　虚热证多为邪热伤阴，火逆上气，常伴见咳逆喘息；虚寒证多为阳虚寒盛，上不制下，常伴有小便频数或遗尿。虚证包括气虚、阴虚、阳虚，或气阴两虚，甚或阴阳俱虚；实证包括邪热、痰热、寒凝、寒饮，或痰瘀互结，或痰瘀痹阻肺络。

2. 辨脏腑定位　肺痿中心病位在肺，与脾胃及肾相关。肺胃阴虚，或肺胃气阴两虚证多见。肺脾阳虚，或肺脾阳虚饮停证多见。肺胃阴虚，日久及肾，可表现为肺肾阴虚。肺脾阴虚，日久及肾，可表现为肺肾阳虚。临床上，更有表现为肺脾肾阴阳俱虚者。

3. 辨体质　太阳卫阳不足体质者，腠理疏松，自汗易感；太阳卫阳太过体质者，畏热，易感冒，感冒后容易咽痛，或见高热喘嗽。少阴阴虚体质者，烦热，思维敏捷，有失眠倾向；少阴阳虚体质者，形寒肢冷，神疲多睡。太阴脾虚体质者，食欲差，有腹满腹泻倾向。

五、治疗要点

肺痿的治疗总以补肺益气生津为原则。虚热证，治当清热益气、补肺润肺；虚寒证，治当温阳益气、降肺敛肺。《金匮要略》应用麦门冬汤与甘草干姜汤治疗肺痿就体现了这种寒热分治的精神。临床虚热证虽多见，久延伤气，亦可转为虚寒证。治疗应时刻注意保护津液，在强调补肺气的同时，重视补脾肾。脾胃为后天之本，肺金之母，培土可以生金；肾为气之根，司摄纳，温肾可以纳气。隋代巢元方《诸病源候论》提出肺痿气功导引术，唐代孙思邈《备急千金要方·肺痿门》也提出在生姜甘草汤与炙甘草汤治疗肺痿的基础上，强调针灸、气功疗法，提示应重视综合治疗。清代张璐《张氏医通·肺痿》论肺痿治法指出："缓而图之，生胃津，润肺燥，下逆气，开积痰，止浊唾，补真气，散风热"，"以通肺之小管"，"以复肺之清肃"。李用粹《证治汇补·咳嗽》指出"……为肺痿之病。因津液重亡，火炎金燥，如草木亢旱而枝叶萎落也。治宜养血润燥，养气清金，初用二地二冬汤以滋阴，后用门冬清肺饮以收功"。当代医家武维屏教授更提出"肺痹"病名，认为肺痿多因痹而痿，重视活血化瘀治法。

六、分证论治

1.虚热证　咳吐浊唾涎沫，其质较黏稠，或咳痰带血，咳声不扬，甚则音哑，气息喘促，口渴咽干，午后潮热，皮毛干枯，舌红而干，脉虚数。

【治法】滋阴清热，润肺生津。

【方药】麦门冬汤合清燥救肺汤加减。

【参考处方】太子参15～30g，麦冬9～12g，姜半夏9～12g，桑叶9～12g，生石膏15～30g（先煎），阿胶9～12g（烊化），胡麻仁12～15g，杏仁9～12g，枇杷叶9～12g，浙贝9～12g，桔梗6～9g，甘草6g。

【临床应用】若偏热盛，症见虚烦、咳呛、呕逆者，可加竹茹、芦根、栀子等。若偏痰盛，症见咳吐浊黏痰，口干欲饮者，可加天花粉、知母、川贝等。若阴虚内热，症见潮热者，可加银柴胡、地骨皮、丹皮、青蒿、鳖甲等。若气虚突出，症见气短，动则喘甚者，可用生晒参，或西洋参6～15g（另煎兑）。若阴虚突出，肺肾阴虚者，可配合麦味地黄丸加减。若痰湿壅盛，症见咳喘痰多、黏稠者，可加用胆南星、瓜蒌、皂荚子、红景天等，或配合鲜竹沥水（兑服）。若久病夹瘀，症见唇舌紫暗者，可加用当归、桃仁、丹参、地龙等。若肺痿气阴两虚证，症见久病咳喘，气短，动则尤甚，咽干，或咳唾浊沫，舌暗苔薄腻，脉短或细弱者，更可用升陷汤合麦门冬汤、生脉散、二陈汤加红景天、当归、桃仁、丹参等治疗。若阴损及阳，症见气短、心悸、形寒肢冷者，方可用炙甘草汤加减。若兼表气不固，症见自汗易感恶风者，可配合玉屏风散加味。

2.虚寒证　咯吐涎沫，其质清稀量多，不渴，短气不足以息，头眩，神疲乏力，食少，形寒肢冷，面白虚浮，小便数，或遗尿，舌质淡，脉虚弱。

【治法】温肺益气。

【方药】甘草干姜汤或生姜甘草汤加减。

【参考处方】甘草6～9g，干姜9～12g，人参3～15g（另煎兑），白术9～12g，茯苓9～12g，大枣5～12枚。

【临床应用】若阳虚，内有寒饮，症见咳吐痰涎清稀量多，胸闷畏寒者，可加用细辛、五味子、姜半夏等。若久病血瘀，症见唇舌紫暗者，可加用当归、川芎、丹参等。若肺虚失约，症见唾沫多而尿频者，可加煨益智仁、乌药、鸡内金等，若脾肾同病，肾虚不能纳气，症见喘息，短气者，可配钟乳石、五味子，或蛤蚧粉（冲服）、冬虫夏草粉（冲服），即人参蛤蚧散之意。

七、其他疗法

1. 针灸疗法　肺痿咳喘痰多，可针刺天突、定喘、丰隆。辨证属阳虚者，可取穴肺俞、膏肓、足三里，或取关元、气海隔姜灸。中药外治法，可取足太阴肺经、足太阳膀胱经穴位以及督脉的五脏俞穴，穴位贴敷，或作穴位拔罐。

2. 贴敷疗法　采用冬病夏治穴位敷贴疗法，可以预防咳喘急性发作。

八、预防调护

肺痿的关键是积极治疗咳喘等肺部疾病。平素应适当加强运动锻炼；慎起居，节饮食，顺应四时变化，随时增减衣服。外感时病流行期间，应尽量减少外出，避免接触患者。

肺痿根治困难，除长期坚持治疗外，还可配合习练内养功等。应注意劝说患者安心养病，避免急躁情绪。强调戒烟，清淡饮食，避免进食生冷及辛辣油腻，避免烟尘刺激，尽量避免可致病情加重的各种诱因。

九、当代名医经验

陈熠教授认为肺痿多因虚热煎熬内生痰浊或痰热所致，治法强调以清肺化痰，滋养肺阴为主，兼用调神解郁法。马军教授认为肺痿分为虚热与虚寒两类。虚热肺痿可用麦门冬汤加白芷、竹叶、钟乳石、桑皮、紫菀等；虚寒肺痿可用静顺汤加减，即白茯苓、木瓜、炮附子、牛膝、防风、诃子、干姜、炙甘草等。肺痿后期，阴阳俱虚，病势危重，痰热常是疾病迅速进展的关键，补虚的同时还需重视泻实，可在麦门冬汤和静顺汤阴阳双补的基础上合用小承气汤。张念志教授强调从虚、痰、瘀、毒论治肺痿。虚：补脏腑为其本。益肺养阴，可用百合、南沙参、北沙参、太子参、玉竹、麦冬、黄精等；顾护脾胃，可用党参、白术、炙甘草、山药、苍术、茯苓、炒谷芽、鸡内金、炒麦芽、神曲等；补肾纳气，可用熟地、淫羊藿、补骨脂、胡桃仁、沉香、紫河车、五味子等。痰：药用砂仁、豆蔻、姜半夏、厚朴、茯苓、滑石粉、薏苡仁等。瘀：药用桃仁、红花、郁金、丹参、当归、鸡血藤等。毒：药用虎杖、黄连、金银花、连翘、白花蛇舌草、水牛角等。

十、病案举例

时某，女，74岁。初诊：2011年1月29日。既往有肾脏病病史。近期西医诊断为肺间质纤维化，伴有腋下淋巴结肿大，胸闷气短，动则尤甚，咳嗽，咳痰色白，食欲差，舌暗红苔腻，脉细弦。

中医诊断：肺痿（气虚痰瘀互结）。

辨证分析：肺主呼气，肾主纳气，而宗气出于胸中，贯心脉而行呼吸。久病肺肾不足，肺不主气，肾不纳气，宗气虚陷，不能维持呼吸，故见胸闷气短，动则尤甚。加以痰浊瘀阻肺络，肺气上逆，故见咳嗽、咳痰。综合舌脉证，乃宗气虚陷、痰郁阻肺之证。病位在肺，与肾及心脾等脏密切相关。病性虚实夹杂，虚证是肺气虚，肾阴虚，宗气虚陷，实证为痰湿、瘀血。失治误治，则成肺痿顽证，或为喘脱危证。

治法：益气升陷，化痰活血。

方药：升陷汤合生脉散、二陈汤等方加减。

处方：生黄芪30g，知母12g，升麻6g，柴胡6g，黄芩9g，连翘12g，当归12g，陈皮9g，清半夏12g，桃仁12g，酸枣仁12g，牛蒡子12g，灵芝15g，浙贝9g，太子参15g，生薏米30g，丹参15g，麦冬12g，山萸肉15g，五味子9g，丹参25g，生龙牡各30g。每日1剂。配合虫草菌丝体胶囊，每次 5 粒，每日 3 次。

二诊：2011 年 5 月 25 日。自述服药月余，症状明显减轻，服药两个月，诸症基本消失。遂自行停药。近期又出现气短，咳嗽，动则尤甚，咳喘，食欲差，不食油腻，舌暗红，苔腻，脉细弦。故仍宗原法，处方：生黄芪 30g，知母 12g，升麻 6g，柴胡 6g，连翘 12g，当归 12g，陈皮 9g，桔梗 6g，甘草 6g，黄芩 9g，清半夏 12g，桃杏仁各 12g，牛蒡子 12g，灵芝 15g，浙贝 9g，太子参 15g，生薏米 30g，北沙参 15g，麦冬 12g，山萸肉 15g，丹参 25g，五味子 15g，生龙牡各 30g（先煎）。服药月余后，症状又有所减轻。惜未能坚持服药，一年后某日因外感诱发呼吸衰竭，终归不治。（《赵进喜临证心悟》）

按语　肺痿是疑难痼疾，不能速效，病性多虚，尤其是宗气不足，但同时常有痰阻、气滞、血瘀。所以临床上益气升陷与化痰、活血、利肺诸法结合，可望改善症状。但应该指出的是，中医益气升陷、化痰活血治疗，虽然有效，但必须守方服药，方可带病延年。

（李　杰）

9　肺　积

肺积是在正气不足基础上，痰瘀邪毒蕴结积聚于肺而成，临床以咳嗽阵发，咳痰带血，胸闷胸痛，或暗哑，或呼吸困难，或发热，或伴有胸腔积液等为典型表现的病证，古代又称"息积"。《素问·奇病论》指出"病胁下满气逆……病名曰息积，此不妨于食"。《圣济总录》指出"肺积息贲气胀满咳嗽，涕唾脓血"。《张氏医通》指出"阴虚咳嗽，久之喉中痛者，必有肺花疮，难治"，皆是肺积相关论述。现代医学肺癌等可参考本病证进行诊治。

一、诊断要点

1.临床表现　呛咳、顽固性干咳持续数周不愈，或反复咯血痰，或见不明原因的顽固性胸痛、气急、发热，或伴消瘦、疲乏等。

2.发病特点　肺积多隐匿起病，年龄在 40 岁以上，有长期吸烟史的男性，或有慢性肺病史者多发。

3.辅助检查　痰脱落细胞学检查、胸部 X 线检查、CT 检查，尤其是纤维支气管镜检查等，有助于诊断与鉴别诊断。

二、鉴别诊断

1.肺积与咳嗽鉴别　肺积与咳嗽均可表现为咳嗽、咳痰，需要鉴别。肺积好发于 40 岁以上的中老年男性，尤其是长期吸烟者，多表现为呛咳，暗哑，或痰中带血，伴见神疲乏力、消瘦等症状，预后不良。而咳嗽可发生于各个年龄段，以咳嗽为主症，外感咳嗽还可伴有恶寒、发热等外感症状，预后相对较好。

2.肺积与肺痨鉴别　肺积与肺痨均有咳嗽、咯血、胸痛、发热、消瘦等症状，需要鉴别。肺积好发于 40 岁以上的中老年男性，尤其是长期吸烟者，咳嗽多表现为呛咳，咯痰不爽，或痰中带血，伴见神疲乏力、消瘦等症状，无传染性，抗痨治疗无效，预后不良。肺痨多发生于青壮年或老年消渴患者，典型表现为咳嗽、咳血、潮热、盗汗等，有传染性，抗痨治疗有效，预后相对较好。

三、病因病机

肺积的病因包括体质因素、外邪内犯、七情内伤等。

1. 体质因素 太阳卫阳不足与卫阳太过体质者、少阳气郁体质者、少阴阴虚与太阴脾虚体质者等均可发病。其中，尤其是高年体虚者，容易发生肺积。

2. 外邪内犯 外邪伤肺，客邪留滞不去，影响脏腑功能，可致气滞痰阻血瘀，日久成积。除外感六淫邪气之外，雾霾或职业暴露，环境污染，不良嗜好如长期吸烟等，均可直接伤肺，阻塞气道，而致痰湿瘀血邪毒蕴结，引发肺积。

3. 七情内伤 情志失调，肝肺郁痹，气郁痰阻血瘀互结，日久可能引发肺积。清代沈金鳌《杂病源流犀烛·积聚癥瘕痃癖痞源流》指出"息积，气分病也……有所怫郁，则气为之壅，壅则不通，升不得升，降不得降，必致腹满肋痛，气逆上冲，故知息调于气。气郁则息亦郁，气郁而积，息亦郁而积也"。

肺积的病位在肺，但因肝主疏泄，脾主运化水湿，肾主水之蒸化，与肝、脾、肾相关。核心病机是因正气不足，阴阳失调，邪毒乘虚入肺，肺气不和，治节失司，气滞血瘀，津液失布，津聚为痰，痰凝气滞，瘀阻络脉，瘀毒胶结，日久而形成肺部积块。肺积是因虚而得病，因虚而致实，整体属虚，局部属实，虚实夹杂，本虚标实证最为多见。

四、辨证要点

1. 辨证候虚实 肺积证候特点是虚实夹杂、本虚标实。早期可表现为实证，多见气滞血瘀，痰湿毒蕴，以邪实为主；晚期多为虚证，多见阴虚，气阴两虚，或阴阳俱虚，以正虚为主，更多虚实互见者，可出现整体属虚、局部属实的情况。

2. 辨邪正盛衰 若形体尚丰，精神、饮食、活动尚可，多提示邪气盛而正气未衰，则为顺。若消瘦、乏力、衰弱、食少，生活行动困难，多提示邪毒内盛而正气不支，则为逆，预后不良。

3. 辨体质 太阳卫阳不足体质者，腠理疏松，平素自汗易感；卫阳太过体质者，畏热，感冒后易发生咽痛、高热喘嗽。少阳气郁体质者，性抑郁，爱生闷气。少阴阴虚体质者，形体瘦长，思维敏捷，有失眠倾向。太阴脾虚体质者，食欲差，有腹泻倾向。

五、治疗要点

扶正祛邪、标本兼治是治疗肺积的基本原则。早期以实为主，根据气滞、痰凝、血瘀、毒邪的不同，治以行气活血、解毒、化痰散结等，可适当配伍抗癌中药以解毒散结消积，同时不忘扶正，以达祛邪不伤正，防范肺积流注与传舍。中晚期以本虚为主，可见肺阴亏虚，气阴两虚，或阴阳俱虚，治疗以扶正为主，配合养阴清热、益气养阴、健脾益肾等法，视其是否兼血证、停饮、癌痛而配合活血止血、化痰逐饮、止痛等对症治疗。《杂病源流犀烛·积聚癥瘕痃癖痞源流》指出"是故息积之病，偏胀膨满，未有不原于气郁者（宜化气汤、木香调气散）。亦或肠胃因虚，气癖于肓膜之外，流于季胁，气逆息难，经年累月，医所难治，久则荣卫停凝，一朝败浊，溃脓为痈，多至于不救（宜磨积元、万病元），则息积之病，盖有不容忽视者"。重视散结行气温化治法。

六、分证论治

1. 标实证

（1）气血瘀滞证：咳嗽不畅，胸闷气憋，胸痛有定处，如锥如刺，或痰血暗红，口唇紫暗，舌质暗或有瘀斑，苔薄，脉细弦或细涩。

【治法】活血散瘀，行气化滞。

【方药】血府逐瘀汤加减。

【参考处方】柴胡9～12g，枳壳9～12g，桃仁9～12g，红花9～12g，当归9～12g，川芎9～12g，赤白芍各12～30g，莪术9～12g，浙贝9～12g，芦根12～15g，薏苡仁15～30g，杏仁9～12g，石见穿15～30g，七叶一枝花6～9g，桔梗6～9g，甘草6g。

【临床应用】该方适用于少阳气郁体质，忧郁日久，气滞血瘀者。若胸痛明显者，可加香附、瓜蒌、延胡索、三七等。若反复咯血，血色暗红者，可减桃仁、红花等活血药，加用蒲黄、三七、藕节、仙鹤草、茜草根等。若瘀结成毒者，可加龙葵、土茯苓、白花蛇舌草、败酱草等。

（2）痰湿蕴肺证：咳嗽，咯痰，气憋，痰质稠黏，痰白，或黄白相兼，胸闷胸痛，纳呆便溏，神疲乏力，舌质淡，苔白腻，脉滑。

【治法】行气祛痰，健脾燥湿。

【方药】二陈汤合瓜蒌薤白半夏汤加减。

【参考处方】陈皮9～12g，半夏9～12g，茯苓12～15g，瓜蒌12～30g，薤白9～12g，灵芝12～15g，浙贝9～15g，芦根12～15g，桃仁9～12g，杏仁9～12g，薏苡仁15～30g，桔梗6～9g，炙甘草6g。

【临床应用】该方适用于少阳气郁体质和太阴脾虚体质，痰湿内生，阻滞肺气者。若胸脘胀闷、喘咳较甚，可加用葶苈大枣泻肺汤。若痰郁化热，症见痰黄稠黏难出者，可加海蛤壳、鱼腥草、金荞麦、黄芩、栀子、石见穿、藤梨根、龙葵，或用黛蛤散。若气滞血瘀，症见胸痛突出，唇舌紫暗者，可加当归、川芎、郁金、延胡索等。若肺脾气虚，症见神疲、纳呆者，可加党参、白术、鸡内金等。

2. 本虚证

（1）肺阴亏虚证：咳嗽无痰或少痰，或痰中带血，甚则咯血不止，胸痛，心烦寐差，低热盗汗，或热势壮盛，久稽不退，口渴，大便干结，舌质红，舌苔黄，脉细数或滑数。

【治法】养阴清热，解毒散结。

【方药】沙参麦冬汤合五味消毒饮加减。

【参考处方】沙参12～15g，玉竹12～15g，麦冬9～12g，天冬9～12g，芦根12～15g，桃仁9～12g，杏仁9～12g，薏苡仁15～30g，金银花12～15g，连翘12～15g，石见穿12～30g，龙葵12～15g，七叶一枝花6～9g，浙贝12～15g，桔梗6～9g，甘草6g。

【临床应用】该方适用于少阴阴虚体质，或久病伤阴者。若热灼血络，症见咯血不止者，可加用白及、白茅根、仙鹤草、茜草根，或加三七粉（冲服）。若阴虚夹热，症见低热盗汗者，可加用丹皮、地骨皮、白薇、五味子等。若腑气不通，症见大便干结者，可加用全瓜蒌、火麻仁等。

（2）气阴两虚证：咳嗽痰少，或痰稀而黏，咳声低弱，气短喘促，神疲乏力，面色㿠白，形瘦恶风，自汗或盗汗，口干少饮，舌质红或淡，脉细弱。

【治法】益气养阴。

【方药】生脉饮合百合固金汤加减。

【参考处方】太子参12～15g，麦冬9～12g，天冬9～12g，沙参9～12g，麦冬9～12g，五味子6～9g，生黄芪15～60g，女贞子9～12g，当归9～12g，白芍12～30g，陈皮9～12g，半夏9～12g，茯苓12～15g，丹参15～30g，浙贝12～15g，杏仁9～12g，桃仁9～12g，薏苡仁15～30g，石见穿15～30g，藤梨根15～30g，龙葵12～15g，仙鹤草15～30g，桔梗6～9g，甘草6g。

【临床应用】该方适用于肺积气阴两虚证。若为少阴阴虚体质、太阴脾虚体质，或肺积久病气阴两虚，症见气短，动则喘甚者，可用升陷汤、生脉散、二陈汤、千金苇茎汤加减。

七、预防调护

戒烟，并加强个人防护，避免或减少接触苯并芘、石棉、煤焦油、电离辐射等，有利于肺积预防。而肺积患者，更应该强调戒烟，定时作息，保持室内空气新鲜，保持心情舒畅，增强战胜疾病的信心。平素应该注意防寒保暖，以防外邪袭肺造成肺部继发感染。饮食宜少吃黏腻、辛辣刺激之物，多吃香菇、薏苡仁、海带等食物。病情严重者，应注意观察体温、血压、呼吸、脉搏的情况及痰量、痰质等，注意保持呼吸道通畅。

八、当代名医经验

朴炳奎教授认为肺积以内虚加以毒邪侵袭，邪毒积聚而成。对于内虚，以补肺为主，兼顾脾肾，可予麦门冬汤、百合地黄汤加减。对于邪毒，重视化痰散瘀，解毒散结，可予黄芩、鱼腥草、半枝莲、重楼、猫爪草、牛蒡子、冬凌草、射干、山豆根、龙葵、白英、白花蛇舌草等解毒抗癌。应用活血化瘀药物，选用莪术、三七、片姜黄、丹参、地龙、露蜂房等同时兼有抗肿瘤作用的药物。合并出血者，可予三七、蒲黄炭、当归炭、血余炭等活血止血。肺积晚期，多伴停饮，化痰除饮可减轻症状，并有利于肿瘤控制。若兼有悬饮、支饮，当泻肺逐饮，可予葶苈子、防己、白芥子、猪苓、茯苓、浙贝、山慈菇、橘络、丝瓜络等。张代钊教授认为肺积久病多阴虚，过用辛温香燥与温阳药物，有竭阴伤津之弊。常用香砂六君子汤、生脉饮加减，偏阳虚用太子参、偏阴虚用沙参。临床常用青黛、山慈菇、龙葵、苦参解毒抗癌。剧毒损胃，滋腻碍胃，苦寒伤胃，应给予充分重视。

九、病案举例

李某，男，43岁，农民，住河北省肥乡区。2009年3月21日初诊。患肺癌3年，曾经化疗等，病情不断加重。刻下症：咳嗽，有血丝痰，胸闷气短，消瘦，大便每日1次，舌暗，舌苔腻，脉细弦。

中医诊断：肺积（气阴两虚，邪毒结聚）。

辨证分析：肺主气，司呼吸。肺积久病，气阴不足，加以邪毒结聚，肺气上逆，故见咳嗽咳痰。邪毒损伤肺络，络破血溢，故可见咳痰带血。肺气虚，故见胸闷气短。综合舌脉证，乃气阴两虚、邪毒结聚之证。病位在肺，病性为虚实夹杂，虚证为气虚、阴虚，实证为邪毒、血瘀、血热等。失治误治，则可有大量咯血，甚至厥脱之虞。

治法：解毒散结，凉血止血。

方药：千金苇茎散合消瘰丸加减。

处方：芦根12g，桃仁12g，杏仁12g，龙葵15g，连翘12g，玄参12g，夏枯草15g，生薏米30g，败酱草15g，桔梗6g，甘草6g，浙贝15g，侧柏叶15g，半边莲25g，仙鹤草30g，三七粉6g（冲服），白花蛇舌草25g。14剂，每日1剂，水煎服。

二诊：2009年4月18日。咳血丝痰消失，精神好，梦多，原方去侧柏叶，加陈皮9g，清半夏12g，莪术9g，生黄芪30g，女贞子12g，14剂，每日1剂，水煎服。

三诊：2009年6月27日。咳嗽消失，自觉右侧胸部发紧，舌暗，苔薄腻，脉沉细。处方：生黄芪30g，女贞子12g，莪术9g，玄参12g，白芍25g，芦根12g，桃仁12g，杏仁12g，生薏米30g，桔梗6g，甘草6g，浙贝15g，连翘12g，夏枯草15g，半枝莲25g，龙葵15g，仙鹤草25g，白花蛇舌草25g。

四诊：2009年10月17日。咳血病情已经稳定半年，舌暗苔腻，脉沉。原方继用，随访至2010年1月9日，病情持续稳定。(《赵进喜临证心悟》)

按语 肺癌中医称"肺积"，发病常有正虚基础，治疗重在扶正祛邪，临床应用贞芪合剂配合千金苇茎汤加减，益气养阴扶正，化痰散结解毒，外加侧柏叶、仙鹤草、三七粉等凉血活血止血，治疗肺癌咳血常有佳效。此例即肺癌咳血患者，首诊重点止血，二诊血止后改用贞芪合剂、千金苇茎散、消瘰丸等加减，即扶正祛邪、邪正两顾之意。

（李潇然）

10　心　　痛

心痛，是邪痹胸阳、胸阳不振，心脉挛急或痹阻所致以心胸憋闷疼痛为典型临床表现的病证，又称"胸痹心痛"，或称"胸痹"。《内经》曾论"厥心痛"、"真心痛"，认为其病位在心，发病与寒邪、血脉凝涩不通等有关。《金匮要略》首次提出"胸痹心痛"病名。现代医学中冠心病心绞痛、心肌梗死可参考本病证进行辨证治疗。

一、诊断要点

1. 临床表现　心胸憋闷疼痛，典型表现为膻中及左胸膺部突发憋闷而痛，疼痛性质可为灼痛、绞痛、刺痛、隐痛等，疼痛部位可窜及肩背、前臂、咽喉、胃脘等，或者沿手少阴经、手厥阴经循行部位窜至左手中指或小指，常伴心悸气短，自汗，甚则喘息不得卧，常突然发病，时作时止，反复发作。轻者持续数分钟，经休息或服用芳香温通药物后可迅速缓解。严重者疼痛剧烈，汗出肢冷，面色苍白，唇甲青紫，发作欲死，芳香温通药物不能缓解，甚至发生心悸、怔忡及厥脱危候。

2. 发病特点　多发于中年以上人群，常因情志失调、寒冷刺激、饱餐或劳累诱发。疼痛可因劳力或情绪激动诱发，也可在休息时或进行轻体力活动时诱发；或在既往症状基础上逐渐加重，发作频率增加，症状持续时间延长，提示病情进展。

3. 辅助检查　心电图、运动平板实验、心肌酶、心肌钙蛋白、冠脉 CT、冠脉造影等检查，有助于诊断与鉴别诊断。

二、鉴别诊断

心痛与胃痛鉴别　心痛有时可表现为胃脘疼痛，所以古代心痛和胃痛常混杂，需要鉴别。心痛常因受寒、劳累、情绪波动、饱食等诱发，呈阵发性或反复发作，典型表现为左侧胸膺部憋闷疼痛，可连及左侧肩背及手臂，常伴有心悸、气短、乏力、汗出症状，甚至可见冷汗淋漓、面色苍白、口唇发绀等症，严重者可危及生命。胃痛胃脘痛，多表现为胀痛、冷痛、灼痛、隐痛，疼痛发作常与饥饿或进食有关，可呈持续性，伴有反酸烧心、恶心呕吐等。心电图检查等有助于鉴别。明代虞抟《医学正传》载："古方九种心痛……详其所由，皆在胃脘，而实不在于心也。"强调心痛与胃痛应该鉴别。

另外，肺痈、肺痨、肺积、悬饮等多种病证皆可表现为胸痛，或胸胁疼痛，所以也需要鉴别。肺痈除胸痛外，常见发热、咯吐腥臭脓血痰；肺痨是感染病，以咳嗽、潮热、盗汗、咯血、消瘦为典型表现；悬饮可见呼吸困难，咳唾转侧疼痛加重，肋间饱满等表现；肺积常见咳嗽、咯痰带血、消瘦等，预后险恶。

三、病因病机

心痛的发生与体质因素、外感寒邪、饮食失节、情志失调和久病虚损等有关，常因受寒、劳累与突然用力、情绪波动、饱食等诱发。

1. 体质因素 少阴阳虚、阴虚体质者，太阴脾虚体质者，少阳气郁体质者，厥阴肝旺体质者及阳明胃热体质者，均可发生心痛。

2. 外感寒邪 尤其是少阴阳虚、太阴脾虚体质者，气候变化，寒邪内侵，胸阳不展，心脉挛急，可致心痛。

3. 饮食失节 过食醇酒厚味，内生痰湿、痰饮，可进一步化生痰热、湿热。若为阳明胃热体质，常见痰热、湿热，痹阻胸阳，心脉挛急或痹阻，发作胸痹心痛。过分饱食，气血奔涌于胃肠，可成心痛诱因。

4. 情志失调 尤其是少阳气郁与厥阴肝旺体质者，心情抑郁恼怒，可导致气郁，或郁而化热，或肝气乘脾，进一步内生痰湿、痰火、湿热，气滞血瘀，痰湿、痰火、湿热阻痹，可发生心痛。

5. 久病虚损 如消渴等久治不愈，气虚、阳虚、气阴两虚甚或阴阳俱虚，宗气虚陷，行血无力，或心脉失于温通，可致心脉痹阻，发为心痛。在气虚基础上，若突然用力，劳则气耗，也是心痛发作的常见诱因。

心痛的病位在心，与肝、脾、肾多脏密切相关。基本病机为痰湿、痰饮、痰热、湿热、气滞、瘀血等病理产物痹阻胸阳，胸阳不展，心脉挛急或心脉闭阻。心为君主之官，主血脉，居于胸中阳位，为阳中之太阳。心气不足，推动无力，则血停为瘀；心阳虚衰，失于温煦，则阴寒凝滞；气机不畅、湿热蕴阻，可致心脉痹阻；心阴不足，心脉失于濡养，亦可致不荣而痛。《素问·调经论》曰："寒气积于胸中而不泻，不泻则温气去，寒独留则血凝泣，凝则脉不通。"表明心痛发作常因寒邪侵袭，血脉凝滞，经脉痹阻。《金匮要略·胸痹心痛短气病脉证治》将胸痹心痛的病机概括为"阳微阴弦"，体现本病病性本虚标实的显著特点。《症因脉治·胸痹》云："胸痹之因，饮食不节，饥饱损伤，痰凝血滞，中焦混浊，则闭食闷痛之症作矣。"指出痰食、瘀血是胸痹心痛的重要病机。《医学入门·外集》指出："厥心痛先问久新，新者，身既受寒，口又伤冷，郁遏元阳。稍久寒郁为热，或因七情者，始终是火。"说明心痛日久可出现病邪化火的病机。

心痛的病性多本虚标实、虚实夹杂。初病多实，久病多虚实夹杂。实证常见寒邪、痰湿、血瘀，或为痰饮、痰火、湿热，或兼气滞，血瘀普遍存在。虚证包括阳虚、气虚、阴虚，也常表现为气阴两虚，甚至阴阳两虚。重症患者既可有气虚、阳虚、气阴两虚甚至阴阳俱虚等虚证，也可兼见痰湿、痰饮、血瘀等实邪痹阻心脉，心神失养，心神不宁，可变生"心悸怔忡"，气虚阳脱，更可发生"厥脱"之变，危及生命。

心痛根据其发病特点及预后，分为厥心痛和真心痛。厥心痛病情较轻，疼痛程度较轻，发作持续时间短，经休息或服用芳香温通药物可以缓解，预后较好。真心痛病情较重，疼痛剧烈，症状持续时间长，休息或服用芳香温通药物不能缓解，常伴有四肢不温，面白唇紫，大汗淋漓，脉微欲绝，预后差。《灵枢·厥病》记载"真心痛，手足清至节，心痛甚，旦发夕死，夕发旦死"，明确指出真心痛症状重、预后差的特点。

四、辨证要点

1. 辨标本虚实 心痛多本虚标实之证。标实证包括寒凝、血瘀、痰湿、气滞，也可表现为郁热、痰饮、痰热、湿热等。本虚证常表现为气虚、阴虚、阳虚，也可表现为气阴两虚甚至阴阳俱虚。临床可以表现为一种标实证或多种标实证并见，更常表现为标实证与本虚证并见。

2. 辨病情轻重 厥心痛疼痛较轻，持续时间较短，经休息或服用芳香温通药物可缓解，预后较好。真心痛起病急骤，疼痛剧烈，持续时间较长，休息或服用芳香温通药物不能缓解，甚则晕厥。病情重，不及时救治可危及生命，预后较差。如病程中出现躁动不安，提示病情重，预后差；患者不躁不烦者，提示病情稳定，预后较好。若出现心悸、喘憋、不能平卧、四肢厥冷、冷汗淋漓等症状，提示病情不稳定，预后差。

3. 辨心痛性质　心痛以心胸憋闷疼痛为典型症状。心胸刺痛，或夜间发作者，多为血瘀，或痰瘀互结；兼灼痛者，多为阴虚或痰火所致；抽掣而痛，绞痛者，多为阳虚阴寒凝滞；胀痛，或兼胸胁胀满、善太息者，多属气滞；闷痛，或兼咳痰，阴天易发作，苔腻者为痰湿；胸闷气短，动则气喘，多为心肺气虚。

4. 辨体质　少阴阳虚体质，多神疲体弱，平素畏寒；少阴阴虚体质，思维敏捷，有失眠倾向；少阳气郁体质，敏感，爱生闷气；厥阴肝旺体质，性急易怒；阳明胃热体质，能吃能睡能干，有便秘倾向；太阴脾虚体质，虚胖，或腹部垂腴。

五、治疗要点

心痛常猝然发病，治疗需在分清标本虚实的基础上，或治标为主，或治本为主，或标本同治。标实证，针对寒凝、气滞、痰湿、血瘀及郁热、痰饮、痰热、湿热等，治以通阳散寒、化痰除湿、行气解郁、活血化瘀，或兼以清解郁热、通阳化饮、清热化痰、清化湿热等。此外，《金匮要略·胸痹心痛短气病脉证治》所载瓜蒌薤白白酒汤、瓜蒌薤白半夏汤和枳实薤白桂枝汤，皆体现了胸痹心痛宣痹通阳治法。清代王清任《医林改错》血府逐瘀汤等，开始应用活血化瘀治疗心痛。清代陈修园《时方妙用》创立丹参饮，活血化瘀，行气止痛，治疗心胃诸痛。而今活血化瘀治法，已经成为心痛治疗的基础治法。本虚证，当分清气虚、阴虚、阳虚，或气阴两虚、阴阳俱虚，治以益气、养阴、温阳，或益气养阴，或滋阴助阳，或补益心脾，或滋补肝肾等。《金匮要略·胸痹心痛短气病脉证治》人参汤治疗心痛，体现了温阳健脾、心脾同治的精神。

应该指出的是，心痛治疗应该重视合理选用汤剂、散剂、丸剂等剂型。《素问·举痛论》指出"得炅则痛立止"。最早提出了痛证芳香温通治法。《金匮要略·胸痹心痛短气病脉证治》薏苡附子散、乌头赤石脂丸，宋代《太平惠民和剂局方》苏合香丸，皆是芳香温通法治疗胸痹心痛的典型方剂。其他如麝香保心丸、速效救心丸等，皆为现今临床常用。

六、分证论治

1. 标实证

（1）寒凝心脉证：猝然心痛如绞，畏寒肢冷，寒冷季节或受寒则心痛发作或加剧，甚则伴见短气心悸，面色苍白，心痛彻背，背痛彻心。苔薄白，脉紧。

【治法】温经散寒，宣痹通阳。

【方药】当归四逆汤合瓜蒌薤白白酒汤加减。

【参考处方】当归9～12g，桂枝9～12g，赤白芍各12～30g，细辛3g，瓜蒌12～30g，薤白9～12g，炙甘草6g，米酒适量。

【临床应用】此方主要适用于寒邪内侵，或素体阴寒内盛，寒气凝滞，血脉闭塞所致心痛，表现为心痛程度较剧，遇寒加重者。方中瓜蒌薤白白酒汤的白酒，并非现代意义上的蒸馏酒白酒，应是传统的米酒、浊酒，以色白而名之。临床上也有用黄酒、米醋代之者。米酒性温辛散，善通利，可行气活血，助药上行，能够加强薤白行气通阳的作用。若忽视酒在本方中的作用，弃而不用，将降低本方临床效用。若疼痛剧烈，心痛彻背，背痛彻心者，可用乌头赤石脂丸；心痛急性发作者，可用薏苡附子散缓急止痛，或舌下含化苏合香丸、麝香保心丸。

（2）痰湿痹阻证：胸口憋闷重而疼痛轻，阴雨天发作或加重，形体肥胖，可伴有倦怠乏力，纳呆便溏，口黏，恶心，咯吐痰涎，苔白腻或白滑，脉滑。

【治法】通阳散结，豁痰宽胸。

【方药】瓜蒌薤白半夏汤加味。

【参考处方】瓜蒌 15～30g，薤白 9～12g，清半夏 9～12g，枳壳 9～12g，丹参 15～30g，赤白芍各 12～30g，茯苓 9～12g，炙甘草 6g。

【临床应用】此方主要适用于痰湿阻痹胸阳，心脉阻痹，表现为胸痹心痛、睡眠不安者。若痰湿化热，心脉痹阻者，临床常表现为心胸憋闷疼痛，心情烦躁，失眠多梦，心下按之疼痛，舌暗红，苔黄腻，脉浮滑者，可用小陷胸汤、黄连温胆汤加减。临床常用小陷胸汤加枳壳、丹参、桃仁、红花、赤白芍、甘草治疗冠心病，包括糖尿病伴发冠心病心绞痛等辨证属于痰热痹阻者，屡有佳效。若为湿热内阻，表现为心胸憋闷疼痛，脘腹胀满，头昏沉，口中黏腻，腰腿酸困，大便不爽，小便黄赤，舌红苔黄腻者，可用三仁汤或平胃散加黄芩、黄连、丹参等。若因饮食不节诱发，伴见胃胀、嗳腐吞酸、恶心等症状，证属痰食阻滞者，可加用保和丸。若为饮邪内停，心胸憋闷疼痛，或有气上冲之感，或心下痞满，或咳吐痰涎清稀，舌暗舌苔白水滑，脉细滑或弦滑者，可用苓桂术甘汤加味。刘渡舟教授的苓桂茜红汤即此方加茜草、红花，治疗冠心病心绞痛辨证属于饮邪内停，痹阻胸阳者，确有佳效。若患者素体肥胖，四肢困重，少气懒言，证属脾虚湿阻者，方可用平胃散合参苓白术散加山楂、荷叶等。

（3）气滞心胸证：心胸满闷，隐痛阵发，痛无定处，时时太息，情志不畅时诱发或加重病情，或兼有脘腹胀闷，得嗳气或矢气则舒，或自觉咽中窒塞不畅。舌苔薄或薄腻，舌边多浊沫，脉细弦。

【治法】疏调气机，理脾和血。

【方药】柴胡疏肝散、大七气汤加减。

【参考处方】柴胡 9～12g，陈皮 9～12g，苏梗 9～12g，香附 9～12g，厚朴 9～12g，清半夏 9～12g，茯苓 9～12g，川芎 9～12g，白芍 12～30g，炙甘草 6g。

【临床应用】若气滞兼有饮邪停滞之轻症，症见胸中痞塞、短气，方用茯苓杏仁甘草汤或橘枳姜汤，或两方合用以行气化饮。若少阳气郁体质，或气郁化热，症见心胸满闷疼痛，口苦咽干，头晕，心烦失眠，舌红苔薄黄，舌边多浊沫，脉弦细者，治当清解郁热，方用小柴胡汤加减。少阳郁热内结，心胸满闷疼痛，头晕目赤，口苦咽干，大便干，舌红苔黄，脉弦滑或弦数者，方可用大柴胡汤加减。若胸膈郁热，心胸灼热，窒闷疼痛，心烦懊恼，舌尖红，舌苔厚腻者，方可用栀子豉汤加味。

（4）瘀血痹阻证：心胸疼痛剧烈，如刺如绞，痛有定处，伴有胸闷，日久不愈，可因暴怒而疼痛加剧。舌质暗红，或紫暗，或有瘀斑，舌下血脉青紫，苔薄，脉弦涩或结代。

【治法】活血化瘀，通脉止痛。

【方药】血府逐瘀汤加减。

【参考处方】柴胡 9～12g，赤白芍各 12～30g，枳壳 9～12g，桃仁 9～12g，红花 9～12g，当归 9～12g，川芎 9～12g，生地 12～15g，桔梗 6～9g，川牛膝 9～12g，甘草 6g。

【临床应用】该方即四逆散、桃红四物汤合方加桔梗、牛膝，体现着气血并治的思路。若心胃同病，心胸憋闷刺痛，或伴胃胀畏寒，食欲差者，可用丹参饮行气血、心胃同治。更可随方加入香附、乌药、甘松等药物。若瘀热互结，心胸憋闷疼痛，心烦失眠，健忘，少腹急结，拒按有压痛，大便干，舌暗红或有瘀斑者，方可用桃核承气汤泄热活血祛瘀。血瘀较甚者，可加虫类药物增强破血逐瘀之力。临床血瘀常与气虚证候并见，尤其是年老体弱者，症见短气、乏力等，可用补阳还五汤。

2. 本虚证

（1）心气不足证：心胸隐痛阵作，胸闷气短，动则喘息，心悸乏力，神疲懒言，面色㿠白，或易出汗，舌质淡红，舌体胖，边有齿痕，苔薄，脉虚细缓或结代。

【治法】补养心气，振奋胸阳。

【方药】保元汤加味。

【参考处方】人参3～15g（另煎兑），黄芪15～30g，肉桂1～3g，丹参15～30g，瓜蒌12～15g，薤白9～15g，炙甘草6g。

【临床应用】若久病气虚，宗气下陷，临床表现为胸闷气短，动则气喘，脉短或弱，甚至三五不调者，更可用升陷汤加味。临床常用经验方升陷通脉汤，方药组成：生黄芪18～60g，知母12～15g，升麻3～6g，柴胡3～6g，桔梗3～6g，丹参15～30g，枳壳6～9g，炙甘草6g。用治冠心病，包括糖尿病伴发冠心病心绞痛及心功能不全者，常有佳效。汗出多者，可加人参3～6g（另煎兑），山茱萸15～30g；胸闷气短，咳逆倚息不得卧，或兼肢体浮肿者，可加用葶苈大枣泻肺汤、木防己汤等泻肺利水；若心脾两虚，气血亏虚，症见心悸怔忡，体倦食少，面色萎黄者，可加用归脾汤或人参养荣汤。

（2）心阴不足证：心胸疼痛时作，或灼痛，或兼胸闷，心悸怔忡，眠差，头晕，盗汗，口干，便秘，或伴有面赤。舌红少津，苔薄或剥，脉细数，或结代。

【治法】滋阴养心，活血清热。

【方药】天王补心丹加减。

【参考处方】生地12～30g，玄参12～15g，天冬9～12g，麦冬9～12g，人参3～6g（另煎兑），或太子参12～15g，茯苓9～12g，柏子仁12～15g，酸枣仁12～15g，五味子9～12g，远志9～12g，丹参12～30g，当归9～12g，桔梗6～9g，甘草6g，朱砂0.5g（冲服）。注意朱砂只能小剂量研末冲服，不入煎剂。

【临床应用】若气阴两虚，气虚比较突出，胸闷气短，乏力汗出，则可用生脉散加味，以益气养阴复脉。若阴阳两虚，心动悸者，可用炙甘草汤加减。若肾阴虚突出，头晕耳鸣，腰膝酸软者，更可配合六味地黄丸、左归丸等。若阴虚兼有痰浊阻滞，形成虚实夹杂之证，则应先祛邪实再补本虚，先清热化痰，可用温胆汤等，再行补益心阴，且忌用滋腻之品。

（3）心阳亏虚证：心悸动而痛，胸闷，神倦怯寒，遇冷则心痛加剧，气短，劳后更甚，四肢欠温，自汗。舌质淡胖，苔白或腻，脉虚细迟或结代。

【治法】补益阳气，温通心阳。

【方药】人参汤加减。

【参考处方】人参3～6g（另煎兑）或党参9～12g，白术9～12g，干姜9～12g，炙黄芪15～30g，茯苓9～12g，丹参15～30g，砂仁6～9g（后下），炙甘草6g。

【临床应用】人参汤即理中汤，体现其心脾同治的精神。若心痛剧烈，舌质紫暗者，可配合活络效灵丹，或加用沉香粉1.5～3g（冲服），延胡索12～30g，乳香、没药各6～12g等。畏寒肢冷、小便清长等心肾阳虚者，可用右归饮加味。若心胸闷痛，伴有畏寒肢冷，心悸喘促，或有水肿尿少者，可用真武汤加人参、丹参等温阳益气利水。若心痛剧烈，心悸喘促，冷汗淋漓，脉微欲绝者，用参附龙牡汤加山茱萸等以回阳固脱。若阴阳俱虚，胸闷心悸，心烦神疲，头晕耳鸣，腰膝酸冷，脉沉细者，可用生脉散合金匮肾气丸加味。

七、其他疗法

1. 食疗药膳　①鲜羊肉500g，葱白200g，盐适量，五香粉2g，煮制羊肉汤。羊肉性温，可补虚温阳散寒；五香粉辛温益阳理气；葱白辛温通窍。三者合用，共奏温阳强心、行气祛寒止痛之功效，适用于寒凝心脉的心痛患者，在寒冷的秋冬季节食用。②山楂10g，银杏叶10g，茶叶3g，煎煮代茶饮。山楂活血消积，银杏叶活血化瘀、通络止痛、化浊降脂，茶叶活血降浊，适合痰瘀痹阻之心痛患者日常代替茶水饮用。

2. 针灸取穴　可选膻中、内关、郄门为主穴。寒凝心脉证，加厥阴俞、气海，毫针刺，采用平补平泻法，每日1次，每次留针20～30分钟。气滞心胸证，可加阳陵泉、太冲，毫针刺，配穴用泻法，主穴用平补平泻法，每日 1 次，每次留针 20～30 分钟。痰浊闭阻证，可加丰隆、足三里，毫针刺，采用平补平泻法，每日 1 次，每次留针 20～30 分钟。瘀血痹阻证，可加膈俞、血海，毫针刺，平补平泻法，每日 1 次，每次留针 20～30 分钟。

3. 穴位贴敷 制附子 15g，细辛 20g，肉桂 15g，川芎 20g，补骨脂 15g，冰片 0.5g，药物研为细粉制成贴剂。每日贴敷膻中、心俞二穴，可交替使用，每次贴敷 8～12 小时，适用于阳虚兼痰瘀内阻心痛者。

八、预防调护

饮食有节，起居有常，劳逸结合，能有效预防心痛发作。既病之后，则当分急性期、缓解期，采用相应调护措施。

急性期应注意绝对卧床，避免搬动；饮食宜清淡，避免过饱；保持大便通畅，避免用力排便；密切注意神志、呼吸、脉率的变化，时刻防止发生厥脱之变。缓解期则应注意休息，避免受寒，适度运动，清淡饮食，力戒烟酒和肥甘厚味。同时，保持心情平静，忌情绪波动，避免心痛发作的各种诱因。

九、当代名医经验

郭士魁教授治疗心痛，强调用"通"法，常用活血、通瘀、行气、豁痰治法。临床常用补阳还五汤、失笑散、丹参饮、活血通瘀膏、人参汤、炙甘草汤、瓜蒌薤白半夏汤等合方化裁。曾创立冠心 2 号方（丹参、川芎、赤芍、红花、降香），用于治疗冠心病心绞痛，症见胸闷心痛，刺痛固定，心悸气急，面色萎黄，舌质紫暗或有瘀点，舌下青筋显露，脉沉细涩或结代者。邓铁涛教授认为心痛以正虚为本，邪实为标。正虚责之于脾胃、气血，邪实责之于湿邪、痰浊、血瘀。针对瘀血、痰湿等，皆应关注其成因，重视调理脾胃。其中，化痰常用温胆汤加味。董建华院士认为气滞血瘀是心痛所致疾病的共同病机，治当宽胸理气活血，所以常以瓜蒌、薤白、丹参、三七、郁金、旋覆花为基本方药，随证加减。廖家桢教授重视益气活血，强调冠心病血瘀常是气虚帅血无力所致。郭维琴教授更自拟益气活血汤，药用党参 15g，生黄芪 30g，丹参 20g，红花 10g，鬼箭羽 12g，郁金 10g，枳壳 10g，姜黄 10g，酸枣仁 15g，远志 6g，治疗冠心病心绞痛，屡有佳效。

十、病案举例

患者，女，65 岁。初诊：2019 年 2 月 19 日。主诉：胸闷胸痛间断发作半年余。半年前因情志不畅出现胸闷、胸痛，当地医院行冠脉造影后诊断为冠心病，间断服用西药扩血管药，胸闷、胸痛仍反复发作。既往史：高血压 5 年，高脂血症 5 年。彩色多普勒超声心动图示左房肥大，二尖瓣轻度关闭不全，左室舒张功能减低；心电图示窦性心律，II、III、aVF 导联可见 ST-T 段改变，qR 型。刻下症：胸闷胸痛，偶有心悸，后背怕凉，乏力气短，头晕，五心烦热，纳可，眠差，二便可。查体：血压 129/80mmHg，双肺听诊正常，心率 68 次/分，律齐，腹部无压痛。舌暗红，舌体略胖，苔薄白腻，脉弦细。

中医诊断：心痛（气阴亏虚，瘀血内阻）。

辨证分析：心主血脉，气血相生。心气虚于内，无力行血，瘀血内生。《医林改错》云："元气既虚，必不能达于血管，血管无气，必停留而瘀。"气虚血瘀，心脉失于荣养，故见胸闷、胸痛；心气不足，心脉瘀滞，故见心悸；气虚故见乏力气短、头晕，渐及心阴不足，水火失济，故见五心烦热、眠差；胸阳不振，故见后背怕凉。综合舌脉证，病位在心，病性为虚实夹杂，虚为心气阴不足，实为气滞瘀血痹阻心脉。

治法：益气养阴，活血通脉。

方药：益气活血汤加味。

处方：党参15g，黄芪20g，丹参20g，红花10g，鬼箭羽12g，薤白10g，枳壳10g，川芎10g，姜黄10g，郁金10g，五味子10g，麦冬10g，女贞子12g，知母10g，山萸肉12g，补骨脂12g，巴戟天10g，灵磁石30g（先煎），远志6g，酸枣仁15g，夜交藤20g。14剂，水煎，日1剂，早晚温服。

二诊：2019年3月5日。诸症减轻，偶夜间汗出，无后背怕凉，心烦失眠。减麦冬、女贞子、补骨脂、巴戟天，加合欢皮20g，珍珠粉0.6g（冲服），枸杞子12g，地骨皮10g。14剂。

三诊：2019年3月19日。胸闷、胸痛未发作，偶有食后腹胀。减五味子、灵磁石、知母，加半夏曲10g，鸡内金10g，砂仁6g（后下），炒莱菔子12g。继服28剂，以巩固疗效。（郭维琴医案）

按语　此例心痛病属虚实夹杂。虚证以心气阴亏虚为主，实证以血瘀为要。所以采用自拟益气活血方加味治疗。方中药用党参、黄芪配伍为君，一则大补肺脾之气，可使宗气生化有源；二则"以补开塞"，可使得气旺血行，瘀去脉通。应用丹参、红花、鬼箭羽活血化瘀，配合薤白、枳壳、川芎、郁金理气，一则增强活血化瘀之力，二则以通为补，防止补气太过而滞气。姜黄、郁金药对，可缓解胸痛。五味子、麦冬、女贞子、知母、山萸肉可滋阴清热。气虚日久，阳气日渐耗损，可加补骨脂、巴戟天助阳。眠差可加灵磁石、远志、酸枣仁、夜交藤安神。诸药合用，补中寓通，通中寓补，心脉通畅，则心痛可愈。

（赵进喜　肖永华）

11　心　悸

心悸是因气血阴阳亏虚，或痰饮瘀血阻痹，心神失养，或热扰心神，心神不宁引起的以心中悸动，心慌不安，不能自制为主症的病证。其中，轻症，因惊恐、劳累诱发，时作时止者，为惊悸；病情重，持续心悸，稍劳加重者，为怔忡。现代医学多种原因引起的心律失常，如心动过速、心动过缓、期前收缩、心房颤动或扑动及心功能不全、神经症、贫血等疾病以心悸为主症者，皆可参照本病证进行诊治。

一、诊断要点

1.临床表现　自觉心慌不安，心跳剧烈，不能自主。心动过速或过重，或忽跳忽止，呈阵发性或持续不止，常兼见神情紧张，胸闷气短，神疲乏力，头晕喘促，甚至出现晕厥。其脉象或数或迟，或乍疏乍数，或见结脉、代脉、促脉、涩脉等。

2.发病特点　常由情志刺激、惊恐、紧张、劳累、饮酒饱食等诱发，可迁延不愈，并因劳累等诱发病情反复发作、逐渐加重。

3.辅助检查　血压、心电图、超声心动图、胸部X线等检查有助于诊断与鉴别诊断。

二、鉴别诊断

1.惊悸与怔忡鉴别　惊悸发病多有情绪诱因，如骤遇惊恐，忧思恼怒，悲哀过极或过度紧张等。起病较快，病情较轻，多为阵发性，常因心脾血虚、阴虚火旺、痰火扰心、心胆气怯引起，病势轻浅，可自行缓解，不发作时如常人。怔忡多由久病体虚、心脏受损所致，发病可无明显诱因，常表现为心悸持续时间长，心中惕惕，不能自控，活动后加重，病情较重者，常有痰湿阻痹、心脉痹阻、气阴两虚、心阳不振、饮邪上犯等证夹杂，多渐积而成，不发作时也可见多种复杂症状。宋代严用和《济生方·惊悸怔忡健忘门》首提"怔忡"病名，对惊悸、怔忡进行了辨析。明代虞抟《医学正传·惊悸怔忡健忘证》曾详细论述惊悸与怔忡的区别和联系。

2. 心悸与奔豚气、卑慄鉴别　《金匮要略·奔豚气病脉证治》曰："奔豚病从少腹起，上冲咽喉，发作欲死，复还止，皆从惊恐得之。"可见奔豚气多由惊恐忧思所致，临床表现以自觉气从少腹上冲胸咽，时时发作为主要症状特点。发作时，常伴见腹痛、胸闷气急、心悸、惊恐、烦躁不安，乍寒乍热，甚则抽搐、厥逆等，有濒死感，属于心神疾病。而卑慄为心血不足、心神失养所致，以神气衰颓，怕见人，居暗处，内疚，抑郁，自卑，有负罪感为主要表现的病证，也属于典型心神疾病。心悸以心慌、心中悸动为主症，可阵发，也可表现为持续性心悸，既可能是心神疾病，也可能是心脉疾病。《证治汇补·惊悸怔忡》论卑慄指出"有胸中痞塞，不欲饮食，心中常有所歉，爱居暗室，或倚门见人，即惊避无地，似失志状，此为卑慄之病"。

三、病因病机

心悸病因包括体质因素、外感邪毒、饮食失节、情志失调及体虚劳倦、瘀血阻络、药毒所伤等。

1. 体质因素　少阴阴虚、阳虚、阴阳俱虚体质者，最易发病。其次，少阳气郁体质者、太阴脾虚体质者以及太阳卫阳太过体质者也比较常见。其他体质者也有可能发病。

2. 外感邪毒　风寒湿等邪气痹阻经络，外邪入舍于心，心神不宁，心悸遂作；或受风热、温热邪毒，或外受风寒，入里化热，邪毒内陷，渐耗心阴，心神失养，而致心中悸动难安。

3. 饮食失节　嗜食膏粱厚味，蕴热生痰，痰火扰心，发为心悸。或饮食不节，损伤脾胃，运化失司，痰浊内生，而致心悸。《金匮要略·痰饮咳嗽病脉证并治》指出"凡食少饮多，水停心下，甚者则悸，微者短气"，为水饮导致心悸。

4. 情志失调　《素问·举痛论》指出："惊则心无所倚，神无所归，虑无所定，故气乱矣。"《内经》已经认识到本病为心脉病证，常有受惊等诱因。平素心虚胆怯，暴受惊恐，易使心气不敛，心神不宁，心慌不能自主，惊悸不已。渐次加剧，直至稍遇惊恐，即作心悸，甚或外无所惊，时发怔忡。太阴脾虚体质者，思虑过度，劳伤心脾，暗耗阴血，气血两虚，心失所养，发为心悸。少阳气郁体质者，抑郁气结，气滞血瘀，心脉不畅，心神失养，引发心悸。大怒伤肝，肝火上炎，气血逆乱，可夹痰上扰于心，出现心悸。

5. 体虚劳倦　劳倦过度可致心脾亏虚，气血不足，或烦劳致心火自旺，心阴暗耗，下及肾阴，也可发为心悸。

6. 瘀血阻络　久病血瘀，心脉痹阻，心脉不畅，心神失养，也可导致心悸。

7. 药毒所伤　常因过量用药，或妄用毒性药物，如乌头、附子等，或西药洋地黄、奎尼丁、肾上腺素、阿托品等，直接引发心悸。

心悸病位主要在心，发病与脾、肾、肺、肝等多脏相关。核心病机是气血阴阳亏虚，或痰饮瘀血阻滞，心脉不畅，心神失养，或热扰心神，心神不宁。元代朱丹溪《丹溪心法·惊悸怔忡》提出心悸"责之虚与痰"。清代唐容川《血证论·怔忡》云："心中有痰者，痰入心中，阻其心气，是以跳动不安。"而从脾立论，脾不生血，心血不足，心神失养，即为心悸。脾失健运，痰饮内生，痰阻心脉，心神失养，或饮凌心肺，扰动心神，心神不宁，可为心悸。从肾立论，肾阴不足，不能上制心火，心神被扰，或肾阳亏虚，心阳失于温煦，心神失养，可为心悸。而从肺立论，外邪犯肺，失治误治，邪毒内陷，阻痹心脉，或伤阴耗气，心神失养，心神不宁，发为心悸。至若肝气郁滞，气滞血瘀，气郁化火，气郁痰阻，痰火内郁，热扰心神，心神不宁，也可引发心悸。

心悸病性有虚实之分。实证可表现为心火、郁热、痰火、痰湿、血瘀、饮邪、热毒等；虚证可表现为气虚、阴虚、阳虚、血虚、气血两虚、气阴两虚，甚至气血阴阳俱虚。虚实之间常相互夹杂，相互转化。如心火、郁热、痰火、热毒等，可伤阴耗气，所以可兼见阴虚、气虚、气阴两虚等虚证。

而阴虚生内热，阴虚可兼夹内热、痰火；阳虚生内寒，阳虚可兼夹痰湿、水饮、血瘀等。临床表现多为虚实夹杂、本虚标实之证。

心悸根据其发病特点及预后，有惊悸、怔忡之分。一般来说，病程短者，多惊悸，病来虽速，病情较轻，可自行缓解，不发时如常人。病程长者，多怔忡，怔忡多由久病体虚、心脏受损所致，无精神因素亦可发生。病来虽渐，病情较重，多虚实夹杂，本虚证常兼夹痰湿、痰火、饮邪、血瘀等实证。不发时亦可见脏腑虚损症状。惊悸日久不愈，可形成怔忡。若气虚血瘀，瘀血痹阻脑络，可变生中风急症。若心悸兼见浮肿尿少，动则气喘，脉疾数微者，为心肾阳虚、水饮凌心重症。若心悸突发，喘促，不得卧，咯吐泡沫痰或粉红色痰涎，或夜间阵发咳嗽，尿少肢肿，脉数细微，则为水饮上凌心肺危症。若心悸突发，伴见面色苍白，大汗淋漓，四肢厥冷，喘促欲脱，口唇发绀，突发意识丧失，肢体抽搐，脉象散乱，或脉微欲绝者，则为厥脱危候，可危及患者生命。

四、辨证要点

1. 辨虚实 心悸多为虚实夹杂，虚证可为阴虚、阳虚，气阴两虚、气血两虚，或阴阳俱虚；实证可为心火、郁热、痰热、热毒、血瘀、痰湿、饮邪等证。

2. 辨脏腑定位 心悸中心病位在心，涉及脾、肾、肺、肝。根据心悸主症特点，结合伴随症状及舌脉等，可判断具体脏腑病位。

3. 辨脉象 脉分阴阳，数脉、促脉为阳脉，迟脉、缓脉、结脉为阴脉。阳脉多见阴虚火旺，或痰热、郁热、热毒等热证。阴脉多见阳虚阴寒，或痰湿、饮邪、血瘀等寒证。一般认为，阳盛则促，数为阳热。若脉促、脉数，而沉细、微细，或伴有面浮肢肿，动则气短，形寒肢冷，舌淡者，则为虚寒之象。阴盛则结，迟为阴寒。若脉象迟、缓、结、代者，虽多属虚寒，而结脉也可见于气血凝滞，代脉常为元气虚衰、脏气衰微。久病体虚而脉弦滑搏指者为逆，病情重笃而脉象散乱者为病危。临床辨证常需要结合病史和症状，认真推断脉症从舍。东汉张仲景《金匮要略·惊悸吐衄下血胸满瘀血病脉证治》指出"寸口脉动而弱，动即为惊，弱则为悸"。以脉领证，论惊与悸临床特点，值得重视。

4. 辨病 心痛、心痹、肺胀及外感邪毒，皆可表现出心悸症状，具体病机存在差别，所以需注意辨病，辨病与辨证相结合。心痛多因胸阳痹阻，心脉不畅，或表现为气虚血瘀，或痰瘀互结，以阵发心胸憋闷疼痛为主症。心痹多继发于痹证，复感于邪，心脉痹阻。肺胀多久病咳喘所致，心悸兼有咳喘、心下痞坚、下肢水肿等，多为心肾阳虚，兼水饮内停。外感邪毒所致者，为邪毒外侵，内舍于心，又称"心瘅"，常见气阴两虚、瘀阻络脉证。

5. 辨体质 少阴阴虚体质者，思维敏捷，有失眠倾向；少阴阳虚体质者，畏寒，神疲乏力；少阴阴阳俱虚体质者，易寒易热，神疲乏力。少阳气郁体质者，性抑郁，爱生闷气。太阴脾虚体质者，体弱，食欲差，有腹满腹泻倾向。太阳卫阳太过体质者，素有肺热，易感冒，常发生咽痛、高热等。

五、治疗要点

心悸应在明辨虚实基础上，补虚泻实，安神定悸。虚证治当补益，重视养心安神治法。心胆气怯者，治当益气养心，安神定志；阴虚者，治当滋阴养心；阳虚证，治当温阳益气；气阴两虚者，治当益气养阴；气血两虚者，治当益气养血；阴阳俱虚者，治当滋阴助阳。实证治当祛邪。心火内扰者，治当清心安神；肝经郁热者，治当清解郁热；痰热扰心者，治当清心化痰；痰湿阻痹者，治当化痰除湿；饮邪内停者，治当通阳化饮；血脉瘀阻者，治当活血化瘀。临床上，常配合重镇安神治法。本虚标实、虚实夹杂者，又当根据虚实多少，标本缓急，攻补兼施，或以攻邪为主，或以扶正为主。明代张介宾《景岳全书·怔忡惊恐》论怔忡"虚微动亦微，虚甚动亦甚"，治疗主张"速宜节欲节劳，切戒酒色"，"速宜养气养精，滋培根本"，强调扶正补虚治法。而清代王清任《医

《林改错》重视血瘀，倡导用血府逐瘀汤治疗心悸，更受到当代医家普遍重视。

另外，基于中医学脏腑相关理论，心悸的治疗不能仅着眼于心，还应重视调整其他脏腑，如从脾论治、从肾论治、从肺论治、从肝论治等。而基于脉分阴阳的思路，当代医家观察发现数脉、疾脉、促脉类阳脉多热证，治疗常可用黄连、生地、赤芍、苦参等以清热凉血、清心宁神，而缓脉、尺脉、结脉类阴脉多阳虚阴寒证，治疗则当用麻黄、桂枝、人参、淫羊藿等以通阳散寒、益气复脉。

六、分证论治

1. 心虚胆怯证　心悸不宁，善惊易恐，坐卧不安，少寐多梦，易惊醒，食少纳呆，恶闻声响，苔薄白，脉细略数或细弦。

【治法】镇惊定志，养心安神。

【方药】安神定志丸加减。

【参考处方】人参 3～6g（另煎兑）或党参 9～12g，龙齿 15～30g（先煎），朱砂面 0.5g（冲服），当归 9～12g，茯神 9～12g，石菖蒲 9～12g，远志 9～12g，酸枣仁 12～30g，炙甘草 6g。

【临床应用】此方适用于心虚胆怯证的心悸患者。若兼心血不足者，可加熟地、阿胶；心悸气短，动则益甚，气虚明显者，可加黄芪；气虚自汗者，加麻黄根、浮小麦、瘪桃干、乌梅；气虚夹瘀者，加丹参、桃仁、红花，以活血散瘀；气虚夹湿者，加泽泻，重用白术、茯苓，以化湿泄浊；心气不敛者，加五味子、柏子仁；睡眠易惊醒者，加龙骨、牡蛎，以镇静安神；心气郁结，心悸烦闷，精神抑郁，胸胁胀痛者，加柴胡、郁金、合欢皮、绿萼梅、佛手，以行气解郁；若夹痰湿，见头晕头沉，脘腹痞闷，舌苔白腻者，加陈皮、清半夏，以燥湿化痰，或配合温胆汤加减。

2. 心脾两虚证　心悸气短，头晕目眩，多梦，健忘，面色无华，神疲乏力，纳呆食少，腹胀便溏，舌淡红，脉细弱。

【治法】补血养心，益气安神。

【方药】归脾汤加减。

【参考处方】黄芪 15～30g，人参 3～6g（另煎兑）或党参 9～12g，白术 9～12g，当归 9～12g，龙眼肉 9～12g，茯神 9～12g，远志 9～12g，酸枣仁 12～30g，木香 6～9g，炙甘草 6g。

【临床应用】此方适用于心脾气血两虚的心悸患者。若气虚甚者，重用人参、黄芪、白术、炙甘草，可少佐肉桂以少火生气；若血虚明显，症见面色无华，爪甲色淡，舌淡脉细者，可加当归、熟地、阿胶等；若血虚阳浮，自汗、盗汗者，可配合甘麦大枣汤，或更加麦冬、五味子、生龙牡等。若阳虚甚而汗出肢冷，脉结或代者，加附片、桂枝、煅龙骨、煅牡蛎；若神疲乏力，气短，失眠多梦者，加合欢皮、夜交藤、五味子、柏子仁等。

3. 阴虚火旺证　心悸易惊，心烦失眠，五心烦热，口干，盗汗，思虑劳心则症状加重，伴有耳鸣，腰酸，头晕目眩，舌红少津，苔薄黄或少苔，脉细数。

【治法】滋阴清火，养心安神。

【方药】黄连阿胶汤加味。

【参考处方】黄连 9～12g，黄芩 9～12g，阿胶 9～12g（烊化），白芍 12～15g，沙参 12～15g，麦冬 9～12g，五味子 6～9g，鸡子黄 1 枚（另兑）。

【临床应用】该方适用于少阴阴虚体质，烦劳过度，阴虚火旺者。滋阴降火，交通心肾，体现了《难经》"泻南补北"的治则。若心肾阴虚，火热不明显，见头晕耳鸣，心悸，失眠多梦，腰膝酸软，舌苔少，脉细数者，方可用天王补心丸；若心烦失眠，口干咽燥，热象显著，宜用朱砂安神丸。若阴虚夹痰热者，加用黄连温胆汤；阴虚夹瘀热者，加用丹参、丹皮、生地、赤芍。若肾阴亏虚、相火妄动，见遗精、腰酸者，可加熟地、知母、黄柏、龟甲，或加服知柏地黄丸；若阴虚心悸，风阳上扰，见心中憺憺大动，头目眩晕，行路不稳，耳鸣如蝉，肢颤手麻，心烦少寐，脉细而弦或结，舌光红无苔，方用三甲复脉汤滋阴息风。

4. 气阴两虚证　心悸，气短，乏力体倦，咽干，舌略红，舌苔少，脉细数无力。

【治法】益气养阴，宁神复脉。

【方药】生脉散加味。

【参考处方】太子参 12～30g，沙参 12～15g，玄参 12～15g，丹参 15～30g，苦参 9～15g，麦冬 9～12g，五味子 6～9g，茯苓 9～15g，炙甘草 6g。

【临床应用】此生脉散合五参汤加味方为临床常用经验方，适用于气阴两虚，夹热夹瘀，症见心悸，乏力，气短，烦热，舌暗，脉细数，或脉促，甚至三五不调者，尤其是心率偏快者。若血瘀突出，心胸闷痛，舌暗有瘀斑者，可加丹参、赤芍、丹皮等。若夹有痰热，心胸烦闷，舌苔黄腻者，可配合小陷胸汤加减。若气虚突出，宗气虚陷，见气短胸闷，心悸不安，脉短，或细弱，甚至三五不调者，可用升陷汤加味。若外感病后，气血阴阳受损，症见心悸，气短，神疲乏力，自汗盗汗，面色无华，舌淡暗，脉结或代者，方用炙甘草汤加减，该方重用大剂量生地以滋阴养血，配合炙甘草、人参、大枣、麦冬、阿胶、麻子仁、生姜、桂枝，更用清酒煎药，用之得宜，常有卓效。

5. 痰火扰心证　心悸时发时止，受惊易作，胸闷烦躁，失眠多梦，口干，小便短赤，舌红苔黄腻，脉弦滑。

【治法】清热化痰，宁心安神。

【方药】黄连温胆汤加减。

【参考处方】黄连 9～12g，陈皮 9～12g，清半夏 9～12g，茯苓 9～12g，枳壳 9～12g，竹茹 9～12g，炙甘草 6g，生龙牡各 15～30g（先煎）。

【临床应用】该方适用于少阳气郁或太阴脾虚体质，痰热扰心的心悸患者。若少阳气郁，气郁痰阻化热，症见头晕、口苦、咽干、心烦心悸，胸胁满闷，舌苔黄腻，脉弦或兼滑数者，可用小柴胡汤加味。若太阴脾虚，见食少，腹满，大便稀者，可加炒苍白术、炒麦芽，或配合平胃散加减。若为阳明胃热体质，见心胸烦热，心悸不安，腹满，大便干者，可去黄连，加栀子、大黄，或配合栀子豉汤加味。若痰热伤阴，见头晕目眩，咽干，大便干者，可加用生地、玄参，或配合增液汤。

6. 心阳不振证　心悸不安，胸闷气短，动则尤甚，面色苍白，形寒肢冷，舌淡苔白，脉虚弱，或沉细无力。

【治法】温补心阳，安神定悸。

【方药】桂枝甘草龙骨牡蛎汤加减。

【参考处方】桂枝 9～12g，炙甘草 6g，人参 3～15g（另煎兑），生龙齿，生牡蛎各 30g（先煎）。

【临床应用】若阳气不固，大汗出者，重用人参、黄芪、山茱萸等。若为少阴阳虚体质，心阳不振，阴寒凝滞，症见心悸，乏力，气短，胸闷或痛，形寒肢冷，舌淡暗，舌苔白，脉沉迟或缓，或见结脉者，可用麻黄附子细辛汤，可随方加用黄芪 15～30g，党参 9～12g，淫羊藿 9～15g，丹参 12～30g，茯苓 9～15g，炙甘草 6g。若为痰湿阻痹，症见胸闷，舌苔白腻者，可去炮附子，加陈皮、清半夏等，即《金匮要略》半夏麻黄丸方义。若夹有瘀血，症见心痛夜甚，肌肤甲错，舌质暗者，加用赤芍、桃仁、红花等。若心肾阳虚，兼见烦躁而手足厥冷，脉沉而舌淡者，治当心肾同温，上下兼顾，方用茯苓四逆汤加味。若阳虚心悸伴发呃逆，为心肾两虚，肾气不潜，治当心肾同温，纳气归根，方用七味都气丸加肉桂。

7. 水饮凌心证　心悸，胸闷痞满，渴不欲饮，下肢浮肿，形寒肢冷，伴有眩晕，恶心呕吐，流涎，小便短少，舌淡苔滑或沉细而滑。

【治法】振奋心阳，化气利水。

【方药】苓桂术甘汤加减。

【参考处方】茯苓 12～30g，桂枝 6～12g，炙甘草 6g，白术 9～15g，茜草 12～15g，红花 9～12g。

【临床应用】该方适用于心阳不足，饮邪内停者。本方通阳利水，是"病痰饮者当以温药和之"的代表方剂。若气虚突出，症见气短乏力，心悸，动则尤甚者，可配合升陷汤加味。若兼见恶心呕吐,可加半夏、陈皮、生姜等。若水湿内停,症见咳喘胸闷,不得平卧,尿少肢肿者,可加炒葶苈子、桑白皮、石韦、泽泻、猪苓、防己、大腹皮、车前子等。若兼瘀血,症见心痛,唇舌紫暗者,可加当归、川芎、丹参等。若少阴阳虚体质,心肾阳衰,水气不化,水饮凌心,症见心悸,咳喘,不能平卧,浮肿,小便不利者,方用真武汤加味。

8.心血瘀阻证 心悸,胸闷不适,心痛时作,痛如针刺,唇甲青紫,舌质紫暗或有瘀斑,脉涩或结或代。

【治法】活血化瘀,理气通络。

【方药】桃仁红花煎加味。

【参考处方】桃仁 9~12g,红花 9~12g,丹参 12~30g,生地 12~15g,当归 9~12g,赤芍 9~15g,川芎 9~12g,甘松 9~15g,延胡索 9~12g,香附 9~12g,青皮 9~12g,茯苓 9~12g,炙甘草 6g。

【临床应用】该方适用于气机郁滞、心血瘀阻,心脉不畅者。若少阳气郁体质,气滞血瘀,见胸部窒闷时痛,情绪波动诱发加重者,方用血府逐瘀汤加减。若胸痛甚,可加乳香、没药、三七粉等。若气虚血瘀,见乏力体倦,心悸胸痛者,可加用黄芪、党参等。若兼血虚,咽干口渴者,可加生地、沙参、麦冬等。若兼阳虚,形寒肢冷者,加附子、肉桂、淫羊藿等。若痰瘀互结,症见胸满闷痛,舌暗苔腻者,可配合瓜蒌薤白半夏汤合丹参饮加减。

应该注意的是,心悸重症随时可能有厥脱之变,应予心电监护,并根据病情积极给予中西医结合救治措施。在辨证的基础上,静脉滴注中药注射液,如生脉注射液、参麦注射液、参附注射液等,对重症心悸也常有疗效。

七、其他疗法

针刺疗法 主穴:内关、郄门、神门、厥阴俞、巨阙。若心胆虚怯者,可加胆俞;心脾两虚者,可加脾俞、足三里;阴虚火旺者,可加肾俞、太溪;水气凌心者,可加膻中、气海;心脉瘀阻者,可加膻中、膈俞;善惊者,可加大陵;多汗者,可加膏肓;烦热者,可加劳宫;耳鸣者,可加中渚、太溪;浮肿者,可加水分、中极。常规毫针刺法:采用平补平泻法。

八、预防调护

调畅情志,饮食有节,增强体质,避免外感。积极治疗胸痹心痛、肺胀、消渴、痹证等可能出现心悸的病证。

心悸发作时,需要注意保持情绪稳定,避免惊恐及忧思恼怒。进食营养丰富且易消化的食物,忌烟酒、浓茶。

九、当代名医经验

刘渡舟教授擅用温补心阳、滋养心阴、气血同调、阴阳双补、安神定悸、清热化痰、疏调气机、活血化瘀、利水平冲等九法治疗心悸。心阳不足者,常以桂枝甘草汤作为基础方。心阳不足,且邪气内陷者,方用桂枝去芍药汤。阳虚心悸,兼烦躁不安者,方用桂枝甘草龙骨牡蛎汤。阳虚心悸,兼见气从少腹而上冲胸咽,面翕热如醉酒状,头目眩晕者,方用苓桂味甘汤。邓铁涛教授认为气虚、阴虚、痰浊、血瘀构成了心悸病机的四个环节。基于心脾相关、痰瘀相关理论,常用调脾护心、补气祛痰治法。针对冠心病气虚痰瘀心悸,多用温胆汤去生姜加党参、丹参、珍珠粉。针对风心病阴阳俱虚,兼夹血瘀心悸,多用炙甘草汤加减。魏执真教授治疗心悸重视脉分阴阳,常用生脉散加味方。药用太子参、沙参、麦冬、五味子、丹参、丹皮、赤芍、香附、乌药、香橼、佛手、甘草等,根据脉率快慢加用黄连、丹皮等。郭维琴教授认为心气虚、心脉瘀阻是心悸发作的基本病机，治当益气活血、养阴安神为法，其益气活血基础方药用党参、生黄芪、丹参、红花、鬼箭羽、炒酸枣仁、远志、煅磁石，具体应用常配合生脉散以益气养阴、活血安神。

十、病案举例

患者，男，35岁，2019年12月10日初诊。主诉间断性心悸半年余。患者半年前因工作紧张及熬夜后出现心悸，表现为停跳感，伴倦怠乏力，精力不足，易感焦虑，饱食后心悸加重。眠可，二便可。舌暗胖有齿痕，苔薄白，脉沉细弦。既往有高脂血症、高尿酸血症病史。辅助检查：24小时动态心电图示窦性心律，最小心率为43次/分，最大心率120次/分，平均心率72次/分，室性异位搏动每24小时2308次。超声心动图示二尖瓣轻度反流。

中医诊断：心悸（肝郁脾虚，心神失养）。

辨证分析：心藏神，肝主情志，脾主运化。患者为青年男性，工作压力大，情志不舒，肝气郁结，肝郁脾虚，心神失养，故见心悸。心脾两虚，气血不足，故见乏力神疲。综合舌脉证，病位在心，涉及肝脾，病性为虚实夹杂，虚为心脾气血不足，实为气郁、血瘀。失治则病归缠绵，或有怔忡之变。

治法：益气养血，活血疏肝，荣养心神。

处方：党参20g，红芪10g，丹参20g，红花10g，赤芍15g，白芍15g，川楝子10g，当归15g，五味子10g，磁石30g（先煎），远志6g，炒酸枣仁15g，薄荷3g（后下），14剂水煎服，每日1剂，早晚温服。

二诊：2019年12月24日：药后乏力较前减轻，心悸发作次数减少。偶有胃脘不适，嗳气，苔薄腻，舌胖有齿痕，脉沉细无力。处方：减薄荷，加炒白术12g，茯苓15g，砂仁6g（后下），炒谷芽10g，炒稻芽10g，旋覆花10g（包煎），代赭石15g（先煎），海螵蛸10g。意在调和肝脾。（郭维琴医案）

按语　治疗心悸除应养心安神定悸之外，临床常需要多脏腑同调。此例所用即心肝脾同调之方。药用党参、红芪补气为主，配伍当归、赤芍、白芍柔肝敛阴、养血合营，川楝子、薄荷疏肝理气，五味子、远志、炒酸枣仁、磁石安神定悸。二诊乏力减轻，心悸发作次数减少，偶见胃脘不适、嗳气等肝胃不和症状，即改用疏肝和胃健脾之药，配合旋覆花、代赭石、海螵蛸和胃降逆可除嗳气。同时，重视心理安抚，实际上体现了双心同治的精神。

（赵进喜　肖永华）

12　不　寐

不寐是心血不足、心神失养，或热扰心神，心神不宁，或痰食等邪阻隔，阳不入阴所致的以经常不能获得正常睡眠为主症的病证。可表现为睡眠时间不足，深度不够，或睡眠不能消除疲劳，轻者入睡困难，或寐而不酣，时寐时醒，或醒后不能再眠，重则彻夜不寐。可影响正常生活、学习与工作，并可能成为心痛、心悸、眩晕、中风加重的诱因。《内经》称"目不瞑"、"不得眠"、"不得卧"，俗称"失眠"。现代医学多种原因导致的睡眠障碍，皆可参照本病证进行诊治。

一、诊断要点

1.临床表现　失眠以睡眠时间不足，睡眠深度不够，不能消除疲劳，恢复体力、精力，连续3周以上为特征。其中，睡眠时间不足者，轻者入睡困难，或睡而易醒，醒后不寐，重者可彻夜难眠。

睡眠深度不够者常表现为夜间时醒时寐，寐则不酣，或夜寐梦多。临床常可伴见头晕、头痛、神疲乏力、心悸、健忘等。

2. 发病特点　常有情志失调、烦劳、思虑过度等诱因。

3. 辅助检查　睡眠障碍评定量表，焦虑、抑郁自评量表，汉密尔顿焦虑量表、汉密尔顿抑郁量表，以及脑电图、CT 检查等，有助于诊断与鉴别诊断。

二、鉴别诊断

1. 不寐与郁证鉴别　不寐发病常与情志有关，郁证也常表现为睡眠障碍甚至以失眠为主症，所以需要鉴别。不寐主要是以长期不能获得正常睡眠为主症，可伴有情绪不佳，但不存在情绪低落、悲观厌世倾向。郁证虽然也可见失眠，但常会伴有性情忧郁、头晕、疲乏、胁痛、食欲减退，或咽中有异物感，或哭笑无常等一系列复杂症状，典型特点是心境差，情绪低落，悲观厌世，甚至有自杀倾向。

2. 不寐与癫狂鉴别　不寐与癫狂都属心神病证，发病与情志有关，癫狂稳定阶段也常表现为失眠等，所以需要鉴别。不寐是以长期不能获得正常睡眠为主症，可伴有情绪不佳，但神志清醒，知道自己有病，会主动寻求治疗。而癫狂虽也可表现为失眠，但病情时有波动，急性发作阶段，可表现为神明逆乱，呆钝、躁狂，怒骂呼号，不避亲疏，病不自知，不会主动寻求治疗。

三、病因病机

不寐的病因包括体质因素、情志失调、烦劳思虑、饮食失节、久病体虚等方面。

1. 体质因素　以少阴阴虚体质者、少阳气郁体质者、太阴脾虚体质者等比较多见。清代沈金鳌《杂病源流犀烛·不寐多寐源流》指出"有心胆惧怯，触事易惊，梦多不祥，虚烦不寐者"。此类不寐多见于心胆气怯者。

2. 情志失调　尤其是少阳气郁体质者，情志抑郁，肝气郁结，或气郁痰阻，痰热内生，扰动心神，或化热伤阴，阴虚火旺等，可致不寐。

3. 烦劳思虑　尤其是少阴阴虚或太阴脾虚体质者，烦劳伤阴，心火内扰，或思虑忧思，阴血暗耗，可发为不寐。清代林珮琴《类证治裁·不寐》指出"思虑伤脾，脾血亏损，经年不寐"。

4. 饮食失节　过嗜醇酒厚味，尤其是太阴脾虚体质等，宿食不化，或内生痰热，也可致不寐。清代张璐《张氏医通·不得卧》指出"脉滑数有力不得卧者，中有宿滞痰火，此为胃不和则卧不安也"。

5. 久病体虚　久病肾阴亏虚，或心脾气血不足，或久病痰瘀互结，阻隔阴阳交通，皆可导致不寐。不寐的中心病位在心，发病与肝、胆、脾、胃、肾等多脏腑有关。核心病机是心神不宁，阳不能入于阴。而导致心神不宁的原因包括两个方面：一方面是心血不足，或心肝血虚，或心脾气血两虚，或心肾阴血亏虚，皆可导致心神失养，心神不宁发为不寐；另一方面是热扰心神，或心火扰动，或心肝火旺，或肝经郁热上扰，或痰火上扰，均可导致心神被扰，心神不宁发为不寐。正如明代张介宾《景岳全书·不寐》所说："寐本乎阴，神其主也，神安则寐，神不安则不寐。其所以不安者，一由邪气之扰，一由营气之不足耳"，"饮浓茶则不寐，心有事亦不寐者，以心气之被伐也"，重视不寐心神不宁病机。而阳不入于阴病机，常表现为痰湿、宿食、痰火或瘀血之证等，诸邪阻隔，心火不能下交与肾水交通，卫阳不能入于里与营阴交会，水火交济之机失度，或营卫出入之机失序，则发为不寐。《内经》重视"胃不和则卧不安"与"阳不入阴"病机。如《素问·病能论》指出"人有卧而有所不安者，何也？……脏有所伤及，精有所之寄，则安，故人不能悬其病也"。《素问·逆调论》强调"阳明逆不得从其道"。《灵枢·邪客》明确指出："卫气独卫其外，行于阳，不得入于阴。行于阳则阳气盛，阳气盛则阳跷陷，不得入于阴，阴虚，故目不瞑。"《难经》最早提出"不寐"病名，《难经·四十六难》强调老人不寐的病机是"血气衰，肌肉不滑，荣卫之道涩，故昼日不能精，夜不得瞑也"。可见，古人非常重视营卫出入异常在睡眠障碍发病中的重要地位。明代李中梓《医宗必读·不得卧》指出"一曰气盛，一曰阴虚，一曰痰滞，一曰水停，一曰胃不和"。认识日趋全面。

不寐的病性有虚有实，更可见本虚标实、虚实夹杂者。本虚多见血虚、阴虚，偶亦有阳虚或阴阳俱虚者。标实多见心火、肝火、郁热、痰火，或夹血瘀、气滞、宿食等。新病预后较好，久病不愈，或有药物依赖者，常可继发健忘、心悸等，严重影响日常生活与学习、工作，而且不寐还常可诱发心痛、心悸、眩晕、中风发病或病情加重。

四、辨证要点

1. 辨脏腑定位 不寐主要病位在心，但与肝、胆、脾、胃、肾多脏腑相关。如急躁易怒而失眠，多为肝火内扰；遇事易惊，多梦易醒，多为心胆气虚；面色少华，食少疲乏而失眠，多为心脾血虚，心神失养；嗳腐吞酸，脘腹胀满而失眠，多为宿食停胃，营卫出入受阻；胸闷，头晕目眩，多为痰热内扰心神；心烦心悸，头晕健忘而失眠，多为心肾不交，心神不安等。

2. 辨虚实 失眠虚证，多阴血不足，心神失养，临床特点为体质瘦弱，面色无华，神疲懒言，心悸健忘，多因心、脾、肝、肾亏虚。实证多为火扰心神，临床特点为心烦易怒，口苦口干，便秘溲赤，多心火内盛，或肝郁化火，或痰火扰心所致。

3. 辨体质 少阴阴虚体质者，形体多瘦长，畏热，思维敏捷，有失眠倾向。少阳气郁体质者，性格内向，爱生闷气，性抑郁。太阴脾虚体质者，体弱，食欲差，有腹满腹泻倾向。阳明胃热体质者，体壮，食欲亢进，有便秘倾向。厥阴肝旺体质者，性急易怒，容易冲动。

五、治疗要点

不寐的治疗原则是补虚泻实、调整脏腑阴阳，总当引阳入阴、安神定志。实证治当泻其有余，包括清心泻火、清肝泻火、清解郁热、清热化痰，常配合清心安神之法，或兼以疏肝理气，或兼以消食化滞。虚证宜补其不足，包括益气养血、滋补养阴，常配合养心安神之法，或兼以健脾、补肝、益肾。久病本虚标实、虚实夹杂者，治宜攻补兼施，标本同治。至于安神定志治法，除了清心安神、养心安神以外，尚有镇心安神之法，常用珍珠粉、琥珀面、朱砂面冲服，或随方加用龙骨、龙齿、牡蛎、珍珠母、磁石、礞石等。而《内经》论不寐最重视和胃安神治法。《灵枢·邪客》提出用半夏秫米汤治疗"不得卧"，药后"阴阳已通，其卧立至"，强调和胃以引阳入阴。东汉张仲景《伤寒论》及《金匮要略》也曾多次论及睡眠障碍，如栀子豉汤、黄连阿胶汤、酸枣仁汤、百合地黄汤、桂枝加龙骨牡蛎汤、柴胡龙骨牡蛎汤、小建中汤及治疗胸痹不得卧的瓜蒌薤白半夏汤等，涉及清心安神、养心安神、镇心安神及和胃安神等多种治法。明代张介宾《景岳全书·不寐》指出"无邪而不寐者……宜以养营气为主治……有邪而不寐者，去其邪而神自安也"。更强调根据有邪、无邪而归纳为养营气与去其邪两大治法。当然，不寐作为心神疾病，还应注意配合精神治疗，以消除紧张焦虑，保持精神舒畅。

六、分证论治

1. 心火偏亢 心烦不寐，躁扰不宁，怔忡，口干舌燥，小便短赤，口舌生疮，舌尖红，苔薄黄，脉细数。

【治法】清心泻火，宁心安神。

【方药】朱砂安神丸加减。

【参考处方】朱砂面 0.5g（冲服），黄连 9～12g，生地 12～15g，当归 9～12g，山栀 9～12g，

连翘 9～12g，莲子心 9～12g，炙甘草 6g。

【临床应用】此方适用于烦劳过度，心火内扰者。若热郁胸膈，表现为心烦失眠，心中懊恼，胸闷烦热，心下按之濡软，或有恶心，舌苔厚腻者，可予栀子豉汤或加生姜、炙甘草等。若心胃火盛伤阴，症见睡眠易醒，不能再睡，大便干，小便黄，舌红苔黄，脉滑数者，可用经验方——石斛栀子大黄汤（石斛 12～15g，炒栀子 6～12g，熟大黄 6～12g，大枣 12～30g），适用于阳明胃热体质，心胃热甚者，临床行之，常有卓效。

2. 肝郁化火 急躁易怒，不寐多梦，甚至彻夜不眠，伴有头晕头胀，目赤耳鸣，口干而苦，便秘溲赤，舌红苔黄，脉弦而数。

【治法】清肝泻火，镇心安神。

【方药】龙胆泻肝汤加减。

【参考处方】龙胆草 9～12g，黄芩 6～9g，栀子 9～12g，白木通 6～12g，车前子 9～12g（包煎），柴胡 9～12g，当归 9～12g，生地 9～15g，茯苓 9～12g，白芍 9～15g，甘草 6g。

【临床应用】该方主要适用于厥阴肝旺或少阳气郁体质，情志失调，肝火上扰者。若为少阳气郁体质，忧郁气结，郁热或夹痰火，扰动心神，症见头晕，口苦，咽干，心烦失眠，多梦，胸胁苦满，舌苔黄略腻，边多浊沫，脉弦细或兼滑数者，则可用柴芩温胆龙牡汤，即温胆汤加柴胡、黄芩、陈皮、清半夏、龙骨、牡蛎、酸枣仁、五加皮、茯苓、甘草等。若大便稀者，加黄连 9～12g；大便干者，可加炒栀子 9～12g。

3. 痰热内扰 不寐，胸闷心烦，泛恶，嗳气，伴有头晕目眩，口苦，舌红苔黄腻，脉滑数。

【治法】清化痰热，和中安神。

【方药】黄连温胆汤加减。

【参考处方】黄连 9～12g，清半夏 9～12g，陈皮 9～12g，竹茹 6～9g，茯苓 9～12g，枳实 9～12g，生龙牡各 15～30g（先煎），炙甘草 6g。

【临床应用】该方适用于痰热内扰心神，或痰热阻隔，阳不入阴者。若兼心胆不足，症见心悸动甚，惊惕不安者，可加珍珠母 30g（先煎），朱砂 0.5g（冲服）。若为太阴脾虚体质，症见腹满便溏者，可加炒苍白术各 12～15g；若为阳明胃热体质，症见腹满，大便干者，可去黄连加栀子 9～12g，或加瓜蒌 15～30g，胆南星 9～12g。若实热顽痰内扰，经久不寐，或彻夜不寐，大便秘结者，可用礞石滚痰丸。若兼食滞，症见脘腹胀满，胸闷嗳气，嗳腐吞酸，或见恶心呕吐，大便不爽，舌苔腻，脉滑者，可配合保和丸治疗。

4. 阴虚火旺 心烦不寐，心悸不安，腰酸足软，伴头晕，耳鸣，健忘，遗精，口干津少，五心烦热，舌红少苔，脉细而数。

【治法】滋阴降火，清心安神。

【方药】黄连阿胶汤加减。

【参考处方】黄连 9～12g，黄芩 9～12g，白芍 12～30g，阿胶 9～12g（烊化），鸡子黄 1 枚（另兑）。

【临床应用】该方适用于少阴阴虚体质，肾阴不足，心火自旺者。若肾阴虚突出，症见头晕眼花，腰膝酸软，梦遗者，可配合六味地黄丸。若心肾阴虚，症见心烦失眠，心悸，健忘，腰膝酸软者，可用天王补心丹。若心肾不交，肾阳虚，心火旺，症见心烦心悸，梦遗失精，腰腿冷凉者，可用交泰丸治疗。

5. 心脾两虚 多梦易醒，心悸健忘，神疲食少，头晕目眩，伴有四肢倦怠，面色少华，舌淡苔薄，脉细无力。

【治法】补益心脾，养心安神。

【方药】归脾汤加减。

【参考处方】党参 9～12g，白术 9～12g，黄芪 12～18g，当归 9～12g，龙眼肉 9～12g，远志 9～12g，酸枣仁 12～30g，柏子仁 12～15g，茯神 9～12g，木香 6～9g，炙甘草 6g。

【临床应用】该方适用于太阴脾虚体质，劳心或思虑过度，心脾受伤者。若心血不足，症见心悸，面色无华，舌淡，脉细者，可加熟地、阿胶、麦冬、五味子等。若脾胃不足，痰湿中阻，症见脘腹满闷，纳呆，苔腻者，可配合温胆汤，或加半夏、陈皮、茯苓、枳壳等。若心肝血虚，症见劳损乏力，虚烦不寐者，可应用酸枣仁汤或加麦冬、天冬等。

6. 心胆气虚 入睡困难，多梦易醒，胆怯心悸，触事易惊，伴有气短自汗，倦怠乏力，舌淡，脉弦细。

【治法】益气镇惊，安神定志。

【方药】安神定志丸加减。

【参考处方】人参 3～9g（另煎兑），当归 9～12g，茯神 9～12g，远志 9～12g，龟甲 15～30g（先煎），龙齿 15～30g（先煎），石菖蒲 9～12g，酸枣仁 12～30g，生龙牡各 15～30g（先煎），朱砂 0.5g（冲服）。

【临床应用】该方适用于太阴脾虚，或少阴肾虚体质，劳心过度，心胆气虚者。若心肾不足，劳心太过，症见读书善忘，心烦失眠者，可用孔圣枕中丹。若为厥阴阳虚肝旺体质，虚阳浮越，症见头晕目眩，心烦失眠，面红如妆，腰腿酸冷，舌胖苔白，脉沉细者，可配合磁朱丸。

七、其他疗法

针灸疗法 主穴选用神门、三阴交。若心脾不足者，可加心俞、厥阴俞、脾俞；肾虚者，可加心俞、太溪；心胆气虚者，可加心俞、胆俞、大陵、丘墟；肝火上扰者，可加肝俞、间使、太冲；脾胃不和者，可配合胃俞、足三里。毫针刺法，用补法或平补平泻法。

八、预防调护

不寐的预防，首先应该养成良好的生活习惯，如起居有规律，按时睡觉，睡前不饮浓茶、咖啡和抽烟等，同时应经常保持心情愉快，适当加强体育锻炼。

既病之后，更当注意精神调护，解除忧思焦虑，保持精神舒畅，减少压力，避免不良情绪刺激。同时，应注意规律作息，劳逸结合，并改善睡眠环境，避免室内温度过热，光线太亮，被服太厚等，可适当习练内养功、太极拳等。

九、当代名医经验

朱良春教授常用自拟方"半夏枯草煎"治疗不寐。方由姜半夏、夏枯草各 12g，薏苡仁（代秫米）60g，珍珠母 30g 为基本方，随证化裁。肝血不足加当归、白芍、丹参；心阴不足加柏子仁、麦冬、琥珀末（冲服）；心气虚加大剂量党参；痰热加黄连；脾肾阳衰，健忘头晕，肢倦纳差，或兼夹阳痿加大蜈蚣 2 条，鸡血藤 45g，能提高疗效。手足多汗或彻夜不寐者，可配合脚踏豆按摩法。赤小豆 1.5kg、淮小麦 1kg。每晚睡前共放铁锅中文火炒热，倒入面盆中，嘱患者赤脚坐着，左右轮番踩踏豆麦，每次半小时，此豆麦可反复使用多日，不必更换，有利于安眠。颜德馨教授提出不寐从气血论治，以衡法调和气血，常在辨证施治的基础上，加用"气药"如柴胡、枳壳、桔梗、黄芪、香附等；"血药"如丹参、川芎、赤芍、蒲黄等，并习用引经药和（或）安神药对。如黄连入心经，少量佐用，可清心安神；百合养阴，兼补肝气，可养心安神；黄连合肉桂，可交济水火；夏枯草与半夏，可协调阴阳；合欢皮（或合欢花）与夜交藤解郁安神；石菖蒲配远志，可化痰通窍。路志正教授重视从脾胃论治不寐。若为脾胃虚弱、血不养心证，常用归脾汤或养心汤合酸枣仁汤；若为脾虚不运、痰湿阻滞证，常用六君子汤合涤痰汤或温胆汤；若为脾虚湿阻、痰热扰心证，常用蒿芩清胆汤、小陷胸汤、半夏泻心汤或涤痰汤；若胃腑不和、心神不宁证，常用保和丸、枳术丸、温胆汤。重视和胃安神。

十、病案举例

张某，女，46岁。初诊：2003年12月9日。主诉：失眠3月余。患者3个月以来无明显诱因出现失眠，伴有腹胀满闷，食欲不振，甚为痛苦，而来求治。既往有慢性肾盂肾炎、慢性胃炎病史。刻下症：心烦失眠，多梦，腹胀不舒，尿涩不爽，大便偏稀。查体：舌质暗，舌尖红，苔腻，脉细滑，尿检阴性。

中医诊断：不寐（痰热上扰）。

辨证分析：心主火，肾主水，水火交济，阳入于阴，则可正常睡眠。而胃居中焦，为水火升降、营卫出入之道路。患者久患胃病，胃气失和，气郁痰阻，水火升降、营卫出入之机失度，加之气郁化热，痰热扰心，心神不宁，故见心烦失眠多梦。脾胃不和，虚气留滞，故见腹胀，大便偏稀。综合舌脉证，乃痰热中阻、心神被扰之证。病位在心胃，病性以实为主，表现为气滞、痰阻、郁热。失治则病归缠绵，并可加重胃疾，或诱发淋证反复。

治法：理气和胃，化痰清热，健脾祛湿，清心安神。

处方：陈皮9g，枳壳9g，清半夏12g，黄连9g，茯苓12g，甘草6g，酸枣仁15g，白茅根30g，仙鹤草30g，苍白术各12g，黄柏12g，生薏苡仁25g，川怀牛膝各15g，土茯苓30g，白花蛇舌草15g。14剂，每日1剂，水煎服。

二诊：2003年12月22日。服药后腹胀减，睡眠安，月经来潮，舌苔腻渐退，舌尖红，脉细，改方导赤散加味。处方：生地15g，竹叶6g，通草6g，甘草5g，白茅根30g，仙鹤草30g，生薏苡仁25g，土茯苓30g，白花蛇舌草15g。14剂，每日1剂，水煎服。

三诊：2004年1月6日。因情绪波动再次诱发失眠，自述梦多，舌尖红，脉细弦，考虑心肝之火内郁，故拟治以清解郁热之剂。尿检高倍镜下红细胞2~3个。处方：柴胡9g，黄芩6g，香附9g，生地15g，竹叶5g，通草5g，莲子心9g，小蓟15g，地锦草15g，仙鹤草30g，土茯苓30g。每日1剂，水煎服。

四诊：2004年2月3日。服药后精神状态良好，睡眠安，饮食增进，尿检阴性。病情归于稳定。（《国家中青年名中医——赵进喜》）

按语 《内经》云："胃不和则卧不安。"何以故？胃居中焦，为水火升降之道路，营卫出入之机枢，或有饮食停滞，或有痰湿中阻，或有痰热内扰，皆可影响到水火升降和营卫出入，进而导致阳不入阴，发生睡眠障碍。本例为慢性肾盂肾炎、慢性胃炎患者，既有湿热留恋，又有痰热中阻，脾肾既虚，更有胃气失和。所以治以黄连温胆汤清化痰热，清心安神，和胃降逆，投方即效。后复因情绪波动再次诱发失眠多梦，是心肝火郁，所以投以小柴胡汤、导赤散化裁，解郁热，清心火，故热去眠安。

（赵进喜 暴雪丽）

13 健 忘

健忘是因心、脾、肾亏虚，或痰湿血瘀阻隔所致的以记忆力减退，遇事善忘为主症的病证，亦称"喜忘"、"善忘"。现代医学神经衰弱、颅脑损伤等所致的记忆力减退，可参照本病证进行诊治。

一、诊断要点

1. 临床表现　以记忆力减退，遇事善忘，或读书善忘为主症。严重者，可影响生活、工作与学习。
2. 发病特点　多慢性久病，或有劳心过度、忧思诱因，或有妇女月经病史，或有外伤病史。
3. 辅助检查　智力量表检测及颅脑 CT、MRI 等检查，有助于诊断与鉴别诊断。

二、鉴别诊断

1. 健忘与先天愚钝鉴别　健忘为后天失养，劳心太过，忧思过度，导致心脾不足，肾精亏虚，或有痰湿、血瘀阻隔所致，主要表现为记忆力减退，遇事善忘。先天愚钝，因先天不足，或因遗传，或因胚胎发育期间，脑府发育异常，除记忆力减退外，还可表现为反应迟钝，或伴呆傻，存在智力障碍。元代朱丹溪《丹溪心法·健忘》记载："健忘者，为事有始无终，言谈不知首尾，此以为病名，非比生成之愚顽不知人事者。"

2. 健忘与痴呆鉴别　两者均可表现为记忆力减退，但健忘可发生于各个年龄段，以遇事善忘为主症，多劳心忧思太过，心脾肾虚，或痰湿血瘀阻隔清阳所致。痴呆多发于老年人，典型表现为不记近事，常存在智力减退，可伴有反应迟钝，或有情感异常，为高年肾精不足，脑髓失养，或痰瘀痹阻脑络所致。

三、病因病机

健忘的病因包括体质因素、忧思过度，或久病内伤、跌仆损伤等。

1. 体质因素　最常见于少阴肾虚、太阴脾虚体质者，其他如少阳气郁体质等者，也可发病。

2. 忧思过度　尤其是太阴脾虚、少阴肾虚体质者，劳心过度，忧思操劳，可以导致心脾受伤，气血不足，或脾肾受损，脾不主意，肾不藏志，或加以痰湿阻隔，可发为健忘。宋代严用和《重订严氏济生方·惊悸怔忡健忘门》指出"盖脾主意与思，心亦主思，思虑过度，意舍不精，神宫不职，使人健忘"。元代朱丹溪《丹溪心法·健忘》也指出"健忘，精神短少者多，亦有痰者……此证皆由忧思过度，损其心胞，以致神舍不清，遇事多忘，乃思虑过度，病在心脾"。

3. 久病内伤　久病多瘀，或少阳气郁体质者，忧愁气结，气滞血瘀，妇女月经不调，瘀血阻结，或加以痰湿，痰瘀阻隔，可致健忘。

4. 跌仆损伤　颅脑外伤，气滞血瘀，也可致健忘。清代李用粹《证治汇补·血证》载："蓄在上，令人喜忘；蓄在下，令人如狂；堕恐跌仆，则瘀恶凝结。"

健忘的中心病位在心脑，与脾肾相关。核心病机是心脾亏虚，肾精不足，不能上养清窍，或气血逆乱，痰湿血瘀阻隔，清阳不升。心藏神，脾主意，肾藏志，脑为元神之府。体质因素，加以思虑太过，忧思损伤心脾，或久病伤肾，心神失养，脾不主意，肾不藏志，脑府失充，皆可导致健忘。而气血逆乱，痰湿血瘀阻隔，清阳不升，浊阴不降，也可表现为健忘。《灵枢·本神》指出"肾藏精，精舍志"。《灵枢·大惑论》指出"人之善忘者，何气使然？岐伯曰：上气不足，下气有余，肠胃实而心肺虚，虚则营卫留于下，久之不以时上，故善忘也"。《素问·调经论》指出"血并于下，气并于上，乱而喜忘"，认为肾精亏虚，肠胃实而心肺虚，或血并于下，均可导致健忘。宋代陈无择《三因极一病证方论·健忘证治》载："脾主意与思，意者记所往事，思则兼心之所为也……今脾受病，则意舍不清，心神不宁，使人健忘，尽心力思量不来者，是也。"指出心脾不足，可导致健忘。清代汪昂《医方集解·补养之剂》云："人之精与志，皆藏于肾，肾精不足则肾气衰，不能上通于心，故迷惑善忘也。"强调肾虚，心肾不交可致健忘。健忘的病性有虚有实，虚证居多，也有表现为虚实夹杂者。虚证多表现为心脾不足、肾精亏虚等；实证可表现为痰湿阻隔、血瘀阻结等。其老年久病，脑髓亏虚者，或有痴呆之变。

四、辨证要点

1. 辨虚实 健忘虚证可表现为气血亏虚、心脾亏虚，或肾精不足，实证主要是痰湿、血瘀，或兼气滞、痰火、湿热等。

2. 辨脏腑定位 健忘发病与心脾肾多脏相关。辨证应重视辨病位。病在心者，常兼见心悸、失眠、多梦等；病在脾多思虑，可兼见食少，腹满，大便溏稀等；病在肾者，多年老久病，可兼见头晕耳鸣，腰膝酸软，小便异常，性欲减退等。

五、治疗要点

健忘的治疗，应重视养心安神，健脾补肾。具体治法，应该分虚实，虚则补益；实则祛邪。气血不足、心脾两虚者，治当益气养血，补益心脾；脾虚气陷者，治当益气升阳。肾精不足者，治当滋阴补肾，填精益髓；阴阳俱虚者，治当阴阳两补。实证，痰食阻隔者，治当化痰除湿；瘀血阻结者，治当活血祛瘀。若兼气滞者，兼以疏肝行气；若痰火内郁者，治以清热化痰；兼湿热者，兼以清热除湿。至于表现为本虚标实、虚实夹杂者，更当标本兼顾，虚实两治。

东汉张仲景《伤寒论·辨阳明病脉证并治》用抵当汤治疗阳明病蓄血证喜忘，重视活血逐瘀治法。南宋严用和《重订严氏济生方·惊悸怔忡健忘门》载："治之之法，当理心脾，使神意清宁，思则得之矣。"强调从心脾论治。清代汪昂《医方集解·补养之剂》更指出强调肾虚，心肾不交可致健忘，重视从肾论治。总的来说，养心、健脾、补肾及活血等治法比较常用。

六、分证论治

1. 心脾不足证 健忘失眠，精神疲倦，食少心悸，舌淡，脉细。

【治法】补益心脾。

【方药】归脾汤加减。

【参考处方】黄芪 15～30g，党参 9～12g，白术 9～12g，茯神～12g，酸枣仁 12～30g，当归 9～12g，龙眼肉 9～12g，木香 6～9g，远志 9～12g，阿胶 9～12g（烊化），炙甘草 6g。

【临床应用】该方适用于太阴脾虚体质，或劳倦内伤，思虑过度，心脾两伤，气血亏虚者。若为太阴脾虚体质，气虚下陷，症见头晕心悸，气短懒言，耳鸣，健忘，脉细弱者，方用补中益气汤加减。

2. 肾精亏耗证 健忘，腰膝酸软，头晕耳鸣，遗精早泄，五心烦热，舌红，脉细数。

【治法】补肾益精。

【方药】六味地黄丸加味。

【参考处方】熟地 24～30g，山茱萸 12～15g，山药 12～15g，茯神 9～12g，丹皮 9～12g，泽泻 9～12g，石菖蒲 9～12g，制远志 9～12g，龟甲 15～30g（先煎），五味子 9～12g。

【临床应用】该方适用于少阴阴虚体质，或高年体弱，或久病肾虚，阴精不足者。若心肾不交，症见遇事善忘，腰腿酸软，头晕耳鸣，五心烦热，心烦失眠，面时烘热，舌质红少苔，脉细数者，方用心肾两交汤（《辨证录》）加减。若兼肝气郁结，症见胸胁满闷，善太息者，可用通郁汤（《辨证录》）加减。若少阴阴阳俱虚，或久病肾虚，阴阳俱虚，症见头晕目眩，耳鸣，健忘，腰膝酸冷，或自述头重脚轻，步履不稳，小便清长，性功能减退，舌体胖大，脉沉细无力者，方可用地黄饮子加减。

3. 痰湿中阻证 健忘，头晕，胸闷，呕恶，苔黄腻，脉滑。

【治法】化痰除湿开窍。

【方药】温胆汤加味。

【参考处方】陈皮 9~12g，清半夏 9~12g，茯神 9~12g，枳壳 9~12g，竹茹 6~9g，石菖蒲 9~12g，远志 9~12g，酸枣仁 12~30g，炙甘草 6g。

【临床应用】该方适用于太阴脾虚体质，或少阳气郁体质，痰湿阻滞者。若太阴脾阳不足，症见健忘，腹满，便溏，舌淡苔白腻，脉沉细缓者，可加用炒苍白术、炒薏苡仁、益智仁等。若太阴脾虚体质，湿热中阻，症见头晕头沉，健忘，多卧，腹满，口中黏腻，大便不爽，舌苔黄腻者，方用芩连平胃散加味。若为少阳气郁体质，忧郁多思，肝郁气滞，气郁痰阻，症见健忘心悸，胸闷胁胀，易怒，喜太息，苔薄腻，边多浊沫，脉弦滑者，方可用柴胡疏肝散配合半夏厚朴汤加减。若气郁化火，痰火内郁，症见健忘，心烦失眠，多梦，头晕，口苦，咽干者，方可用小柴胡汤加味。

4. 血瘀阻结证　健忘，头晕，或头痛固定，或刺痛，夜间为甚，有久病或外伤史，咽干夜甚，但欲漱水水不欲咽，肌肤甲错，舌质暗或有瘀斑，脉涩或弦细。

【治法】活血化瘀。

【方药】血府逐瘀汤加减。

【参考处方】当归 9~12g，生地 9~12g，赤白芍各 12~15g，川芎 9~15g，桃仁 9~12g，枳壳 6~9g，柴胡 6~9g，桔梗 6~9g，川牛膝 12~15g，红花 9~12g，白芷 6~9g，石菖蒲 9~12g，制远志 9~12g，炙甘草 6g。

【临床应用】该方适用于少阳气郁体质，忧郁日久，气滞血瘀，或外伤留瘀者。若外伤胁痛，咽干口渴，大便干者，方可用复元活血汤加减。更有中年妇女，下焦血瘀，症见健忘，失眠，甚至如狂发狂，少腹左侧有压痛，大便干，月经错后，经血色暗，或有血块，或面有瘀斑，舌暗红，有瘀斑者，方可用桃核承气汤加减。赵进喜教授经验方——锦桂散即桂枝茯苓丸加酒大黄、红藤，屡有佳效。若痰瘀痹阻、心气不足者，可用《杂病源流犀烛》寿星丸（黄芪、党参、白术、当归、生地、白芍、肉桂、陈皮、五味子、远志、南星、琥珀、朱砂）加减。

七、其他疗法

针灸疗法　主穴：神门、内关、通里、四神聪。若心脾两虚，可配足三里、脾俞；若痰湿内阻者，可配劳宫、丰隆；若心肾不交，可配三阴交、心俞；肾精亏耗者，可配肾俞、肝俞；血瘀阻结，可配风池。一般采用平补平泻法，中度刺激。

八、预防调护

健忘的预防，应该注意保持心情舒畅，劳逸结合，规律作息，避免忧思太过，保持充足睡眠。既病之后，更当安心静养，不可过分劳心。应该适当进行体育锻炼，加强营养补充，并可坚持习练内养功等。

九、当代名医经验

王平教授认为健忘病在脑而发于心，与五脏相关。中青年因情绪刺激而健忘，治当调和肝脾、解郁安神，可用逍遥散、越鞠丸、柴芩温胆汤合酸枣仁汤。思虑伤脾、饮食不节等所致健忘气血虚证，治当调补心脾，滋养肝血，可用归脾汤、酸枣仁汤、天王补心丹。中年以后，肾气渐虚，压力大，因而健忘，治当补益脾肾、调理元气，可用补中益气汤、六味地黄汤类方。而老年期健忘，则以滋阴潜阳、补肾化痰活血为法。张融碧教授认为养心健脾，气血得健，则脑髓得养。治疗健忘，临床无论何证，均用归脾汤为基础方。肝肾阴虚证，归脾汤合六味地黄汤；阴阳两虚证，归脾汤合六味地黄汤加仙茅、淫羊藿、肉苁蓉；气血两虚证，归脾汤合八珍汤；痰湿凝滞证，归脾汤合二陈汤。

十、病案举例

赵某，女，36岁。初诊：1985年8月3日。主诉：健忘1年余。患者无明显诱因出现健忘，伴有失眠，曾服用西药谷维素、地西泮和中成药人参归脾丸、知柏地黄丸、朱砂安神丸、天王补心丹等无效。既往有人工流产病史。刻下症：记忆力减退，遇事转瞬即忘，以致生活不能自理，每日睡眠不足4小时，月经失调，已数月不至，饮食尚调，小便如常，大便偏干。查体：扣双侧少腹有局限深压痛，舌质暗有紫斑，苔薄腻，脉弦数。

中医诊断：健忘（瘀热互结）。

辨证分析：心主血脉，而神明出焉；脑为元神之府，而灵机记性在脑。瘀血阻隔，则清阳不升，浊阴不降，心脑失养，则可见健忘；瘀久化热，热扰心神，故可见睡眠障碍。下焦瘀热互结，胞脉被阻，故见月经数月不至。综合舌脉证，舌质暗有紫斑，苔薄腻，脉弦数，乃瘀热互结之证。病位虽在心脑，下焦瘀热互结是其本。病性属实，瘀热为病，失治或有如发狂之变。

治法：逐瘀泻热，活血散结。

处方：桂枝6g，赤白芍各15g，茯苓12g，桃仁12g，丹皮12g，酒大黄9g，云南白药3g（分冲）。3剂。

二诊：1985年8月5日。服药2剂，月经自下，再进1剂，顿下恶血如注，并挟一鹅蛋大的污黑血块，查之节育环存焉。至此，神疲思睡，日后其病如失。随访多年，睡眠良好，记忆力正常。（《古方妙用》）

按语 此患者以记忆力减退为主症，故诊断为健忘。但病机乃是下焦瘀血，即妇女盆腔淤血综合征之类。其临床特点是精神症状突出，或有腹痛、腰痛、月经痛、性交痛、痔疮痛等疼痛症状，而客观检查无所见。该患者虽无明显疼痛，但精神症状十分突出，健忘，伴失眠久治不愈。提示本证不能排除。久用补益心脾、滋阴养血、清心宁神中药无效，提示病机非虚。今见其舌暗有紫斑，脉弦数，且月经数月不至，扣双侧少腹有局限深压痛，乃瘀血内结之证。瘀血日久化热，必成瘀热互结之势。治当逐瘀泻热、活血散结。故选用桂枝茯苓丸加味，加酒大黄可以泻热逐瘀，云南白药活血逐瘀，则力量倍增。所以药近3剂，顽疾竟愈。

（梁丽娜）

14 郁 证

郁证是以情志忧郁、气机郁滞引起的以情绪低落、焦虑不安为特征的病证。临床可表现为情绪低沉，胸部满闷，胁肋胀痛，善太息，或见食欲不振，或见失眠多梦，或喜悲伤欲哭，象如神灵所作，或咽中如有炙脔，吐之不出，咽之不下。包括古人所谓"梅核气"、"脏躁"等。《医学正传》首先提出"郁证"病名。现代医学的神经症、抑郁症、癔症、更年期综合征等，皆可参考本病证进行诊治。

一、诊断要点

1. 临床表现 情绪低沉，胸部满闷，胁肋胀痛，善太息，或喜悲伤欲哭，如神灵所作，或咽中如有炙脔，吐之不出，咽之不下。发病人群以女性多见，少阳气郁体质者、厥阴肝旺体质者、少阴阴虚体质者容易发病。

2. 发病特点　常有郁怒、多虑、悲哀、忧愁等情志所伤病史。

3. 辅助检查　应首先除外器质性病变。咽部不适可行内镜检查除外咽部肿物等；女性乳腺 B 超、子宫 B 超，甲状腺 B 超除外乳腺增生、子宫肌瘤、甲状腺结节等疾病；实验室检查可查甲状腺功能、体内激素水平等。

二、鉴别诊断

1. 郁证与痴呆鉴别　痴呆轻者表现为神志淡漠，寡言少语，易与郁证相混淆。郁证以情绪低落为特征，属心境异常，缘于情志失调，肝郁气结；痴呆以智力减退，认知功能障碍为特征，属老年脑病，缘于肾虚髓海失养，或痰瘀痹阻脑络。

2. 郁证与癫证鉴别　郁证、癫证均可出现情绪不宁，悲忧善哭等症，但两者有本质的区别，癫证是严重精神错乱，因痰气郁闭，心神失用，以不识人，不能自知为特征，无主动就医意识；郁证是情志不畅，肝气郁滞所致，以情绪低沉为特征，能自知，一般无不识人症状，有积极治疗疾病的愿望。

3. 梅核气与虚火喉痹及噎膈相鉴别　梅核气以咽中如有炙脔，吐之不出，咽之不下，咽部检查无异常为特征，与情绪波动有关，女性多见；虚火喉痹以咽痒、咽干、咽痛为特征，与感冒、过食辛辣、久嗜烟酒等因素相关，男性多见。梅核气与噎膈相比，梅核气咽部虽有异物感，但进食无碍；而噎膈以吞咽、进食困难为主，梗塞感觉主要在胸骨后部位，作 X 线钡餐、胃镜等可资鉴别。

三、病因病机

郁证的病因包括体质因素、情志失调等方面。

1. 体质因素　多见于少阳气郁体质者，厥阴肝旺体质者、太阴脾虚体质者、少阴肾虚体质者，也可能发病。少阳气郁体质者，情志不遂，致使肝失条达，气机郁滞；厥阴肝旺体质者，恼怒伤肝，气机失调，而致气血郁滞；少阴肾虚体质者，劳倦所伤，思虑过度，也可致郁证。

2. 情志失调　七情致郁以怒、思、悲、忧最为多见。恼怒伤肝，肝失疏泄，气机郁滞而成气郁；气郁日久化火而成火郁，并可耗伤阴液；肝气横逆，克伐脾胃，脾胃运化失司，痰湿内生而成痰郁，食积不化而成食郁；气行则血行，气滞则血滞。脾为气血生化之源，思伤脾，脾虚则气血生化乏源，思则气结，思虑日久则暗耗心血，心血不足则心神失养；心主神明，悲哀忧愁则扰动心神，心神不宁，则五脏六腑皆病。《素问·举痛论》载："思则心有所存，神有所归，正气留而不行，故气结矣。"强调"百病皆生于气"，认为忧思最容易导致气机郁结。

郁证的中心病位在肝，发病以气机郁滞为要。而气滞日久可化火伤阴，扰动心神；气郁及脾，津液失布，则水湿不化，痰湿内生而成痰气郁；气病及血，血行不畅而致血瘀。郁证的病机为肝失疏泄，脾失健运，心失所养，脏腑阴阳气血失调。正如元代朱丹溪《丹溪心法·六郁》所说："气血冲和，万病不生。一有怫郁，诸病生焉。故人生诸病，多生于郁。"

郁证的病性有实有虚，病初以邪实为主，病久邪恋伤正可致虚实夹杂。本病的转归预后，与患者体质之别、所处环境，以及治疗是否得当等因素密切相关。一般新病易愈，久病难治，如情绪不畅诱因不除，容易反复发作。郁证的各证候之间可相互转化，或相互夹杂。其中，有病情严重者，或失治误治，焦虑与情绪低落不断加重，悲观厌世，甚至可能诱发自杀，危及患者生命。

四、辨证要点

1. 辨六郁　气、血、痰、火、湿、食是郁证常见的六种类型，临床常兼夹出现，但始终以气郁为主要病变，辨六郁即辨明患者所属何郁。气郁特征为善太息，胁肋胀痛，脉弦；血郁特征为痛有定出，肌肤甲错，舌质暗，有瘀斑；痰郁特征为体胖痰多，咽中如有炙脔，舌苔腻，脉滑；火郁特征为时有口疮，口干、口苦，大便干，舌质红，苔黄，脉弦数；湿郁特征为身重，胸脘痞满，舌质淡，苔白腻；食郁特征为嗳腐吞酸，口臭，食少腹满。

2. 辨脏腑 一般来说，气郁、血郁、火郁主要关系于肝；痰郁、湿郁、食郁关系于脾；久病多虚，常与心、肾关系密切。

3. 辨体质 少阳气郁体质者，性格多内向，不善言谈，易悲观。厥阴肝旺体质者，喜胜好强，急躁易怒，易冲动。太阴脾虚体质者，体弱，食欲差，有腹满腹泻倾向。少阴肾阴虚体质者，多体虚，善思，有失眠倾向。

五、治疗要点

郁证的治疗原则是理气开郁、条畅气机、移情易性。《丹溪心法·六郁》载："凡郁病必先气病，气得疏通，郁之何有？"强调郁证治疗，首当理气开郁。郁证实证，理气开郁基础上，可根据是否兼有血瘀、痰结、火郁、湿滞、食积等，分别采用活血、祛痰、清火、化湿、消食等法。郁证虚证，则应根据所损及的脏腑及气血阴精亏损的不同情况而补之，养心安神，或补益心脾，或滋养肝肾。病程较长者，应重视虚实兼顾，用药不宜峻猛，注意祛邪不伤正，扶正不恋邪。

《素问·六元正纪大论》提出"木郁达之"治疗原则。东汉张仲景《金匮要略·妇人杂病脉证并治》用甘麦大枣汤治疗"喜悲伤欲哭，象如神灵所作"之脏躁，半夏厚朴汤治疗"妇人咽中如有炙脔"之梅核气，至今广泛应用。其后，朱丹溪创越鞠丸治六郁，赵献可《医贯》主张用逍遥散治郁证，皆"木郁达之"也。另外，郁证属心神病证，心理治疗应贯穿郁证治疗始终。清代叶天士《临证指南医案》论"郁证全在病者能移情易性"即心身并治之意。同时，配合针灸、气功等疗法，也常可提高疗效。

六、分证论治

1. 肝气郁结证 情绪低落，善太息，胁肋胀痛，不欲饮食，胸脘痞满，大便干稀不调，女子经前乳房胀痛，舌质淡，苔白，脉弦。

【治法】疏肝解郁，抑肝扶脾。

【方药】柴胡疏肝散加减。

【参考处方】柴胡 9～12g，炒枳壳 9～12g，赤芍 12～30g，白芍 12～30g，陈皮 9～12g，炙香附 9～12g，苏梗 6～9g，香橼 6～9g，佛手 6～9g，玫瑰花 9～15g，川芎 9～12g，贯叶金丝桃 12～30g，炙甘草 6g。

【临床应用】该方为四逆散加减而成，是疏肝行气之代表方，适用于少阳气郁体质，或忧郁气结者。若胃脘痞满，食少嗳气甚者，加炙香附、苏梗、苏叶、清半夏、旋覆花、代赭石和胃通降；若气病及血，症见唇暗，面有瘀斑，舌质暗，有瘀点，加丹参、葛根、桃仁、红花、三七活血化瘀；若气郁化火，症见口干、口苦，腹胀，大便干者，加柴胡、黄芩、熟大黄、莱菔子、瓜蒌清解郁热通便；若兼嗳腐吞酸者，加焦山楂、焦神曲、鸡内金消食化滞。

2. 气郁化火证 性情急躁易怒，胸胁胀痛，口干、口苦，目赤，嘈杂吞酸，失眠多梦，大便干，小便黄赤，舌质红，苔黄，脉弦数。

【治法】疏肝解郁，清肝泻火。

【方药】丹栀逍遥散加减。

【参考处方】丹皮 9～12g，栀子 9～12g，柴胡 9～12g，赤芍 12～30g，白芍 12～30g，枳壳 9～12g，香橼 6～9g，佛手 6～9g，玫瑰花 12～15g，当归 9～12g，丹参 12～30g，茯神 9～12g，生白

术 9～12g，炙甘草 6g。

【临床应用】该方清肝火，疏肝，健脾，适用于气郁日久化火者。热势较甚症见口苦，耳鸣，大便难者，加龙胆草、熟大黄泻火通便；胁痛吞酸较重者，加黄连、吴茱萸、煅瓦楞子、乌贼骨清肝泻火、制酸止痛；头痛、目赤者，加夏枯草、桑叶、菊花、白蒺藜清热平肝；热盛伤阴，症见舌红少苔，脉细数者，加生地、玄参、麦冬养阴增液，或改用滋水清肝饮滋阴清肝。

3. 痰气郁结证 精神抑郁，咽中如有物梗塞，吞之不下，咯之不出，善太息，胸部满闷，舌苔白腻，脉弦滑。

【治法】行气开郁，化痰散结。

【方药】半夏厚朴汤加减。

【参考处方】姜半夏 9～12g，厚朴 9～12g，苏叶 6～9g，茯苓 9～12g，陈皮 9～12g，玫瑰花 12～15g，制香附 9～12g，夏枯草 12～15g，石菖蒲 9～12g，郁金 12～15g，贯叶金丝桃 12～15g，炙甘草 6g。

【临床应用】该方行气开郁，降逆化痰，为治疗梅核气之主方。气滞甚者，症见胸胁满闷，胁肋胀痛，加四逆散行气解郁；痰郁化热者，症见失眠多梦，心烦易怒，舌苔黄腻，改用黄连温胆汤清热化痰；气病及血者，症见胸胁不适，常欲手捶其胸即舒者，加旋覆花、茜草、葱管、丝瓜络。

4. 心神失养证 精神恍惚，悲忧善哭，心神不宁，时时欠伸，舌淡，苔白，脉弦细。

【治法】甘润缓急，养心安神。

【方药】甘麦大枣汤加味。

【参考处方】炙甘草 9～12g，小麦 15～30g，大枣 6～12 枚，石菖蒲 9～12g，远志 9～12g，合欢花 12～15g，贯叶金丝桃 12～15g，炙百合 15～30g，地黄 12～30g，生龙骨 15～30g（先煎），生牡蛎 15～30g（先煎）。

【临床应用】该方养心安神，和中缓急，为治疗脏躁之主方。若心神不能内守，症见失眠多梦者，加酸枣仁、柏子仁、合欢花、夜交藤、珍珠母；血虚生风而见手足蠕动或抽搐者，加生地、赤芍、白芍、钩藤、生牡蛎养血息风。

5. 心脾两虚证 多疑善虑，头晕神疲，心悸胆怯，失眠健忘，纳差，面色不华，舌质淡，苔薄白，脉弦细。

【治法】健脾养心，补益气血。

【方药】归脾汤加减。

【参考处方】炙黄芪 15～30g，党参 9～12g，白术 9～12g，茯苓 9～12g，当归 9～12g，龙眼肉 9～12g，酸枣仁 12～15g，百合 15～30g，乌药 6～9g，合欢花 12～15g，夜交藤 12～15g，木香 6～9g，制远志 9～12g，生姜 3 片，大枣 5 枚，炙甘草 6g。

【临床应用】该方以补脾气为主，补血为次，气足则血易生，为气血双补之良剂，适用于太阴脾虚体质，或久病心脾两虚者。若心胸郁闷，情志不舒者，加香橼、佛手、玫瑰花理气开郁；头痛项强者，加葛根、丹参、川芎活血化瘀。

6. 心肾阴虚证 情绪不宁，心烦而悸，失眠多梦，口咽干燥，腰膝酸软，潮热汗出，盗汗，舌红少津，脉细数。

【治法】滋养心肾。

【方药】天王补心丹加减。

【参考处方】生地 12～30g，山药 12～15g，山茱萸 12～15g，天冬 9～12g，麦冬 9～12g，五味子 9～12g，太子参 12～15g，玄参 12～15g，沙参 9～12g，丹参 12～15g，酸枣仁 12～30g，炙甘草 6g。

【临床应用】该方滋阴降火，养心安神，适用于少阴阴虚体质，或久郁不解，热伤气阴，心肾两虚之证。若心烦失眠，多梦遗精者，加交泰丸交通心肾；若心中烦，不得卧，舌红少苔，脉细数者，可用黄连阿胶汤泻南补北，滋阴降火。

七、其他疗法

1. 针刺疗法　主穴为情感区（相当于神庭穴及平行于该穴左右 0.5 寸各一穴）、百会、左右神聪和印堂；配穴为内关、神门、太冲、太溪、三阴交、足三里、丰隆、鸠尾等。主要适用于肝气郁结之郁证。

2. 代茶饮　三花茶：玫瑰花、月季花、绿梅花泡水喝。本茶有疏肝解郁之功，适用于少阳气郁体质之人，症见多愁善感，容易悲观，爱生气。

八、预防调护

正确对待各种事物，避免忧思郁怒，防止情志内伤；积极参加文体活动，陶冶情操，增强体质。医务人员关心爱护病人，深入了解病史，详细进行检查，细致解释病情，使病人能正确认识和对待疾病，增强治愈疾病和乐观生活的信心。

九、当代名医经验

张学文教授认为木郁乘土、土壅侮木、土木不疏皆可致郁证内生。治疗重视从肝脾论治。主张将郁证分为怒郁、思郁、忧郁三类，分别治以疏肝解郁、清热除湿，理气疏肝、健脾化痰，行气解郁、益气健脾治法。仝小林院士临床常以制香附、佛手、香橼三味药物组方开郁。制香附作用偏于肝，长于疏肝解郁，理气宽中，调经止痛；佛手相较药力较缓和，作用偏脾胃，可疏肝理气，和胃止痛，燥湿化痰；香橼作用与佛手相似，均能调和肝脾，而化痰止咳之力略胜。用量：9～15g。司国民教授认为郁证病机为气滞肝郁，郁久可化火伤阴。治疗应以疏肝理气为主，同时注重固护阴液，临证常用越鞠丸与百合知母汤为基础方，以香附、栀子、百合、知母等为主药，并根据具体病情辨证加减用药。

十、病案举例

王某，女，42 岁。1998 年 10 月 13 日初诊。患者有糖尿病病史 4 年余，胆石症 7 年。近期情绪低落，心烦抑郁，失眠多梦明显加重，伴见胸胁苦满，时时嗳气，舌淡暗，舌苔腻，脉细。长期服用二甲双胍，血糖控制一般。

中医诊断：郁证（郁热扰心）。

辨证分析：肝主疏泄，性喜条达，主疏泄情志，疏泄气机。患者患消渴久治不愈，情志抑郁，可致肝气郁结，故见抑郁，情绪低落。气郁化热，热扰心神，故可见心烦失眠多梦。肝气乘脾，胃气不和，故见嗳气频频。综合舌脉证，舌淡暗，苔腻，脉细，乃肝郁脾虚，气郁化热，热扰心神，心神不宁之证。病位在肝，有关心脾，病性为虚实夹杂，本虚是心脾不足，标实是肝气郁结化热，夹有湿热。失治则病归缠绵，可加重消渴以致诱发多种消渴继发病证。

治法：解郁安神，调和肝脾。

方药：逍遥散加味。

处方：柴胡 6g，赤白芍各 25g，枳壳 9g，炙甘草 6g，当归 12g，川芎 12g，生白术 15g，茯苓 15g，荔枝核 15g，鬼箭羽 15g，石菖蒲 9g，郁金 15g，金钱草 15g，合欢花 15g，夜交藤 15g，磁石 25g（先煎）。7 剂。

二诊：1998 年 11 月 3 日。服药后情绪稳定，失眠多梦明显改善，他症也减，原方加沙参 15g，葛根 15g，28 剂。

三诊：1998 年 12 月 1 日。复查血糖空腹 4.7 mmol/L，餐后 7.2 mmol/L。拍片示颈椎病，颈项不舒，背后冷凉，舌暗，舌苔薄白，脉细。考虑肝肾亏虚、筋骨失养，治拟滋补肝肾、强筋壮骨，处方：川续断 15g，寄生 15g，白芍 25g，炙甘草 6g，葛根 25g，威灵仙 15g，丹参 15g，天花粉 25g，合欢皮 15g，夜交藤 15g，当归 12g，川芎 12g，荔枝核 15g，鬼箭羽 15g，7 剂。

四诊：1999 年 1 月 9 日。复查血糖餐后 6.7mmol/L，尿糖阴性，三诊方加仙鹤草 30g，继续坚持服药。跟踪治疗 2 年余，精神转佳，病情平稳，血糖控制良好。（《内分泌代谢病中西医诊治》）

按语 中医的消渴，常合并郁证，尤其以少阳气郁体质者多见。临床常表现为肝郁化热、郁热扰心，气郁痰阻、痰热扰心，甚至气滞血瘀、瘀热内结，可选柴胡汤、黄连温胆汤、血府逐瘀汤等方。本例患者即属于少阳郁热，故用逍遥散加味。药用荔枝核、鬼箭羽者，所以理气血而散结也。用郁金、金钱草者，所以清热化石以利胆也。用合欢花、夜交藤者，所以解郁清热，最擅长解郁安神。用石菖蒲、磁石者，所以开心、镇心，可以止嗳气而安睡眠。《内经》有"心为噫"之说，指出心气郁闭可致嗳气，最适合用石菖蒲治疗。他如丹皮、山栀、分心木、忘忧草、贯叶金丝桃等，不仅可改善郁证，更有利于血糖控制。

（孔令博）

15 癫 狂

癫狂是由阴阳失调、神明逆乱所致的以精神失常为特征的病证。癫证以精神抑郁，表情淡漠，沉默痴呆，语无伦次，静而少动为特征；狂证以精神亢奋，狂躁不安，喧扰不宁，毁物打骂，动而多怒为特征。癫证与狂证临床特点不同，但一定条件下又可互相转化，故常并称。《素问·阳明脉解》指出"病甚则弃衣而走，登高而歌，或至不食数日，逾垣上屋"，《素问·脉要精微论》指出"言语善恶，不避亲疏者，此神明之乱也"，是论癫狂的典型表现，"神明逆乱"，即精神失常之意。现代医学的精神分裂症等精神疾病，可以参考本病证进行诊治。

一、诊断要点

1. 临床表现 常见抑郁、躁狂、幻觉、妄想四种类型的症状。一般癫证多见抑郁症状，呆滞好静；狂证多见躁狂症状，多怒好动。抑郁症状可表现为精神抑郁，沉默痴呆，表情淡漠，或多疑虑，喃喃独语等。躁狂症状可表现为妄言责骂，不分亲疏，弃衣而走，登高而歌，披头散发，或毁物伤人等。幻觉症状，包括幻听、幻视、幻嗅、幻味等。而妄想症状是一种不理性，与现实不符，不可能实现却坚信且正确而不能被说服的病态信念。

2. 发病特点 与七情内伤相关，性格抑郁、暴躁、孤僻、易怒、胆怯、多疑等，是癫狂的发病特点。

3. 辅助检查 排除药物、中毒、热病原因所致的类似症状。头颅 CT、MRI、脑脊液检查等，有利于排除其他相关疾病。

二、鉴别诊断

1. 癫证与郁证鉴别 癫证与郁证均可表现为精神抑郁，沉默寡言，喃喃自语等。但郁证以情绪低落、悲观为特征，患者有自控能力，自知有病，希望得到治疗。癫证以神明逆乱为特征，表现为抑郁，呆钝，可有幻觉、妄想，患者无自我控制能力，不自知，不会自觉接受治疗。

2. 癫狂与痫病鉴别 癫狂与痫证久病，均可表现为病情呆滞，反应迟钝，或烦躁不宁等。但癫狂是阴阳失调、神明逆乱所致，典型表现为抑郁、躁狂、幻觉、妄想等症状。痫证为脏腑失调，内有伏痰，风阳内动，风痰上蒙清窍，横窜经络所致，典型表现为突然昏仆，肢体抽搐，喉中作五畜之声，日久才会出现反应迟钝等。明代王肯堂《证治准绳·癫狂痫总论》载："癫者，或狂或愚，或歌或笑，或悲或泣，如醉如，言语有头无尾，秽洁不知，积年累月不愈，俗呼心风。此志愿高硕而不遂所欲者多有之。狂者，病之发时，猖狂刚暴，如伤寒阳明大实发狂，骂詈不避亲疏，甚则登高而歌，弃衣而走，逾垣上屋，非力所能，或与人语所未尝见之事，如有邪根据附者是也。痫病，发则昏不知人，眩仆倒地，不省高下，甚而瘛疭抽掣，目上视，或口眼㖞斜，或口作六畜之声。"

3. 癫证和狂证鉴别 癫证与狂证均属行为异常的精神疾病，癫证属阴，静而多喜，沉静独处，情感淡漠，生活懒散，喜静恶动，喃喃自语，畏见生人，或哭或笑，声低气怯，以抑郁性精神失常为特征；狂证属阳，情绪高涨，表现为动而多怒，躁动狂乱，气力倍增，呼号打骂，声音高亢，不避亲疏，以兴奋性精神失常为特征。《难经》提出"重阳者狂，重阴则癫"，简明扼要。

三、病因病机

癫狂的发生，与体质因素、情志失调、饮食失节等关系密切。

1. 体质因素 以少阳气郁、厥阴肝旺体质者最为多见。少阴阴虚、太阴脾虚体质者等也可发病。

2. 情志失调 如所愿不遂，忧郁、忧思，尤其是少阳气郁、太阴脾虚体质者，容易发生气郁痰阻，或脾虚生痰，成为癫证发病基础。而暴怒伤肝，或营谋强思，烦劳过度，尤其是厥阴肝旺、少阴阴虚体质者，容易发生肝火，或心火内燃，或痰火内扰，可进一步发为狂证。久病气滞血瘀，则病情更趋复杂。

3. 饮食失节 阳明胃热体质者，过嗜醇酒厚味，胃肠结热，或痰火内生，则可成为癫狂发病的诱因。另外，久病血瘀，或妇女月经不调，血瘀内阻，瘀热互结，也可导致狂证发病。

癫狂的病位主要在心肝，涉及脾胃，久则伤肾。近代张锡纯《医学衷中参西录·医方》论治癫狂方指出"人之神明，原在心脑两处"，认为心脑共主神明。癫狂的基本病机为阴阳失调，神明逆乱。《素问·脉要精微论》指出"言语善恶，不避亲疏者，此神明之乱也"。此"神明"，主要侧重于精神、思维、情感、认知层面，神明逆乱，即精神失常。郁怒伤肝，肝失条达，气郁生痰；或心脾气结，郁而生痰，痰气互结，蒙蔽神机，发为癫证。肝气郁结，久则化火，灼津为痰，痰火上扰，神明逆乱，则发为狂证。《素问·至真要大论》指出"诸躁狂越，皆属于火"，《素问·病能论》指出"有病狂怒者，此病安生？岐伯曰：生于阳也"，《难经·十二难》指出"重阴者癫，重阳者狂"，据此古人认为癫证多阴证，狂证多阳证。另外，气滞血瘀，脑气与脏气不接，气血不能上荣脑髓，神明逆乱，神智失常，也可发为癫狂。癫狂的病理因素以气、痰、火、瘀为主。

癫狂的病性多为虚实夹杂。病初以邪实为主，久则虚实夹杂。癫证多由痰气郁结，蒙蔽神机，久则耗伤心脾，气血不足；狂证多因痰火上扰，神明失主，久则火伤气阴，心肾失调。癫狂可以相互转化，癫证痰气郁结化火，可转化为狂证；狂证日久，郁火宣泄，痰气留滞，可转化为癫证。

四、辨证要点

1. 辨标本虚实 初病多实，久病多虚实夹杂。其中，癫证初期以气郁、痰阻证较为突出，病久则心脾不足，气血亏虚，或兼血瘀。狂证初期痰火证较为突出，病久火灼阴津，可渐成阴虚火旺之证。

2. 辨体质 少阳气郁体质者，性抑郁，爱生闷气。厥阴肝旺体质者，性格急躁，容易冲动。阳明胃热体质者，体壮，食欲亢进，有便秘倾向。太阴脾虚体质者，体弱，食欲差，有腹满腹泻倾向。少阴阴虚体质者，思维敏捷，烦热，有失眠倾向。

五、治疗要点

癫狂的治疗，针对癫狂不同的病机特点，在明辨虚实的基础上，调补阴阳，标本兼顾，处理好治标与治本的关系。癫证初期邪实为主者，治当理气解郁、豁痰化瘀，醒神开窍；日久气血虚者，治当补益心脾、益气养血、安神定志。狂证初期邪实为主者，治当清热泻火、豁痰逐瘀，镇心安神；日久阴虚火旺者，治当滋阴降火，安神定志。

《内经》论狂证的治疗，提出"夺其食即已……使之服以生铁落为饮"，至今为临床习用。金元刘河间《素问玄机原病式·火类》指出"心热甚则多喜而为癫……肝实则多怒而为狂"，主张泻火治疗癫狂，选用当归承气汤、三圣散、凉膈散、洗心汤、黄连解毒汤，甚至用涌吐法。元代朱丹溪《丹溪心法·痰》指出"痰在膈间，使人癫狂"，治疗贵在逐痰。清代王清任《医林改错》更提出"气血凝滞说"，名方癫狂梦醒汤疗效确切。

六、分证论治

1. 癫证

（1）痰气郁结证：精神抑郁，表情淡漠，沉默痴呆，时时太息，言语无序，或喃喃自语，多疑多虑，喜怒无常，秽洁不分，不思饮食，舌红苔腻而白，脉弦滑。

【治法】理气解郁，豁痰化浊，醒神开窍。

【方药】顺气导痰汤加减。

【参考处方】柴胡9～12g，白芍12～30g，当归9～12g，茯苓9～12g，枳壳9～12g，香附9～12g，清半夏9～12g，陈皮9～12g，胆南星9～12g，石菖蒲9～12g，郁金9～12g，甘草6g。

【临床应用】该方适用于少阳气郁体质，情志所伤，气郁痰阻，蒙闭清窍者。单用上方效力不达者，可配十香返生丹。若痰浊内伏，症见神思迷惘，表情呆钝，言语错乱者，可配合苏合香丸。日久夹瘀，症见颜面瘀斑，唇舌紫暗者，可加桃仁、红花、赤芍、丹参等，或合用桃红四物汤。若痰郁化热，症见烦躁失眠，心胸烦闷，舌红苔黄腻，脉滑数者，可加黄连、黄芩、天竺黄，或用黄连温胆汤。

（2）心脾两虚证：神思恍惚，魂梦颠倒，心悸易惊，善悲欲哭，肢体困乏，饮食锐减，言语无序，舌淡，苔薄白，脉沉细无力。

【治法】健脾益气，养心安神。

【方药】养心汤合越鞠丸加减。

【参考处方】党参9～12g，黄芪12～15g，香附9～12g，神曲9～12g，苍术9～12g，陈皮9～12g，清半夏9～12g，茯苓9～12g，当归9～12g，川芎9～12g，石菖蒲9～12g，远志9～12g，柏子仁12～15g，酸枣仁12～15g，五味子9～12g，炙甘草6g。

【临床应用】该方适用于太阴脾虚体质，或癫证日久心脾气血受伤者。若久病心气耗伤，症见悲伤欲哭者，可配合甘麦大枣汤。若气阴两虚，症见神气恍惚，心悸易惊，乏力，自汗者，可配合生脉散加龙骨、牡蛎等。若阴阳两虚，症见动作迟钝，嗜卧，四肢欠温者，可加肉桂、附子、巴戟天、肉苁蓉、茯神、石菖蒲、远志等，或用地黄饮子加味。

2. 狂证

（1）痰火扰心证：起病急，常先有性情急躁，头痛失眠，两目怒视，面红目赤，突发狂乱无知，情感高涨，斥骂号叫，不避亲疏，逾垣上屋，或毁物伤人，气力逾常，不食不眠，舌质红绛，苔黄腻，脉弦滑或弦滑数。

【治法】清热泻火，清心涤痰，镇心安神。

【方药】生铁落饮加减。

【参考处方】龙胆草9～12g，黄连9～12g，连翘9～12g，山栀9～12g，胆南星9～12g，贝母9～12g，橘红9～12g，竹茹9～12g，石菖蒲9～12g，远志9～12g，茯神9～12g，天冬9～12g，麦冬9～12g，丹参12～30g，生铁落30g（先煎），朱砂面1g（冲服），珍珠粉1～3g（冲服），炙甘草6g。

【临床应用】该方适用于厥阴肝旺或少阴阴虚体质，痰火扰心狂证者，或选用泻心汤送服礞石滚痰丸。若为阳明胃热体质，或胃肠热结，阳明腑热，症见腹满，大便燥结者，可加大黄、厚朴、枳实，或用大承气汤加减。若火热内盛伤津，症见烦热渴饮者，可加生石膏、知母、天花粉、生地，或用白虎汤加味。若瘀热互结，症见颜面瘀斑，狂躁不安，少腹急结，或少腹硬满，经闭，或月经色暗，夹血块，大便不通，舌质暗红有瘀斑，脉沉弦者，可加丹皮、赤芍、大黄、桃仁、水蛭，或用桃核承气汤或抵当汤加减。若痰瘀互结，癫狂日久不愈，面色晦滞而秽，情绪躁扰不安，多言不序，恼怒不休，甚至登高而歌，弃衣而走，妄见妄闻，妄思离奇，头痛，心悸而烦，舌质紫暗，有瘀斑，少苔或薄黄苔干，脉弦细或细涩者，可用癫狂梦醒汤加味。若夹痰热，症见两目怒视，面红目赤，狂乱者，可加栀子、黄芩、黄连等。久病血瘀，因瘀致虚，症见肌肤甲错，目眶暗黑，潮热赢瘦，经闭不行者，可加熟大黄、土鳖虫、水蛭、桃仁，或用大黄䗪虫丸。

（2）阴虚火旺证：狂病日久，时作时止，病势较缓，精神疲惫，时而躁狂，情绪紧张不安，烦躁不寐，多言善惊，形瘦面红，五心烦热，口干便难。舌尖红无苔有剥裂，脉细数。

【治法】育阴潜阳，交通心肾。

【方药】二阴煎合琥珀养心丹加减。

【参考处方】生地12～30g，玄参12～15g，麦冬9～12g，陈皮9～12g，清半夏9～12g，胆南星9～12g，茯神9～12g，石菖蒲9～12g，制远志9～12g，龟甲15～30g（久煎），黄连9～12g，黄芩9～12g，阿胶9～12g（烊化），生龙牡各30g（先煎），生铁落30g（先煎），炙甘草6g。

【临床应用】该方交济水火，镇心安神，适用于少阴阴虚体质，或狂证久病阴虚火旺者。若痰火未平，胃肠热结，症见心烦、大便燥结者，可加栀子、大黄、厚朴、火麻仁，或配合增液承气汤。若久病夹有瘀血，症见胸痛、心悸、不寐，舌质青紫有瘀斑者，可加桃仁、红花、水蛭等。

七、其他疗法

针刺疗法 癫证可取穴心俞、神门、肝俞、脾俞、丰隆，毫针刺，用平补平泻法，每日1次，每次留针20～30分钟。狂证可取穴大椎、风府、水沟、内关、丰隆，毫针刺，用泻法，每日1次，每次留针20～30分钟，狂证急性发作可独取双侧环跳，双针并用行强刺激，以达安神定志作用。

八、预防调护

首先应该重视孕期卫生，避免不良精神刺激，影响胎儿发育。加强自我心理调摄，避免不良情绪刺激，是预防癫狂发病的关键。

对癫狂患者，应特别重视精神护理，多关心、照顾病人，使其心情舒畅，并注意起居有常，饮食有节，劳逸结合。而对重证病人，则应采取特殊防护措施。

九、当代名医经验

乔保钧教授治疗狂证重视疏肝、清心、活血、涤痰、通腑五个环节，常用栀子豉汤加黄连、白芍、郁金、枳实及胆南星、石菖蒲等。狂躁期治以清泻、涤痰、通腑，兼顾疏肝，方用大承气汤、黄连泻心汤、栀子豉汤、涤痰汤加减。相对平衡期治以疏肝、清化，方用逍遥散、栀子豉汤合涤痰汤化裁。恢复期治以疏肝健脾、补气养阴，方用生脉散、逍遥散、二陈汤加减化裁。张继有教授认为癫狂应从痰气、痰火、痰瘀入手。癫病初期痰气内郁，常用温胆汤合柴胡疏肝散化裁。狂病始发，多痰火，常用黄连温胆汤合龙胆泻肝汤加减。癫狂反复发作，形成"宿疾"，多痰瘀为病，常用温胆汤合癫狂梦醒汤加减。

十、病案举例

张某，女，52岁。患有精神分裂症病史10年余，糖尿病病史5年余，长期服用氯丙嗪等抗精神病药物和格列本脲等降糖药、诺氟沙星等消炎药，病情时有波动，几乎每半年就必须住精神病医院一次。刻下症：心烦失眠，躁扰不宁，胸中窒闷，欲到旷野方舒，多食善饥，腹满，腰痛，大便3日一行，尿频，小便黄赤，查尿糖4+，白细胞高倍镜下5～8个，红细胞3～5个。查扣其腹，胀满拒按，舌暗红，苔黄厚而腻，脉滑数有力，左脉有弦象。

中医诊断：狂证（热结腑实，痰热扰心）。

辨证分析：心藏神，胃肠以通降为顺。该患者痰热扰心，神明逆乱，所以狂证时有发作，躁扰不宁。胃肠结热，腑实不通，故见腹满、大便不通。心火下移，膀胱气化不利。故见尿频、小便黄赤。综合舌脉证，舌暗红，苔黄厚而腻，脉滑数有力，左脉有弦象，乃气郁化热、腑实内结、痰热扰心之证。病位在心，与胃肠等脏腑相关。病性以实为主，郁热、痰火、胃肠腑实，不治则病情容易波动，或导致反复急性发作。

治法：清泄结热，化痰清心，宁神开窍。

方药：大承气汤合礞石滚痰丸加减。

处方：生大黄9g，枳实9g，厚朴9g，玄明粉6g（后下），青礞石25g（先煎），黄芩9g，陈皮9g，清半夏12g，胆南星12g，茯苓12g，石菖蒲9g，郁金12g，土茯苓25g，蒲公英15g，莲子心12g，竹叶6g。14剂。

复诊：服药两周，睡眠好转，腹满、腰痛减，大便每日1次。再服14剂，精神状态良好，大便畅通，复查尿糖阴性，白细胞0～1个/HP，红细胞阴性。改生大黄为熟大黄9g，原方出入，坚持服中药1年余，病情平稳。抗精神病药用量明显减少，不必到精神病医院住院治疗。(《温病学与中医现代临床》)

按语 此狂证稳定期，根据心烦、腹满胀拒按，大便不畅，苔黄厚腻、脉滑数兼弦，辨证属痰热结滞、腑气不降、热扰心神，所以用大承气汤、礞石滚痰丸合方，重用青礞石等镇心坠痰，胆南星、清半夏等化痰清心宁神，莲子心、竹叶清心导赤药物，更融合温胆汤、菖蒲郁金汤等方义，切中病机，故获满意疗效。

（张 华）

16 痫 证

痫证是脏腑失调，风阳内动，风痰上蒙清窍，横窜经络所致的一种反复发作性疾病，又称"癫痫"，俗称"羊痫风"，有间隔发作的特点。《内经》称为"巅疾"、"胎病"。重者猝然昏倒，不省人事，手足抽搐，口吐涎沫，两目上视或口中怪叫，移时苏醒，醒后一如常人。轻者表现为瞬间失神，而见目睛直视，或口角牵动、吮嘴等动作。发作前可有眩晕、胸闷、惊恐等先兆，发作后常有疲倦乏力等症状。现代医学的原发性癫痫及继发性癫痫，可参照本节进行诊治。

一、诊断要点

1. 临床表现　痫证的典型表现是发作时突然昏倒，不省人事，两目上视，四肢抽搐，口吐涎沫。但也可见突然呆木，两眼瞪视，呼之不应，或头部下垂，肢软无力，面色苍白等。部分性发作可见多种形式，如口、眼、手等局部抽搐而无突然昏倒，或凝视，或语言障碍，或无意识动作等。多数在数秒至数分钟即止。发作突然，醒后如常人，醒后对发作时情况不知，反复发作。发作前可有眩晕、胸闷、惊恐等先兆症状。隋代《诸病源候论·痫候》指出"其发之状或口眼相引而目睛上摇，或手足瘛疭，或背脊强直，或颈项反折"，明确了痫证典型症状及反复发作的特点等。

2. 发病特点　虽然各年龄段均可发病，但多在儿童期、青春期发病，可有家族史，或有外伤及暑温、春温、中风病史，每因惊恐、劳累、情志波动等诱发。

3. 辅助检查　脑电图及头颅 CT、MRI 等检查有助于诊断与鉴别诊断。

二、鉴别诊断

1. 痫证与痉证鉴别　两者均可表现为四肢抽搐等，所以需要鉴别。痫证为发作性病证，典型表现为猝然昏倒，不省人事，手足抽搐，口吐涎沫，两目上视或口中怪叫，移时苏醒，醒后一如常人。发作前可有胸闷、头晕、惊恐等先兆症状。常有先天因素，青少年发病较多，因七情失调等诱因，或有脑部外伤、暑温、春温、中风，乃痰浊内阻，脏气不平，风阳内动，风痰上蒙清窍，横窜经络，神机受累所致。痉证可见于多种疾病，表现为项背强直，四肢抽搐，甚至口噤，角弓反张，可神志清楚，也可见神昏，多由外邪痹阻，或阴虚血少，筋脉失养，筋脉拘挛，或热盛动风所致。

2. 痫证与厥证鉴别　两者均可表现为突然晕厥，不省人事，所以需要鉴别。厥证典型表现为突然仆倒，昏不知人，面色苍白，四肢厥冷等，可有头晕、视物模糊、面色苍白、出汗等先兆症状，多因情志刺激，或体虚劳倦，亡血失津，饮食不节等，乃脏腑功能失调，气机逆乱，气血升降失序，阴阳气不相顺接，一时性元神失用所致。部分厥证患者也有表现为双手握拳、手指挛急者。

3. 痫证与中风鉴别　两者均可表现为突然昏厥，不省人事。中风典型表现为神昏，不省人事，可以突然发生，也可因病情逐渐加重而成，常伴见半身不遂，口舌㖞斜，语言不利，可以头痛、头晕或单侧肢体麻木为先兆症状，神志昏迷，不易速醒，多见于中老年，为风阳暴张，风火灼伤脑络，或风痰瘀血痹阻脑络，窍闭神匮，神机失用所致。中风脑络痹阻，有时也可继发痫证。

三、病因病机

痫证的病因包括先天禀赋及体质因素、情志失调、饮食不节、烦劳过度、久病内伤等多个方面。

1. 体质因素　胎儿期间，孕母受惊恐，脏气不平，是痫证发生的基础。少阳气郁、厥阴肝旺、太阴脾虚、少阴肾虚体质者均可发生痫证。《素问·奇病论》指出"此得之在母腹中时，其母有所大惊，气上而不下"。

2. 情志失调　情志抑郁，气郁化火，气郁生痰，痰火扰动；或忧思伤脾，留湿生痰；或惊恐，气机逆乱，均可成为痫证发病的病因或重要诱因。

3. 饮食不节　醇酒厚味、辛辣煎炸等物，酿生痰湿、痰火，痰伏于内，也可致痫证发病。

4. 烦劳过度　烦劳太过，睡眠不足，气有余便是火，心火上扰，或夹痰邪，也可成为痫证的发病诱因。

5. 久病内伤　久病体虚，肝脾受伤，或外伤留瘀，或暑温、春温重症，伤阴耗气，留痰留瘀，或中风病风痰瘀血，痹阻脑络，或夹风痰，也可继发痫证。

痫证的病位在脑，发病与心、肝、脾、肾等脏腑关系密切，但主要责之于心肝。核心病机是体质因素加以情志失调等，引起脏腑失调，痰浊内伏，风阳内动，气机逆乱，风痰上蒙清窍，横窜经络所致，尤其与伏痰关系密切。痰浊内伏，脏气不平，阴阳偏胜，神机受累，元神失控是痫证发病的关键所在。元代朱丹溪《丹溪心法·痫》指出痫证"无非痰涎壅塞，迷闷孔窍"，对后世影响深远。清代王清任《医林改错》则强调痫证发病与元气虚、脑髓瘀血有关。痫证的病性有虚有实，多为虚实兼杂、本虚标实之证。本虚证多为气虚、阴虚，标实证多为风、痰、热、瘀等。其证候演变与病机转化，主要与正气的盛衰及伏痰诸邪轻重有关。痫证发病初期，正气尚足，比较容易康复。痫证日久，反复发作，风阳、痰浊、火热之邪不退，正气渐伤，多为虚实夹杂之证。痫证日久，元神受损，更可渐成呆傻迟钝之候。

四、辨证要点

1. 辨发作期与休止期　发作期可表现为突然昏倒，不省人事，两目上视，四肢抽搐，口吐涎沫。或为风痰内闭，或为痰火扰动之证。缓解期可如常人，无明显症状，或表现为脾虚痰阻、心脾不足、心肾亏虚等证。

2. 辨标本虚实　标实证以痰浊为主，或兼肝风，或兼肝火，或为风痰，或为痰火，更有表现为血瘀证者。发作期标实证常见风痰、痰火证，也有血瘀证，缓解期可见痰浊、血瘀证。本虚证以心脾肾虚为主，或为脾气虚，或为心血虚，或为肾阴虚，或为肾阳虚，也可表现为心脾两虚、心肾俱虚之证。

3. 辨阴痫阳痫　阴痫除可见痫证发作表现外，还可伴痰涎壅盛，面色晦暗或苍白，手足青冷，舌淡苔白腻，脉沉细或沉迟，多为肝风痰浊证，无热证表现。阳痫除可见痫证发作表现外，还可伴面色潮红，气粗口臭，躁动不安，便秘溲赤，舌红苔黄腻，脉弦滑数，多为肝火痰热证，有热证表现。明代鲁伯嗣《婴童百问·惊痫》首先提出阳痫、阴痫及其鉴别要点。

4. 辨体质　少阳气郁体质者，性抑郁，爱生闷气。厥阴肝旺体质者，性急易怒，容易冲动。太阴脾虚体质者，体弱，食欲差，有腹满腹泻倾向。少阴肾虚体质者，或烦热，思维敏捷，有失眠倾向，或形寒肢冷，神疲多睡。

五、治疗要点

痫证的治疗，应针对发作期和缓解期，分清标本虚实，给予针对性的治疗。发作期以息风化痰、醒神开窍为主，应重视祛邪，或兼以泻火、活血，强调镇肝、清心、凉肝、敛肝以息风开窍；缓解期以益气养血、养心安神为主，应重视扶正，或兼以化痰、活血，强调健脾、养心、补肝、滋肾以宁心安神。急则治标，缓则治本。发作期标实为主者，可针刺人中，或鼻饲安宫牛黄丸、紫雪散等，以促其苏醒，配合中药汤剂以治标为主；缓解期多本虚标实，虚实夹杂者，治当标本兼顾，以治本为主。

东汉张仲景《伤寒杂病论》所载柴胡龙骨牡蛎汤、风引汤等，常用于治疗痫证。明代鲁伯嗣《婴童百问·惊痫》提出阳痫，多为初发，治当以息风涤痰泻火为主；痫证病久，多属阴痫，则当以调补脏腑气血为主。清代李用粹《证治汇补·痫病》也指出"阳痫痰热客于心胃，闻惊而作，若痰热甚者，虽不闻惊亦作矣，宜用寒凉；阴痫亦本乎痰热，因用寒凉太过，损伤脾胃而成阴痫，法当燥湿温补祛痰"。而王清任《医林改错》基于痫证元气虚、脑髓瘀血病机，更创立名方龙马自来丹、黄芪赤风汤，即开活血化瘀治疗痫证之先河。

六、分证论治

1. 发作期

（1）风痰闭阻证：发病前常有眩晕，头昏，胸闷，乏力，痰多，心情不悦。发作呈多样性，或见突然跌倒，神志不清，抽搐吐涎，或伴尖叫与二便失禁，或见短暂神志不清，双目发呆，茫然所失，谈话中断，持物落地，或精神恍惚而无抽搐，舌质红，苔白腻，脉多弦滑有力。

【治法】涤痰息风，开窍定痫。

【方药】定痫丸加减。

【参考处方】天麻 9～15g，全蝎 6～9g 或全蝎粉 1.5～3g（冲服），僵蚕 9～12g，川贝 6～12g 或川贝粉 1.5～3g（冲服），胆南星 9～12g，陈皮 9～12g，姜半夏 9～12g，竹沥水 30ml（另兑），石菖蒲 9～12g，琥珀粉 1～3g（冲服），茯神 9～12g，远志 9～12g，辰砂 1～1.5g（冲服），丹参 12～15g，白芍 12～30g，炙甘草 6g。

【临床应用】此方适用于风痰闭阻证，即阴痫证。急性发作期，可针刺人中穴，鼻饲苏合香丸以芳香化浊开窍。若兼见眩晕、目斜视者，可加用生龙骨、生牡蛎、磁石、珍珠母等。若痰多，黏稠不利者，可加用瓜蒌、白芥子、莱菔子等；若痰涎清稀者，可加细辛、干姜、白附子等。

（2）痰火扰神证：发作时昏仆抽搐，吐涎，或有吼叫，平时急躁易怒，心烦失眠，咳痰不爽，口苦咽干，便秘溲黄，病发后，症情加重，彻夜难眠，目赤，舌红，苔黄腻，脉弦滑而数。

【治法】清热泻火，化痰开窍。

【方药】龙胆泻肝汤合涤痰汤，或用柴胡龙骨牡蛎汤加味。

【参考处方】龙胆草 9～12g，黄芩 9～12g，栀子 9～12g，陈皮 9～12g，清半夏 6～12g，茯苓 9～12g，胆南星 9～12g，生龙骨 30g（先煎），生牡蛎 30g（先煎），枳壳 9～12g，竹茹 6～9g，甘草 6g。

【临床应用】痫证急性发作期，可针刺人中穴，鼻饲安宫牛黄丸或紫雪散以清心醒神开窍。若少阳气郁体质，少阳郁热、痰热动风，而为阳痫证，临床常用经验方柴黄温胆汤加味。药用柴胡 9～12g，黄芩 6～9g，党参 9～12g，陈皮 9～12g，清半夏 9～12g，茯苓 9～12g，胆南星 9～12g，天麻 9～15g，生龙牡各 30g（先煎），石菖蒲 9～12，制远志 9～12g，丹参 15～30g，白芍 12～30g，珍珠粉 1.5～3g（冲服），全蝎 1.5～3g（冲服），珍珠粉 1.5～3g（冲服），甘草 6g。用之得宜，屡有佳效。若头晕眼花，面红目赤，睡眠差者，可用磁朱丸。若心火内扰，心烦失眠，溲黄不利，舌尖红，口舌生疮者，可加生地、竹叶、通草，或配合导赤散。若胃肠热结，便秘，腹满胀痛，舌苔黄厚者，可加大黄、芒硝，或配合调胃承气汤。

（3）瘀阻脑络证：平素头晕头痛，痛有定处，常伴单侧肢体抽搐，或一侧面部抽动，颜面口唇青紫，舌质暗红或有瘀斑，舌苔薄白，脉涩或弦，多继发于颅脑外伤、产伤、颅内感染性疾病后，或先天脑发育不全。

【治法】活血化瘀，息风通络。

【方药】通窍活血汤加减。

【参考处方】赤芍 12～30g，川芎 6～12g，桃仁 9～12g，红花 9～12g，麝香 0.1g（冲服），老葱 1 茎，地龙 9～12g，僵蚕 9～12g，全蝎 3～6g，甘草 6g。

【临床应用】若无麝香可用冰片 0.15～0.3g 代之，或加白芷。若有脑外伤史，发作昏眩倒仆，抽搐强直，口角流涎，有时发出不寻常的叫号声，大便干结，舌质红，苔黄腻，脉弦数者，方可用抵当汤加味。名老中医印会河经验方——加味抵当汤，即抵当汤加䗪虫、地龙、僵蚕、全蝎、蜈蚣、花蕊石组成，可用于脑外伤致瘀血停留，因瘀血而致动风者。若久病痰瘀互结者，可加玄参、川贝、生牡蛎、夏枯草、昆布、海藻、海浮石，即消瘰丸方义。若气虚血瘀，症见头晕心悸，乏力神疲，舌暗脉弦涩者，可用《医林改错》黄芪赤风汤配合龙马自来丹。龙马自来丹原方药物组成：马钱子 8 两，地龙 8 条（去土，焙干为末），香油 1 斤。制备方法：将香油入锅内熬滚，入马钱子炸之，待马钱子微有响爆之声，每个用刀切两半，看其内以紫红色为度，研为细末；再入地龙末和匀，面糊为丸，如绿豆大。用法用量：每服 3～4 分，临卧以盐水送下。若为 5～6 岁小儿，服 2 分，红糖水送下。如不为丸，面子亦可服。治痫证，每晚先服黄芪赤风汤 1 服，临卧服丸药 1 服，吃 1 个月后，不必服汤药，净吃丸药，久而自愈，愈后将丸药再吃 1～2 年。

2. 休止期

（1）脾虚痰阻证：神疲乏力，面色萎黄，形体消瘦，或痰多，脘腹痞满，纳呆，大便溏薄，舌质淡，舌苔白腻，脉沉细或细滑。

【治法】益气健脾，化痰宁神。

【方药】六君子汤、温胆汤加味。

【参考处方】党参9～12g，白术9～12g，茯苓9～12g，陈皮9～12g，清半夏9～12g，竹茹9～12g，枳壳9～12g，石菖蒲9～12g，制远志9～12g，炒神曲9～12g，炒麦芽9～15g，珍珠粉1.5～3g（冲服），全蝎粉1.5～3g（冲服），炒白芍15～30g，炙甘草6g。

【临床应用】该方适用于痫证休止期脾虚有痰者。心悸失眠者，可加用酸枣仁、柏子仁、生龙牡等。脘腹痞满，畏寒，或冷痛者，可加用木香、砂仁、桂枝等。若少阳气郁体质，肝郁脾虚，湿浊内阻，症见头痛头晕，口苦咽干，胸脘痞满，或呕恶，舌苔白厚腻，甚至白如积粉者，方用柴胡达原饮加味。

（2）心脾两虚证：病程日久，反复发作，神疲乏力，心悸气短，失眠多梦，面色无华，纳呆，大便溏薄，舌质淡，舌苔白腻，脉沉细弱。

【治法】补益气血，健脾宁心。

【方药】归脾汤加味。

【参考处方】炙黄芪12～18g，党参9～12g，白术9～12g，茯神9～12g，酸枣仁12～30g，当归9～12g，龙眼肉9～12g，木香6～9g，制远志9～12g，陈皮6～9g，清半夏6～12g，丹参12～30g，五味子9～15g，生龙牡各30g（先煎），石菖蒲9～12g，龟甲15～30g（先煎）。

【临床应用】若睡眠差，噩梦纷纭者，可加蝉蜕、珍珠母、龙齿等。若腹满畏寒，食欲差，大便稀者，可加砂仁、苍术等。若反应迟钝，多梦夜游者，可用人参、远志、石菖蒲、茯神、龟甲、龙骨、牡蛎、生铁落等，养心、镇心以安神。

（3）心肾亏虚证：痫病频发，神思恍惚，心悸，健忘失眠，头晕目眩，两目干涩，面色晦暗，耳轮焦枯不泽，腰膝酸软，大便干燥，舌质淡红，脉沉细而数。

【治法】补益心肾，潜阳安神。

【方药】左归丸合天王补心丹加减。

【参考处方】熟地12～30g，山茱萸12～15g，山药12～15g，茯神9～12g，陈皮9～12g，清半夏9～12g，制远志9～12g，石菖蒲9～12g，龟甲15～30g（先煎），党参9～12g，丹参15～30g，麦冬9～12g，生龙牡各30g（先煎），白芍12～30g，炙甘草6g。

【临床应用】此证也可用大补元煎加味。头晕耳鸣，神思恍惚，腰膝酸软，步履不稳，脉沉细者，方可用地黄饮子加味。热瘀胸膈，症见心中烦热，失眠者，可加用焦山栀、豆豉、莲子心，即栀子豉汤方义。大便干燥者，可加用生地、玄参、麦冬、生当归、火麻仁等，即增液汤增液行舟之法。

七、其他疗法

1. 针灸疗法　发作期，可针刺人中，强刺激，以醒脑开窍。休止期，可取穴印堂、鸠尾、间使、太冲、丰隆。每日1次，每次留针30分钟，10次为1个疗程。每疗程间隔3～5天。若夹风痰，可加合谷、阴陵泉、风池；若夹痰火，可加曲池、神门、内庭；若夹血瘀，可加膈俞、内关；若脾虚者，可加脾俞、足三里；心脾两虚，可加心俞、脾俞、神门、内关、足三里；肝肾阴虚，可加肝俞、肾俞、太溪、三阴交。

2. 推拿疗法　临床上还有采用推拿督脉、足太阳膀胱经背段、背部压痛点之法。手法：一指禅推法、按揉法、点法（指按法）、掌按法、提捏法、掌推法、擦法，或采用背部俞穴割之类法者，也有疗效。

八、预防调护

预防方面，加强孕妇保健，避免不良情绪刺激，尤其是分娩过程中，应注意避免胎儿头部外伤及脑缺氧等，可减少痫证发病的先天因素。

痫证发作期护理，应注意观察神志，抽搐的频率，脉搏的快慢与节律，瞳孔大小，有无发绀、呕吐及二便失禁等。神昏抽搐而有义齿者应取下义齿，将外裹纱布的压舌板置于口中，防止咬伤唇舌，同时添加床档，以免翻身坠床。休止期患者，不应驾车、骑车，或进行高空、水上作业。应坚持服药，避免不良情绪刺激及食用辛辣刺激性食品，劳逸结合，规律生活，以避免各种可能引起发作的诱因。

九、当代名医经验

熊继柏教授诊治痫病，强调发作期多实证，当辨风、火、痰、瘀；缓解期多兼有脏腑虚损，当辨心脾两虚、肝肾阴虚，还是心肾两虚。风痰闭阻证，方用定痫丸。痰火扰神证，方用芩连温胆汤。刘祖贻教授认为痫证是肝、脾、肾三脏之虚，风、痰、瘀相兼为患。脾胃虚弱、饮食失常者，方用健脾定痫汤，可用黄芪、党参、白术、薏苡仁、山药、青礞石、僵蚕、胆南星、天麻、钩藤、蝉蜕、地龙、郁金、陈皮、山楂等。肝阳偏旺、脾气暴躁者，方用息风定痫汤，可用天麻、钩藤、制何首乌、白芍、珍珠母、龙骨、青礞石、僵蚕、蝉蜕、地龙、郁金、陈皮、山楂等。自幼发病及年老体弱、肾虚突出者，方用益肾定痫汤，可用黄芪、制何首乌、枸杞子、淫羊藿、沙苑子、青礞石、僵蚕、天麻、钩藤、蝉蜕、全蝎、地龙、郁金、陈皮、山楂等。有外伤史、瘀血阻痹者，方用活血定痫汤，可用黄芪、防风、地龙、郁金、青礞石、僵蚕、天麻、蝉蜕、川芎、全蝎、陈皮、山楂等。

十、病案举例

谢某，男，22岁。幼时曾患"脑膜炎"，18岁忽患癫痫，发作时周身抖颤，不省人事，良久始醒。以后渐发渐重，或几日一作，或日二三作。发作时浑身麻木，仆地，不知人事，全身僵直，向右侧抽搐，口吐涎沫，喉间痰鸣如猪羊叫声，时有遗尿。半年未参加劳动。当时面潮红、头晕、便秘，时欲呕，自觉畏风烘热，脉弦数，舌尖红中腻，曾用温胆汤加珍珠母、龙齿、龙胆草、地龙等，服3剂后，舌苔稍薄，呕吐减，余症如前，遂来求诊。

中医诊断：痫证（肝经郁热，风痰扰动）。

辨证分析：肝为风木之脏，体阴而用阳。肝经郁热，扰动肝风，风痰蒙闭脑窍，横窜经络，故见痫证时时发作。肝胃郁热，肝胃不和，胃肠通降不行，故见颜面潮红、头晕、便秘等。综合舌脉证，乃肝经郁热、风痰扰动之证。病性以实证为主，失治误治，郁热伤阴，则病归缠绵，甚至可逐渐损伤元神。

治法：清解郁热，息风化痰。

方药：柴胡加龙骨牡蛎汤加减。

处方：柴胡4.5g，黄芩4.5g，党参9g，半夏9g，茯苓9g，桂枝4.5g，大黄4.5g，龙骨9g（先煎），牡蛎12g（先煎），甘草3g，广丹3g，生姜3片，大枣3枚。连服3剂，3天内仅发作1次。发作时症状减轻，再以原方去桂枝、广丹，加全蝎、大黄各1.5g，明矾2.4g。连服十余剂。而后病情逐渐趋于稳定。（《〈伤寒论〉与中医现代临床》）

按语 痫证多有伏痰，常因劳累、情绪波动等引发，存在郁热、痰火者恒多。柴胡加龙骨牡蛎汤可清解郁热、化痰安神，常可借用其治疗痫证。本例即选用了此方，并取得了较好疗效。唯方中广丹为铅的氧化物，别名黄丹、铅丹，应注意不可过量应用，以免蓄积中毒。

（梁丽娜）

17　痉　　证

痉证是风寒湿邪阻痹，筋脉拘急，或热盛生风，或阴虚血少，虚风内动，筋脉失养所致的以项背强直，肢体抽搐，甚至角弓反张为典型表现的病证。根据其具体表现，古人也称"抽搐"、"抽风"、"瘛疭"等。清代张璐《张氏医通·瘛疭》指出"瘛者，筋脉拘急也；疭者，筋脉弛纵也，俗谓之抽"。吴鞠通《温病条辨·痉病瘛病总论》也指出"痉者，强直之谓，后人所谓角弓反张，古人所谓痉也。瘛者，蠕动引缩之谓，后人所谓抽掣、搐搦，古人所谓瘛也"。现代医学多种感染性疾病、传染病及水、电解质紊乱（如低钙血症）与神经科疑难病（如椎体外系疾病、高肌张力综合征）等，有痉证表现者，均可参照本病证进行诊治。

一、诊断要点

1. 临床表现　以项背强急，四肢抽搐，甚至角弓反张为其证候特征。部分危重者可有高热、神昏谵语等。

2. 发病特点　外感引起者多突然起病，一般可有恶寒发热、头痛头晕、颈项不适等先驱症状；内伤所致者，久病失治误治，或有失血过多史，或过汗及吐泻史，先期可有烦躁不安、呵欠频频、乏力等先兆症状。

3. 辅助检查　血常规、血生化包括电解质检查、甲状腺功能检查、甲状旁腺功能检查、脑脊液及头颅 CT 检查等，有助于诊断与鉴别诊断。

二、鉴别诊断

1. 痉证与厥证鉴别　痉证表现为项背强急，四肢抽搐，甚至角弓反张，部分患者可伴见神昏。厥证典型表现为以突然昏仆，不省人事，或伴有四肢厥冷，面色苍白，一般不伴有四肢抽搐等，仅少数情况下可见手指拘挛等。

2. 痉证与中风鉴别　痉证表现为项背强急，四肢抽搐，甚至角弓反张，部分患者可伴见神昏高热等。中风典型表现为神昏，口舌㖞斜，半身不遂，语言謇涩，有时可伴有单侧肢体拘挛。

当然，痉证更需要与发作期同样具有项背强急，四肢抽搐，甚至角弓反张等临床表现的痫证相鉴别。痫证是一种发作性的一时性意识丧失，以抽搐为典型表现的病证。

三、病因病机

痉证的病因包括体质因素及感受外邪，内伤久病，失治误治，亡血、过汗等。

1. 体质因素　外感者可见于各个年龄段，但因青少年体多纯阳，最易发生痉证。内伤久病者，则以厥阴肝旺体质者多发，少阴阴虚、太阴脾虚体质者也有所见。

2. 感受外邪　外受风寒湿邪，容易引起经脉拘急，筋脉拘挛，可引发痉证。外感高热，热盛动风，尤其是青少年，更易引发痉证。《素问·至真要大论》指出"诸暴强直，皆属于风"，"诸痉项强，皆属于湿"。《灵枢·经筋》指出"经筋之病，寒则反折筋急"。《灵枢·热病》指出"热而痉者死"。《内经》论痉证病因涉及风、寒、湿、热。

3. 内伤久病　失治误治，肝阳化风，或亡血、过汗，血虚、津伤，虚风内动，筋脉失于濡养，也可以致痉。东汉张仲景《金匮要略》立"痉证"专篇，并提出刚痉、柔痉及误治津伤致痉、疮家误汗以及产后血虚致痉等。明代张介宾《景岳全书·痉证》指出"如中风之有此者，必以年力衰残，阴之败也；产妇之有此者，必以去血过多，冲任竭也；疮家之有此者，必以血随脓出，营气涸也"。重视阴虚血少致痉。

痉证病在筋脉，属肝所主，与多脏腑相关。其病机包括风邪外受，筋脉拘急，或热盛生风，或肝阳化风，或阴虚血少，虚风内动，筋脉失养三个方面。外感风寒湿者，病位多在督脉与足太阳经络；外感高热动风者，以及内伤肝阳化风，或阴虚血少，虚风内动，病位在肝，或有关心、脾、胃、肠等脏。内伤外感因风、寒、湿邪壅阻经络，气血运行不利，筋脉拘急成痉；热盛动风，或热盛伤津，阴津亏虚，筋脉失于濡养，可引起痉证。内伤久病，肝阳化风，或亡血、过汗、误治失治，导致阴亏血少，或夹痰瘀阻络，筋脉失养，也可发为痉证。宋代陈无择《三因极一病证方论·痉叙论》明确痉证病位在筋，病机是"筋无所营"。明代张介宾《景岳全书·痉证》指出"凡属阴虚血少之辈，不能养营筋脉，以致搐挛僵仆者，皆是此证"。其后，清代温病学家普遍重视存津液，强调热盛津伤，肝风内动病机。如《温热经纬·薛生白湿热病篇》就指出"木旺由于水亏，故得引火生风，反焚其木，以致痉厥"，并认为"湿热侵入经络脉隧中"也可致痉。痉证的证候有实有虚，外感多实证，也有夹阴虚者。内伤多虚证，也有虚实夹杂者。若论其预后，风寒湿外感致痉，多预后良好。而热盛动风者，则必须积极救治，否则预后不良。内伤久病，失治误治所致者，也不可大意，应密切观察病情变化，谨防厥脱之变。久病夹痰夹瘀，或因阴虚血少，筋脉属于濡养，也可致痿，所以临床上更有表现为痿痉并病顽证者。

四、辨证要点

1. 辨病因 首辨外感与内伤。外感发痉，为风、寒、湿邪壅滞经络，筋脉拘急，或热盛动风所致，起病急骤，同时伴见恶寒发热，头身痛，甚至高热、剧烈头痛、神昏等外感热病症状。内伤发痉，多因久病体虚，气血耗伤，或产后血亏；或误下、误汗所致，病多渐起，同时可兼有肝阳亢盛及血虚、阴亏等内伤表现。

2. 辨病位 病位在督脉与足太阳经者，多为风寒湿邪所致。病位在肝者，外感热病致痉，常以头痛壮热，四肢抽搐，角弓反张，手足躁动为特点；内伤风动或阴血亏致痉，或以头晕胀痛，面红目赤，颈项强急，肢体抖动，步行不稳，脉弦大为特点，或以头晕眼花，心悸乏力，腰背酸痛，腿抽筋，脉细弦为特点。病位在阳明胃肠，则以手足抽动，角弓反张，壮热烦渴，腹满，大便不通为特点。

3. 辨病性 颈项强直，角弓反张，牙关紧闭，四肢抽搐，强劲有力而幅度较大，多属实；手足蠕动或时而瘛疭，神昏气结者，多属虚。兼恶寒发热，脉浮紧者，多属风寒；兼肢体酸重，胸脘痞闷，苔黄腻，脉滑数者多属湿热；兼神昏烦躁，壮热，舌红，苔黄或燥者，多属火热，兼形消神倦，舌红无苔者，多属阴虚。

4. 辨病势 轻症经治可很快缓解。若痉证持续发作，或伴神昏者，病情危重。若抽搐幅度由大转小，或伴汗出、肢冷、面色苍白者，提示正气大衰，预后差。若突见面青唇紫，气喘息促，呼吸困难，脉躁急者，为气道阻塞危候，当急救之。

5. 辨体质 青少年多发，尤其是太阳卫阳太过、阳明胃热体质者，平素畏热，感受外邪后容易从阳化热，热盛容易动风致痉。太阳卫阳充实体质者，身体壮实，而太阳卫阳不足者，平素体虚易感，感受风寒湿之邪，筋脉拘急，皆可致痉。厥阴肝旺体质，性急易怒，暴怒等诱发肝阳化风，容易致痉。少阴阴虚体质者，水不涵木，或太阴脾虚体质者，土虚木乘，肝旺风动，也可致痉。

五、治疗要点

痉证的治疗应遵循"急则治其标，缓则治其本"的原则。急症治标应针药并施，解痉为主。其中，外感所致者，感受风、寒、湿、热之邪而致痉者，祛邪为主，祛风散寒，清热祛湿，择而用之。阳明热结者，治以清泄结热，通腑存阴；热盛动风者，治以清热息风，清心开窍。内伤所致，肝阳化风者，治以平肝潜阳，息风止痉；阴虚血少者，治以养血滋阴，舒筋止痉。瘀血痰浊阻滞而致痉者，治以活血息风，化痰通络。因津伤血少、筋脉失于濡养，是痉证发病的重要基础，所以滋阴和营、柔肝荣筋、缓急止痉治法，应该给予充分重视。同时，应该重视虚实错杂之候，明辨虚实，标本兼顾，知常达变，灵活运用。

东汉张仲景《金匮要略》论"痉证"，分为刚痉、柔痉，常用葛根汤、桂枝加葛根汤、瓜蒌桂枝汤，更提出可用急下存阴的大承气汤治疗热盛痉证。清代温病学家则普遍采用清热凉肝息风治法，方用羚角钩藤汤及三宝丹等，更为当今临床习用。

六、分证论治

1. 外感

（1）邪壅经络证：头痛，项背强直，恶寒发热，甚至口噤不能语，四肢抽搐。舌苔薄白或白腻，脉浮紧。寒邪盛，见恶寒重，无汗；湿邪重，见肢体酸重，胸脘痞闷，脉滑；暑邪犯卫，见身热无汗，苔薄黄，脉濡数。

【治法】祛风散寒，祛湿和营。

【方药】羌活胜湿汤加减。

【参考处方】羌活 6～9g，独活 6～9g，防风 6～9g，藁本 6～9g，川芎 9～15g，蔓荆子 6～9g，白芍 12～15g，炙甘草 6g。

【临床应用】若太阳卫阳充实体质，外受风寒，症见恶寒发热，头项肩背强急疼痛，周身疼痛，无汗，脉浮紧者，《金匮要略》谓之"刚痉"，方用葛根汤。若太阳卫阳不足，感受风寒，症见恶风发热、头痛，项背强急，汗出，脉浮缓或浮弱者，《金匮要略》谓之"柔痉"，方用桂枝加葛根汤。若兼营阴受伤，脉沉迟者，方用瓜蒌桂枝汤。

（2）阳明热结证：项背强急、四肢抽搐，手足挛急，甚则角弓反张，口噤齘齿，壮热汗出，口渴饮冷，烦躁不安，神昏谵语，腹满拒按，大便秘结，舌红苔黄燥，脉沉实有力。

【治法】清泄热结，通腑存阴。

【方药】大承气汤加减。

【参考处方】生大黄 9～15g（后下），枳实 9～15g，厚朴 9～15g，芒硝 6～9g（冲服），赤白芍各 15～30g，炙甘草 6g。

【临床应用】此为《金匮要略》"急下存阴"思路。若兼有阴虚液竭，咽干口渴，大便干结，脉细滑数，或舌苔少者，可加用生地、玄参、麦冬、天花粉，或选用增液承气汤加减。若高热烦渴，头痛如劈，肢体抽动，舌红苔黄，脉洪大，或滑数者，可用白虎汤加味。若气血两燔，症见发斑，舌红红绛者，方可用清瘟败毒饮加减。若夹湿邪，邪伏膜原，症见恶寒身热，头痛身痛，胸脘痞闷，舌红苔白腻如积粉者，可配合《温疫论》达原饮方。若湿热稽留，热盛风动，症见壮热烦渴，神昏痉厥，或有囊缩，胸痞，或有斑疹者，可加用水牛角、羚羊角粉、生地、玄参、石菖蒲、郁金、金银花等。

（3）热盛动风证：项背强直，四肢抽搐，角弓反张，高热不退，剧烈头痛，手足躁动，心烦不宁，甚或神昏谵语，口渴，口苦，舌红，苔黄或少苔，脉弦数或细数。

【治法】清热息风，止痉开窍。

【方药】羚角钩藤汤加减。

【参考处方】羚羊角粉 0.6～1.2g（冲服），钩藤 12～30g（后下），桑叶 9～12g，菊花 9～12g，川贝 6～9g，竹茹 9～12g，茯神 9～12g，白芍 12～30g，生地 12～30g，甘草 6g。

【临床应用】若热伤心营，症见心烦神昏，皮肤斑疹，舌质红绛少苔，脉细数者，可配合清营汤。若为高热神昏重症患者，可酌情给予紫雪散、安宫牛黄丸、至宝丹鼻饲，或应用清开灵注射液、醒脑静注射液静脉输注。若温热病日久，热盛阴虚风动，症见手足颤动者，可重用生地、龟甲、鳖甲、生龙骨、生牡蛎等。若气阴两虚，症见神疲乏力，气短汗出，脉微细数者，可配合生脉散。

2. 内伤

（1）肝阳化风证：项背强急、四肢抽搐无力，头晕头痛，目眩，耳鸣，面色潮红，咽干目赤，心烦易怒，腰膝酸软，舌质红，苔薄黄，脉弦长。

【治法】平肝潜阳，息风止痉。

【方药】镇肝息风汤加减。

【参考处方】生石决明 30g（先煎），珍珠母 30g（先煎），牡蛎 30g（先煎），龙骨 30g（先煎），生地 15～30g，天麻 9～15g，钩藤 15～30（后下），赤白芍各 15～30g，黄芩 9～12g，夏枯草 12～15g，槐花 12～15g，炙甘草 6g。

【临床应用】该方适用于厥阴肝旺体质，肝阳暴张，扰动肝风者。重症患者，症见躁扰不宁，甚或神昏，面红目赤，抽搐频繁者，可配合安宫牛黄丸等。若为少阴阴虚体质，或久病阴虚阳亢化风，症见头晕耳鸣，咽干口渴，腰膝酸软，脉细弦者，可加用枸杞子、麦冬、玄参，或配合杞菊地黄丸。若为久病，阴阳俱虚，症见头晕头痛，面红如妆，腰膝酸冷，脉弦沉取无力者，可用潜阳丸，可加炮附子扶阳，并肉桂小剂量，引火归原。或应用临床经验方——扶阳驯龙汤，处方组成：人参 3～15g（另煎兑），附子 6～12g（久煎），肉桂 1.5～3g，熟地 15～30g，山茱萸 12～15g，茯神 9～12g，牛膝 9～15g，磁石 30g（先煎），生龙牡各 30g（先煎），白芍 15～30g，炙甘草 6g。该方组方特色是滋阴助阳补肾治法与镇肝、平肝、敛肝、柔肝诸法同用，并采用了肉桂引火归原，用牛膝可引气血下行。

（2）阴虚风动证：项背强急、四肢抽搐无力，头晕目眩，面色潮红，五心烦热，舌质红，苔少或者剥脱苔，脉细数。

【治法】滋阴息风。

【方药】三甲复脉汤加减。

【参考处方】鳖甲 15～30g（先煎），龟甲 15～30g（先煎），牡蛎 30g（先煎），生地 15～30g，麦冬 9～15g，白芍 15～30g，阿胶 9～12g（烊化），火麻仁 12～30g，炙甘草 6g。

【临床应用】若血虚生风，症见面色无华，爪甲色淡，舌淡者，可加当归 9～12g，鸡血藤 15～30g 或再加黄芪 15～30g，即当归补血汤方意。若肝肾亏虚，青少年五迟五软，食少纳呆，盗汗，脉沉细者，可配合六味地黄丸合芍药甘草汤加龙骨、牡蛎等，以滋阴养血、息风止痉。若腰腿抽筋，畏寒者，可用附子芍药甘草汤。

（3）痰瘀内阻证：头昏蒙或刺痛，项背强急、四肢抽搐，甚则角弓反张，伴胸脘满闷，呕吐痰涎，舌质紫暗有瘀斑，苔白腻，脉弦涩或弦滑。

【治法】化痰祛瘀，息风止痉。

【方药】三甲散配合半夏白术天麻汤加减。

【参考处方】鳖甲 15～30g（先煎），穿山甲 9～12g 或炮山甲粉 3g（冲服），土鳖虫 9～12g，桃仁 9～12g，红花 9～12g，赤白芍各 12～30g，全蝎 6～9g 或全蝎粉 2～3g（冲服），蝉蜕 9～12g，僵蚕 9～12g，胆南星 9～12g，陈皮 9～12g，天麻 9～15g，清半夏 9～12g，茯神 9～12g，白术 9～12g，制远志 9～12g，葛根 15～30g，丹参 15～30g，炙甘草 6g。

【临床应用】若夹风痰，抽搐频繁者，可加用羚羊角粉 1.5～3g（冲服），珍珠粉 3g（冲服），琥珀面 1.5～3g（冲服）。若兼气虚或气血两虚，症见乏力气短，面色无华，自汗者，可加用黄芪、党参、当归、丹参、鸡血藤，或配合黄芪赤风汤或补阳还五汤加减。若兼阴虚，症见咽干烦热，腰膝酸软，脉细者，可加用生地、麦冬，或配合左归丸。

七、其他疗法

针灸疗法 邪壅经络者，可针刺风池、风府，针用泻法。阳明热结，可取穴大椎、曲池、合谷、水道、支沟等穴，采用泻法。热盛动风者，可取穴大椎、百会、印堂、人中、少商、合谷、十宣、涌泉、阳陵泉等穴，毫针刺，强刺激。可结合大椎刺络拔罐放血，十宣、十二井穴点刺出血。肝阳化风者，可取穴大椎、曲池、合谷、委中、阳陵泉、三阴交、阴陵泉、太冲等穴，毫针刺，用泻法。阴虚动风者，取穴百会、太冲、曲池、尺泽用泻法，太溪、三阴交、阴陵泉用补法。痰阻络瘀者，可取穴合谷、太冲、血海、三阴交、阴陵泉、丰隆、内关等穴，用泻法。神昏者，可针刺人中，强刺激，以醒神开窍。

八、预防调护

首先应积极治疗原发病。痉证发作前有先兆表现者，应密切观察，注意处理。痉证发作期，热极动风，病情较重、较急者，应立即服用安宫牛黄丸、至宝丹或紫雪丹，采取急救措施。应注意保持病人居室安静，尽量减少噪声刺激，床铺应平整松软，并设床栏。发作期应给予质软易消化的食物。注意保证患者能够安静休息。

九、当代名医经验

王松龄教授提出肌张力障碍与肝、脾、肺、肾关系密切，应分辨虚证、实证、虚实夹杂证。虚证病因多为气血阴阳津液亏虚，经脉失养，而发挛急震颤致痉，多见柔痉；实证多痰湿瘀血热盛，阻滞经气或焦灼津液，使经脉不利而发痉，多为刚痉；虚实夹杂证多为正气不足，六淫外犯，邪正胶结，阴阳乖戾而发痉，并认为筋脉失濡，拘急难伸为总的病机。治当以补益脾胃、温通经络、攻下消积、涤痰解痉为治疗大法。施杞教授提出颈椎病相关痉证多属阳证，总不离"气滞血瘀"，治疗应突出"以气为主，以血为先，痰瘀兼治"。

十、病案举例

陈某，女，7岁。初诊：1965年7月29日。主诉：7月12日高热，头痛，呕吐，神志昏迷，谵妄，痉厥，抽搐7次。于15日住院诊为乙型脑炎。经过14天治疗，病势日重，以为无法挽回，特邀上海名老中医王文济先生会诊。诊察体温虽渐降，但颈项强直，躯体僵硬，头向后仰，两眼向右上方斜视，眼球震颤，头部时有震颤，失语，吞咽困难，口角流涎，神情痴呆，呼吸微弱，大小便失禁。脉弦数，舌苔薄白。

中医诊断：暑温·痉证（暑热外受，引动肝风）。

辨证分析：肝为风木之脏，体阴而用阳。暑热外受，邪陷厥阴，可引动肝风，故见颈项强直，两眼向右上方斜视及震颤等症。暑湿蒙闭清窍，故见神情呆滞。综合舌脉证，舌苔薄白，脉弦数，是正虚邪实、热盛动风之象。病位在脑，与心肝相关。病性虚实夹杂，标实证突出，虚在气虚、阴虚，实证为湿热动风。病情危重，失治误治，则有昏愦、厥脱之虞。

治法：清暑泻热，开窍镇惊。

方药：白虎汤加减。

处方：生石膏150g（先煎），怀山药15g，天花粉15g，炒僵蚕12g，金银花15g，连翘12g，生甘草6g，肥知母12g，天竺黄9g。1剂。煎药汁200ml。每3小时鼻饲30ml。配合安宫牛黄丸1粒，研极细末，羚羊角粉1.2g，鼻饲。次日，眼球震颤减轻，能徐徐吞咽，除鼻饲管。7月31日。眼球震颤停止，颈项仍强直，两目仍向右上方斜视，吞咽时仍需缓缓送服。自起病至今已有半个月，饮食减少，形体消瘦，正气亏损。外邪渐清而内风炽盛、阴分内伤，改用滋阴潜阳、息风镇惊之法。方从《温病条辨》三甲复脉汤出入，1剂，诸证俱减。后加减出入，结合针刺治疗，至8月5日，神志较前好转，吞咽较前便利。调治至9月29日，痉愈出院。(《中国现代名中医医案精华》第四辑)

按语　暑温、春温等，最容易扰动肝风，而表现为痉厥之证。此例即暑温所致痉证，又名暑厥，乃暑热之邪外受，邪陷厥阴，引动肝风，应用息风止痉药固然重要，清解湿热之邪，更是治本之计。首诊重用生石膏，更加金银花、连翘等清热解毒，配合安宫牛黄丸、羚羊角粉等，清心开窍、息风止痉，逐渐取效。而后改用三甲复脉汤加减者，以热邪伤阴，阴虚风动故也，更配合针刺治疗，有利于发挥中医药综合治疗优势，故最终取得了较好疗效。

（赵进喜　曲志成）

18　头　痛

头痛是风寒引起头部经脉拘急，或风阳、痰火、火热等邪上扰清空，或脏腑气血精髓亏虚，不能充养清窍，或痰湿、瘀血阻隔，清窍不利所致的以头部疼痛为主症的病证。头痛作为临床常见症状，可见于多种急慢性疾病。殷商甲骨文就有"疾首"记载，《内经》更有"首风"、"脑风"病名。其中，久病头痛，反复发作者，又称"头风"。《证治准绳·头痛》载："医书多分头痛、头风为二门，然一病也，但有新久去留之分耳。浅而近者名头痛，其痛卒然而至，易于解散速安也；深而远者为头风，其痛作止不常，愈后遇触复发也。皆当验其邪所从来而治之。"西医的紧张型头痛、偏头痛、丛集性头痛、高血压及颅脑外伤头痛等急慢性头痛，皆可参照本病证进行诊治。

一、诊断要点

1. 临床表现　以头痛为主症，可表现为前额、额颞、巅顶、顶枕部甚至全头部疼痛，头痛性质可为跳痛、刺痛、胀痛、昏痛、隐痛、空痛、掣痛、灼痛、胀痛、重痛、头痛如裂等。头痛发病方式，可突然发作，也可呈慢性病程。疼痛持续时间长，痛无休止，痛势绵绵，也可头痛时作时止。

2. 发病特点　头痛可因受风，或情志失调、烦劳、紧张等诱因，而可因外感、内伤引起头痛，或有反复发作的病史。

3. 辅助检查　测量血压、血常规、生化、脑电图、经颅多普勒、颅脑 CT 和 MRI 检查、脑脊液相关检查等，有助于诊断与鉴别诊断。

二、鉴别诊断

头痛与真头痛鉴别　两者皆以头痛为主症，需要进行鉴别。真头痛疼痛剧烈，多突然发病，常为持续痛，阵发加重，甚至伴喷射样呕吐、四肢厥冷、肢体抽搐、瘫痪等，病情变化快，预后不良，即《灵枢·厥病》所谓"真头痛，头痛甚，脑尽痛，手足寒至节，死不治"，常为风火暴张，灼伤脑络，络破血溢所致。

他如中风、痫证以及春温、暑温等多种内科杂病与外感热病，也可以头痛为主症，所以需要进行鉴别。中风多发生于中老年人，头痛可急性发作，但常伴有眩晕及偏侧肢体麻木、活动不利或口舌㖞斜、语言謇涩等。痫证也可表现为头痛，但头痛多呈发作性，可伴有一时性意识丧失，甚至伴有口吐涎沫、肢体抽搐等。而春温、暑温等，多头痛剧烈，甚至头痛如劈，伴有高热烦渴，神昏痉厥，颈项强急，剧烈呕吐，甚至喷射而出等症。

三、病因病机

头痛的病因包括体质因素、感受外邪、情志失调、劳倦内伤等。

1. 体质因素 太阴体质、少阳体质、阳明体质、太阴体质、少阴体质、厥阴体质者均可发病。

2. 感受外邪 以"伤于风者,上先受之","巅高之上,唯风可到","风为百病之长",外受风邪最为多见。外感风邪,或夹寒,夹湿,夹热,风寒外受,头部经脉拘急,或风热上扰清窍,或风湿痹阻清阳,皆可为头痛。

3. 情志失调 长期精神紧张忧郁,尤其是少阳气郁体质,肝郁化火,上扰清空,厥阴肝旺体质,恼怒扰动肝阳,肝阳上亢,风阳上扰清空,皆可致头痛。饮食不节,素嗜肥甘厚味,暴饮暴食,伤及脾胃,或为胃火,或为痰湿,或成痰火,胃火、痰火上扰清空,痰湿阻隔清阳,即成头痛。若劳伤脾胃,脾虚气陷,清阳不升,或气血生化乏源,气血不能上养脑窍,也可发为头痛。

4. 劳倦内伤 烦劳过度,气有余而为火,或劳欲伤肾,阴精耗损,或年老气血衰败,或久病不愈,产后失血,气血精髓亏虚,不能上养脑窍,则成头痛。

5. 其他 外伤跌仆,或久病入络,则瘀血阻痹,清窍失养,也可以导致头痛。《素问·风论》强调风邪寒气犯于头脑可致头痛。《素问·五脏生成》更提出"头痛巅疾,下虚上实"。隋代巢元方《诸病源候论》指出"风痰相结,上冲于头"可致头痛。宋代陈无择《三因极一病证方论》论内伤头痛,更指出头痛"有气血食厥而疼者,有五脏气郁厥而疼者"。《普济方》载:"气血俱虚,风邪伤于阳经,入于脑中,则令人头痛。"明代徐灵胎《古今医统大全·头痛大法分内外之因》更总论头痛曰:"头痛自内而致者,气血痰饮、五脏气郁之病,东垣论气虚、血虚、痰厥头痛之类是也;自外而致者,风寒暑湿之病,仲景伤寒、东垣六经之类是也。"内容已趋完备。

头为"精明之府","诸阳之会",五脏六腑之精华,皆能上注于头。外受风寒,头部经脉拘急,或风热上扰清空,风湿蒙蔽清阳,内伤所致风阳、痰热上扰,或痰瘀阻隔,清窍不利,或脏腑气血精髓亏虚,不能上养清空,皆可导致头痛。头痛之病位虽在头,但与肝、脾、肾多脏腑经络密切相关。实际上与足阳明胃经、足少阳胆经及足太阳膀胱经等也有关系。证候特点有实有虚,外感头痛多实,内伤头痛多虚或虚实夹杂。外感头痛失治,可使病归迁延,反复发作。内伤肝阳头痛,失治误治,或加以恼怒诱发,风阳暴张,风火灼伤脑络,风火痰瘀,痹阻脑络,则中风病成。

四、辨证要点

1. 辨外感内伤 外感头痛,一般发病较急,病势较剧,多表现为掣痛、跳痛、胀痛、重痛、痛无休止,每以受风为诱因。内伤头痛,一般起病缓慢,痛势较缓,多表现为隐痛、空痛、昏痛、痛势悠悠,遇劳则剧,时作时止。郁怒、烦劳、饮食失节为诱因。临床可根据起病方式、病程长短、疼痛性质等进行辨别。

2. 辨疼痛性质 掣痛、跳痛者,多为阳亢、火热所致;沉重疼痛,多为痰湿头痛;冷感而刺痛,为寒痛;刺痛,疼痛固定,久病者,常为瘀血;痛而胀,多为阳亢;隐痛绵绵,或空痛者,多精血亏虚;头痛而头晕者,多气血不足。

3. 辨疼痛部位 辨部位有助于分析病因及脏腑经络。一般气血、肝肾阴虚者,多以全头作痛;阳亢者痛在枕部,多连颈肌;寒厥者痛在巅顶;肝火者痛在两颞。就经络而言,前额部为阳明经,后部痛为太阳经,两侧痛为少阳经,巅顶痛为厥阴经。

4. 辨诱因 因劳倦诱发,休息后可减轻者,多为内伤,气血阴精不足;因气候变化而发,常为外感所致;因情志波动而加重,或暴怒诱发者,与肝火、阳亢有关;因饮酒,或暴食而加重,多胃火;久病,或外伤后头痛,多属瘀血。

5. 辨体质 太阳体质包括太阳卫阳充实者,身体壮实,皮肤腠理致密,出汗少,平素感冒少;

太阳卫阳不足体质者，皮肤腠理疏松，爱出汗，容易感冒，发生过敏等；太阳卫阳太过体质者，平素容易咽痛，感冒后常见咽痛、高热，或变生喘嗽、热痹等。少阳气郁体质者，多敏感，性抑郁；厥阴肝旺体质者，性格暴躁，容易发怒；太阴脾虚体质者，体弱，食少，有泄泻倾向；少阴肾虚体质者，体弱，腰膝酸软，或神疲多睡，或有失眠倾向。

五、治疗要点

头痛的治疗应首辨外感、内伤，分而治之。外感头痛以疏风祛邪为主，或兼以散寒，或兼以除湿，或兼以清热。内伤头痛，应进一步分虚实。实证平肝、息风、泻火、化痰、活血；虚证或健脾升清，或益气养血，或补肾填精。头部经脉拘急者，配合缓急止痛。久痛入络者，更应配合活血通络之法。外感头痛以风邪为主导，应重视应用风药，"巅顶之上，唯风可到"故也。内伤头痛多虚，或虚实夹杂，临床上常需虚实兼顾、攻补兼施。

六、分证论治

1. 外感头痛

（1）风寒证：头痛急性起病，拘急而痛，痛连项背，恶风畏寒，口不渴，苔薄白，脉浮紧。

【治法】疏风散寒。

【方药】川芎茶调散加减。

【参考处方】川芎12～15g，羌活6～9g，白芷6～9g，细辛3g，荆芥6g，防风6g，薄荷6g（后下），甘草6g。

【临床应用】该方适用于外受风寒头痛。灵活加减，即为治疗多种外感头痛良方。若鼻塞、流清涕，可加苍耳子、辛夷花；若咽喉不利，或咽痛者，可加桔梗、牛蒡子；若项背强痛，可加葛根；若巅顶头痛为主者，可加藁本。若巅顶痛甚，干呕，吐涎沫，苔白腻，脉弦滑者，则当用吴茱萸汤加味散寒降逆。若太阳穴痛甚，口苦咽干，目眩，舌苔边多浊沫，脉弦细者，可用小柴胡汤加减。更有所谓"头风"，反复发作，常因阴冷天气或受风寒诱发，发作时头痛剧烈，平素如常人，可理解为伏邪，风邪内伏，遵王永炎院士川芎定痛饮方义，临床常用经验方佛手头风散［川芎15～30g，当归9～12g，白芷6～9g，细辛3g，钩藤12～15g（后下），白芍15～30g，甘草6g］，屡有佳效。若夹湿，头痛沉重，舌苔白腻者，加佩兰、苍术；若夹热，咽干咽痒者，加薄荷、桔梗、牛蒡子；若夹痰，失眠多梦，舌苔腻，加陈皮、清半夏。若前额痛，眉棱骨痛不可忍，或兼眩晕，鼻塞，配合选奇汤加辛夷花等；若久病不愈，头痛抽掣而痛者，可配合止痉散（冲服）。

（2）风热证：头痛起病急，头胀痛，甚则头痛如裂，恶风，口渴欲饮，面红目赤，便秘溲黄，舌红苔黄，脉浮数。

【治法】疏风清热。

【方药】芎芷石膏汤加减。

【参考处方】川芎12～15g，白芷6～9g，菊花9～12g，石膏30g（先煎），羌活6～9g，藁本6～9g，薄荷6～9g（后下），牛蒡子9～15g，桔梗6～9g，甘草6g。

【临床应用】若为阳明胃热体质，头痛胀痛，头晕，烦热，恶心，腹满，大便偏干，舌红苔黄者，可用升降散加味。若风火上扰，或胃火上炎，表现为头痛头晕，咽干咽痛，口舌生疮，烦热，鼻干，目赤，大便干，小便黄者，可合用黄连上清丸或牛黄解毒丸等。

（3）风湿证：头痛如裹，肢体困重，胸闷纳呆，小便不利，大便或溏，苔白腻，脉濡。

【治法】祛风胜湿。

【方药】羌活胜湿汤加减。

【参考处方】羌活6～9g，独活6～9g，蔓荆子6～9g，川芎9～15g，白芷6～9g，防风6～9g，白芍 12～15g，甘草 6g。

【临床应用】若外受暑湿，头痛沉重，胸闷纳呆，恶心呕吐，大便溏稀者，可加藿香、佩兰、苍术、陈皮、半夏等，或用藿香正气散加减。若暑热夹湿，症见头痛头沉，汗出不畅，胸闷，烦热，口渴者，可用黄连香薷饮加减。

2. 内伤头痛

（1）肝阳证：头胀痛，眩晕耳鸣，心烦易怒，面红目赤，或兼夜眠不宁，舌红苔薄黄，脉弦有力。

【治法】平肝潜阳。

【方药】天麻钩藤饮加减。

【参考处方】天麻 9～15g，钩藤 12～30g（后下），桑寄生 12～15g，夜交藤 12～15g，生龙牡各 15～30g（先煎），珍珠母 15～30g（先煎），白芍 12～30g，黄芩 9～12g，夏枯草 12～15g，甘草 6g。

【临床应用】若阴虚阳亢，头痛眩晕，腰膝酸软，五心烦热，咽干，舌红苔少，脉细弦者，可用建瓴汤加减。若肝肾阴虚，症见头痛朝轻暮重，或遇劳加重，舌红苔薄少津，脉弦细者，可用杞菊地黄丸加薄荷、钩藤、白芍、甘草等。

（2）肝火证：头胀痛，面红目赤，口苦咽干，头晕耳鸣，性急易怒，心烦失眠，胁痛，大便干，小便黄，舌红苔黄，脉弦数。

【治法】清肝泻火。

【方药】龙胆泻肝汤加减。

【参考处方】龙胆草 9～12g，柴胡 6～9g，黄芩 6～9g，栀子 6～9g，生地 12～15g，当归 9～12g，白芍 12～30g，桑叶 9～12g，菊花 9～12g，夏枯草 12～15g，甘草 6g。

【临床应用】若为少阳体质，情志抑郁，头痛头晕，口苦咽干，心烦喜呕，失眠多梦，舌苔腻略黄，脉弦细滑者，可用小柴胡汤加味。若为偏头痛，太阳穴痛，常因情绪紧张或郁怒诱发，或伴有口苦咽干、心烦失眠、大便偏干，舌苔边多浊沫，脉弦者，方可用散偏汤加味。随证灵活加减，确有疗效。若为偏头痛重症，又称"偏头风"，其病暴发，痛势甚剧，或左或右，或连及眼、齿，痛止如常人，二三日不解，不定期地反复发作，多肝经风火所致，治当平肝息风为主，可用天麻钩藤饮或羚角钩藤汤配合止痉散治疗。

（3）肾虚证：头痛而空，或兼眩晕耳鸣，腰膝酸软，遗精，带下，少寐健忘，舌红少苔，脉沉细无力。

【治法】滋阴补肾。

【方药】大补元煎加味。

【参考处方】熟地 12～30g，山茱萸 12～15g，山药 12～15g，枸杞子 9～12g，人参 3～6g（另煎兑），当归 9～12g，杜仲 9～12g，桑叶 9～12g，菊花 9～12g，葛根 15～30g，丹参 15～30g，川芎 12～30g，石菖蒲 9～12g，制远志 9～12g，茯神 9～12g，甘草 6g。

【临床应用】若为少阴阴虚体质者，平素可常服左归丸或六味地黄丸等补肾补阴。若肾阳不足，头痛头晕，腰膝酸冷，神疲畏寒，小便清长，舌淡胖，脉沉细者，治当补肾温阳，方药可用右归丸加减。若为少阴阳虚体质，外感风寒，头痛拘急，畏寒肢冷，脉沉者，则可用麻黄附子细辛汤温阳散寒。若高年劳损，肝肾亏虚，髓海失充，筋骨失养，症见头痛头晕，或有耳鸣，颈项不舒，或伴肢体麻木，腰痛，腰膝酸软，腿抽筋，脉沉者，临床则可用赵进喜经验方舒筋壮骨汤（葛根 15～30g，丹参 15～30g，续断 12～15g，桑寄生 12～30g，杜仲 12～15g，威灵仙 9～12g，白芷 6～9g，白芍 15～30g，甘草 6g）。伴上肢麻木者，加姜黄、桑枝；伴下肢麻木或抽掣疼痛者，加怀牛膝、木瓜、鸡血藤等。

（4）气血虚证：头痛而晕，遇劳加重，面色少华，心悸不宁，自汗，神疲乏力，爪甲色淡，舌淡苔薄白，脉沉细而弱。

【治法】气血双补。

【方药】八珍汤加减。

【参考处方】当归9～12g，川芎9～30g，熟地12～15g，白芍12～30g，党参9～12g，白术9～12g，茯苓9～12g，菊花9～12g，蔓荆子6～9g，甘草6g。

【临床应用】若为太阴脾虚体质，中气下陷，症见头痛悠悠，劳累后加重，休息后减轻，头晕耳鸣，气短，腹部坠胀，舌淡苔白，脉短或细弱者，治当益气升阳，方用补中益气汤或益气聪明汤加减。临床常用赵进喜经验方益气升阳汤（炙黄芪15～30g，党参9～12g，白术9～12g，当归9～12g，陈皮9～12g，升麻3～6g，柴胡3～6g，防风6～9g，白芷6～9g，白芍12～30g，炙甘草6g），常有卓效。

（5）痰湿证：头痛昏蒙，胸脘满闷，呕恶痰涎，苔白腻，或舌胖大有齿痕，脉滑或弦滑。

【治法】化痰平肝。

【方药】半夏白术天麻汤加减。

【参考处方】半夏9～12g，生白术9～12g，天麻9～15g，茯苓9～12g，陈皮9～12g，生姜6～9g，蔓荆子6～9g，葛根15～30g，丹参15～30g，甘草6g。

【临床应用】该方适用于风痰上扰，头痛眩晕，或有颈项不舒，肢体麻木，舌苔腻，脉弦滑者。若肝风突出，头痛眩晕，性急易怒，或肢体震颤，脉弦长者，可加用钩藤、石决明、珍珠母等。若痰热上扰，头痛头晕，失眠多梦，心胸烦闷，舌尖红，舌苔黄腻，脉滑或滑数者，可用黄连温胆汤加牛蒡子、蔓荆子等。若脾虚突出，乏力体倦，食少纳呆，腹满畏寒，或有恶心者，可加党参、木香、砂仁等，或配合香砂六君子汤。此外，古人还累及所谓"雷头风"，多为风热外袭，痰火内郁所致，表现为头痛如雷鸣，头面起核，或憎寒壮热者，方药可用清震汤加薄荷、黄芩、板蓝根、僵蚕等。

（6）瘀血证：头痛经久不愈，其痛如刺，入夜尤甚，固定不移，或头部有外伤史，舌紫或有瘀斑、瘀点，苔薄白，脉沉细或细涩。

【治法】活血通窍。

【方药】通窍活血汤加减。

【参考处方】赤白芍各12～30g，川芎9～30g，桃仁9～12g，红花9～12g，麝香0.1g（冲服），老葱1茎，地龙9～12g，蝉蜕9～12g，僵蚕9～12g，全蝎3～6g，蜈蚣1～2条，甘草6g。

【临床应用】因麝香价高稀缺，常可随方加用白芷、细辛、石菖蒲等芳香宣通之药。药用全蝎、蜈蚣研末冲服，疗效更好。其实，遵王清任《医林改错》原意，血瘀头痛当用血府逐瘀汤治疗。若久病血瘀，头痛甚，或抽掣而痛者，可加用全蝎、蜈蚣、地鳖虫等虫类药搜风通络。或用止痉散冲服。虫类药物作散剂冲服，临床疗效更好。若妇女头痛久不愈，伴有失眠健忘，甚至发狂，颜面有瘀斑，少腹急结，尤其左侧少腹有局限压痛，大便偏干者，为下焦瘀血，则可用桃核承气汤或桂枝茯苓丸加大黄、红藤治疗。赵进喜临床常用经验方——锦桂散（桂枝6～12g，茯苓9～12g，赤芍12～30g，丹皮9～15g，桃仁9～12g，酒大黄6～15g，红藤15～30g），可活血清热逐瘀，除可治疗头痛外，更可消斑。

另外，经络辨证在头痛的辨证论治中有重要的作用。一般认为：太阳经头痛可用羌活、蔓荆子、川芎；阳明经头痛可用葛根、白芷、知母；少阳经头痛可用柴胡、黄芩、川芎；厥阴经头痛可用吴茱萸、藁本等。元代朱丹溪《丹溪心法·头痛》指出"头痛须用川芎，如不愈各加引经药。太阳川芎，阳明白芷，少阳柴胡，太阴苍术，少阴细辛，厥阴吴茱萸。如肥人头痛，是湿痰，宜半夏、苍术。如瘦人，是热，宜酒制黄芩、防风"，重视川芎的应用，指出川芎头为头痛常用引经药，并强调"肥人多痰，瘦人多火"。至于头痛分经辨证的特点，清代陆以湉《冷庐医话·头痛》更指出"头痛，属太阳者，自脑后上至巅顶，其痛连项；属阳明者，上连目珠，痛在额前；属少阳者，上至两角，痛在头角。以太阳经行身之后，阳明经行身之前，少阳经行身之侧。厥阴之脉，会于巅顶，故头痛在巅顶。太阴少阴二经，虽不上头，然痰与气逆壅于膈，头上气不得畅而亦痛"。简明扼要。

七、其他疗法

针灸疗法　常用穴位包括风池、百会、合谷、率谷、太阳、头维、丝竹空等。辨证属外感风邪者，配合足三里、大椎、曲池等；肝阳上亢证者，配合太冲、行间等；气血不足者，配合三阴交、足三里等；瘀血证，配合膈俞等；肾虚者，配合太溪等。针法：平补平泻法。而针刺风池时，针尖向鼻尖方向刺 0.8～1 寸，得气后尽量使针感上传于头。分经取穴，阳明经头痛，以头维、合谷、冲阳、陷谷为主穴；太阳经头痛，以天柱、养老、后溪、京骨、至阴为主穴；少阳经头痛以率谷、风池、丝竹空、中渚、外关、丘墟、足临泣为主穴。外感头痛，还可以取耳尖、太阳穴三棱针刺血。顽固性头痛，则可以耳穴贴压神门等穴。另外，推拿疗法治疗头痛，也有一定疗效。

八、预防调护

头痛的预防应针对不同体质，制订养生保健措施，适寒温，避免感受外邪，同时注意保持心情舒畅，劳逸结合，合理饮食。

头痛急性发作期，应适当休息，清淡饮食，尤其要忌辛辣、烧烤，限制烟酒，注意保持情绪稳定，避免精神过度紧张与情绪剧烈波动。可配合舒缓的音乐疗法与心理疏导，保证环境安静，以缓解头痛症状，防止发生中风变证。

九、当代名医经验

赵绍琴教授治疗头痛日久且目胀者，常用川芎 30g，茺蔚子 30g，代茶饮。其认为"头痛必用川芎，重用力专效宏，气辛温走窜，上达巅顶，下抵厥阴，合茺蔚子活血明目，稍煎即饮，取其清气上达，屡试屡验。若合入方中亦可"。而针对头痛低血压者，常用升发清阳法，方用川芎 40g，白芷 10g 代茶饮。任继学教授认为内伤头痛主要病因有四：痰湿、血瘀、肾亏、气虚清阳不升。其治疗头痛的组方，由辛夷、川芎、蔓荆子、藁本、白芷组成。强调基于此，辨虚实寒热，定君臣佐使，讲究"动静相合，刚柔相济"。丁元庆教授认为丛集性头痛的病机为肝经风火上扰、络窍失和为主，发作期应以平肝息风、凉肝泻火为法，适当配伍搜风通络的虫类药与祛风药，如蝉蜕、僵蚕、地龙、独活、薄荷、菊花、当归、桃仁、旋覆花等。

十、病案举例

李某，男，66 岁。发现血压高 1 年余，头痛昏沉近 1 个月加重。刻下症：头痛，伴有头晕，动则尤甚，耳鸣耳背，睡眠梦多，记忆力减退，胃脘不舒，大便溏稀，舌暗苔腻，脉弦滑。血压 150/90mmHg。

中医诊断：头痛（肝风夹痰，上蒙清窍）。

辨证分析：肝为风木之脏，脾胃主土，主运化水湿。脾虚失于健运，则内生痰湿。肝风夹痰湿，上蒙清窍，清窍不利，则可见头痛昏沉，头晕耳鸣。脾胃虚弱，痰湿中阻，故见脘腹不舒，大便溏稀。痰阻于胃，清阳不升，故睡眠多梦，记忆力减退。综合舌脉证，乃风痰上蒙之证。病位在清窍，与肝及脾胃有关。病性为虚实夹杂，实证为主，虚为脾虚，实为肝风、痰湿、血瘀。失治误治，病必迁延，或为中风，或生晕厥之变。

治法：平肝息风，化痰活血。

方药：天麻钩藤饮、半夏白术天麻汤加减。

处方：茯苓 12g，苍白术各 15g，天麻 15g，清半夏 12g，钩藤 15g，陈皮 9g，葛根 30g，丹参

30g，佩兰 6g，远志 12g，石菖蒲 12g，制远志 12g，夏枯草 15g，甘草 6g。14 剂。服药两周，头痛消失，坚持治疗 1 月余，症状基本消失，查血压在正常范围。（《中医内科学实用新教程》）

按语 高血压为临床多发病，常表现为头痛、眩晕等，多肝阳上亢，或肝火上炎，或痰火上扰，或风痰上扰所致。此例即风痰上蒙之证，故合天麻钩藤饮、半夏白术天麻汤两方，平肝潜阳息风药与化痰开窍药同用，加葛根、丹参者，活血化瘀，以改善大脑供血也。

（张晓晖）

19 眩 晕

眩晕是指风阳、痰火上扰清空，痰饮阻隔清阳，或肝脾肾亏虚，不能上养清窍所致的以头晕目眩为主症的病证。《内经》称之为"眩冒"。宋代陈无择《三因极一病证方论》最早提出"眩晕"病名。现代医学中的梅尼埃疾、高血压、低血压症、脑动脉硬化症、椎基底动脉供血不足、贫血、神经衰弱等，以眩晕为主症者，皆可参考本病证进行诊治。

一、诊断要点

1. 临床表现 头晕目眩，视物旋转，轻者闭目即止，重者如坐车船，甚则仆倒，并可伴有头痛、项强、恶心呕吐、眼球震颤、耳鸣耳聋、汗出、面色苍白等症。

2. 发病特点 常有情志失调、饮食不节、高年劳倦、跌仆损伤等病史。病程可短可长，并可反复发作。

3. 辅助检查 测血压、血常规，检查心电图、超声心动图、眼底检查、颈椎 X 线检查、经颅多普勒超声、颅脑 CT、MRI 及电测听、脑干诱发电位检查等，有助于诊断与鉴别诊断。

二、鉴别诊断

1. 眩晕与中风鉴别 眩晕进一步发展可成中风，中风也常表现为眩晕，所以需要进行鉴别。眩晕，典型表现为头晕目眩，视物旋转，轻者闭目即止；重者如坐车船，旋转不定，不能站立，或伴有恶心、呕吐、汗出，甚则仆倒等症。多由风阳上亢，或风痰上扰清空所致。中风虽也可以表现为眩晕，甚至可突然昏仆，不省人事，但必然具备口舌㖞斜，半身不遂，失语等症，多因风阳暴张、风火灼伤脑络，或风火痰瘀痹阻脑络所致。

2. 眩晕与厥证鉴别 眩晕重症，可发生仆倒，厥证前期也常见眩晕，所以需要鉴别。眩晕，典型表现为头晕目眩，视物旋转，严重者可见眩晕欲仆，甚至仆倒，但必神志清醒，多因风火痰瘀等上扰清空，或肝脾肾亏虚，清窍失养所致。厥证典型表现为以突然意识丧失，突发昏仆，不省人事，四肢厥冷，为气血痰食阻隔，或气虚阴阳亏虚，脑窍失养，造成一时性元神失用、阴阳气不相顺接所致。厥证发作后可在短时间内苏醒，严重者可一厥不复而致死。

三、病因病机

眩晕的病因包括体质因素以及情志失调、饮食失节、体虚久病、跌仆外伤等方面。

1. 体质因素 厥阴肝旺体质者、少阳气郁体质者及太阴脾虚体质者、少阴肾虚体质者，均可发病。少阳气郁体质者，可引起气郁化热、气郁生痰，而致郁热、痰热等上扰清空，可成眩晕。肝郁犯脾，累及脾胃。厥阴肝旺体质者，肝阳上亢，或阴虚阳亢，或肝阳化风，或风痰上扰，皆可致眩晕。

2. 情志失调 素体肝旺，加之恼怒过度，肝阳上亢，阳升风动，发为眩晕；或因长期忧郁恼怒，气郁化火，使肝阴暗耗，阴虚阳亢，上扰清空，可为眩晕。

3. 饮食失节 过嗜醇酒厚味，或生冷不节，尤其是太阴脾虚体质者，容易内生痰湿、痰饮、痰火、湿热等，痰湿、痰饮阻隔，或痰火上扰清空，则成眩晕。饮食伤脾，脾胃气虚，清阳不升，或气血不足，不能上养清窍，也可导致眩晕。阳明胃热体质者，素喜煎炸烧烤，胃肠结热，胃火上扰，也可发为眩晕。

4. 体虚久病 高年肾虚，或劳倦内伤，肝肾亏虚，精血不足，髓海失养，可致眩晕。肾阴不足，水不涵木，肝阳上亢，风阳上扰，也可见眩晕。另外，久病血瘀，脑失所养，亦可导致眩晕。

5. 跌仆外伤 头颅外伤，损伤脑络，津血浸淫外渗，可致眩晕。眩晕病位虽在头窍，脏腑定位与肝、脾、肾密切相关。基本病机是各种因素引起风、火、痰、瘀上扰清空或精亏血少，清窍失养。《素问·至真要大论》指出："诸风掉眩，皆属于肝"。《灵枢·卫气》指出"上虚则眩"。《灵枢·口问》指出"上气不足，脑为之不满，耳为之苦鸣，头为之苦倾，目为之眩"。《灵枢·海论》指出"脑为髓海"，"髓海不足，则脑转耳鸣，胫酸眩冒"。认为眩晕病位在脑，与肝风、气虚、髓海不足等有关。元代朱丹溪《丹溪心法·头眩》载："头眩，痰挟气虚并火，治痰为主，挟补气药及降火药。无痰不作眩，痰因火动，又有湿痰者，有火痰者。"重视痰在眩晕发病中的重要地位。明代张景岳《景岳全书·眩晕》则指出"头眩虽属上虚，然不能无涉于下。盖上虚者，阳中之阳虚也；下虚者，阴中之阳虚也。阳中之阳虚者，宜治其气……阴中之阳虚者，宜补其精"，并指出眩晕"虚者居其八九，而兼火兼痰者，不过十中一二"，提出"无虚不作眩"之说。徐春甫《古今医统大全·眩晕宜审三虚》指出"肥人眩运，气虚有痰；瘦人眩运，血虚有火；伤寒吐下后，必是阳虚"。宋代严用和《重订严氏济生方·眩晕门》指出"所谓眩晕者，眼花屋转，起则眩倒是也，由此观之，六淫外感，七情内伤，皆能导致"。强调外感、内伤多种病因，皆可导致眩晕。唯外感所致眩晕多为外感病一个症状，在此非讨论重点而已。

眩晕的病性有虚实之分。一般认为以虚为多，常见虚实夹杂。虚证包括脾胃气虚、气血亏虚、肝肾不足等，因清窍失养，脑髓失充，而发眩晕；实证包括风、火、痰、饮、瘀等邪，或阻遏清阳，或上扰清空，也可发为眩晕。另外，肝阳上亢，风阳上扰，加以痰、火、血、瘀等病理因素，失治误治，或暴怒引发肝阳暴张，风火灼伤血络，或风火痰瘀，痹阻脑络，神明失用，则可变生中风。元代朱丹溪曾明确指出"眩晕乃中风之渐"。

四、辨证要点

1. 辨标本虚实 凡病程较长，反复发作，遇劳即发，神疲乏力，或腰膝酸软，脉细或弱者，多为虚证，或为脾胃气虚，或为气血不足，或为肾精不足、精血不足。凡病程短，或突然发作，头晕目眩，视物旋转，头痛面赤，或伴呕吐痰涎，形体壮实者，多属实证，或为肝阳上亢，或为风痰上扰，或为痰饮阻隔，或为瘀血所致，也有表现为郁热、痰火、肝火、胃火证者。

2. 辨脏腑定位 肝阳上亢者，常见头晕胀痛、面色潮红、急躁易怒、脉弦等症。脾胃气虚，或气血不足者，头晕眼花，常兼有纳呆、乏力、面色无华，或面色萎黄等症。脾失健运，痰湿中阻者，眩晕常兼见纳呆呕恶、头痛、苔腻等症。肾精不足者，常见眩晕、腰酸腿软、耳鸣如蝉等症。

3. 辨体质 辨体质也很重要。厥阴肝旺体质者，多性急易怒，控制情绪能力差。少阳气郁体质者，性抑郁，爱生闷气。太阴脾虚体质者，食欲差，体力差，有腹泻倾向。少阴肾虚体质者，有阴虚、阳虚之别。少阴阴虚体质者，形体瘦长，烦热，有失眠倾向；少阴阳虚或阴阳俱虚者，多腰膝酸冷，神疲多睡。

五、治疗要点

眩晕的治疗原则是补虚泻实，调整阴阳。虚者当滋养肝肾，补益气血，填精生髓。实证当平肝潜阳，息风化痰，通阳化饮，活血化瘀，清肝泻火。辨证属本虚标实、虚实夹杂者，当标本同治，邪正两顾。

历代医家论眩晕治法，东汉张仲景《伤寒杂病论》曾论及痰饮所致眩晕，采用泽泻汤、小半夏加茯苓汤及五苓散、真武汤、小柴胡汤等方。明代龚廷贤《寿世保元·眩晕》纵览前贤所论，提出眩晕分证论治方法，分列半夏白术汤证（痰涎致眩）、补中益气汤证（劳役致眩）、清离滋坎汤证（虚火致眩）、十全大补汤证（气血两虚致眩）等，很有临床价值。虞抟《医学正传·眩运》更提出"外有因坠损而眩运者，胸中有死血迷闭心窍而然，是宜行血清经，以散其瘀结"，提出眩晕化瘀散结治法。王清任治疗眩晕也很重视活血化瘀。

六、分证论治

1. 实证

（1）肝阳上亢证：头晕目眩，头目胀痛，面红目赤，急躁易怒，烦劳郁怒加重，甚则仆倒，颈项不舒，肢麻震颤，舌红苔黄，脉弦长。

【治法】平肝潜阳。

【方药】天麻钩藤饮加减。

【参考处方】生地 12～30g，玄参 12～30g，天麻 12～15g，钩藤 15～30g（后下），生石决明 30g（先煎），磁石 30g（先煎），黄芩 9～12g，夏枯草 12～15g，川怀牛膝各 9～15g，丹参 15～30g，赤白芍各 12～30g，甘草 6g。

【临床应用】此临床常用赵进喜经验方平肝定眩方，该方融养肝、柔肝、清肝、平肝、镇肝、敛肝药于一炉，主要适用于高血压肝阳眩晕证，尤其多见于厥阴肝旺或阴虚肝旺体质者。若肝阳化风，眩晕剧烈，颈项强急，手足麻木或震颤者，可用羚羊钩藤汤加减。若肾阴虚，双目干涩，耳鸣耳聋，咽干，腰膝酸软，舌红舌苔薄，脉细弦者，可用生地、玄参、枸杞子、菊花，或用建瓴汤加减。

（2）肝火上炎证：头晕胀痛，郁怒则病情加重，面红目赤，心烦易怒，失眠多梦，或两胁灼痛，大便偏干，小便黄赤，舌红苔黄，脉弦数。

【治法】清肝泻火。

【方药】龙胆泻肝汤加减。

【参考处方】龙胆草 9～12g，黄芩 9～12g，栀子 9～12g，柴胡 9～12g，夏枯草 12～15g，生地 12～15g，当归 9～12g，白芍 12～30g，甘草 6g。

【临床应用】若少阳郁热，表现为头晕目眩，咽干口苦，心烦失眠，恶心欲吐，胸胁苦满，舌苔边多浊沫，脉细弦者，可用小柴胡汤加味。若胃火内盛，口舌生疮，或有牙龈肿痛，口臭口渴，多食，大便干，舌红苔黄，脉数或滑数，可用清胃散或玉女煎加减。若肝胃郁热，头晕目眩，头痛头胀，目赤，耳鸣，口苦咽干，大便干，舌红苔边多浊沫，脉弦有力或弦数者，则可用大柴胡汤加减。

（3）痰湿中阻证：眩晕，头重昏蒙，或伴视物旋转，胸闷恶心，呕吐痰涎，舌苔白腻，脉弦滑。

【治法】化痰祛湿，健脾和胃。

【方药】半夏白术天麻汤加减。

【参考处方】天麻 12～15g，清半夏 9～12g，陈皮 9～12g，茯苓 9～12g，蔓荆子 6～9g，炙甘草 6g。

【临床应用】若痰火上扰，表现为头晕头沉，心胸烦闷，失眠多梦，咽干口腻，舌红苔黄腻，脉滑数者，可用黄连温胆汤加减。若为痰饮内停，表现为头晕目眩，目不能睁，恶心，呕吐痰涎，心下痞满，或耳鸣窒闷，舌苔水滑，脉滑者，方药可用五苓散或白术泽泻散加减。若耳鸣耳聋，可加用石菖蒲、远志、磁石等。

（4）瘀血阻窍证：眩晕，头痛，兼见健忘，失眠，心悸，精神不振，耳鸣耳聋，面唇紫暗，舌暗有瘀斑，脉涩或细涩。

【治法】祛瘀生新，活血通窍。

【方药】通窍活血汤加减。

【参考处方】当归 9～12g，桃仁 9～12g，红花 9～12g，赤白芍各 12～30g，白芷 6～9g，石菖蒲 9～12g，炙甘草 6g。老葱为引。

【临床应用】缺麝香的情况下，用白芷、石菖蒲、老葱也可以芳香醒神通窍。王清任更常用血府逐瘀汤。若气虚血瘀，症见神疲乏力，少气自汗，可加用黄芪、党参、三七粉（冲服）等。若阳虚血瘀，症见畏寒肢冷，感寒加重，可加附子、桂枝温阳散寒。若阴虚血瘀，兼见咽干口渴，肌肤甲错者，则可加生地、知母、黄柏、天花粉等。

2. 虚证

（1）脾气亏虚证：头晕目眩，劳累后加重，气短乏力，面色萎黄，食欲差，腹满下坠，大便溏稀，或大便干，舌胖舌苔薄白，或白腻，脉细弱。

【治法】健脾益气，升阳举陷。

【方药】补中益气汤加减。

【参考处方】炙黄芪 15～30g，党参 9～12g，白术 9～12g，陈皮 9～12g，当归 9～12g，升麻 6～9g，柴胡 3～6g，炙甘草 6g。

【临床应用】若见头晕头痛，视物模糊，耳鸣耳聋，气短懒言者，可用益气聪明汤加减。若肺脾气虚，自汗时出，易感冒，可配合玉屏风散，或加用浮小麦、煅龙牡等。若脾虚湿盛，头晕，腹泻或便溏，腹胀纳呆，舌淡舌胖，边有齿痕，舌苔白腻者，可用参苓白术散加煨葛根、藿香、猪苓、泽泻等。

（2）气血亏虚：眩晕动则加剧，劳累即发，面色发白，神疲乏力，倦怠懒言，唇甲不华，发色不泽，心悸少寐，纳少腹胀，舌淡苔薄白，脉细弱。

【治法】补益气血，调补心脾。

【方药】归脾汤加减。

【参考处方】炙黄芪 15～30g，人参 3～6g（另煎兑）或党参 9～12g，白术 9～12g，茯苓 9～12g，当归 9～12g，龙眼肉 9～12g，酸枣仁 12～15g，木香 6～9g，制远志 9～12g，生姜 3 片，大枣 5 枚，炙甘草 6g。

【临床应用】归脾汤组成，即所谓"四君芪龙远香归，带来姜枣仁一大堆"，方中药用木香行气，才是"方眼"，木香与补益药相合，使全方补而不滞，为归脾汤组方特色所在。若兼阳虚，症见形寒肢冷，腹中隐痛，脉沉者，可加桂枝、干姜等。若血虚突出，面色无华，爪甲口唇色淡者，可加用阿胶（烊化）、紫河车粉（冲服）。若兼心悸怔忡，少寐健忘者，可加柏子仁、合欢皮、刺五加等。

（3）肾精不足证：眩晕日久不愈，精神萎靡，腰膝酸软，少寐多梦，健忘，两目干涩，视力减退；或遗精滑泄，耳鸣齿摇；或颧红咽干，五心烦热，舌红少苔，脉细数；或面色㿠白，形寒肢冷，舌淡嫩，苔白，脉弱尺甚。

【治法】滋养肝肾，益精填髓。

【方药】左归丸或右归丸加减。

【参考处方】生熟地各 12～15g，山茱萸 12～15g，山药 12～15g，茯苓 9～12g，石菖蒲 9～12g，远志 9～12g，枸杞子 9～12g，菊花 9～12g，龟甲 15～30g（先煎），鹿角胶 9～12g（烊化）。

【临床应用】若偏肾阴虚，多见于少阴阴虚体质，方用左归丸加减。若阴虚火旺，症见五心烦热，潮热颧红，舌红少苔，脉细数者，可配合大补阴丸。若偏阳虚或阴阳俱虚，多见于少阴阳虚体质者，方用右归丸加减。若阴阳俱虚，头晕日久，步履不稳，反应迟钝，或虚烦眠差，腰膝酸冷，大便干，舌胖，脉沉细者，可用地黄饮子加味。更有厥阴阳虚肝旺体质者，阳虚或阴阳俱虚，虚阳浮越，可见头晕目眩，颧红如妆，腰膝酸冷，冷汗淋漓，夜尿频多，或下肢浮肿，舌胖苔白，脉沉细或浮大者，可用参附龙牡汤加减，或予金匮肾气丸合磁朱丸治疗。临床常用经验方驯龙定眩汤［生熟地各 12～30g，山茱萸 12～30g，山药 12～15g，茯苓 12～15g，怀牛膝 12～15g，黄连 9～12g，肉桂 1.5～3g，炮附子 6～9g（久煎），人参 3～15g（另煎兑），磁石 30g（先煎），赭石 30g（先煎），生龙牡各 30g（先煎），白芍 15～30g，炙甘草 6g］。该方滋阴助阳药与交通心肾、引火下行、镇摄收敛药同用，主要适用于老年高血压病属阴阳俱虚、虚阳浮越证机者，体现了"盏中加油"、"炉中覆炭"的精神。

七、其他疗法

1. 针灸疗法 以风池、百会、内关为主穴。肝阳上亢、肝火上炎加太冲、外关、阳陵泉；脾胃气虚加中脘、脾俞、胃俞、足三里；气血亏虚加血海、心俞、脾俞；痰湿中阻加丰隆、阴陵泉；肾精不足加太溪、照海、关元、肾俞。毫针常规针刺，每日 1 次，每次留针 20～30 分钟。肾阳虚者，更可温灸关元。

2. 足浴疗法 温水浴足，点按太冲，可平肝潜阳，用于肝阳上亢眩晕者；吴茱萸、桂枝、桃仁、红花等，水煎取汁，温浴足部，搓足底涌泉穴，可引火下行，适用于辨证属虚阳浮越之肾虚眩晕者。

八、预防调护

预防眩晕之发生，应避免和消除能导致眩晕发生的各种内、外致病因素。要适当锻炼，增强体质；保持情绪稳定，防止七情内伤；注意劳逸结合，避免体力和脑力的过度劳累；饮食有节，防止暴饮暴食，过食肥甘醇酒及过咸伤肾之品，尽量戒烟戒酒。

眩晕发病后要及时治疗，注意休息，严重者当卧床休息；注意饮食清淡，保持情绪稳定，避免突然、剧烈的体位改变和头颈部运动，以防眩晕症状的加重，或发生昏仆。有眩晕史的病人，当避免剧烈体力活动，避免高空作业。

九、当代名医经验

路志正教授治疗眩晕强调以调理中焦脾胃为中心，兼顾肝胆、升清降浊，常用温胆汤、半夏白术天麻汤、泽泻汤、清震汤等方加减。黄培新教授认为眩晕病机可归纳为阳气升举不及与气机上逆太过，或浊阴内阻不降。治疗强调调和气机升降，调理肝、脾、肾三脏。治以健脾益肾、豁痰定眩法，药用党参、茯苓、白术、法半夏、石菖蒲、天麻、淫羊藿；治以补益肝肾、平肝潜阳法，药用天麻、钩藤、白芍、牛膝、杜仲、砂仁、浙贝；治以补中益气、升发清阳法，药用黄芪、党参（或生晒人参）、茯苓、麸炒白术、柴胡、升麻、葛根、羌活、防风。李果教授治疗眩晕，肝阳亢盛、脑窍不通者，常用天麻钩藤饮；痰湿阻滞、清阳不通者，常用半夏白术天麻汤；气血失调、肾虚血瘀、脑络不通者，常用桃红四物汤加益肾药物；气血不足，土松木摇、脑失荣养者，常用六君子汤、归脾汤、左归丸等加减。

十、病案举例

张某，男，70 岁。头晕月余求诊，CT 检查诊断为脑积水，治疗无效。刻下症：头晕昏沉，晨起为甚，伴有神疲乏力，恶心欲呕，眠差多梦，舌暗苔腻，脉细弦滑。

中医诊断：眩晕（肝风扰动，痰饮上冲）。

辨证分析：肝为风木之脏，脾胃主土，主运化水湿。若脾胃不和，健运失司，则内生湿浊痰饮。晨起为肝气主时，肝风扰动，夹痰饮为病，即可表现为头晕昏沉，晨起为甚。脾胃虚弱，痰饮内停，胃气不和，故见神疲乏力、恶心呕吐、眠差梦多。综合舌脉证，舌暗苔腻，脉细弦滑，乃肝风夹痰饮之证。病位在清窍，与肝及脾胃有关。病性为虚实夹杂，以实证为主，虚为脾虚，实为肝风、痰浊、饮停。失治误治，病必缠绵难愈。

治法：平肝息风，涤痰化饮。

方药：苓桂术甘汤合半夏白术天麻汤加减。

处方：茯苓15g，桂枝9g，白术12g，天麻15g，清半夏12g，陈皮9g，蔓荆子9g，葛根30g，丹参30g，水蛭9g，远志12g，石菖蒲12g，佩兰6g，土茯苓30g。14剂。服药月余始效。坚持服药半年余，症状基本消失，可从事田间劳动，而后复查脑积水消失。（《〈伤寒论〉与中医现代临床》）

按语　苓桂术甘汤、五苓散、白术泽泻汤等，属桂苓剂，《金匮要略》原用治饮停眩晕，现可用治梅尼埃病等。此例为老年脑积水，或存在脑血管病基础，辨证为风痰、饮邪、血瘀同在，所以投苓桂术甘汤与半夏白术天麻汤合方取效。

（孔令博）

20　厥　　证

厥证是因脏腑失调，气机逆乱，气血升降失序，阴阳气不相顺接，一时性元神失用所引起的以突发昏仆、不省人事，或伴有四肢逆冷为主要表现的病证。轻者稍时即醒；重者昏厥时间较长，甚至可一厥而亡。具体包括气厥、血厥、痰厥、食厥、暑厥、酒厥、蛔厥等。《内经》论厥，有昏厥、四肢逆冷或烦热及逆乱等三重意思。《素问·厥论》所谓"厥……或令人暴不知人，或至半日，远至一日乃知人者……"《素问·大奇论》所谓"暴厥者，不知与人言"。《素问·调经论》所谓"血之与气，并走于上，则为大厥，厥则暴死"。《素问·生气通天论》所谓"大怒则形气绝，而血菀于上，使人薄厥"，即突然昏厥之意。金代张子和《儒门事亲》论厥，除指手足逆冷外，尸厥、痰厥、酒厥、气厥、风厥等，皆论昏厥。现代医学各种原因所致之晕厥、休克、中暑、水电解质紊乱、低血糖昏迷、直立性低血压、严重心律失常、高血压脑病、短暂性脑缺血发作所致昏厥等，均可参考本病证进行诊治。

一、诊断要点

1. 临床表现　临床表现为突然昏倒、不省人事或伴四肢逆冷。发病前常有先兆症状，如头晕心悸、视物模糊、乏力等，而后突然意识丧失，突发昏仆，不省人事，移时苏醒。发病时常伴有面色苍白、汗出，或四肢逆冷，醒后除可自感头晕、疲乏外，一如常人，不遗留失语、口舌㖞斜、偏瘫等症。

2. 发病特点　一时性发病，急骤发病，突然发病。既往或有类似发作史。发病前常有情志刺激、过度劳累、体位突然改变等诱因，或有久病体虚调治失宜，或有大量失血、过汗、吐下亡津、暴饮暴食史，或有暑天劳作与山岚瘴气接触史。

3. 辅助检查　血常规、血糖、电解质、血压测定和心电图、脑电图、脑血流图、颅脑CT、MRI等检查有助于诊断与鉴别诊断。

二、鉴别诊断

1. 厥证与痫证鉴别 厥证与痫证重症皆可表现为突然昏倒，所以需要鉴别。厥证突然昏倒、不省人事，可伴有四肢逆冷，不伴有抽搐等，轻症稍时即醒，重症可一厥不回。痫证常有先天因素，或有头部外伤史，或有颅脑疾病史，以青少年为多见，其重症虽也可表现为突然昏仆，不省人事，但发作时常伴有怪叫，口吐涎沫，两目上视，肢体抽搐，角弓反张，小便失禁等，常反复发作，每次症状均类似，苏醒缓解后如常人。

2. 厥证与中风鉴别 厥证与中风中脏腑证皆可表现为突然昏倒，所以需要鉴别。但厥证发病一时性昏厥为特点，可伴有四肢厥冷等，不伴有口舌㖞斜、偏瘫等，轻症稍时即醒，醒后不遗留有失语、口舌㖞斜、偏瘫等症。中风以中老年人为多见，常有肝阳亢盛病史。其脏腑者，突然昏仆，不省人事，伴有口舌㖞斜、偏瘫失语等症，神昏时间较长，醒后遗留有偏瘫、口舌㖞斜、失语等症。

3. 厥证与痉证鉴别 厥证与痉证重症皆可表现为突然神昏，所以需要鉴别。但厥证神昏可伴有四肢逆冷等，不伴有肢体抽搐、角弓反张等症。痉证重症虽也可有神昏，但必伴有筋脉拘挛、肢体抽搐甚至角弓反张等特征性症状。

4. 厥证与昏迷鉴别 厥证与昏迷均可表现为神昏、不省人事，所以需要鉴别。厥证发病常有情志刺激、饮食不节、劳倦过度、亡血伤津等诱因，表现为突然昏倒，发病急骤，一时性神昏，轻症稍时即醒，醒后除疲乏等症外，一如常人。昏迷则为多种疾病发展到一定阶段所出现的危重证候。一般来说，发生较为缓慢，常有原发病存在，有昏迷前的临床过程，先轻后重，由烦躁、嗜睡、谵语渐次发展，一旦昏迷后，持续时间较长，恢复较难，苏醒后原发病仍然存在。

5. 厥证与脱证鉴别 厥证与脱证均可表现为神昏、不省人事，所以需要鉴别。厥证发病突然，突发神昏，不省人事，病性有虚有实，轻症稍时即醒，醒后一如常人。脱证可突然发病，也可因久病逐渐加重所致，病性属至虚之证，病情危重，可表现为气脱、血脱、津脱、神亡，预后较差。当然，厥证重症属于虚证者，失治误治，病情进一步加重，即脱证，可表现为气脱、阳脱、血脱、津脱，所以厥脱常并称。重症患者元神离散，可随时危及生命。

另外，厥证还需要与古人所称的"肢厥"、"厥逆"相鉴别。《内经》论厥，包括四肢厥冷的"寒厥"与四肢厥热的"热厥"，《伤寒论》论厥，主要是四肢厥冷，一般不伴有神昏，可由内热、气郁、痰饮、宿食、蛔虫、血虚寒凝及阳气衰微等多种病因引发。

三、病因病机

厥证的病因包括体质因素、情志所伤、饮食失宜、感受外邪、津液损伤及劳倦或内伤久病等多方面因素。

1. 体质因素 以少阳气郁、厥阴肝旺体质者为多见，也可见于太阴脾虚、少阴肾虚体质者。

2. 情志所伤 如"怒则气上"、"惊则气乱"、"恐则气下"，均可致气机逆乱而为病。其中，暴怒引起肝气上逆，或扰动肝阳，兼夹风火痰瘀，上蒙清窍，或夹气血上冲，即成气厥、血厥。少阳胆气素虚，或太阴、少阴气虚，惊恐则气乱、气陷，阴阳之气不相顺接，则为气厥虚证。

3. 饮食失宜 宿食停滞，或痰浊内生，痰食阻隔，阴阳之气不相顺接，则发为食厥、痰厥。

4. 感受外邪 暑期劳作，或遭遇山岚瘴气，暑热、秽浊之邪，蒙闭清窍，一时元神失用，则为暑厥、中恶。

5. 津液损伤 过汗、吐下、失血等，津脱液竭，气随血脱，清窍失养，一时元神失用，也可导致气厥、血厥虚证。

6. 内伤久病 年老久病体虚，或因调治失宜，或过度饥饿，或过度疲劳，或睡眠不足，阴阳气血亏虚，不能充养清窍，或加以情志刺激等，则容易引发气机逆乱，而发生一时性元神失用，引为气厥、血厥虚证。《证治汇补·厥》指出"或外因六淫，内因七情，气血痰食，皆能阻遏运行之机，致阴阳二气不相接续，而厥作焉"，明确指出厥证外感、内伤皆可成为厥证病因。

厥证病位在脑窍，发病与肝、心、肾、脾胃等多脏腑有关。基本病机为脏腑失调，气机逆乱，气血升降失序，阴阳之气不相顺接，一时性元神失用，而致突发意识丧失。"元神"的"元"有原始、先天、基本的意思，元神主要是"神"最基本的功能，主要体现在意识层面。元神失用，即表现为意识丧失。至于厥证的证候特点有虚有实。实证，气机逆乱、气血上冲，或风火痰瘀及暑热、秽浊之邪，上蒙脑窍，或痰食阻隔，虚证，气血津液亏虚，或加以情志刺激、劳倦等诱因，引起阴阳之气不相顺接，一时性脑窍失充，元神失用，意识丧失所致。轻症多持续时间短，稍时即醒。重症多持续不解，如血厥不解，风阳暴张，风火灼伤血络，或风痰瘀血痹阻脑络，可渐成中风神昏；而气厥、血厥虚证，失治误治，则为脱证，气脱、血脱、津脱、阳脱，元神离散，阴阳离决，皆可危及患者生命。

四、辨证要点

1. 辨虚实　痰厥、食厥、暑厥、中恶多为实证，而气厥、血厥有虚有实。厥证实证一般表现为突然昏厥，面红气粗，声高息促，口噤拳握，或夹痰涎壅盛，脉多沉实，或沉伏；厥证虚证常表现为突然昏厥，面色苍白，声低息微，口开手撒，汗出肢冷，脉沉细微，或细弱无力。

2. 辨病因　气厥虚证，多平素体质虚弱，发病前常有过度疲劳，睡眠不足，饥饿受寒，或久病体虚，或过汗、吐下等诱因；血厥虚证，与失血有关，常继发于大出血之后；气厥、血厥实证，多形体壮实，发作多与精神刺激密切相关；痰厥好发于恣食肥甘体胖者；食厥发生于暴食之后；酒厥发生于暴饮之后；暑厥多发生于暑期久暴烈日或高温作业者；中恶则常有山岚瘴气接触史。

3. 辨体质　少阳气郁体质者，性情抑郁，爱生闷气，敏感。厥阴肝旺体质者，性格暴躁，性急易怒。太阴脾虚体质者，体弱易疲劳，食少，有腹胀腹泻倾向；脾虚湿盛体质者，多形体肥胖，喜食肥甘。少阴阴虚体质者，多烦热，有失眠倾向；少阴阳虚或阴阳俱虚体质者，多体弱，畏寒肢冷，神疲多睡。

五、治疗要点

厥证乃危急证，发作期应当及时救治，醒神回厥是其治疗原则，苏醒后则应辨证选用祛邪补虚，调补气血阴阳。

1. 急性发作期　实证治以行气、理血、化痰、消食、清暑、辟秽，以开窍醒神。如以通关散搐鼻取嚏，或针刺人中，或鼻饲牛黄清心丸、紫雪丹、至宝丹，或予苏合香丸，或舌下含化麝香保心丸与速效救心丸，或静脉输注清开灵与醒脑静注射液等。虚证治以益气、回阳、救逆，以醒神固脱。如鼻饲独参汤、参附汤，或静脉输注生脉注射液、参麦注射液，或予参附注射液等。

2. 缓解期　实证治当行气、理血、化痰、消食、清热、化浊、潜阳、降逆。虚证治以补气、养血、滋阴、益阳。

六、分证论治

1. 气厥

（1）实证：突然昏倒，不知人事，牙关紧闭，两手握拳，呼吸急促。或见四肢厥冷，发作前情绪激动不安，或郁闷不乐，或觉胸前堵闷，四肢麻木。舌苔薄白，脉伏或沉弦。

【治法】开窍醒神，理气解郁。

【方药】治疗可急用通关散搐鼻；继用五磨饮子加减。

【参考处方】木香6～9g，槟榔9～12g，沉香面1～3g（冲服），陈皮9～12g，枳壳9～12g，石菖蒲9～12g，郁金9～12g，白芍12～30g，炙甘草6g。

【临床应用】若为少阳气郁体质，肝郁脾虚，平素性抑郁，悲观敏感，胸胁胀满或痛，嗳气，善太息，腹满，食少，便溏，妇女月经不调，舌暗，舌苔边多浊沫，脉弦细者，方用逍遥散；心烦咽干者，可用丹栀逍遥散加味。若肝胃不和，胃脘胀满，伴胸胁胀痛，嗳气，反酸，恶心呕吐，舌苔边多浊沫，脉弦者，可用柴胡疏肝散加减。若气郁痰阻，症见头晕，咽中有痰，情志抑郁，胸闷，舌苔腻者，可用半夏厚朴汤加减。若气郁加痰湿食滞，胸胁胀满，脘腹痞闷，嗳腐吞酸，心烦眠差，舌暗，舌苔腻，脉弦或弦滑者，可用越鞠丸或配合保和丸消食导滞。若平素多疑，喜悲伤欲哭，或哭笑无常，汗出多，睡眠不宁者，可用甘麦大枣汤加合欢花、夜交藤等。若少阳气郁体质，心情抑郁，心胸烦闷，失眠多梦，或有恶心，舌略红，舌苔边多浊沫，脉弦或弦滑者，可用柴芩温胆汤加栀子、贯叶金丝桃等。平素可常服疏肝解郁药，应特别注意避免精神刺激。

（2）虚证：头晕目眩，心慌气短，突然昏仆，可伴呼吸微弱，面色苍白，汗出肢冷，或见小便自遗。舌质淡，苔薄白，脉沉细微。

【治法】益气回阳，救逆醒神。

【方药】急用生脉注射液、参附注射液静脉输注；继用四味回阳饮加减。

【参考处方】红参3～15g（另煎兑），炮附子6～9g（久煎），炮姜6～12g，黄芪15～60g，大枣5～12枚，炙甘草6g，山茱萸15～30g，煅龙牡各30g，浮小麦15～30g。

【临床应用】若为消渴病调治失宜，用药过量，或饥饿诱发晕厥，表现为头晕、心悸、汗出、乏力，甚至晕厥者，可急饮糖水，已经发生昏厥者，可以静脉输注高浓度葡萄糖注射液或生脉注射液。因体质素虚，或久病失治，因受惊恐，或突然起身，或排尿期间，发生晕厥者，多气虚下陷，方用补中益气汤加减。若因汗、吐、下太过，气随津脱，晕厥苏醒后乏力，心悸，咽干，口渴者，可用生脉散加神曲、麦芽等。此证体虚，平素应注意调养，慎起居，可常服香砂六君子丸、补中益气丸、生脉散等，避免过度劳累。

2. 血厥

（1）实证：突然昏倒，不省人事，牙关紧闭，面赤唇紫。醒后头昏头痛。平时急躁易怒，口苦面赤，头晕胀痛。舌质红，苔薄黄，脉弦。

【治法】理血降逆，醒神开窍。

【方药】可急用安宫牛黄丸或至宝丹鼻饲，或用清开灵或醒脑静注射液静脉输注；继用通瘀煎合羚羊钩藤汤加减。

【参考处方】羚羊角粉3g（冲服），钩藤15～30g，生地12～30g，当归9～12g，黄芩9～12g，牛膝12～15g，生石决明30g（先煎），泽泻12～15g，茯神12～15g，菊花9～12g，甘草6g。

【临床应用】该方适用于厥阴肝旺体质，肝阳上亢，气血上冲，平素头晕头痛、面红目赤、性急易怒者。若为肝火上炎，症见头痛目赤，急躁易怒，少寐多梦，舌红苔黄，脉弦数者，可用龙胆泻肝汤加减。若肝胃郁热证，胁痛，腹满，大便干结，舌红苔薄黄，脉弦数者，可用大柴胡汤加减。若血厥不能速解，出现口舌㖞斜、偏瘫者，即成中风，则应按中风思路进行诊治。若临床表现为心痛骤发，或有心悸，进而昏厥者，则可首选舌下含化麝香保心丹，或用苏合香丸灌服，并按心痛思路进行辨证治疗。

（2）虚证：曾经失血，或久病血虚，心悸头晕，突发眼前发黑，昏厥，伴面色无华，口唇色淡，自汗，肢冷，气息低。舌质淡，苔薄白，脉芤，或细数无力。

【治法】补气养血，醒神固脱。

【方药】可急用独参汤灌服，或用人参注射液或生脉注射液静脉输注；继以人参养营汤加减。

【参考处方】人参6～15g（另煎兑），黄芪30～60g，当归9～12g，仙鹤草30g，炙甘草6g。

【临床应用】若出血未止，可加用三七粉、仙鹤草等。若亡血急症，阳气欲脱者，症见面色苍白，冷汗淋漓，呼吸微弱者，可用参附龙牡汤加减。厥后神疲者，可用归脾汤或十全大补汤善后。

3.痰厥 突然昏厥，喉中痰鸣，形体肥胖，头晕沉重，胸闷，或呕吐涎沫，呼吸气粗，舌苔白腻，脉沉滑。

【治法】行气豁痰。

【方药】导痰汤加减。

【参考处方】石菖蒲9～12g，郁金9～12g，竹茹9～12g，枳壳9～12g，陈皮9～12g，清半夏9～12g，制远志9～12g，炒酸枣仁12～30g，白芍12～30g，生龙牡各30g（先煎），茯苓9～12g，炙甘草6g。

【临床应用】若风痰扰动，症见头晕头沉，呕吐痰涎，或肢体震颤，舌苔腻，脉弦滑者，可用半夏白术天麻汤加减。若痰热内郁，症见头晕头痛，心烦胸闷，失眠多梦，口干便秘，舌尖红，苔黄腻，脉滑数者，可用黄连温胆汤加减。若烦躁不能，腹满，大便干者，可用礞石滚痰丸。若为少阳气郁体质，痰热内郁，头晕头沉，心胸烦闷，失眠多梦，舌红，舌苔黄腻，脉滑或滑数者，方可用柴芩温胆汤加栀子、龙骨、牡蛎等。

4.食厥 暴饮暴食，或加以恼怒，突发昏厥，头晕头沉，脘腹胀满，呕恶酸腐，舌苔厚腻，脉滑。

【治法】消食和中。

【方药】神术散合保和丸加减。

【参考处方】陈皮9～12g，姜半夏9～12g，茯苓9～12g，炒神曲9～12g，炒麦芽9～12g，焦山楂9～12g，焦槟榔9～12g，石菖蒲9～12g，炙甘草6g。

【临床应用】若食积化热，症见腹胀满，大便不通者，可用小承气汤加味。

5.暑厥 暑热劳作，口渴面赤，继而昏厥，不省人事。或有谵妄，头晕头痛，胸闷乏力，舌质红而干，苔薄黄；脉洪数或细数。

【治法】开窍醒神，清暑益气。

【方药】急用牛黄清心丸，或紫雪丹鼻饲，或用清开灵注射液静脉输注；继用白虎加人参汤，或清暑益气汤加减。

【参考处方】生石膏15～30g（先煎），知母12～15g，天花粉12～15g，山药12～15g，生晒参3～15（另煎兑），沙参12～15g，麦冬9～12g，炙甘草6g。

【临床应用】治当将患者移至阴凉通风处，若为暑热伤阴耗气，气随汗脱，烦热口渴，多汗乏力，心悸者，可用生脉散加味，或用生脉注射液静脉输注。若暑热内闭，热灼阴伤，肝风内动，昏厥不醒，四肢抽搐者，此为"暑痉"，治当清热解暑，凉肝息风，方用羚角钩藤汤加减。若为暴受秽浊之气，内闭清窍，症见突然昏厥，不省人事，口噤不开，手足厥冷，面色晦暗，脘腹满痛者，宜用苏合香丸或玉枢丹辟秽开窍。

七、其他疗法

1.针灸疗法 针刺醒神开窍，主要用治闭证；艾灸回阳固脱，主要用治脱证。针刺取穴：人中、内关、百会、素髎、十宣、十井。邪实内闭者，十宣少量放血。

2.艾灸取穴 神阙、关元、气海、足三里、太溪、神阙等。

3.中药外治 如生半夏末，或皂荚末，或石菖蒲末，搐鼻取嚏，可醒脑开窍。

八、预防调护

保持心情舒畅，避免精神刺激及暴饮暴食、高热劳作。发作前若出现先兆症状，则应立即取平卧位。平素体虚者，应当避免过度疲劳、站立过久，剧烈变化体位。既往有发作史者，平时可在辨证的基础上，调整脏腑功能、调补气血阴阳。

急性发作期，应加强护理，密切观察病情变化，采取相应措施救治。喉中痰多者应予吸痰。饮食方面，暑厥应给予清凉素淡饮食，适当进食鲜水果或果汁；痰厥尽量少吃辛辣、烧烤及醇酒厚味等。

九、当代名医经验

颜德馨教授重视厥证急救，常急用卧龙丹吹鼻，或诸葛行军散凉开水调服。苏醒后，则用太无神术散。传承颜亦鲁先生经验，常启上与导下并重，启上药如菖蒲、抱茯神等，导下常用六神曲、檀香炒麦芽、生大黄等。米伯让先生针对寒厥证，强调分伤寒血虚寒厥者，治以当归四逆汤加味；气虚血瘀寒厥者，治以加味通窍活血汤、人参四逆汤合方；伤寒直中三阴寒厥暴脱者，治以回阳救急汤加味。生命体征稳定后改用人参养荣汤、香砂六君子汤、补中益气汤。姜酒汤、硫黄散、正阳散等救急法，治疗寒厥也常有卓效。

十、病案举例

王某，男，32岁。某公司职员。反复发作晕厥2月余。近2个月以来，多次发生晕厥，伴有心悸，乏力，汗出，晕厥多发生在餐前，尤其是午餐前。晕厥发作，少时即醒，没有明显不适。自述多食易饥，烦热，咽干乏力，睡眠差，二便如常。曾查心电图、脑电图均正常。发作时血糖3.5mmol/L。查空腹胰岛素水平异常升高。西医诊断为空腹高胰岛素血症，糖耐量受损。求诊于中医。查形体偏胖，舌质暗红，苔腻略黄，脉沉细滑。

中医诊断：厥证（气阴两虚，痰湿化热，阻隔气机）。

辨证分析：脾主运化，恶湿，胃主受纳，恶燥。患者形体肥胖，脾肾素虚，多有痰湿，痰湿化热，痰热阻隔，气机逆乱，所以可导致时时晕厥。气阴不足，故见咽干乏力；痰热扰心，故见烦热眠差。综合舌脉证，舌暗红，苔腻略黄，脉沉细滑，乃脾肾气阴不足，夹有痰火之证。病机为清窍不利，脏腑定位则在脾胃与肾，病性为虚实夹杂，实证为痰、湿、热，虚证为气虚、阴虚。失治误治，病情进展，即可为消渴病，或继发百证。

治法：益气养阴，清热化湿。

方药：降糖基本方合葛根芩连汤、平胃散加减。

处方：生黄芪30g，生地30g，苍白术各15g，玄参25g，玉竹15g，知母15g，葛根30g，丹参30g，黄芩9g，黄连12g，陈皮9g，清半夏12g，茯苓15g，地骨皮30g，荔枝核15g，仙鹤草30g，荷叶30g，蚕沙15g（冲服），甘草6g。14剂。服药后晕厥未发生，仍述餐前心悸头晕。仍按原方出入，共治疗3个月，晕厥未再发作，餐前心悸、头晕基本消失。复查胰岛素抵抗指数有所改善。（《中医内科学实用新教程》）

按语 餐前晕厥，古称空心厥，多见于低血糖反应。此例即糖尿病前期，证属气阴两虚，湿热阻隔，气机逆乱，餐前一时性清窍失养，故而晕厥。方用师祖祝谌予先生降糖基本方，更加玉竹、知母、黄芩、黄连滋阴清热，陈皮、半夏、荷叶除湿化痰，更用蚕沙冲服，可延缓糖类物质吸收。故而取效。

（赵进喜 曲志成）

21 中 风 病

中风病是风火痰瘀，痹阻脑络，或风火灼伤脑络，络破血溢，神机失用所致的以昏不知人，或不经昏仆出现半身不遂、口舌㖞斜、言语謇涩或不语、偏身麻木等为典型表现的病证。《内经》论其相关病名有"大厥"、"薄厥"、"仆击"、"偏枯"、"风痱"等。东汉张仲景《金匮要略》

首先提出中风病名，并设专篇论述。现代医学的脑血管病，包括缺血性脑病和出血性脑病，皆可参考本病证进行诊治。

一、诊断要点

1. 临床表现　以神昏（神志恍惚、迷蒙，甚至昏迷，或昏愦，可突然神昏，更可逐渐加重），半身不遂（单个或单侧肢体力弱或瘫痪，起病即可见偏瘫，也可逐渐加重而为偏瘫，少数可见肢体强痉拘急），口舌㖞斜（伸舌㖞向瘫侧肢体），舌强言謇或失语，偏身麻木为主症。

2. 发病特点　多急性起病，发病前常有先兆症状。或素有眩晕、头痛、耳鸣，突然出现一过性言语不利或肢体麻木，视物不清，偏盲，甚或晕厥。40 岁以上人群多发。其中缺血性中风，多静态发病，病情变化相对较缓，而出血性中风多有暴怒、剧烈活动等诱因，发病后风阳、痰热症状突出，多病情进展迅速。一般来说，中风病急性期多为两周时间，最多为 1 个月时间；半年之内即为恢复期；半年以上则属于后遗症期。

3. 辅助检查　血压检查、血生化、脑脊液检查、眼底检查、颅脑 CT、MRI、经颅多普勒超声（TCD）等，有助于诊断与鉴别诊断，尤其是颅脑 CT、MRI 检查，可鉴别缺血性中风与出血性中风。

二、鉴别诊断

1. 中风病与口僻鉴别　中风病表现为口舌㖞斜，常伴半身肢体瘫痪或偏身麻木，为气血逆乱，风火痰瘀，痹阻脑络，或灼伤脑络，神机失用所致，中老年多发。口僻俗称吊线风，表现为口眼㖞斜，常伴耳后疼痛，因口眼㖞斜有时伴流涎，多因正气不足，风邪或夹痰入中脉络，气血痹阻所致，不同年龄段均可发病。

2. 中风病中脏腑与痫证鉴别　两者均可表现为突然神昏，需要鉴别。痫病有发作性，神昏伴有四肢抽搐，口吐涎沫，双目上视，或作异常叫声，醒后一如常人，肢体活动多正常，发病以青少年居多。而中风病神昏伴半身不遂、口舌㖞斜等，醒后遗留半身不遂等。中风失治，也常可继发痫证。

3. 中风病中脏腑与厥证鉴别　两者均可表现为突然神昏，需要鉴别。厥证神昏，多表现为一时性意识丧失，多移时可醒，醒后无半身不遂、口舌㖞斜等。而中风病神昏意识恢复清醒比较困难，醒后可遗留半身不遂、口舌㖞斜等。

4. 中风病与痿证鉴别　两者均可见肢体瘫软无力，需要鉴别。痿证以手足软弱无力、筋脉弛缓不收、肌肉萎缩为主症，以双下肢或四肢为多见，或可见患肢肌肉萎缩，或见筋惕肉𥆧，多起病缓慢，不伴有神昏，口舌㖞斜等。而中风病肢体肌肉萎缩，多见于后遗症期，为半身不遂而长期废用所致，又称"偏枯"。

三、病因病机

中风病的病因包括体质因素、情志失调、饮食失节、劳倦内伤、体虚久病等。

1. 体质因素　以厥阴肝旺体质者最为多见，其他如阳明胃热体质者、少阴阴虚体质者、少阳气郁体质者和太阴脾虚体质者，也可发病。

2. 情志失调　尤其是厥阴肝旺体质者，暴怒伤肝，怒则气逆，气机逆乱，气血上冲，或肝火上扰，或引动风阳，或夹风痰扰动，或痹阻脑络，或灼伤脑络，均可引起中风发生。

3. 饮食失节　过嗜醇酒厚味，或生冷不节，内生痰湿、痰火，阻痹脑络，或灼伤血络，可引发中风。

4. 劳倦内伤　烦劳过度，尤其是少阴阴虚体质者，伤耗阴精，阴虚而火旺，或阴不制阳，则可风阳内动。

5. 体虚久病 高年体虚，或消渴病日久，气虚或气阴两虚，气虚、阴虚血瘀，或久病眩晕头痛，阴虚，阴不制阳，风阳扰动，进一步也可发为中风。

中风病位在脑，与心、肾、肝、脾胃多脏腑相关。发病因素无外乎虚（阴虚、气虚）、火（肝火、心火）、风（肝风）、痰（风痰、湿痰）、气（气逆）、血（血瘀）六端。核心病机为风火痰瘀，痹阻脑络，或风火灼伤脑络，络破血溢，神机失用。其病乃因脏腑功能失调，气虚、阴虚，痰瘀内生，加之劳倦内伤、忧思恼怒、饮酒饱食、用力过度、气候骤变等诱因，则可致瘀血阻滞、痰热内蕴，或阳化风动、血随气逆，导致脑脉痹阻，或血溢脉外，神机失用，即可引起中风发病。神机即"神"发挥功能的关键。《素问·五常政大论》指出"根于中者，命曰神机，神去则机息；根于外者，命曰气立，气止则化绝"。张介宾注曰："物之根于中者，以神为主，而其知觉运动，即神机之所发也；物之根于外者，必假外气以成立，而其生长收藏，即气化之所立也。"所以神机失用，既可见神昏，也可表现为肢体瘫痪、麻木等。

中风的病性，多本虚标实，上盛下虚。本虚多见肝肾阴虚，气虚血少，标实多为风火、痰湿、瘀血等。中风的病情有轻有重，轻者为中经络，可仅表现为半身不遂、偏身麻木、口舌㖞斜等，重症为中脏腑，表现为气血逆乱，上犯于脑，神明失用，故见神昏不知人。但中经络也有重症，若病情进展，在3～7天内，即可表现为偏瘫加重，并出现神志不清，而成中脏腑之证。中脏腑闭证，经抢救治疗而神志转清，则预后较好。若闭证失治，则可转为脱证，若见呃逆、抽搐、戴阳、呕血、便血、四肢厥逆等变证，则预后不良。至于中风后遗症阶段，肢体偏瘫由松弛转为拘挛，或伴舌强语謇，或时时抽搐，甚或神志失常者，提示病势为逆，病多难治。若头痛、眩晕不解，或又见肢体麻木等，则有复中之虞。

四、辨证要点

1. 辨病期 中风可分为先兆期、急性期、恢复期、后遗症期。若为中老年人，或素体形肥体丰，素有眩晕、头痛，或一过性肢麻，肢体力弱，视物不清，口舌㖞斜，言语謇涩，时有发生，甚至一日数发者，为中风先兆。若遇气候骤变，烦劳过度，情志相激，跌仆等诱因，即可诱发中风急性起病，而表现为神昏、半身不遂、口舌㖞斜、言语謇涩等。急性期病程为两周，最多为1个月；其后至半年之内为恢复期；半年以上则为后遗症期。

2. 辨中经络与中脏腑 主要鉴别点是有无意识障碍。中经络神志清楚，无意识障碍，临床表现为不经昏仆而突然发生口舌㖞斜、言语不利、半身不遂；中脏腑则存在意识障碍，可出现突然昏仆，不省人事，半身不遂、口舌㖞斜、舌强言謇或不语、偏身麻木，或出现神志恍惚，或迷蒙，逐渐进展为昏迷、昏愦。中经络者，病位较浅，病情较轻；中脏腑者，病位较深，病情较重。

3. 辨标本虚实 病性属本虚标实，急性期多以标实证候为主，根据临床表现注意辨别病性属火、风、痰、瘀之异。平素性急易怒，面红目赤，口干口苦，发病后身热，烦躁，大便秘结，小便黄赤，舌红苔黄者，多火热为病；素有头痛、眩晕，突然半身不遂，甚或神昏、抽搐、肢体痉强拘急者，为内风；形体肥胖，症见痰较多，或神昏，喉中痰鸣，舌苔腻者，属痰浊壅盛；素头痛，痛势较剧，舌质紫暗，多为瘀血为病。恢复期、后遗症期，多虚或虚实夹杂，虚证可表现为气虚、阴虚，或气阴不足，阳气虚衰。其中，肢体软瘫，口角流涎，乏力体倦，气短自汗者，为气虚；心烦少寐，口干咽干，手足心热，舌红少苔，多阴虚；畏寒肢冷，冷汗淋漓者，为阳气虚衰。更有气虚证、阴虚证同见者。

4. 辨闭证、脱证 闭者，邪闭清窍，可表现为神昏、牙关紧闭、口噤不开、肢体痉强，为实证，根据有无热象，又可分为阳闭、阴闭。阳闭为痰热闭阻清窍，症见面赤身热，气粗口臭，烦躁不安，舌苔黄腻，脉弦滑而数；阴闭为湿痰内闭清窍，症见面白唇暗，静卧不烦，四肢不温，喉中痰鸣，舌苔白腻，脉沉滑或缓。阳闭和阴闭有时可相互转化。脱证为气脱阳亡，症见昏愦无知，目合口开，四肢瘫软，手撒肢冷，汗多，二便自遗，鼻息低微，属中风危证。另外，临床上更有邪气内闭而见外脱虚象者，称"内闭外脱"者，此情况往往是病情演变的关键时刻，必须给予高度重视。明代李中梓《医宗必读·总论》指出"凡中风昏倒，先须顺气，然后治风……最要分别闭与脱二证明白。如牙关紧闭，两手握固，即是闭证……若口开心绝，手撒脾绝，眼合肝绝，遗尿肾绝，声如鼾肺绝，即是脱证"。

5. 辨病势顺逆 临床注意察"神"，尤其是神志和瞳神的变化。中脏腑者，初病即现昏愦无知，多实邪闭窍，提示病位深，病情重。若起病时神志恍惚，渐至神昏不知人，瞳孔变化，甚至出现呕吐、头痛、项强者，提示邪气日盛，而正气渐衰，病情加重。若中脏腑神昏不知人，其后神志逐渐转清，半身不遂不加重，或逐渐恢复者，提示病由重转轻，病势为顺，预后较好。若目不能视，或瞳孔大小不等，或突见呃逆频频，或突然昏愦、四肢抽搐，或背腹灼热而手足厥逆，或见戴阳，或生呕血变证者，提示病情逆转，预后不良。

五、治疗要点

中风病急性期标实症状突出，急则治其标，治疗当以祛邪为主，可酌情选用平肝息风、清化痰热、化痰通腑、活血通络、醒神开窍等法。中脏腑闭证，治当祛邪开闭，醒神开窍；中脏腑脱证，治当扶正固脱、救阴回阳。内闭外脱者，则醒神开窍与扶正固本相结合。恢复期、后遗症期，虚实夹杂，或邪实未去而正虚已现者，治当标本同治，邪正两顾，可酌用育阴息风、益气活血、疏风化痰等法。

历代医家论中风治疗，汉唐时期多主张从外风论治，常用小续命汤等方。宋金元医家开始以"内风"立论，治疗各具特色。清代医家王清任重视气虚血瘀，创立了名方补阳还五汤，体现着益气活血通络治法。晚清及近代医家张伯龙、张山雷、张锡纯进一步认识到本病的发生主要与阴阳失调，气血逆乱，直冲犯脑有关，治以镇肝息风汤、建瓴汤等，重视镇肝息风治法，影响深远。当代医家王永炎院士更提出中风化痰通腑治法及"毒损脑络"病机，常用星蒌承气汤治疗中风痰热腑实证等，逐渐形成了中风诊治规范。

六、分证论治

1. 中经络

（1）风痰瘀血，痹阻脉络证：半身不遂，口舌㖞斜，舌强言謇或不语，偏身麻木，头晕目眩，舌质暗淡，舌苔薄白或白腻，脉弦滑。

【治法】活血化瘀，化痰通络。

【方药】半夏白术天麻汤合桃红四物汤加减。

【参考处方】天麻 12～15g，白术 9～12g，茯苓 9～12g，陈皮 9～12g，半夏 9～12g，葛根 15～30g，当归 9～12g，川芎 9～12g，桃仁 9～12g，红花 9～12g，丹参 15～30g，鸡血藤 15～30g，炙甘草 6g。

【临床应用】该方适用于风痰痹阻脉络，缺血性中风者，也可给予丹参注射液静脉滴注。若为太阴脾虚体质，风痰夹热，症见头晕头沉，烦满，失眠多梦，舌红苔黄腻者，可加黄连、酸枣仁、胆南星、天竺黄等。若为阳明胃热体质，症见腹满，大便干者，可用栀子代替黄连，甚至可加熟大黄等。若为厥阴肝旺体质，夹肝火，症见头痛头晕，眼花者，可加用桑叶、菊花、夏枯草、草决明等。

（2）风阳暴张证：半身不遂，偏身麻木，舌强言謇或不语，或口舌㖞斜，眩晕头痛，面红目赤，口苦咽干，心烦易怒，尿赤便干，舌质红或红绛，脉弦有力。

【治法】平肝潜阳，凉肝息风。

【方药】天麻钩藤饮加减。

【参考处方】天麻 12～15g，钩藤 15～30g（后下），生石决明 15～30g（先煎），珍珠母 15～30g（先煎），黄芩 9～12g，栀子 9～12g，怀牛膝 9～15g，益母草 9～15g，杜仲 9～12g，桑寄生 12～15g，夜交藤 12～15g，白芍 12～30g，炙甘草 6g。

【临床应用】该方适用于厥阴肝旺体质，或久病阴虚阳亢，肝阳暴亢，风火上扰者。常可配合清开灵注射液静脉滴注。若出血性中风病，可加用赤白芍、丹参、葛根等。若为出血性中风，则可去益母草，加槐花、蒲黄、三七粉等。若为阳明胃热体质，或肝胃热结，症见头晕、头痛，心烦易怒，腹满便秘者，可用大柴胡汤加桑叶、菊花、丹皮、郁金等。若风火上蒙清窍，症见神志恍惚、迷蒙者，则提示中经络将向中脏腑转化，可配合灌服牛黄清心丸，或给予安宫牛黄丸救治。

（3）痰热腑实证：半身不遂，口舌㖞斜，言语謇涩或不语，偏身麻木，腹胀便秘，头晕目眩，喉中痰鸣，或痰多，舌质暗红，苔黄或黄腻，脉滑数或弦滑。

【治法】通腑化痰。

【方药】星蒌承气汤加味。

【参考处方】胆南星 9～12g，瓜蒌 15～30g，生大黄 9～15g（后下），玄明粉 6～9g（冲），丹参 15～30g，赤白芍各 12～30g，炙甘草 6g。

【临床应用】该方适用于阳明胃热体质，或胃肠结热，痰热腑实证。若为少阴阴虚体质，症见咽干、口渴，舌红脉细者，可配合增液汤加味。观察发现：针对痰热腑实证，采用化痰通腑法，一可畅通腑气，疏利气机，更可泄浊排毒，热扰神明，更可急下存阴，防闭防脱。唯应用通腑法，一定要注意适应证，体质壮实，症见腹满，大便数日不行，舌苔黄腻，脉实有力者，方可大胆攻下。若夹阴虚、气虚、气阴两虚等，应注意攻补兼施，谨防气脱神亡。

（4）气虚血瘀证：半身不遂，口舌㖞斜，口角流涎，言语謇涩或不语，偏身麻木，面色㿠白，气短乏力，心悸，自汗，便溏，手足肿胀，舌质暗淡，舌苔薄白或白腻，脉沉细、细缓或细弦。

【治法】益气活血，扶正祛邪。

【方药】补阳还五汤加减。

【参考处方】黄芪 60～120g，当归 9～12g，赤芍 12～30g，川芎 9～12g，桃仁 9～12g，红花 9～12g，地龙 9～15g，鸡血藤 15～30g。

【临床应用】该方适用于太阴脾虚体质，或久病气虚血瘀者。若气虚明显，症见乏力体倦者，可加党参、白术；若夹痰，症见言语不利，可加远志、石菖蒲、鲜竹沥水等。若阳虚，症见形寒肢冷者，可加桂枝、白芷等。若肩背痛，上肢偏废者，可加姜黄、桑枝。若下肢瘫软者，可加木瓜、川牛膝、怀牛膝等。

（5）阴虚风动证：平素头晕耳鸣，咽干口渴，腰膝酸软，突发半身不遂，口舌㖞斜，舌强言謇或不语，偏身麻木，烦躁失眠，手足心热，大便偏干，舌质红绛或暗红，少苔或无苔，脉细弦或细弦数。

【治法】滋养肝肾，潜阳息风。

【方药】镇肝息风汤加减。

【参考处方】龟甲 15～30g（先煎），白芍 15～30g，生地 15～30g，玄参 12～30g，天冬 9～12g，怀牛膝 9～15g，生龙骨 15～30g（先煎），牡蛎 15～30g（先煎），代赭石 15～30g（先煎），钩藤 15～30g（后下），茵陈 9～15g，麦芽 9～15g，甘草 6g。

【临床应用】该方适用于少阴阴虚体质，或厥阴阴虚肝旺体质，或久病阴虚阳亢风动者。若夹有痰热，症见喉中痰鸣，舌苔黄腻者，可加天竺黄、鲜竹沥（兑服）、川贝以清化痰热。若阴虚火旺，症见心烦失眠者，可加黄连、黄芩、栀子、夜交藤等。若肝阳上亢突出，症见头痛突出，烦躁易怒者，可加珍珠母、生石决明、龙胆草、黄芩、夏枯草等。

2. 中脏腑

（1）痰热内闭证（阳闭）：起病骤急，神昏或昏愦，半身不遂，鼻鼾痰鸣，肢体强痉拘急，项背身热，躁扰不宁，甚则手足厥冷，频繁抽搐，偶见呕血，舌质红绛，舌苔黄腻或干腻，脉弦滑数。

【治法】清热化痰，醒脑开窍。

【方药】羚角钩藤汤加减，配合灌服，或鼻饲安宫牛黄丸。

【参考处方】羚羊角粉 0.5g（冲服），桑叶 9～12g，钩藤 12～15g（后下），菊花 9～12g，生地 12～15g，白芍 12～30g，川贝 6～9g，竹茹 9～12g，茯神 9～12g，甘草 6g。

【临床应用】该方适用于阳闭证者，常可配合安宫牛黄丸，也可取清开灵注射液或醒脑静注射液静脉滴注。若痰热内盛，症见喉间痰鸣者，可加服竹沥水 20～30ml，或猴枣散 0.3～0.6g 冲服。若肝火旺盛，症见面红目赤，脉弦有力者，可加龙胆草、栀子、夏枯草等。阳明胃热体质，腑实热结，症见腹胀便秘，苔黄厚者，可加生大黄、枳实、芒硝等。

（2）痰湿蒙闭证（阴闭）：素体阳虚，突发神昏，半身不遂，肢体松懈，瘫软不温，甚则四肢逆冷，面白唇暗，痰涎壅盛，舌质淡暗，苔白腻，脉沉滑或沉缓。

【治法】温阳化痰，醒脑开窍。

【方药】涤痰汤加减，配合灌服或鼻饲苏合香丸。

【参考处方】清半夏 9～12g，陈皮 9～12g，茯苓 9～12g，胆南星 9～12g，竹茹 9～12g，石菖蒲 9～12g，制远志 9～12g，党参 9～12g，炙甘草 6g。

【临床应用】该方适用于阴闭证者。若阳虚寒盛，症见形寒肢冷，神疲，脉沉者，可用三生丸加味。

（3）气脱神散证（脱证）：突然神昏或昏愦，肢体瘫软，手撒肢冷汗多，重则周身湿冷，二便失禁，舌痿，舌质紫暗，苔白腻，脉沉缓、沉微。

【治法】益气回阳固脱。

【方药】参附汤加味。

【参考处方】人参 9～15g（另煎兑），炮附子 6～9g（先煎），山茱萸 12～30g，生龙牡各 30g（先煎）。

【临床应用】此方适用于中风病脱证者，也可取参附注射液静脉滴注。若气阴两虚，气脱神亡，症见气短乏力，心悸，咽干口渴，汗出不止，舌红舌苔少，脉细数无力者，方可用生脉散加味，也可用参麦注射液或生脉注射液静脉滴注。

3. 后遗症期

（1）半身不遂：肢体偏瘫，活动不利，或偏身麻木，口角㖞斜，语言不利，神疲乏力，气短自汗，小便清长，大便不调，饮食不多，舌质淡暗，边有齿痕，脉细缓。

【治法】益气活血，通经活络。

【方药】补阳还五汤加减。

【参考处方】生黄芪 60～120g，当归 9～12g，川芎 9～12g，桃仁 9～12g，赤芍 15～30g，怀牛膝 15g，葛根 15～30g，丹参 15～30g，地龙 12～15g，鸡血藤 15～30g，桑枝 15～30g。

【临床应用】该方适用于中风病恢复期或后遗症期气虚血瘀证。若气阴两虚，络脉瘀阻，症见半身不遂、偏身麻木，或口舌㖞斜，语言不利，气短乏力，咽干口渴，五心烦热，尿赤，便干，舌体胖大，边有齿痕，苔薄，脉细数者，可加生地、麦冬、玄参，或配合增液汤、生脉散加减。若兼痰湿阻滞，症见胸闷痰多，头晕，肢体沉重者，可加瓜蒌、胆南星、陈皮、清半夏、茯苓，或用涤痰汤加减。若肢体拘挛者，可加生薏米、木瓜、炙甘草，或用威灵仙、秦艽、络石藤、钩藤等。

（2）语言不利：舌强不利，语言謇涩，或舌暗不语，伸舌偏斜，或偏身麻木，或偏侧肢体不利，舌质暗，苔白腻，脉弦细滑。

【治法】祛风除痰，通络开窍。

【方药】解语丹加减。

【参考处方】天麻 9～15g，全蝎 6～9g，白附子 6～9g，制南星 9～12g，天竺黄 12～15g，桃仁 9～12g，红花 9～12g，丹参 15～30g，石菖蒲 9～12g，制远志 9～12g，茯神 9～12g，炙甘草 6g。

【临床应用】该方适用于中风后遗症风痰阻络失语者。若阴阳两虚、虚阳化风，症见口舌㖞斜，语言不利，头目眩晕，神疲乏力，咽干口燥，四肢畏寒，腰膝酸冷，烦躁不安，舌胖大，淡暗，边有齿痕，苔水滑，或黄苔，脉沉细，或关脉弦大者，方可用地黄饮子加减。若头晕眼花，心烦失眠者，可加磁朱丸，睡前服用。

七、其他疗法

1. 针灸疗法 中风先兆，取穴：上星、百会、印堂、肩髃、曲池、足三里、阳陵泉。头晕加头维、风池；烦躁加四神聪、太冲、合谷；失眠加神门。针法：上星平刺，印堂平刺，百会、肩髃、曲池、足三里，阳陵泉直刺，采用平补平泻法，每日 1 次，留针 30 分钟。2 周 1 个疗程。中风急性期，邪闭神昏者，针刺十二井、十宣，放血数次；尺泽、委中，三棱针放血 10ml 以上；同时行开四关针法，取双侧合谷、太冲，强刺激用泻法；取水沟穴，向鼻中隔方向进针，强刺激至眼球流泪，以醒脑开窍。气脱证取气海、关元，针刺加灸太冲、内庭，针刺用补法，或隔附子饼灸神阙。中经络，若偏瘫，上肢力弱者，取肩髃、曲池、手五里、四渎、外关、合谷、臂中（心包经上肘、腕横纹连线中点），采用平补平泻法，配合大椎、大杼、风门及第 6 颈椎旁华佗夹脊穴，向颈椎棘突方向斜刺；下肢力弱者，取环跳、足三里、三阴交、风市、阳陵泉，采用平补平泻法，配合肾俞、关元俞，第 5 腰椎旁华佗夹脊穴，向腰椎棘突方向斜刺。手指麻木者，合谷透后溪；手握拳不能伸者，取三间、后溪，捻转补泻；足内翻者，取丘墟；头痛者，取百会、太阳，梅花针点刺出血；舌强失语者，金津、玉液放血，毫针快刺廉泉。另外，头针疗法、耳针疗法，也有较好疗效。

2. 中药外洗 苏木 30g，桂枝 15g，红花 15g，伸筋草 30g，艾叶 30g，水煎浸泡手足，每次 15～20 分钟，每日 1 次。可治疗手足挛缩。

八、预防调护

中风的预防，应该注意慎起居、节饮食、调情志。最重要的还是积极治疗原发病如消渴、肝阳眩晕头痛、心悸怔忡等。顺应季节变化，避免寒冷空气刺激，尤其是存在中风先兆者，更应积极给予干预措施。清代李用粹《证治汇补·中风》指出"平人手指麻木，不时眩晕，乃中风先兆，须预防之，宜慎起居，节饮食，远房帏，调情志"，明确了中风先兆表现及其预防。王清任《医林改错》也详细介绍了中风先兆的多种复杂表现。

护理方面，急性期患者应卧床休息，对中脏腑患者尤其要密切观察病情，重点注意神志、瞳神、气息、脉象等，避免闭证转脱。应重视保持呼吸道通畅和大便通畅。谨防肺部、口腔、皮肤、会阴部感染等。语言不利者，应加强语言训练。待病情稳定后，更应配合针灸、推拿及功能训练，鼓励患者坚持自我锻炼，以促进患肢功能康复。

九、当代名医经验

任继学教授认为内伤伏邪包括伏热、伏痰、伏瘀匿于脑髓，遇诱因可致出血性中风发生，治疗应祛除脑髓伏瘀，以破血化瘀、泻热醒神、化痰开窍为法，方可用三化汤或抵当汤为基础方。王永炎院士认为痰热腑实证是中风急性期的主要证候，是由中风后气机逆乱、痰热壅结阻遏中焦的病理机转所致，应用化痰通腑法把握通腑的指征和泻下时机。石学敏院士强调中风病"窍闭神匿"的关键病机，治疗强调醒脑开窍、滋补肝肾为主，疏通经络为辅，应用"醒脑开窍"针刺法，对中风及中风后吞咽障碍、失语、肢体偏瘫痉挛等有较好疗效。郑绍周教授治疗缺血性中风，重视补肾化痰活血。中风先兆，补肾为先，佐以化痰活血；中风急性期，化痰为急，佐以活血补肾；恢复期，活血为主，佐以补肾化痰。高颖教授发现 6～8 天是中风急性期证候变化的拐点，气虚证出现越早、痰热证持续时间越长，患者预后越差，临证应重视早期应用益气活血、清热化痰法。

十、病案举例

李某，女，43岁，住北京市朝阳区。初诊：2002年3月26日。主因半身不遂，伴神志恍惚、语言謇涩3周来诊。患者发现糖尿病近10年余，并有高血压、冠心病、脑梗死病史，已住院3次。长期服用西药磺脲和双胍类降糖药及降压药，血糖、血压控制非常差。查颅脑CT示多发腔隙性脑梗死。再次收住院。刻下症：半身不遂，神志恍惚，时清时昧，语言不能，低热，喉中有痰声，大便数日未行，小便自遗。诊查：形体偏胖，颜面潮红，舌质暗红，苔厚黄腻，脉弦滑略数。

中医诊断：中风（阴虚阳亢，痰热腑实）。

辨证分析：肾主水，肝主木，水能涵木。阳明胃肠主通降，而脑为元神之府。患者久病，肾水不足，水不涵木，肝风夹痰热，痹阻脑络，神机失用，故见半身不遂、神志恍惚、语言謇涩。痰热腑实，胃肠通降不行，故见颜面潮热、低热、喉中有痰声、大便不行。综合舌脉证，舌质暗红，苔厚黄腻，脉弦滑略数，乃阴虚风动、痰热腑实证。病位在脑，与肝、肾、胃肠相关。病性为虚实夹杂，虚证为阴虚，实证为肝风、痰热腑实。失治误治，迁延可为偏枯，或生痉厥、吐血之变。

治法：养阴潜阳，化痰清热，通腑开窍。

方药：星蒌承气汤加减。

处方：瓜蒌18g，胆南星12g，生地25g，沙参15g，玄参25g，丹参15g，葛根25g，生大黄12g（后下），玉竹15g，豨莶草25g，桑枝25g，全蝎6g，地龙12g，水蛭12g，土鳖虫9g，蝉蜕9g，僵蚕9g，鲜竹沥水90ml（另兑），羚羊角粉3g（冲服）。3剂。配合静脉滴注"醒脑静"、吡拉西坦等，西药对症治疗抗感染，调整降压药用量，并改用皮下注射胰岛素控制血糖。

二诊：2002年3月29日。服药2剂后大便1次，后得畅泄，精神症状明显好转，对答切题，但语言謇涩。效不更方。

三诊：2002年4月12日。服药后大便通畅，神志清楚，能正确对答，肢体症状也有明显好转，可自已步行散步。原方去羚羊角粉，停鲜竹沥水，生大黄改为熟大黄，加鸡血藤30g，木瓜15g，继用。

四诊：2003年4月16日。患者因情绪波动，突发意识障碍，喃喃自语，反复重复一句话，目光呆滞，答非所问，舌暗红，苔腻略黄，急给予安宫牛黄丸1丸，并配合静脉滴注"醒脑静"等，又治疗1月余，病情逐渐被控制，精神、肢体症状基本消失，语言略欠流利，多语。建议出院。1年后来门诊开药，病情平稳，但因未能良好控制饮食，复查血糖仍欠满意。（《内分泌代谢病中西医诊治》）

按语 糖尿病脑血管病变，即消渴继发中风，症状常不典型。本例患者即为多发性腔隙性脑梗死，症状虽比较典型，但因失治，已继发肺部感染。辨证属阴虚阳亢，痰热腑实，清窍不利，故治以王永炎院士星蒌承气汤为基础方，加用生地、沙参、玄参及丹参、葛根、地龙、水蛭、土鳖虫等。药用玉竹、豨莶草者，即任应秋至阴豨莶汤之意趣，加蝉衣、僵蚕者，是清代名医杨栗山升降散之妙用。桑枝最能舒筋活络，善走肢体；全虫最能搜风通络，善走舌络；鲜竹沥水化痰，兼擅通经络；羚羊角粉清热，尤擅息肝风。所以投方即效，大便一通，神志转清，诸症好转。其后因情绪波动而病情加重，即急投安宫牛黄丸等醒脑开窍。

（孔令博）

22　痴　呆

痴呆是肾精亏虚、髓减脑消，或痰瘀阻窍、毒损脑络导致神明失用而出现的以智力减退、呆傻愚笨、善忘等为主要临床表现的病证。轻者可见神情淡漠，寡言少语，善忘，迟钝等；重者常表现为终日不语，或闭户独处，或口中喃喃自语，或言辞颠倒，举动不经，或忽笑忽哭，或不欲食，数日不知饥饿等。此类患者多不能独自处理日常生活，甚至不知抵御危险伤害，又称"呆病"、"呆痴"。《华佗神医秘传》首次提出"痴呆"病名。现代医学的阿尔茨海默病、脑血管性痴呆及混合性痴呆、皮克病、正压性脑积水、脑淀粉样血管病等，均可参照本病证进行诊治。

一、诊断要点

1. 临床表现 主证八项。①记忆：包括记忆近事及远事的能力减弱。②判定：判定认知人物、物品、时间、地点能力减退。③计算：计算数字、倒叙数字能力减退。④识别：识别空间位置和结构能力减退。⑤语言：口语能力，包括理解别人语言和有条理回答问题的能力障碍。文化程度较高者阅读、书写能力障碍。⑥个性：性情孤僻，表情淡漠，语言啰嗦重复，自私狭隘，顽固固执，或无理由的欣快，易于激动或暴怒，或将所拾破烂视为珍品等。⑦思维：抽象思维能力下降，如不能解释谚语、区别词语的相同点和不同点，不能给事物下定义等。⑧人格：性格特征改变，道德伦理缺乏，不知羞耻。

2. 发病特点 多见于 60 岁以上，亦可发生在 50～59 岁（老年前期）。起病发展缓慢，病程长。症状常在 6 个月内有明显加重，或性格脾气在近 6 个月内有明显改变，或有眩晕、消渴、胸痹心痛、中风病史。

3. 辅助检查 精神检查、颅脑 CT、MRI 检查等，有助于诊断与鉴别诊断。

二、鉴别诊断

1. 痴呆与郁证鉴别 痴呆多见于中老年人，男女发病无明显差别，以智力障碍为主，伴有人格情感的变化、情志障碍等，可以不自知，病程迁延，逐渐加重。郁证多见于中青年女性，以心情忧郁、情绪低落为特点，不存在智力、人格方面的异常，可以自知。

2. 痴呆与癫证鉴别 两者皆可表现为情志障碍或性格异常。痴呆因髓海不足，或痰瘀痹阻脑络，元神失用所致，主要表现为明显的智力、记忆力、计算力减退及人格情感的变化，多见于中老年人，病程迁延。癫证因气滞痰阻，蒙闭清窍，神明逆乱所致，以精神抑郁、情感淡漠、呆愣少语或喃喃自语、静而少动、妄见妄闻、哭笑无常等为主要表现。唯重症痴呆患者与癫证精神症状很相似，临床难以区分，精神检查、脑 CT、MRI 检查等有助于鉴别。

3. 痴呆与健忘鉴别 两者均可表现为记忆能力的减弱。健忘是以记忆力减退、遇事善忘为主症，患者神志如常，明晓事理，告知可晓其事，且不伴其他智力因素减退。而痴呆除了可表现为不记近事以外，多同时可见神情呆滞，反应迟钝，不明事理，告之不晓其事，且伴有计算力、定向力等智力减退。

三、病因病机

痴呆的病因与体质因素，年老体虚、久病耗损、情志失调有关。

1. 体质因素 以少阴肾虚体质、太阴脾虚体质者多见，其他如少阳气郁、厥阴肝旺、阳明胃热体质者等均可能发病。

2. 年老体虚 年老体衰，肝肾精血日亏，髓海空虚，或脾胃功能减退，气血生化乏源，脑神失养而致痴呆。或由于脏腑功能失调，气血津液运化失常，气血瘀滞，痰浊内阻，蒙闭清窍，亦可发为痴呆。

3. 久病耗损 中风后或癫证、痫证反复发作，由于脑络为风痰瘀血痹阻，气血津液难以上输，或正气大虚，清窍失养，脑髓消减，神明失用，亦可发为痴呆。

4. 情志失调　尤其是少阳气郁、太阴脾虚、厥阴肝旺体质者，忧郁气滞，忧思气结，暴怒伤肝，气滞日久，痰阻血瘀，或痰火内郁，阻痹脑络，蒙蔽清窍，或扰动心神，神明失用，则为痴呆，或伴心情烦乱。郁怒不解，睡眠不足，则心肝火旺，还会诱发病情加重。

痴呆病位在脑，与心、肝、脾、肾有关，基本病机为髓减脑消，或痰瘀痹阻脑络，神明失用。《内经》论"五脏藏神"，强调肾藏精，精舍志；心主血，血舍神；脾主思，脾舍意，肝藏血，肝藏魂。而脑为元神之府，神机之源，一身之主。肾主骨生髓而通于脑，肾精亏损，脑髓失充，神明失控，阴阳失司而迷惑愚钝，动作笨拙，反应迟缓。脑髓空虚则心无所虑，神无所依而使灵机记性减退。心为君主之官而主神明。心气虚衰，心血不足，神明失养则神情涣散，呆滞善忘。七情所伤，肝郁气滞，气机不畅则血塞不行，气滞血瘀痰结，蒙蔽清窍。脾虚生痰，痰浊阻脑脉不通，脑气不得与脏气相接而痴呆。明代张景岳《景岳全书》有"癫狂痴呆"专论，指出"痴呆证凡平素无痰而或以郁结、或以不遂、或以思虑、或以疑惑、或以惊恐而渐致痴呆，言辞颠倒，举动不经，或多汗，或善愁，其证则千奇万怪，无所不至。脉必或弦、或数、或大、或小，变易不常……此其逆气在心，或肝胆二经，气有不清而然"。清代陈士铎《辨证录·呆病门》则强调呆病病机是木郁克土，痰浊内积。王清任《医林改错·脑髓说》更提出"灵机记性不在心，在脑"，指出"小儿无记性者，脑髓未满；高年无记性者，脑髓渐空"。应重视脑髓功能。

至于痴呆的病性多以虚实夹杂、本虚标实为其证候特征，本虚证为心脾气血、肾精亏虚，而标实证可表现为痰浊、瘀血，或兼见气滞，或表现为痰火，或表现为热毒。归纳之，无外乎虚、痰、瘀、热等。临床上，虚、痰、瘀、热常常互相影响，互相兼夹，相互转化。实证的痰浊、瘀血日久，若损及心脾，则气血不足；或耗伤心阴，神明失养；或伤及肝肾，则阴精不足，脑髓失养，可转化为痴呆的虚证。而虚证日久，气血不足，脏腑功能受累，气血运行失畅，或积湿为痰，或留滞为瘀，则可见虚中夹实之证。而痰瘀、火热互结，日久生毒，毒损脑络，毒盛正衰，则可致病情恶化。

四、辨证要点

1. 分轻重缓急　早期除记忆力减退外，认知功能有损害，但生活可自理，为轻症。一般起病缓慢，病程长，逐渐加重，多为脾肾亏虚、气血不足等虚证。中晚期，不仅可见记忆力与认知损害，常伴有精神行为症状，生活部分或完全不能自理，则为重症。突然起病，病程较短，多与外伤、恼怒及中风病有关，多见风痰瘀阻脑络之证。

2. 辨标本虚实　本虚者，包括气血亏虚、阴精衰少；标实者，包括痰浊或痰火、血瘀。临床多见本虚标实、虚实夹杂者，辨证应注意分清主次。痴呆属虚者，主要以神气不足，面色失荣，形体消瘦，言行迟弱为特征，结合舌脉证，临床常见髓海不足、肝肾亏虚、脾肾两虚、心脾两虚或心肾不交等证。痴呆属实证者，除见智力减退，表情反应呆钝外，临床还可见因浊实之邪蒙神扰窍而引起情志、性格方面或亢奋或抑制的明显改变，以及痰浊、瘀血、风火等诸实邪引起的相应证候。老年痴呆虚实夹杂者多见，或以正虚为主，兼有实邪，或以邪实为主，兼有正虚。因此临床当分清虚实主次。

3. 辨脏腑　病位在肾者，多见健忘，动作笨拙，反应迟钝，可兼见头晕耳鸣，神疲，腰膝酸软，大小便失禁等。病位在心者，多见睡眠障碍，不知香臭、美丑，或表现为哭笑无常，可兼见心悸、心烦不宁等。病位在肝者，任性、急躁易怒，容易冲动，睡眠不实，杂梦纷纭，可兼见头痛头晕，肢体震颤。病位在脾者，注意力不集中，思维混乱，可兼见食少纳呆、腹满、大便溏稀等。

4. 辨体质　少阴肾虚体质者，高年体弱者多，形寒神疲，多睡，或烦热，有失眠倾向。太阴脾虚体质者，多体弱食少，有腹满腹泻倾向。少阳气郁体质者，性抑郁，悲观敏感，爱生闷气。厥阴肝旺体质者，容易冲动，性急易怒。阳明胃热体质者，体壮，食欲好，有便秘倾向。

五、治疗要点

痴呆的治疗以填精补髓、醒神开窍为大法。虚者补之，实者泻之。本虚标实，虚实夹杂者，标本同治，虚实两顾。虚证，治当扶正补虚、填补肾精，包括养心、健脾、益肾治法，或益气养血为主，或滋阴填精为主。实证，治当醒神开窍，包括化痰、清火、祛瘀治法，或清心化痰，或化痰祛瘀治法。髓减脑消者，在填补肾精的同时，注意配补后天脾胃，以冀脑髓得充，化源得滋。同时，需注意补虚切忌滋腻太过，以损伤脾胃，酿生痰浊。心肝火旺者，治当清心凉肝；胃肠结热者，兼以通腑泄热。若痰瘀阻滞者，当化痰活血，则气血流通，窍开神醒。清代陈士铎《辨证录·呆病门》就非常重视呆病"开郁逐痰，健胃通气"治法，创立洗心汤、转呆丹、还神至圣汤等方，至今为临床常用。当然，在药物治疗的同时，移情易性，进行智力行为训练，也当有助于痴呆康复。

六、分证论治

1. 髓海不足证　智力减退，记忆力、计算力、定向力和判断力明显减退，神情呆钝，头晕耳鸣，懒惰思卧，齿枯发焦，腰酸骨软，步行艰难，舌瘦色淡，苔薄白，脉沉细弱。

【治法】补肾益髓，填精健脑。

【方药】七福饮加减。

【参考处方】熟地 12～30g，当归 9～12g，人参 3～6g（另煎兑）或党参 9～12g，白术 9～12g，杏仁 6～9g，丹参 12～30g，制远志 9～12g，石菖蒲 9～12g，龟甲胶 12～15g（烊化），鹿角胶 9～12g（烊化），阿胶 9～12g（烊化），炙甘草 6g。

【临床应用】该方适用于年高久病肝肾亏虚，髓海空虚者。病情平稳者，可服用河车大造丸或参茸地黄丸缓缓补之。若为少阴阴虚体质，阴虚火旺，症见头晕耳鸣，心烦失眠，躁扰不宁，舌红少苔，脉细数者，可用六味地黄丸加莲子心、炒栀子、石菖蒲、制远志、五味子等。若为少阴肾虚体质，久病阴阳俱虚，症见头晕目眩，头重脚轻，腰膝酸冷，舌淡，脉沉细无力者，可用地黄饮子加减。若为阳明胃热体质，痰热内扰，症见烦热、腹满便秘，舌红苔黄腻者，可配合礞石滚痰丸治疗。若为厥阴肝旺体质，阴虚肝旺，症见头晕目眩，咽干口渴，腰膝酸软，舌略红，脉细弦者，方用杞菊地黄丸合天麻钩藤饮加减。若兼言行不经，心烦溲赤，舌红少苔，脉细而弦数，是肾阴不足，水不制火而心火偏亢，可用知柏地黄丸加莲子心、黄连等清心宣窍。

2. 脾肾亏虚证　记忆力减退，表情呆滞，沉默寡言，失认失算，口齿含糊，词不达意，气短懒言，肌肉萎缩，食少纳呆，口流涎，腰膝酸软，或四肢不温，腹痛喜按，泄泻，舌质淡白，舌体胖大，苔白，或舌红，苔少或无苔，脉沉细弱。

【治法】补益脾肾，填精益智。

【方药】还少丹加减。

【参考处方】熟地 12～30g，枸杞子 9～15g，山茱萸 9～15g，肉苁蓉 9～12g，巴戟天 9～12g，小茴香 6～9g，杜仲 9～12g，怀牛膝 9～15g，楮实 9～12g，人参 3～6g（另煎兑）或党参 9～12g，茯苓 9～12g，山药 9～12g，大枣 5 枚，远志 9～12g，五味子 9～12g，石菖蒲 9～12g。

【临床应用】该方适用于少阴肾虚、太阴脾虚体质，或久病脾肾亏虚者。若脾肾两虚，偏于阳虚者，症见四肢不温，形寒肢冷者，方用金匮肾气丸加紫河车、鹿角胶、龟甲胶等；症见五更泻者，可配合四神丸。若气虚血瘀，症见气短乏力，甚至肌肉萎缩，肌肤甲错者，可配合补阳还五汤加紫河车、阿胶、川续断、杜仲、鸡血藤等。若夹湿热，症见形体肥胖，头晕头沉，脘腹痞满，大便不爽，小便黄赤，舌苔黄腻者，方用菖蒲郁金汤加减。

3. 气血亏虚证　记忆力减退，行动迟缓，神疲乏力，倦怠嗜卧，甚至终日呆坐不动，多梦易惊，唇甲色淡，纳呆食少，大便溏，舌质淡胖有齿痕，脉细弱。

【治法】益气养血，养心健脾。

【方药】归脾汤加减。

【参考处方】炙黄芪 12～30g，党参 9～12g，当归 9～15g，白术 9～12g，龙眼肉 9～12g，木香 6～9g，制远志 9～12g，酸枣仁 15～30g，柏子仁 12～15g，茯神 9～12g，龟甲胶 9～12g（烊化），阿胶 9～12g（烊化），石菖蒲 9～12g，五味子 9～12g，炙甘草 6g。

【临床应用】该方适用于久病心脾两虚、气血不足者。若久病及肾，症见畏寒肢冷、腰膝酸软者，可加熟地、山茱萸、山药、巴戟天、肉苁蓉、鹿角片等。若夹痰湿，症见形体肥胖，头晕头沉，或有咳痰，舌苔白腻者，可配合温胆汤加减。

4. 痰浊蒙窍证　表情呆钝，智力衰退，或哭笑无常，喃喃自语，或终日无语，呆若木鸡，伴不思饮食，脘腹胀满，痞满不适，晨起痰多，口多涎沫，头重如裹，舌质淡，苔白腻，脉滑。

【治法】豁痰开窍，健脾化浊。

【方药】洗心汤加减。

【参考处方】人参 3～6g（另煎兑）或党参 9～12g，法半夏 9～12g，陈皮 9～12g，茯神 9～12g，酸枣仁 12～15g，石菖蒲 9～12g，炒神曲 9～12g，炙甘草 6g。

【临床应用】若脾虚痰湿壅盛，症见头重如裹、哭笑无常、喃喃自语、口多涎沫者，可加用胆南星、荷叶、佩兰、白豆蔻、贝母等。若气郁痰阻，症见头晕头沉，失眠多梦，胸闷，咽部有物堵塞，舌苔腻，脉弦滑者，可用逍遥散合大七气汤加减。若痰郁化火，蒙蔽清窍，扰动心神，症见心烦躁动，言语颠倒，歌笑不休，不分污秽者，可用涤痰汤加黄芩、黄连、竹沥水（兑服）、栀子、瓜蒌、天竺黄等。若风痰瘀阻，症见眩晕头痛，肢体麻木阵作，肢体无力或僵直，脉弦滑，可用半夏白术天麻汤。

5. 瘀血内阻证　表情迟钝，言语不利，善忘，易惊恐，或思维异常，行为古怪，伴肌肤甲错，口干不欲饮，双目暗晦，舌质暗或有瘀点瘀斑，脉细弦，或涩。

【治法】活血化瘀，开窍醒脑。

【方药】通窍活血汤加减。

【参考处方】麝香 0.1g（冲服），桃仁 9～12g，红花 9～12g，赤芍 12～15g，川芎 9～12g，当归 9～12g，大枣 3～6 枚，葱白 1～2 茎，生姜 6～9g，石菖蒲 9～12g，郁金 12～15g，白芷 6～9g，炙甘草 6g。

【临床应用】若久病气血不足，症见乏力体倦，爪甲色淡者，可加党参、黄芪、熟地、阿胶、鸡血藤等。若瘀血日久，瘀血不去，新血不生，血虚明显，症见面色黧黑，腹满有压痛，大便干，肌肤甲错，舌暗有瘀斑者，可用大黄䗪虫丸。若痰瘀交阻，见头重，口流涎沫，舌质紫暗有瘀斑，苔厚腻者，可加半夏、橘红、枳实、杏仁、胆南星。若病久入络，症见头痛、肢体头痛者，可加蜈蚣、僵蚕、全蝎、水蛭、地龙、葛根、天麻等。

6. 心肝火旺证　神情恍惚，记忆、判断错乱，健忘，以自我为中心，急躁易怒，焦虑不安，心烦不寐，伴眩晕头痛，面红目赤，咽干舌燥，便干尿赤，口中秽气，烦躁不安，发狂，舌暗红，苔黄腻，脉弦滑，或细弦数。

【治法】清心平肝，安神定志。

【方药】天麻钩藤饮或羚角钩藤汤加减。

【参考处方】羚羊粉 1.5～3g（冲服），钩藤 12～30g（后下），天麻 9～12g，白芍 12～30g，桑叶 9～12g，菊花 9～12g，石菖蒲 9～12g，制远志 9～12g，茯神 9～12g，胆南星 9～12g，黄芩 9～12g，夜交藤 12～15g，生龙牡各 30g（先煎），珍珠母 30g（先煎），炙甘草 6g。

【临床应用】该方适用于厥阴肝旺体质、少阳气郁体质，或暴怒伤肝，烦劳过度，心肝火旺者。若痰瘀阻络，症见舌謇语涩者，可加全蝎、石菖蒲等。若为阳明胃热体质，症见口臭，腹满，大便干者，可加大黄、瓜蒌、胆南星，或配合星蒌承气汤加减。若肝郁化火，灼伤肝血心液，症见心烦躁动，言语颠倒，歌笑不休，甚至反喜污秽，或喜食炭灰，可用转呆汤加减。

7. 毒伤脑络证 表情呆滞，双目无神，面色晦暗，秽浊如蒙污垢，面红目赤，口气臭秽，便干尿赤，肢体颤动，少言寡语，或言辞颠倒，或狂躁不宁，行为不经，舌绛少苔，或舌暗有瘀斑，脉弦数或滑数。

【治法】清热解毒，通络祛邪。

【方药】黄连解毒汤加减。

【参考处方】黄连9～12g，黄芩9～12g，黄柏9～12g，栀子9～12g，熟大黄9～15g，石菖蒲9～12g，胆南星9～12g，制远志9～12g，赤芍12～30g，炙甘草6g。

【临床应用】若热结便秘，腹满，舌苔黄腻者，可加用大黄、芒硝等，或配合安宫牛黄丸。若湿热蒙闭清窍，头晕头沉，脘腹痞闷，舌苔黄腻者，可配合菖蒲郁金汤。若热毒入营，症见神志错乱，夜卧不宁，舌红绛者，可用犀角地黄汤加减。

七、其他疗法

1. 中成药治疗 复方苁蓉益智胶囊，功效：益智养肝，活血化浊，健脑增智。可用治肝肾亏虚，痰浊瘀血，痹阻脑络的老年人血管性痴呆。参枝苓口服液，功效：益气温阳，化痰安神。可用治轻中度阿尔茨海默病心气不足证。

2. 针刺疗法 以百会、四神聪、风池、内关、人中、太溪、大钟、悬钟、足三里为主穴。肝肾阴虚者，加肝俞、三阴交；痰浊阻窍者，加丰隆、中脘；瘀血阻络者，加膈俞、血海、委中。实证针刺用泻法或平补平泻法，虚证针刺用补法。项七针：取穴为风府及双侧风池、天柱、完骨、百会、四神聪、内关、血海、足三里、太溪。功效：舒筋活络，调整气血，清脑益髓。

八、预防调护

积极治疗原发病如中风病等，有利于减少痴呆发病。既病之后，则应做好日常防护：注意调节情志，避免跌仆损伤，避免药物和有害气体中毒。对轻症患者，应耐心督促患者自我料理生活，加强智力训练。鼓励参加文体活动，适应生活环境。对基本失去生活自理能力的重症患者，则应加强照顾，帮助搞好个人卫生。对兴奋躁动及冲动行为的患者，更应加强照护，防止患者自伤，或伤及他人。饮食应限制脂肪、糖、盐的过分摄入和禁烟戒酒，并特别注意补充、蛋黄、肝、豆制品、坚果、猕猴桃、桂圆、芝麻、大枣等健脑食品。鼓励适当多饮绿茶等。

九、当代名医经验

王永炎院士认为血管性痴呆不离虚实两端，或风火痰瘀，浊毒蕴结，损伤脑络脑髓，或脏腑亏虚、气血不足。临床常以升降散加人参、何首乌、石菖蒲为基本处方。李士懋教授认为痰瘀互结是血管性痴呆基本病机。治疗重视活血、化浊，常在三甲散基础上，加胆南星、石菖蒲、天竺黄以涤痰，加水蛭、三七、姜黄、乳香、冰片以行气破瘀，佐以海藻、珍珠软坚散结，黄连清热，白芍、何首乌滋补肝肾、养阴息风。田金洲院士认为补肾是老年痴呆最基本的治则。早期（平台期）为疾病初起阶段，肾虚为主，病情较为稳定，无明显的症状波动，持续时间可长可短。治疗当以补肾健脾、养元安神为法，宗还少丹之意，药用熟地30g，山茱萸30g，炒白术15g，肉苁蓉20g，菟丝子30g，酸枣仁30g，远志15g，枸杞子20g，牛膝15g，茯苓20g，五味子12g等。中期（波动期），病情不稳定，呈波动状态，痰、瘀、火并见或交叉，症状时好时坏，进一步加重，同时伴有精神行为症状。治疗当以化痰开窍、活血化瘀、清肝泻火为法，取洗心汤、天麻钩藤饮方义，药用茯苓30g，半夏6g，陈皮12g，胆南星12g，石菖蒲15g，赤芍12g，川芎15g，桃仁10g，红花10g，天麻20g，钩藤30g，栀子12g，黄连10g，黄芩12g，知母30g，首乌藤20g等。晚期（下滑期）为症状急性或亚急性加重，虚极和毒盛同在，常合并病理征等神经症状。治疗当以解毒通络，补肾固元为法。常用黄连解毒汤加减，药用黄连 12g，黄芩 15g，黄柏 10g，栀子 15g，人参 9g，益智仁 30g，芡实 30g，麦冬 30g，五味子 15g，酸枣仁 60g，远志 15g，石菖蒲 20g，柏子仁 30g，生地 30g，山茱萸 30g 等。

十、病案举例

李某，男，72 岁。因糖尿病 10 余年，低血糖诱发脑梗死出现肢体不遂、神志恍惚、言语困难 3 周来诊。患者有糖尿病病史 10 年余，近年记忆力减退明显，3 周前因服用磺脲类降糖药发生低血糖，继而发生神昏伴肢体不遂。查颅脑 CT 示多发腔隙性脑梗死，住院治疗十余日，神志转清，但头晕，有头重脚轻之感，伴有肢体活动不利，语言謇涩，精神恍惚，目光呆滞，记忆力极差，生活不能自理，腰膝酸冷，大便不畅，夜尿频多。舌质暗，舌苔腻，脉沉细。

中医诊断：中风病·痴呆（阴阳俱虚、气虚血瘀）。

辨证分析：肾藏精，精生髓，脑为髓之海、元神之府、神机之源。患者消渴久治不愈，久病及肾，阴损及阳，即成肾精不足、阴阳俱虚之证。肾精不足，髓海空虚，加之气虚血瘀，脑络痹阻，神机失用，故见头晕、语言謇涩、半身不遂。髓海不足，加以脑络痹阻，神明失用，故可见精神恍惚，目光呆滞，记忆力减退等。综合舌脉证，舌质暗，舌苔腻，脉沉细，乃阴阳俱虚、气虚血瘀、脑络痹阻之证。病位在脑，与肾关系密切。病性为虚实夹杂，虚证是阴虚、阳虚、气虚，实证为血瘀、痰湿等。失治误治，元神渐损，则病归缠绵。

治法：滋阴助阳，益气活血，通络开窍。

方药：地黄饮子化裁。

处方：生地 30g，生当归 30g，肉苁蓉 30g，麦冬 12g，茯苓 12g，石斛 12g，巴戟天 9g，肉桂 3g，炮附子 6g，制远志 12g，石菖蒲 12g，葛根 30g，丹参 30g，生黄芪 60g，桃仁 12g，红花 12g，赤白芍各 25g，川芎 12g，地龙 15g，桑枝 30g，木瓜 15g，川怀牛膝各 15g，鸡血藤 30g。每日 1 剂，水煎服。服药 14 剂，结合康复锻炼，精神好转，大便通畅，肢体功能好转，减少当归、肉苁蓉用量为 12g，4 周后复诊，语言功能基本恢复。原方出入，坚持治疗两月余，记忆力恢复如常，诸症消失。（《赵进喜临证心悟》）

按语 此例低血糖诱发糖尿病脑血管病变，表现为多发性腔隙性脑梗死，肾虚症状比较突出，辨证属阴阳俱虚，气虚血瘀，脑络痹阻，所以治拟滋阴助阳，益气活血，通络开窍，方以地黄饮子合补阳还五汤化裁。加用葛根、丹参，为祝谌予教授常用活血化瘀对药，加用桑枝、木瓜、牛膝、鸡血藤等，可舒筋活络，有利于肢体功能恢复，尤其是重用生地、当归、肉苁蓉、赤白芍等，能滋阴养血、润肠通便。

（吴文静）

23 颤 证

颤证是肝肾精血亏虚，内风扰动，或夹痰夹瘀，筋脉失养所致的以头部或肢体甚至全身摇动颤抖，不能自制为主要临床表现的病证，又称"振掉"、"颤振"、"震颤"，多发于老年人。轻者表现为头摇动，或手足微颤，重者可见头部震摇，躯体、肢体颤动不止，甚则肢体拘挛，可伴见动作迟缓，失去生活自理能力。明代楼英《医学纲目·颤振》曾指出"颤，摇也。振，动也。风火相乘，动摇之象"。王肯堂《证治准绳·颤振》则指出"此病壮年鲜有，中年以后乃有之，老年尤多"。现代医学的帕金森病、肝豆状核变性、小脑病变的姿势性震颤、特发性震颤等，均可参照本病证进行诊治。

一、诊断要点

1. 临床表现 以头部及肢体颤抖、摇动，不能自制，甚者颤动不止，四肢强急为主，常伴动作笨拙，活动减少，语言缓慢不清，烦躁不寐，神志呆滞等症状。初期病变多以手或者一侧肢体震颤为主，表现以风动之象较为明显，病情逐渐进展，震颤强直累及双侧肢体，甚至全身发僵。

2. 发病特点 多发生于老年人，一般呈隐袭起病，逐渐加重，不能自行缓解。部分病人发病与情志有关，或继发于脑部病变，部分病人病因不明。

3. 辅助检查 必要时可做颅脑 CT、MRI 等影像学检查，脑电图、肌电图测定，肝肾功能检查，甲状腺功能等检查，以助于诊断和鉴别诊断。

二、鉴别诊断

1. 颤证与瘛疭、风痱鉴别 颤证以头颈，手足不自主颤动、振摇为主要症状，手足颤抖动作幅度小，频率较快，发病较缓，以中老年居多，较难痊愈。瘛疭以运动失调为重要表现，伴有构音困难、智力低下，起病隐匿而缓慢，渐进性加重。可见于杨梅疮脊髓痨。风痱与瘛疭表现类似，可兼见半身不遂，言语不利，口角㖞斜等，属于中风病之类。

2. 颤证与痉证 颤证以头颈、手足不自主颤动、振摇为主要症状，入睡后症状可以消失，老年人发病较多，病程缠绵，渐进加重，治疗困难，病性多虚证或虚实夹杂。痉证以项背强急、四肢抽搐，甚至角弓反张为特征，其四肢抽搐动作较大，力量较猛，严重者可表现为神昏，伴见抽搐，多见于青少年，发病较急，治疗得当，常可痊愈，病性多实证，也可见虚证或虚实夹杂。

三、病因病机

颤证的病因包括体质因素以及感受六淫邪气，或头部外伤，情志失调与饮食不节、劳逸失度、药毒所伤等。

1. 体质因素 太阴脾虚体质者、少阴肾虚体质者、厥阴肝旺体质者，素体虚弱，尤其是年高患者，脾胃渐虚，肾精不足，肝肾亏虚，是本病证发病的基础。

2. 情志失调 情志抑郁，恼怒伤肝，尤其是厥阴肝旺体质，气郁化火，肝阳化风，气郁生痰，风痰扰动，或忧思伤脾，聚湿生痰，痰瘀互阻，或思虑伤脾，气血不足，筋脉失养，可发为颤证。

3. 饮食不节 膏粱厚味，或过嗜醇酒，或饥饱失常，损伤脾胃，聚湿生痰，痰热化风，或痰阻络瘀，筋脉失养，也可诱发颤证。

4. 劳逸失度 劳倦伤气，劳欲伤精，或久坐痰滞血瘀，或虚风内动，或筋脉失养，也可导致颤证。

5. 药毒所伤 肝、脾、肾受伤，有时也可成为颤证病因。颤证属于脑髓病证，外见于筋脉，发病与肝肾密切相关，常涉及脾、胃、心等多个脏腑。其基本病机是肝肾亏虚、精血亏耗、内风扰动，或夹痰瘀，筋脉失养，多由各种内伤致病因素长期影响，导致肝、脾、肾损伤；或有外感六淫邪气、头部外伤，精明之府受损，瘀血阻滞，化生内风；或因长期服用药物等因素影响，直接损及肝肾，肝肾精亏，髓海不足，脑窍失养，阴不制阳，阳动化风，而出现头部或四肢摇动颤抖。《素问·至真要大论》指出"诸风掉眩，皆属于肝"。《素问·脉要精微论》指出"骨者，髓之府，不能久立，行则振掉，骨将惫矣"，《素问·五常政大论》也曾论及"其病动摇"、"掉眩巅疾"、"掉振鼓栗"等。《内经》所论重视肝肾，重视动风病机。明代楼英《医学纲目·颤振》所谓"风火相乘，动摇之象"，也是强调风火病机。王肯堂《证治准绳·颤振》指出"夫老年阴血不足，少水不能制盛火，极为难治"，强调阴血亏虚与阴虚火旺病机。孙一奎《赤水玄珠》更提出气虚、血虚均可引起颤证。清代张璐《张氏医通》则总结指出本病多因风、火、痰、虚所致，认识已日趋完善。至于颤证的证候特点，多为本虚标实。本虚为发病基础，标实为发病依据。虚者多为肝肾不足、气血两虚、筋脉失养、虚风内动；实者常见风、火、痰、瘀，在病程中多虚实互见。病程缠绵，进行性加重，则病归难治。

四、辨证要点

1. 辨标本虚实 颤证辨证多属于本虚标实。本虚证可表现为肝肾阴虚，气血不足；标实证可见风、火、痰、瘀等。实证可表现为震颤较剧，肢体僵硬，烦躁不宁，胸闷体胖，遇郁怒而发。虚证可表现为颤抖无力，缠绵难愈，腰膝酸软，体瘦眩晕，遇烦劳而加重。若震颤幅度大，头晕目眩，性急易怒者，为风阳内动；若震颤或轻或重，兼有胸闷脘痞、烦热头晕，咳痰色黄者，为痰热风动。若震颤较重，兼见头目眩晕、耳鸣健忘、腰膝酸软等，为肝肾不足；兼见面色无华、神倦肢乏、头晕眼花者，为气血亏虚。

2. 辨体质 厥阴肝旺体质者，多性急易怒；少阴阴虚体质者，多体形瘦长，烦热，有失眠倾向；太阴脾虚体质者，乏力，食少，常见腹满，有腹泻倾向。也有阳明胃热体质者，平素能吃能睡能干，多形体丰满，有便秘倾向。

五、治疗要点

颤证的治疗原则应在明辨本虚标实的基础上，以平肝息风、荣养筋脉为主。颤证初期，风阳内动、痰热壅阻之标实证突出者，治以平肝、潜阳，或清热、化痰、息风为主。年高体虚，病程较长，肝肾亏虚、气血不足等本虚之象明显者，治当滋补肝肾，益气养血，以调补阴阳、濡养筋脉为主。颤证日久，夹有痰浊、瘀血等者，当虚实兼顾、标本同治。因本病多发于老年人，多在本虚的基础上导致标实，因此治疗更应重视补益肝肾治本之法。

明代王肯堂《证治准绳·颤振》论本病治法指出"病之轻者，或可用补金平木，清痰调气之法，在人自斟酌之"、"老人战振，宜定振丸"。孙一奎《赤水玄珠》重视益气、养血及"清上补下"治法。清代张璐《张氏医通》则在系统总结前人经验的基础上，结合临床实践，对颤证治法有比较全面的阐述，收载了治疗方药十余首，有临床价值。

六、分证论治

1. 标实证

（1）风阳内动证：肢体颤动粗大，程度较重，不能自制，眩晕耳鸣，面赤烦躁，易激动，心情紧张时颤动加重，伴有肢体麻木，口苦而干，语言迟缓不清，尿赤，大便干。舌质红，苔黄，脉弦。

【治法】镇肝息风，舒筋止颤。

【方药】天麻钩藤饮合镇肝息风汤加减。

【参考处方】天麻 12～15g，钩藤 12～30g（后下），生地 12～30g，玄参 12～15g，怀牛膝 12～15g，黄芩 9～12g，珍珠母 15～30g（先煎），龟甲 15～30g（先煎），生龙牡各 15～30g（先煎），白芍 15～30g，甘草 6g。

【临床应用】若肝火偏胜，面红目赤，心烦焦虑者，可重用栀子，或加龙胆草、黄芩、黄连等。若心胸烦闷，失眠多梦，痰多色黄，舌红苔黄腻者，可加黄连、陈皮、清半夏，或配合黄连温胆汤加减。若兼阴虚，咽干，五心烦热，舌苔少，脉细数或细弦者，可加用知母、黄柏、枸杞子、菊花，或配合杞菊地黄丸、知柏地黄丸等。

（2）痰热风动证：头摇不止，肢麻震颤，重则手不能持物，头晕目眩，胸脘痞闷，口苦口黏，甚则口吐痰涎，小便黄、大便干。或舌体胖大，边有齿痕，舌质红，舌苔黄腻，脉弦滑数。

【治法】清热化痰，平肝息风。

【方药】导痰汤合羚角钩藤汤加减。

【参考处方】陈皮9～12g，清半夏9～12g，茯苓9～12g，枳实9～12g，石菖蒲9～12g，羚羊角粉0.6～1.2g（冲服），钩藤12～15g，桑叶9～12g，菊花9～12g，茯苓9～12g，生龙牡各15～30g（先煎），生地12～15g，当归9～12g，白芍12～30g，炙甘草6g。

【临床应用】若痰热壅盛，症见心烦失眠，焦虑异常，如狂，腹满，大便干者，可加用黄芩、大黄、瓜蒌等，或配合礞石滚痰丸。若肝风内动突出，症见震颤不止，头摇不定者，可加用珍珠母、石决明、生龙牡等。若痰湿壅滞突出，症见神志呆滞者，可加石菖蒲、制远志、郁金、佩兰等，或配合菖蒲郁金汤加减。若久病兼血瘀，症见肌肤甲错，唇舌紫暗者，可加全蝎、蜈蚣、地龙、蝉蜕、僵蚕等，搜风通络、活血化瘀。

2. 本虚证

（1）气血亏虚证：头摇肢颤，面色无华，表情淡漠，神疲乏力，动则气短心悸，眩晕，纳呆。舌体胖大，边有齿痕，舌质淡红，舌苔薄白，脉沉濡无力或沉细弱。

【治法】益气养血，活血息风。

【方药】八珍汤加减。

【参考处方】生晒参3～6g（另煎兑），龟甲15～30g（先煎），制远志9～12g，石菖蒲9～12g，当归9～12g，茯神9～12g，生龙牡各30g（先煎），酸枣仁12～30g，柏子仁12～30g，珍珠粉1.5～3g（冲服），羚羊角粉1.5～3g（冲服），全蝎粉2～3g（冲服），炙甘草6g。

【临床应用】若兼有血瘀，症见肢体麻木、疼痛，舌质紫暗者，可加用桃仁、红花、地龙、水蛭、伸筋草、鸡血藤等。

（2）肝肾阴虚证：头摇肢颤，持物不稳，腰膝酸软，失眠心烦，头晕，耳鸣，善忘，老年患者常兼有神呆、痴傻。舌体瘦小，舌质红，舌苔薄白，或红绛无苔，脉细数。

【治法】滋补肝肾，育阴息风。

【方药】龟鹿二仙膏合大定风珠加减。

【参考处方】生地15～30g，麦冬9～12g，玄参12～15g，鳖甲15～30g（先煎），鹿角胶9～12g（烊化），龟甲胶9～12g（烊化），生龙牡各30g（先煎），钩藤12～15g（后下），丹参15～30g，珍珠粉1.5～3g（冲服），羚羊角粉1.5～3g（冲服），白芍15～30g，炙甘草6g。

【临床应用】若肝风突出，症见头晕目眩，肢体颤抖不止者，可见天麻、蝉蜕、全蝎粉（冲服）、蜈蚣。若筋脉失养，症见肢体拘急强直者，可重用白芍至30g以上，并加用地龙、伸筋草、桑枝、木瓜、鸡血藤。若阴虚火旺，症见五心烦热，焦虑，心烦失眠者，可见黄芩、黄连、知母、黄柏、地骨皮，或配合天王补心丹。若阴虚，腹满便秘者，可加熟大黄、赤白芍等，或用增液承气汤加减。

（3）阴阳俱虚证：头摇肢颤，筋脉拘挛，畏寒肢冷，四肢麻木，心悸懒言，动则气短，自汗，小便清长，或尿有余沥，排便无力。舌质淡，舌苔淡白，脉沉细无力。

【治法】滋阴助阳，荣养筋脉。

【方药】地黄饮子加减。

【参考处方】熟地12～30g，山茱萸12～15g，生当归15～30g，肉苁蓉15～30g，巴戟天9～12g，附子3～6g（久煎），肉桂1.5～6g，石斛12～15g，麦冬12～15g，五味子9g，石菖蒲9～12g，制远志9～12g，龟甲15～30g（先煎），磁石30g（先煎），生龙牡各30g（先煎），葛根15～30g，丹参15～30g，赤白芍各12～30g，炙甘草6g。

【临床应用】若气虚血瘀，症见乏力体倦，唇舌紫暗者，可加川芎、桃仁、红花、地龙、鸡血藤或配合补阳还五汤加减。若兼脾肾阳虚，症见畏寒肢冷，便溏者，则应予桂附理中丸配合煅龙牡、赤石脂等。

七、其他疗法

针灸疗法　可取穴百会、四神聪、风池、太冲、合谷、阳陵泉。若风阳内动，可配肝俞、三阴交；痰热风动者，配丰隆、阴陵泉；气血亏虚者，配气海、血海；肝肾阴虚者，配悬钟、肾俞、三阴交。久病阳虚者，配气海、关元，针刺加灸。

八、预防调护

重视顺应四时，保持心情舒畅，积极治疗老年病，并注意合理用药。既病患者，应树立自信，积极配合治疗，可适当多听一些舒缓、悠扬的音乐，避免不良情绪刺激。饮食调理，以清淡为宜，不可多食辛辣、刺激、肥腻食物。不可过度进补。应该重视生活护理，多吃粗粮、水果、蔬菜，以保持大通便畅。

九、当代名医经验

段富津教授认为颤证多本虚标实，治疗重视滋补阴血、填精益髓、调补肝肾，配合息风之法。肝血亏虚证用四物汤；肾精亏虚证用地黄饮子；肝肾不足证用天麻钩藤饮。刘祖贻教授认为颤证与肾阳密切相关，阳虚生风，根在肾阳，治疗重视温阳息风、活血化瘀、益气化痰，常用淫羊藿、菟丝子、巴戟天与黄芪、党参、白术、葛根、丹参、鸡内金等。熊继柏教授认为颤证病机为"肝风内动"，辨证有虚实之分。颤证初期，常因风火相煽、痰热壅阻而见实证；疾病后期，尤其是中老年患者，常因气血不足、肝肾亏虚而见虚证。若血虚筋脉失养，治宜养血息风，方用定振丸；肝阴亏虚筋脉失养，治宜滋阴息风，方用大定风珠；阳亢化风，筋脉失养，治宜潜阳息风，方用镇肝熄风汤；痰热筋脉燔灼，治宜清热化痰息风，方用导痰汤合羚角钩藤汤。

十、病案举例

吴某，男，57岁。有帕金森综合征病史6年，长期服用苯海索等西药，体形消瘦，大便不畅，近期因运动量小诱发便秘加重，西医诊断为麻痹性肠梗阻，经灌肠和胃肠减压，疗效不满意，求中医治疗。刻下症：肢体震颤，大便七日不行，伴有腹胀，精神恍惚，恶心，咽干，时时汗出，舌红，苔黄燥，脉沉细而数。

中医诊断：颤证之肠结（阴虚热结腑实）。

辨证分析：肾主水，主藏精，精生髓；肝主木，为风木之脏，水涵木。久病肾阴不足，肝风扰动，即可发生颤证。阴虚热结胃肠，腑气不通，则成肠结便秘、腹胀等。胃气不和，故见恶心；气阴先伤，故咽干汗出。综合舌脉证，舌红，苔黄燥，脉沉细而数，乃阴虚风动、胃肠结热之证。失治误治，则成厥脱危证。

治法：滋阴益气，增液攻下。

方药：增液承气汤加减。

处方：生大黄15g（后下），枳实12g，厚朴12g，玄明粉12g（冲服），炒莱菔子25g，生地30g，麦冬25g，玄参25g，生首乌25g，知母15g，天花粉15g。服药1剂，大便即通，因畏其出现气脱之证，急予西洋参15g，水煎服下，病遂转危为安。继用益气育阴、润肠通便、息风宁神之剂调理善后。随访3年，病情平稳。（《〈伤寒论〉与中医现代临床》）

按语　颤证本为痼疾，治疗困难。该患者久病少阴阴虚，阴虚兼以胃肠结热，治当急下。但因其有阴虚基础，所以当行增液攻下之法。加用炒莱菔子等，可以行气消胀。另用西洋参水煎急服，即益气防脱之意。

（梁丽娜）

24 胃 痛

胃痛是胃气壅滞，或胃络失养，或胃络拘急，不通则痛，不荣则痛所致的以脘腹疼痛为主症的病证，又称"胃脘痛"，古代又称"心腹痛"。胃痛有寒热虚实之分，气滞血瘀之别。病程可长可短，新病易治，久病可反复发作加重，变生"吐血"、"便血"之变，或渐成"反胃"顽疾。现代医学的急慢性胃炎、功能性消化不良、消化性溃疡等，以胃痛为主症者，皆可参照本节进行诊治。

一、诊断要点

1. 临床表现 以胃脘痛为主症，可表现为脘腹胀痛、冷痛、灼痛、刺痛、隐痛等，常伴有烧心反酸、恶心呕吐、食欲不振等。

2. 发表特点 发病可急可缓，常因外感、饮食失调、情志失调等引起发病或诱发加重。

3. 辅助检查 胃镜、上消化道造影、胃液分析检查等，有助于诊断与鉴别诊断。

二、鉴别诊断

1. 胃痛与痞满鉴别 痞满又称"胃痞"，中心病位在胃，常表现为胃脘不舒，所以需要鉴别。"胃痞"典型症状为胃脘痞满，有窒塞不通之感。胃痛以胃脘疼痛为主症。

2. 胃痛与胸痹心痛鉴别 "胸痹心痛"虽病位在心，但不典型者也常表现为胃脘疼痛，所以需要鉴别。胃痛以胃脘疼痛为主症，常表现为胀痛，或刺痛，或隐痛，或冷痛，或灼痛，可反复发作，疼痛程度较轻，常伴有烧心泛酸、恶心呕吐等症状，总体预后好。古人常把心痛与胃痛相混杂。直至明代王肯堂《证治准绳》才开始强调"胃痛"与"心痛"不同。虞抟《医学正传·胃脘痛》更指出"古方九种心痛……详其所有。皆在胃脘，而实不在于心也"。

3. 胃痛与脾心痛鉴别 脾心痛也表现为上腹部疼痛，即心下痛，但其疼痛比较剧烈，典型表现为"心下满而痛"，拒按，疼痛程度比较重，而且疼痛范围也比较广，常因过食醇酒甘肥诱发，突然发病，进食会导致病情加重，失治误治，而继发厥脱危候。病机多为肝胃热结证，或湿热蕴结、腑气不通等。

4. 胃痛与大结胸病鉴别 大结胸病也可表现为心下痛，但其多疼痛剧烈，表现为"心下痛，按之石硬"，甚至"从心下至少腹皆硬满，痛不可触近"，常为"胃痛"变证。

三、病因病机

胃痛的病因包括体质因素、外邪侵袭、饮食失宜、情志失调以及久病正虚等。

1. 体质因素 所有人群均可发病，但以太阴脾虚体质、少阳气郁体质、厥阴肝旺体质者比较多见。

2. 外邪侵袭 尤其是太阴脾虚体质者等，外受寒邪，胃络拘急，或外受暑湿，寒湿、湿热阻滞，可导致胃痛。

3. 饮食失宜 饮食不节，宿食停滞，或过嗜生冷，内伤积冷，或醇酒厚味，内生湿热，则易发生"寒积胃痛"（"胃寒痛"）、"食滞胃痛"（"胃食痛"）、"虚寒胃痛"、"湿热胃痛"等。

4. 情志失调 尤其是少阳气郁体质、厥阴肝旺体质者，情志忧郁，或恼怒伤肝，肝失疏泄，肝气犯胃，或气郁化热，郁热内结，或郁热伤阴，或气滞血瘀，则为"气滞胃痛"（"胃气痛"）、"郁热胃痛"、"阴虚胃痛"、"瘀血胃痛"。

5. 久病正虚　久病伤正，或为阳虚，或为阴虚，可致胃痛。而久病入络，则为血瘀，也可导致胃痛。所以久病胃痛常表现为本虚标实、正虚血瘀、虚实夹杂、寒热错杂之证。

胃痛的中心病位在胃，与肝脾等脏相关。核心病机是内外诸邪，壅滞胃气，或胃络失于濡养，或胃络拘急，不通则痛，不荣则痛。以肝主木，脾胃主土，脾胃互为表里，肝气犯胃，肝胃气滞，肝胃郁热，胃失和降，郁热伤阴，肝胃阴虚，胃络失养，皆可表现为胃痛。脾胃湿热，中焦气滞，或脾胃气虚，气虚留滞，脾胃阳虚，中焦失于温通，也可发生胃痛。所以，胃痛虽然痛在胃，实际上常与肝、脾等脏腑密切相关。而且郁热、湿热灼伤血络，或脾气虚、脾阳虚，不能摄血，还可生"吐血"、"便血"之变。脾胃阳虚，正虚络瘀，生痰留饮，痰瘀互结，渐可成"反胃"顽疾。正虚邪盛，水热互结，壅滞气机，则为大结胸病。失治误治，邪盛正衰，阴竭阳脱，则可危及患者生命。

四、辨证要点

1. 辨寒热虚实　胃痛的辨证，首先当分清虚实寒热。新病胃痛多实，久病胃痛多虚，或虚实夹杂。寒痛，疼痛剧烈，得热痛减，遇寒加重；热痛，表现为胃脘灼热疼痛，喜凉恶热。

2. 辨气滞、血瘀　气滞胃痛多胀痛，或支撑两胁，随情绪波动而波动；血瘀胃痛，多为刺痛，疼痛固定，可在夜间加重。新病多气滞，久病多血瘀。

五、治疗要点

胃以通降为顺，不通则痛，所以胃痛的基本治法是"通"。但"通"不等于通下法。胃痛的胃络失养、胃络拘急、不荣则痛机制提示治疗胃痛的同时应重视补益与缓急止痛之法。实证胃痛，治当祛邪消导；虚证胃痛，治当补虚和胃；虚实夹杂者，治当虚实兼顾。胃寒痛，治当散寒；胃热痛，治当清热；寒热错杂者，治当辛开苦降、寒温并用。气滞胃痛，治当理气；血瘀胃痛，治当活血；气滞血瘀者，气血两治。以上都属于"通法"范畴。明代张介宾《景岳全书·心腹痛》就重视辨虚实，强调"治痛之要，但察其果属实邪，皆当以理气为主，当排气饮加减主之。食滞者兼乎消导，寒滞者兼乎温中"。清代名医叶天士更提出了"久痛入络"与辛润通络治法，尤其适用于久病胃痛者，也有"通"之意趣。

而基于中医学整体观念"脏腑相关"理论，胃痛不能仅仅治胃，临床上应根据具体病情，或从肝论治，或从脾论治。如肝胃气滞者，当疏肝理气和胃；肝胃郁热者，当清解郁热和胃；肝胃阴虚者，当滋肝养胃。而湿困脾胃或湿热蕴结者，治当化湿健脾和胃，或清化湿热、健脾和胃，脾胃气虚者，当健脾益气和胃；脾胃阳虚者，当温中健脾和胃。总之，胃痛的治疗，不能单纯治胃。

六、分证论治

1. 实证

（1）寒积胃痛：胃痛较剧烈，多因受寒或进食生冷诱发，得温痛减，遇寒加重，舌苔薄白，或白腻，脉紧或沉弦。

【治法】温中散寒止痛。

【方药】良附丸加味。

【参考处方】良姜9～12g，香附9～12g，肉桂3～6g，乌药6～9g，白芍12～30g，炙甘草6g。

【临床应用】胃脘拘急而痛，可配合芍药甘草汤；胃脘冷痛，或呕吐酸水、质清稀者，可配合吴茱萸汤。轻症者，热敷或服用生姜红糖水，即可见效。

（2）食滞胃痛：胃痛胀满，常因饮食过量诱发，脘腹痞闷，或伴头晕，嗳腐吞酸，呕吐未消化食物，嗳气纳减，大便不调，舌苔厚腻，脉滑。

【治法】消食导滞，理气和胃。

【方药】保和丸合芍药甘草汤加味。

【参考处方】神曲9~12g，炒麦芽9~12g，炒山楂9~12g，陈皮9~12g，姜半夏6~9g，茯苓9~12g，白豆蔻9~12g，白芍12~30g，炙甘草6g。

【临床应用】此方以保和丸为基础，药用白豆蔻芳香化湿、行气和胃，配合芍药甘草汤缓急止痛，所以颇适用于急性胃痛存在饮食积滞者。

（3）气滞胃痛：胃痛胀满，或支撑两胁，疼痛随情绪波动加重，可伴有抑郁，胸闷，嗳气，善太息，舌苔薄白，边多浊沫，脉弦。

【治法】疏肝解郁，理气和胃。

【方药】柴胡疏肝散加味。

【参考处方】柴胡9~12g，白芍12~30g，枳壳9~12g，陈皮9~12g，香附9~12g，苏梗6~9g，姜半夏6~9g，茯苓9~12g，当归9~12g，炙甘草6g。

【临床应用】若胃气壅滞，症见胃脘胀满，食欲差者，可用香苏散加味。名老中医董建华院士就喜用香苏散加味治疗胃痛，习惯苏叶、苏梗同用，并酌情加半夏、大腹皮、香橼、佛手、炒麦芽等，屡有佳效。

（4）郁热胃痛：胃脘灼热而痛，胀满不舒，烧心反酸，咽干，烦热，舌红苔薄黄，舌苔边有浊沫，脉弦或弦滑、弦数。

【治法】清解郁热，敛肝和胃。

【方药】化肝煎加减。

【参考处方】青皮9~12g，陈皮9~12g，枳壳9~12g，浙贝9~12g，丹皮9~12g，山栀6~9g，白芍15~30g，炙甘草6g。

【临床应用】原方土贝母常用浙贝代之。浙贝配合乌贼骨，称为乌贝散，可治疗反酸烧心。烧心反酸也可配合左金丸，随方加吴茱萸2g，黄连12g。

（5）湿热胃痛：胃痛胀满，或兼痞闷不舒，口中黏腻，心胸烦闷，口渴不喜饮，大便不爽，小便色黄，舌红，舌苔黄腻，脉滑数。

【治法】清热化湿，理气和胃。

【方药】平胃散加黄芩、黄连，或用清中汤加减。

【参考处方】黄连6~9g，炒山栀6~9g，陈皮6~9g，茯苓6~9g，姜半夏6~9g，草豆蔻6~9g，炙甘草6g。

【临床应用】若胃痛，心下痞满，烦热，大便数日一行，舌红苔黄，脉关浮滑者，可用大黄黄连泻心汤加味。若久病胃痛，寒热错杂，表现为胃脘胀痛，心下痞满，呕吐，肠鸣，大便稀溏，舌苔黄白相间者，治当辛开苦降、寒温并用，方用半夏泻心汤加香附、延胡索等治疗。

（6）血瘀胃痛：胃脘刺痛，疼痛固定，多见于久病，或疼痛夜间加重，妇女月经不调，舌质暗，或有瘀斑，脉弦或涩者。

【治法】活血化瘀。

【方药】失笑散加味。

【参考处方】当归9~12g，川芎9~12g，丹参12~30g，蒲黄9~12g（包煎），炒五灵脂9g，枳壳9~12g，赤白芍各12~30g，炙甘草6g。

【临床应用】若心腹疼痛，刺痛，胀满，更可用《时方妙用》丹参饮。清代名医王清任的血府逐瘀汤，用于治疗气滞血瘀所致的胃痛，也有佳效。

2. 虚证

（1）阴虚胃痛：胃痛隐隐，或灼热而痛，或兼胁痛，伴有咽干口渴，舌红少苔，或表现为鸡心舌，脉细，或细弦。

【治法】养阴柔肝，和胃止痛。

【方药】一贯煎合芍药甘草汤加减。

【参考处方】细生地 9～15g，当归 9～12g，沙参 9～12g，麦冬 9～12g，石斛 9～12g，川楝子 9～12g，延胡索 9～30g，白芍 12～30g，炙甘草 6g。

【临床应用】若侧重于胃阴虚，胃脘隐痛，干呕，烦渴者，也可用吴鞠通益胃汤或叶天士养胃方加减。我们临床上学习河北邯郸名医李世珍先生经验基础上，常用经验方——百合丹参饮，治疗多种慢性胃痛，包括消化性溃疡、慢性胃炎甚至胃癌，亦颇有疗效。方药组成：百合 15～30g，乌药 9～12g，丹参 15～30g，陈皮 9～12g，枳壳 9～12g，厚朴～12g，白术 9～12g，茯苓 9～12g，鸡内金 9～12g，赤白芍各 15～30g，炙甘草 6g。该方为百合乌药散、芍药甘草汤、丹参饮三方加减化裁而来，类似于名老中医焦树德教授的三合汤。若阴虚突出，咽干烦渴者，可加用沙参、麦冬、石斛等；肝郁胁痛者，可配合金铃子散；兼胃痛畏寒喜暖者，可配合良附丸。若阴虚夹热，舌红舌苔色黄，或幽门螺杆菌检查阳性，大便干者，可加用蒲公英 15～30g；大便稀者，可加用黄连 9～12g；大便时干时稀者，可加用白花蛇舌草 15～30g。胃镜病理检查表现为萎缩性胃炎，伴肠上皮化生，异型增生者，可随方加浙贝、薏苡仁、莪术、白花蛇舌草等。早年曾治河北邯郸一阴虚胃痛患者，予百合丹参饮加减，胃痛等症状消失，而后查胃镜发现胃窦炎癌变，一方面提示中药治疗胃癌有效，另一方面也提醒我们仅拘泥于"辨证"，不知辨病，不知明确诊断，往往出错。医圣张仲景《伤寒论》论"厥阴之为病，消渴，气上撞心，心中疼热，饥而不欲食，食则吐蛔，下之利不止"。此厥阴系统病变，即阴虚，肝胃郁热，肝气横逆犯胃，脾胃不和，所以可用百合丹参饮以养阴柔肝、理气和胃、敛肝健脾。

（2）虚寒胃痛：胃痛隐隐，喜温喜按，饥饿时加重，得食痛减，泛吐清水，面色萎黄，手足不温，食少，大便溏，舌质淡，苔薄白，脉细弱。

【治法】温补中阳，和胃止痛。

【方药】黄芪建中汤加味。

【参考处方】炙黄芪 15～30g，当归 9～12g，桂枝 9～12g，赤白芍各 12～30g，枳实 9～12g，白术 9～12g，生姜 6～9g，大枣 6～12 枚，炙甘草 6g。

【临床应用】若泛吐清水者，可配合乌贝散或加茯苓、瓦楞子等。若肝气犯胃，胁痛、烧心、吐酸水，不喜热饮者，可配合左金丸。一般黄连、吴茱萸比例为 6：1。若脾胃气虚，胃痛隐隐，乏力体倦，食欲不振，恶心呕吐，舌苔腻，脉细滑者，可用香砂六君子汤加味。若脾胃阳虚，胃痛喜温喜按，腹部胀满，腰膝酸冷，畏寒肢冷，大便溏稀，舌淡舌苔白腻，脉沉弱者，也可用桂附理中丸加味。

七、其他疗法

针灸治疗　主穴可取中脘、胃俞、内关、丰隆、足三里，毫针常规针刺，每日 1 次，每次留针 20～30 分钟。耳针，选取胃穴压豆，对新病胃痛常有立竿见影之效。久病胃痛。辨证属脾胃阳虚者，可配合艾灸神阙、足三里等穴，隔盐灸，隔姜灸，也有一定疗效。

八、预防调护

应注意饮食有节，避免饥饱无度，暴饮暴食，避免过嗜生冷与辛辣刺激性食物及醇酒厚味等，并注意顺四时，适寒温，保持心情舒畅。既病之后，更当节饮食、调情志、适寒温，积极治疗，以防"吐血"、"便血"及"反胃"等变证。

九、当代名医经验

施今墨先生辨治脾胃病，提出"十纲辨证"，强调"以阴阳为总纲，表里虚实寒热气血为八纲"。治疗胃肠病十法，即温、清、补、消、通、泻、涩、降、和、生。寒则温，热则清，虚则补，食积则消，痛则通气血，腑实则泻，肠滑则涩，呕逆降胃气，嘈杂和胃，津枯则益胃生津，中气下陷则升阳益胃，总当以恢复脾升胃降，调理中焦气机为法。黄文东教授认为胃痛多涉及脾、肝、胃三脏，温胃理气止痛善用肉桂、干姜、荜茇合陈皮、苏梗、香附；寒湿胃痛喜用平胃散合木香、紫苏；湿热胃痛喜用左金丸加生姜、半夏、黄芩、黄连、陈皮、香橼皮；疏肝理气止痛常用柴胡疏肝散加减，胃酸过多加白芍、煅瓦楞子，嗳气加绿萼梅、佛手、旋覆花；活血化瘀止痛常以当归为主药，丹参、赤芍、红花合用，大便难加桃仁，疼痛日久，加失笑散、制大黄。董建华院士治疗胃痛重视通降治法。理气通降法，药用苏梗、香附、陈皮、枳壳、大腹皮、砂仁、香橼皮、佛手等；化瘀通络法，药用丹参、砂仁、降香、川楝子、延胡索、蒲黄、五灵脂、九香虫、刺猬皮等；通腑泻热法，药用酒制大黄、黄连、黄芩、枳壳、瓜蒌、大腹皮等；降胃导滞法，药用苏梗、香附、陈皮、莱菔子、大腹皮、连翘、瓜蒌、半枝莲等；滋阴通降法，药用沙参、麦冬、丹参、白芍、石斛、香橼皮、枳壳、香附、川楝子等；辛甘通阳法，药用黄芪、桂枝、白芍、生姜、甘草、大枣、蒲黄、五灵脂、香附等；升清降浊法，药用黄芪、党参、白术、甘草、当归、柴胡、大腹皮、陈皮、枳壳等；辛开苦降法，药用黄芩、黄连、半夏、党参、干姜、吴茱萸、枳壳、砂仁、陈皮等；平肝降胃法，药用旋覆花、代赭石、半夏、生姜、党参、大黄、苏梗、香附、甘草等；散寒通阳法，药用高良姜、香附、吴茱萸、苏梗、荜澄茄、陈皮、生姜、砂仁等。焦树德教授治疗顽固性胃痛，常用三合汤，即由良附丸、百合汤、丹参饮三方相合而成，由高良姜6～10g，制香附6～10g，百合30g，乌药12g，丹参30g，檀香9g（后下），砂仁3～6g组成。如痛处固定不移，病程又久者，再加失笑散（蒲黄6～10g，五灵脂9～12g）即四合汤。周仲瑛教授治疗胃痛多从辛开苦降、清化湿热、理气和胃、活血化瘀立法，采用复法复方组合成方，并可根据寒、热、虚、滞、瘀的程度灵活加减组合成方。苔腻脘痞明显，加藿香、佩兰、草果、白豆蔻、砂仁、荷叶；痰湿中阻，纳呆口黏，加泽兰、泽泻、生薏苡仁；瘀血明显，加山楂、丹参、鸡内金；气滞加九香虫、槟榔、降香、郁金、大腹皮等；胃冷畏寒，加附子、肉桂、干姜；病涉少阳，加柴胡；胃阴不足，加石斛、麦冬、乌梅；癌肿，加山慈菇、炙蟾皮等。

十、病案举例

杨某，男，38岁，北京某公司职员。初诊时间：2007年11月30日。患胃脘疼痛近半年，畏寒，空腹加重，为此已经在家休息。自述乏力体倦，时有嗳气，胸胁满闷，舌暗苔腻，脉沉。
中医诊断：胃痛（脾胃虚寒，兼有肝胃气滞）。
辨证分析：脾为阴土，主运化，胃为阳土，主受纳，肝主木，主疏泄气机。脾胃阳虚，中焦失于温煦，不通则通，不荣则痛，则为虚寒胃痛，表现为胃痛喜暖，饥饿时加重。肝气不舒，气机不宣，故见胸胁满闷，嗳气。综合舌脉证，舌暗苔腻，脉沉，乃脾胃虚寒之证。病位在胃，与肝脾有关。病性为虚实夹杂，虚证为脾胃阳虚，实证以气滞为主。失治误治，或有吐血、便血之变。
治法：温中健脾，理气柔肝。
方药：黄芪当归建中汤合验方百合丹参饮加减。
处方：黄芪15g，当归12g，桂枝9g，赤白芍各12g，百合25g，乌药9g，丹参25g，生薏米25g，炒白术12g，茯苓12g，枳壳9g，陈皮9g，厚朴9g，鸡内金12g，炙甘草6g。14剂，每日1剂，水煎服。
二诊：2007年12月13日。胃脘痛消失，嗳气减，仍胀满不舒，食欲差，舌暗，苔腻，脉沉。

改方百合丹参饮加减，处方如下：百合25g，乌药9g，丹参25g，白芍25g，炒白术12g，茯苓12g，枳壳9g，陈皮9g，厚朴9g，砂仁3g（后下），鸡内金12g，炙甘草6g。每日1剂，水煎服。

三诊：2008年1月3日。胃脘已经无症状，舌苔薄腻，脉沉，给予胃苏颗粒善后。随访1年，病情无复发。（《赵进喜临证心悟》）

按语 虚寒胃痛多见于现代医学十二指肠球部溃疡之类，多为脾胃阳虚，中焦气机失于温通，所以治疗当用温中健脾、理气止痛之法。黄芪当归建中汤最擅温健中气，百合丹参饮兼能理气活血，对于虚寒胃痛者，最为合适。其中，百合丹参饮是百合乌药散、芍药甘草汤、丹参饮三方化裁而来，焦树德先生谓之"三合汤"，临床灵活加减用治胃炎、胃癌、溃疡病胃痛，皆有良好疗效。加石菖蒲者，乃取《内经》"心为噫"之旨，是河北省中医院李恩复教授之经验。取效后更用砂仁开胃，以其最能增进食欲故也。

（赵进喜　朱　立）

25　痞　满

痞满是指中焦气机阻滞，脾胃升降失职导致的以脘腹痞塞、满闷不舒为主症的病证。临床表现以自觉脘腹满闷，触之无形为特征，多按之柔软，古称心下痞，又称胃痞。《伤寒论》称"痞"。以病因不同，证候有虚实之分，并具有痞闷、胀满两重意思。元代朱丹溪《丹溪心法·痞》指出"胀满内胀而外亦有形，痞则内觉痞闷，而外无胀急之形"。明代张介宾《景岳全书·痞满》指出"痞者，痞塞不开之谓；满者，胀满不行之谓。盖满则近胀，而痞则不必胀也"。可见"痞"、"满"有别。但因痞闷、胀满常并见，而且病机相同，所以今多痞满并称。现代医学的慢性胃炎、胃轻瘫、胃下垂、功能性消化不良等以痞满为主症者，皆可参照本病证进行诊治。

一、诊断要点

1. 临床表现 痞满是以脘腹满闷不舒为主症，并有触之无形的特点，一般按之柔软，压之无痛，也有按之痞硬，或有压痛者，可伴有饱胀、食少、嗳气，病延日久可见气血亏损症状。

2. 发病特点 多起病缓慢，时轻时重，呈反复发作的慢性过程。发病常与饮食、情志、起居、寒温等诱因有关。

3. 辅助检查 血常规、胃动力学检查、上消化道钡餐造影、胃镜和病理学活检等，有助于诊断与鉴别诊断。

二、鉴别诊断

1. 痞满与鼓胀鉴别 两者皆可见腹满。痞满典型表现为自觉胃脘痞塞、满闷不舒，一般按之濡软，外观腹无胀大，多为中焦气机壅滞、脾胃升降失司所致。鼓胀典型表现为腹部胀满，外见胀大如鼓、皮色苍黄、腹壁脉络暴露，常继发于黄疸、积聚，久病不已，或有酒食所伤等，久积而成，为肝脾肾受损，气、血、水相裹，水停腹内所致。古人论痞胀有别，胀满当有鼓胀部分内涵。

2. 痞满与积聚鉴别 两者均可见腹满。而痞满典型表现为自觉胃脘痞塞、满闷不舒，一般无包块，按之濡软，为中焦气机壅滞、脾胃升降失司所致。积聚典型表现为腹内有包块，或伴有腹胀、腹痛，其中积证可见包块质硬，固定不移，聚证包块常时聚时散。

3. 痞满与结胸、脏结鉴别 三者病位皆以脘腹即心下部位为中心。痞满典型表现为自觉胃脘痞塞、满闷不舒，按之濡软，无包块，为中焦气机壅滞、脾胃升降失司所致。结胸典型表现为心下痛，按之石硬，甚至从心下至少腹皆硬满，痛不可触近。脏结为阴证、虚证、寒证，典型表现为心下或胁下痞满，按之硬痛，或腹内有包块，连及脐旁，舌苔白、厚腻水滑，多预后不良。

三、病因病机

痞满的病因，包括体质因素、感受湿热、内伤饮食、情志失调、久病失治等。隋代巢元方《诸病源候论·痞噎病诸候》提出"八痞"病名，论病因涉及外感风邪、忧恚气积、坠堕内损等。

1. 体质因素 可见于太阴脾虚体质、阳明胃热体质，也可见于少阳气郁体质、厥阴肝旺体质者。东汉张仲景《伤寒论》论痞"病发于阴"，重视体质因素。素体阳虚，复经误下等，邪热内陷，寒热错杂，容易导致痞证。

2. 感受湿热 暑夏季节，暑湿外受，中焦湿热，或复经误治，寒热错杂，阻滞气机，可发为痞满。

3. 内伤饮食 尤其是太阴脾虚体质者，过嗜生冷，或过嗜醇酒厚味，中寒内生，或内生痰湿、湿热，中焦气机闭阻，或久病脾胃阳气受损，虚气留滞，皆可引发痞满。元代李东垣《兰室秘藏·中满腹胀》指出"或多食寒凉，及脾胃久虚之人，胃中寒则胀满，或脏寒生满病"，重视脾胃饮食内伤病因。

4. 情志失调 忧郁、恼怒，尤其是少阳气郁体质、厥阴肝旺体质者，肝气郁结，或肝火上炎，肝气犯胃，或气郁痰阻，或肝胃郁热，也可导致痞满。其他，如久病体虚，失治误治，或阳虚或阴虚，或久病胃络瘀结，也可表现为痞满。

痞满病位在胃，与肝、脾关系密切。中焦气机不利，脾胃升降失职是其病机关键。脾胃同居中焦，脾主运化，胃主受纳，共司饮食水谷的消化、吸收与输布。脾主升清，胃主降浊，清升浊降则气机条畅。肝主疏泄，可疏利气机，肝气条达，则脾升胃降气机顺畅。外感内伤多种病因均可影响及胃，并涉及脾、肝，导致中焦气机不利，脾胃升降失职，而发痞满。清代林珮琴《类证治裁·痞满》就强调痞证病因有外感、内伤之分，寒滞停痰、寒凉伤胃、脾胃阳微、胃虚气滞等，皆可致痞。清代李用粹《证治汇补》指出"痞与否同，不通泰之谓也，气血痰积，皆能成之。觉满闷痞塞，按之不痛，由脾弱勿能运化，故《内经》谓太阴所至为痞膈中满"。

痞满的病性有虚有实。痞满初期，多为实证。因实痞常与脾虚不运、升降无力有关，虚痞脾胃亏虚，也易招致实邪内侵，所以临床每见虚实互兼、寒热夹杂之证，而且可反复发作。若痰湿气滞胶结日久，痰、气、瘀搏结，瘀结成毒，可致成噎膈、反胃等变证。若痰气化热，损伤血络，可发生吐血、便血等变证。

四、辨证要点

1. 辨虚实 体壮气实，痞满不减，按之尤著，食后为甚，能食便秘，舌苔厚腻，脉实有力者为实痞。体虚气怯，痞满时作，喜揉喜按，食少纳呆或食后迟消，大便清利，脉虚无力者属虚痞。临床更多虚实夹杂者。明代张介宾《景岳全书·痞满》指出"所以痞满一证，大有疑辨，则在虚实二字。凡有邪有滞而痞者，实痞也；无物无滞而痞者，虚痞也。有胀有痛而满者，实满也；无胀无痛而满者，虚满也"。

2. 辨寒热 痞满绵绵，遇寒则甚，口淡不渴，或渴不欲饮，舌淡苔白，脉沉者属寒。痞满势急，遇热则甚，口渴喜饮，口苦便秘，舌红苔黄，脉数者为热。临床更多见寒热错杂者。

3. 辨体质 太阴脾虚体质者，体弱，食欲差，或畏寒，有腹泻倾向。阳明胃热体质，体壮，食欲好，或畏热，有便秘倾向。少阳气郁体质者，性抑郁，爱生闷气。厥阴肝旺体质者，性急易怒，容易冲动。

五、治疗要点

痞满的治疗总以调理脾胃升降，行气除痞消满为基本法则。因邪实阻滞气机而成痞满者，应着重祛除邪气，宣通气机。根据湿热、食积、气滞、痰阻、饮停等不同证候，分别采用开泄湿热、消食和胃、疏肝理气、化痰除湿、通阳化饮诸法，同时重视调和脾胃。寒热错杂者，则应寒温同用，辛开苦降，结合健运脾胃。因脾胃亏虚，虚气留滞而成痞满者，当标本兼治，邪正两顾。根据脾气虚、胃阴虚、气阴两虚的不同，分别采用健脾益气、滋阴养胃、益气养阴等治法，并根据湿热、食积、气滞、痰湿、停饮等兼夹证的不同，配合相应治标之法。久病夹瘀者，则当活血通络、化瘀散结。

东汉张仲景《伤寒论》论痞证治疗，创寒温并用、辛开苦降治法，名方大黄黄连泻心汤及半夏泻心汤、旋覆代赭汤、五苓散、茯苓甘草汤等，至今临床常用。元代李东垣《兰室秘藏·中满腹胀》重视脾胃内伤致痞，常用辛开苦降，消补兼施的消痞丸、枳实消痞丸等方。明代张介宾《景岳全书·痞满》论痞满，主张虚实分治，指出"实痞、实满者可散可消；虚痞、虚满者，非大加温补不可。"清代李用粹《证治汇补》论痞也强调虚实分治，指出"虚痞以芍药、陈皮和之；实痞以浓朴、枳实消之……有饮食痰积不运为痞者，六君子加山楂、谷芽；有湿热太甚，土来心下为痞者，分消上下，与湿同治，或黄连泻心汤；不因误下，邪气乘虚为痞者，宜理脾胃，兼以血药调之；有阴火上炎，痞闷嗳气者，宜降火；有肝气不伸，膈有稠痰，两寸关脉弦滑带涩者，当先吐而后舒郁；有中虚不运如饥如刺者，益气温中；有内伤劳役，清气下陷，浊气犯上者，补中益气，兼清湿热；有悲哀多郁，痰挟瘀血，结成窠囊者，宜逐瘀行气；有食后感寒，饮食不消，或食冷物成痞者，宜温中化滞"。强调基于辨虚实，辨证选方，治法已相当完备。

六、分证论治

1. 实痞

（1）湿热蕴胃证：胃脘痞闷，嘈杂不适，口中黏腻，口干不欲饮，吞酸，恶心，胃脘灼热，纳呆食少，大便干结或黏滞不畅。舌红苔黄或黄腻，脉濡滑，或关上脉浮。

【治法】清热化湿，和胃消痞。

【方药】大黄黄连泻心汤合连朴饮加减。

【参考处方】熟大黄 6～9g，黄芩 6～9g，黄连 9～12g，炒栀子 6～9g，豆豉 9～12g，苍术 12～15g，陈皮 9～12g，姜半夏 9～12g，茯苓 12～15g，石菖蒲 9～12g，厚朴 9～12g，苏叶 9～12g，芦根 9～12g，炙甘草 6g。

【临床应用】该方适用于湿热中阻实痞，或胃热痞证、关脉浮者。若胃气上逆突出，症见恶心呕吐明显者，可见生姜、竹茹、白豆蔻，即小半夏汤方义。若湿滞病机突出，症见大便黏滞不爽者，可加蚕沙、薏苡仁等。若胃热偏胜，症见胃脘灼热，嘈杂，反酸者，可用大黄黄连泻心汤合吴茱萸、黄连、乌贼骨、浙贝，即左金丸、乌贝散。若内有胃热，卫阳不足，症见心下痞满，烦热，形寒肢冷、汗出者，可用附子泻心汤加减。

（2）饮食停滞证：胃脘痞闷，按之尤甚，饱胀厌食，嗳腐吞酸，恶心呕吐，大便不调，矢气频作，味臭如败卵。舌苔厚腻，脉滑。

【治法】消食和胃，行气消痞。

【方药】保和丸加减。

【参考处方】焦三仙各 9～12g，陈皮 9～12g，姜半夏 9～12g，枳实 9～12g，白术 9～12g，茯苓 9～12g，炒莱菔子 9～15g，连翘 9～12g，白豆蔻 9～12g，炙甘草 6g。

【临床应用】该方适用于饮食停滞阻滞气机痞满证。若胃气上逆，症见恶心呕吐突出者，可加苏叶、生姜、竹茹等。若饮食停滞，胃肠气滞，症见脘腹胀满，大便不爽者，可加用木香、槟榔、熟大黄等，或配合四磨汤加减。

（3）肝胃气滞证：胃脘痞闷，胸胁胀满，嗳气，善太息，口干口苦，大便不爽，常因情志因素而加重。舌苔边多浊沫，脉弦。

【治法】疏肝解郁，和胃消痞。

【方药】柴胡疏肝散合香苏散加减。

【参考处方】柴胡 9～12g，白芍 12～30g，苏叶 6～12g，香附 9～12g，陈皮 9～12g，枳壳 9～12g，姜半夏 9～12g，当归 9～12g，川芎 9～12g，炙甘草 6g。

【临床应用】该方主要适用于少阳气郁体质，忧郁伤肝，肝胃气滞痞满者。若气滞痰阻，症见咽中如有物梗阻，胸闷者，可配合半夏厚朴汤。若夹食滞，症见嗳腐吞酸，或便下不消化食物者，可加焦三仙、鸡内金等。

（4）肝胃郁热证：胃脘痞闷，胸胁胀满，泛酸、嘈杂，心烦易怒，口干口苦，大便不爽，病情常因情绪波动加重。舌红苔薄黄，边多浊沫，脉弦或数。

【治法】解郁清热，和胃消痞。

【方药】越鞠丸合左金丸加减。

【参考处方】香附 9～12g，栀子 9～12g，苍术 9～15g，神曲 9～12g，川芎 9～12g，浙贝 9～12g，青皮 9～12g，陈皮 9～12g，姜半夏 9～12g，黄芩 9～12g，吴茱萸 1.5～3g，黄连 9～12g，炙甘草 6g。

【临床应用】该方适用于少阳气郁体质，气郁日久化热者，或厥阴肝旺体质，肝火犯胃者。若夹食滞，症见嗳腐吞酸，或呕吐不消化食物者，可加用焦麦芽、炒鸡内金等。若胃肠气滞，大便不爽者，可加用木香、槟榔、炒莱菔子等。

（5）痰湿中阻证：胃脘痞满，胸膈满闷，呕恶纳呆，口淡不渴，身重困倦，小便不利。舌苔白厚腻，脉濡或沉滑。

【治法】化痰除湿。

【方药】二陈汤加减。

【参考处方】姜半夏 9～12g，陈皮 9～12g，苏叶 6～9g，枳实 9～12g，白术 9～12g，茯苓 9～12g，香橼 6～9g，佛手 6～9g，炙甘草 6g。

【临床应用】若痰湿化热，痰热中阻，症见心烦失眠，多梦，头晕头沉，舌尖红舌苔黄腻者，可加用黄连、山栀，或用黄连温胆汤加减。若痰饮内停，饮阻气机，"饮气痞"，症见心下痞满，按之硬，或呕吐痰涎清稀，嗳气不止者，可用旋覆代赭汤加减，可重用生姜温胃化饮降逆。若饮邪内停，症见心下痞，四肢厥冷者，可用茯苓甘草汤。若心下痞，口渴，或水入口即吐，小便不利者，可用五苓散加减。

2. 虚痞

（1）脾胃虚弱证：胃脘痞闷，时轻时重，喜温喜按，食少不饥，困倦乏力，大便溏薄，脘腹胀满，少气懒言。舌质淡，苔薄白，脉沉细弱。

【治法】补气健脾，升清降浊。

【方药】补中益气汤加减。

【参考处方】党参 9～12g，炙黄芪 15～30g，炒白术 9～12g，升麻 3～6g，柴胡 3～6g，枳实 9～15g，陈皮 9～12g，当归 9～12g，炙甘草 6g。

【临床应用】该方适用于太阴脾虚体质，或内伤劳倦所伤，脾虚气陷之痞满。若气滞突出，症见脘腹胀满痞闷明显者，可加用木香、枳壳、苏梗、香附等。若夹有食滞，症见嗳腐吞酸，呕吐不消化食物者，可加用炒神曲、炒麦芽、焦槟榔等。若脾胃阳虚，症见四肢不温，食少，腹满畏寒等，可加用木香、砂仁、香附、高良姜等，即香砂六君子汤、良附丸方义。久病多瘀，症见心下痞满，有固定压痛，舌暗或有瘀斑者，可配合丹参饮加味。若为太阴阴虚体质，脾胃虚寒，心下痞满，夜间为甚，或遇寒加重，或伴有心胸憋闷，自觉气上逆，腹满便溏，舌淡苔白，脉沉者，可用理中汤加味。

（2）胃阴不足证：胃脘痞闷，嘈杂不适，似饥不欲食，口干咽燥而不欲饮，胃脘灼热不适，嗳气，恶心，大便秘结。舌红少苔，脉沉细数。

【治法】养阴益胃，调中消痞。

【方药】益胃汤加减。

【参考处方】生地 9～12g，沙参 9～12g，麦冬 9～12g，玉竹 9～12g，枳实 9～15g，白术 9～12g，甘草 6g。

【临床应用】若胃阴不足，兼有气滞血瘀，症见心下痞满，有灼热感，烧心，嘈杂，舌红少苔，或鸡心舌，脉细弦者，可用经验方百合丹参饮加减。若阴虚热盛突出，症见大便干结者，可加细生地、玄参、蒲公英等。若胃气上逆，症见恶心呕吐，呃逆者，可加用姜半夏、竹茹、刀豆子等。若久病夹瘀，症见胃脘痞满，夜间为甚，舌质暗或有瘀斑者，可加用当归、川芎、制乳香、制没药、三七粉，痰瘀互结顽证，甚至可用炮山甲、浙贝、鳖甲、莪术、白花蛇舌草等。

其实，痞满为病，虚实夹杂、寒热错杂者，更为多见。临床表现为胃脘痞满，但满不痛，胃有凉感，泛酸、嘈杂，嗳气，恶心呕吐，肠鸣腹胀，大便溏稀，甚至腹泻，不思饮食，倦怠乏力。舌淡苔腻或微黄，脉细滑。治法：寒热并用，辛开苦降，散结消痞。方药可用半夏泻心汤加减。或用《兰室秘藏》枳实消痞丸。该方适用于太阴脾阳虚体质，湿热内侵，或外感误下，邪热内陷，寒热错杂者。若脾气大伤，症见心下痞，腹中雷鸣，泄泻不止，日数十行，干呕心烦不得安，体虚乏力者，可用甘草泻心汤，并重用炙甘草。若夹有食水内停，症见心下痞硬，腹中肠鸣突出，干呕食臭，嗳气者，可用生姜泻心汤，并重用生姜温胃化饮。

七、其他疗法

针灸疗法　应分虚实而行之。实痞，可取穴中脘、胃俞、内关、足三里，毫针刺，采用泻法，每日 1 次，每次留针 20～30 分钟。饮食内停者，可加梁门、天枢；肝胃郁热者，可加太冲、期门；痰湿中阻者，可加丰隆、公孙。虚痞，可取穴中脘、胃俞、内关、足三里、脾俞、公孙，毫针刺，采用平补平泻法，每日 1 次，每次留针 20～30 分钟。中脘、足三里更可加艾灸，每穴可用艾条悬灸 15 分钟。同时可配合腹部按摩。胃脘部用摩法，为 5～8 分钟，并可按揉中脘、气海、天枢等穴，点按足三里穴。

八、预防调护

痞满预防，应注意饮食有节，避免暴饮暴食与饥饱失常，宜禁食醇酒厚味、辛辣烧烤及生冷食物。应用大热、大寒、有毒药物等，也当慎重。同时，应注意精神调摄，避免忧思恼怒及情绪紧张。慎起居，适寒温，特别是季节交替时应注意腹部保暖，并时刻注意劳逸结合，鼓励适当参加体育锻炼。

九、当代名医经验

董建华院士治疗胃痞强调通降为法。病偏上焦，常用旋覆花、郁金、柴胡、降香；病在中焦，常用陈皮、枳壳、香橼皮、佛手；病偏下焦，选用乌药、槟榔、川楝子、小茴香等。温而通，多用乌药、陈皮、木香、砂仁、苏梗、荜澄茄等；凉而通，则用枳实、金铃子、槟榔、荷梗等。宋孝志先生认为痞满病在脾胃。脾虚不能"磨食"，常见痞满而不能食，餐后加重。脾虚不运纳呆者，治以香砂六君子汤加紫苏、厚朴。胃津不足，常见不知饥饿，食之无味。胃阴不足者，治以麦门冬汤加炙枇杷叶、石斛、黄精、枳实。徐景藩教授重视痞证化浊消痞、醒阳通窍治法，常用瓜蒌薤白白酒汤、瓜蒌薤白半夏汤、藿朴夏苓汤。湿热壅滞三焦，方用三仁汤；胃阴不足，药用沙参、麦冬、玉竹；脾气亏虚方用六君子汤；虚实夹杂、寒热互结者，方用半夏泻心汤。田德禄教授针对当代脾胃疾病多实、多郁、多火的特点，重视"清降"，治疗痞满常用清热与通降药物。清热药有三类：清热理气药，如青蒿、柴胡；清热解毒药，如蒲公英、虎杖；清热祛湿药，如黄芩、黄连、黄柏、薏米等。通降药物根据强弱程度也分三类，一线药如枳实、苏梗、焦三仙、陈皮等；二线药如秦艽、威灵仙；三线药如黑丑、白丑。

十、病案举例

任某，女，67 岁。初诊时间：2006 年 12 月 24 日。患者有糖尿病病史 10 年，长期口服降糖药，血糖控制不满意。近半年发现胃脘胀满，刻下症：胃胀，食欲不振，畏寒，时有嗳气。大便不调。查舌暗苔薄，脉沉。

中医诊断：痞满（阴阳俱虚，气机阻滞）。

辨证分析：肝主木，主疏泄气机，胃主土，以通降为顺。消渴病日久，热伤气阴，阴损及阳，日久则阴阳俱虚。阴虚失于濡润，阳虚失于温煦，中焦气机阻滞，则成痞满之证。气虚阳虚，胃气失和，故见食欲不振，畏寒，嗳气。肝胃不和，大便时干时稀。综合舌脉证，舌暗苔薄，脉沉，乃阴阳俱虚，兼有气滞、络脉血瘀之证。病位在胃，与肝脾相关。病性虚实夹杂，虚证是阴虚、阳虚、气虚，实证是气滞，兼有血瘀。失治误治，则成胃瘫之证。

治法：养阴和胃，温中开胃，理气柔肝，活血化瘀。

方药：验方百合丹参饮加减。

处方：赤白芍各 15g，百合 25g，乌药 9g，丹参 25g，茯苓 12g，枳壳 9g，陈皮 9g，厚朴 9g，鸡内金 12g，炙甘草 6g。14 剂，每日 1 剂，水煎服。

二诊：2007 年 1 月 10 日。胃脘胀满症状消失，食欲转佳，舌暗，苔薄，脉沉。胃镜检查提示胃息肉，浅表性胃炎，伴糜烂。考虑有内痈存在，改用仙方活命饮加减。处方如下：当归 12g，白芍 25g，陈皮 9g，金银花 12g，连翘 12g，黄芩 9g，黄连 9g，浙贝 12g，陈皮 9g，制乳香 12g，制没药 12g，蒲公英 15g，炮山甲 9g，白芷 6g，炙甘草 6g。每日 1 剂，水煎服。坚持服药 40 余剂，自动停药。半年后因糖尿病来诊，胃脘胀满未再发作。（《赵进喜临证心悟》）

按语　百合丹参饮作为临床常用经验方，不仅适用于阴虚胃痛、痞满，也同样适用于胃寒痛、痞满，不仅适用于溃疡病、慢性胃炎，也同样适用于胃癌等，应用关键在于加减变通。阴虚，舌红舌苔，加石斛、沙参、麦冬、玉竹等；郁热口苦咽干，加柴胡、黄芩、黄连；溃疡病泛酸烧心，加乌贼骨、浙贝；畏寒食少加砂仁、高良姜、香附；胃热恶心，舌红苔黄，加蒲公英、黄连、苏叶；气郁抑郁嗳气，加石菖蒲；胃癌或癌前病变加莪术、薏苡仁、白花蛇舌草等。此例胃胀满为主症，舌苔少，是阴虚，但畏寒食少，当存在虚寒气滞，舌暗是有血瘀，所以投用百合乌药散加砂仁，应手而效。二诊考虑到胃镜检查结果为胃息肉，浅表性胃炎，伴糜烂，存在内痈，遵天津中医药大学第一附属医院黄文政教授经验，投以治疗痈疡的仙方活命饮，清热解毒、散结消痈，病情遂得以良好控制。

（赵进喜　朱　立）

26　泛　酸

泛酸是指肝胃不和、胃失和降所致的以胃中酸水增多，或酸水上泛，随即吐出为主症的病证，可伴有烧心及胸骨后灼热或疼痛、胃脘隐痛等症，包括"吞酸"、"吐酸"。吐酸表现为呕吐酸水，吞酸表现为反酸烧心。因其具有共同的病机，可统称为泛酸，或称反酸。《素问·至真要大论》载：

"诸呕吐酸，暴注下迫，皆属于热。"《内经》认为吐酸与邪热有关。西医消化性溃疡、反流性食管炎、反流性胃炎等以泛酸为主症者，均可参照本病证进行诊治。

一、诊断要点

1. 临床表现　以胃中酸水增多，表现为反酸烧心，或由胃中酸水上泛，从口吐出为主症，常伴随胸骨后灼热、疼痛及胃痛、痞满、嘈杂不适等症状。

2. 发病特点　多慢性起病，常反复发作，发病前多有饮食失宜、情志不畅等诱因。

3. 辅助检查　胃镜、上消化道钡餐、胃液分析等检查，有助于诊断与鉴别诊断。

二、鉴别诊断

1. 泛酸与嘈杂鉴别　泛酸与嘈杂均可见胃脘不舒、烧心等，所以需要鉴别。泛酸以胃中酸水增多，酸水上泛，甚或口吐酸水为主症，为肝胃不和、胃失和降所致。嘈杂表现为胃中空虚，似饥非饥，似辣非辣，似痛非痛，胸膈懊憹，不可名状，或得食而暂止，或食已而复嘈杂，常为胃热、胃虚及血虚等所致。

2. 泛酸与胆瘅鉴别　泛酸与胆瘅皆可见胃中不舒，发病与肝胃有关，所以需要鉴别。但泛酸主要表现为烧心、泛酸，或呕吐酸水，为肝胃不和、胃失和降所致。胆瘅的典型表现为口苦，恶心呕吐，呕吐苦水，善太息等。《灵枢·四时气》论胆瘅载："善呕，呕有苦，长太息，心中憺憺，恐人将捕之；邪在胆，逆在胃，胆液泄，则口苦，胃气逆，则呕苦，故曰呕胆。"

三、病因病机

泛酸病因与体质因素、感受外邪、情志不遂、饮食失节、劳倦内伤、久病体虚等密切相关。

1. 体质因素　太阴脾虚体质者及少阳气郁体质者、厥阴肝旺体质者比较多见。

2. 感受外邪　包括寒邪客胃，或暑热、暑湿内侵，湿热内郁，胃失和降，可成反酸。

3. 情志不遂　尤其是少阳气郁体质者，肝气郁结，气郁痰阻，肝胃不和，或因暴怒，如厥阴肝旺体质者，肝火犯胃，木郁则酸，或胆热内扰，胃气失和，或忧思伤脾，如太阴脾虚体质者，脾胃虚弱，胃气失和，可成反酸。

4. 饮食失节　食积化热，或过嗜肥甘醇酒，内生痰湿、痰饮，或生湿热，胃失和降，也可成反酸。

5. 劳倦内伤　脾胃受伤，或久病体虚，脾胃气虚，胃失和降，可成反酸。因久病多瘀，反酸患者还常可夹有血瘀。明代秦景明《症因脉治·呕吐》指出"呕吐酸水之因，平时郁结，水饮不化，外被风寒所束，上升之气，郁而成积，积之既久，湿能生热，湿热木荣，肝气太盛，遂成木火之化，而吞酸吐酸之症作矣"，提出气郁、水饮、风寒、湿热、肝火皆是引起反酸的重要环节。

泛酸的中心病位在胃，与肝脾有关。肝胃不和，胃失和降，胃酸上泛是其核心病机。明代龚廷贤《寿世保元·吞酸》指出"夫酸者肝木之味也，由火盛制金，不能平木，则肝木自甚，故为酸也"，明确指出反酸发病与肝有关。清初高鼓峰《四明心法·吞酸》指出"凡吐酸尽属肝木，曲直作酸也。河间主热，东垣主寒，毕竟东垣是言其因，河间言其化也。盖寒则阳气不舒，气不舒则郁而为热，热则酸矣；然亦有不因寒而酸者，尽是木气郁甚，熏蒸湿土而成也，或吞或吐也。然又有饮食太过，胃脘填塞，脾气不运而酸，是怫郁之极，湿热蒸变，如酒缸太热则酸也"。在重视肝的同时，认为寒热皆可致病。若肝气犯胃，肝火犯胃，胆热犯胃，或夹痰，或夹饮，或夹食积，或夹湿热，则肝胃不和，胆胃不和，木郁克土，胃失和降，则成反酸。而脾胃虚弱，或夹寒，或夹痰，或夹饮，或夹食积，或夹湿热，土壅木郁，胃失和降，则成反酸。诚如李用粹《证治汇补·吞酸》也指出"大凡积滞中焦，久郁成热，则本从火化，因而作酸者，酸之热也；若寒客犯胃，顷刻成酸，本无郁热，因寒所化者，酸之寒也"，明确指出泛酸不仅有热，而且可见于寒邪客胃。认识日趋完善。而泛酸病程日久，气病及血，可因虚致瘀，痰瘀互结，可使病归缠绵。痰瘀蕴结成毒，更可变生反胃顽证。

四、辨证要点

1. 辨寒热虚实　寒证，口中和，畏寒肢冷，腹满喜暖，舌苔白；热证，口干口苦，口中黏腻，畏热喜凉，舌红苔黄。虚证，多气虚、阳虚，也有阴虚者；实证可表现为胃寒、胃热、肝火、胆热、气郁、郁热、痰阻、饮停、痰热、湿热、血瘀、食积等。初病多实，可见肝气犯胃，郁热犯胃，或兼气郁痰阻、胆热内扰、寒邪客胃等；久病多虚，可表现为脾胃气虚等，更多见本虚标实，虚实夹杂者，如或夹痰，或夹饮，或夹瘀，或夹食积，或夹湿热等。

2. 辨病位　肝气郁结者，常见胸胁胀痛，烧心吐酸，发病与情绪波动有关；郁热犯胃或胆热内扰者，常见口苦咽干，胸胁苦满，呕吐酸苦水；脾胃阳虚，或夹痰、夹饮者，可见乏力、畏寒，呕吐酸水，或吐痰涎，或吐清稀水；夹食积者，嗳腐吞酸，舌苔厚腻；夹湿热者，口中黏腻，脘腹痞闷，大便不爽，舌苔黄腻。

3. 辨体质　太阴脾虚体质者，体弱，食欲差，有腹满、腹泻倾向。少阳气郁体质者，爱生闷气，悲观、敏感。厥阴肝旺体质者，性急易怒，容易冲动。阳明胃热体质者，体壮实，食欲好，有便秘倾向。

五、治疗要点

泛酸的治疗原则，常以疏肝理气、和胃制酸为本。《景岳全书》记载："凡喉间嗳噫，即有酸水如醋浸心，嘈杂不堪者，是名吞酸，即俗所谓作酸也，此病在上脘最高之处，不时见酸，而泛泛不宁者是也。其次则非如吞酸之近，不在上脘，而在中焦胃脘之间，时多呕恶，所吐皆酸，即名吐酸，而渥渥不行者是也。又其次者，则本无吞酸吐酸等证，惟或偶因呕吐所出，或酸或苦，及诸不堪之味，此皆肠胃中痰饮积聚所化，气味每有浊恶如此，此又在中脘之下者也；但其顺而下行，则人所不觉，逆而上出，则喉口难堪耳。"表明虚实寒热均可导致吞酸，故对于不同的病机须根据不同的证候治疗，不可一概而论。

因此，应当根据寒热虚实，或泄肝和胃，辛开苦降，或温脾散寒，和胃制酸。若夹痰者化痰祛湿；夹饮者通阳化饮；夹湿热者清热化湿；夹食积者消导和中；夹瘀者活血化瘀。治法无外乎调肝、和胃、健脾，尤其是应该重视和胃降逆治法。左金丸、乌贝散及瓦楞子等，常可随证加用。金元时期朱丹溪《丹溪心法》创制左金丸，开创寒温同用、辛开苦降治疗反酸之先河。

六、分证论治

1. 肝气犯胃证　烧心、泛酸，胸骨后闷痛，脘腹胀满疼痛，嗳气反流，嘈杂易饥，舌红、苔薄白或薄黄，舌苔边多浊沫，脉弦。

【治法】疏肝和胃降逆。

【方药】柴胡疏肝散加减。

【参考处方】柴胡 9～12g，苏梗 6～12g，香附 9～12g，陈皮 9～12g，浙贝 9～12g，姜半夏 9～12g，吴茱萸 1.5～6g，黄连 9～12g，赤白芍各 12～30g，炙甘草 6g。

【临床应用】该方适用于少阳气郁体质，情志失调，肝气犯胃，木郁成酸者。临床常用四逆散、香苏散配合左金丸，亦有佳效。若郁热突出，症见心胸烦闷，心烦热，失眠多梦，舌苔黄者，可加用炒山栀、黄芩、连翘等。若夹食积，症见嗳腐吞酸，或呕吐不消化食物，舌苔厚腻者，可加用焦三仙，或配合保和丸。若气郁夹瘀，症见胸骨后针刺样疼痛，舌暗，舌底有瘀斑者，可加当归、川芎、丹参等，或用血府逐瘀汤加减。若气郁痰阻，症见反酸，呕吐痰涎，胸脘憋闷，咽喉不适，如有物梗阻，胸闷不适，嗳气，吞咽困难，声音嘶哑，半夜呛咳，舌苔白腻，脉弦滑者，治当开郁化痰，降气和胃，方药可用旋覆代赭汤配合半夏厚朴汤加减。若痰湿中阻，症见胸闷、不思饮食，频吐酸水者，可加紫苏梗、枳壳及乌贼骨、浙贝，即所谓乌贝散。若痰湿化热，症见心胸烦闷，失眠多梦，心下按之有压痛，脉浮滑者，可用小陷胸汤加味。若湿热中阻，症见脘腹痞满，口中黏腻，呕吐酸水，大便不爽，舌红苔黄腻者，可用平胃散加黄芩、黄连、瓦楞子等。

2.肝火犯胃证　吞酸时作，胸骨后灼痛，胃脘闷胀，灼痛，或两胁胀满，心烦易怒，口干，咽干口渴，舌红苔黄，舌苔边多浊沫，脉弦数。

【治法】清肝泄火，和胃降逆。

【方药】化肝煎加味。

【参考处方】青皮9～12g，陈皮9～12g，黄芩9～12g，栀子9～12g，浙贝9～12g，当归9～12g，吴茱萸1.5～6g，黄连9～12g，乌贼骨15～30g，白芍12～30g，炙甘草6g。

【临床应用】该方适用于厥阴肝旺体质，肝火犯胃者。若兼阴虚，症见咽干口渴，胃脘灼热疼痛，舌红少苔者，可加细生地、百合、石斛，或用百合丹参饮加味。若少阳郁热体质，气郁日久，郁热犯胃，症见口苦咽干，烧心，胁肋胀痛，胸痛背痛，反酸，嗳气，心烦失眠，嘈杂易饥，舌红、苔黄腻，脉弦滑者，治当清解少阳郁热为主，和胃降逆，方用小柴胡汤配合乌贝散。若痰热内扰心神，症见睡眠易惊、心悸、噩梦纷纭者，可加竹茹、陈皮、姜半夏、茯神、黄连，或用黄连温胆汤加味。若痰瘀互结，症见胃脘隐痛，或有呕血、便血，舌暗红者，可加当归、丹参、三七粉（分冲）。

3.脾胃气虚证　泛酸或泛吐清水，嗳气反流，胃脘隐痛，胃痞胀满，食欲不振，神疲乏力，大便溏薄，舌淡、苔薄，脉细弱。

【治法】疏肝理气，健脾和胃。

【方药】香砂六君子汤加减。

【参考处方】党参9～12g，白术9～12g，茯苓9～12g，木香6～9g，砂仁6～9g（后下），陈皮9～12g，姜半夏9～12g，乌贼骨15～30g，浙贝9～12g，炙甘草6g。

【临床应用】该方适用于太阴脾虚体质，脾胃气虚反酸。若脾胃阳虚，症见胃脘冷痛，呕吐酸水、清稀，四肢不温者，可加吴茱萸、桂枝、高良姜等，或用黄芪建中汤加减。若夹痰饮，症见呕吐酸水清稀量多，畏寒肢冷，舌胖，舌边有齿痕，舌苔腻水滑者，可加桂枝、生姜、乌贼骨、浙贝等，或配合苓桂术甘汤加味。若夹湿热，或寒热错杂，症见心下痞满，呕吐酸水，肠鸣下利，舌苔黄白相间者，可用半夏泻心汤合左金丸化裁。若久病血瘀，症见胸骨后灼痛或刺痛，后背痛，呕血或黑便，舌质紫暗或有瘀斑者，可加降香、丹参、姜黄等，或配合丹参饮方。若血不归经，症见吐血、便血者，配合三七粉3～6g（分冲）。

七、其他疗法

1.针灸疗法　取穴足三里、中脘、内关、太冲、公孙。胆热犯胃者，加取阳陵泉；气郁痰阻者，加取丰隆；夹食滞者，加取下脘、天枢、梁门；气滞血瘀，加取血海。脾胃虚寒者，加取气海、关元、脾俞、胃俞，并可艾灸气海、关元、神阙等穴。

2.推拿疗法　可点按中脘、下脘、天枢、足三里、阴陵泉、太冲、内关。大便不通者，可顺时针摩腹。

八、预防调护

泛酸的预防，当重视饮食有节、起居有常，并保持心情舒畅。

泛酸患者，更应保持积极乐观的心态。肥胖者，要控制饮食，平衡营养，尽快减轻体重。应当戒甘肥烟酒及冷热、甜酸、辛辣刺激性食物，并注意避免短时间内快速摄入大量汤液稀粥等。反酸常发生于夜间者，睡眠时应抬高床头，避免睡前进食。注意应坚持餐后散步，避免食后躺卧，或剧烈运动。

九、当代名医经验

董建华院士强调病在肝胃，基于疏肝和胃、理气通降治则，泛酸者，常酌加乌贼骨 10g，煅瓦楞子 10g。徐景藩教授临证常用"二陈"和胃降逆，习用"花"药如绿梅花、白梅花、厚朴花、佛手花、合欢花等疏肝理气，并强调浓煎糊剂及卧位服药的特殊煎服方法。田德禄教授强调本病病位在肝胆胃，多属热属实，治以清疏肝胆、和胃通降，常用小柴胡剂合清降验方"实痞通"（香附、苏梗、苏子、陈皮、青皮、清半夏、焦四仙、连翘、蒲公英、虎杖、黄芩、荷梗等），并在辨证基础上酌加"制酸三合汤"（乌贝散、左金丸、失笑散合方）。杨春波教授认为本病与脾胃及肝、肾相关。经验方清化饮（茵陈、黄连、白豆蔻、赤芍、薏苡仁、白扁豆、茯苓等），临床有效。张声生教授认为发病与"逆"（肝胃气逆）、"热"（邪热、郁热、积热）、"虚"（脾气虚、中焦虚寒）、"瘀"（痰瘀交阻）相关。从肝论治，当疏肝气、清肝火、息肝风，从脾胃论治，当健脾和中、降逆和胃、行气导滞，从痰瘀论治，当祛湿化痰、活血化瘀。常用方如柴胡疏肝散、左金丸、芍药甘草汤、四君子汤、旋覆代赭汤、半夏厚朴汤、血府逐瘀汤等，同时可结合微观辨证。食管黏膜糜烂溃疡，可予三七面、白及末等散瘀止血，收敛生肌。

十、病案举例

魏某，女，36 岁，2013 年 4 月 12 日初诊。患者反酸烧心 1 年余。曾查上消化道造影，提示反流性胃炎，胃下垂，伴有畏寒，有时胃脘部胀痛不适，常因进食生冷诱发，服用奥美拉唑，疗效不满意，遂求中医治疗。刻下症：心口部烧灼感，反酸烧心，伴有腹满，大便溏稀，每日 2 次，诊见患者面色萎黄，形体消瘦，舌质暗，苔黄略腻，脉细滑。

中医诊断：泛酸（肝胃气滞，胃气不和）。

辨证分析：肝主木，主疏泄，主气机；脾胃主土，脾主运化，主升清，胃主受纳，以和降为顺。患者久病脾胃虚寒，加之肝气郁结，肝胃不和，木郁为酸，肝脾不和，脾虚不运，故可见反酸烧心，腹满便溏。综合舌脉证，病位在胃，与肝脾相关。病性为虚实夹杂，虚为脾胃阳虚，实为肝气、血瘀，内夹寒热错杂之邪。失治误治，久病入络，则病归迁延，或有吐血、便血之变。

治法：平肝降逆，理气和胃。

方药：左金丸合经验方百合丹参饮加减。

处方：炒吴茱萸 3g，黄连 9g，百合 25g，乌药 9g，丹参 25g，陈皮 9g，枳壳 9g，苏叶 12g，香附 12g，清半夏 12g，炒白术 12g，茯苓 12g，鸡内金 12g，炒白芍 30g，炙甘草 6g。14 剂。两周后复诊，烧心反酸症状基本消失，原方继用 14 剂，病归平复。（《中医内科学实用新教程》）

按语 泛酸多属本虚标实。《中医临证备要·吞酸》云："胃中泛酸，嘈杂有烧灼感，因于肝气犯胃。"此例患者在脾胃阳虚基础上，更兼肝气郁结，肝胃不和，郁而化热的病机。病程日久，病及血分，所以治当气血并治、寒热并进，以左金丸寒温同用，平肝降胃，配合百合丹参饮、香苏散，疏肝气，暖脾胃，调和肝胃，调和肝脾，可取得较好疗效。

（赵进喜 孙慧怡）

27　呕　　吐

呕吐是指胃失和降、胃气上逆所致的以胃中食物或痰涎等，从胃中上涌，自口吐出为主症的病证，又名吐逆。虽然古人有"有声有物谓之呕"，"有物无声谓之吐"，"有声无物谓之干呕"的说法。但由于临床呕与吐常难以截然分开，故合称呕吐。现代医学的神经性呕吐及急慢性胃炎等以呕吐为主症者，均可参考本病证进行诊治。

一、诊断要点

1. 临床表现　以呕吐宿食痰涎，或苦味、酸味水液诸物，或干呕等主症。

2. 发病特点　可急性发病，也可呈慢性病程，反复发作。急性发作者，常有外受风寒等，饮食失宜，情志失调等诱因。

3. 辅助检查　血常规、尿常规、呕吐物检查与大便常规加潜血，胃液分析，上消化道造影及胃镜检查、幽门螺杆菌检查等，有助于诊断与鉴别诊断。

二、鉴别诊断

1. 呕吐与反胃鉴别　呕吐以呕吐食物或痰涎为主症，可伴有恶心、胃脘不舒，吐无定时，甚至可食入即吐，病程可短可长，为外感内伤，导致胃失和降，胃气上逆所致，比较容易治疗，预后相对较好。反胃典型表现为进食后脘腹胀满，宿食不化，朝食暮吐，暮食朝吐，吐后转舒，病程长，多胃病日久，脾胃损伤，不能腐熟水谷所致，治疗比较困难，预后相对较差。

2. 呕吐与噎膈鉴别　呕吐以呕吐食物或痰涎为主症，多进食顺利，为胃失和降、胃气上逆所致，病位在胃，预后较好。噎膈表现为进食咽下不利，轻者可进食流食，继而食物难入，仅仅水饮可入，重者汤水难下，为气、血、痰阻于食管，久病至虚，病位在食管、贲门，多预后不良。

3. 呕吐与霍乱鉴别　呕吐以呕吐食物或痰涎为主症，为外感内伤引起胃失和降、胃气上逆所致，发病可急可缓，一般预后较好。霍乱典型表现为上吐下泻，腹痛，泻下如米泔，也可仅表现为剧烈呕吐、腹痛，甚至干呕、腹痛，为感受秽浊之邪，脾胃升降失司，气机逆乱所致，发病急，进展快，病情严重，患者常迅即出现液竭阳脱而表现为面色苍白、皮肤干瘪、眼窝陷下、四肢厥冷、腿抽筋、口渴、尿少、脉沉微等，则为厥脱危候，救治不及时，可危及患者生命。

三、病因病机

呕吐的病因复杂，包括体质因素，外受风寒、暑湿、火热之邪，或秽浊之气及饮食不节、情志失调、内伤久病等。其他如胃有痈脓，服食有毒食物或药物及蛔虫扰胃等，都可引起呕吐，或为人体抗击外邪生理反应。

1. 体质因素　各种体质均可发病，太阴脾虚体质者、少阳气郁体质者较为多见。

2. 感受外邪　如风寒、暑湿、暑热或秽浊之邪，可直接损伤脾胃，或外有表邪，内有湿阻，胃气不和，即可发为呕吐。

3. 饮食失节　尤其是太阴脾虚体质者，过嗜生冷、醇酒厚味，内生痰湿、痰饮、湿热及胃肠结热，饮食失宜，损伤脾胃，胃气失和，即发为呕吐。

4. 情志失调　尤其是少阳气郁体质者、厥阴肝旺体质者，郁怒不解，或暴怒伤肝，气郁化热，或肝气横逆，克伐脾胃，胃气失和，也可发为呕吐。

5. 内伤久病　久病脾胃受伤，或脾胃阳虚，或胃阴不足，胃气失于和降，胃气上逆，也可发为呕吐。明代秦景明《症因脉治·呕吐》指出"痰饮呕吐之因，脾气不足，不能运化水谷，停痰留饮，积于中脘，得热则上炎而呕吐，遇寒则凝塞而呕吐矣"，认为痰饮寒热皆可致呕。

呕吐主要病位在胃，与肝脾关系密切。基本病机是胃失和降，胃气上逆。《素问·宣明五气论》指出"胃为呕"。《素问·举痛论》指出"寒气客于肠胃，厥逆上出，故痛而呕也"。《素问·六元正纪大论》指出"火郁之发……疡痱呕逆"。《素问·至真要大论》指出"燥淫所胜……民病喜呕，呕有苦"；"厥阴司天，风淫所胜……食则呕"；"久病而吐者，胃气虚不纳谷也"。《内经》已经认识到呕吐发病与胃寒、郁热、肝火、胃虚等有关，认为病位在胃，但也不仅局限于胃。宋代严用和《济生方·呕吐》指出"若脾胃无所伤，则无呕吐之患"，强调呕吐有关脾胃。清代李用粹《证治汇补·呕吐》指出"阴虚成呕，不独胃家为病，所谓无阴则呕也"，明确指出阴虚胃逆可导致呕吐，不独为胃家之病。因胃居中焦，主受纳、腐熟水谷，其气以降为顺。胃气之和降，有赖于脾气的升清运化，以及肝气的疏泄条达。脾胃互为表里，若脾失健运，则胃失和降，升降失职，或肝主木，胃为阳土，肝失疏泄，肝气犯胃，胃失和降，均可致呕。具体分析，呕吐的病机无外乎虚实两大类。实者，由外感、饮食、痰饮及肝气犯胃等致胃失和降，则气逆为呕；虚者，气虚、阳虚、阴虚等，则胃失温养、濡润，胃失和降，也可气逆为呕。此外，虚实之间还可以相互转化，初病多实，呕吐日久，损伤脾胃，中气不足，由实转虚；或脾胃素虚，复为饮食所伤，或成痰生饮，因虚致实，出现虚实夹杂的复杂病机。若脾阳不振，不能腐熟水谷，以致寒浊内生，气逆而呕；或热病伤阴，或久呕不愈，以致胃阴不足，胃失濡养，胃失和降，而成呕吐。另外，重症呕吐，伤津液，耗气阴，还可导致亡阴亡阳，而生厥脱之变。

四、辨证要点

1. 辨生理呕吐与病理呕吐　呕吐不尽是病理情况。生理性呕吐是机体驱邪外出的反应，如胃有脓痈、痰食停滞、误吞毒物等，应因势利导，助其吐出，不可盲目止吐。

2. 辨虚实　实证呕吐，多因外邪、饮食、七情犯胃所致，发病急骤，病程较短。虚证呕吐，常为脾胃虚寒，或胃阴不足，失其和降而成，起病缓慢，病程较长。

3. 辨标本缓急　外邪所致者，标实证突出，呕吐多剧烈，起病急；内伤所致者，多为本虚证，或虚实夹杂，本虚标实，多无剧烈呕吐，起病缓。

五、治疗要点

呕吐的治疗应在明辨虚实的基础上，以和胃降逆为基本治则。实证呕吐，重在祛邪。外邪犯胃者，治当疏邪解表和胃；饮食停积者，治当消食导滞；痰饮内阻者，治当通阳化饮；肝气犯胃者，治当疏肝和胃。虚证呕吐，重在扶正。脾胃虚寒者，治当温脾和胃；胃阴不足者，治当养阴和胃。至若本虚标实、虚实错杂者，治当标本同治，邪正两顾。东汉医圣张仲景《伤寒杂病论》论治呕名方吴茱萸汤、小半夏汤、小柴胡汤、半夏泻心汤、大黄甘草汤、五苓散、葛根加半夏汤、瓜蒂散等，至今仍为临床常用。

六、分证论治

1. 实证

（1）外邪犯胃：发病急骤，突然呕吐，病势较急，脘腹胀满，伴有恶寒发热，头身痛，常伴胸脘满闷，不思饮食。舌苔薄腻，脉浮。

【治法】疏风散邪，和胃降逆。

【方药】藿香正气散加减。

【参考处方】藿香 6～9g，佩兰 8～9g，白芷 6～9g，白术 9～12g，紫苏 6～12g，厚朴 6～9g，姜半夏 9～12g，陈皮 9～12g，茯苓 9～12g，大腹皮 9～12g，甘草 6g。

【临床应用】该方适用于暑夏期间，外受风寒，内有湿滞，脾胃失和呕吐者。若外感表证突出，症见恶寒、头身酸楚者，可加荆芥、防风、羌活等。若兼有泄泻者，可加用炒苍术、白蔻仁、草果等。若夹宿食，症见胸闷、腹胀、嗳腐吞酸者，可加神曲、麦芽、鸡内金等。若湿邪化热，呕吐，伴见泄泻，肛门灼热，舌苔黄腻者，可加黄连、黄芩等。若为暑期，感受暑湿之邪，呕吐兼见发热汗出，心烦口渴，舌质红，舌苔黄腻，脉濡数者，方可用新加香薷饮加减。若冬季，感受寒邪，兼见发热恶寒头痛，无汗，舌苔薄白，脉浮紧者，方可用葛根加半夏汤。

（2）饮食停滞：呕吐酸腐，脘腹胀满，嗳气厌食，腹痛，得食愈甚，吐后反觉舒服，大便或溏或结，气味臭秽。舌苔厚腻，脉滑。

【治法】消食化滞，和胃降逆。

【方药】保和丸加减。

【参考处方】神曲 9～12g，炒麦芽 9～12g，炒山楂 9～12g，陈皮 9～12g，姜半夏 6～9g，茯苓 9～12g，白豆蔻 9～12g，白芍 12～30g，炙甘草 6g。

【临床应用】此方为河北邯郸中心医院老中医杨立生先生常用消食和胃方。若饮食停滞化热，症见食已即吐，口臭而渴者，可加用黄连、黄芩等。若夹胃寒，症见腹满畏寒、呕吐物清稀，喜暖恶寒者，可加用香附、高良姜、木香、砂仁等。若兼腑实，症见腹胀拒按，便秘者，可加用大黄、枳实等，或枳实导滞丸。如果宿食停滞部位偏于上，即《金匮要略》所谓"宿食在上脘"，甚至可以选用烧盐方或瓜蒂散以止吐。

（3）痰饮内阻：呕吐痰涎清水，胸脘痞闷，不思饮食，头眩心悸，或呕而肠鸣有声。舌苔白腻，脉滑。

【治法】温化痰饮，和胃降逆。

【方药】二陈汤合苓桂术甘汤加减。

【参考处方】陈皮 9～12g，姜半夏 9～12g，桂枝 9～12g，茯苓 12～15g，白术 9～12g，竹茹 9～12g，枳实 9～12g，炙甘草 6g。

【临床应用】此方以二陈汤和胃降逆，苓桂术甘汤通阳化饮。若兼有食滞，恶心呕吐，嗳腐吞酸，舌苔厚腻者，可加炒麦芽、炒神曲等。若痰湿化热，症见口中黏腻，心胸烦闷，失眠多梦，恶心呕吐，舌红舌苔黄腻，脉滑数者，方可用黄连温胆汤加味。若为太阴脾虚体质，痰湿中阻，症见乏力体倦，脘腹胀满，恶心呕吐，舌淡苔腻，脉细滑者，方可用六君子汤。

（4）肝气犯胃：呕吐吞酸，嗳气频作，胸胁满痛，烦闷不舒，每遇情志刺激，则呕吐吞酸更甚。舌边红，苔薄腻，脉弦。

【治法】疏肝理气，和胃降逆。

【方药】半夏厚朴汤加减。

【参考处方】姜半夏 9～12g，陈皮 9～12g，香附 12g，苏叶 9～12g，厚朴 9～12g，茯苓 9～12g，枳壳 9～12g，甘草 6g。

【临床应用】若为少阳气郁体质，气郁化热夹痰，症见口苦，咽干，胸闷，舌红，苔黄腻，脉滑数，方可用小柴胡汤加减。若肝胃郁热，肝胃不和，症见烦闷不舒，或有胃痛，牵及胸胁，烧心，呕吐酸水者，方可用四逆散合左金丸加减。若郁热伤阴，症见口燥咽干，胃中灼热，舌红少苔者，可加用百合、乌药、沙参、麦冬、石斛等，或用经验方百合丹参饮加味。

2. 虚证

（1）脾胃虚寒：饮食稍多即呕吐，时作时止，胃纳不佳，食入难化，胸脘痞闷，口干而不欲多饮，面白少华，倦怠乏力，喜暖恶寒，甚则四肢不温，大便溏薄。舌质淡，苔薄白，脉细弱。

【治法】温中健脾，和胃降逆。

【方药】理中丸加丁香、白豆蔻，或香砂六君子汤加减。

【参考处方】党参 9～12g，白术 9～12g，干姜 9～12g，陈皮 9～12g，姜半夏 9～12g，茯苓 9～12g，木香 6～9g，砂仁 6～9g（后下），丁香 6～9g，白豆蔻 6～9g，炙甘草 6g。

【临床应用】理中丸温补脾胃加丁香、白豆蔻，适用于太阴脾阳虚体质，久病脾胃虚寒呕吐。若脾肾阳虚，症见畏寒肢冷，呕吐痰涎清水者，可加附子、肉桂、吴茱萸等。香砂六君子汤健脾益气、温胃降逆，适用于太阴脾虚体质，脾胃虚弱，或加寒湿，胃气失和所致呕吐。若痰气中阻，症见心下痞硬，呕恶，嗳气不除者，可加用代赭石、旋覆花，或用旋覆代赭汤加味。若脾胃虚弱，寒热错杂，症见心下痞，呕吐，肠鸣下利者，方用半夏泻心汤加减。若寒热错杂，呕吐，心胸烦热，同时兼见腹痛畏寒者，方用黄连汤加减。

（2）胃阴不足：呕吐反复发作而量不多，或时作干呕，恶心，口燥咽干，饥不思食，脘部有嘈杂感。舌红津少，苔少，脉细数。

【治法】滋养胃阴，降逆止呕。

【方药】麦门冬汤加减。

【参考处方】方中人参 3～6g 或沙参 12～15g，麦冬 12～30g，细生地 9～12g，石斛 9～12g，芦根 9～12g，枇杷叶 9～12g，陈皮 9～12g，姜半夏 9～12g，芦根 9～12g，甘草 6g。

【临床应用】若久病气阴两虚，症见倦怠乏力，咽干口渴，纳差恶心，呕吐者，方中人参，可用生晒参或西洋参 3～6g（另煎兑），或用太子参 15～30g 代之。若胃阴不足，余热不尽，症见形体虚羸，气短，恶心欲吐，舌红少苔，脉细数者，方用竹叶石膏汤加减。至于厥阴肝旺体质，久病胃疾，郁热伤阴，肝气横逆，克伐脾胃，肝与脾胃不和所致的厥阴病咽干口渴，饮水不解，自觉气上撞心，胃脘热痛，饥而不欲食，食即呕吐者，临床常用经验方百合丹参饮配合麦门冬汤、橘皮竹茹汤加减。若兼肝胆郁热，肝胃不和，症见呕吐频频、口苦者，可配合苏叶黄连饮。若久病痰瘀互结，蕴结成毒，症见胃痛胀满，心下痞硬，舌暗红，舌苔厚腻或黄者，可加用浙贝、连翘、薏苡仁、白花蛇舌草等。

七、其他疗法

针灸疗法 主穴中脘、足三里、内关、胃俞。外感所致者，加取风池、大椎；饮食停滞者，加取下脘、梁门；痰饮内停者，加取膻中、丰隆，肝气犯胃者，加取太冲、肝俞，胃阴亏虚者，可加取阴陵泉、三阴交。毫针刺法，采用平补平泻法，每日 1 次，每次留针 20～30 分钟。脾胃虚寒所致者，加取脾俞、天枢，毫针刺法，采用平补平泻法，每日 1 次，每次留针 20～30 分钟。同时也可艾灸神阙，或取丁香、肉桂粉等，神阙穴敷贴。

八、预防调护

呕吐的预防，要求顺应四时气候变化，保持心情舒畅，尤其要注意饮食卫生，把好"病从口入"关。

呕吐既病，应该重视积极治疗，适当节食，以避免加重脾胃负担。食疗方面，风寒外受者，可用鲜生姜红糖煎汤。食滞内停者，可服用焦山楂泡水或大麦茶饮用。肝气犯胃者，可用香橼、佛手或陈皮等煎汤代茶饮用。脾气虚弱者，可用肉桂、干姜、砂仁作为调料佐餐。胃阴不足者，可用百合、石斛、橘皮、芦根、枇杷叶等煎汤代茶饮用。

九、当代名医经验

赵绍琴教授针对呕吐，强调以运化枢机，降胃气、宣肺气、疏肝气，重视蠲痰开阻以降气、疏邪化浊以调气、培脾摄肾以益胃，常用竹茹、旋覆花、枇杷叶等以助运化。徐景藩教授认为痰饮中阻引起的呕吐，多为中焦阳气不振，水谷不归正化，水反为湿，湿停成饮，常见于胃、十二指肠球部溃疡而伴有幽门不完全性梗阻及胃下垂患者，可用呕吐通用方小半夏汤，配伍苓桂术甘汤，并酌加通草、蜣螂、红花或云南白药等。伍炳彩教授治疗呕吐，重视"消"、"下"两法，常用五苓散、小陷胸汤及温胆汤等。

十、病案举例

陈某，女，16岁。初诊：1996年3月18日。主诉：进食即吐近1年。患者无明显诱因出现恶心，不能进食，进食即吐，每因情绪波动诱发病情加重。体重明显减轻。口服西药止吐药无效，以求诊治。刻下症：头晕乏力，恶心欲呕，进食即吐，胃脘不舒，伴有咽干，心烦，月经不调，小便黄，大便干。诊查：舌质红，苔薄黄，脉细。

中医诊断：呕吐（阴虚胃热，胃失通降）。

辨证分析：胃为阳土，以通降为顺。若胃气失和，通降不行，则可表现为大便不畅及恶心呕吐等。患者久患呕吐，胃阴已伤，阴虚则胃气失和，肠道失于濡润，故见恶心呕吐，进食则吐，与大便干并见。久病不已，气血必亏，故见头晕乏力，甚至并见月经不调。综合舌脉证，舌质红，苔薄黄，脉细，为阴虚胃热、通降不行之证。病位在胃，阳明胃肠同病。病性为虚实夹杂，虚证为阴虚，实证为胃肠热结。失治误治，久吐伤阴耗气，则为虚损病候。

治法：育阴和胃，清热通腑。

处方：沙参9g，麦冬9g，枳壳9g，陈皮9g，竹茹6g，芦根9g，大黄粉3g（冲服），甘草6g。30剂。

二诊：1996年4月18日。服药1周，大便通畅，恶心症减，呕吐次数减少，服药月余，能进米粥，原方继用。30剂。

三诊：1996年5月18日。恶心呕吐基本消失，能进普通饭食。改汤为散，守方再服1个月，病归痊愈。后3年后来信，称师专毕业，已参加工作。（《中国当代名中医医案精粹》）

按语 神经性呕吐，近年来随着减肥瘦身成为时尚，发病率不断提高。本例即神经性呕吐，为郁热内结所致。呕吐日久，伤及气阴。阴虚"无水舟停"，故致便干；便干腑气不畅，胃肠通降不行，进一步又可加重呕吐。《金匮要略》云："食已即吐者，大黄甘草汤主之。"提出了通腑泄热治疗呕吐的思路。此案即采用大黄甘草汤和橘皮竹茹汤，加用麦冬、芦根、枳壳等。药平和，而效在应手。

（赵进喜　孙慧怡）

28　呃　逆

呃逆是指胃气上逆动膈，以气逆上冲，喉间呃呃连声，声短而频，难以自止为主要表现的病证，俗称打嗝，古称"哕"、"哕逆"。根据不同病因及病理性质不同，有虚实寒热之分。若呃逆发生于久病或危急重症，常提示预后不良。现代医学多种原因所致的膈肌痉挛，均可参照本病证进行诊治。

一、诊断要点

1.临床表现 呃逆以气逆上冲，喉间呃呃连声，声短而频，不能自止为主症，其呃声或高或低，或疏或密，间歇时间不定，常伴有胸膈痞闷、脘腹不适、情绪不安等症状。

2.发病特点 常有情志刺激、受凉、饮食等诱因，起病多较急，但也有发生于久病，或危急重症者。

3. 辅助检查　血生化电解质、二氧化碳结合力及胃镜检查等，有助于诊断与鉴别诊断。

二、鉴别诊断

1. 呃逆与干呕鉴别　两者均存在胃气上逆机制，而呃逆表现为气从膈间上逆，气冲喉间，呃呃连声，声短而频，不能自止，为胃气上逆，气逆动膈所致。若呃逆发生于重病、久病者，多预后不良。干呕表现为恶心欲吐，有呕吐之声，但无物吐出，为胃气上逆所致，一般预后良好。

2. 呃逆与嗳气鉴别　两者均存在胃气上逆机制，而呃逆表现为气从膈间上逆，气冲喉间，呃呃连声，声短而频，不能自止，为胃气上逆、气逆动膈所致，若发生于重病、久病者，多预后不良。嗳气表现为气逆于上，冲咽而出，发出沉缓的嗳气声，常伴有酸腐气味，食后多发，多见于脾胃疾病，一般预后较好，所谓"饱食息也"，一般认为是胃气上逆所致。《内经》有"心为噫"之说，提示嗳气可为心气郁结、宣畅不能所致。

三、病因病机

呃逆的病因包括体质因素、饮食失节、情志失调以及久病体虚等。

1. 体质因素　太阴脾虚体质、阳明胃热体质者多见。少阳气郁体质、少阴阴虚体质、阳虚体质者，也可发病。

2. 饮食失节　太阴脾虚体质者，过嗜生冷，或过嗜醇酒厚味，内生寒邪，或生痰湿，或生饮邪，或进一步伤中阳而为脾胃虚寒；阳明胃热体质者，过食辛辣刺激性食品，煎炸烧烤等，胃肠积热，也可成呃逆。

3. 情志失调　忧郁，恼怒，尤其是少阳气郁体质者，气郁犯胃，或气郁痰阻，或郁热痰火中阻，皆可引发呃逆。

4. 久病体虚　或伤胃阴，或气阴两伤，或伤脾阳，脾胃阳虚，甚或久病及肾，脾肾阳虚，冲气上逆，也可导致呃逆发生。

元代朱丹溪《丹溪心法·呃逆》指出"古谓之哕，近谓之呃，乃胃寒所生，寒气自逆而呃上。亦有热呃，亦有其他病发呃者"，提出呃逆病证名，认为寒与热皆可导致呃逆。明代秦景明《症因脉治·呃逆论》将呃逆分为外感与内伤两大类，认为外感、内伤多种病因皆可导致呃逆。

呃逆的病位在膈，病变脏腑关键在胃，而且常与肺、肾、肝、脾有关。主要病机是胃失和降、气逆动膈。《素问·宣明五气》指出"胃为气逆，为哕、为恐"。《灵枢·九针论》指出"胃为气逆哕"。强调呃逆发病与胃失和降有关。膈居肺胃之间，诸多病因，包括肺之宣肃影响胃气和降，膈间气机不利，逆气上冲于喉间，则致呃逆发作。情志失调，肝失疏泄，横逆犯胃，胃失和降，气逆动膈；脾失健运，痰饮食浊内停，胃气被遏，气逆动膈，均成呃逆。临床证候有虚实之分，实证多为寒凝、火郁、气滞、痰阻，胃失和降；虚证每由脾肾阳虚或胃阴耗损等正虚气逆所致。但亦有虚实夹杂并见者。病机转化决定于病邪性质和正气强弱。实证呃逆，预后较好，甚至可能自行缓解。而虚证呃逆，尤其是见于重病、久病者，有可能是元气虚衰、胃气将绝的表现，则可能预后不良。

四、辨证要点

1. 辨虚实寒热　呃逆声高有力，呃呃连声，多属实证；呃逆时断时续，气怯声低乏力，多属虚证；呃声洪亮，冲逆而出，烦热，多属热证；呃逆声沉缓有力，得寒则甚，得热则减，多属寒证。

2. 辨顺逆　脾胃病过程中，因饮食失宜、情志因素诱发的呃逆，常伴有脘腹疼痛、痞满、嗳气、恶心、呕吐，舌苔或腻，脉有神有根而相对和缓者，预后较好。若危重病过程中，突然出现呃逆，呃逆频频，或声短不能接续，伴有食欲差，甚至不能进食，舌苔花剥，甚至无苔，无红活之色，脉无神、无根、无胃气，脉微细欲绝，或弦硬无从容和缓之象者，预后不良，或为临终先兆。

3. 辨体质 太阴脾虚体质者，多体弱，畏寒，食欲差，有腹胀、腹泻倾向。阳明胃实体质者，相对体壮，食欲好，有便秘倾向。其中阳明胃热体质者，体壮实，多畏热喜凉饮。少阳体质者，性抑郁，爱生闷气。少阴阴虚体质者，多烦热，思维敏捷，有失眠倾向。少阴阳虚体质者，形寒肢冷，多神疲多睡。

五、治疗要点

呃逆的治疗以理气和胃、降逆平呃为基本治法。降逆平呃，应分清寒、热、虚、实，分别施以祛寒、清热、补虚、泻实诸法，并在此基础上，辅以降逆平呃之品，以利膈间之气。而针对危重病证过程中所出现的呃逆，则当大补元气，救逆固脱，顾护胃气。《灵枢·杂病》所谓"哕，以草刺鼻，嚏，嚏而已；无息而疾迎引之，立已；大惊之，亦可已"，主要适用于猝发呃逆，实际上是一种转移注意力解决呃逆的方法。东汉张仲景《金匮要略·呕吐哕下利病脉证并治》收载有橘皮汤、橘皮竹茹汤名方，至今为临床常用。清代程国彭《医学心悟·呕吐哕》更指出"呃逆之症，气自脐下直冲上，多因痰饮所致，或气郁所发，扁鹊丁香散主之；若火气上冲，橘皮竹茹汤主之；至于大病中见呃逆者，是土败木贼，胃绝，多难治也"，认识已经相当完善。

六、分证论治

1. 胃中寒冷证 呃声沉缓有力，胸膈及胃脘不舒，得热则减，遇寒更甚，进食减少，喜食热饮，口淡不渴，舌苔白润，脉迟缓。

【治法】温中散寒，降逆止呃。

【方药】丁香散加减。

【参考处方】丁香6~9g，柿蒂9~15g，高良姜9~12g，陈皮9~12g，炙甘草6g。

【临床应用】该方适用于阳明胃实体质，畏寒所致呃逆。若寒邪突出，症见脘腹胀痛者，可加用肉桂、白芍、乌药等。若气滞突出，症见脘腹痞满者，可加用苏梗、香附，或配合香苏散加味。若夹痰气阻滞，症见心下痞，嗳气不止者，可配合旋覆代赭汤加减。

2. 胃火上逆证 呃声洪亮有力，冲逆而出，口臭烦渴，多喜冷饮，脘腹胀闷，大便秘结，小便赤短，苔黄燥，脉滑数。

【治法】清胃泻热，降逆止呃。

【方药】竹叶石膏汤加减。

【参考处方】竹叶9~12g，生石膏15~30g（先煎），沙参12~15g，麦冬9~12g，姜半夏9~12g，刀豆子9~15g，陈皮9~12g，竹茹9~12g，粳米30~50g，甘草6g。

【临床应用】该方适用于阳明胃热体质，热邪伤阴耗气，胃气上逆者。若腑气不通，症见腹满便秘，食入即吐者，可配合小承气汤。若胸膈郁热，症见心胸烦热，便秘，小便黄赤者，可配合凉膈散加减。若久病血瘀，舌暗或有瘀斑者，可加当归、川芎、丹参等。

3. 气机郁滞证 呃逆连声，常因情志不畅而诱发或加重，胸胁满闷，脘腹胀满，嗳气纳减，肠鸣矢气，苔薄白，脉弦。

【治法】顺气解郁，和胃降逆。

【方药】五磨饮子加减。

【参考处方】木香6~9g，乌药9~12g，枳壳9~12g，沉香面1.5~3g（冲服），槟榔9~15g，丁香6~9g，代赭石15~30g（久煎），炙甘草6g。

【临床应用】该方适用于少阳气郁体质或厥阴肝旺体质，肝气郁结或肝气横逆犯脾者。若气郁突出，症见胁痛、脘腹胀满者，可加用柴胡、苏梗、香附、枳壳，或配合四逆散加减。若气郁化热，症见口苦咽干、头晕、恶心者，可配合小柴胡汤加减。若痰气阻结，症见心下痞，嗳气者，可配合旋覆代赭汤加减。

4. 脾胃阳虚证　呃声低长无力，气不得续，泛吐清水，脘腹不舒，喜温喜按，面色㿠白，手足不温，食少乏力，大便溏薄，舌质淡，苔薄白，脉细弱。

【治法】温补脾胃，降逆止呃。

【方药】理中丸加吴茱萸、丁香等。

【参考处方】炒吴茱萸6～9g，丁香9～12g，柿蒂12～15g，党参9～12g，白术9～12g，干姜9～12g，炙甘草6g。

【临床应用】该方适用于太阴脾阳虚体质，或阳虚夹寒呃逆。若少阴阳虚体质，或久病脾肾阳虚，症见形寒肢冷，腰膝酸冷，呃呃难以接续者，可加肉桂、沉香、刀豆子等。若久病重病，胃气大伤者，可用人参6～15g，益气固脱。

5. 胃阴不足证　呃声短促而不得续，口干咽燥，烦躁不安，不思饮食，或食后饱胀，干结，舌质红，苔少而干，脉细数。

【治法】养胃生津，降逆止呃。

【方药】益胃汤合橘皮竹茹汤加减。

【参考处方】沙参9～15g，麦冬9～12g，玉竹9～15g，生地9～15g，百合15～30g，乌药6～9g，白芍12～30g，橘皮9～12g，竹茹9～12g，枇杷叶9～15g，柿蒂9～15g，炙甘草6g。

【临床应用】该方适用于阳明胃热阴虚体质，或久病胃阴虚者。若阴虚胃热，症见烦渴，舌红者，可加用天花粉、黄连、芦根等。若气阴两虚，症见乏力体倦，咽干者，可加太子参，或西洋参，或用生脉散加减。若为少阴阴虚体质，或兼肾阴虚，症见头晕眼花，咽干，腰膝酸软者，可加用玄参、知母等。若久病血瘀，症见胃脘痛，舌质紫暗者，可配合丹参饮，或予经验方百合丹参饮加柿蒂、刀豆子等。

七、其他疗法

针刺取穴　天突、膻中、中脘、膈俞、内关、足三里。刺法：毫针常规刺，注意膈俞、期门等穴不可深刺，每日1次，每次留针20～30分钟。阳虚胃寒者，诸穴可加艾灸，每穴艾条悬灸15分钟。若气滞所致者，可叩膻中，点中脘，也可配合长嘘，发嘘声，可放松情绪，疏泄气机。

八、预防调护

平时应注意舒畅情志，避免不良情志刺激。饮食不可吞咽过猛，进食时避免恼怒，禁过食生冷辛辣之品。同时应注意适寒温，避免外邪侵袭。

既病之后，更要避免情绪紧张，转移注意力，并注意饮食清淡，起居有常。久病重病出现呃逆者，则应密切观察病情变化，谨防厥脱之变。

九、当代名医经验

贾斌教授认为呃逆当从肝论治，强调治以理气和胃、降逆止呃，重视治分脾胃，木土同调。谢晶日教授提出"呃逆之因，皆聚于胃，而关乎五脏三焦"，认为上焦心失所养，下焦肝血虚或肝阴虚或肾阴虚，或加以外感，皆可引发呃逆。汪龙德教授认为呃逆总病机为"胃失和降，胃气上逆"，病位在"胃"，与心气的推动、心阳的温煦、肝气的疏泄、脾的运化、肺的宣降、肾的摄纳相关，所以治疗应从整体出发，治病求本。顾庆华教授提出肺气壅滞，影响脾胃运化功能，聚湿生痰，清阳不升，浊阴不降，则成呃逆。治疗应重视条畅肺气，方用宣痹汤条畅全身气机，以桔梗开提肺气，枇杷叶降逆止呃，大黄通腑泄热，浊气得降，清气以升，则呃逆自止。更有炒莱菔子归肺、脾、胃经，可行气消胀，导滞化积，通降肺胃之气，可酌情选用。

十、病案举例

郭某，男性，37 岁。间歇性呃逆 1 年，近月余症状加重而就诊。患者体质壮实，略显肥胖，呃呃连声，声高音宏，口干欲饮，便结尿黄，舌红脉弦。呃前曾有情志刺激史。

中医诊断：呃逆（郁热上冲）。

辨证分析：肝主情志，胃主受纳，胃肠以通降为顺。患者体壮，为阳明胃热体质，加以情志失调，肝气郁结化火，肝胃火逆上冲，扰动膈肌，故成呃逆。胃肠结热，通降不行，故见大便干结。综合舌脉证，舌红脉弦，乃肝胃热盛之证。病位具体虽在膈，但脏腑定位主要与肝、胃、肠有关。病性以实为主，包括肝火、胃火、胃肠结热。失治误治，则病情迁延，进一步可伤阴耗气，由实转虚，则病归复杂。

治法：清热和胃，理气止呃。

方药：橘皮竹茹汤合大黄甘草汤加减。

处方：陈皮 20g，竹茹 15g，党参 12g，生甘草 10g，生姜 10g，大黄 10g，生白术 12g，夏枯草 12g，大枣 7 枚。1 剂，呃逆大减，3 剂症状消失。1 年后复发 1 次，但症状不如前甚，仍以上方治之而愈。（《〈金匮要略〉与中医现代临床》）

按语　橘皮竹茹汤是治疗呕吐、呃逆常用方。临床应用时应注意辨证，针对性加用散寒、清热、化痰、化饮、温阳、养阴之药。此例即肝胃火盛，所以配合大黄甘草汤加用夏枯草等。加用生姜，是取其和胃降逆之用，而用党参、生白术者，则是顾及久病必伤正也。

（董　菲）

29　反　胃

反胃是指脾胃功能大伤，不能腐熟水谷，导致饮食入胃，宿食不化，良久由胃反出，表现为食后脘腹胀满，朝食暮吐，暮食朝吐，吐后转舒的病证。现代医学消化性溃疡所致的幽门梗阻及胃癌等，可参照本病证进行诊治。

一、诊断要点

1.临床表现　起病缓慢，先有胃脘疼痛，吐酸，嘈杂，食欲不振，食后脘腹痞胀等症状。若失治或误治，脘腹胀满加剧，进食后饮食停积胃腑，终致上逆而呕吐。呕吐特点为朝食暮吐，暮食朝吐，呕出物多为未消化的宿食；严重者可见呕血、便血。患者每因呕吐而纳食减少，日渐消瘦，面色萎黄，倦怠无力。或因饮食停滞于胃脘，可按之不舒，或可触及包块，或振摇腹部，可闻及辘辘水声。

2.发病特点　老年人尤其是久病胃痛、痞满者多发。大多起病隐匿，初期缺少典型症状。

3.辅助检查　胃镜检查、胃液分析、上消化道造影、血常规、大便常规及肿瘤标志物检查等有助于诊断与鉴别诊断。

二、鉴别诊断

1.反胃与呕吐鉴别　两者病机相似，皆为胃气上逆。反胃以饮食入胃，宿食不化，良久还出，朝食暮吐，暮食朝吐为典型表现，所吐之物多为未消化的食物，数量较多，常为脾胃元气大伤，预后较差。而呕吐作为多种脾胃疾病的常见症状，常表现为食已即吐，呕吐物多为食物、痰涎、酸水等，相对预后较好。

2. 反胃与噎膈、关格鉴别　反胃典型表现为脘腹胀满、朝食暮吐、暮食朝吐、宿食不化，吐后转舒，病位在胃，常为脾胃元气大伤，不能腐熟水谷所致。噎膈典型表现为吞咽不利，轻症可进流食，渐成食物难入，仅可饮水，最终汤水难下，或饮入还出，呕吐痰涎，病位在食管、贲门，为气、血、痰互结于食管，久而成积。关格典型表现为呕吐与大小便不通共见，病位在肾，乃肾元虚衰，湿浊邪毒内生，阻滞气机升降出入所致。

三、病因病机

1. 体质因素　以太阴脾虚体质者最为多见。其他如少阳气郁体质者、少阴肾虚体质者等，也可发病。老年患者相对多见。

2. 饮食失节　过嗜生冷，损及脾阳，尤其是太阴脾虚体质者，以致脾胃虚寒，或过嗜醇酒厚味，内生痰湿、痰饮、湿热等，可影响到脾胃功能。

3. 情志失调　郁怒伤肝，忧思伤脾，中焦阳气不振，寒从内生。少阳气郁体质者，更易气郁生痰，脾虚生湿，或内生饮邪等导致胃气失降。

4. 内伤久病　劳倦内伤，高年体虚，或久病积损，脾肾亏虚，可生痰留饮，久病多瘀，痰瘀胶结，影响脾胃腐熟水谷与运化功能，发为反胃。

反胃病位在胃，与肝、脾、肾等脏密切相关。脾胃受损、腐熟水谷无力是导致本病的核心病机，常有痰瘀邪毒阻结于幽门之证。气滞、气逆及痰湿、水饮、积热、瘀血等病理因素共同参与了反胃的发病过程。证候特点多为虚实夹杂，蕴结成毒，预后多不良。

四、辨证要点

1. 辨标本虚实　本病多虚实夹杂，虚证多脾胃阳虚，实证可表现为气滞、血瘀、痰湿、痰饮，或表现为痰瘀互结，或邪毒蕴结。

2. 辨轻重顺逆　根据病史，包括呕吐的时间、次数、多少及是否夹有痰血等。病程久，面色无华，爪甲色淡，形体逐渐消瘦，甚至大肉陷下，或继发水肿尿少或关格危候，多预后不良。

3. 辨体质　太阴脾虚体质者，体弱，食欲差，有腹满、腹泻倾向。少阳气郁体质者，悲观，敏感，爱生闷气。少阴肾虚体质者，体弱，其中阴虚体质者，烦热，有失眠倾向；阳虚体质者，畏寒，神疲多睡。

五、治疗要点

反胃的治疗以健脾益气、降逆和胃为基本原则。本虚证健脾温阳治法最为常用。标实证以和胃降逆为主。兼瘀血者，加以活血化瘀；兼痰湿者，化痰除湿；兼痰饮者，通阳化饮；兼郁热者，清解郁热。若久病痰湿瘀阻，蕴结成毒者，治当清热化痰除湿解毒。由于宿食物停积胃腑，以防影响药效，应在空腹服药或者速食吐净之后再服。

六、分证论治

1. 脾胃虚寒证　食后脘腹胀满，朝食暮吐，暮食朝吐，吐出宿食不化及清稀水液，吐尽始觉舒适，大便溏少，神疲乏力，面色青白，舌淡苔白，脉细弱。甚者面色苍白，手足不温，眩晕耳鸣，腰酸膝软，精神萎靡。舌淡白，苔白滑，脉沉细无力。

【治法】温中健脾，和胃降逆。

【方药】丁香透膈散加减。

【参考处方】党参9～12g，白术9～12g，丁香6～9g，半夏9～12g，木香6～9g，香附9～12g，砂仁6～9g（后下），白豆蔻9～12g，神曲9～15g，麦芽9～15g，炙甘草6g。

【临床应用】适用于太阴脾阳虚或久病胃疾，脾胃阳虚者。若心下痞满，嗳气不除，大便不畅者，可用参赭培气汤。若脾肾阳虚，四肢不温者，附子理中汤加吴茱萸、丁香等。若痰饮内停，呕吐清水痰涎，胃中停饮有振水声者，予大半夏汤加生姜、桂枝、茯苓，或用小半夏汤、苓桂术甘汤加减。

2. 胃中积热证　食后脘腹胀满，朝食暮吐，暮食朝吐，吐出宿食不化及混浊酸臭之稠液，便秘，溺黄短，心烦口渴，面红。舌红干，舌苔黄厚腻，脉滑数。

【治法】清胃泻热，和胃降逆。

【方药】橘皮竹茹汤、大黄甘草汤加减。

【参考处方】陈皮9～12g，竹茹9～12g，苏梗6～12g，香附9～12g，黄芩6～9g，姜半夏9～12g，茯苓9～12g，熟大黄6～12g，甘草6g。

【临床应用】若为阳明胃热体质或胃热阴虚体质及厥阴肝旺体质，胃病日久，郁热伤阴所致者，可予百合丹参饮。若热结胃肠，症见腹痛拒按，大便秘结者，可予五磨饮子加减。若气阴两虚，唇干口燥，大便干结，舌红少苔，脉细数者，可用大半夏汤加麦冬、石斛等。若湿热中阻，心下痞满，恶心呕吐，腹满肠鸣，舌苔黄白相间者，可用半夏泻心汤加减。

3. 痰浊阻胃证　脘腹胀满，食后尤甚，上腹或有积块，朝食暮吐，暮食朝吐，吐出宿食不化，并有或稠或稀之痰涎水饮，或吐白沫，眩晕，心下悸。舌苔白滑，脉弦滑，或舌红苔黄浊，脉滑数。

【治法】涤痰化浊，和胃降逆。

【方药】导痰汤加味。

【参考处方】陈皮9～12g，半夏9～12g，枳壳9～12g，茯苓9～15g，生姜9～12g，浙贝9～15g，莪术9～12g，薏苡仁15～30g，竹茹9～12g，炒麦芽30g，炙甘草6g。

【临床应用】若为太阴阳虚体质，或久病脾胃虚寒者，可加党参、吴茱萸、桂枝、干姜等。少阳气郁体质，气郁痰阻者，可用半夏厚朴汤、木香调气散加减。痰饮内停者，可用苓桂术甘汤加减。痰瘀互结，蕴结成毒者，可加用连翘、浙贝、石见穿、藤梨根、薏苡仁、白花蛇舌草等。

4. 血瘀积结证　脘腹胀满，食后尤甚，上腹或有积块，朝食暮吐，暮食朝吐，吐出宿食不化，或吐黄沫，或吐褐色浊液，或吐血便血，上腹胀满刺痛拒按，积块坚硬，推之不移。舌质暗红或兼有瘀点，脉弦涩。

【治法】祛瘀活血，和胃降浊。

【方药】膈下逐瘀汤加减。

【参考处方】香附9～12g，枳壳9～12g，乌药9～12g，川芎9～12g，当归9～12g，赤芍12～30g，桃仁9～12g，红花9～12g，延胡索12～30g，五灵脂9～12g，丹皮12～15g，甘草6g。

【临床应用】若腹痛剧烈者，可加用制乳香、制没药，或芍药甘草汤。若呕吐明显，可加用生姜、半夏。气血亏虚者，可加用炙黄芪、女贞子、灵芝。阳虚畏寒肢冷者，可加用炮附子、肉桂等。血不归经，症见呕吐夹血，或吐血，便血者，可加用降香、三七粉（冲服）。

七、预防调护

注意调节饮食，戒烟酒刺激之品，保持心情舒畅，劳逸结合，积极治疗胃痛、痞满等。反胃既成，要及时治疗，给予清淡流质且富于营养的饮食，避免粗硬食物；欲呕吐者，不可一味止吐。中药最好空腹服用。若中老年患者出现反胃，应注意有癌肿可能，应积极救治。

八、当代名医经验

朴炳奎教授认为反胃核心病机为脾胃虚损、痰气瘀阻中焦，常用白术、山药、枳壳、益智仁，益气、温中、健脾、和胃、行气、化痰、消食兼顾，平和中正。花宝金教授认为脾胃虚弱是反胃发生的根本，治疗首重脾胃。其认为以恢复脾胃的升降功能为基本治则，应升清与降浊并施，相反相成，共同调节并维持脾胃的升降平衡状态。脾为脏"藏精气而不泻"，以虚为主，治疗上以补气升清为主；胃为腑"传化物而不藏"，以实为主，治疗上以降气、行气、理气、降浊为主。临床应视患者体质情况酌定升清与降浊主次。

九、病案举例

刘某，男，52岁，1999年4月21日初诊。既往胃痛病史数年，出现呕吐1年，加重4个月。呕吐物为黏液及食物，大便秘结，3~4日一行，伴有胃脘灼热隐痛，舌苔白，脉虚大。上消化道钡餐造影诊断为幽门不全梗阻。

中医诊断：反胃（脾虚挟饮，久吐伤阴）。

辨证分析：脾主运化升清，胃主受纳，以和降为顺。久病胃疾，脾胃大伤，脾虚运化不行，痰饮内聚，胃气失于和降，故见反胃呕吐痰涎。胃阴受伤，故见胃脘灼热隐痛。通降不行，故见大便秘结。综合舌脉证，乃饮邪内停、脾胃不和之证。病位在胃，与脾相关。病性为虚实夹杂，实证为痰饮内停，虚证为气虚、阴虚。失治误治，病情缠绵，或伤阴耗气，则渐成坏病变证。

治法：健脾益气，化饮和胃。

方药：大半夏汤加减。

处方：半夏15g，人参10g，蜂蜜60g，生姜4片。每日1剂，水煎服。服药2剂，呕吐减轻，大便正常，胃脘部仍稍感灼痛。6剂后呕止，胃脘部灼热隐痛未再发作。(《〈金匮要略〉与中医现代临床》)

按语　《金匮要略·呕吐哕下利病脉证治》云："胃反呕吐者，大半夏汤主之。"此反胃实为胃中虚冷、不能化谷、胃气上逆所致。大半夏汤药用半夏二升，人参三两，白蜜一升，半夏用量独大，能和胃降逆、化痰散结，人参大补元气，温补中气，白蜜滋润，可以兼制半夏燥性而和胃气，适用于反胃元气大虚、阳虚痰聚、胃气上逆之证。

（庞　博）

30　噎　膈

噎膈是指脾胃肝肾功能失调，气郁、痰、瘀、邪毒互结，引发食管或贲门拘挛、狭窄所导致的以吞咽食物哽噎不畅为主症的病证。"噎"为吞咽之时哽噎不顺；"膈"为格拒，指饮食不下。"噎"可以单独出现，亦可为膈的前驱表现，久则渐积成"膈"。现代医学的食管癌、贲门癌、贲门痉挛、食管-贲门失弛缓症、食管憩室、食管炎、胃食管反流病、食管狭窄等，以噎膈为主症者，皆可参照本病证进行诊治。

一、诊断要点

1.临床表现　轻症患者主要表现为胸骨后不适，烧灼感及刺痛或牵拉痛，食物通过时有滞留感或轻度梗阻感，咽部干燥或紧缩感。重症患者见持续性、进行性吞咽困难，甚则不能下咽到胃，或食入即吐，吐出黏液或白色泡沫黏痰，可伴有声音嘶哑，严重时伴有咽下疼痛、胸骨后或背部肩胛区持续性钝痛，甚则出现形体消瘦，肌肤甲错，精神衰惫等症。

2. 发病特点 起病缓慢，常表现为由噎至膈的病变过程，多发于中老年男性，患者常有酒食不节、长期情志不畅、久患胃病及年老肾虚等病史。

3. 西医检查 胃镜检查，超声内镜，内镜下食管黏膜染色，食管钡餐造影及胸腹部 CT 检查等，有助于诊断与鉴别诊断。

二、鉴别诊断

1. 噎膈与反胃鉴别 噎膈表现为食物咽下过程中梗塞不顺，初起并无呕吐，后期格拒时出现呕吐，系饮食不下或食入即吐，呕吐与进食时间关系密切，食停食管，并未入胃，吐出量较小，多伴胸膈疼痛，多脾、胃、肝、肾功能失调，气郁、痰阻、血瘀或邪毒互结于食管，食管、贲门痉挛或狭窄所致。反胃表现为朝食暮吐，暮食朝吐，宿谷不化，食后或吐前胃脘胀满，吐后转舒，吐出物量较多，常伴胃脘疼痛、嘈杂不适等，为胃之下口障碍，幽门不放，饮食能顺利下口而入胃，食停胃中，脾胃阳虚，宿食不化，经久复出所致。《景岳全书·噎膈》指出"反胃者，食犹能入，入而反出，故曰反胃；噎膈者，隔塞不通，食不能下，故曰噎膈"。

2. 噎膈与梅核气鉴别 两者均可见咽喉不舒。而噎膈梗塞部位在食管，梗塞出现在进食过程中，多呈进行性加重，甚则饮食不下或食入即吐，老年人多发，多气郁、痰阻、血瘀或邪毒互结于食管，食管、贲门拘挛或狭窄所致，常是有形之物梗阻。梅核气表现为自觉咽中如有物梗塞，咯之不出，咽之不下，多出现于情志不舒，或注意力集中于咽部时，进食顺利而无梗塞，多发于中青年女性，为气郁痰阻于咽喉，是无形之气为病。《证治汇补·噎膈》指出"梅核气者，痰气窒塞于咽喉之间，咯之不出，咽之不下，状如梅核"。

三、病因病机

噎膈的病因包括体质因素、七情失调、酒食所伤及久病内伤等多个方面。

1. 体质因素 太阴脾虚体质者、阳明胃热体质者、少阳气郁体质者、少阴肾虚体质者等均可发病，尤以年老体虚者多发。

2. 七情失调 以忧思恼怒多见，尤其是太阴脾虚、少阳气郁体质者，忧思伤脾，抑郁气郁，气郁痰阻血瘀互结，或蕴结成毒，即可发为噎膈。《素问·通评虚实论》指出"膈塞闭绝，上下不通，则暴忧之病也"。

3. 酒食所伤 嗜酒无度，过食肥甘辛辣，内生湿热痰浊，或饮食过热，或进食霉变食物，损伤脾胃，邪毒与痰瘀互结，可成噎膈。

4. 久病内伤 病久不愈，正气内伤，脾胃肝肾功能失调，阴虚，食管失于濡养，食管与贲门拘挛，或脾胃运化无力，痰瘀互结，阻于食道，也可引发噎膈。

噎膈的病位在食管，属胃所主，与肝、脾、肾三脏有关。基本病机是脾胃肝肾功能失调，导致气郁、痰阻、血瘀互结，或蕴结成毒，引发食管或贲门拘挛、狭窄。《灵枢·四时气》指出"饮食不下，膈塞不通，邪在胃脘"，认为噎膈发病病因为邪在胃脘。清代程钟龄《医学心悟·噎膈》指出"凡噎膈症，不出胃脘干槁四字"。叶天士《临证指南医案·噎膈反胃》指出"脘管窄隘"。近代张锡纯先生《医学衷中参西录》引杨素园之论认为"瘀于上脘之处，致食管窄隘，即成噎膈"，提示噎膈为病，为胃管干涩，或食管狭窄所致。

噎膈的病性总属本虚标实。本虚指阴虚，或气虚阳微。标实为痰、气、瘀、毒互结，阻塞食管。本病初期，以痰气交阻于食管和胃为主，病情较轻，多属实证。随着病情进展，气结、痰阻、血瘀愈显，食管、贲门狭窄更甚，邪实有加，痰、气、瘀三者交结，进而化火伤阴，或痰瘀生热，伤阴耗液，则病情由轻转重。病之晚期，阴津日益枯槁，胃腑失其濡养，或阴损及阳，脾肾阳气衰败，而致气虚阳微，不能蒸津、化津、运津，痰气瘀结益甚，发展为虚实夹杂之候，虚者愈虚，而成噎膈重证。部分患者病情继续发展，由阴损以致阳衰，则肾之精气并耗，脾之化源告竭，可变生关格危候。

四、辨证要点

1. 辨虚实　初病多实证。实证表现为胸膈胀痛、刺痛，痛处不移，胸膈满闷，泛吐痰涎，包括气滞、痰结、血瘀或邪毒蕴结；久病多虚证，或虚实夹杂证。虚证表现为形体消瘦，皮肤干枯，舌红少津，或面色苍白，形寒气短，面浮肢肿，或表现为胃阴虚，或表现为脾阳虚，有时也可见气阴两虚，晚期甚至有表现为气血阴阳俱虚，多脏虚衰者。虚证夹杂，本虚标实者，常表现为一组虚证，兼见多个标实证。

2. 辨病邪偏重　大凡由忧思恼怒等引起，出现吞咽之时哽噎不顺，胸胁胀痛，情志抑郁时加重，属气郁；如有吞咽困难，胸膈痞满，呕吐痰涎，属痰湿；若饮食梗阻难下，胸膈疼痛，固定不移，面色晦暗，肌肤甲错者，属血瘀。

3. 辨体质　太阴脾虚体质者，体弱，食欲差，有腹满、腹泻倾向。阳明胃热体质者，体壮，食欲好，进食快，有便秘倾向。少阳气郁体质者，敏感悲观，爱生闷气。少阴阴虚体质者，体形多瘦长，思维敏捷，畏热，有失眠倾向。

4. 辨预后　若病情始终停留在噎证的阶段，不向膈证发展，一般预后尚好。由噎转膈者按其病情发展快慢之不同，其发展快而治疗效果差，可在较短时间危及生命。如病情发展慢而治疗见效者，可带病延年，少数患者可达到临床治愈。

五、治疗要点

噎膈治疗原则为理气开郁，化痰消瘀，常需要正邪两顾、标本同治。初起以标实为主，重在治标，以理气开郁、化痰消瘀为法，或兼以滋阴养血润燥；久病以正虚为主，或虚实并重，但治疗重在扶正，以滋阴养血润燥，或益气温阳为法，兼以理气开郁，化痰消瘀。久病痰瘀蕴结成毒者，更应重视解毒治法。治标当顾护津液，不可过用辛散香燥；治本应保护胃气，不可妄行滋腻壅补。存得一分津液，留得一分胃气，便留得一分生机。

祛邪重在化痰、行瘀、清热、理气、解毒、散结。噎膈之病病机复杂，多兼有瘀血、顽痰、气滞、热郁诸多因素，阻碍胃气，单一证型出现的机会很少，所以在治疗时应统筹兼顾。若久病瘀血在络，化瘀用三棱、莪术、桃仁、红花，宜配合虫类药物搜络祛邪，方中可加用全蝎、露蜂房、蜈蚣、壁虎等，搜剔削坚，散结避恶解毒。若顽痰凝结，宜予咸味药，可加用海藻、昆布、海蛤壳、瓦楞子等以化痰消积。若气机阻滞，胸膈痞满者，可加用枳实、厚朴、柿蒂、刀豆子等开胸顺气，降逆和胃。若津伤热结者，可加白花蛇舌草、山慈菇、半枝莲、山豆根、白英等清热解毒、和胃降逆。

六、分证论治

1. 标实证

（1）痰气交阻证：进食梗阻，脘膈痞满，甚则疼痛，情志舒畅则减轻，精神抑郁则加重，可伴有嗳气呃逆，呕吐痰涎或食物，口干咽燥，大便艰涩，舌质红，苔薄腻，边多浊沫，脉弦滑。

【治法】开郁化痰，润燥降气。

【方药】启膈散加减。

【参考处方】沙参 9~12g，丹参 12~30g，郁金 9~12g，砂仁 6~9g（后下），浙贝 9~15g，茯苓 12~15g，姜半夏 9~12g，制南星 9~12g，杵头糠 15g，炙甘草 6g。

【临床应用】若兼有肝郁脾虚，症见胸膈痞满，情志抑郁时加重，嗳气呃逆，呕吐痰涎者，方用木香顺气散加减。若贲门拘挛者，可加威灵仙、白芍、甘草等。若痰气中阻，胃失和降，症见泛吐痰涎者，可合用旋覆代赭汤，或含化玉枢丹。若兼血瘀，舌质紫暗者，可加莪术、鳖甲、穿山甲、当归、川芎、赤白芍。若郁久化热，症见心烦口苦者，可加丹皮、栀子、山豆根等。若痰瘀蕴结，日久成毒者，可加用半枝莲、半边莲、薏苡仁、白花蛇舌草等，或用守宫、蟾皮等以毒攻毒。若为阳明胃热体质，症见腹满、大便干结者，可加熟大黄、赤白芍。若阴虚津伤，症见咽干、便秘者，可配合增液汤和白蜜等。

（2）瘀血内结证：进食梗阻，胸膈疼痛，食不得下，甚则滴水难进，食入即吐。面色暗黑，肌肤枯燥，形体消瘦，大便坚如羊屎，或吐下物如赤豆汁，或便血，舌质紫暗，或舌红少津，脉细涩。

【治法】破结行瘀，滋阴养血。

【方药】通幽汤加减。

【参考处方】生地 9~12g，熟地 9~12g，当归 9~12g，桃仁 6~9g，红花 3g，炙甘草 6g，升麻 6~9g。

【临床应用】若气滞血瘀，症见胸膈胀痛，腹满，或胁下癥积形成，舌质暗有瘀斑者，可用膈下逐瘀汤加减。若食管梗阻，吞咽困难者，可以硇砂为主药的开导散。若服药即吐，难以下咽，可先服玉枢丹，再进汤剂。若为少阳气郁体质，或气滞血瘀痰阻互结，久病蕴结成毒者，临床可予加味三甲散方 [柴胡 9~12g，赤白芍各 12~30g，鳖甲 15~30g（先煎），炮山甲 9~12g 或炮山甲 3g（冲服），牡蛎 15~30g（先煎），当归 9~12g，生熟地各 12~15g，桃仁 9~12g，红花 9~12g，莪术 9~12g，浙贝 9~15g，薏苡仁 15~30g，石见穿 15~30g，藤梨根 15~30g，白花蛇舌草 15~30g，炙甘草 6g]。常可配合六神丸或梅花点舌丹，用藕粉调和送下。

2. 本虚证

（1）津亏热结证：进食时梗塞而痛，水饮可下，食物难进，食后复出，胸背灼痛。形体消瘦，肌肤枯燥，五心烦热，口燥咽干，渴欲饮冷，大便干结，舌红而干，或有裂纹，脉弦细数。

【治法】养阴生津，泻热散结。

【方药】沙参麦冬汤加减。

【临床应用】沙参 9~12g，麦冬 9~12g，玉竹 9~12g，桑叶 9~12g，天花粉 9~12g，石斛 12~15g，陈皮 9~12g，姜半夏 9~12g，茯苓 9~12g，浙贝 9~12g，扁豆 9~12g，甘草 6g。

【临床应用】若热毒蕴结，症见烦热，舌暗红，舌苔黄腻者，可加用薏苡仁、白花蛇舌草、半枝莲、石见穿、藤梨根等。若肠燥失润，症见大便干结者，可加用火麻仁、瓜蒌仁等。若胃肠热结，症见腹中胀满，大便不通者，可用大黄甘草汤。若食管干涩，症见口燥咽干者，可合用五汁安中饮。

（2）气虚阳微证：进食梗阻不断加重，饮食不下，面色苍白，精神衰惫，形寒气短。面浮肢肿，泛吐清涎，腹胀便溏，舌淡苔白，脉细弱。

【治法】温补脾肾，益气回阳。

【方药】补气运脾汤加减。

【参考处方】黄芪 6~9g，人参 6~9g，白术 12~15g，茯苓 9~12g，甘草 6g，陈皮 9~12g，砂仁 6~9g（后下），半夏 6~9g，生姜 3 片，大枣 5 枚。

【临床应用】若肾阳亏虚，症见腰膝酸冷、夜尿频多或尿少者，可用右归丸加炮附子、肉桂、鹿角胶、车前子、土茯苓、萆薢等。若中气下陷，症见气短胸闷、少气懒言者，可用补中益气汤加减。若脾虚血亏，症见心悸气短、爪甲色淡者，可用十全大补汤加减。晚期脾肾俱败、湿浊邪毒内停，阻滞气机升降出入，症见腹满，大小便不通者，可用温脾汤加味。若太阴脾虚、少阴肾虚体质，或久病脾肾阳虚者，临床常用加减参赭培气汤 [人参 3~6g（另煎兑），黄芪 15~30g，白术 9~12g，茯苓 12～30g，猪苓 12～30g，旋覆花 12～15g（包煎），代赭石 12～30g（先煎），陈皮 9～12g，姜半夏 9～12g，木香 6～9g，砂仁 6～9g（后下），藤梨根 15～30g，石见穿 15～20g，浙贝 9～15g，穿山龙 15～30g，当归 9～12g，肉苁蓉 15～30g，女贞子 9～12g，灵芝 12～18g，仙鹤草 15～30g，甘草 6g]。

七、其他疗法

1. 常用中成药 云南白药，可化瘀止血，活血止痛，解毒消肿，可用于食管癌胸膈疼痛，呕吐物如赤豆汁者。冬凌草片，可清热解毒，利咽消肿，可用于噎膈属热毒内结者，吞咽困难，口干咽燥，胸膈疼痛，有烧灼感。平消片，可活血化瘀，软坚散结，可用于噎膈证属痰瘀互结，胸膈疼痛，吞咽困难，泛吐痰涎者。华蟾素胶囊，可解毒，消肿，止痛，用于中、晚期肿瘤的治疗。

2. 针刺治疗 选穴内关、膈俞、合谷、天突、廉泉等，毫针刺法，采用平补平泻法。

八、预防调护

养成良好的饮食习惯，保持愉快的心情，有助于噎膈预防。应注意不过快进食，不吃过烫、辛辣、变质、发霉食物，忌饮烈性酒；多吃新鲜蔬菜、水果，如卷心菜、紫甘蓝、香菇、胡萝卜等。食管癌高发区，应注意改良水质，改变不良生活习惯等。重视食管癌普查，以期早发现、早诊断、早治疗。

噎膈患者应进食营养丰富的食物，后期可进食牛奶、羊奶、肉汁、蜂蜜、藕汁、梨汁等流质饮食，时刻以顾护胃气为念。应注意保持心情舒畅，树立战胜疾病的自信心。

九、当代名医经验

李玉奇教授认为"噎膈为病，病在上焦，气多血少，重在利膈"，治疗总则为润燥生津，行气化痰，常用方五君汤（威灵仙、昆布、枇杷叶、青皮、桃仁）可灵活化裁。周仲瑛教授认为痰凝、血瘀、气结、毒蕴是主要病理因素。而痰气瘀互结，积渐生变，久郁而酿生"癌毒"，形成有形之异物，阻隔于食管、胃口，则为噎膈。化痰、祛瘀、行气、解毒可以祛邪，常用海藻、昆布、山慈菇、半夏、天南星，莪术、丹参、当归、三七、赤芍、桃仁、地鳖虫及白花蛇舌草、白英、半枝莲、石打穿、肿节风、冬凌草等。而针对噎膈正虚，初期多津气耗伤，手术后，或病至后期，常气血阴阳俱损，因此应重视扶正而用人参、黄芪、黄精、冬虫夏草、灵芝、阿胶、女贞子、枸杞子等。放疗易耗气伤阴，治当甘寒清润，可用太子参、沙参、麦冬、石斛、生地、女贞子、墨旱莲、天花粉等。化疗易耗伤气血，治当甘温为主，可用党参、黄芪、白术、当归、何首乌、熟地、红景天等。

十、病案举例

案1

李某，男，70岁。2008年6月13日初诊。既往有慢性支气管炎、浅表性胃炎病史。近期行胃镜检查，诊断为贲门癌。自觉胸脘有痞闷感，吞咽困难，时有嗳气，有时咽痛，舌淡暗苔腻，脉沉细无力。

中医诊断：噎膈（气虚，痰瘀互结）。

辨证分析：脾主运化，胃主受纳，脾主升，胃主降。患者脾胃气虚，痰瘀阻结，胃失和降，故可见吞咽困难，胸脘痞闷。胃气上逆，故见嗳气。综合舌脉证，舌淡暗苔腻，脉沉细无力，乃脾胃气虚、痰瘀阻结之证。病位在贲门，有关脾胃。病性为虚实夹杂，虚证是脾胃气虚，实证为痰阻血瘀。失治则病情进展，虚损日甚，可为关格危候。

治法：益气和胃，化痰散结。

方药：参赭培气汤加减。

处方：党参12g，代赭石15g（先煎），旋覆花12g，生半夏12g，陈皮9g，枳壳9g，茯苓12g，石菖蒲9g，鸡内金12g，生姜9g，石见穿15g，生甘草6g，藤梨根15g。28剂，水煎服，每日1剂，分两次服。另用六神丸，藕粉送服。

二诊：2012年2月26日。长期坚持服药，病情尚平稳，时有恶心，呕吐白色痰涎，嗳气，大便不畅，舌暗苔薄腻，脉弦细。仍用参赭培气汤加减。

处方：党参12g，代赭石15g（先煎），旋覆花12g，肉苁蓉15g，当归12g，生半夏15g，陈皮9g，茯苓12g，生姜12g，藤梨根25g，鸡内金12g，水蛭9g，浙贝15g，石见穿25g。白蜜为引。28剂，水煎服，每日1剂，分两次服。继续送服六神丸。

2014年3月间，因外感诱发咳喘加重，饮食锐减，呕吐痰涎，腹胀大，双下肢浮肿，给予升陷汤配合木香流气饮加减。其后间断服用中药，病情一度加重。2015年去世。（《赵进喜临证心悟》）

按语 消化道肿瘤，中医药治疗应该重视扶正祛邪、化瘀散结，尤其应重视固护胃气。同时根据肿瘤部位与具体临床表现，辨证选方。本病例为贲门癌患者，属于中医学"噎嗝"范畴，辨证属气虚、痰瘀癌毒阻结，所以投用参赭培气汤加减，补气的同时，重点用生半夏化痰散结，石见穿、藤梨根抗癌解毒。另用六神丸者，可以解毒利咽，以毒攻毒也。临床上应用梅花点舌丹也有疗效。对吞咽不利者，常要求用蜂蜜或藕粉调糊送服，以使药物滞留于局部，起到消肿解毒的作用。只有胃气尚存，中药才能缓缓取效，使患者带病延年。

案2

张某，男，58岁，2011年5月初诊。发现食管癌3年余。患者2008年2月出现进食发噎，症状时隐时现，进普食有时需要饮水送下，但并未在意。两个月以后，自觉进食发噎频繁，伴有胸骨后微痛，疑为食管癌，于同年5月在当地医院行食管钡餐造影，发现食管中上段充盈缺损，约7cm，病变上端食管腔扩张，确诊为食管癌。转郑州某医院进一步检查，食管镜检查，距门齿25cm处发现食管壁充血糜烂呈结节状凸凹不平，易出血，筛检找到鳞状癌细胞。于6月来北京肿瘤医院放射治疗，症状缓解，自认为痊愈，回家未行其他治疗。2011年5月再次出现胸骨后疼痛，口干苦，进食发噎明显，当地医院检查考虑为复发，日渐加重，胸背疼痛，再次来北京治疗。经过多家医院检查，认为不能再行放疗。患者体质差，不能承受化疗，又转门诊治疗。刻下症：进食哽噎，只能进半流质，呕吐黏液，胸背烧灼样疼痛，消瘦明显，痛苦表情，大便干，已1周未解大便。舌质红有裂纹，苔少剥，脉弦数。

中医诊断：噎膈（阴虚津亏，瘀结化毒）。

治法：活血化瘀，滋阴润燥，佐以抗癌。

处方：桃仁10g，生地12g，当归10g，莪术15g，白术10g，郁金10g，丹参10g，露蜂房6g，枸杞子15g，女贞子15g，石见穿15g，半枝莲15g，火麻仁15g。

二诊：胸背痛未见好转，呕吐黏液较前好转，大便已解，量少干黑。脉弦细，苔剥，舌红。原方加全瓜蒌30g，急性子15g，炙大黄5g。连服14剂。给予西黄解毒胶囊。

三诊：2011年10月20日。诉进食发噎好转，能进软食，胸背疼痛减轻，大便已通，精神好转，体力较前有所增加，脉弦细，苔黄，舌红，患者要求带药回当地治疗。拟方：生黄芪、威灵仙、香橼、夏枯草、蒲公英、紫花地丁各15g，生何首乌、半枝莲、莪术、白花蛇舌草、太子参各10g，服药3个月后症状大有好转。建议继续按原方服药，患者一直带瘤生存，并能操持一般家务。（《朴炳奎医案课徒问对录》）

按语 《症因脉治·噎膈论》云："伤噎膈之证，饮食之间渐觉难下，或下咽稍急，即噎胸前，如此旬月，日甚一日，渐至每食必噎，只食稀粥、不食干粮。"朴炳奎教授认为食管癌的病位在食管，胃气所主，核心病机是脾胃气虚，气滞、痰凝、血瘀结聚。本案即从血瘀论治，桃仁、莪术活血消癥，当归、生地养血活血，配以露蜂房、半枝莲、石见穿解毒散结。

（庞 博）

31 腹 痛

腹痛是指腹内脏腑气机不通，或寒邪中阻，脉络拘挛，或中脏虚寒、脉络失养所致的以腹痛即胃脘以下、耻骨毛际以上的部位疼痛为主症的病证。腹痛作为症状可见于内外妇科多种疾病，本节主要讨论内科疾病范畴的腹痛。现代医学肠易激综合征、胃肠痉挛、功能性消化不良、肠粘连、不完全性肠梗阻、急性胰腺炎等疾病以腹痛为主症者，可以参照本病证进行诊治。

一、诊断要点

1. 临床表现 以胃脘以下，耻骨毛际以上部位的疼痛为主症。性质各异，但一般不是特别剧烈，而且按之比较柔软，压痛较轻，无肌紧张及反跳痛。

2. 发病特点 起病可急可缓，腹痛发作或加剧常与饮食、情志、受凉等因素有关，可伴有腹泻或便秘，或有外伤或手术史，或有虫疾。

3. 辅助检查 腹部 X 线检查、B 超检查、血尿淀粉酶检查、大便常规检查等，有助于诊断及鉴别诊断。

二、鉴别诊断

1. 腹痛与胃痛鉴别 胃痛是胃脘痛为主症，常伴有恶心、呕吐、反酸、嘈杂等。腹痛疼痛部位在胃脘以下，耻骨毛际以上，常伴有腹满、便秘或腹泻等。"脾心痛"虽然也是以心下满而痛为特点，但疼痛部位较广泛，常有腹满、便秘等肝胃郁热、腑气不通病机，故当属于腹痛范畴。

2. 腹痛与积聚鉴别 两者均可见腹痛，但积聚除可见腹痛外，典型表现为腹部包块，或固定不移，质硬，或时聚时散。腹痛以腹痛为主症，不伴有腹部包块。

3. 腹痛与肠痈、肠结、大结胸病等外科病证鉴别 内科腹痛相对不剧烈，常痛无定处，腹部相对柔软，如伴发热，常表现为先发热后腹痛；外科腹痛，腹痛剧烈，多痛有定处，疼痛拒按，常伴有腹肌紧张，如伴发热，常表现为先腹痛后发热。如肠痈典型表现为先脘腹疼痛后转移至右侧少腹疼痛，疼痛拒按，有固定压痛。而肠结又称肠痹，常表现为典型阳明腑实证，腹胀腹满，或绕脐腹痛，拒按，有压痛，甚至可及肠中燥屎，大便不通，甚至无矢气排出，可伴有呕吐等。大结胸病典型表现为心下痛，按之石硬，甚至从心下至少腹皆硬满痛不可触近，若伴有发热、烦躁、脉浮大，则预后不良。

其他如石淋急性发作，常表现为腰痛牵及少腹以致向会阴放射，必有排尿突然中断，或尿有砂石，或伴尿血。妇科痛经，则表现为妇女月经前后腰痛腹痛，常伴有月经不调等。

三、病因病机

腹痛的病因包括体质因素、外感时邪、饮食失节、情志失调及虫积阻结、跌仆损伤等。

1. 体质因素 以阳明胃实体质者、太阴脾虚体质者最为多见。少阳气郁体质者、厥阴肝旺体质者，也有所见。其实，人群各种体质，均可发生腹痛。

2. 外感时邪 最常见的是寒邪，或加以风邪，也有暑期暑湿之邪所致者。

3. 饮食失节 饮食自倍，脾胃运化不行，饮食停滞，或太阴脾虚体质者，加以过嗜生冷，内生寒邪，或久病损伤脾阳，脾胃阳虚，可成腹痛。而阳明胃热体质者，如过嗜醇酒厚味，或煎炸烧烤，则内生湿热，或成胃肠结热，壅滞气滞，腑气不通，也可为腹痛。

4. 情志失调 尤其是少阳气郁体质，或厥阴肝旺体质，情志抑郁，或暴怒伤肝，肝郁气滞，脾胃气滞，或肝气横逆，克伐脾胃，木盛土壅，可成腹痛。

5. 虫积阻结 肠腑气机不畅，或久病血瘀，或经手术，或跌仆损伤，气血瘀滞，瘀血内停，气机阻滞，也可腹痛。《素问·举痛论》指出"寒气客于肠胃之间，膜原之下，血不得散，小络引急，故痛……热气留于小肠，肠中痛，瘅热焦渴，则坚干不得出，故痛而闭不通矣"。《内经》论腹痛，认为可因寒、因热，病位与脾胃及大小肠有关。

腹痛的基本病机为脏腑气机不通，或寒邪中阻，脉络拘急，气血痹阻，不通则痛，或中脏虚寒，脉络失养，不荣而痛。外感寒热，内伤饮食，情志失调，以及虫积、跌仆等原因，均可导致脏腑气机不利，气血运行不畅，经脉气血阻滞而出现实痛；脾胃阳虚，气血不足，则脏腑脉络失于温养而成虚痛。论其证候总不离寒热虚实，以及在气、在血，也可表现为食滞、虫积之证。若论其转归，急性暴痛者，治不及时，或治之不当，气血逆乱，可致厥脱变证；若湿热蕴结肠胃，蛔虫内扰，或术后气滞血瘀，可造成腑气不通，腹痛拒按之肠结腑实证。气滞血瘀腹痛，日久不愈，还可能变生积聚顽证。

四、辨证要点

1. 辨缓急 急性腹痛，突然发病，腹痛较剧，伴随症状明显，多因外感时邪，饮食不节，蛔虫内扰等发病。慢性腹痛，发病缓慢，病程迁延，腹痛绵绵，痛势不甚，多属内伤情志，脏腑虚弱，气血不足等。

2. 辨寒热虚实 辨寒热：寒证腹痛，多表现为腹痛拘急，疼痛暴作，痛无间断，遇冷加重，得热则减，口不渴者，为寒痛；热证腹痛，多表现为腹痛拒按，痛处灼热，腹部胀满，身热便秘，便下痛减，烦渴引饮。辨虚实：实证腹痛，多痛势急剧，痛处拒按，扣之痛势不减，得食更甚，矢气或排便后痛减，为实痛，多见于新病体壮之人，病程较短，兼有气滞血瘀食积等实证表现。虚证腹痛，多痛势绵绵，喜温喜按，时作时止，痛处无形，饥而痛增，为虚痛，多见于久病体弱之人，病程较长，常兼有脾胃虚寒表现。《金匮要略·腹满寒疝宿食病脉证治》论腹痛的虚实辨证要点指出"病者腹满，按之不痛为虚，痛者为实，可下之。舌黄未下者，下之黄自去"，很有临床价值。

3. 辨腹痛部位 大腹疼痛，多为脾胃、大小肠受病；脐腹疼痛，多为虫积；胁腹、少腹疼痛，多为厥阴肝经受病。

4. 辨气血虫食 腹痛胀满，时轻时重，痛无定处，攻撑作痛，得嗳气或矢气后痛减，为气滞痛，常与情绪有关；腹部刺痛，痛处固定，痛无休止，痛处拒按，入夜尤甚者，伴见舌质紫暗或有瘀斑，为血瘀痛；腹痛拒按，嗳腐吞酸，痛而有形，痛势不减，得食而甚，便后痛减者为伤食痛；脐腹作痛，时作时止，痛甚呕吐，伴有解蛔虫病史，为虫积痛。

5. 辨体质 阳明胃热体质者多体壮，畏热喜凉，食欲好，有便秘倾向；阳明胃寒体质者，胃寒，大便常偏干。太阴脾虚体质者多体弱，食少，畏寒，有腹泻倾向。少阳气郁体质者，性格悲观，喜忧郁。厥阴肝旺体质者，性急易怒。少阴阳虚体质者，神疲畏寒，常有腰膝酸冷、小便清长等。

五、治疗要点

治疗腹痛多以"通"字立法，应根据辨证的寒热虚实，在气在血，食积虫积，确立相应治法。实则泻之，急则治其标，调血以和气，调气以和血，寒者温之使通，下者使之上行，中结者使之旁达。虚则补之，温中补虚，益气养血，不可滥施攻下。医圣张仲景《伤寒杂病论》论腹痛创立了名方厚朴三物汤、大柴胡汤、四逆散、小建中汤、大建中汤、附子粳米汤、乌头桂枝汤、大黄附子汤、黄连汤等，在重视"通"的基础上，体现了寒下、温下、清解、疏利、温补、温通、辛开、苦降等多种治疗思路。金元李东垣《医学发明·泻可去闭葶苈大黄之属》也强调通法，指出"痛随利减，当通其经络，则疼痛去矣"。清代高士宗《医学真传·腹痛》对通法更有进一步发挥，指出"夫通则不痛，理也。但通之之法，各有不同，调气以和血，调血以和气通也；下逆者使之上行，中结者使之旁达，亦通也；虚者助之使通，寒者温之使通，无非通之之法也。若必以下泄为通，则妄矣"，认识已经相当全面。叶天士《临证指南医案》更提出"久痛入络"与辛润通络之法，尤其适用于久痛入络、绵绵不愈之腹痛。注意具体用药不可过用香燥，尤其是应用下法，应注意中病即止。

六、分证论治

1. 寒邪内阻证　腹痛拘急，遇寒痛甚，得温痛减，口淡不渴，形寒肢冷，小便清长，大便清稀或秘结，舌质淡，苔白腻，脉沉紧，脉浮或浮紧。

【治法】散寒温里，理气止痛。

【方药】良附丸合正气天香散加减。

【参考处方】高良姜9～12g，干姜9～12g，紫苏叶6～12g，乌药9～12g，香附9～12g，陈皮9～12g，白芍12～30g，炙甘草6g。

【临床应用】若中寒内聚，寒气上逆，症见腹中雷鸣切痛，胸胁逆满，呕吐者，可加制附子、肉桂，或用附子粳米汤加味。方中附子、半夏相配，因是反药，所以世人少用。若寒滞肝脉，症见少腹拘急冷痛者，可加肉桂、小茴香、当归，或用暖肝煎加味。若内外皆寒，症见腹中冷痛，手足逆冷，身体疼痛者，可用乌头、桂枝、白芍、生姜、大枣，即乌头桂枝汤方证。若为阳明胃实体质，阴寒凝结，症见单侧胁下或牵及腹部疼痛，大便不通，畏寒肢冷，或有发热，脉沉弦者，可用大黄附子汤治之。

2. 胃肠热结证　腹痛拒按，痞满不舒，烦渴引饮，大便秘结，或溏滞不爽，身热自汗，小便短黄，舌质红，苔黄燥，或黄腻，脉沉实，或滑数。

【治法】泄热通腑，行气导滞。

【方药】大承气汤加味。

【参考处方】生大黄9～15g（后下），玄明粉6～9g（冲服），枳实9～12g，厚朴9～15g，炒莱菔子12～30g，赤白芍各12～30g，炙甘草6g。

【临床应用】该方适用于阳明胃热体质，过嗜醇酒厚味、煎炸烧烤，胃肠结热，腑气不通，症见腹满疼痛拒按，大便不通者。若为少阳郁热体质，肝胃郁热，胃肠热结，症见腹胀痛拒按，心下满而痛，大便不通，或兼口苦咽干，心烦喜呕，舌苔腻或黄腻，边多浊沫，脉弦滑或数者，即所谓"脾心痛"，方可用大柴胡汤下之。若为少阳郁热体质，过嗜油腻，或素有肝胆湿热胁痛旧疾，肝胃郁热、胃肠热结所致脾心痛，临床可用赵进喜经验方金虎柴胡汤（柴胡9～12g，黄芩9g，姜半夏9～12g，虎杖12～15g，金钱草12～15g，郁金12～15g，鸡内金9～12g，木香6～9g，槟榔9～12g，赤白芍各12～30g，熟大黄9～15g，炙甘草6g），常有卓效。

3. 饮食积滞证　脘腹胀满，疼痛拒按，嗳腐吞酸，恶食呕恶，痛而欲泻，泻后痛减，粪便奇臭，或大便秘结，舌苔厚腻，脉滑。

【治法】消食导滞，理气止痛。

【方药】枳实导滞丸加减。

【参考处方】神曲9～12g，炒麦芽9～12g，炒山楂9～12g，陈皮9～12g，姜半夏6～9g，茯苓9～12g，白豆蔻9～12g，白芍12～30g，炙甘草6g。

【临床应用】该方适用于急性腹痛饮食积滞所致者。若食滞化热，腑气不通，症见大便不通，腹痛胀满者,可加木香、槟榔,或予四磨汤加减。若夹热,症见腹痛,大便不爽者,可加木香、黄连,或用香连丸。若脾虚,症见食少,大便溏稀者,可加炒白术、炒苍术、茯苓等,或用香砂六君子汤加减。若食积不重,腹痛较轻者,则可用保和丸调理脾胃。

4. 气机郁滞证　脘腹疼痛,胀满不舒,痛引少腹,或兼痛窜两胁,时作时止,得嗳气、矢气则舒,遇忧思恼怒则剧,舌质红,苔薄白,边多浊沫,脉弦。

【治法】疏肝解郁,理气止痛。

【方药】柴胡疏肝散加减。

【参考处方】柴胡9~12g,白芍12~30g,陈皮9~12g,清半夏9~12g,川芎9~12g,当归9~12g,香附9~12g,乌药6~9g,炙甘草6g。

【临床应用】该方主要适用于少阳气郁体质,气滞腹痛证者。若肝郁气滞突出,症见胸胁胀痛明显者,可加川楝子、延胡索,即金铃子散,若气滞腹痛,畏寒者,可加高良姜、香附,即良附丸。若肝气郁结,症见痛引少腹睾丸者,可加橘核、荔枝核、川楝子,或配合橘核丸。若寒疝,症见少腹绞痛者,可加木香、小茴香、乌药、青皮,或用天台乌药散加减。若肝气乘脾,症见腹痛肠鸣泄泻者,可加陈皮、炒白术、白芍、防风,即痛泻要方方义。

5. 瘀血内停证　腹痛较剧,痛如针刺,痛处固定,经久不愈,甚则尿血有块,舌质紫暗,脉细涩,或细弦。

【治法】活血化瘀,和络止痛。

【方药】少腹逐瘀汤加减。

【参考处方】当归9~12g,川芎9~12g,赤芍9~15g,蒲黄9~12g(包煎),五灵脂9~12g,没药9~12g,延胡索12~30g,小茴香6~9g,肉桂3~9g,干姜6~9g,炙甘草6g。

【临床应用】该方适用于血瘀腹痛,尤其是寒凝血瘀腹痛者。寒象不突出者,可去肉桂、干姜等。若为腹部术后作痛,或跌仆损伤所致腹痛,可加桃仁、红花、丹参、三七粉等。若下焦瘀热互结,表现为少腹急结,烦乱如狂,大便干者,可用桃仁、芒硝、酒大黄,方用桃核承气汤加减。若妇女患有盆腔淤血综合征,表现为腹痛腰痛,伴有心烦失眠、健忘等,左少腹有深在压痛,颜面有瘀斑,大便偏干,舌暗者,临床可用经验方锦桂散(桂枝6~12g,赤芍9~15g,茯苓9~12g,桃仁9~12g,牡丹皮9~12g,酒大黄6~12g,红藤15~30g),屡有效验。

6. 中虚脏寒证　腹痛绵绵,时作时止,喜温喜按,饥饿劳累后加重,形寒肢冷,神疲乏力,气短懒言,面色无华。大便溏薄,舌质淡,苔薄白,脉沉细,或细弦。

【治法】温中补虚,缓急止痛。

【方药】小建中汤加减。

【参考处方】桂枝9~12g,赤白芍各9~30g,生姜9~12g,大枣6~12枚,炙甘草6g。

【临床应用】该方适用于太阴脾阳虚体质,或内伤久病脾胃阳虚所致的虚寒腹痛,时腹自痛,脐两旁腹肌痉挛如竹片者。若腹中大寒痛,腹部有包块,痛不可触近,肢冷者,实为阳虚寒邪中阻所致的聚证,方用大建中汤。若脾胃阳虚突出,症见腹痛下利,畏寒肢冷者,方用附子理中汤。若阳虚加以寒邪内结成实,症见畏寒肢冷,腹满腹痛,大便不通者,方可用温脾汤加减。

七、其他疗法

1. 针灸疗法　主穴:中脘、天枢、关元、足三里。腹寒痛者,配神阙;热结腹痛者,配阴陵泉;食积腹痛者,配下脘、梁门;气滞腹痛者,配期门、太冲;瘀血腹痛者,配膈俞;虚寒腹痛者,配脾俞、神阙。实证用泻法,虚寒用补法,可以加灸。每日1次,每次留针20~30分钟。

2. 推拿疗法　可以拇指指腹端按揉足三里、三阴交等穴。或用摩腹法,根据证候虚实,或顺时针行泻法,或逆时针行补法。若为中脏虚寒腹痛,还可取丁香、肉桂研极细面,敷贴神阙等穴。

八、预防调护

预防腹痛，应该注意节饮食、适寒温、调情志，保持大便通畅。腹痛患者，更应重视饮食调理，重症大便闭者，甚至需要暂停食水。胃肠热结者，应避免辛辣刺激性及甘肥醇酒等食物。虚寒腹痛者，应忌食生冷。肝气郁滞者，应保持心情愉快，避免忧思恼怒等不良情绪刺激。腹痛剧烈者，应卧床休息，伴有面色苍白，冷汗淋漓，四肢厥冷者，应密切注意病情变化。

九、当代名医经验

秦伯未教授认为腹痛寒多热少，治法常用温散辛通之法。寒痛虚证可用白术、附子、干姜、甘草等温运脾肾，实证可用乌药、木香、砂仁、陈皮等疏肠散寒法。气滞可用当归、青皮、香附等疏肝理气。瘀血可用当归、赤芍、红花、泽兰、延胡索等活血祛瘀。程门雪教授认为脐腹痛，牵涉胁肋者，多肝郁气滞，治当疏肝理气，方用逍遥散、四逆散加减。艾叶、桂心可祛少阴之寒。桃仁、失笑散、延胡索可活血祛瘀。"凡治痛，轻则在气，重则在血。新则气滞，久则入络，用药温能疏气，凉能凝血"，不可不知。董建华院士治疗腹痛善用通降。实证以除积理气为主，理气轻剂用枳壳、大腹皮、陈皮，重剂用槟榔、瓜蒌、酒军、玄明粉。虚者则强调补而兼通。夏桂成教授治疗湿热腹痛，多用红藤、败酱草、蒲公英、丹皮、苍术、白术、泽泻等。强调湿热腹痛后期，常存在脾肾阳虚者，此时当治以附子理中汤加黄连、木香等。

十、病案举例

范某，女，52 岁。患者绕脐腹痛近半年，伴见心烦、失眠、健忘，食欲尚可。曾行全消化道造影：小肠蠕动过速，他无异常。西药治疗无效，遂求治于中医。查其脐旁有痛，可扪及条索状物，舌暗红，苔根黄，脉沉弦。

中医诊断：腹痛（瘀热互结）。

辨证分析：气为阳，血为阴，初病在气，久病多血瘀。患者绕脐腹痛半年不愈，气血瘀滞可知，瘀久化热，瘀热内结，故见心烦、失眠、健忘。综合舌脉证，舌暗红，脉沉弦，乃瘀血化热、瘀热互结之证，不治则有蓄血发狂之虞。

治法：祛瘀泻热。

方药：桂枝茯苓丸加味。

处方：桂枝、赤白芍各 6g，云茯苓、酒大黄各 9g，桃仁、丹皮各 10g。药仅 3 剂，腹痛明显减轻，睡眠转佳。原方再投 4 剂，腹痛消失。随访 3 年未再复发。（《古方妙用》）

按语 腹痛一证、胃肠疾病多见，本例脐腹疼痛而食纳可，也无呕吐、腹泻等消化道症状，确非常法所能奏效。观其舌脉证，舌暗红、苔根黄、脉沉弦，脐旁有压痛并可扪及条索状物，知为瘀血内结、瘀热内结之证，故又兼见心烦、失眠、健忘等。治当活血祛瘀，并泻其结热，故投用桂枝茯苓丸加大黄，7 剂而诸症消失。

（穆国华）

32 泄 泻

泄泻是由脾胃运化失职、肠道功能失司所致的以大便次数增多，粪质稀薄，甚至泻出如水样为临床特征的病证，尤以粪质稀薄为重点，仅仅大便次数多，并不能称为泄泻。《内经》称为"泄"，

《伤寒杂病论》归之于"下利"。泄泻作为临床常见病证，一年四季均可发生，但以夏秋两季较为多见，脾虚湿盛所致者尤为多见。现代医学的急慢性腹泻，包括急性胃肠炎、慢性肠炎、肠易激综合征等，均可参照本病证进行诊治。

一、诊断要点

1. 临床表现　以大便次数增多，粪质稀薄，甚至泻出如水样为临床特征。其中以粪质清稀为必备条件，常兼有脘腹不适，腹胀腹痛肠鸣，食少纳呆，小便不利等症状。

2. 发病特点　起病或缓或急，常有反复发作史，常因外感寒热湿邪，内伤饮食情志，饮食失节，劳倦内伤等诱发或引发加重。

3. 辅助检查　大便常规及细菌培养、血常规、结肠镜检查等，有助于诊断与鉴别诊断。

二、鉴别诊断

1. 泄泻与痢疾鉴别　两者均系大便次数增多，粪质稀薄的病证。但痢疾以腹痛，里急后重，便下赤白脓血为主症，多湿热疫毒蕴结肠道，气机阻滞，肠道传导失司所致。泄泻以大便次数增多，粪质稀薄，甚至泻出如水样为主症，大便中无脓血，也无里急后重，腹痛或有或无，多脾虚湿盛等引起脾失健运、升降失司、清浊不分所致。

2. 泄泻与霍乱鉴别　两者均会出现大便清稀如水的症状，但霍乱是一种猝然起病，剧烈上吐下泻，吐泻并作的病证，其发病特点是来势急骤，变化迅速，病情凶险，起病时常先突然腹痛，继则吐泻交作，所吐之物均为未消化之食物，气味酸腐热臭，所泻之物多为黄色粪水，或如米泔，常伴恶寒发热，部分患者在吐泻之后，津液耗伤，迅速消瘦，或发生转筋，腹中绞痛，若吐泻剧烈，则见面色苍白，目眶凹陷，汗出肢冷等津竭阳衰之危候。而泄泻只以大便次数增多，粪质稀薄，甚至泻出如水样为主症，一般起病不急骤，泄水量不大，无米泔水样便，津伤较轻。

三、病因病机

泄泻的病因包括体质因素，感受外邪，饮食所伤，情志失调以及劳倦内伤等。

1. 体质因素　以太阴脾虚体质者、少阴肾虚体质者最为多见。少阳气郁体质者、厥阴肝旺体质者等也有所见。

2. 感受外邪　以湿为主，常夹寒、热、暑等病邪。湿邪困遏脾阳，影响脾的运化，水谷相杂而下，最易引起泄泻。《素问·生气通天论》指出"因于露风，乃生寒热，是以春伤于风，邪气留连，乃为洞泄"，《素问·举痛论》指出"寒气客于小肠，小肠不得成聚，故后泄腹痛矣"，《素问·至真要大论》指出"诸呕吐酸，暴注下迫，皆属于热"，认为风、寒、热、湿等邪均可引起泄泻。

3. 饮食所伤　尤其是太阴脾虚体质者，饱食过量，宿滞内停；或过食肥甘，湿热内蕴；或恣啖生冷，寒食交阻；或误食馊腐不洁之物，伤及肠胃，均可致脾胃运化失健，传导失职，引发泄泻。《素问·太阴阳明论》指出"饮食不节，起居不时者，阴受之……阴受之则入五脏……下为飧泄"。

4. 情志失调　尤其是少阳气郁体质或厥阴肝旺体质，郁怒伤肝，肝失疏泄，木横乘土，脾胃受制，运化失常，或忧思气结，脾虚不运，均致水谷不归正化，下趋肠道而为泻。《素问·举痛论》指出"怒则气逆，甚则呕血及飧泄"。宋代陈无择《三因极一病证方论》指出"喜则散，怒则聚，惊则动。脏气隔绝，精气夺散，必致溏泄，皆内所因"，强调情志失调可导致泄泻。

5. 劳倦内伤　脾胃虚弱，或年老体弱，久病致虚，脾肾阳虚，脾失温煦，也可成泄泻。《素问·脉要精微论》指出"胃脉实则胀，虚则泄"。《素问·脏气法时论》指出"脾病者……虚则腹满肠鸣，飧泄食不化"。《素问·宣明五气》指出"五气所病……大肠小肠为泄"，提示泄泻病位与脾胃及大小肠有关。清代林珮琴《类证治裁·泄泻》补充真阳虚可致"五更泻"。王清任《医林改错》指出"泻肚日久，百方不效，是总提瘀血过多"，有关泄泻病因的认识日趋完善。

泄泻的中心病位在脾，有关胃肠、肝肾等脏腑，病机关键在于脾胃运化功能失调，肠道分清泌浊、传导功能失司，以脾虚湿盛者最为常见。如《素问·阴阳应象大论》所论"清气在下，则生飧泄"，"湿胜则濡泻"。其病性初起多以邪实为主，久病则以虚实夹杂，或正虚为主。急性起病，病程短者，以湿盛为主；久泻者起病较缓，病程长，以脾虚多见。湿盛与脾虚常互相影响。《医宗必读》有"无湿不成泻"之说。脾主运化水湿，脾主升清，胃主降浊；小肠、大肠分清泌浊、传导化物；肝主疏泄，可疏土助运；肾主命门之火，能温煦脾阳。诸脏腑功能的正常皆有关于大便正常排泄。所以无论何脏腑功能失调，皆会影响到脾主运化水湿的功能，从而可使脾胃健运失职，肠道不能正常分清泌浊、传导化物，而发生泄泻。其中，痛泻为病，多肝旺脾虚，肝气疏泄太过，脾气统摄无权，故成痛泻。而五更泻，除以肾阳虚为基础外，也与五更时分，肝气主时，肝气得天气之助，疏泄太过，肾虚不能固藏有关。至于泄泻的转归，一般来说，暴泻相对易治，但失治误治，也可转为久泻者。个别重症患者，因伤津耗液，可导致液竭气脱，甚至可有厥脱之变。久泻相对难治，脾胃虚弱，阳气下陷，或脾虚日久，渐成肾虚，则脾肾阳虚，致大肠滑脱顽证，常缠绵难愈。

四、辨证要点

1. 辨暴泻与久泻　暴泻者起病较急，病程较短，泄泻次数频多，以湿盛为主；久泻者起病较缓，病程较长，泄泻呈间歇性发作，以脾虚多见。

2. 辨虚实　病程较长，腹痛不甚且喜按，小便利，口不渴，稍进油腻，或饮食稍多即泻者，多属虚证；起病急，病程短，脘腹胀满，腹痛拒按，泻后痛减，泻下物臭秽者，多属实证。

3. 辨寒热　粪质清稀如水，或稀薄清冷，完谷不化，腹中冷痛，肠鸣，畏寒喜温，常因饮食生冷而诱发者，多属寒证；粪便黄褐，臭味较重，泻下急迫，肛门灼热，常因进食辛辣燥热食物而诱发者，多属热证；兼伤食者，常见大便溏垢，完谷不化，臭如败卵。

4. 辨病位　稍有饮食不慎或劳倦过度泄泻即作或复发，食后脘闷不舒，面色萎黄，倦怠乏力，病多在脾；泄泻反复不愈，每因情志因素使泄泻发作或加重，腹痛肠鸣即泻，泻后痛减，矢气频作，胸胁胀闷者，病多在肝；五更泄泻，完谷不化，小腹冷痛，腰酸肢冷者，病多在肾。

5. 辨体质　太阴脾虚体质者，体弱，食欲差，大便次数偏多。少阴肾虚体质者，多年老，或体虚神疲，腰膝酸冷，性功能差。少阳气郁体质者，女性多见，多性抑郁，爱生闷气。厥阴肝旺体质，多性情暴躁，性急易怒。

五、治疗要点

泄泻的治疗原则为健脾助运、化湿止泻。急性暴泻以湿盛为主，应着重化湿，参以淡渗利湿，根据寒湿、湿热与暑湿的不同，分别采用温化寒湿、清化湿热和清暑祛湿之法，重视健运脾胃治法。慢性久泻以脾虚为主，当以健运脾气为要，佐以化湿利湿；若夹有肝郁者，宜配合抑肝扶脾；肾阳虚衰者，宜补火暖土。同时还应注意急性泄泻不可骤用补涩，以免闭留邪气；慢性泄泻不可分利太过，以防耗其津气。清热不可过用苦寒，以免损伤脾阳；补虚不可纯用甘温，以免助湿；寒热错杂者，更当寒热并用。

历代医家论泄泻治疗，各具特色。医圣张仲景《伤寒杂病论》论"下利"治法，包括葛根汤、黄芩汤、白头翁汤、泻心汤、承气汤、五苓散、理中丸、四逆汤、赤石脂禹余粮汤与诃黎勒散及灸百会等，或疏，或清，或利，或温，或补，或涩，或泻，或升，或辛开苦降，或"通因通用"，诸法皆备。明代张介宾《景岳全书·泄泻》明确提出分利止泻法。李中梓《医宗必读·泄泻》更在总结前人治泄经验的基础上，提出了著名的治泄九法，即淡渗、升提、清凉、疏利、甘缓、酸收、燥脾、温肾、固涩，系统而全面，值得重视。

六、分证论治

1. 暴泻

（1）寒湿证：泄泻清稀，甚则如水样，腹痛肠鸣，脘闷食少，舌苔白腻，脉濡缓。外感风寒，可兼恶寒发热头痛，肢体酸痛，苔薄白，脉浮。

【治法】芳香化湿，解表散寒。

【方药】藿香正气散加减。

【参考处方】藿香6～12g，大腹皮6～9g，厚朴6～9g，紫苏叶6～12g，白芷6～9g，姜半夏6～12g，陈皮9～12g，茯苓9～12g，苍术9～15g，白术9～15g，炙甘草6g。

【临床应用】若表邪较重，周身困重而骨节酸楚者，可加荆芥、防风以增疏风散寒之力。如湿邪偏重，胸闷腹胀尿少，肢体倦怠，苔白腻者，可用胃苓汤加减。若偏于寒湿者，可加桂枝、苏叶等辛散温通之品。若外受风寒，恶寒，头项强痛，泄泻，脉浮者，可用葛根汤或桂枝加葛根汤。

（2）湿热证：泄泻腹痛，泻下急迫，或泻而不爽，粪色黄褐，气味臭秽，肛门灼热，或身热口渴，小便短黄，舌苔黄腻，脉滑数或濡数。

【治法】清利湿热，利湿止泻。

【方药】葛根黄芩黄连汤加减。

【参考处方】葛根12～30g，黄芩9～12g，黄连9～12g，炒苍白术各9～15g，茯苓9～15g，炒薏苡仁15～30g，炙甘草6g。

【临床应用】若夹食滞，症见排泄物酸腐不化者，可加炒神曲、炒麦芽等。若兼风热表证，症见发热头痛，脉浮者，可加用金银花、连翘、薄荷等。若在夏暑期间，暑湿侵袭，表里同病，症见发热头重，烦渴自汗，小便短赤，脉濡数者，可用新加香薷饮合六一散治疗。中成药枫蓼肠胃康片治疗湿热泄泻，也有良好疗效。

（3）食滞证：泻下稀便，臭如败卵，伴有不消化食物，脘腹胀满，腹痛肠鸣，泻后痛减，嗳腐酸臭，不思饮食，舌苔垢浊或厚腻，脉滑。

【治法】消食导滞。

【方药】保和丸加减。

【参考处方】神曲9～12g，炒麦芽9～12g，炒山楂9～12g，陈皮9～12g，姜半夏6～9g，茯苓9～12g，白豆蔻9～12g，炒白芍12～15g，炙甘草6g。

【临床应用】若积滞化热者，可加木香、黄连，即香连丸方义。若食滞较重，症见脘腹胀满，泻而不畅者，可因势利导，通因通用，加大黄、枳实、槟榔，或用枳实导滞丸以消导积滞，清利湿热。

2. 久泻

（1）脾胃虚弱证：稍进油腻食物，就发生泄泻，伴有不消化食物，大便时泻时溏，迁延反复，饮食减少，食后脘闷不舒，面色萎黄，神疲倦怠，舌淡苔白，脉细弱。

【治法】健脾益气，和胃渗湿。

【方药】参苓白术散加减。

【参考处方】党参9～12g，炒苍白术各9～15g，茯苓9～12g，炒山药9～12g，莲子肉9～12g，砂仁6～9g（后下），陈皮6～9g，炒薏苡仁12～30g，白扁豆8～9g，桔梗6g，炙甘草6g。

【临床应用】脾虚久泻之丸散剂，便于久服，较之汤剂疗效更好。若脾阳虚衰，阴寒内盛，伴见腹中冷痛，手足不温者，宜用附子理中丸。若久泻不止，中气下陷，伴见滑脱不禁，甚或脱肛者，可用补中益气汤。若在脾虚基础上，兼有寒热错杂，升降失司，症见心下痞满，恶心，呕吐，肠鸣泄泻，舌苔腻黄白相间者，可用半夏泻心汤。

（2）肾阳虚衰证：黎明之前脐腹作痛，肠鸣即泻，泻下完谷不化，泻后即安，伴有小腹冷痛，形寒肢冷，腰膝酸软，舌淡苔白，脉细弱。

【治法】温肾健脾，涩肠止泻。

【方药】四神丸加减。

【参考处方】吴茱萸6～9g，补骨脂9～12g，肉豆蔻9～12g，五味子9～12g，干姜9～12g，炒白术9～15g，炙甘草6g。

【临床应用】该方中吴茱萸可以温中散寒，更可平肝降逆，补骨脂温阳补肾，肉豆蔻、五味子可温中固肾，收涩止泻。若肾阳虚衰明显，症见腰膝酸冷，夜尿频多者，可加附子、肉桂等。若脾阳不足突出，症见食少腹满者，可加木香、砂仁、炒苍术、炒山药等。若肾阴虚，大肠滑脱，症见大便滑脱不禁者，可配合桃花汤、赤石脂禹余粮汤。若久泻不止，辨证属寒热错杂，心烦，腹满畏寒者，可改用乌梅丸加减。

（3）肝气乘脾证：肠鸣攻痛，腹痛即泻，泻后痛缓，每因抑郁恼怒，或情绪紧张而诱发，平素胸胁胀闷，嗳气食少，舌淡，苔白，脉弦细。

【治法】抑肝扶脾，调中止泻。

【方药】痛泻要方加减。

【参考处方】炒白芍9～15g，防风3～6g，炒白术9～15g，炒苍术9～15g，陈皮6～9g，炙甘草6g。

【临床应用】应注意白芍应用炒白芍，剂量不可过大。若为厥阴肝旺体质，肝气疏泄太过，症见性急易怒者，可加乌梅、煅牡蛎等敛肝柔肝。若为少阳气郁体质，症见胸胁脘腹胀痛，可加柴胡、枳壳、香附等。若脾虚明显，可用茯苓、山药、莲子等，或配合参苓白术散。若胃纳不开，症见食少恶心呕吐者，可加用炒麦芽、木香、砂仁等。久泻不止者，还可加赤石脂、五倍子、石榴皮等。

七、其他疗法

1. 中药敷贴疗法　以胡椒粉填神阙穴，用纱布盖贴，胶布固定，或外贴小膏药固定，隔日更换1次，适用于寒湿泄泻。五倍子粉6g，用醋调如水糊状，摊在纱布上，盖于脐上，如泻止，可用于久泻。但不可敷贴时间太久。

2. 针刺疗法　暴泻可取穴中脘、天枢、足三里、阴陵泉。偏寒者可灸，或隔姜灸。偏热者针刺多用泻法。久泻可取穴脾俞、中脘、章门、天枢、足三里。五更泻加命门、气海、关元。针刺采用补法，并可加灸。

八、预防调护

饮食注意不暴饮暴食，不吃腐败变质食物，不喝生水及生冷瓜果，养成饭前便后洗手习惯。同时保持心情舒畅，注意起居有常，冬季重视腹部保暖，夏天避免贪凉饮冷，即可预防泄泻发病。

泄泻患者应给予流质或半流质饮食，饮食宜清淡、新鲜、容易消化而富有营养，禁忌辛辣油炸、肥甘厚味，提倡戒酒。暴泻易伤津耗气，可予淡盐汤、米粥自养。痛泻患者，应注意调畅情志，尽量消除紧张情绪，避免情绪波动。

九、当代名医经验

董建华院士治疗慢性泄泻强调脾、肝、肾同调，以健脾为主，辅以抑肝、温阳，酌情加用疏理消导之品，认为久泻常见虚中夹滞，或湿热未净，或气机郁滞，或入络留瘀，或湿浊不化，疏理消导，可使陈莝去而肠胃洁。焦树德教授重视肠风飧泄，常用胃风汤（党参、煨葛根、白术、肉豆蔻、防风、白芍、茯苓、当归、荆芥、川芎、桂枝、升麻）随证加减。熊继柏教授强调泄泻治疗"三审"，即审虚实、审泻下物、审腹痛。杨春波教授认为"脾胃湿热"是慢性泄泻的重要病机,湿热留稽、脾肾不足、肝失疏泄是久泻缠绵难愈、易于复发的关键。所以,治疗湿热泄泻常用杨氏清化肠饮,寒湿泄泻常用理中丸合平胃散、藿香正气散,脾虚加湿中气下陷证常用参苓白术散合补中益气汤,肝郁脾虚泄泻常用痛泻要方加减,脾肾不足采用四君子汤合四神丸加减治疗。

十、病案举例

张某,男,20岁。2型糖尿病近1年。长期服用磺脲类降糖药,血糖控制一般。半年来出现腹泻,每日7~10次。自述脘腹胀满,畏寒,失眠多梦,腰膝酸冷,乏力体倦,舌暗红,苔腻略黄,脉细滑。

中医诊断:消渴病之泄泻(脾胃阳虚,湿热中阻)。

辨证分析:脾主运化,胃主受纳,脾胃共为升降之枢。患者消渴病久,脾胃阳虚,湿热留恋不去,脾胃运化无权,肠道传导失司,故见泄泻日近十次。脾虚痰湿阻隔,水火升降失司,阳不能入于阴,故见失眠多梦。脾肾阳虚,故见乏力体倦,腰膝酸冷。综合舌脉证,舌暗红,苔腻略黄,脉细滑,乃脾虚湿热之证。病位在脾胃,与肾相关。病性为虚实夹杂,虚为脾阳虚,实为湿热,夹有血瘀。失治误治,则缠绵难愈,可渐为脾肾阳衰、大肠滑脱之证。

治法:健脾温阳,清热祛湿。

方药:连理汤加味。

处方:黄连12g,肉桂3g,干姜10g,生晒参3g,炒苍白术各15g,煨葛根30g,丹参30g,甘草6g,荔枝核15g,仙鹤草30g。单味处方饮片颗粒,14剂。结果服药2周,大便次数明显减少,每日行2~3次,血糖实验室检查在正常范围。原方再服14剂,配合参苓白术丸,每次6g,每日2次。其后大便成形,诸症消失,病归平复。(《中医内科学实用新教程》)

按语 糖尿病性腹泻,多由久病脾虚所致,也常见脾阳虚或脾肾阳虚所致者。因消渴病热伤气阴,邪热是其发病的关键因素。所以,治疗在健脾益气,或健脾温阳的同时,可配合苦寒坚阴之药。此例即消渴病脾阳虚、湿热留恋不去,所以治以健脾温阳,兼可清热除湿的连理汤加味。黄连配合肉桂,即交泰丸,陈皮、清半夏、茯苓,即二陈汤,可交通心肾,和胃安神。至于加用葛根、丹参者,即祝谌予教授所谓活血对药,为治疗糖尿病及其并发症临床常用。

(赵进喜　孙慧怡)

33　痢　疾

痢疾是以邪客肠腑,与气血搏结,化腐成脓导致的以腹痛,里急后重,痢下赤白脓血为典型表现的病证。古人又称"肠澼"、"下利"、"滞下"等。宋代严用和《济生方·痢疾论治》指出"今之所谓痢疾者,古所谓滞下是也"。隋代巢元方《诸病源候论·痢病候》将痢疾分为"赤白痢"、"脓血痢"、"脓血痢"、"冷热痢"、"休息痢"等21种痢病候,重视热毒致病。临床以湿热痢最为常见。元代朱丹溪《丹溪心法·痢病》指出"时疫作痢,一方一家之内,上下传染相似",此"时疫痢",多疫毒外受,病情严重者,常表现为高热神昏、四肢厥冷症状突出者,又称"疫毒痢"。而病程长,正气受伤,湿热留恋不去,时作时止者,称为"休息痢"。现代医学的细菌性痢疾、阿米巴痢疾及溃疡性结肠炎等,可参照本病证进行诊治。

一、诊断要点

1. 临床表现　以腹痛、里急后重、痢下赤白脓血为主症。急性痢疾可伴有恶寒发热等。

2. 发病特点　常见于夏秋季节，多有饮食不洁史，具有传染性或无传染性。急性痢疾起病急骤；慢性痢疾可反复发作，迁延不愈，或时作时止。

3. 辅助检查　必要时可做大便常规、大便培养、血常规、X 线钡剂灌肠造影，以及直肠、结肠镜检查。

二、鉴别诊断

痢疾与泄泻鉴别　泄泻与痢疾均可表现为大便稀溏、大便次数增多。但泄泻的典型表现为粪便清稀如水或完谷不化，无脓血便及里急后重，可无腹痛，或腹痛而泻后可减。多脾虚湿盛，升降失司，清浊不分所致。痢疾典型表现为大便脓血，腹痛，里急后重，便后痛不减，为湿热等邪客肠道，气血壅滞，腐败为脓血，传导失司所致。

三、病因病机

痢疾的病因包括体质因素、湿热疫毒内侵，常以饮食失宜为诱因。

1. 体质因素　所有人群都可能发病，但太阴脾虚体质者更容易发病，而且太阴脾虚体质者、少阴肾虚体质者更容易发展为慢性病程。阳虚体质者，则邪从寒化，可使痢疾病情更趋复杂。

2. 湿热疫毒内侵　是痢疾发病的主因。夏秋季节，气候多潮湿，气温高，湿热之邪更容易在人群中广为传染。《素问·至真要大论》指出"民病注泄赤白……少阳司天，火淫所胜"。

3. 饮食失宜　过嗜生冷，或过嗜油腻，尤其是进食不洁、酸腐食物，最容易诱发痢疾等。《素问·太阴阳明论》指出"饮食不节，起居不时，则阴受之，阴受之则入五脏，入五脏则䐜满闭塞，下为飧泄，久为肠澼"。宋代杨仁斋《仁斋直指方论·痢疾》更有所谓"无积不成痢"之说。

痢疾的病位在肠道，与脾胃有关，湿热痢疾多见，而久病甚至可影响及肾。明代李中梓《医宗必读·痢疾》指出"痢之为证，多本脾肾……在脾者病浅，在肾者病深……未有久痢而肾不损者"，认为久痢多虚证，病可由脾及肾。核心病机为邪客肠腑，与气血相搏，气血壅滞，化腐成脓，传导失司。因患者体质不同而出现不同的证候特点，素体阳盛者，易感受湿热，或湿从热化，而表现为湿热痢疾。而素体阳虚者，易感受寒湿，或湿从寒化，即可表现为寒湿痢疾。清代李用粹《证治汇补·痢疾》载："无积不成痢……痢起夏秋，湿热交蒸，本乎天也。因热求凉，过吞生冷，由于人也。气壮而伤于天者，郁热为多。气弱而伤于人者，阴寒为甚。湿土寄旺四时，或从火化，则阳土有余，而湿热为病。或从水化，则阴土不足，而寒湿为病。"更有感受湿热疫毒之邪，容易壅滞气血，充斥全身，邪陷营血，或蒙闭清窍，即为疫毒痢重症。因肠与胃相连，如果湿热疫毒之气上攻于胃，或久痢伤正，胃虚气逆，均可见胃失受纳，则为噤口痢。而痢疾迁延，邪恋正衰，或治疗不当，收涩过早，关门留寇，则成时发时愈之休息痢，或日久不愈的久痢。《证治汇补·痢疾》论久病痢疾指出"屡发屡止，经年不愈，多因兜涩太早，积热未清所致。亦有调理失宜，亦有过服寒凉，亦有元气下陷，亦有肾虚不固，均能患此"。至于疫毒热盛伤津，或湿热内蕴，日久伤阴者，更可表现为阴虚痢。寒湿日久伤阳，或痢久不愈，损伤脾肾阳气，则可转化成虚寒痢。

四、辨证要点

1. 辨虚实　一般新病年少，形体壮实，腹痛拒按，里急后重便后减轻者多为实；久病年长，形体虚弱，腹痛绵绵，痛而喜按，里急后重，便后不减或虚坐努责者为虚。

2. 辨寒热　下血色鲜红，或赤多白少，质稠恶臭，肛门灼热，或里急后重。如厕而不得便，口渴喜冷饮，小便黄或短赤，舌质红，苔黄腻，脉数而有力者属热；痢下白多赤少或晦暗清稀，频下污衣，无臭，面白，畏寒喜热，四肢微厥，小便清长，舌质淡，苔白滑，脉沉细弱者，属寒。

3. 辨体质　太阴脾虚体质者，体弱，平素食少，有腹泻倾向。阳明胃热体质者，体壮，食欲亢进，有便秘倾向。少阴阴虚体质者，形体瘦长，思维敏捷，有失眠倾向；少阴阳虚体质者，体虚神疲，畏寒肢冷，多睡眠。

五、治疗要点

痢疾的治疗应根据病证的寒热虚实确定治疗方案。热痢清之，寒痢温之，寒热错杂者，清温并举。初痢实则通之，久痢虚则补之，虚实夹杂者，通涩兼施。痢疾气血壅滞，治疗应重视调和气血。调气导滞、和血行血为治痢的基本方法。具体用药：便下赤白脓血，赤多者，应重用血药，白多者，应重用气药。因有胃气则生，无胃气则死，所以治痢始终应当以固护胃气为念。同时应强调治疗痢疾，不可过早补涩，不可峻攻克伐，不可分利小便，以免闭门留寇，或损伤正气，而成久痢顽证。

历代医家之中，东汉张仲景《伤寒杂病论》将痢疾统属于"下利"，所谓"少阴病，下利便脓血者，桃花汤主之"；"热利下重者，白头翁汤主之"。白头翁汤、桃花汤分治虚寒痢与热痢。金代刘河间《素问病机气宜保命集·泻痢论》创芍药汤，更提出"调气则后重自除，行血则便脓自愈"的治痢大法。清代喻昌《医门法律·痢疾论》针对痢疾初期患者更提出"逆流挽舟"之法，主张用活人败毒散"引其邪而出之于外"。蒋宝素《医略十三篇·痢疾》更强调"治痢之法，当参入治痈之义。"以上所述均有较高的临床价值。

六、分证论治

1. 实证

（1）湿热痢：下痢赤白脓血，赤多白少，或纯下赤冻，腹痛，里急后重，肛门灼热，小便短赤，或发热恶寒，头痛身楚，口渴。舌质红，苔黄腻，脉滑数，或浮数。

【治法】清热化湿解毒，调气行血导滞。

【方药】芍药汤加减。

【参考处方】白芍 12～30g，当归 9～12g，木香 6～9g，槟榔 9～12g，黄芩 9～12g，黄连 9～12g，熟大黄 3～6g，肉桂 1.5～3g，炙甘草 6g。

【临床应用】该方适用于体质属阳，湿热壅滞之湿热痢疾。若热毒突出，症见血痢多，或口渴者，可加地榆、槐花、金银花、马齿苋、白头翁，或方用白头翁汤加减。若夹食滞，症见大便脓血夹不消化食物者，可加焦山楂、炒莱菔子等。若痢疾初期，兼见恶寒发热、头身痛、脉浮等表证者，方用活人败毒散以"逆流挽舟"。若表邪未解而里热已盛，症见身热汗出、便下黏液，肛门灼热者，方用葛根芩连汤。若夹食滞化热，症见痢下不爽，腹痛拒按，苔黄腻脉滑者，可配合枳实导滞丸加减。

（2）疫毒痢：壮热，腹痛剧烈，里急后重明显，便下脓血，或腹满，大便不通，烦渴，头痛烦躁，或神昏谵语，或痉厥抽搐，或面色苍白，汗冷肢厥，舌质红绛，苔黄燥，或苔黑滑润，脉滑数，或脉沉微。

【治法】泄热解毒，清热凉血。

【方药】白头翁汤加味。

【参考处方】白头翁 15～30g，黄芩 6～9g，黄连 6～12g，木香 6～9g，槟榔 9～12g，黄柏 9～12g，熟大黄 6～12g，当归 9～12g，白芍 12～30g，炙甘草 6g。

【临床应用】若热毒充斥全身，邪热内闭，症见高热神昏，甚至四肢厥冷，或有腹痛、里急后重，反不见脓血便，大便不通者，应遵《伤寒论》"厥应下之"之法，方用大承气汤加减，或用大黄制剂灌肠。若邪闭阳脱，症见四肢厥冷，冷汗淋漓，脉微欲绝者，则急用参附汤固脱，或用参附注射液静脉输注。若热入营血，症见高热不退，神昏谵语者，方用犀角地黄汤，送服安宫牛黄丸。若热极动风，症见痉厥抽搐者，可加羚羊角粉（冲服）、钩藤、石决明，送服紫雪丹。

（3）寒湿痢：痢下赤白黏冻，白多赤少，或纯为白冻，腹痛，里急后重，兼见脘闷，头身困重，口淡，饮食乏味，舌质淡，苔白腻，脉濡缓。

【治法】温化寒湿，调和气血。

【方药】胃苓汤加减。

【参考处方】炒苍白术各 9～15g，陈皮 9～12g，姜半夏 9～12g，木香 6～9g，黄连 6～9g，桂枝 3～6g，炒薏苡仁 15～30g，茯苓 9～12g，猪苓 9～12g，炒白芍 12～15g，炙甘草 6g。

【临床应用】该方适用于感受寒湿，或体质属阴，感受湿热而从阴化寒所致的寒湿痢疾。若气血壅滞突出，症见腹痛，里急后重突出者，可加芍药、当归、槟榔、木香、炮姜等。若发病初期，兼恶寒、头身痛、脉浮等表证者，可加用荆芥、防风、羌活、独活、川芎、柴胡、甘草等。

2. 虚证

（1）阴虚痢：下痢赤白黏冻，或下鲜血黏稠，或大便干结，带有脓血。脐腹灼痛，虚坐努责，心烦，口干口渴，舌质红少津，苔少或无苔，脉细数。

【治法】养阴和营，清肠止痢。

【方药】驻车丸加味。

【参考处方】黄连 6～12g，阿胶 9～12g（烊化），当归 9～12g，白芍 12～15g，炮姜 3～6g，炙甘草 6g。

【临床应用】若阴血不足，腹痛阵发者，可配合芍药甘草汤。若素体阴虚，长夏感受湿热，症见下痢鲜血黏稠者，可加用黄柏、秦皮、丹皮、赤芍、地榆、槐花等。或用李东垣《脾胃论》凉血地黄汤：药用黄柏、知母各 3g，青皮、槐花、熟地、当归各 1.5g。若小便涩，脐下闷，或大便则后重，加木香、槟榔细末各 5 分，空心或食前稍热调服。注意剂量不可过大，以免加重胃肠负担。

（2）虚寒痢：下痢稀薄，带有白冻，甚则滑脱不禁。可兼见腹部隐痛，排便不爽，食少神疲，四肢不温，腰酸怕冷，或脱肛，舌质淡，苔白滑，脉沉细而弱。

【治法】温补脾肾，收涩固脱。

【方药】桃花汤合真人养脏汤加减。

【参考处方】赤石脂 15～30g，干姜 9～12g，肉桂 3～9g，党参 9～12g，炒白术 9～12g，茯苓 9～12g，诃子 9～12g，乌梅 6～9g，白芍 12～30g，炙甘草 6g。

【临床应用】若下痢日久，气血耗伤，症见乏力体倦，面色无华者，可加党参、白术、当归、白芍、甘草等。若脾肾阳虚，症见手足不温，腰膝酸冷者，可加肉桂、炮附子等。若气虚下陷，症见脱肛，少气，少腹下坠者，可加炙黄芪、升麻、柴胡、石榴皮等。若久痢夹有食滞，症见腹痛，痢下不爽者，可加神曲、枳壳、焦山楂等。

（3）休息痢：休息痢以时作时止，反复发作为辨证要点，发作期，表现为腹痛，里急后重，大便夹有脓血，兼见倦怠怯冷，嗜卧，食少，舌质淡，苔腻，脉濡软或虚数。

【治法】温中清肠，调气化滞。

【方药】连理汤加味。

【参考处方】黄连 9～12g，党参 9～12g，炒白术 12～15g，炒苍术 12～15g，干姜 9～12g，肉桂 3～6g，炒麦芽 12～30g，炒白芍 12～15g，炙甘草 6g。

【临床应用】若腹满痛，大便黏滞不爽者，可加木香、槟榔、枳壳等。若便血突出，或纯下血便，可加三七粉（冲服）、白及、赤石脂等。休息痢缓解期，脾虚为主，症见大便溏薄或夹有少量黏液，腹胀食少，乏力，面色萎黄，或脱肛，舌质淡，苔白或腻，脉缓弱者，可予参苓白术散加减。

若气虚下陷，症见大便滑脱，脱肛者，可加用黄芪、升麻、柴胡，或改用补中益气汤加减。若脾胃阳虚，症见腹痛绵绵，喜按喜温，大便稀溏，夹有少许黏液白冻，兼形寒肢冷，舌质淡胖，或有齿痕，苔白滑，脉沉迟无力者，可用附子理中丸。脾肾阳虚，症见大便滑脱不禁者，可用桃花汤或真人养脏汤加减。若脾阳虚，寒热错杂，症见腹痛绵绵，下痢稀溏，时夹少量黏冻，兼胃脘灼热，烦渴，或烧心泛酸，四肢不温，舌质淡红，苔黄腻，脉沉缓者，可用乌梅丸加减。临床经验方——乌梅固脱方，即乌梅丸加赤石脂、诃子、炒白芍、炙甘草，适用于痢疾久治不愈，寒热错杂，心烦，腹痛畏寒，舌苔黄白相间，脉细弦者。久病夹瘀，症见腹部刺痛，拒按，固定不移，夜间加重，面色晦暗，或腹部结块，舌质紫暗或有瘀斑，脉细涩者，方用少腹逐瘀汤加减，可酌情加用莪术、浙贝、炒薏苡仁、白花蛇舌草等。

七、其他疗法

1. 中药保留灌肠疗法　针对久痢，可参照肠道局部病变，针对性选用清热化湿、解毒凉血、敛疮生肌、活血止血等药。清热化湿解毒药，如黄连、黄柏、黄芩、苦参、大黄等；清热解毒、敛疮生肌药，如锡类散、养阴生肌散、血竭、白及粉、青黛、大黄粉、枯矾、马齿苋、珍珠粉等；活血化瘀止血类，如云南白药、三七粉、白及粉、地榆炭、生蒲黄、五灵脂炭等；固脱收敛药如五倍子、赤石脂、煅牡蛎等。

2. 中药内服　治疗下痢酱紫色大便，时发时止者，可取鸦胆子仁 15 粒，胶囊分装，1 日分 3 次饭后服下，连服 5～10 天为 1 个疗程，可清热解毒止痢。注意鸦胆子果仁内服对胃肠道有刺激作用。

3. 中药敷脐疗法　可取胡椒 7 粒，绿豆 7 粒，大枣肉 1 枚为丸敷脐。主要用于治疗寒湿痢。

4. 针灸疗法　针刺取穴以气海、天枢、上巨虚为主，发热可加曲池、合谷。手法为紧提收按结合捻转之泻法。留针 30～60 分钟。每日 1～3 次。10 天为 1 个疗程。

八、预防调护

注意饮食卫生，暑夏季节，尤当避免进食生冷、不洁食物，是预防痢疾的关键。

痢疾既病，则首先应该隔离，以避免传染他人。饮食应该注意清淡而富有营养，不可过食辛辣、肥甘油腻腥膻之品。日常生活，应注意起居有常，保持心情舒畅，劳逸结合，顺应四时气候变化，避免冬季受寒，或夏季伤暑。重症痢疾患者，则应积极治疗，以密切观察病情变化，防止病情恶化。

九、当代名医经验

施今墨先生治疗痢疾，以白头翁、黄连、苦参、秦皮、椿皮、石榴皮为主方，病程久，寒热错杂、虚实并见者，治当融温、清、消、补四法于一炉，药用补骨脂、杜仲、干姜、白头翁、黄连、黄柏、晚蚕沙、赤石脂、禹余粮、血余炭、仙鹤草炭、石榴皮、苍术、山药、白术、阿胶、熟地炭，寒热并治，补泻兼施，脾肾两补。关幼波教授强调"湿热机制存，通因通用循；正虚湿热阻，先攻而后补；攻补要辨证，异病治法同"。基本方：白头翁 10g，川军炭 10g，秦皮 10g，黄芩 10g，生地炭 10g，白芍 15g，当归 10g，香附 10g，丹皮 10g，焦槟榔 10g，阿胶珠 10g，白茅根 30g，木香 6g。热盛者，加蒲公英、马齿苋、赤芍；热毒入营血，高热神昏者，加紫雪散；湿重身重纳呆，苔白腻者，加藿香、薏米。徐景藩教授自拟连脂清肠汤治疗溃疡性结肠炎。处方：黄连 2g，补骨脂 10g，白术 10g，茯苓 15g，白芍 15g。重视肝、脾、肾同调，寒温并用，补泻兼施。"菖榆煎"灌肠液，处方：地榆 30g，白及 15g，石菖蒲 15g。若脓血便明显者，加黄柏 15g，败酱草 30g；若腹泻次数频多者，加石榴皮 20g，秦皮 10g；便燥下血者，加生大黄 10g。田德禄教授基于"内疡理论"将外科"消、托、补"三法引入溃疡性结肠炎的治疗。清化湿热常用黄连、黄柏、大黄、白头翁等；温化寒湿常用苍术、厚朴、砂仁、豆蔻、炒薏苡仁等；清热解毒常用金银花、连翘、蒲公英、败酱草等；敛疮生肌常用生黄芪、炙黄芪、白及、仙鹤草、珍珠粉等；收敛固涩常用五倍子、诃子、肉豆蔻、乌梅等。消食导滞常用焦四仙、鸡内金、枳实等；活血化瘀常用当归、桃仁、红花、莪术、九香虫、刺猬皮、三七面等；行气常用青陈皮、香附、枳壳、苏梗、苏子、木香等。

十、病案举例

池某，男，63 岁。间断大便脓血半年，曾在某院行内窥镜检查，诊断为"非特异性溃疡性结肠炎"，中西药久治而不愈。邀中医陈宝明教授诊治。问其病情，自述近因纳凉大便次数增多，日行 4～5 次，且伴右下腹疼痛，无里急后重，但小腹冰冷，腰困乏力，身体消瘦，面色苍白，手足不温，舌淡苔白，脉沉弦，两尺尤弱。

中医诊断：痢疾之休息痢（脾肾阳虚，湿热留滞）。

辨证分析：脾主土，主运化，肾主水，开窍于二阴。患者患痢疾久治不愈，湿热留恋，气血壅滞，故可见大便次数多，伴右下腹疼痛。久病损伤脾肾，脾肾阳虚，故可见面色苍白，腰困乏力，手足不温。综合舌脉证，舌淡苔白，脉沉弦，两尺弱，乃脾肾阳虚之证。病位在大肠，与脾肾相关。病性为虚实夹杂，虚证为脾肾阳虚，实证为湿热留恋。失治误治，则病归缠绵，可反复发作，或成滑脱之变。

方药：理中汤加味。

处方：附子 10g（久煎），干姜 10g，党参 10g，白术 10g，炙甘草 6g，黄连 10g。6 剂大便次数明显减少，日行 1～2 次，仍有黏液，腹痛止，手足转温。原方再服 12 剂，大便成形，已无黏液及脓血。嘱其用附子理中丸调理善后。1 年后随访，未再复发。(《古方妙用》)

按语　痢疾久病，多脾虚，脾气虚，脾阳虚，以致脾肾阳虚，脾气虚者，可用参苓白术散；脾阳虚者，可用理中汤类方；脾肾阳虚者，可用四神丸、桂附理中丸等。但临床观察发现，久痢尤其是休息痢，常有脾肾阳虚夹湿热或寒热错杂者，所以临床常予理中汤加黄连、附子等治疗，即连理汤方义。《伤寒论》乌梅丸"亦主久利"，亦此义也。

（赵进喜　朱　立）

34　便　　秘

便秘是大肠传导功能失常所致的以大便排出困难，排便时间或排便间隔时间延长为主症的病证。排便困难是其特点，可数日不大便，大便干结，但也有大便不干而表现为无力排便者。西医学的功能性便秘及肠道菌群紊乱、药物性便秘等，均可参照本病证进行诊治。

一、诊断要点

1. 临床表现　具备大便排出困难，排便时间或排便间隔时间延长症状，粪质多干硬，或大便不干而排出无力。有时可伴有腹胀，头晕，心烦失眠，肛裂、出血、痔疮，或汗出，气短乏力等。

2. 发病特点　起病缓慢，常有素体胃热，或年老体弱，过嗜辛辣甘肥，坐卧少动等因素，或继发于消渴、瘿劳等病证。

3. 辅助检查　肛门指诊、肠排空试验、消化道造影、结肠镜等有助于诊断与鉴别诊断。

二、鉴别诊断

便秘与肠痈、积聚、肠癌鉴别 便秘作为一个症状可见于肠痈、积聚、肠癌及外感热病腑实证等，所以便秘作为中医内科病证应与肠痈、积聚、肠癌相鉴别。肠痈典型表现为右下腹痛，拒按，有压痛，可伴有发热等；而便秘一般腹痛不突出。积聚典型表现是腹中聚块，固定不移，或时聚时散，可伴有腹胀、腹痛；而便秘有时在左下腹虽也可见包块，但多呈条索状，排便后包块可自然消失。肠癌属于"积证"范畴，可见便秘，也可表现为大便不调，时干时稀，或有黑便，常见头晕乏力，形体日渐消瘦，病情逐渐加重。而外感热病腑实证，虽也可见大便不通，大便干硬，甚至表现为燥屎内结，但病程短，发病急，常并见高热不退，神昏谵语，手足濈然汗出等。

三、病因病机

便秘的病因包括体质因素、饮食失节、情志失调以及年高劳倦，病后余邪不尽，或久病体虚等。

1. 体质因素 以阳明胃热体质者最为多见。少阳气郁体质者和太阴脾虚体质者、少阴肾虚体质者等，也可发生便秘。

2. 饮食失节 过嗜辛辣、煎炸、醇酒厚味，尤其是阳明胃热体质者、太阴脾虚体质者，或胃肠结热，或湿邪留滞，则成热秘、湿秘。而过嗜生冷，阳气受伤，可导致冷秘。

3. 情志失调 尤其是少阳气郁体质者，气机阻滞，可为气秘。

4. 年高劳倦 尤其是太阴脾虚体质者，或少阴阴虚、阳虚体质者，或劳倦损伤脾肾，可发生气虚便秘、阴虚便秘、阳虚便秘。

5. 外感热病 余邪未尽，或久病体虚，或误服、过用泻药，或阴虚夹热，或脾肾不足，或气虚，或阴虚，或阳虚，均可导致便秘。《素问·厥论》载："太阴之厥，则腹满䐜胀，后不利。"《素问·举痛论》载："热气留于小肠，肠中痛，瘅热焦竭，则坚干不得出，故痛而闭不通矣。"认为脾胃受寒，或热结肠胃，均可导致便秘。元代李东垣《兰室秘藏·大便结燥门》载："若饥饱失节，劳役过度，损伤胃气，及食辛热厚味之物，而助火邪，伏于血中，耗散真阴，津液亏少，故大便燥结。"强调饮食饥饱失节或过嗜辛热厚味，或劳役过度伤气，均可导致便秘。

便秘的病位在大肠，与脾、胃、肝、肾多脏腑有关。核心病机是大肠肠道功能失常。胃肠积热，或湿滞大肠，邪滞大肠，腑气闭塞不通；或阴血亏虚，肠道失于濡润；或气虚，肠道传送无力；或阳虚，气机失于宣通等，均可导致大肠肠道功能失常，导致便秘。病性有虚有实，初病多实证，久病多虚证，或虚实夹杂。久病不愈，或经失治误治，则病情迁延不愈。若加以饮食、情志诱发，病情急性加重，可成腹满腹痛、肠结腑实之证。便秘日久，积滞阻隔清阳，可引起头晕头胀，睡眠不安。便秘日久，过度努挣，可引起肛裂、痔疮。久病不已，阻滞气机，痰瘀互结，甚至可变生积聚顽证。

四、辨证要点

1. 辨虚实 实证便秘，即"实秘"，可见大便干硬，或黏滞不爽，排出困难，可伴有烦热口渴，腹胀腹痛，面赤口臭，舌红苔黄干，或黄腻，或白腻，脉滑数、弦滑、沉弦，脉实有力，多见于年轻体壮者。虚证便秘，即"虚秘"，可见大便干结，也可大便不干，排出无力，可伴有头晕眼花，咽干，或乏力气短，自汗，畏寒肢冷等，舌红少苔，或舌淡胖，脉细或沉，脉虚弱无力，多见于老年人，妇女产后及久病体虚者。虚秘包括气虚便秘、血虚便秘、阴虚便秘、阳虚便秘；实秘包括热秘、气秘、湿秘、冷秘等。临床上也有虚实夹杂者。如阴虚与热结同在，气虚与湿滞并存等。清代程钟龄《医学心悟》就将便秘分为"实秘、虚秘、热秘、冷秘"4种类型，对临床有重要参考价值。

2. 辨主症 实秘当中，热秘表现为大便干结，数日不行，肛门灼热，或伴便血；气秘表现为排便困难，欲便不出，腹部胀满突出；湿秘表现为大便黏滞，排出不爽；冷秘表现为大便不通，腹胀、腹痛，畏寒。虚秘当中，气虚便秘，大便不一定干，但无力排便，气短汗出，虚坐努责不下；血虚便秘，大便干结，面色无华，头晕心悸；阴虚便秘，大便干结，数日不行，咽干口渴；阳虚便秘，大便不干，排出无力，腰膝酸冷。

3. 辨体质 阳明胃热体质者，体力好，精力充沛，多食善饥，多怕热喜凉，或口渴喜饮；少阳气郁体质者，平素爱生闷气，喜忧思，易抑郁，常闷闷不乐；太阴脾虚体质者，形体可以虚胖，饭量不大，大便黏滞不爽；少阴阴虚体质者，形体多瘦长，思维敏捷，不怕冷，有失眠倾向；少阴阳虚体质者，精力不足，神疲畏寒，多小便清长。

五、治疗要点

便秘的治疗，应在明辨虚实的基础上，以通便导滞为法。实证以祛邪为主，可根据热秘、湿秘、冷秘、气秘之不同，分别施以泄热、祛湿、温通、理气之法，辅以导滞之品。虚证以养正为先，依据阴阳气血亏虚之不同，主用滋阴养血、益气温阳之法，酌用甘温润肠之药。东汉张仲景《伤寒杂病论》根据便秘寒、热、虚、实不同的发病机制，创立承气汤的苦寒泻下，麻子仁丸的养阴润下，厚朴三物汤的理气通下，还有蜜煎导诸法，至今为临床习用。因六腑以通为用，大便干结，排便困难，可用下法，但应在辨证论治基础上以润下为基础，有时虽可暂用攻下之药，但当以缓下为宜，以大便软为度，不得一见便秘，便用大黄、芒硝、巴豆、牵牛之属。因泻药有依赖性，所以绝对不可久用。元代李东垣《兰室秘藏·大便结燥门》指出"大抵治病，不可一概用巴豆，牵牛之类下之，损其津液，燥结愈甚，复下复结，极则以至引导于下而不通，遂成不救"，就非常强调治疗便秘不可妄用泻药。

六、分证论治

1. 实秘

（1）肠胃积热证：大便干结，腹胀腹痛，口干口臭。面红畏热，心烦不安，多汗，时欲饮冷，小便短赤，舌质干红，苔黄燥，或焦黄起芒刺，脉滑数或弦数。

【治法】泻热导滞，润肠通便。

【方药】麻子仁丸加减。

【参考处方】熟大黄 9～12g，枳实 9～12g，厚朴 9～12g，火麻仁 15～30g，杏仁 9～12g，白蜜 30ml（另兑），赤白芍各 15～30g，炙甘草 6g。

【临床应用】该方适用于阳明胃热体质，胃肠结热所致的热秘。若津液已伤，可加生地、玄参、麦冬等。若为少阳郁热体质，郁怒伤肝，兼见心烦易怒，目赤者，可加服更衣丸。若燥热不甚，或药后通而不爽者，可用青麟丸以通腑缓下。番泻叶 3～9g 开水泡服，代茶随意饮用，也为临床常用。

（2）气机郁滞证：大便干结，欲便不得出，腹中胀满。胸胁满闷，嗳气呃逆，食欲不振，肠鸣矢气，便后不爽，舌苔薄白，或薄黄，或薄腻。脉弦，或弦缓，或弦数，或弦紧。

【治法】顺气导滞，降逆通便。

【方药】六磨汤加减。

【参考处方】木香 6～9g，乌药 6～9g，沉香面 1～3g（冲服），熟大黄 9～15g，槟榔 9～15g，枳实 9～15g，炒莱菔子 15～30g。

【临床应用】若为少阳气郁体质，或忧郁气滞所致气秘，临床常用经验方为加味四逆通便方，即四逆散加木香、槟榔、炒莱菔子。若气郁日久，郁而化火，可加黄芩、栀子、龙胆草等。若肝气横逆犯胃，症见恶心呕吐者，可加半夏、旋覆花、代赭石等。若跌仆损伤，腹部术后便秘不通，属气滞血瘀者，可加桃仁、红花、赤芍之类活血化瘀。

（3）阴寒积滞证：大便干涩，难以排出，腹中攻满。喜温恶寒，四肢不温，或呃逆呕吐，舌质淡，苔白腻，脉沉紧或迟沉。

【治法】温里散寒，通便止痛。

【方药】大黄附子汤加味。

【参考处方】熟大黄 9～12g，炮附子 6～9g（久煎），细辛 3g，赤白芍各 15～30g，乌药 9～12g，炙甘草 6g。

【临床应用】该方适用于阳明胃实体质，过嗜生冷，或误服苦寒药物，阴寒凝滞所致的冷秘。若胃寒，症见呃逆呕吐者，可加吴茱萸、生姜等。若腹冷痛，可加肉桂、木香、槟榔等。古方三物备急丸，最能救急，可惜内有巴豆今不常用。

（4）湿邪郁滞证：大便不干，欲便不得出，或大便黏滞不爽，腹中胀满，食欲差，口中黏腻，便后不爽，舌苔腻，或黄腻，脉滑。

【治法】化湿通便，顺气导滞。

【方药】宣清导浊汤加减。

【参考处方】蚕沙 12～15g，皂荚子 12～15g，生白术 15～30g，木香 6～9g，槟榔 12～15g，茯苓 12～15g，猪苓 12～15g，赤白芍各 15～30g，炙甘草 6g。

【临床应用】该方适用于太阴脾虚湿滞体质，或饮食失节，湿邪阻滞气机所致湿秘者。若湿阻气机，症见腹满、恶心呕吐者，可加苏叶、陈皮、半夏等。若夹食滞，症见嗳腐吞酸，舌苔厚腻者，可加用炒麦芽、炒神曲、焦山楂、焦槟榔等。

2. 虚秘

（1）气虚便秘：虽有便意，但临厕努责乏力，难以排出。便后乏力，汗出气短，面白神疲，肢倦懒言，舌淡胖，或舌边有齿痕，苔薄白，脉细弱。

【治法】补气健脾，润肠通便。

【方药】黄芪汤加减。

【参考处方】生黄芪 15～30g，生白术 15～30g，生当归 15～30g，火麻仁 15～30g，陈皮 9～12g，白蜜 30～50ml（另兑）。

【临床应用】若脾气虚下陷，症见气短，乏力，大便排出无力，或有脱肛者，可用补中益气汤加减。若气阴两虚，症见乏力咽干者，可加用生地、玄参等。若日久肾气阴两虚，症见乏力咽干，腰膝酸软者，可予大补元煎加减。

（2）血虚便秘：大便干结，努责难下，面色苍白。头晕目眩，心悸气短，失眠健忘，爪甲色淡，舌质淡，苔白，或舌质红，少苔，脉细，或细数。

【治法】养血润燥，滋阴通便。

【方药】润肠丸加减。

【参考处方】生当归 15～30g，生地 15～30g，生白芍 15～30g，火麻仁 15～30g，桃仁 12～15g，枳壳 6～9g，炙甘草 6g。

【临床应用】该方适用于久病血虚，或产后、外伤、手术失血所致的血虚便秘。若兼气虚，可加用生白术、党参、生黄芪等。若血虚已复，大便仍干燥者，可用五仁丸。

（3）阴虚便秘：大便干结，数日不下，面色红，伴有头晕眼花，咽干口渴，五心烦热，腰膝酸软，或有盗汗，耳鸣，舌红少苔，脉细或细数。

【治法】养阴增液，润肠通便。

【方药】增液汤加味。

【参考处方】生地 15～30g，玄参 12～30g，麦冬 12～15g，天花粉 15～30g，火麻仁 15～30g，生当归 15～30g，赤白芍各 15～30g，炙甘草 6g。

【临床应用】该方适用于少阴阴虚或阳明胃热体质，热结伤阴所致的阴虚便秘。若兼气虚，症见乏力体倦者，可加生黄芪、生白术等。若热结较突出，症见腹满，大便干结难排者，暂用生大黄

（后下）、玄明粉（冲服），即增液承气汤方义。若年老阴血不足便秘者，可加桑椹、核桃肉、肉苁蓉、柏子仁、瓜蒌仁等。

（4）阳虚便秘：大便艰涩，排出困难。面色㿠白，四肢不温，喜热怕冷，小便清长，或腹中冷痛，或腰膝酸冷，舌质淡，苔白，或薄腻，脉沉迟，或沉弦。

【治法】温阳通便。

【方药】济川煎加减。

【参考处方】肉苁蓉 15～30g，牛膝 9～12g，生当归 15～30g，赤白芍各 15～30g，生白术 15～30g，枳壳 9～12g，升麻 6～9g，泽泻 9～12g。

【临床应用】若年老命门火衰，症见腰膝酸冷，腹痛便秘者，古治以半硫丸，今已少用。若肾阳不足，大便通畅者，可常服右归丸善后。

七、其他疗法

1. 外导疗法　如《伤寒论》蜜煎导法，适用于阴虚津液不足所致大便干结坚硬者，也可取大黄粉、玄明粉，外敷神阙，可通便，适用于热秘者。

2. 针灸疗法　针刺取大肠俞、天枢、支沟等穴。实秘用泻法；虚秘用补法；冷秘可加艾灸；热秘可加针刺合谷、曲池；气滞秘加针刺中脘、行间。耳针疗法，取穴：大肠、直肠下段、肝、心穴。方法：王不留行子按压，每周更换 1 次。

3. 腹部按摩　以脐为中心，双手相叠，顺时针摩腹，或敲打双侧腰间带脉。

八、预防调护

便秘的预防，应注意避免过食辛辣、油炸、寒凉和生冷之品，应该适当多食粗粮蔬菜、水果，多饮水。同时，避免久坐少动，适当多活动。应该养成定时排便的习惯，避免过度刺激，保持精神舒畅。

既病之后，便秘应该积极治疗，但不可滥用泻药。妄用泻药，反可使便秘加重。若为年老体弱及产后病后等体虚便秘，治当缓缓图之，不可操之过急。

九、当代名医经验

董建华院士认为便秘成因复杂，应审因论治，重视整体调节。常用益胃生津，或滋补肾阴，或温养肾阳，或宣肺降气，或健脾助运，或疏肝理气，或补气养血等法。肠腑自病，通降传导失司，法当通下；津亏肠燥，法当润下；气滞不行，应理气导滞；气血亏虚，传送无力，应益气养血；肾虚便秘，则重在补肾。孟澍江教授治疗便秘，重视疏理肺、脾、肝三脏。宣肺以开上闭，尤其常用紫菀。而年老体弱或中气虚弱，推动乏力所致便秘，重视调补中焦。若肝气郁滞所致便秘，则用四逆散加减。田德禄教授认为胃肠通降功能失调是便秘的基本病机，临床常用理气和胃通降方（香附、苏梗、陈皮、炙甘草）加苏子、炒枳实、生白术、生薏苡仁、桃仁、杏仁、焦四仙等。肝气郁滞者，合四逆散；气郁化火者，加芦荟、黄芩、栀子；肺失肃降者，合三子养亲汤，甚者加瓜蒌仁、葶苈子；脾失运化升清者，合六君子汤，或加荷叶、升麻；中焦湿热阻滞者，方用连朴饮；肾阳虚寒凝者，合济川煎，去泽泻，加胡桃肉；肾阴虚肠燥者，合润肠丸。

十、病案举例

张某，女，36 岁。便秘多年，长期服用番泻叶等，病情时轻时重。近期来京旅游，症状加重，遂来就诊。刻下症：大便数日一行，便质不干，伴有腹满，腰膝酸冷，睡眠可，小便清长，舌暗淡，苔薄腻，脉沉细。

中医诊断：便秘（阳虚便秘）。

辨证分析：肾开窍于二阴，有关二便正常排泄。患者因便秘长期服用番泻叶，苦寒伤阳，久病及肾，则肾阳亏虚，肠道失于温通，肠道传导失职，故可见便秘数日不行，而便质不干。气机阻滞，故见腹满。阳虚失于温煦，故见腰膝酸冷。综合舌脉证，舌暗淡，苔薄腻，脉沉细，乃肾阳亏虚之证。病位在大肠，病性以虚为主，肾阳亏虚。失治误治，病归缠绵，有肠结腑实，或成积成聚之变。

治法：补肾温阳，润肠通便。

方药：济川煎加减。

处方：生当归30g，肉苁蓉30g，杜仲12g，枳壳9g，泽泻9g，升麻6g，生白术30g，炒莱菔子30g。7剂，水煎服。用药后大便通畅。唯述服药后出现头晕。查血压90/50mmHg。原方去炒莱菔子，头晕消失。其后，病情稳定。(《中医内科学实用新教程》)

按语　便秘辨证，首先应该分虚实，虚证便秘尤其是气虚、阳虚便秘，常见便质不干，虚坐努责，排出无力。采用大黄、番泻叶等泻药，虽可取效于一时，但可更伤阳气，导致病情缠绵难愈。此例即阳虚便秘，因腹满，投用济川煎加用炒莱菔子，所以取得了较好疗效。服药后所以见头晕者，以莱菔子可以破气也。

（赵进喜　暴雪丽）

35　黄　疸

　　黄疸是湿热蕴结脾胃，瘀热以行，或湿热、郁热熏蒸肝胆，胆汁外溢，或脾虚血败，不华于色所致的以目黄、身黄、小便黄为主症的病证，其中以目睛黄染为本病的重要特征，也称"发黄"、"黄瘅"、"黄病"、"疸病"等。"疸"通"瘅"，"热也"。《素问·平人气象论》指出"目黄者曰黄疸"。隋代巢元方《诸病源候论·黄病诸候》提出"急黄"概念，发现急黄卒然发黄，命常在顷刻之间。清代沈金鳌《杂病源流犀烛·诸疸源流》更认识到黄疸的传染性及其严重性，指出"又有天行疫疠，以致发黄者，俗谓之瘟黄，杀人最急"。所谓"瘟黄"，即为"急黄"。西医的病毒性肝炎所致的细胞性黄疸，胆石症、肝胆肿瘤等所致的阻塞性黄疸及溶血性黄疸，皆可参考本病证进行诊治。

一、诊断要点

1. 临床表现　目黄、肤黄、小便黄，其中目黄为本病的重要特征，常伴食欲减退，恶心呕吐，胁痛腹胀等症状。

2. 发病特点　可有黄疸接触史，或有内伤酒食不节、情志失调，或有药石所伤，或接触特殊物质，或有癥积等病史。

3. 辅助检查　血常规、肝功能、病原学检查、腹部B超、CT检查等有助于诊断与鉴别诊断。

二、鉴别诊断

1. 黄疸与萎黄鉴别　黄疸尤其是虚黄与萎黄均可见皮肤色黄、乏力体虚，所以需要鉴别。萎黄症见肌肤萎黄欠润泽，而目睛与小便不黄，可伴有头晕倦怠，心悸少寐，纳少便溏等，多因饥饱劳倦、食滞虫积等，引起脾胃虚弱，气血不足，肌肤失养所致。黄疸肌肤色黄与目黄、小便黄同见，为湿热蕴结脾胃肝胆所致。虚黄虽可见头晕倦怠等，但必有目黄，为脾虚血败所致。

2. 阳黄、急黄、阴黄、虚黄鉴别　阳黄表现为身黄、目黄、小便黄，黄色鲜明如橘子色，发病急，病程短，常伴有身热、胁痛、腹满、舌红舌苔黄腻，脉滑数或弦滑数，多湿热瘀于血分。急黄表现为黄色如金，发病急骤，可伴有高热、神昏谵语、痉厥、发斑等危急重症，为湿热疫毒所致。阴黄表现为黄色晦暗如烟熏，发病隐匿，病程长，常伴有腹满、乏力、脉沉等，多寒湿伤脾。虚黄表现为黄色不鲜明，伴有小便如酱油色，以及神疲乏力、面色无华、唇舌爪甲色淡，脉细等，为脾虚血败，不华于色所致。

三、病因病机

黄疸的病因包括体质因素、外感湿热疫毒之邪以及饮食不节、情志失调、劳倦内伤等。

1. 体质因素　阳明胃热体质者、太阴脾虚体质者、少阳气郁体质者、厥阴肝旺体质者等均可发病。

2. 外感湿热疫毒之邪　湿热蕴结，瘀于血分，脾色外见，则为黄疸。

3. 饮食不节　过嗜肥甘，尤其是醇酒过嗜，可内生湿邪，湿邪化热，瘀热以行，发为黄疸，则为"谷疸"、"酒疸"等。

4. 情志失调　肝气郁结，气郁化热，或肝郁脾虚，湿热内生，肝胆湿热，可发为黄疸。

5. 劳倦内伤　肝脾受伤，或久病失治、误治，肝郁脾虚，或内生湿邪，蕴结成毒，留痰留瘀，邪毒阻滞肝脾，胆汁外溢，也可发为黄疸。另外，药石所伤，损伤肝脾，尤其是特殊禀赋，接触蚕豆花等，可直接伤及脾，累及肾，脾虚血败，则可发为"虚黄"。

黄疸的病位主要在脾胃及肝胆，湿邪内郁是关键，湿热所致者最为常见。《素问·六元正纪大论》强调"湿热相薄"而"民病瘅"，《灵枢·经脉》指出"是主脾所生病者……黄疸，不能卧"，论黄疸发病重视湿热，认为病位在脾。东汉张仲景《伤寒杂病论》论黄疸更为详尽，《伤寒论》还提出了阳明发黄和太阴发黄，《金匮要略》更立黄疸专篇，分列黄疸、谷疸、酒疸、女劳疸和黑疸等，提出了"瘀热以行，脾色必黄"的病机学说。所以黄疸的病机主要包括三个方面，即脾胃湿热内郁，瘀热以行，或肝胆郁热或湿热熏蒸肝胆，胆汁外溢，或脾虚血败，不华于色。若湿邪或湿热外受，或饮食醇酒酿生湿邪，阳明胃热体质者，则从阳化热，可表现为湿热蕴结，血分瘀热，因脾胃在五色对应的是黄色，故可发为黄疸，并表现为阳黄，此即《金匮要略》所谓"瘀热以行，脾色必黄"之意。若为太阴脾虚体质，尤其是脾阳素虚者，湿邪内郁，可从阴化寒，或湿热阳黄日久不愈，或经误治脾阳受伤，寒湿阻滞，则可表现为阴黄，多病归缠绵。元代罗天益《卫生宝鉴·发黄》论黄疸发病，湿从热化则为阳黄，湿从寒化则为阴黄，提示阳黄和阴黄形成具有体质基础。而少阳气郁体质，情志失调，气郁化热，或久病肝胆郁热，或加以饮食失宜，过嗜醇酒厚味，湿热熏蒸肝胆，肝胆疏泄不利，明代张介宾《景岳全书》称之为"胆黄"。更有癥积阻结，导致胆汁疏泄失常，也可发为黄疸，预后多差。至于特殊禀赋，素体脾虚，或加以药石所伤，或接触特殊物质如蚕豆等，可以直接损伤脾肾，脾失统摄，肾失封藏，脾虚血败，不华于色，则为虚黄，小便呈酱油色，失治误治，虚损劳衰不断加重，肾元虚衰，湿浊邪毒内生，浊毒阻滞气机升降出入，可成关格急症，则病归难治。另外，湿热疫毒外受，热毒炽盛，充斥三焦，深入营血，内陷心肝，可暴发阳黄，并伴见神昏谵妄、痉厥出血等危重证候，称为"急黄"。若失治误治，甚至可危及患者生命。

四、辨证要点

1. 辨阴阳　黄疸的辨证，应以阴阳为纲。阳黄以湿热疫毒为主，其中有热重于湿、湿重于热、肝胆郁热与疫毒炽盛的不同；阴黄以脾虚寒湿为主；虚黄为脾虚血败。

2. 辨体质与脏腑　同时应该重视辨体质，辨脏腑定位。阳明胃热体质者，中心病位在胃，多发阳黄；太阴脾虚体质者，中心病位在脾，多表现为阴黄；少阳气郁体质者，多见肝胆郁热，或肝胆湿热证，中心病位在肝胆，阳黄比较多见。

五、治疗要点

黄疸的治疗大法，针对湿邪内郁，《金匮要略》强调"利小便"。针对脾胃湿热蕴结，"瘀热以行"病机，尤其是湿热阳黄，当治以清热利湿、凉血活血治法，必要时还应配合通腑泄热法，以分消湿热之邪。当代医家关幼波教授基于《金匮要略》所论，更提出"治黄先治血，血行黄易灭"，重视黄疸凉血活血治法。汪承柏教授则擅长应用大剂量芍药、丹皮治疗重症黄疸，也积累了许多成功经验。至于急黄热毒炽盛，邪入心营者，更当以清热解毒、凉营开窍为主。而肝胆郁热，或肝胆湿热者，治当清解肝胆郁热，或清利肝胆湿热。而寒湿阴黄，当重视健脾温化寒湿。而针对阴黄，宋代韩祗和《伤寒微旨论》在提出"阳黄"、"阴黄"概念的基础上，首创阴黄温化治法。其后，茵陈术附汤、茵陈四逆汤为医家常用。若肝郁脾虚，则治当疏肝健脾。久病气滞血瘀，或痰瘀互结，又当行气祛瘀，或化痰活血，软坚散结。至若脾虚血败所致虚黄，治疗更当健脾益气、养血补虚。

六、分证论治

1. 阳黄

（1）热重于湿证：身目俱黄，黄色鲜艳，发热口渴，或见心中懊恼，腹部胀闷，口干而苦，恶心呕吐，小便短少黄赤，大便秘结，舌苔黄腻，脉弦数。

【治法】清热通腑，利湿退黄。

【方药】茵陈蒿汤加味。

【参考处方】茵陈 15～30g，栀子 6～12g，大黄 6～15g，丹皮 12～15g，丹参 15～30g，赤芍 12～30g，白芍 15～30g，连翘 9～15g，板蓝根 12～15g，白花蛇舌草 15～30g，炙甘草 6g。

【临床应用】该方适用于阳明胃热体质，湿热阳黄热重于湿者。若湿热中阻，胃气不和，症见恶心呕吐者，可加用陈皮、姜半夏、竹茹等。若湿热阻滞肝胆气机，症见胁痛者，可加用柴胡、黄芩、郁金、延胡索等，或配合小柴胡汤。

（2）湿重于热证：身目俱黄，黄色不及前者鲜艳，头重身困，胸脘痞满，食欲减退，恶心呕吐，腹胀或大便溏垢，舌苔厚腻微黄，脉濡数或濡缓。

【治法】利湿运脾，佐以清热。

【方药】茵陈五苓散加味。

【参考处方】茵陈 15～30g，炒苍白术各 12～15g，丹皮 12～15g，丹参 15～30g，猪苓 12～15g，茯苓 12～15g，藿香 6～9g，佩兰 6～9g，连翘 9～15g，炒薏苡仁 15～30g，白花蛇舌草 15～30g，炙甘草 6g。

【临床应用】此证多见于太阴脾虚体质，湿热郁结湿重于热者。若湿热阻滞中焦，脾胃不和，症见脘腹痞闷，恶心呕吐者，可加用藿香、佩兰、陈皮、白蔻仁等。发病初期，若外邪束表，瘀热在里，症见黄疸伴有恶寒、发热表证者，可用麻黄连翘赤小豆汤加减。若湿温时疫，湿热并重，症见发热倦怠，胸闷腹胀，肢酸咽痛，身目发黄，颐肿口渴，小便短赤，大便溏稀，舌苔白或厚腻，或干黄，脉濡数或滑数者，方可用甘露消毒丹。唯木通应用白木通，或以通草代之。当注意关木通的肾毒性。

（3）疫毒炽盛证：发病急骤，黄疸迅速加深，其色如金，皮肤瘙痒，高热口渴，胁痛腹满，神昏谵语，烦躁抽搐，或见衄血、便血，或肌肤瘀斑，舌质红绛，苔黄而燥，脉弦滑或数。

【治法】清热解毒，凉血开窍。

【方药】《千金》犀角散加味。

【参考处方】水牛角 30g，升麻 15g，茵陈 15～30g，栀子 9～12g，生大黄 9～15g，土茯苓 15～

30g，板蓝根 12～15g，大青叶 12～15g，生地 15～30g，丹皮 15～30g，丹参 15～30g，赤白芍各 15～30g，炙甘草 6g。

【临床应用】该方在前后分消湿热的前提下，清热解毒凉血，重用赤白芍、丹参等凉血活血。若湿热邪毒蒙闭清窍，症见神昏谵语，或高热者，可给予安宫牛黄丸，或用清开灵注射液、醒脑静注射液静脉输注。若热盛动风，症见肢体抽搐者，可鼻饲紫雪丹，或加用钩藤、生石决明，并取羚羊角粉 1.5～3g 冲服。若热盛动血，症见鼻衄、皮肤发斑、便血者，可加用茜草、紫草、侧柏叶，并取三七粉 3～6g 冲服。

（4）肝胆郁热证：身目发黄，黄色鲜艳，上腹、右胁胀闷疼痛，牵引肩背，身热，或寒热往来，口苦咽干，呕吐呃逆，尿黄赤，便秘，苔黄舌红，脉弦滑数。

【治法】疏肝泄热，利胆退黄。

【方药】大柴胡汤加减。

【参考处方】柴胡 9～12g，黄芩 9～12g，赤白芍各 15～30g，虎杖 12～30g，金钱草 15～30g，郁金 9～15g，鸡内金 9～12g，木香 6～9g，槟榔 9～12g，熟大黄 9～12g。

【临床应用】该方适用于肝胆郁热胆石症，金钱草、郁金、鸡内金有利胆化石的作用。若大便干结，舌苔厚腻，脉弦滑实者，可加用玄明粉 6～9g（冲服）。若恶心呕吐突出者，可加用陈皮、姜半夏、苏叶、黄连等。若胁下癥积，痰瘀、邪毒蕴结者，可加用莪术、鳖甲、炮山甲、浙贝、连翘、灵芝、半枝莲、白花蛇舌草等。若为肝胆湿热蕴结日久，肝脾失调，气血郁滞，症见乏力体倦，目黄，身黄，伴有胁痛，脘腹胀满，嗳气，或有恶心呕吐，大便不调，舌暗红，舌苔腻略黄者，临床可用刘渡舟教授经验方柴胡解毒汤加减。

2. 阴黄

（1）寒湿阻遏证：身目俱黄，黄色晦暗，或如烟熏，脘腹痞胀，纳谷减少，大便不实，神疲畏寒，口淡不渴，舌淡苔腻，脉濡缓或沉迟。

【治法】温中化湿，健脾和胃。

【方药】茵陈术附汤。

【参考处方】茵陈 15～30g，白术 9～15g，炮附子 6～9g（久煎），干姜 6～12g，茯苓 9～15g，白芍 12～30g，丹皮 12～15g，丹参 15～30g，炙甘草 6g。

【临床应用】此方适用于太阴脾虚体质，受邪从阴化寒，寒湿内郁阴黄，或阳黄久病，失治误治，渐成阴黄者。若寒湿中阻，脾胃不和，症见脘腹痞闷，食少纳呆，大便稀者，可加用苍术、陈皮、木香、砂仁、炒麦芽等。若黄疸日久，肝脾受损，肝郁脾虚，症见胁痛、腹满，食少便溏，舌暗淡，脉弦细者，可加用柴胡、香附、苍术，或方用逍遥散加减。若久病气滞血瘀，或痰瘀互结，症见胁下癥积疼痛，腹部胀满，皮色苍黄或黧黑，颈胸部可见红丝赤缕，舌暗或有瘀斑，舌苔腻者，可配合鳖甲煎丸。若为女劳疸，久病不愈，日晡发热，自觉畏寒，腹满，膀胱急，大便黑，面色黧黑，或身黄晦暗，又称"黑疸"，可用硝石矾石散，大麦汁调下，温覆取汗，从二便分消邪毒。

（2）脾虚血败证：面目及肌肤淡黄，甚则晦暗不泽，肢软乏力，心悸气短，大便溏薄，尿如酱油色，舌质淡苔薄，脉细弱。

【治法】健脾养血，利湿退黄。

【方药】黄芪建中汤加味。

【参考处方】生黄芪 15～30g，当归 9～15g，党参 12～15g，白术 12～15g，桂枝 6～9g，土茯苓 15～30g，草薢 15～30g，茯苓 9～15g，白芍 12～30g，丹皮 12～30g，丹参 15～30g，炙甘草 6g。

【临床应用】名老中医杨志一教授曾用建中汤治疗虚黄，值得借鉴。临床上，若气虚突出，症见乏力神疲者，可进一步重用黄芪等。若兼阳虚，症见畏寒肢冷者，可加用炮附子、炮姜等。若血虚突出，症见面色无华，头晕心悸，爪甲色淡者，可加用阿胶、龟甲胶等。若脾肾衰败，气化不行，浊毒内停，阻滞气机升降失常，而成关格者，则应在明辨标本基础上，积极救治。

七、其他疗法

针灸疗法 阳黄，取穴胆俞、阳陵泉、阴陵泉、太冲、内庭，针刺，用泻法。阴黄，取穴胆俞、脾俞、中脘、阴陵泉、足三里、三阴交，阴陵泉、胆俞用毫针泻法，胆俞、脾俞、中脘、足三里、三阴交等穴位采用平补平泻法。腹满畏寒者，取中脘、神阙等穴，可隔姜灸之。

八、预防调护

饮食有节、起居有常、劳逸结合、心情舒畅，是维护健康的基础。平素饮食讲究卫生，避免过嗜甘肥醇酒，按规定做好预防接种，有助于黄疸病预防。

既病之后，发病初期，应重视卧床休息，急黄患者更须绝对卧床。恢复期与慢性久病患者，则应鼓励参加体育活动，如散步、打太极拳、练静养功。注意保持心情舒畅，进食富于营养而容易消化的饮食，避免食用辛辣、甘肥、醇酒等，以防进一步损伤肝脾，而生积聚、鼓胀等变证。

九、当代名医经验

关幼波教授提出治黄三要。"治黄要治血，血行黄易却"：活血化瘀药，常用益母草、丹参、泽兰、白茅根、生地、赤芍等。"治黄要解毒，毒解黄易除"：清热解毒药，常用板蓝根、金银花、土茯苓、车前草、金钱草、藿香、佩兰、大黄等。"治黄要化痰，痰化黄易散"：湿热痰瘀阻滞，可致黄疸胶固难化。化痰药，常用瓜蒌、杏仁、莱菔子、贝母、半夏等。邓铁涛教授认为治疗黄疸应重视"实脾"，当以健脾补气，扶土抑木为总原则。临床常用四君子汤，加清热利湿的金钱草、茵陈、黄皮树寄生及兼可散瘀消肿的田基黄，更可加郁金行气导滞，麦芽、甘草以顾护胃气。汪承柏教授认为黄疸多因湿热，始在气分，继而入血分，导致血瘀血热。临床当重用赤芍，或配合桑椹、紫草、当归、黄芪等补益药物。颜德馨教授认为黄疸病多因外感湿热邪毒，加之肝失疏泄，脾失健运，导致水谷精微不能正常输布，湿浊内生，郁久化热。湿热之邪毒聚集，阻碍气血运行，脉络瘀阻，继而发病。所以临床治疗慢性病毒性乙型肝炎或肝硬化辨证属湿热、瘀血胶结者，常用犀角粉、泽兰、金钱草、败酱草、土茯苓、平地木等药。

十、病案举例

印某，男，46岁。脘闷心烦嘈杂3天，肠鸣便泄，便色浅淡，3日后出现黄疸，面色金黄，目珠黄染，尿黄如柏汁，周身奇痒，嗳腐吞酸，烧心嘈杂，食欲甚差，肠鸣便滞，苔中黄腻，脉弦略数。

中医诊断：黄疸（湿热瘀滞）。

辨证分析：脾主运化，胃主受纳，为土脏，其色为黄。湿热蕴结，最容易损伤脾胃，湿热内郁，瘀热不解，脾色外见，故见面黄、目黄、小便黄。湿热瘀滞，故见身痒。脾胃不和，土壅木郁，故见嗳腐吞酸，烧心嘈杂，食欲减退，肠鸣便滞。综合舌脉证，病位在脾胃，与肝相关。病性以实为主，湿热内瘀。失治误治，则病归迁延，或生积聚、鼓胀之变。

治法：清解瘀热，利湿退黄。

方药：茵陈蒿汤加味。

处方：茵陈30g，山栀12g，黄柏15g，熟大黄6g，广郁金10g，川金钱草60g，赤小豆30g，煅瓦楞子30g。5剂。

服5剂后，尿黄减退，肤黄也轻，目珠仍黄，吞酸嘈杂均基本消失，共服药40剂，肝功能检

查正常。(《中医内科新论》)

按语　黄疸病机,《金匮要略》强调"瘀热以行,脾色必黄",提示黄疸病位重点在脾,为瘀热所致,治当重视脾胃,强调清利湿热,可通过利小便、泄下甚至解表之法,以发越内郁湿热之邪。茵陈蒿汤即以清利湿热为主,兼可分消瘀热、凉血解毒,所以治疗湿热阳黄每取良效。

(穆国华)

36　胁　痛

　　胁痛是肝胆气机阻滞,疏泄不利,或阴血不足,肝络失养,或肝胆经脉气血痹阻所致的以胁肋部疼痛为主要表现的病证。胁,指侧胸部,为腋下至第12肋骨部位的统称。胁下为肝胆所居,是肝胆经脉循行之处。早在《内经》即有系统论述。《素问·脏气法时论》指出"肝病者,两胁下痛引少腹,令人善怒"。《灵枢·经脉》指出"胆足少阳之脉……是动则病口苦,善太息,心胁痛,不能转侧"。《素问·刺热论》指出"肝热病者,小便先黄……胁满痛"。《灵枢·五邪》指出"邪在肝,则两胁中痛"。 现代医学多种肝胆疾病如急性肝炎、慢性肝炎、肝硬化、急性胆囊炎、慢性胆囊炎、胆石症及胁肋外伤、肋间神经痛等,均可参照本病证进行诊治。

一、诊断要点

　　1. 临床表现　以胁肋部疼痛为主症。其痛或发于一侧,或同时发于两胁。疼痛性质可表现为胀痛、窜痛、刺痛、隐痛,多为拒按,间有喜按者。一般初起疼痛较重,久之则胁肋部隐痛时发。
　　2. 发病特点　发病可急可缓,常由情志失调、外邪内陷、饮食失节等引发。临床常可反复发作。
　　3. 辅助检查　血常规、肝功能、胆囊造影、B超、CT等检查,有助于诊断与鉴别诊断。

二、鉴别诊断

　　1. 胁痛与心痛鉴别　两者均可表现为胸部疼痛。而胁痛部位在胁肋部,常伴恶心、口苦等症状,多见于肝胆疾病。心痛以心胸憋闷、疼痛为主,可牵及肩背,向左臂内侧放射,常伴有心悸、气短等症状,多见于心脉疾病。
　　2. 胁痛与胃痛鉴别　胁痛尤其是气滞、湿热胁痛等,可兼有脘腹疼痛、胀满等,胃痛尤其是气滞胃痛,可攻冲两胁,所以需要鉴别。胁痛以一侧胁痛或两侧胁痛为主症,常伴有恶心、厌食油腻、口苦等症状,属肝胆疾病。而胃痛的中心病位在胃脘,常伴有反酸、嘈杂等,属于胃病。
　　3. 胁痛与悬饮鉴别　悬饮可见胸胁疼痛,所以需要鉴别。胁痛可表现为一侧或双侧胁肋疼痛,常伴有恶心、口苦等症状。悬饮典型表现为胸胁疼痛,咳嗽引痛,多为单侧胸胁疼痛,与呼吸有关,可伴有呼吸困难,胸膺饱满,且先有恶寒发热、咳嗽等症,为饮邪内停胸胁所致。
　　4. 胁痛与蛇串疮鉴别　蛇串疮可见胁痛,需要鉴别。胁痛可表现为一侧或双侧胁肋疼痛,常伴有恶心、口苦等症状。蛇串疮的典型表现为单纯胸胁或腰腹、腰背灼热疼痛,疼痛剧烈,局部皮肤可见红色水疱,可散发,或成簇分布,为热毒或湿热邪毒耗气伤血所致,皮损愈合后仍可后遗胁痛等。

三、病因病机

　　胁痛的病因包括体质因素、情志失调、外邪内陷、饮食失节、久病体虚等。
　　1. 体质因素　以少阳气郁体质者与厥阴肝旺体质者最多见,也可见于太阴脾虚体质者、少阴肾虚体质者等。

2. 情志失调　尤其是少阳气郁体质者，忧郁气结，厥阴肝旺体质者，恼怒伤肝，而肝郁气滞，或肝火内盛，或进一步发生气滞血瘀，皆可导致胁痛。

3. 外邪内陷　最多见湿热，湿热壅郁，阻滞肝胆气机，或肝络瘀滞，则可致胁痛。

4. 饮食失节　尤其是太阴脾虚体质者，过嗜醇酒厚味，或经药物误治，可内生湿热，而肝胆湿热，气机不利，或肝络血瘀，皆可导致胁痛。

5. 久病体虚　或因误治，或为药石所伤，可导致肝肾亏虚，肝阴虚，络脉失养，或脉络拘急，也可导致胁痛。元代朱丹溪《丹溪心法·胁痛》指出"胁痛，肝火盛，木气实，有死血，有痰流注"，认为肝火、气滞、血瘀、痰湿皆可导致胁痛。明代秦景明《症因脉治·胁痛》指出"内伤胁痛之因，或痰饮、悬饮、凝结两胁，或死血停滞胁肋，或恼怒郁结，肝火攻冲，或肾水不足……皆成胁肋之痛矣"。清代林珮琴《类证治裁·胁痛》则将胁痛分为肝郁、肝瘀、痰饮、食积、肝虚诸类，可见影响胁痛的发病因素非常复杂。

胁痛发病主要责之于肝胆，与脾、胃、肾有关。基本病机为肝胆疏泄不利，气机阻滞，肝胆经脉拘急，或气血阻痹，不通则痛，或肝阴不足，络脉失养，不荣则痛。而脉络拘急也常是胁痛的重要发病环节。明代张介宾《景岳全书·胁痛》指出"胁痛之病，本属肝胆二经，以二经之脉皆循胁肋故也"，强调胁痛发病主要有关肝胆。因为肝位居于胁下，其经脉循行两胁，胆附于肝，与肝呈表里关系，其脉亦循于两胁。肝为刚脏，主疏泄，性喜条达；主藏血，体阴而用阳。若情志不舒，饮食不节，久病耗伤，劳倦过度，或外感湿热等，累及肝胆，导致气滞、血瘀、湿热蕴结，肝胆疏泄不利，气机阻滞，或肝阴不足，络脉失养，即可引起胁痛。初病多实，久病多虚或虚实夹杂。病机转化，比较复杂。既可由实转虚，又可由虚转实，常见虚实并见之证。既可气滞及血，又可血瘀阻气，常见气血同病之候。气滞胁痛，久延不愈，或治疗不当，日久气滞血瘀，可转为瘀血胁痛。湿热蕴结胁痛，日久不愈，热邪伤阴，则可转为肝阴不足胁痛。而虚证胁痛，若情志失调，或重感湿热之邪，也可转化为阴虚气滞，或阴虚湿热等虚实并见之证。若久病胁痛，或经失治误治，迁延不愈，肝脾同病，气滞血瘀，可变生积聚，而渐成鼓胀顽证。

四、辨证要点

1. 辨气血　一般认为胁痛辨证首先应该辨气血。气滞胁痛，以胀痛为主，且游走不定，时轻时重，症状的轻重每与情绪变化有关；血瘀胁痛，以刺痛为主，且痛处固定不移，疼痛持续不已，局部拒按，入夜尤甚，或胁下有积块。其实，气滞血瘀并见者，并不少见。

2. 辨外感、内伤　外感胁痛是由湿热外邪侵袭肝胆，肝胆失于疏泄条达而致，初期可伴有寒热表证，起病急，同时可见恶心呕吐，目睛发黄，舌苔黄腻等肝胆湿热症状。内伤胁痛则由肝郁气滞，瘀血内阻，或肝阴不足所引起，不伴有恶寒、发热等表证，起病缓，病程较长。正如张介宾《景岳全书·胁痛》所说："胁痛有内伤、外感之辨，凡寒邪在少阳经，乃病为胁痛，耳聋而呕，然必有寒热表证者，方是外感；如无表证，悉属内伤。但内伤胁痛者十居八九，外感胁痛则间有之耳。"即论外感胁痛与内伤胁痛鉴别。

3. 辨虚实　实证可肝郁气滞，瘀血阻络，肝胆湿热，起病急，病程短，疼痛剧烈而拒按，脉实有力。虚证多由肝阴不足，络脉失养所致，常因劳累诱发，起病缓，病程长，疼痛隐隐，悠悠不休而喜按，脉虚无力。临床更多虚实互见者。

4. 辨体质　少阳气郁体质者，性抑郁，爱生闷气。厥阴肝旺体质者，性格急躁，容易冲动。太阴脾虚体质者，体弱，食欲差，有腹满、腹泻倾向。少阴肾虚体质者，或思维敏捷，烦热，有失眠倾向，或神疲乏力，精力不济，畏寒，多睡。

五、治疗要点

胁痛的治疗着眼于肝胆，分虚实而治。实证宜理气、活血通络、清热祛湿；虚证宜滋阴养血柔肝。而对于本虚标实、虚实夹杂者，则又当虚实兼顾，标本同治。有鉴于胁痛存在肝胆气机阻滞、疏泄不利，或肝胆经脉痹阻，不通则痛病机，临床上还应在辨证论治的基础上，适当配伍疏肝理气活血之药。而阴血不足，络脉失养，或存在脉络拘急者，又当随证加用滋阴养血或缓急止痛之品。清代叶天士《临证指南医案·胁痛》更提出久病入络的观点，所以临床治疗胁痛，常用辛香通络、甘缓补虚、辛泄祛瘀等法。

六、分证论治

1. 肝气郁结证 胁肋胀痛，走窜不定，甚则连及胸肩背，且情志不舒则痛增，胸闷，善太息，得嗳气则舒，饮食减少，脘腹胀满，舌苔薄白，脉弦。

【治法】疏肝理气。

【方药】柴胡疏肝散加减。

【参考处方】柴胡 9~12g，香附 9~12g，枳壳 9~12g，陈皮 9~12g，川芎 9~12g，白芍 15~30g，甘草 6g。

【临床应用】该方适用于少阳气郁体质，或忧郁气结胁痛。若气滞及血，症见胁痛刺痛者，可加用郁金、川楝子、延胡索，即金铃子散方义。若肝郁化热，症见心烦急躁，口干口苦，尿黄，舌红苔黄，脉弦数等，可加栀子、黄芩、龙胆草，加用小柴胡汤加减。若为厥阴肝旺体质，肝气横逆犯脾，症见胁痛、肠鸣、腹泻者，可配合痛泻要方加减。若肝胃不和，症见恶心、呕吐者，可加用半夏、陈皮等，或用柴芍六君子汤加减。

2. 瘀血阻络证 胁肋刺痛，痛处固定而拒按，疼痛持续不已，入夜尤甚，或胁下有积块，或面色晦暗，舌质紫暗，脉沉弦。

【治法】活血化瘀，理气通络。

【方药】血府逐瘀汤加减。

【参考处方】柴胡 9~12g，枳壳 9~12g，桃仁 9~12g，红花 9~12g，当归 9~12g，生地 12~15g，川芎 9~12g，赤白芍各 12~30g，怀牛膝 9~12g，桔梗 6~9g，甘草 6g。

【临床应用】该方适用于少阳气郁体质，或气滞日久血瘀，或外伤血瘀胁痛。若瘀血严重，大便偏干，有明显外伤史者，方用复元活血汤加减。可随方加用三七粉 3~6g（冲服）。若胸胁疼痛阵发，患者常欲捶其胸，发作前，喜饮热水，此为"肝著"，方用旋覆花汤加味。

3. 湿热蕴结证 胁肋胀痛，触痛明显而拒按，或引及肩背，伴有脘闷纳呆，恶心呕吐，厌食油腻，口干口苦，腹胀尿少，或有黄疸，舌苔黄腻，脉弦滑。

【治法】清热利湿，理气通络。

【方药】龙胆泻肝汤加减。

【参考处方】龙胆草 6~9g，栀子 6~9g，黄芩 6~9g，柴胡 6~9g，白木通 6~9g，泽泻 9~12g，车前子 9~12g，生地 12~15g，当归 12~15g，赤白芍各 12~30g，炙甘草 6g。

【临床应用】若为少阴郁热体质之人，肝胃热结，表现为胁痛腹满、大便不通者，可用大柴胡汤加木香、槟榔、虎杖、金钱草。若为胆石症，症见胁痛，大便干结者，可加玄明粉（冲服）。若湿热壅郁，症见目黄，尿黄，发热口渴者，可配合茵陈蒿汤，或加茵陈、鸡骨草、青叶胆、丹皮、丹参等。若湿热胁痛，久延不愈，气血瘀结，症见胁下癥积者，可加用鳖甲、炮山甲、桃仁、土鳖虫、三棱、莪术、当归、川芎、丹参等，可予鳖甲煎丸，或三甲散加味。若寒湿阻结，症见胁痛，畏寒，大便不通，脉沉弦者，方用大黄附子汤加味。若为蛔厥胁痛，则可选用名方乌梅丸治疗。

4. 肝阴不足证 胁肋隐痛，绵绵不已，遇劳加重，口干咽燥，两目干涩，心中烦热，头晕目眩，舌红少苔，脉弦细数。

【治法】养阴柔肝，理气通络。

【方药】一贯煎加减。

【参考处方】生地 12～15g，枸杞 12～15g，沙参 9～12g，麦冬 9～12g，当归 9～12g，川楝子 9～12g，延胡索 12～30g，白芍 12～30g，炙甘草 6g。

【临床应用】该方适用于厥阴肝旺体质或少阴阴虚体质，肝肾阴虚胁痛者。可随方加用郁金、月季花、玫瑰花等，不可过用芳燥。若兼血虚，症见头晕眼花，爪甲色淡者，可配合补肝汤加味。若肝肾亏虚，症见两目干涩，视物昏花者，可加草决明、菊花，或用杞菊地黄丸加味。若阴虚阳亢，症见头晕目眩甚者，可加钩藤、天麻、菊花，或方用天麻钩藤饮加减。若肝血不足，外受寒邪，症见胁痛隐隐，形寒喜温，脉细弦者，可用暖肝煎加减。

七、其他疗法

1. 针刺疗法 实证取穴肝俞、期门、阳陵泉。若为气滞胁痛，加太冲、内关；血瘀胁痛，加三阴交；湿热胁痛，加支沟。毫针针刺用泻法。虚证取穴肝俞、肾俞、期门、三阴交。毫针用补法。

2. 中药外敷 若为寒凝气滞胁痛者，可用小茴香、大盐，炒热，装袋，外敷局部。

八、预防调护

保持心情愉快，情绪稳定，对胁痛预防有重要意义。素体阴虚者，应注意定时作息，劳逸结合，适当多食蔬菜、水果、瘦肉等清淡而富有营养的食物。湿热蕴结者，尤其应该注意饮食，戒酒，避免进食辛辣肥甘油腻食物。

九、当代名医经验

刘渡舟教授治疗病毒性肝炎胁痛，常用柴胡汤类方。其中，柴胡解毒汤由柴胡、黄芩、茵陈、土茯苓、蚤休、草河车、苍术、炙甘草等组成，主治肝炎气分湿热，转氨酶高，黄疸指数高，以苔腻、尿黄、胁痛、体疲、口苦、心烦为辨证要点，转氨酶持续升高，加垂盆草、金钱草、白花蛇舌草（三草解毒汤）；湿热毒邪凝滞不化，苔白厚腻而干，肩背酸凝而胀，身沉重，口渴尿黄，加生石膏、滑石、寒水石（三石解毒汤）。柴胡活络汤由柴胡、黄芩、茵陈、土茯苓、草河车、茜草、红花、当归、白芍、炙甘草等组成，主治肝血瘀阻，络脉不通，湿热毒邪进入血分，以苔白腻，舌质暗，边有瘀斑，脉弦涩为特点，转氨酶不降，加三草活络汤（三草解毒汤加虎杖）。柴胡止痛汤由柴胡、川楝子、延胡索、刘寄奴、姜黄、茜草、海螵蛸、皂角刺、甘草等组成，主治邪入血分，气血失调，以肝区痛重为特点。柴胡鳖甲汤由柴胡、鳖甲、牡蛎、沙参、麦冬、玉竹、生地、土元、茜草等组成，主治阴虚内热，气血凝滞，以舌红绛少苔，脉弦细数，低热少寐，口燥咽干，衄血，胁痞为辨证要点。柴胡桂姜汤（柴胡桂枝干姜汤）主治肝之余邪未去又发脾阳虚寒证，以口干、胁痛背痛、腹胀便溏为要点。刘志明教授强调胁痛主要责之于肝胆。肝胆湿热与肝气郁滞常互为因果，并常互相兼夹。治疗主张清利肝胆湿热，疏通气机，临证常以大柴胡汤、小柴胡汤及四逆散为基本方灵活变通。若肝脾失和，气机郁滞明显者，可用小柴胡汤、四逆散；若兼湿热化火、肠胃燥结者，可用大柴胡汤。若兼脾胃气虚者，更当兼顾调理脾胃，扶助正气，则可用太子参、柴胡、黄芩、半夏、当归、白芍、枳壳、川厚朴、郁金、茯苓、砂仁、滑石、甘草等。

十、病案举例

张某，女，62岁。初诊日期：2000年6月26日。主因胁痛2周来诊。患者体胖，有胆囊切除手术病史，曾诊断为高脂蛋白血症，血脂化验总胆固醇、三酰甘油、低密度脂蛋白俱增高，高密度脂蛋白在正常范围，B超示脂肪肝，西医诊断为腹痛（原因待查），对症治疗未效，求中医诊治。刻下症：右胁下疼痛，食后尤甚，恶寒，汗出，双下肢轻度浮肿，大便每日一次，查右上腹部有压痛，无反跳痛，肠鸣音正常存在，舌暗，苔腻，脉右沉。

中医诊断：胁痛（肝气郁结，寒实积滞）。

辨证分析：肝主气机，主疏泄，胃肠以通降为顺。患者肝气郁结，夹有寒实积滞，胃肠通降不行，故胁痛、食后尤甚，伴有恶寒。阴寒之邪，伤阳，气化不行，故见汗出、双下肢轻度浮肿。综合舌脉证，舌暗，苔腻，脉右沉，乃肝气郁结、寒湿内结之证。病位在肝胆，与胃肠有关。病性为虚实夹杂，以实为主，实为气滞、寒湿。失治误治，寒湿伤阳，气滞血瘀，则病归缠绵，或有成积成聚之变。

治法：疏肝理气，散寒导滞。

方药：四逆散合大黄附子汤加味。

处方：柴胡9g，赤白芍各25g，枳壳9g，炙甘草6g，大黄9g，炮附子4.5g，细辛3g，延胡索25g，1剂。

二诊：2000年6月27日。服药1剂，大便畅泄3次，右胁下疼痛当日减轻，改方：柴胡9g，赤白芍各25g，枳壳9g，炙甘草6g，郁金12g，金钱草15g，鸡内金12g，槟榔9g，降香9g，甘松9g，延胡索25g，乌药9g。6剂。

三诊：2000年7月13日。胁腹疼痛大减，浮肿也退，时有嗳气，舌淡暗，苔腻，脉沉，原方减延胡索，加石菖蒲12g，并嘱其清淡饮食，调理情志，坚持服药。1年后来院复查，血脂指标均在正常范围，B超示轻度脂肪肝，自述服用中药一个月后停药，病情至今稳定。（《内分泌代谢病中西医诊治》）

按语　此例即为患血脂异常症、脂肪肝、胆囊炎，虽已接受胆囊清除手术，临床表现仍以胁痛为主症，按中医观点依然与肝胆关系最为密切。所以方剂仍以四逆散加味。大黄附子汤是《金匮要略》治疗"胁下偏痛"寒实证的方剂，有温下之名，可散寒破结，泄下止痛，日本汉方医家矢数道明认为：只要是偏痛，无论是单侧腹痛，还是单侧腰腿疼痛，皆有效用。本患者即为一侧胁腹疼痛，且舌淡暗，苔腻而不黄，脉沉，无明显热象，可谓切中病机，故而1剂即效。但大黄附子汤毕竟不是久用之方，故当中病即止。药用槟榔、降香、甘松、乌药，行其气血、导其积滞也；药用石菖蒲者，开心气以止其嗳气也。

（章　亭）

37　积　聚

积聚是指正气亏虚，或脏腑失和，气滞、血瘀、痰湿、邪毒等，在腹中积聚，以腹内结块，或胀或痛为主要临床特征的病证。积，又称癥积，触之有形，结块固定不移，痛有定处，病在血分，多为脏病；聚，又称瘕聚，假物成形，结块聚散无常，痛无定处，病在气分，多为腑病。因积与聚关系密切，故多合并论述，常积聚并称。积聚作为病名，首见于《灵枢·五变》。现代医学的腹部肿瘤、肝脾大与肠易激综合征、肠梗阻、肠套叠、肠扭转等多种疾病，临床表现为腹部可扪及包块者，皆可参照本病证进行辨证施治。

一、诊断要点

1. 临床表现　积聚以腹内结块，或胀或痛为主要表现。积证以腹内结块，触之有形，固定不移，以痛为主，痛有定处为临床特征。一般而言，积块出现之前，相应部位常出现疼痛，或兼恶心、呕吐、腹胀、倦怠乏力、逐渐消瘦等；聚证以腹中气聚，聚散无常，聚时结块，散则无形，攻窜胀痛，以胀为主，痛无定处，时作时止为临床特征。发作时病变部位有气聚胀满的表现，一般不可扪及包块，缓解时气聚胀满感则消失。

2. 发病特点　年高体虚，或有黄疸、疟疾，久病不愈，或有情志失调，饮食不节病史。一般来说，聚证病程较短，病情较轻，治疗较易；积证病程较长，病情一般较重，治疗较难。

3. 辅助检查　血常规、血生化、腹部X线检查、超声、CT及内镜检查等，皆有助于诊断与鉴别诊断。其中，肝癌诊断主要有赖于影像学、甲胎蛋白指标检查等；胃肠道肿瘤诊断主要有赖于胃肠镜检查及活检病理检查等。

二、鉴别诊断

1. 积聚与痞满鉴别　两者均可表现为腹部胀满、痞闷，所以需要进行鉴别。积聚临床表现为腹内结块，或胀或痛，按之有结块，或条索状物，可兼见腹胀、痞闷、腹痛等，病位在肝、脾、肠、胃，多因气滞、血瘀蕴结，或兼痰湿、邪毒，或停饮、停食所致。痞满临床表现为脘腹痞塞不通、满闷不舒，一般按之柔软，腹内无气聚胀急之形，更无坚积结块，可兼见呕吐、下利等，病位在脾胃，多由中焦气机阻滞，升降失常所致。

2. 积聚与鼓胀鉴别　两者均可表现为腹部胀满，并可兼有腹部结块，所以需要进行鉴别。积聚临床表现为腹内结块，或胀或痛，按之有结块或条索状物，可兼见腹胀、腹痛等，病位在肝、脾、肠、胃，多因气滞、血瘀蕴结，或兼痰湿、邪毒，或停饮、停食所致。鼓胀临床表现为腹大如鼓，皮色苍黄，腹壁青筋暴露，可伴有胁下结块或腹部包块及水液停聚，多为肝、脾、肾功能失调，气血水相裹，水停腹中所致。腹内有无明显水液停聚，是积聚与鼓胀的鉴别要点。

3. 积证与聚证鉴别　积证与聚证均可表现为腹内包块，所以需要鉴别。积证包块固定不移，有形可征，积久成形，病程长，治疗相对困难，属于腑病，多血瘀或夹痰凝，痰瘀凝结成积。聚证腹内包块，时聚时散，大小不定，虚假可变，假物成形，病程相对短，治疗相对容易，属于脏病，多气滞或加痰食积滞成聚。《难经·五十五难》曰："积者，阴气也；聚者，阳气也。故阴沉而伏，阳浮而动。气之所积，名曰积；气之所聚，名曰聚。故积者，五脏所生；聚者，六腑所成也。积者，阴气也，其始发有常处，其痛不离其部，上下有所终始，左右有所穷处；聚者，阳气也，其始发无根本，上下无所留止，其痛无常处谓之聚。故以是别知积聚也。"此即论积聚鉴别。

三、病因病机

积聚的病因主要包括体质因素、情志失调、饮食所伤、外感邪毒，以及黄疸、疟疾等久病失治，迁延而成。

1. 体质因素　少阳气郁体质者、阳明胃热体质者、太阴脾虚体质者多发。年高久病，脾肾亏虚，也常是积聚尤其是积证发病的基础。

2. 情志失调　肝气郁结者，易形成气滞，或进一步形成痰阻，气滞血瘀，或兼停饮、停食，可发为积聚。

3. 饮食所伤　饮食、水土失宜，太阴脾虚体质者，易化生痰湿；阳明胃热体质者，饮食不节则易内生湿热邪毒，而发为积聚。

4. 外感邪毒 寒湿、湿热之邪内袭，入经阻滞脏腑经气，入血阻滞脉道气血。外感寒湿、湿热，可损伤脾胃，致使气机运转不利，进而可导致血瘀，发为积聚。

5. 久病失治 黄疸、疟疾等久治不愈，或药毒所伤，肝脾受损，气滞血瘀，日久可致肝脾俱伤，或兼以痰湿、邪毒蕴结，而成积聚。

积聚的病位主要在肝脾，有关胃肠多脏。以外邪积聚，气机阻滞，瘀血内结为关键病机。肝主疏泄，司藏血；脾主运化，司统血。外感邪毒，日久不去，或气郁恼怒，久而不解，或忧思劳倦，饮食不节，以及黄疸、胁痛、疟疾、虫证等病缠绵不愈，最终影响气血津液运行并损伤人体正气，导致肝脾失和，气滞血瘀，或兼有痰湿、邪毒蕴结，则成积聚。《灵枢·百病始生》指出"积之始生，得寒乃生，厥乃成积"。《诸病源候论·积聚诸病》也指出"积聚者，由阴阳不和，腑脏虚弱，受于风邪，搏于腑脏之气所为也"。

积聚的病性，为局部属实，整体属虚，本虚标实是其证候特点。《丹溪心法·积聚痞块》曰："块乃有形之物也，痰与食积死血而成也。"临床重在逐瘀，以除死血，辅以化痰健脾，尤其对邪实正虚之证，主张治疗应以扶正为本，先补而后斟酌攻之。《医宗金鉴·积聚治法》亦指出"积聚宜攻，然胃强能食，始可用攻，若攻虚人，须兼补药，或一攻三补，或五补一攻，邪去而不伤正，养正而不助邪，则邪正相安也"，同样强调了积聚是实邪合而为患的产物，指出治疗应兼顾病性虚实夹杂的特点。本病初期，尤其积证之初，气滞，血瘀，或兼痰湿、邪毒蕴结，或兼停饮、宿食，邪气壅实，正气未虚，多属实；日久病势渐深，正气耗伤，可转虚实夹杂之证；病至后期，气血衰少，体质羸弱，往往以正虚为主。

积聚的病势，初则以气血逆乱为主，随着病情的演化发展，继而肠胃受累。若失治误治，则积聚之邪更伤脾肾，如肝、脾、肾功能失调，气滞血瘀，水停腹中，即发为鼓胀。若邪毒蕴结，血热妄行，或气不摄血，或瘀血阻结，血不归经，可引发吐血、便血。若邪毒瘀结血分，熏蒸肝胆，胆汁外溢，或脾色外现，则为黄疸。而积证晚期，久病及肾，肾元虚衰，气化不行，湿浊邪毒内生，气机升降出入之机渐废，更可成关格危候，甚至可变生厥脱，病情重笃，可危及患者生命。需要注意的是，积聚分属现代腹腔肿瘤，临证尤应注意肿瘤的生长方式，生长方式为外生型者，往往病势发展过程中有出血倾向，而内生型生长者往往有梗阻趋势，但整体来看外生型相较内生型生长者病情较轻浅，一般不容易侵犯脏腑络脉，发生转移的概率较低，病势向愈可能性更大。

整体而论，积聚疾病的形成和转归与机体正气盛衰有关，亦与脾胃虚损关系密切，若脾胃功能不足则中焦枢机运转失权，水谷精微运化无源，日久则阴阳不和、燥湿相持。从正气盛衰的角度来看，形体壮实，正气充盛，气血充足流畅之人，不致郁滞为患，则积聚无从发生。而形体虚弱，正气衰而不足，气血亏损之人，其气血运行不畅，一旦邪犯，则气血郁滞，转而发生积聚。积聚既成，正气尚盛之体，郁滞可随气血流通而散，病可向愈；虚弱之躯，往往气血运行更加迟缓，病益趋盛，或积聚日久，损正难消，更伤正气，则致正气益虚，病邪日甚。

四、辨证要点

1. 辨积与聚 聚证病在气分，多属于腑，病机以气机阻滞为主，可望之有形，聚散无常，痛无定处；积证则病在血分，多属于脏，病机以痰凝血结为主，不求望之有形，但触之必见结块，且固定不移，痛有定处。

2. 辨虚实 根据病程长短、邪正盛衰及伴随症状，辨其虚实主次。聚证多实，病情较轻，以气滞为基础，或兼痰湿，或兼停饮、停食。积证初期，正气未虚，以邪实为主，血瘀为基础，常为气滞、血瘀、痰湿互结，或兼邪毒蕴结；中期，积块增大，质地较硬，正气渐伤，邪实正虚；后期，日久瘀结不去，正气大伤，则以正虚为主。晚期甚至可表现为肝脾肾多脏功能虚衰，湿浊邪毒内生，变生关格危候。

3. 辨病位 右胁腹内积块，伴见胁肋刺痛、黄疸、纳差症状者，病位在肝；左胁腹积块，伴见胁腹胀痛、疲乏无力、出血者，病在肝脾；胃脘部积块，伴见反胃、呕吐、呕血、黑便等症状者，病位在胃；腹部积块，伴便秘，或腹泻，或便下脓血，消瘦乏力者，其病在肠。

4. 辨体质　少阳气郁体质者，身体较弱，性抑郁，爱生闷气；阳明胃热体质者，体壮实，多形体丰满，食欲亢进，有便秘倾向；太阴脾虚体质者，多体弱，食欲较差，进食生冷，容易出现腹满、腹泻等。

五、治疗要点

聚证病在气分，重在调气，以疏肝理气、行气消聚为基本治疗原则；积证病在血分，以活血化瘀、软坚散结为基本治疗原则。聚证治当行气为主，常兼以化痰、化饮、消食，以散结消聚；积证治当活血为主，常兼以行气、化痰、解毒，以软坚消癥。《素问·至真要大论》曾提出"坚者削之"、"结者散之，留者攻之"等原则，适用于治疗积聚。《金匮要略·疟病脉证并治》用治疟母的鳖甲煎丸，即为软坚散结之祖剂。《丹溪治法心要》指出"诸块虚中，块攻胀，无可奈何，不可用攻战之药，四君子汤加半夏、陈皮，作大剂服之，候元气平复，却用攻药"，并提出"块去必用大补"、"凡积病不可用下药，徒损真气，病亦不去，当用消积药"等基于补虚、祛邪视角治疗积聚的创新观点，《医林改错》则强调瘀血在积聚病机中的重要作用，名方膈下逐瘀汤至今为临床常用。

同时，应注意依据病情发展，病机演变，区分不同阶段，适度调整攻补策略，尤其是积证，初期多邪实，重在消散；中期邪实正虚，与攻补兼施；后期正虚为主，应予扶正消积。《证治准绳·积聚》更指出积聚治疗"必分初、中、末三法"。《景岳全书·积聚》论积证治疗指出"治积之要，在知攻补之宜，而攻补之宜，当于孰缓孰急中辨之"。《医宗必读·积聚》也指出"初者，病邪初起，正气尚强，邪气尚浅，则任受功；中者，受病渐久，邪气较深，正气弱，任受且攻且补；末者，病魔经久，邪气侵凌，正气消残，则任受补"，强调治积不能急于求成，当"屡攻屡补，以平为期"，重视标本同治，颇有临床价值。

另外，应该特别强调养护胃气的重要作用。《素问·六元正纪大论》所谓"大积大聚。其可犯也，衰其太半而止"，就是指出攻伐不可太过，应注重扶正固本，时刻以固护胃气为念。

六、分证论治

1. 积证

（1）气滞血阻证：腹部积块质软而不坚，固着不移，胀痛并见，或脘痞不适。舌暗，苔薄，脉弦。

【治法】理气活血，消积散瘀。

【方药】柴胡疏肝散合失笑散加减。

【参考处方】柴胡6～9g，赤白芍各12～30g，枳实9～12g，白术9～12g，香附9～12g，陈皮9～12g，姜半夏9～12g，茯苓9～12g，浙贝9～12g，鳖甲15～30g（先煎），莪术6～12g，蒲黄9～12g（包煎），炒五灵脂9～12g，牡蛎15～30g（先煎），炙甘草6g。

【临床应用】若气郁血瘀，化热伤阴，症见烦热，咽干，舌红、脉弦细者，可合用消瘰丸，或加丹皮、山栀、黄芩、连翘、浙贝、玄参等。若兼有寒象，症见腹痛畏寒，舌苔白腻者，可合用理中丸，或加肉桂、炮附子、吴茱萸、生姜等。若兼脾胃气虚，症见乏力、食少、大便溏者，可合用人参归脾丸，或加党参、白术、茯苓、黄芪等。若气血两虚者，可合用当归补血汤，或加女贞子、灵芝等。临床常用经验方三甲消癥汤，即当归补血汤、三甲散、二陈汤加女贞子、灵芝、浙贝、连翘、莪术、石见穿、藤梨根、薏苡仁、白花蛇舌草、仙鹤草，可益气扶正、行气化痰、化瘀散结、祛邪解毒，适用于多种腹部肿瘤。炮山甲打粉3g冲服，既可节省药材，又可保证疗效。

（2）瘀血内结证：腹部积块渐大的，质地较硬，固定不移，隐痛或刺痛，纳谷减少，体倦乏力，面暗消瘦，时有寒热，女子或见月事不下，舌质紫暗或有瘀点瘀斑，脉细涩。

【治法】祛瘀软坚，调理脾胃。

【方药】膈下逐瘀汤加减。

【参考处方】当归9～12g，川芎9～12g，红花9～12g，桃仁9～12g，赤芍12～30g，炒五灵脂9～12g，丹皮9～15g，乌药9～12g，延胡索12～30g，莪术9～12g，浙贝9～12g，薏苡仁15～30g，香附9～12g，枳壳9～12g，甘草6g。

【临床应用】若痰瘀互结，症见舌淡暗、苔黄腻者，可合用双合汤，或加白芥子、半夏、苍术、薏苡仁、浙贝、莪术等。若久积邪毒蕴结者，可合用五味消毒饮，或加石见穿、半枝莲、半边莲、白花蛇舌草等祛邪解毒。若积块日久，正气受损明显，症见面色萎黄，神疲乏力，少气懒言者，可合用十全大补汤益气养血、扶正祛邪，并配合鳖甲煎丸软坚散结，或加黄芪、党参、当归等。有条件者可以静脉输注参芪注射液、康莱特注射液等。

（3）正虚瘀结证：久病体弱，积块坚硬，隐痛或剧痛，饮食大减，消瘦形脱，神倦乏力，面色萎黄或黧黑，甚则面浮肢肿，或有出血，舌质淡紫，舌光无苔，脉细数或弦细。

【治法】大补气血，化瘀消积。

【方药】八珍汤合化积丸加减。

【参考处方】党参9～12g，白术9～12g，茯苓9～12g，黄芪12～30g，女贞子9～12g，灵芝9～18g，当归9～12g，川芎9～12g，熟地12～15g，赤白芍各9～30g，莪术9～12g，三棱6～9g，浙贝9～15g，鳖甲15～30g（先煎），牡蛎15～30g（先煎），薏苡仁15～30g，白花蛇舌草15～30g，炙甘草6g。

【临床应用】若脾胃不和，食少纳呆者，可合用健脾丸，或加用木香、砂仁、苏梗、陈皮、半夏、焦三仙等开胃消食，留得一分胃气，才能保存一分生机。若胃阴受伤，症见咽干，胃脘灼痛，舌光无苔，脉细数者，可合用经验方百合丹参饮配合三甲散化裁，或加百合、生地、沙参、麦冬、天冬、石斛等。若邪毒灼伤血络，牙龈出血，鼻衄者，可加茜草、三七粉（冲服）、仙鹤草等。若邪毒蕴结，症见目黄、身黄、小便黄者，应在辨阴黄、阴黄基础上，选用茵陈、丹皮、赤白芍、青叶胆等药。若阳虚突出，症见神疲乏力，畏寒肢冷，舌淡苔白，脉沉细者，可合用附子理中丸，或加黄芪、人参、附子、肉桂等。至于积证久病，虚损劳衰不断加重，气阴两虚者，可静脉输注生脉注射液；而重症阳气欲脱者，可静脉输注参附注射液，以回阳固脱。积证晚期，肾元虚衰，浊毒内停，症见关格者，则应在辨标本虚实基础上，重视和胃泄浊解毒治法。

2. 聚证

（1）肝气郁滞证：腹中结块柔软，攻窜胀痛，时聚时散，脘胁胀闷不适，常随情绪波动而起伏。舌淡苔薄，脉弦。

【治法】疏肝解郁，行气消聚。

【方药】木香顺气散加减。

【参考处方】木香6～9g，砂仁6～9g（后下），槟榔9～15g，苍术9～12g，厚朴9～12g，陈皮9～12g，青皮9～12g，乌药9～12g，川芎9～12g，白芍12～30g，甘草6g。

【临床应用】该方适用于少阳气郁体质，或情志抑郁，肝气郁滞证。若为女性，月经不调，月经前乳房、脘腹、少腹胀痛者，可合用逍遥散方，或加香附、当归。若气郁痰阻，舌苔腻，脉弦滑者，可合用大七气汤，或加清半夏、苏梗、香附等。若气郁化热，咽干口苦，心烦，大便偏干，舌略红，舌苔略黄，脉弦滑或数者，可合用大柴胡汤加减，或加丹皮、山栀、柴胡、黄芩等。若气郁夹寒，脘腹胀满，畏寒者，可合用正气天香散，或加桂枝、高良姜、香附等。若脾胃阳虚，阴寒内生，气机阻滞，临床表现为心腹疼痛剧烈，腹部包块，时聚时散，鼓起有头足，如蛇如鳗，方用大建中汤温阳散寒，或加桂心、桂圆肉等。更有脾弱血瘀，面色无华，肌肤甲错，舌暗有瘀斑者，可合用桃红四物汤，或加延胡索、丹参活血化瘀。

（2）食滞痰阻证：腹胀或痛，时有条索状物聚起，按则胀痛加剧，便秘纳呆，脘闷不舒。舌苔腻，脉弦滑。

　　【治法】行气化痰，导滞通腑。

　　【方药】六磨汤加减。

　　【参考处方】大黄9～15g，枳实9～12g，槟榔12～15g，沉香面1.5～3g（冲服），木香6～9g，乌药9～12g。

　　【临床应用】若痰湿阻滞气机，呕吐恶心，脘腹痞闷，舌苔腻者，可合用二陈汤，或加陈皮、半夏。若食滞化热，腹部胀满疼痛，大便数日不行，舌苔黄腻者，可合用厚朴三物汤加味，或加神曲、砂仁、陈皮、青皮等。若兼有阴虚，咽干口渴，大便干结，舌红舌苔少津液，可合用增液汤，或加北沙参、白扁豆、桑叶、玉竹等；气阴两虚，乏力神疲，汗出，咽干口渴者，可合用新加黄龙汤加味，或加五味子、白薇等。若蛔虫结聚，肠道梗阻，腹部包块，腹痛剧烈，阵发加重，烦躁不宁，甚至伴有四肢厥冷、冷汗淋漓者，方可合用乌梅丸治疗。

七、其他疗法

　　1. 外治疗法　阿魏膏，或水红花膏，敷贴癥积局部，可活血化瘀。重楼，研细末，调敷，可清热解毒，消肿止痛。

　　2. 针灸疗法　聚证取中脘、足三里、胃俞、梁门，毫针刺，用泻法。气滞突出，加刺太冲、阳陵泉等穴。大便不畅者，可配合腹部按摩，顺时针推揉。积证取太冲、血海、膈俞、中脘、阳陵泉、曲池，毫针刺，采用平补平泻法。若乏力体倦，腹部畏寒者，足三里可加灸。神阙、关元隔姜灸。或丁香、肉桂粉贴脐。

八、预防调护

　　预防强调养成良好的生活方式，戒烟、戒酒，适度锻炼；做好预防接种工作；重视饮食平衡，多吃蔬菜、水果、粗粮，高纤维素饮食，避免食用发霉食物；保持心情舒畅。警惕早期积聚症状，对高危人群应重视定期筛查，以早期诊断。

　　既病之后，应建立自信心，保持情绪稳定；配合医生接受综合治疗；注重饮食，保证充足营养。积极防治并发症，改善生存质量，延长生存周期。

九、当代名医经验

　　周仲瑛教授认为积聚存在瘀、湿、热、郁、毒、气虚、阴虚等多种病理因素，诸种病理因素还常兼夹复合，而为复合之邪。基本病机为湿热瘀毒郁结，伤肝困脾，日久还可及肾。治当以清热祛湿、解毒为大法，并配合理气、滋阴、益气、健脾消食等法。临床常用蒲公英、垂盆草、茵陈、黄芩、苦参等清热祛湿；片姜黄、郁金、丹参、赤芍、虎杖、丹皮等凉血祛瘀；太子参、香附、醋柴胡、白术、厚朴、青皮、陈皮等健脾化湿、滋养肝肾。李振华教授认为积聚诊治当分初期、中期、末期三期论治。初期当理气活血、通络消积，以荡涤病邪；中期首当活血化瘀，并结合扶正健脾治法；末期应注重补虚扶正，兼以祛邪消积。朴炳奎教授治疗肝癌等积证，重视从阴阳虚实角度审因论治，强调扶正培本为主，兼顾本虚标实证候特点，辨病分期治疗。治疗常以自拟处方为基础，同时针对核心病机，肝脾肾同调，辅以清热利湿、散结解毒治法，扶正为主、随症治之。临床常用土茯苓、藤梨根、猫爪草、八月札、白英、苦参、龙葵等清热利湿解毒，如薏苡仁、枸杞子、车前子、生黄芪、女贞子等扶正健脾补肾。

十、病案举例

曹某，女，57岁，住北京市西城区。主诉：胃脘部灼热疼痛，腹胀1年余。现病史：患者于2009年7月无明显诱因出现胃脘部灼热疼痛，进食后明显，胁下包块疼痛，于协和医院就诊，行CT、胃镜检查，确诊为胃癌肝转移，手术治疗后，未行放化疗，而寻求中医治疗。2009年10月15日初次就诊，刻下症：神疲乏力，消瘦，自觉胃脘部灼热疼痛，脘腹胀满，口燥咽干，纳呆呕恶，肌肤甲错，大便干结，小便黄短。查：口唇舌红，舌红少苔，脉沉细。

中医诊断：积证（肝胃不和，痰浊热毒瘀血互结）。

辨证分析：肝主疏泄，主气机，胃主通降。患者患积证，复经手术，气血阴阳俱虚，故见神疲乏力，口燥咽干，消瘦等。肝气郁结，胃阴不足，肝胃不和，气滞血瘀，不通则痛，故见胃脘灼热而痛，脘腹胀满，纳呆恶心。阴虚热结，故见大便干结，小便黄短。综合舌脉证，舌红少苔，脉沉细，乃阴虚胃热之象。病位在肝胃。病性为虚实夹杂，本虚以阴虚突出，实为气滞、血瘀、热毒内结。失治误治，缠绵难愈，则为反胃，或成鼓胀，或生吐血、便血及神昏厥脱之虞。

治法：调肝理脾，养阴和胃，清热解毒，化瘀散结。

方药：三甲散合经验方百合丹参饮加减。

处方：柴胡9g，白芍25g，鳖甲15g（先煎），炮山甲9g（先煎），生牡蛎30g（先煎），土鳖虫9g，百合30g，乌药9g，丹参25g，桃杏仁各12g，生薏米30g，半枝莲25g，浙贝15g，芦根12g，龙葵15g，白花蛇舌草15g，14剂，水煎服。以六神丸藕粉调服，每次10粒，每日3次。

二诊：2009年10月28日。患者诉胃脘部隐痛，口干减，仍纳呆，恶心、呕吐减轻，舌苔薄白，脉细。守原方加陈皮9g，清半夏12g，白英15g，败酱草15g，沙参12g，麦冬12g，14剂水煎服。继服六神丸。

三诊：2010年6月15日。患者诉乏力，怕热，无汗出，口角溃疡，灼热而痛，足底部皮肤瘙痒，查：舌红少苔，脉沉细，腹股沟可及数个淋巴结，活动可，血常规示血红蛋白：80g/L，当重视益气养血。处方：柴胡9g，赤白芍各25g，鳖甲15g（先煎），炮山甲12g（先煎），生牡蛎30g（先煎），土鳖虫9g，莪术9g，百合30g，乌药9g，夏枯草15g，连翘12g，浙贝15g，生薏米30g，北沙参15g，天麦冬各12g，石斛15g，半枝莲25g，仙鹤草30g，生黄芪30g，当归12g，女贞子12g，旱莲草15g，玉竹15g。梅花点舌丸藕粉调服，每次5粒，每日3次。

四诊：2012年7月18日。患者诉乏力，口燥咽干，纳可，偶有脘腹胀满感，眠可，大便稀，小便可，舌红，少苔，脉细弱。予益气养阴，行气散结，活血解毒。柴胡9g，赤白芍各30g，鳖甲15g（先煎），炮山甲12g（先煎），生龙牡各30g（先煎），土鳖虫9g，莪术9g，百合25g，乌药9g，夏枯草15g，连翘12g，浙贝15g，仙鹤草30g，鸡内金12g，生黄芪25g，女贞子12g，玉竹25g，石斛15g，玄参12g，继服梅花点舌丸。

五诊：2017年1月12日。病情尚属稳定，其间数次住院，皆转危为安。自述外科医生叹为神奇。（《赵进喜临证心悟》）

按语　胃癌晚期肝转移，治以肝胃为中心，方用三甲散、百合丹参饮等化裁，药以柴胡、白芍疏肝理气，陈皮、半夏、枳壳、大腹皮等行气宽胸，百合、乌药、茯苓、白术健脾和胃，生黄芪、当归、女贞子、旱莲草、石斛、沙参、麦冬等益气养阴，炮山甲、鳖甲、牡蛎、土鳖虫、莪术、生薏米、浙贝、丹参、桃仁等活血化瘀，软坚散结，连翘、芦根、夏枯草、白花蛇舌草、半枝莲、石见穿、仙鹤草等清热凉血解毒。总以扶正祛邪解毒治法贯穿始终，得以带病延年。

（庞　博）

38　鼓　　胀

鼓胀是指肝脾肾功能失调，气血水相裹，水停腹中所致的以腹部胀大如鼓、皮色苍黄、青筋暴露为特征的病证。《素问·腹中论》曰："有病心腹满，旦食则不能暮食，此为何病？岐伯对曰，名为鼓胀。"《灵枢·水胀》曰："鼓胀何如？岐伯曰，腹胀，身皆大，大与肤胀等也，色苍黄，腹筋起，此其候也。"后世又称"单腹胀"、"鼓病"、"蜘蛛蛊"、"水蛊"等，属于"风、痨、鼓、膈"四大难证之一，进一步可分为"气鼓"、"水鼓"、"血鼓"等。现代医学肝源性腹水，如病毒性肝炎、血吸虫病、营养不良等导致的肝硬化腹水，皆可参照本病证进行诊疗。

一、诊断要点

1. 临床表现　初期脘腹作胀，食后尤甚，叩之如鼓，继而腹部胀大如鼓，重者腹壁青筋显露，脐孔突起，常伴乏力、纳差、尿少及鼻衄、齿衄、皮肤紫斑等出血征象，可见面色萎黄、皮肤或巩膜黄染、手掌鱼际色红斑斑、面颈胸部红丝赤缕、血痣伴蟹爪纹。

2. 发病特点　多为黄疸、胁痛、癥积等，病久不愈所致，或有酒食不节、湿热疫毒感染、虫毒感染病史。

3. 辅助检查　如肝功能、血氨检测、肝炎病原学检测、自身免疫性肝病抗体、铜蓝蛋白、血清铁检测、代谢性肝病基因检测、甲胎蛋白检测等，腹部超声、CT、磁共振及腹水常规、生化及细菌培养、腹水脱落细胞病理学检查等，有助于诊断与鉴别诊断。

二、鉴别诊断

1. 鼓胀与水肿相鉴别　病因病机方面，鼓胀多由于酒食不节、情志刺激、虫毒感染、病后继发等因素，导致肝、脾、肾受损，气、血、水结于腹中，而成鼓胀；水肿则多由风邪外袭，感受水湿，饮食伤脾及劳倦伤肾等引起，病机为肺、脾、肾功能失调，水湿泛溢肌肤。鼓胀以腹部胀大为主症，四肢肿不甚明显，晚期或可伴肢体浮肿；水肿多从眼睑肿起，继则延及头面及肢体，或下肢先肿，后及全身。鼓胀常见面色青晦或颜面发黄，面颈部可有血痣赤缕，甚者衄血、吐血，胁下或见癥积坚硬，腹皮青筋显露等；水肿则常见面色㿠白，腰酸倦怠等，病势严重可见腹胀满，胸闷，气喘不得平卧等，也可伴见腹水。

2. 气鼓、水鼓、血鼓的鉴别　气鼓多见于鼓胀早期，多因肝郁脾虚、气滞湿阻所致，表现为腹部膨隆，自觉胀满，嗳气或矢气则舒，腹部按之空然，叩之如鼓。水鼓多见于鼓胀中期，气虚血瘀，水湿内停，表现为腹部胀大，状如蛙腹，按之如囊裹水，暮急朝宽。血鼓多见于鼓胀晚期，或腹内癥积，久病不愈，多肝、脾、肾同病，血瘀水停，常表现为腹部胀满，青筋暴露，内有癥积，按之胀满疼痛如针刺，颈胸部可见赤丝血缕。

三、病因病机

鼓胀病因复杂，常见于黄疸、胁痛、癥积久病不愈，常与酒食不节、情志内伤、虫毒感染等因素有关。

1. 酒食不节　如嗜酒过度，饮食不节，恣食肥甘厚味，损伤脾胃，导致脾胃运化失职，酒湿浊气蕴聚中焦，清浊相混，壅阻气机，水谷精微失于输布，湿浊内聚，脾土壅滞则肝之疏泄失常，气血郁滞，脾虚愈甚，进而波及于肾，开阖不利，水浊渐积渐多，终致水不得泄，遂成鼓胀。

2. 情志内伤　忧思伤脾，郁怒伤肝，气机失畅，肝气郁结，失于疏泄，久则气滞血瘀；气机壅塞，气不能行水，肝气横逆而克伐脾胃，运化失职，均导致水湿停留，水湿与血瘀蕴结，日久不化，痞塞中焦，侵渐及肾，开阖不利，三脏俱病，便成鼓胀。明代张景岳《景岳全书》即提出情志抑郁、饮食失节，或少年酒食无节，可成水鼓。

3. 虫毒感染　血吸虫感染等，虫毒阻塞经隧，日久失治，肝脾两伤，形成癥积，气滞络瘀，清浊相混，水液停聚，气、血、水停瘀腹中，而成鼓胀。晋代葛洪《肘后备急方》曰："若唯腹大动摇水声，皮肤黑，名曰水虫。"隋代巢元方《诸病源候论·蛊毒病诸候》更明确提出外感水毒致鼓病因。

4. 久病失治　黄疸、胁痛，或癥积，失治误治，迁延不愈，湿热或寒湿停聚中焦，肝脾受损，气滞血瘀，或癥积不愈，气郁与痰瘀凝结，脉络壅塞，久则正气耗伤，气血壅滞，久病及肾，水湿不化，则成鼓胀。

鼓胀涉及的病变脏腑主要为肝、脾、肾三脏。病变脏腑多先于肝脾，久则及肾。因肝主疏泄，为藏血之官，肝病则疏泄失职，气滞血瘀，进而横逆犯脾；脾主运化，脾病则运化失司，水湿内聚，进而土壅木郁，最终导致肝脾俱病。疾病日久，累及于肾，肾主水，司开阖，水湿不化，至此肝、脾、肾三脏皆病，胀满愈甚，而成鼓胀。鼓胀的主要病机为气滞、血瘀、水湿停聚腹中。清代喻嘉言《医门法律·胀病论》有言"胀病亦不外水裹、气结、血凝"。但应该指出的是，湿热常是形成气血水相裹病机的重要基础。《素问·至真要大论》指出"诸病有声，鼓之如鼓，皆属于热"。金代刘河间传承《内经》学术，《素问玄机病原式·热类》曰："阳热气盛，则腹胀也，火主长而茂，形貌彰显，升明、舒荣皆肿胀之象也。"朱丹溪《丹溪心法·鼓胀》也指出"七情内伤，六淫外侵，饮食不节，房劳致虚……清浊相混，隧道壅塞，郁而为热，热留为湿，湿热相生，逐成胀满"。

鼓胀的证候特点是本虚标实。初起，肝脾先伤，肝失疏泄，脾失健运，两者互为相因，乃致气滞湿阻，清浊相混；进而湿浊内蕴中焦，阻滞气机，既可郁而化热，而致水热蕴结，亦可因湿从寒化，出现水湿困脾之候；久则气血凝滞，隧道壅塞，瘀结水留更甚。肝脾日虚，病延及肾，肾火虚衰，不但无力温助脾阳，蒸化水湿，且开阖失司，气化不利，而致阳虚水盛；若阳伤及阴，或湿热内盛，湿聚热郁，热耗阴津，则肝肾之阴亏虚，肾阴既损，阳无以化，则水津失布，阴虚水停，故后期以虚为主。晚期肝脾肾俱病，或夹湿热邪毒，热毒灼伤血络，络破血溢，则可发生肌衄、吐血、便血变证。若肝脾肾虚损劳衰不断加重，湿浊邪毒内生，蒙闭清窍，肝风内动，更可见神昏谵语，痉厥抽搐等危候。

四、辨证要点

1. 辨标本虚实　鼓胀多为本虚标实之证。标实证，主要为气滞、血瘀、水停及湿热、寒湿等。本虚证，包括气虚、阳虚、阴虚，甚至可表现为气阴两虚、阴阳俱虚。气虚、阳虚，多为脾气虚、脾阳虚，或脾肾阳虚；阴虚，多为肝肾阴虚。

2. 辨分期　鼓胀初期以实为主，标实有气滞、血瘀、水停的侧重，同时还有肝、脾、肾脏腑之不同；疾病日久不愈，直至后期则以虚为主，同时易见出血、昏迷等危重证候，愈后不佳。

五、治疗要点

鼓胀的治疗应重视分期论治。初期实证突出，治疗当以祛邪为主，应根据气滞、血瘀、水停之偏重，分别侧重于理气、活血、利水，或暂用逐水治法，同时配合健脾疏肝。后期以虚证为主，治疗以补虚为要，根据阴虚阳虚，分别采用滋养肝肾与温补脾肾治法，同时配合行气活血利水。鼓胀晚期常伴有出血、神昏、厥脱等变证，则应"急则治其标"，当予迅速止血、开窍醒脑、回阳固脱以救急。

攻逐水饮法，适用于鼓胀病程较短，正气尚未过度消耗，而腹胀甚，腹水不退，尿少便秘，脉实有力者，即体质强壮，病情急重，辨证为水热蕴结和水湿困脾证，属于实证者。对于鼓胀日久，正虚体弱，发热、黄疸日渐加深，有消化性溃疡曾并发消化道出血，或有出血倾向者禁用。常用方药包括牵牛子粉、禹功散、甘遂末、舟车丸、控涎丹、十枣汤等。注意事项：①中病即止，药物剂量不宜过大，使用时间不宜过久。②服药时严密观察病情，注意药后反应，包括肝肾功能与电解质检测等。牵牛子粉：每次可吞服 1.5~3g，每天 1~2 次。禹功散：牵牛子、小茴香，4∶1 比例，共研细末，每次吞服 1.5~3g，每天 1~2 次。甘遂末：每次吞服 0.5~1g，装入胶囊，每日 1~2 次。

另外，鼓胀是"阳虚易治，阴虚难调"。水为阴邪，得阳则化，而滋阴治法，常可助湿。所以应用温阳、滋阴治法常需要配合补中化湿、通阳化气、疏利气机、消积导滞之药。明代李梴《医学入门•鼓胀》指出"凡胀初起是气，久则成水……治胀必补中行湿，兼以消积。"颇能切中其要。

六、分证论治

1. 实证

（1）气滞湿阻证：腹胀按之不坚，胁下胀满或疼痛，饮食减少，食后作胀，得嗳气、矢气稍减，小便短少，舌苔白腻，脉弦。

【治法】疏肝理气，运脾利湿。

【方药】胃苓汤合柴胡疏肝散加减。

【参考处方】黄芪 15~30g，苍术 12~15g，白术 12~15g，枳实 12~15g，木香 6~9g，砂仁 6~9g（后下），槟榔 9~15g，大腹皮 9~15g，水红花子 12~15g，陈皮 9~12g，青皮 9~12g，猪苓 15~30g，茯苓 15~30g，当归 9~12g，川芎 9~12g，白芍 12~30g，丹参 15~30g，甘草 6g。

【临床应用】若气滞湿阻化热，口干而不欲饮，小便短赤，舌苔黄腻，脉弦滑而数者，可加丹皮、栀子、茵陈，或配合茵陈蒿汤。若肝经郁热，脾胃虚寒，症见头晕，口苦，腹满畏寒，大便溏稀者，方用柴胡桂枝干姜汤加减。若脾胃阳虚突出，神倦，便溏，舌淡苔白腻者，可加干姜、砂仁、附片等。若肝郁气结，气血瘀滞，症见胁下刺痛，舌紫者，可加延胡索、莪术、鳖甲、牡蛎等。

（2）水湿困脾证：腹大胀满，按之如囊裹水，甚则颜面微浮，下肢浮肿，脘腹痞胀，得热稍舒，精神困倦，怯寒懒动，小便少，大便溏，舌苔白腻，脉缓。

【治法】温中健脾，行气利水。

【方药】实脾饮。

【参考处方】黄芪 15~30g，苍术 12~15g，炮附子 6~9g（久煎），干姜 9~12g，木瓜 12~15g，白术 12~15g，枳实 12~15g，木香 6~9g，草果 9~12g，槟榔 9~15g，大腹皮 9~15g，水红花子 12~15g，陈皮 9~12g，青皮 9~12g，猪苓 15~30g，茯苓 15~30g。生姜 3 片，大枣 5 枚为引。

【临床应用】若水湿过甚，可加肉桂、椒目、葫芦皮等；若胸闷咳喘，可加葶苈子、苏子、桑白皮等；如气虚息短者，可加黄芪、党参等；若胁腹胀痛，可加鳖甲、延胡索、郁金、香附、青皮等。

（3）湿热蕴结证：腹大坚满、脘腹胀急，烦热口苦，渴不欲饮，小便赤涩，大便秘结或溏垢，舌边尖红，苔黄腻或兼灰黑，脉弦数。

【治法】清热利湿，攻下逐水。

【方药】中满分消丸。

【参考处方】黄芪 15~30g，厚朴 12~15g，枳实 12~15g，黄连 9~12g，黄芩 9~12g，知母 12~15g，陈皮 9~12g，法半夏 9~12g，苍术 12~15g，砂仁 6~9g（后下），干姜 9~12g，大腹皮 12~15g，水红花子 12~15g，猪苓 15~30g，茯苓 15~30g，人参 3~9g（另煎兑），白术 12~15g，枳实 12~15g，姜黄 9~12g，炙甘草 6g。

【临床应用】如热势较重，可加连翘、龙胆草、半枝莲等；如小便赤涩不利者，可加陈葫芦、滑石、蟋蟀粉等。若湿热蕴结，瘀热不解，症见身目俱黄，发热口渴，或见心中懊恼，口干而苦，恶心呕吐，小便短少黄赤，大便秘结，舌苔黄腻，脉弦数者，则可配合茵陈蒿汤加味。

（4）肝脾血瘀证：腹大坚满，脉络怒张，胁腹痛如针刺、面色晦暗黧黑，或见赤丝血缕，面、颈、胸、臂出现血痣或蟹爪纹，手掌赤痕，唇色紫褐，口渴，饮水不能下，或见大便色黑，舌质紫暗或有紫斑，脉细涩或芤。

【治法】活血化瘀，行气利水。

【方药】调营饮。

【参考处方】黄芪 15～30g，莪术 9～12g，川芎 9～12g，当归 9～12g，延胡索 12～30g，赤芍 12～30g，瞿麦 9～12g，熟大黄 3～12g，槟榔 9～15g，陈皮 9～12g，大腹皮 12～15g，水红花子 12～15g，葶苈子 15～30g，白术 12～15g，茯苓 15～30g，猪苓 15～30g，桑白皮 15～30g，官桂 3g，白芷 6g，炙甘草 6g。

【临床应用】如大便色黑，可加三七粉、白及、仙鹤草等；若胁下癥积肿大明显，可加鳖甲、地鳖虫、牡蛎等；若瘀血久结，肌肤甲错，目眶暗黑，潮热羸瘦，大便干结，可用大黄䗪虫丸。

2. 虚证

（1）脾肾阳虚证：腹大胀满不舒，形似蛙腹，朝宽暮急，面色苍黄，或呈㿠白，脘闷纳呆，神倦怯寒，肢冷或下肢浮肿，小便短少不利，舌胖淡紫，脉沉细无力。

【治法】温补脾肾，化气利水。

【方药】附子理中汤。

【参考处方】炙黄芪 15～30g，炮附子 6～9g（久煎），干姜 9～12g，人参 6～15g（另煎兑），苍术 12～15g，白术 12～15g，茯苓 15～30g，泽泻 12～15g，猪苓 15～30g，大腹皮 12～15g，水红花子 12～15g，桂枝 6～9g，木香 6～9g，砂仁 6～9g（后下），甘草 6g。

【临床应用】若脾虚突出，神疲乏力，少气懒言，纳少，便溏者，可加莲子、山药、炒薏苡仁、益智仁等；若肾阳虚突出，面色苍白，怯寒肢冷，腰膝酸冷，性欲淡漠者，可加肉桂、淫羊藿、仙茅等。

（2）肝肾阴虚证：腹大胀满，或见青筋暴露，面色晦滞，唇紫，口干而燥，心烦，失眠，齿衄，鼻衄，小便短少，舌红绛少津，苔少或光剥，脉弦细数。

【治法】滋肾柔肝，养阴利水。

【方药】一贯煎合六味地黄丸。

【参考处方】北沙参 12～15g，麦冬 12～15g，当归 9～12g，生地 12～30g，山茱萸 12～15g，山药 12～15g，枸杞子 9～15g，五味子 9～15g，黄精 12～15g，川楝子 9～12g，猪苓 15～30g，茯苓 15～30g，大腹皮 12～15g，水红花子 12～15g，白芍 15～30g，甘草 6g。

【临床应用】若阴虚内热，口干明显，舌绛少津，可加玄参、石斛、麦冬等；若兼潮热，烦躁，失眠，可加地骨皮、丹皮、炒栀子、刺五加等；如齿衄、鼻衄，可加仙鹤草、白茅根、侧柏叶等；如耳鸣，面赤颧红，阴虚阳浮者，可加龟甲、鳖甲、牡蛎等；若腹内积聚痞块，痛有定处，卧则腹坠，肾虚久泻者，可合用膈下逐瘀汤。

至若鼓胀晚期，最容易出现出血、神昏等变证。复感外邪，湿热内盛，瘀热在里者，更可出现重症黄疸。若表现为出血，或为牙龈出血，或为鼻衄，或肤下瘀斑，甚至病势突变，症见大量呕吐鲜血或大便下血，舌红苔黄，脉弦数者，治当泻火解毒，凉血止血，方用犀角地黄汤、大黄黄连泻心汤加减。若肝脾肾虚衰，湿热浊毒蒙闭清窍，而见神昏，谵语，昏不识人，或发热，烦躁不宁，或有痉厥抽搐，口臭便秘，溲赤尿少，舌质红绛，苔黄燥，脉细数者，治当清热利湿解毒，醒脑开窍，方药可用清营汤合安宫牛黄丸。也可静脉滴注清开灵注射液、醒脑静注射液。湿热蒙蔽，湿浊为主，反应迟钝，神疲嗜卧者，可予菖蒲郁金汤加减。同时，可配合中药保留灌肠。

七、其他疗法

1. 中药脐敷　敷脐中药可选用甘遂、炒黑白丑、沉香、木香、肉桂、附子等研末以醋（黄酒）调，加冰片外敷于神阙，4～6 小时后取下，每日 1 次。贴敷后也可用红外线照射神阙，2 小时后取下。

2. 中药灌肠　选用大黄、芒硝、附片、桃仁、牡蛎、蒲公英、煅牡蛎等药，水煎浓缩保留灌肠。每日 1 次。

八、预防调护

平时应注意饮食，少饮酒，避免过嗜甘肥与生冷等。注意保持身心愉悦，做到起居有常，不妄作劳，积极锻炼身体。同时避免接触疫水，积极接种肝炎疫苗等，尤其应积极治疗黄疸、胁痛、积聚等原发病。

既病之后，应注意休息，早期可散步、打太极拳等。饮食宜清淡，注意低盐低脂，并避免饮酒、进食生冷寒凉不洁食物、油腻辛辣油炸食物及粗糙或坚硬食物。同时，注意保持情绪稳定，避免精神刺激，消除恐惧心理。另外，还应密切注意病情变化，注意患者精神状态、饮食、睡眠，以及有无黄疸、牙龈出血、大便色黑等，以防发生吐血、便血、神昏、厥脱之变。

九、当代名医经验

邓铁涛治疗鼓胀强调急则治其标，缓则治其本。腹水量多者，以逐水消肿祛邪为先，常以甘遂甘草散（取甘草煎浓汤，浸泡等量已打碎之甘遂，浸 3 天 3 夜，去甘草汁，将甘遂晒干为细末，用肠溶胶囊装吞），每次 1～2g 于清晨用米粥送服，以保证每日泻稀水样便 2～3 次，并以益气培土法善后。或用党参，或用白参，或用红参，或用西洋参，或用太子参，酌情而定。朱良春教授治疗鼓胀提倡"逐水力避攻劫，化瘀务求平和，甘淡补脾，补中去水之法"。常用庵闾子、楮实子为主，配合复肝丸。针对肝肾阴虚证，常用庵闾子、楮实子配四君子汤去甘草加怀山药，或加蟾皮消积散毒，利水消胀。针对阴虚湿热证，则多用庵闾子、楮实子合甘露消毒丹加减。同时，可配合《外台秘要》鲤鱼赤小豆汤食疗。

十、病案举例

患者，男，64 岁。初诊：2019 年 2 月 18 日。主因"脘腹痞胀半月"就诊。患者平素喜饮酒，半个月前出现脘腹胀满，与进食无关，偶嗳气、反酸，无腹痛，无恶心呕吐，纳食一般，眠安，大便不畅，小便调。否认肝炎病史。查：面色晦暗，胸壁可见红痣血缕，手掌赤痕，舌质暗红，苔黄腻，脉弦细滑。腹部超声示肝硬化，脾大，腹水（深约 13.8cm），总胆红素（TBIL）37.8μmol/L。

诊断：鼓胀之酒鼓（湿热蕴结证）。

治法：清热化湿解毒，理气活血利水。

方药：炒枳实 30g，丹参、大腹皮、冬瓜皮各 20g，茯苓皮、猪苓各 15g，党参、炒白术、厚朴、清半夏、陈皮、黄芩、知母、泽泻各 10g，砂仁 5g，干姜 3g，黄连、生甘草各 6g，14 剂，颗粒剂，每日 1 剂，分两次服，开水冲服。

二诊：2019 年 3 月 4 日。服药后腹胀较前好转，无嗳气、反酸，纳食正常，眠安，二便调。舌暗红，苔薄黄腻，脉弦细滑。结合舌脉证，上方去知母、猪苓、大腹皮、冬瓜皮，加白花蛇舌草、醋鳖甲各 30g，益母草 15g，生黄芪 10g，丹参改为 30g。

三诊：2019 年 4 月 8 日。诸症缓解，偶觉脘腹痞胀，纳食正常，眠安，二便调。舌暗红，苔薄黄微腻，脉弦细滑。患者诸症缓解，继予益气活血利水，清热化湿，软坚解毒法，予慢肝消合剂加减，处方：黄芪、丹参、醋鳖甲、白花蛇舌草、茯苓、炒枳实各30g，大腹皮、蒲公英、冬瓜皮、泽泻、虎杖各20g，益母草、生山楂各15g，炒白术、厚朴、黄芩各10g，三七粉3g（冲服）。坚持继续善后治疗，以巩固疗效。

按语 酒之伤人，湿而且热，酒毒湿热浊邪蕴结中焦，内伤肝脾，肝脾气血失和，脉络瘀阻，脾伤运化失职水湿停聚痰浊内生。中焦气机阻滞，气滞血瘀，气、血、痰互结胶着成癥块形成积聚。迁延日久，肝脾及肾，开阖不利，三焦通调水道失常，水湿内停，气、血、水互结而成鼓胀，治宜标本同治，气血通调，先去标实，佐以固本，初诊以中满分消丸加减攻下逐水，清热利湿，去大寒的姜黄改为丹参，加大腹皮与冬瓜皮增加利水功效，同时厚朴味苦辛，性温，下气除满、燥湿消痰，配伍理气健脾燥湿的陈皮，利水渗湿的茯苓皮，三药配伍，乃是薛生白常用的清利下焦之法。症状好转后予慢肝消合剂加减治疗，调肝益气健脾，活血利水，软坚解毒，利湿清热，辨证加减，圆机活法，防止危证、坏证发生。慢肝消合剂由柴胡、益母草、黄芪、丹参、鳖甲、三七、虎杖等组成，诸药合用共奏调肝益气健脾、活血利水、化浊解毒、清热化湿之功。

（杜宏波）

39 水 肿

水肿是指肺、脾、肾功能失调，三焦气化不利，水液内停，泛溢于肌肤，以眼睑、颜面、四肢、腹背，甚至全身浮肿，或伴胸腔积液、腹水为主要临床表现的病证。《内经》称之为"水"，并提出了"风水"、"肾风"等相关病名。《金匮要略》名之为"水气病"，设专篇论述，并将水气病分为风水、皮水、正水、石水等，同时又有"五脏水"分类法，提出肾水、心水之名。隋代巢元方《诸病源候论·水肿候》则将"水肿"作为各种水病的总称，沿用至今。现代医学中的急慢性肾小球肾炎、肾病综合征、继发性肾小球疾病等以水肿为主症者以及部分心源性水肿、妇女特发性水肿等，皆可参考本病证进行诊治。

一、诊断要点

1. 临床表现 水肿轻症可仅见眼睑浮肿，或下肢足踝水肿，重者可见颜面、肢体以致全身皆肿，甚至出现腹水、胸腔积液而表现为腹大胀满，气喘不能平卧。更有危重症患者，水肿可伴见神昏谵语、恶心呕吐、口中尿味、尿少或无尿等症状。

2. 发病特点 水肿可急性起病，也可隐匿发病。一般先从眼睑或下肢开始，继则出现全身水肿。急性起病前可由外感诱发，可见恶寒发热，咽喉疼痛，或有疮毒、斑毒病史。隐匿起病者，常因劳累等诱发，或有消渴、痹证等慢性病病史。

3. 辅助检查 尿常规、尿沉渣检查、24小时尿蛋白定量、血生化（肝肾功能、血脂、电解质、心肌酶）、免疫学检查、肾穿刺及心电图、心脏超声检查等，有助于诊断与鉴别诊断。

二、鉴别诊断

1. 水肿与鼓胀鉴别 水肿重症可见腹水，鼓胀晚期也可见下肢浮肿，所以需要鉴别。但水肿表现为颜面或下肢先肿，继及全身，面色㿠白，腹壁无青筋暴露，多见外感风邪、疮毒内陷，或继发于斑毒，或继发于消渴等，多肺、脾、肾三脏功能失调，三焦气化不利，水液内停外溢肌肤所致。

鼓胀表现为单腹胀大，面色苍黄，腹壁青筋暴露，多继发于黄疸、胁痛、积聚等病证，为肝、脾、肾三脏功能失调，气滞、血瘀、水裹，水液停聚于腹中所致。

2. 水肿与饮证鉴别　水肿与饮证皆为水液代谢失调所致，临床表现也有类似症状，所以需要鉴别。其中，风水与溢饮两者均可因外感诱发，表现为肢体肿胀，并伴见恶寒发热表证。但风水，多继发于风热咽痛，乳蛾红肿，或疮毒未内陷，肺肾功能失调，水液内停，外溢肌肤所致，具有"水走全身"特点。临床可表现为眼睑、颜面浮肿，甚至周身水肿，常伴见尿血，尿多浊沫，甚至尿少。而溢饮也可由外感或居处失宜所致，临床可表现为肺脾功能失调，水液代谢失常，津液不能正常输布，化而为饮，停于身体肢体局部所致，具有"饮留局部"的特点，临床表现为肢体肿胀、疼痛、沉重、酸困等。

3. 肾风、风水、肾水与心水鉴别　临床皆可表现为水肿，所以需要鉴别。其中，肾风作为一个肾系病证，中心病位在肾，核心病机为邪毒瘀滞伤肾，临床可表现为水肿、尿血、尿多浊沫，或伴眩晕、腰痛腰酸、乏力等，病程中常因劳累或外感诱发病情加重。而风水，当属于肾风范畴，常因外感诱发，或因外感致病情急性加重，临床可表现为眼睑、颜面浮肿，继而周身水肿，尿血，尿多浊沫，甚至尿少者，可伴有发热、咽痛，或皮肤疮毒未尽等，病机为外感风热或湿热等，热毒内陷，多肺肾同病。肾水中心病位在肾，多脾肾不足，肾气不固，水湿不化，水液内停所致，发病隐匿，临床特点是水肿症状突出，可表现为周身水肿，按之如泥，或伴有腹满、食少、乏力、腰酸腰痛、尿多浊沫，严重可见尿少等。而心水中心病位在心，多由心肾气虚、心肾阳虚、水气不化、血瘀水停所致，多继发于心系病证如胸痹心痛等，临床可表现为颜面虚浮，双下肢水肿，并伴有口唇紫暗，或间断发作心痛、心悸、胸闷气短等，一般无血尿及尿多浊沫等症状。

三、病因病机

水肿的病因主要包括体质因素、风邪外袭、疮毒内陷、饮食失节、久病劳倦等有关。

1. 体质因素　少阴阴虚体质者、太阳卫阳太过体质者，或素有肺热、太阴脾虚体质者多发。太阳卫阳不足、厥阴肝旺等体质者，也可发病。

2. 风邪外袭　风热、风寒、风湿外袭，可诱发水肿。实际上湿热邪毒所致者也很多。其中，少阴阴虚体质者、太阳卫阳太过体质者容易感受风热，而太阴脾虚体质者更容易感受湿热邪毒。

3. 疮毒内陷　可继发疮疡及斑毒患者，表现为热毒、湿毒或湿热邪毒内陷。

4. 饮食失节　过嗜生冷，或醇酒厚味，可内生湿邪，或化生湿热，过嗜辛辣，可内生邪热，引发风邪来犯，进一步引发水肿。

5. 久病劳倦　劳倦内伤，脾肾受损，或久病消渴、痹证等，久病及肾，可继发水肿。

水肿的中心病位在肾，与肺脾及三焦密切相关，有时也有关心肝等脏。基本病机是肺失通调、脾失传输、肾失开阖，三焦气化不利，水液外溢肌肤所致。肾主水，司开合，主蒸腾气化；脾主土，主运化水湿；肺为水之上源，通调水道，下输膀胱；而"三焦为决渎之官，水道出焉"，所以肺、脾、肾、功能失调，三焦气化不利，则水液代谢失常，水液外溢肌肤，从而发为水肿。《素问·水热穴论》论水肿发病指出"故其本在肾，其末在肺"。《素问·至真要大论》指出"诸湿肿满，皆属于脾"。《素问·阴阳别论》指出"三阴结为之水"，足见早在《内经》就已认识到肺、脾、肾功能失调与水肿发病有关。《景岳全书·肿胀》指出"凡水肿等证，乃肺脾肾三脏相干之病。盖水为至阴，故其本在肾；水化于气，故其标在肺；水唯畏土，故其制在脾。今肺虚则气不化精而化水，脾虚则土不制水而反克，肾虚则水无所主而妄行"，强调水肿发病以肾为本，以肺为标，以脾为制。《金匮要略·水气病脉证并治》则提出"水分"、"血分"之名，明确提出"血不利则为水"，同时强调阳气不化、气机失常有关水肿发病。近代唐容川《血证论·阴阳水火气血论》指出"瘀血化水，亦发水肿，是血病而兼水也"，明确提出血瘀可以导致水肿，颇受现代医家推崇。

水肿的病性有虚实之分。新病多实证，而久病多虚实夹杂之证。实证，水湿内停的同时，可表现为风寒、风热、风湿、热毒、湿热及气滞、血瘀等。就肾风水肿而言，湿热尤其多见，而且血瘀普遍存在。虚证可表现为气虚、阴虚、阳虚、气阴两虚甚或气血阴阳俱虚，常见肺脾气虚、脾肾阳虚、心肾阳虚、肺肾阴虚、肝肾阴虚，以及肺脾肾或肝脾肾气阴两虚、阴阳俱虚等复杂证候。

同时，缘于体质差异及致病因素不同，水肿的病理性质可分为阳水和阴水。阳水属实，多由外感风邪、疮毒、湿热而成，主要病位在肺脾，累及于肾；阴水属虚或虚实夹杂，多由饮食劳倦、禀赋不足、久病体虚导致，其主要病位在脾肾，有关于心。同时，阳水、阴水在一定条件下还可以互相转化。阳水迁延不愈，或者失治误治，耗损正气，伤及脾肾，可以转化为阴水；阴水复感外邪，也可出现类似阳水的证候，表现为本虚标实、虚实夹杂之证候。水肿重症，尿少尿闭，浊毒内停，或水肿久病，邪毒瘀滞伤肾，虚损劳衰不断加重，肾元虚衰，湿浊邪毒内生，阻滞气机升降出入，则可见食少呕恶与大小便异常并见，则为关格危候。

四、辨证要点

1. 辨阳水阴水　阳水，多由外感风邪，疮毒内陷，或湿热蕴结所致，发病较急，病程短，水肿多先见于面部，自上而下继而全身，肿处皮肤绷急光亮按之凹陷即起，多属表证、属实证。阴水病因，多饮食劳倦，或年老体弱，脾肾亏虚所致，发病较缓，病程较长，水肿多先见于足踝，自下而上继而全身，肿处松弛，按之凹陷不易恢复，甚则按之如泥，多虚证，或虚实夹杂。但阳水迁延不愈，耗损正气可以转化为阴水；阴水复感外邪可出现阳水的证候。宋代严用和《济生方·水肿门》即首先提出水肿应分辨阴水、阳水。元代朱丹溪《丹溪心法·水肿》指出："若遍身肿，烦渴，小便赤涩，大便闭，此属阳水；若遍身肿，不烦渴，大便溏，小便少，不赤涩，此属阴水"。明代李中梓《医宗必读·水肿胀满》指出"阳证必热，热者多实；阴证必寒，寒者多虚"。李梴《医学入门·水肿》指出"阳水，多外因涉水冒雨，或兼风寒、暑气，而见阳证；阴水，多内因饮水及茶酒过多，或饥饱、劳役、房欲，而见阴证"。至此，辨阳水阴水思想已基本完备。

2. 辨标本虚实　水肿新病多实，久病多虚实夹杂，而表现为本虚标实。水肿实证可分为风热、风寒、风湿、湿热、热毒以及气滞、血瘀、水湿等。水肿虚证可分为气虚、阴虚、阳虚，或气阴两虚以致阴阳俱虚。结合脏腑定位，以肾虚为中心，或为脾肺两虚，多见肺脾气虚，或为肺肾两虚，多见肺肾阴虚，或肝肾两虚，多见肝肾阴虚，或脾肾两虚，多表现为脾肾气虚、脾肾阳虚、气阴两虚，或心肾两虚，多表现为心肾气虚、心肾阳虚，气阴两虚，晚期甚至可表现为肺脾肾等多脏同虚，气血阴阳俱虚，并伴有湿浊邪毒内停等标实证。

另外，辨体质也很重要。少阴阴虚体质者，多体形瘦长，多烦热，咽干，腰膝酸软，思维敏捷，有失眠倾向，容易感受风热、热毒或湿热之邪。太阳卫阳太过体质者，或素体肺热偏胜，平素畏热，外感后容易咽痛，或表现为高热、喘嗽等，容易感受风热、热毒等。太阴脾虚体质者，体弱，食欲差，有腹泻倾向，容易感受湿邪或湿热之邪。太阳卫阳不足体质者，腠理疏松，自汗易感，恶风等，容易感受风寒之邪。厥阴肝旺体质者，性急易怒，容易冲动，也易感受风热等。

五、治疗要点

水肿的基本治疗原则，根据《素问·汤液醪醴论》所论"平治于权衡，去宛陈莝……开鬼门，洁净府"，一般认为可归纳为三法：发汗、利尿、泻下逐水，即淡渗利水、宣肺利水、攻泻逐水。《金匮要略》指出 "诸有水者，腰以下肿，当利小便；腰以上肿，当发汗乃愈"，提出水肿"上下分治"思想，并强调"大气一转，其气乃散"，重视通阳化气、行气利水治法。名方越婢汤、越婢加术汤、防己黄芪汤、防己茯苓汤、甘草麻黄汤、枳术丸等就体现了这种治疗思想。

攻逐水饮疗法，在利水消肿的同时，常有明显的腹泻反应，并可伴有腹痛、恶心等，过用、久用可损伤正气，因此应严格选择适应证与适应人群。必须是水肿实证，而且体质壮实者，才可行之。

以甘遂为例，应强调应用炮制品，仅入丸散剂，或装胶囊，当从小剂量用起，0.5～1g 即可。一般当早晨服药，服药后糜粥自养，注意中病即止，并注意边攻边补，或攻补结合。时刻以护胃气为念。而《灵枢·小针解》指出"'菀陈则除之'者，去血脉也"，《素问·针解》也指出"菀陈则除之者，出恶血也"。可见所谓"去菀陈莝"，很可能是刺血术，今已少用。

后世医家论水肿治法更重视温补脾肾。明代张介宾《景岳全书·肿胀》指出"凡水肿等证，乃肺脾肾三脏相干之病……温补即所以化气，气化而全愈者，愈出自然；消伐所以逐邪，逐邪而暂愈者，愈出勉强"。较之攻泻逐水治法，更重视水气互化与水肿温补脾肾治法，很有临床价值。

而基于水肿标本虚实的证候特点，则应遵照急则治标、缓则治本的原则，处理好治本扶正与治标祛邪的关系。病情稳定期，治本为主，兼以治标，或标本兼顾，标本同治。病情急变者，治标为主，兼以治本，或先治标，后治本。《金匮要略·脏腑经络先后病脉证》指出"夫病痼疾加以卒病，常先治其卒病，后乃治其痼疾也"。实际上也是体现了这种标本先后的治疗精神。

总的说来，针对水肿本虚证，治本之法应重视益气健脾补肾。具体包括益气，或滋阴，或温阳，或益气养阴，或阴阳双补等法。同时，应结合具体脏腑定位，或肺脾同治，或肺肾同治，或肝肾同治，或脾肾同治，或肺脾肾等多脏同治。而针对水肿标实证，治标之法应重视宣肺、宣通三焦。针对病邪，或疏风清热，或疏风散寒，或祛风除湿，或清热解毒，或利湿解毒，或清热利湿解毒。针对病机，利水消肿的同时，常需配合行气消胀，或活血化瘀。

至于心水患者，现代医家多重视益气温阳、活血利水治法，强调心肾并治。而针对肾病水肿，当代医家于家菊、孙郁芝教授创立益肾汤，首先提出活血化瘀、清热解毒治法。吕仁和教授则基于肾病"微型癥瘕"形成病机，更强调化瘀散结治法。实际上，早在《伤寒论·辨阴阳易瘥后劳复病脉证并治》就曾指出"大病瘥后，从腰以下有水气者，牡蛎泽泻散主之"。药用牡蛎、海藻等就有散结消肿之意。他如赵绍琴教授强调"从风论治"，王永均教授主张从风湿论治，陈梅芳教授、黎磊石院士等应用雷公藤多苷，张琪教授应用清心莲子饮，黄文政教授强调疏利少阳三焦及临床应用柴苓汤等，都可理解为水肿诊疗方面的理论创新与技术进步。今所谓"治水需补气，气足水自去"，"治水需祛风，风去水自轻"，"治水需解毒，毒去水易除"，"治水需行气，气行水不聚"，"治水需活血，血行水易灭"，强调的也是补气、祛风、解毒、行气、活血五法，用于治疗肾病水肿常可明显提高疗效。

六、分证论治

1. 阳水

（1）风水相搏证：起病较急，初为眼睑浮肿或颜面浮肿，继则四肢及全身浮肿，多伴有恶寒发热，肢节酸楚，小便不利等症。偏于风热者，伴口鼻干燥，咽痛，舌质红，脉浮数。偏于风寒者，兼恶寒、鼻塞、咳喘，舌苔薄白，脉浮紧。如水肿较甚，亦可见沉脉。

【治法】疏风清热，宣肺行水。

【方药】越婢加术汤加减。

【参考处方】炙麻黄 9～12g，生石膏 15～30g（先煎），白术 9～12g，猪苓 15～30g，茯苓 15～30g，桑白皮 15～30g，金银花 15～30g，连翘 12～15g，芦根 12～15g，滑石 15～30g（先煎），甘草 6g。

【临床应用】该方适用于太阳卫阳太过之人，外感风热诱发风水证。因麻黄可使心率加快，并影响血压，所以剂量不可过大。若风热外犯，症见发热，血尿明显，咽痛红肿，舌暗红苔薄黄，脉数者，方用银翘散加味。若风寒外受诱发风水，症见恶寒，头身痛，舌苔白，脉浮者，可用荆防败毒散加减。若风寒犯肺，症见风水，伴见咳喘痰白者，可用麻黄汤合五苓散加味。若太阳卫阳不足，风湿外犯，症见乏力自汗，水肿，或伴肢体沉重身痛，舌苔白腻，脉浮缓者，方可用防己黄芪汤加减。若外感风湿诱发风水，症见头身痛，周身关节酸痛者，可用羌活胜湿汤加减。

（2）湿毒浸淫证：眼睑浮肿，延及全身，皮肤光亮，尿少而赤或伴尿痛，身发疮痍，甚则溃烂，恶风发热，口干，舌质红，苔薄黄，脉浮数或滑数。

【治法】宣肺解毒，利湿消肿。

【方药】麻黄连翘赤小豆汤合五味消毒饮加减。

【参考处方】炙麻黄6～9g，杏仁9～12g，连翘9～12g，金银花12～15g，野菊花9～15g，蒲公英15～30g，紫花地丁15～30g，紫背天葵9～12g，石韦15～30g，猪苓15～30g，茯苓15～30g，桑白皮15～30g，赤小豆15～30g，白茅根15～30g，甘草6g。

【临床应用】该方适用于疮毒内陷继发卒病肾风水肿患者。若热灼血络，症见尿血突出者，可加小蓟、大蓟、土大黄等。若为重症，水肿突出，尿多浊沫者，可大剂量应用猪苓、茯苓、桑白皮，或更加土茯苓、萆薢、冬瓜皮、玉米须、穿山龙等。若湿毒或湿热邪毒突出，症见皮肤糜烂流水，腰腿酸软，或伴有小便赤涩，外阴瘙痒，舌苔黄腻者，可加用土茯苓、萆薢、地肤子、苦参、黄蜀葵、倒扣草、半枝莲、半边莲、白花蛇舌草等。若热毒内陷风水证伴血尿者，临床常用经验方银母苇白汤，由金银花、连翘、益母草、丹参、芦根、石韦、桑白皮、白茅根组成，融清热解毒（清）、活血化瘀（活）、利水消肿（利）、凉血止血（凉）诸药于一炉，体现着河北张贵印先生治疗急性肾炎"清、活、利、凉、补"所谓"五子诀"精神。若伴有咽痛红肿者，可加用板蓝根、牛蒡子等。若经治疗水肿消退，症见腰膝酸软，咽干者，可用知柏地黄丸合二至丸。若气阴两虚，症见乏力自汗、烦热咽干者，可用清心莲子饮善后。此"补"乃是清补，绝非温补。

（3）水湿浸渍证：全身水肿，下肢明显，按之没指，尿多浊沫，或小便短少，身体困重，胸闷，纳呆，泛恶。苔白腻，脉沉缓，起病缓慢，病程较长。

【治法】健脾化湿，通阳利水。

【方药】五皮饮合五苓散加减。

【参考处方】紫苏叶9～18g，杏仁9～12g，桑白皮15～30g，炒苍术12～15g，炒白术12～15g，木香6～9g，砂仁6～9g（后下），陈皮9～12g，姜半夏9～12、猪苓15～30g，茯苓15～30g，泽泻12～15g，土茯苓15～30g，萆薢15～30g，石韦15～30g，大腹皮12～15g，海藻15～30g，牡蛎15～30g（先煎），蝉蜕9～12g，薏苡仁15～30g，黑大豆15～30g。

【临床应用】该方适用于太阴脾虚体质，水湿内停之肾水证患者。若脾气虚突出，症见乏力体倦，食少纳呆，大便溏稀者，可加黄芪、党参，或用胃苓汤或春泽汤加味。若水肿重症，三焦气化不利，症见胸闷，腹满，呕恶，尿少者，方用导水茯苓汤加减。若症见胸满喘息不得卧者，可加炒葶苈子、车前子等泻肺利水。若兼表证咳喘者，可加麻黄、苏子、炒莱菔子等。若兼气郁化热，症见口苦咽干，胸胁满闷者，方可用柴苓汤加减。若兼肾虚，症见腰酸腰痛者，可加杜仲、续断、桑寄生等。若久病血瘀，舌暗者，可加当归、川芎、地龙、水红花子等。

（4）湿热壅盛证：遍体浮肿，皮肤绷急光亮，烦热口渴，胸脘痞闷，尿多浊沫，或小便短赤，大便黏滞不爽，或大便干结，舌红苔黄腻，脉沉滑数或濡数。

【治法】分利湿热。

【方药】疏凿饮子加减。

【参考处方】羌活6～9g，秦艽12～15g，猪苓15～30g，茯苓15～30g，泽泻12～15g，白木通9～12g，椒目6～9g，当归9～12g，川芎9～12g，丹参15～30g，赤小豆15～30g，木香6～9g，槟榔9～15g，大腹皮12～15g，土茯苓15～30g，石韦15～30g，萆薢15～30g，苏叶9～18g，土大黄6～9g，倒扣草15～30g，半枝莲15～30g，白花蛇舌草15～30g，穿山龙15～30g。

【临床应用】该方适用于湿热蕴结、血瘀水停所致肾风水肿实证，尤其是肾风久病水肿重症。商陆、牵牛子等药应慎用，关木通、天仙藤、广防己等含马兜铃酸，禁用。若水饮射肺，症见胸闷气促，咳喘不得卧者，可加用葶苈子、苏子、桑白皮、车前子等。若胃肠结热，症见胸闷，腹满，烦热，大便不通者，可加大黄、虎杖、赤白芍、牛蒡子等。若风湿化热，症见肢体关节肿痛，或屈伸不利者，可加青风藤、独活、威灵仙等，或应用雷公藤多苷、火把花根片、青风藤碱等。若药毒伤阴，热毒瘀滞，症见咽干口干，五心烦热，腰膝酸软，或有痤疮者，方可用知柏地黄丸或大补阴丸合五味消毒饮、枇杷清肺饮加减。若久病阴虚，头晕眼花，咽干，腰膝酸软者，方用左归丸加减。若肺肾阴虚，症见咽干，干咳少痰，腰膝酸软者，方用麦味地黄丸加减。若肝肾阴虚，症见头晕眼花，耳鸣耳背，腰膝酸软者，方用杞菊地黄丸加减。若为厥阴肝旺体质，阴虚阳亢，症见头晕头痛，咽干，心烦易怒，脉细弦者，方用天麻钩藤饮或建瓴汤加减。若气阴两虚，症见乏力体倦，头晕耳鸣，腰膝酸软者，方用参芪地黄汤加减。若气阴两虚，湿热瘀滞，症见乏力体倦，咽干，口苦，心烦失眠，五心烦热，小便黄赤者，则可用清心莲子饮加减。若少阴阴虚体质，湿热留恋之肾风水肿伴血尿者，可用临床经验方清补肾宁汤，即清心莲子饮加当归、川芎、丹参、猪苓、土茯苓、萆薢、石韦、倒扣草、半枝莲、白花蛇舌草、白茅根、仙鹤草等。若热毒突出，症见咽干咽痛者，可加用牛蒡子、金银花、连翘、鱼腥草等。若久病伤气，气虚血瘀，症见乏力体倦，肌肤甲错，大便偏干，舌质暗或有瘀斑者，方用黄芪赤风汤或补阳还五汤加减。若肾风痼疾，湿热瘀滞伤肾，肾元虚衰，气化不行，湿浊邪毒内生，可进一步更伤肾元，耗伤气血，损伤五脏六腑，阻滞气机升降，则可见神倦乏力，头晕心悸，小便短少，恶心呕吐，甚至口有尿臭，腰膝酸痛，腿脚抽筋，皮肤瘙痒，即关格将成，方用当归补血汤、二陈汤合升降散加味以补益气血、和胃泄浊解毒，必要时常需要中西医综合救治。

2. 阴水

（1）脾气亏虚证：颜面肢体水肿，按之凹陷不易恢复，脘腹痞满，纳差便溏，面色萎黄，倦怠乏力，尿多浊沫，或小便短少，舌质淡，苔白腻或白滑，脉细缓。

【治法】益气健脾，利水消肿。

【方药】防己黄芪汤加减。

【临床应用】黄芪18～120g，炒苍术12～15g，炒白术12～15g，防风6～9g，汉防己12～15g，丹参15～30g，山茱萸12～15g，芡实15～30g，金樱子9～12g，猪苓15～30g，茯苓15～30g，土茯苓15～30g，紫苏叶9～18g，萆薢15～30g，石韦15～30g，桑白皮15～30g，大腹皮12～15g，陈皮9～12g，半枝莲15～30g，海藻15～30g，牡蛎15～30g（先煎），蝉蜕9～12g，薏苡仁15～30g，白花蛇舌草15～30g。

【临床应用】该方适用于太阴脾虚湿盛所致之肾风、肾水证。具体应该特别注意防己应用汉防己，广防己有肾毒性，绝不可用。若兼阳气不化，症见畏寒，腰膝酸冷，尿少者，可加桂枝，或用防己茯苓汤加味。若肾虚不固，症见腰酸腰痛，尿有余沥，舌淡胖，脉沉者，可加用枸杞子、菟丝子、山茱萸等，或配合五子衍宗丸。若脾虚湿滞，症见腹满，大便次数多者，可加莲子、山药、砂仁、芡实等，或配合参苓白术散、水陆二仙丹。若气滞水停，症见腹胀突出，食欲减退者，可加用砂仁、木香、炒麦芽。久病血瘀，肌肤甲错，舌暗者，可加用川芎、丹参、蒲黄等。若脾虚气陷，阴火上冲，症见气短乏力，烦热体倦者，方用升阳益胃汤加减。若肺脾气虚，症见乏力体倦，自汗易感，大便溏者，可常服玉屏风散。

（2）脾肾阳虚证：身肿日久，腰以下为甚，按之凹陷不易恢复，脘腹痞满，纳差便溏，畏寒肢冷，面色无华，倦怠乏力，小便短少，舌质淡，苔白腻或白滑，脉沉缓或沉弱。

【治法】健脾温阳利水。

【方药】实脾饮加减。

【参考处方】炙黄芪18～120g，党参9～12g，炮附子6～9g（久煎），干姜9～12g，草果9～12g，白术9～15g，茯苓15～30g，猪苓15～30g，土茯苓15～30g，石韦15～30g，陈皮9～12g，苏叶12～18g，车前子12～15g（包煎），木香6～9g，砂仁6～9g（后下），大腹皮12～15g，炙甘草6g。

【临床应用】该方适用于太阴脾阳虚体质、少阴阳虚体质者，或久病脾肾阳虚水湿内停之肾风、肾水证。若久病入络，络脉瘀结，症见腰痛固定，肌肤甲错，舌暗或有瘀斑，可加用当归、川芎、丹参、赤芍，甚至水蛭、土鳖虫、地龙、鳖甲、牡蛎等搜风通络、化瘀散结。如腰以下水肿，久病不愈者，更可用牡蛎泽泻散加减散结消肿。若外感风寒，症见水肿加重，伴有恶寒，或有发热，头身痛，脉沉者，方可麻黄附子细辛汤加味。若阴阳俱虚，症见腰膝酸冷，咽干，性功能减退，脉沉细者，可加用熟地、山茱萸、山药、巴戟天，或选用右归丸加味。若痼疾肾风日久，肾元虚衰，阳虚寒湿内胜，湿浊邪毒内停，症见腹满冷痛，大便不通，脉沉弦者，方用大黄附子汤加味。

（3）心肾阳衰证：颜面虚浮，面色㿠白，水肿以腰以下甚，按之凹陷不起，尿量减少，腰酸冷痛，四肢厥冷，怯寒神疲，心悸胸闷，喘促难卧，腹大胀满，口唇紫暗，舌质淡暗，舌体胖，苔白，脉沉细。

【治法】养心温肾，温阳利水。

【方药】真武汤加减。

【参考处方】炮附子6～12g（久煎），人参6～15g（另煎兑），肉桂3～6g，炙黄芪18～30g，白术9～15g，茯苓15～30g，猪苓15～30g，炒葶苈子12～30g，当归9～12g，川芎9～12g，丹参15～30g，赤白芍各12～30g，车前子12～15g（包煎），石韦15～30g。

【临床应用】该方适用于少阴阳虚体质者，或久病心肾气虚阳衰、血瘀水停之心水证。若宗气下陷，症见气短胸闷，动则尤甚，努力呼吸似喘，或有心悸，双下肢水肿，脉短，或细弱，甚或三五不调者，可用升陷汤合葶苈子大枣泻肺汤加味。若腹满，口舌干燥，肠鸣，大便不通者，可配合己椒苈黄丸加减。若少阴心肾阳虚，症见乏力神疲、畏寒肢冷，心悸胸闷，尿有余沥，腰膝酸冷，足踝水肿者，方可用举元煎、济生肾气丸加减。

（4）水瘀互结证：颜面肢体水肿，时轻时重，腰痛固定，肌肤甲错，妇女可伴有月经不调，或有痛经，经前期少腹胀痛，或颜面有瘀斑，唇舌紫暗，或舌有瘀斑，脉涩或细弦。

【治法】活血化瘀，利水消肿。

【方药】桃红四物汤合五苓散加减。

【参考处方】桃仁9～12g，红花9～12g，当归9～12g，川芎9～12g，赤白芍各12～30g，茯苓15～30g，猪苓15～30g，丹参15～30g，益母草12～15g，泽泻9～15g，泽兰12～15g，白术12～15g，车前子12～15g（包煎）。

【临床应用】该方适用于久病血瘀水肿或妇女月经相关的"血分"水肿。若为少阳气郁体质，性抑郁，症见胸脘满闷，嗳气腹满，舌苔边多浊沫者，方可配合四逆散加减。若肝脾失和，血瘀水停，症见水肿，伴有腹痛绵绵，或拘急而痛者，方用当归芍药散加味。若妇女颜面肢体浮肿，月经不调，心烦健忘，左侧少腹有深在压痛者，方用桂枝茯苓丸加味。若为少阴肾虚体质，或妇女绝经前后，阴阳失调，气血失和，症见水肿，月经不调，甚至经闭，心烦眠差，烘热汗出，腰膝酸冷，脉沉者，方用二仙汤加味。

七、其他疗法

1. 食疗药膳　玉米须30～60g，水煎或开水冲泡，当茶频饮，有利尿作用。山药30g，白莲子15g，薏苡仁30g，文火煮粥食用，有健脾渗湿作用。药膳处方——黄芪鲤鱼汤：鲤鱼1条（约500g），黄芪60g，当归12g，紫苏叶15g，白芷6g，陈皮12g，冬瓜皮30g，生姜3片，米醋30ml，不加盐，文火清炖，稍加酱油佐味，吃肉喝汤，可益气健脾、理气行水，适用于肾风、肾水，辨证属气虚水停、气滞湿阻，表现为久病水肿，尿多浊沫，乏力，或兼腹满、食少者。

2. 针灸疗法　阳水，以取肺经、脾经穴位为主。选穴：肺俞、偏历、列缺、合谷、阴陵泉、委阳。针刺用平补平泻法。阴水，以取脾经、肾经穴位为主。选穴：脾俞、肾俞、水分、复溜、关元、三阴交、足三里。针刺用补法，或针刺加灸法。至若古人"水肿禁针"之说，则提示临床当慎用针刺，尤其应重视针具的消毒。

八、预防调护

饮食有节，起居有时，积极锻炼身体，增强体质，重视顺应四时，保暖防寒，预防感冒，并注意个人卫生。积极治疗感冒、疮毒、风湿、消渴等，以避免邪毒内陷，或久病及肾，继发水肿。

水肿患者的调护，首先应重视低盐饮食，注意避免进食辛辣、油腻及虾蟹等发物，特别应该注意避免劳累与外感，以防其诱发病情加重。治疗过程中，应特别重视守方，时刻以护肾元为念，免生关格危候及喘、悸之变。

九、当代名医经验

当代医家邹燕勤教授治疗肾病水肿重视治肺。疏风宣肺利水法：急性肾炎或慢性肾炎急性发作期，方用三拗汤合五苓散。若水湿甚，肿势严重，加用大腹皮、猪苓、泽泻、茯苓皮、车前子等。降肺理气利水法：急性肾炎、慢性肾炎、肾病综合征，方用苏子降气汤合三子养亲汤。清肺解毒利咽法：伴有咽喉不利者，方用玄麦甘桔汤合银翘散。补气固卫渗利法：反复外感，而致肾脏病迁延者，方用玉屏风散。润肺滋阴清利法：长期咽痛，阴虚内热或虚热夹湿缠绵者，方用沙参麦冬汤加玄参、百合、黄芩、茯苓皮、生薏苡仁、茅根、芦根、白花蛇舌草、蒲公英等。赵绍琴教授治疗慢性肾病，重视宣展肺气、凉血化瘀、养阴托邪等法。宣展肺气常用荆芥、防风、苏叶、白芷、独活、杏仁等，用量不宜大，一般为 6g。凉血清热常用生地榆、紫草、白头翁、赤芍等，或加用槐花、荷叶、茜草、藕节炭等。活血化瘀选用赤芍、丹皮、紫花地丁、紫草等。阴亏主张清补、通补，常用沙参、麦冬、生地、玉竹及丹参、玄参、益母草等，养阴固本与通络行滞并行。裘沛然教授认为慢性肾炎病机是脾肾亏虚和风邪、水湿、热毒、瘀血相夹杂，临床表现为表里夹杂、寒热错杂、虚实并存，提出表里合治、寒热并调、利涩同用、补泻并投四法。经验方常用黄芪、牡蛎、巴戟肉、黄柏、泽泻、土茯苓、黑大豆、大枣等。吕仁和教授强调分期分型辨证，主张本虚辨证型，标实辨证候，强调治疗肾病应以保护肾功能为中心，重视化瘀散结治法。常用药对包括黄芪、当归，苍术、白术，赤芍、白芍，丹皮、丹参，猪苓、茯苓，泽泻、泽兰，陈皮、半夏，羌活、益智仁等，肾功能不全者加熟大黄。更常用"药串"，如荆芥、防风、栀子、蝉蜕，用治慢性肾炎水肿外感诱发加重，辨证属"寒包火"者；金银花、连翘、黄芩，用治急性肾炎或慢性肾炎急性发作而见外感风热咽痛者；狗脊、续断、杜仲、牛膝，用治慢性肾脏病之肾虚腰膝酸痛者。

十、病案举例

李某，女，45 岁。初诊：2012 年 8 月 20 日，主因双下肢间断水肿 5 年来诊。2009 年患者无明显诱因出现双下肢水肿，在某西医院做尿常规示尿蛋白（2+），尿潜血（2+），行肾穿刺示局灶增生性 IgA 肾病，口服金水宝胶囊、海昆肾喜胶囊，间断服用利尿剂，双下肢水肿时有改善，尿蛋白波动在（+~2+），血肌酐波动在 121~156μmol/L，未用激素治疗，为求进一步诊治，求治于中医。查：24 小时尿蛋白定量 0.5g，血肌酐 161μmom/L，B 超：胆囊结石，刻下症：双下肢水肿，劳累后加重，乏力，咽痒，纳少呕恶，脘腹胀满，眠差，小便有泡沫，大便干，3 天 1 次，四肢关节时有疼痛，阴雨天加重。查体：面色萎黄，言语无力，唇暗，肌肤甲错，双下肢轻度水肿，舌质暗，苔白腻，脉沉缓。西医诊断：慢性肾功能不全，局灶增生性 IgA 肾病，胆囊结石。

中医诊断：肾风之水肿（气虚血瘀，湿热瘀滞，湿浊内停）。

辨证分析：肾主水，主一身之气化。久病肾虚，久病入络，邪毒瘀滞，虚损劳衰不断加重，则肾元虚衰，肾不能主一身之气化，水湿内停，湿浊内生，湿浊阻滞气机升降，故见下肢水肿，纳少呕恶，脘腹胀满。肾不藏精，精不生髓，髓不生血，则气血亏虚，故见乏力、眠差、面色萎黄。风湿留恋，经络气血痹阻，故见肢体关节疼痛，阴雨天加重。综合舌脉证，病位在肾元，累及脾胃。病性为虚实夹杂，虚为肾元虚衰、气血亏虚、瘀阻脉络，实为水湿内停、浊毒内停、中焦气滞，久病血瘀，夹有风湿留恋。失治误治，肾元虚衰病情进展，则为关格之变。

治法：益气养血，活血化瘀，利湿泄浊，理气和胃，祛风除湿。

方药：当归补血汤合升降散加味。

处方：黄芪 30g，当归 12g，川芎 12g，丹参 25g，鱼腥草 20g，萆薢 20g，土茯苓 30g，姜黄 12g，熟大黄 15g，蝉衣 12g，僵蚕 12g，穿山龙 30g，牛蒡子 15g，陈皮 9g，姜半夏 12g，胆南星 12g，生龙骨 30g[先煎]，生牡蛎 30g[先煎]。28 剂，水煎服，每日 1 剂，分两次服。

二诊：2021 年 9 月 14 日。服上方双下肢水肿消失，乏力改善，尚有心烦，眠差，大便干，上方加炒栀子 9g，炙远志 12g，珍珠粉 0.3g（冲服），此后予上方加减治疗近 2 年，复查尿常规阴性，24 小时尿蛋白定量 0.18g，血肌酐 93μmol/L，病情稳定。（《赵进喜临证心悟》）

按语　此例肾穿刺病理诊断为局灶增生性 IgA 肾病，单纯运用利尿剂治疗水肿，效果不佳，血肌酐逐渐升高，若治不得法，进一步则会发展为终末期肾病。辨病：根据临床表现与发病特点，应该属于不典型阴水，排除心水等，当诊断为肾风之水肿。辨证：在明确核心病机基础上明确其具体证候，为气虚血瘀、湿热瘀滞、湿浊内停。辨病位：判定脏腑定位应该是以肾为中心，涉及脾胃等脏腑。辨病性：应为虚实夹杂、本虚标实，本虚证在脾肾，气虚为主，也有血虚，标实证包括湿热、血瘀、湿浊内停。辨病势：失于治疗，湿浊伤肾，虚损劳衰不断加重，即为关格危候。治法：当在辨病辨证基础上，针对性选用益气养血、活血化瘀、利湿泄浊、理气和胃、祛风除湿之药。处方：方用当归补血汤、二陈汤、升降散加减。此例以中药守方治疗近 2 年，不仅水肿消退，尿蛋白、血肌酐也较前降低，延缓了肾脏病的进展。可见治疗慢性肾脏病水肿不可囿于利水消肿，还应重视补气、祛风、解毒、理气、活血治法，从整体出发，重视以后天养先天，前后分消湿浊邪毒，祛邪以扶正，综合治疗，体现着"三维护肾"之"前后同治"的精神。

（赵进喜　傅　强　暴雪丽）

40　淋　证

淋证是指肾虚、膀胱湿热，肾与膀胱气化失司所致的以小便频急、滴沥不尽、尿道涩痛、小腹拘急、痛引腰腹为主要临床表现的病证。《素问·六元正纪大论》称为"淋闷"，并有"甚则淋"、"其病淋"等记载。《金匮要略·五脏风寒积聚病脉证并治》称"淋秘"，重视热在下焦。《中藏经》首先将淋证分为冷、热、气、劳、膏、砂、虚、实八种，为淋证临床分类的雏形。《诸病源候论·淋病诸候》把淋证分为石、劳、气、血、膏、寒、热七种，而以"诸淋"统之。《备急千金要方·淋闭》提出"五淋"之名，《外台秘要·淋并大小便难病》具体指出五淋的内容，"《集验》论五淋者，石淋、气淋、膏淋、劳淋、热淋也"。现代临床仍沿用五淋之名，但有以气淋、血淋、膏淋、石淋、劳淋为五淋者，亦有以热淋、石淋、血淋、膏淋、劳淋为五淋者。按临床实际，热淋、气淋均属常见，故本节拟分为热淋、气淋、血淋、膏淋、石淋、劳淋六淋进行论治。现代医学的泌尿系感染、泌尿系结石、泌尿系肿瘤、乳糜尿、糖尿病神经源性膀胱等，合并泌尿系感染，当临床表现为淋证时，可参考本病证进行诊治。

一、诊断要点

1. 临床表现　淋证以小便频急，滴沥不尽，尿道涩痛，小腹拘急，痛引腰腹为基本特征。其起病或急或缓，其病程或长或短，长者久淋不已，时作时止，遇劳即发。小便频急者每日小便可达数十次，而每次尿量较少，或伴有发热，小便热赤；或小便排出砂石，排尿时尿流中断，腰腹绞痛难忍；或尿中带血或夹有血块；或小便浑浊如米泔或滑腻如脂膏，种种不一。病久或反复发作后，常伴有低热，腰痛，小腹坠胀，疲劳等症。

2. 发病特点 多见于已婚女性，每因劳累过度，情志变化等而诱发。病情迁延，可反复发作。

3. 辅助检查 尿常规、尿细菌培养、腹部 X 线检查、肾盂造影、双肾及膀胱 B 超、膀胱镜等，有助于诊断与鉴别诊断。

二、鉴别诊断

1. 淋证与癃闭鉴别 癃闭以排尿困难，全日总尿量明显减少，点滴而出，甚则小便闭塞不通为临床特征。淋证以小便频急，滴沥不尽，尿道涩痛，小腹拘急，痛引腰腹为特征。其中小便短涩量少，排尿困难与癃闭相似，但癃闭排尿时不痛，每日尿量远低于正常，甚至无尿排出；而淋证排尿时疼痛，小便总量基本正常。

2. 血淋与尿血鉴别 血淋和尿血都有小便出血，尿色红赤，甚至尿出纯血等症状。其鉴别的要点是有无尿痛。尿血多无疼痛之感，虽亦间有轻微的胀痛或热痛，但终不若血淋的小便滴沥而疼痛难忍。《丹溪心法·淋》曰："痛者为血淋，不痛者为尿血。"故一般将痛者称为血淋，不痛者称为尿血。

3. 淋证与尿浊鉴别 淋证的小便浑浊需与尿浊相鉴别。尿浊虽然小便浑浊，白如泔浆，与膏淋相似，但排尿时尿出自如，无疼痛滞涩感，与淋证不同。以有无疼痛为鉴别要点。

三、病因病机

1. 湿热外侵 下阴不洁，湿热秽浊毒邪侵入膀胱，可使湿热蕴结下焦，膀胱气化不利，发为热淋；若灼伤脉络，迫血妄行，血随尿出，则发为血淋；若湿热蕴结，膀胱气化不利，不能分清别浊，脂液随小便而出，则发为膏淋。

2. 饮食失宜 过食辛热肥甘之品，或嗜酒过度，酿成湿热，下注膀胱，膀胱气化不利，发为淋证，包括热淋、血淋、膏淋等。若湿热内生，蕴结膀胱，煎熬尿液，日积月累，结成砂石，也可发为石淋。

3. 情志失调 忧郁、恼怒伤肝，肝失疏泄，肝气郁结，累及肾与膀胱气化，或气郁化热，肝经郁热，或湿热下注，肾与膀胱气化不利，则可发为气淋、热淋。

4. 久病体虚 久病不愈，如消渴病久，气阴受伤，损伤脾肾，或高年体虚，脾肾不足，或劳累过度，房室不节，皆可致虚。脾虚而中气不足，气虚下陷，则发为气淋；若肾虚而下元不固，肾失固摄，不能制约脂液，脂液下注，随尿而出，则发为膏淋；若肾虚而阴虚火旺，火热灼伤脉络，血随尿出，则发为血淋；病久脾肾俱伤，遇劳即发者，则为劳淋。

5. 体质因素 除年高体虚，脾肾两虚，容易罹患湿热外侵外，少阳气郁体质者，最容易因情志郁结，而生郁热；太阴脾虚体质者，最容易饮食失宜，而生湿热；少阴阴虚体质者，最容易因烦劳过度，导致心火内炽，郁热、湿热、心火下移，肾与膀胱气化不利，即发为淋证。

"诸淋者，由肾虚而膀胱热故也"。淋证的病位在肾与膀胱，且与肝脾有关。其病机主要是肾虚，膀胱湿热，气化失司。金元时期《丹溪心法·淋》强调淋证主要由热邪所致，"淋有五，皆属乎热"。明代《景岳全书·淋浊》在认同"淋之初病，则无不由乎热剧"的同时，提出"久服寒凉"，"淋久不止"有"中气下陷和命门不固之证"。肾与膀胱相表里，肾气的盛衰直接影响膀胱的气化与开合。淋证日久不愈，热伤阴，湿伤阳，易致肾虚；肾虚日久，湿热秽浊邪毒容易侵入膀胱，引起淋证的反复发作。因此，肾虚与膀胱湿热在淋证的发生、发展及病机转化中具有重要的意义。淋证有虚有实，初病多实，久病多虚，初病体弱及久病患者，亦可虚实并见。实证多在膀胱和肝，虚证多在肾和脾。久淋不愈，脾肾俱伤，而为劳淋者，反复发作，则虚损劳衰不断加重，肾元虚衰，气化不行，湿浊邪毒内生，则可为关格危候。

四、辨证要点

1. 辨明淋证类别　由于每种淋证都有不同的病机，其演变规律和治法也不尽相同，在此需要辨明淋证类别。辨识的要点是每种淋证的各自特征。起病急，症见发热，小便热赤，尿时热痛，小便频急症状明显，每日小便可达数十次，每次尿量少者为热淋；小便排出砂石，或尿道中积有砂石，致排尿时尿流突然中断，尿道窘迫疼痛，或砂石阻塞于输尿管或肾盂中，常致腰腹绞痛难忍者为石淋；小腹胀满明显，小便艰涩疼痛，尿后余沥不尽者为气淋；尿中带血或夹有血块，并有尿路疼痛者为血淋；淋证而见小便浑浊如米泔或滑腻如脂膏者为膏淋；久淋，小便淋沥不已，时作时止，遇劳即发者为劳淋。

2. 辨虚实　在区别各种不同淋证的基础上，还需辨识证候的虚实。一般而言，初起或在急性发作阶段，因膀胱湿热、砂石结聚、气滞不利所致，尿路疼痛较甚者，多为实证；淋久不愈，尿路疼痛轻微，见有肾气不足、脾气虚弱之证，遇劳即发者，多属虚证。气淋、血淋、膏淋皆有虚、实及虚实并见之证，石淋日久，伤及正气，阴血亏耗，亦可表现为正虚邪实并见之证。

3. 辨标本缓急　各种淋证之间可以相互转化，也可以同时并存，所以辨证上应区别标本缓急。一般是本着正气为本，邪气为标；病因为本，证候为标；旧病为本，新病为标等标本关系进行分析判断。以劳淋转为热淋为例，从邪与正的关系来看，劳淋正虚是本，热淋邪实为标；从病因与证候的关系来看，热淋的湿热蕴结膀胱为本，而热淋的证候为标，根据急则治标，缓则治本的原则，当以治热淋为急务，从而确立清热通淋利尿的治法，先用相应的方药，待湿热渐清，转以扶正为主。同样在石淋并发热淋时，则新病热淋为标，旧病石淋为本，如尿道无阻塞等紧急病情，应先治热淋，后治石淋，治愈热淋后，再治石淋。

另外，辨体质也很重要。少阳气郁体质者，性多抑郁，容易发生气淋或热淋。太阴脾虚体质者，腹满便溏，容易发生湿热气淋、膏淋。少阴阴虚体质者，睡眠少，容易因烦劳过度，导致热淋、血淋等。

五、治疗要点

实则清利，虚则补益，是治疗淋证的基本原则。实证有膀胱湿热者，治宜清热利湿；有热邪灼伤血络者，治宜凉血止血；有砂石结聚者，治宜通淋排石；有气滞不利者，治宜利气疏导。虚证以脾虚为主者，治宜健脾益气；以肾虚为主者，治宜补虚益肾。所以徐灵胎评《临证指南医案·淋浊》时指出"治淋之法，有通有塞，要当分别，有瘀血积塞住溺管者，宜先通，无瘀积而虚滑者，宜峻补"。

淋证的治法，有忌汗、忌补之说，如《金匮要略·消渴小便不利淋病脉证并治》指出"淋家不可发汗"，《丹溪心法·淋》说指出"最不可用补气之药，气得补而愈胀，血得补而愈涩，热得补而愈盛"。验之临床实际，未必都是如此。淋证往往有恶寒发热，此并非外邪袭表，而是湿热熏蒸，邪正相搏所致，发汗解表，自非所宜。因淋证多属膀胱有热，阴液常感不足，而辛散发表，用之不当，不仅不能退热，反有劫伤营阴之弊。若淋证确由外感诱发，或淋家新感外邪，症见恶寒发热，鼻塞流涕，咳嗽，咽痛者，仍可适当配合辛凉解表之剂。因淋证为膀胱有热，阴液不足，即使感受寒邪，亦容易化热，故应避免辛温之品。至于淋证忌补之说，是针对实热之证而言，诸如脾虚中气下陷，肾虚下元不固，自当运用健脾益气、补肾固涩等法治之，不属忌补范围。

六、分证论治

1. 热淋　小便频急短涩，尿道灼热刺痛，尿色黄赤，少腹拘急胀痛，或有寒热，口苦，呕恶，或腰痛拒按，或有大便秘结，苔黄腻，脉滑数。

【治法】清热解毒，利湿通淋。

【方药】八正散。

【参考处方】白木通 6～9g，瞿麦 9～12g，萹蓄 9～12g，车前子 12～15g（包煎），滑石 15～30g，栀子 9～12g，大黄 3～9g，甘草梢 6g。

【临床应用】本方适用于湿热淋证。若大便秘结，腹胀者，可重用生大黄，并加枳实以通腑泄热；若腹满便溏，则去大黄；若伴见寒热，口苦，呕恶者，可合用小柴胡汤以和解少阳；若湿热伤阴者，去大黄，加生地、牛膝、白茅根以养阴清热；若小腹胀满，加乌药、川楝子行气止痛；若热毒弥漫三焦，入营入血，又当急则治标，用黄连解毒汤合五味消毒饮，以清热泻火解毒；若头身疼痛，恶寒发热，鼻塞流涕，有表证者，加柴胡、金银花、连翘等宣透热邪。

2. 石淋　尿中时夹砂石，小便艰涩，或排尿时突然中断，尿道窘迫疼痛，少腹拘急，或腰腹绞痛难忍，痛引少腹，连及外阴，尿中带血，舌红，苔薄黄。若病久砂石不去，可伴见面色少华，精神委顿，少气乏力，舌淡边有齿印，脉细而弱；或腰腹隐痛，手足心热，舌红少苔，脉细带数。

【治法】清热利尿，通淋排石。

【方药】石韦散。

【参考处方】石韦 10～15g，瞿麦 9～12g，滑石 15～30g，车前子 12～30g，冬葵子 10～15g，金钱草 15～30g，郁金 12～15g，鸡内金 9～12g，白芍 15～30g，甘草 6～9g。

【临床应用】本方适用于尿夹沙石、尿中带血之石淋，可加海金沙、芒硝等以加强排石消坚的作用。若腰腹绞痛者，可在芍药甘草汤基础上，再加威灵仙等以缓急止痛；若见尿中带血，可加小蓟、生地、藕节以凉血止血；尿中有血条血块者，加川牛膝、赤芍、血竭以活血祛瘀；若兼有发热，可加蒲公英、黄柏、大黄以清热泻火。石淋日久，虚实并见，当标本兼治，气血亏虚者，宜予二神散合八珍汤；阴液耗伤者，宜予六味地黄丸合石韦散；肾阳不足者，宜予金匮肾气丸合石韦散。

3. 气淋　实证症见小便涩痛，淋沥不宣，小腹胀满疼痛，苔薄白，脉多沉弦。虚证症见尿时涩滞，小腹坠胀，尿有余沥，面白不华，舌质淡，脉虚细无力。

【治法】实证宜利气疏导，虚证宜补中益气。

【方药】实证用沉香散，虚证用补中益气汤。

【参考处方】实证用沉香散加减：沉香 10～15g，石韦 10～15g，滑石 15～30g，当归 9～15g，瞿麦 9～12g，白术 9～15g，炙甘草 6～9g，赤芍 9～15g，冬葵子 12～30g，王不留行 12～15g，连翘 12～15g，白花蛇舌草 15～30g。虚证用补中益气汤加减：黄芪 12～30g，党参 12～15g，白术 10～15g，炙甘草 6～9g，当归 10～15g，陈皮 6～9g，升麻 3～6g，柴胡 3～6g，生薏苡仁 15～30g，白花蛇舌草 15～30g。

【临床应用】若肝郁气滞，可选用柴胡、赤芍、白芍、枳壳、枳实、香附、乌药、栀子、牡丹皮、丹参疏肝利胆，行气活血。若小腹胀痛属气机阻滞，可用香附、乌药、川芎等；属气化无力，喜暖喜按，用生黄芪、甘草梢、鹿角片。若兼有尿痛、尿热者加鱼腥草、连翘、白头翁、石韦、瞿麦、萹蓄；尿频不畅者加荔枝核、橘核、木蝴蝶等。

4. 血淋　实证症见小便热涩刺痛，尿色深红，或夹有血块，疼痛满急加剧，或见心烦，舌苔黄，脉滑数。虚证症见尿色淡红，尿痛涩滞不明显，腰酸膝软，神疲乏力，舌淡红，脉细数。

【治法】实证宜清热通淋，凉血止血；虚证宜滋阴清热，补虚止血。

【方药】实证用小蓟饮子，虚证用知柏地黄丸。

【参考处方】生地 15～30g，滑石 15～30g，藕节 10～15g，小蓟 10～30g，淡竹叶 9～12g，当

归 9～12g，焦山栀子 9～12g，炒蒲黄 6～9g（包煎），白木通 6～9g，甘草梢 6g，白茅根 30g，仙鹤草 30g（血淋实证）。熟地 12～30g，山萸肉 10～20g，怀山药 10～15g，丹皮 9～12g，泽泻 10～12g，茯苓 10～12g，知母 9～12g，黄柏 9～12g，女贞子 12g，旱莲草 15g（血淋虚证）。

【临床应用】小蓟饮子中小蓟可重用至 30g，生地以生者为宜。若热重出血多者，可加黄芩，重用生地；若血多痛甚者，可另服参三七、琥珀粉以化瘀通淋止血；腰腹酸痛可加白芍；若血精较重或有血淋者，加地榆、侧柏叶各 10g；若火毒炽盛者，可加水牛角粉、金银花、蒲公英各 15～30g。知柏地黄丸滋阴清热常与二至丸同用。若尿血尿频，尿血量多者，加藕节、大蓟各 10～30g。若为少阴阴虚体质，血淋，发热，烦渴，失眠，小便不利者，可选用猪苓汤加减。

5. 膏淋　实证表现为小便浑浊如米泔水，置之沉淀如絮状，上有浮油如脂，或夹有凝块，或混有血液，尿道热涩疼痛，舌红，苔黄腻，脉濡数。虚证表现为病久不已，反复发作，淋出如脂，小便涩痛反见减轻，但形体日渐消瘦，头昏无力，腰膝酸软，舌淡，苔腻，脉细弱无力。

【治法】实证宜清热利湿，分清泄浊；虚证宜补虚固涩。

【方药】实证用程氏萆薢分清饮，虚证用膏淋汤。

【参考处方】萆薢 10～15g，石菖蒲 10～15g，黄柏 9～12g，车前子 12g～15g（包煎），茯苓 12～15g，牡丹皮 9～15g，丹参 9～15g，白术 12～15g，莲子心 8～12g，石韦 15～30g，土茯苓 15～30g（膏淋实证）。山药 15～30g，芡实 15～30g，生龙骨 12～30g（先煎），生牡蛎 12～30g（先煎），生地 12～20g，党参 9～15g，白芍 9～15g，甘草 6g（膏淋虚证）。

【临床应用】程氏萆薢分清饮适用于膏淋之实证，可加土茯苓、荠菜以加强清热利湿、分清泄浊之力；若小腹胀，尿涩不畅者，加乌药、青皮；小便夹血者，加小蓟、蒲黄、藕节、白茅根。膏淋汤治虚证，若脾肾两虚，中气下陷，肾失固涩者，可用补中益气汤合七味都气丸益气升陷，滋肾固涩。如伴有血尿者加藕节炭、侧柏叶炭；夹瘀者，配三七、琥珀粉冲服。

6. 劳淋　小便不甚赤涩，但淋沥不已，时作时止，遇劳即发，腰膝酸软，神疲乏力，舌质淡，脉细弱。

【治法】健脾益肾。

【方药】无比山药丸。

【参考处方】山药 15～30g，肉苁蓉 15～30g，五味子 9～15g，菟丝子 12～15g，杜仲 12～15g，牛膝 9～15g，泽泻 9～15g，熟地 9～12g，山茱萸 12～20g，茯苓 12～15g，巴戟天 12～20g，赤石脂 9～12g（先煎），薏苡仁 15～30g，白花蛇舌草 15～30g。

【临床应用】本方有健脾利湿、益肾固涩之功。若脾虚气陷，症见小腹坠胀，小便点滴而出者，可与补中益气汤同用；若偏肾阴虚，症见面色潮红，五心烦热，舌红少苔，脉细数者，可与知柏地黄丸同用；若气阴两虚，湿热留恋，乏力咽干，心烦，尿有余沥者，可用清心莲子饮；若肾阳虚衰，症见面色少华，畏寒怯冷，四肢欠温，舌淡，苔薄白，脉沉细者，可用济生肾气丸或右归丸，可加用鹿角粉 3g，分 2 次吞服。

七、其他疗法

针灸疗法　取穴膀胱俞、中极、阴陵泉、行间、太溪。毫针常规刺法。若血淋加血海、三阴交；膏淋加肾俞、照海；气淋加曲泉；石淋加委阳、然谷；劳淋去行间，并取气海、关元加灸。

八、预防调护

首先应消除各种外邪侵入和湿热内生的因素，注意妊娠及产后卫生，避免忍尿，过食辛辣肥甘，纵欲过劳，并注意保持心情舒畅，规律生活。积极治疗消渴等疾病，避免不必要的导尿及泌尿科手术器械操作。既病之后，应多适当喝水，饮食清淡，忌肥腻香燥、辛辣之品，禁房事，注意休息，稳定情绪。

九、当代名医经验

朱良春教授治疗淋证，主张以清利通淋为法，并根据病情缓急、湿热轻重、病程长短辨证论治，分期论治。急性期，清热利湿酌加凉血止血，可用生地榆、生槐角、大青叶等。若进入慢性期，反复尿路感染，多寒热错杂，治当通补并进。淋证后期，久病致虚，因虚致瘀，肾虚、湿浊、血瘀同时存在，治当益肾固摄为主，辅以泄浊化瘀，可酌用萆薢、薏苡仁、茯苓、丹参、败酱草、赤芍、川芎等。阴虚有热者，可加知母、黄柏；阳虚者，可加鹿角霜、附子、肉桂。张琪教授常用清心莲子饮加减治疗劳淋，重视益气养阴，清热利湿。吕仁和教授常用四逆散加生地榆、石韦、鱼腥草、白花蛇舌草等治疗泌尿系感染，重视调肝理气。

十、病案举例

王某，女，26 岁。初诊：2003 年 9 月 26 日。主诉：腰酸伴小便不爽 1 周余。现病史：患者 1 周前无明显诱因出现小便不爽，伴腰酸腿软，查尿白细胞、红细胞满视野，即来求诊。刻下症：腰酸腿软，小便不爽，疲乏，食少，少腹胀满，睡眠尚可，大便尚调。既往史：有泌尿系感染反复发作病史。体格检查：双肾区有叩击痛，腹部阴性，双下肢无浮肿。舌略暗红，苔薄黄，脉细弦。理化检查：化验尿白细胞（4+），红细胞满视野。

诊断：血淋（湿热内郁伤肾，热灼肾络）。

辨证分析：肾与膀胱相为表里，同主气化，湿热内郁，下注于肾与膀胱，气化不利，则可发为淋证而见小便不爽。热灼肾络，络破血溢，故见血尿。综观舌脉证，舌暗红，苔薄黄，脉细弦，为肾虚湿热内郁之证。病位在肾与膀胱，病性为虚实夹杂，虚为肾虚，实为湿热、郁热，失治则病归缠绵，有因病成劳之虞。

治法：补肾疏肝理气，清热解毒通淋。

处方：狗脊 10g，川续断 10g，牛膝 20g，生甘草 6g，柴胡 10g，赤白芍各 20g，枳壳、实各 30g，鱼腥草 30g，连翘 30g，杜仲 10g，猪苓 30g，白花蛇舌草 30g。每日 1 剂，水煎服。调护：调情志，适当休息。

二诊：2003 年 10 月 24 日。服药月余，腰酸减轻，小便畅，但有咽痛，时有咳嗽，本月月经延迟，自述心烦热，下肢冷凉，仍宗原方方义，加香附、乌药调经理气，加丹皮、山栀、牛蒡子等清热利咽。

处方：狗脊 10g，川续断 10g，牛膝 20g，生甘草 6g，赤白芍各 20g，枳壳、实各 30g，鱼腥草 30g，连翘 30g，香附 10g，乌药 g，丹皮 10g，山栀 10g，牛蒡子 10g。每日 1 剂，水煎服。而后病情稳定。尿检红细胞阴性。(《吕仁和临床经验集（第二辑）》)

按语 泌尿系感染女性多发，多湿热下注或郁热伤肾所致。此例患者即青年女性，临床表现为腰酸腿软，小便不爽，疲乏，食少，少腹胀满等，为郁热伤肾、热毒灼伤肾络所致。所以治疗不以单纯凉血通淋治疗，而治以补肾强腰、疏肝解郁、清热解毒之方，选用四逆散合脊瓜汤加味，缓缓取效。

（邓德强）

41 癃 闭

癃闭是因肾和膀胱气化失司、开合不利所致的以排尿困难，小便量少，甚则闭塞不通为临床表现的病证。《素问·宣明五气》指出"膀胱不利为癃，不约为遗溺"。《素问·五常政大论》指出"其病癃闭，邪伤肾也"。其中，以小便不利、点滴而短少，病势较缓者为"癃"；以小便闭塞，点滴全无，病势较急者为"闭"。《医宗金鉴》指出"膀胱热结，轻者为癃，重者为闭"。《证治准绳·闭癃》亦指出"闭癃合而言之为一病也，分而言之有暴久之殊。盖闭者暴病，为溺闭，点滴不见，俗名小便不通是也；癃者久病，溺癃淋沥，点滴而出，一日数十次或百次"。现代医学多种原因引起的尿潴留，如尿路结石、前列腺增生、尿路肿瘤、膀胱括约肌痉挛、神经性尿闭、尿道狭窄、脊髓炎等所致尿潴留，皆可参考本病证进行诊治。

一、诊断要点

1. 临床表现 本病以排尿困难，尿量明显减少甚至小便点滴不出为主要临床表现。"癃"表现为小便不利，排尿淋漓不尽，或排尿无力，或尿线变细，全日总尿量明显减少。"闭"表现为小便不通，全日小便量极少甚或无尿，或小便欲解不出，小腹胀满。病情进展，可伴头晕，胸闷气短，恶心呕吐，水肿，烦躁神昏，可成关格危候。

2. 发病特点 本病起病急骤或逐渐加重，主症为小便不利，滴沥不畅，甚或小便闭塞，点滴全无。触诊下腹可见膀胱膨隆，多见于老年男性或产后妇女及腹部手术后患者，或淋证、消渴久病不愈者。

3. 辅助检查 尿常规、尿沉渣、血生化（肝肾功能、电解质）、肿瘤标志物及心脏超声、泌尿系超声、泌尿系MRI、膀胱残余尿检量测定、膀胱镜检查等，有助于诊断与鉴别诊断。

二、鉴别诊断

1. 癃闭与淋证相鉴别 两者均有小便点滴不尽、排尿困难的表现，所以需要鉴别。淋证以小便频急，小腹拘急，痛引腰腹为临床特点。淋证排尿时疼痛，但每日小便总量基本正常，但癃闭排尿时无痛，每日小便量明显减少，甚至无尿。《医学心悟·小便不通》指出"癃闭与淋证不同，淋则便数而茎痛，癃闭则小便短涩而难通"。唯淋证日久不愈，可转为癃闭，癃闭受邪，也可并发淋证。

2. 癃闭与关格相鉴别 两者均可有小便量少表现，所以需要鉴别。关格是小便不通与呕吐并见的病证，常伴有口中尿臭，四肢抽搐，甚或昏迷等症状，关格多由水肿、淋证等发展而来，为肾元虚衰，湿浊邪毒内生，阻滞气机升降出入所致。关格可见食少呕吐。癃闭以排尿困难、小便量少为特点，为肾与膀胱气化不行，开阖不利，水蓄膀胱所致。一般无呕吐。癃闭失治误治，可进一步发展为关格。

三、病因病机

癃闭的病因包括外邪侵袭、饮食不节、情志失调、尿路阻结、体虚久病等。

1. 外邪侵袭 下阴不洁，湿热之邪侵袭，膀胱湿热阻滞，气化不利，可成癃闭。外邪犯肺，肺气闭塞，不能通调水道，下输膀胱，亦可成癃闭。

2. 饮食不节 过食肥甘厚味，内生湿热，下注膀胱，气化不利，而成癃闭。或饮食劳倦，脾胃气虚，中气下陷，不能升清降浊，亦可成癃闭。

3. 情志失调 情志不遂，肝气郁结，疏泄失司，三焦气机阻滞，累及膀胱气化，可成癃闭。

4. 尿路阻结 砂石、癥积、瘀血、败精等，阻塞尿道，小便不能排出，可为癃闭。《景岳全书·癃闭》所谓"或以败精，或以槁血，阻塞水道而不通"，即此。

5. 体虚久病 年老体弱，或久病体虚，如消渴日久及肾，肾阳亏虚，命门火衰，膀胱气化失司，开阖不利，皆可发为癃闭。

癃闭的病位在膀胱，与肾及三焦气化功能密切相关。基本病机是三焦气化不利，或尿路阻塞，以致肾和膀胱气化失司。肾主水，司开阖，主蒸腾气化，尿液的生成和排泄与肾中精气的蒸腾气化直接相关。"膀胱者，州都之官，津液藏焉，气化则能出矣"，明确指出膀胱的生理功能为贮藏尿液，小便的通畅有赖于膀胱的气化。《素问·宣明五气论》指出"膀胱不利为癃"，提示膀胱气化失调是癃闭的基本病机。而"三焦为决渎之官，水道出焉"，三焦亦主气化，为水液运行之道路。本病的发病亦与肺脾密切相关。上焦之气不化，当责之于肺，肺失其职，则不能通调水道，下输膀胱；中焦之气不化，当责之于脾，脾气虚弱，则不能升清降浊；下焦之气不化，当责之于肾，肾阳亏虚，气不化水，肾阴不足，水府枯竭。因此水液的吸收、运行、排泄，有赖于三焦的气化和肺脾肾的通调及蒸化。《灵枢集注》曰："肝主疏泄……实则癃闭。"肝主疏泄，调畅一身之气机；三焦为水液运行之通道。故肝疏泄功能正常，三焦得以气化，水液随之升降上下；反之，肝失疏利，气化不行，则小便排出异常。《景岳全书·癃闭》曰："……至若气实而闭者，不过肝强气逆，移碍膀胱。"指出肝气强而郁结，气机上逆可影响膀胱开阖，进而水道受阻，形成癃闭。

四、辨证要点

1. 首辨虚实　实证当辨湿热、肺热、肝郁、瘀浊主次；虚证当辨脾、肾亏虚之不同。但癃闭病程中，虚实证候常互相转化，或相兼为病。如肝郁气滞，可化火伤阴；湿热久恋，易灼伤肾阴；肺热壅盛，耗伤津液，则水液无以下注膀胱；脾肾亏虚，以致气虚无力推动血行而致气虚血瘀，或兼夹气滞血瘀，常常表现为虚实夹杂之证。

2. 辨病势缓急　小便不利、点滴而短少，病势较缓者为"癃"；小便闭塞，点滴全无，病势较急者为"闭"。由"癃"转"闭"者，提示病势加重，由"闭"转"癃"者，提示病势减轻。

五、治疗要点

癃闭基本病位在膀胱，与肺、脾、肾、三焦密切相关，总因是气化失司。遵照"六腑以通为用"的原则，当以通利为法。但通利之法，当因证候虚实之不同而有别。实证者宜清邪热，利气机，散瘀结。虚证者宜补脾肾、助气化。不可不经辨证，滥用通利小便治法。虚实之中，虚证尤须细辨。因"实而误补，随可解救，虚而误攻，不可生矣"。素禀阳虚之人、年老之人及劳伤之人，其本为阳虚，当温补元阳以复气化，强为通利或施以苦寒，可使病情加重。

明代张介宾《景岳全书·癃闭》指出"此治实者无难，而治虚者必得其化，为不易也"。主张分清虚实，以恢复膀胱气化功能。清代李用粹《证治汇补·癃闭》曰："一身之气关于肺，肺清则气行，肺浊则气壅，故小便不通，由肺气不能宣布者居多，宜清金降气为主，并参他症治之。若肺燥不能生水，当滋肾涤热。夫滋肾涤热，名为正治；清金润燥，名为隔二之治；燥脾健胃，名为隔三之治。又有水液只渗大肠，小肠因而燥竭者，分利而已；有气滞不通，水道因而闭塞者，顺气为急；实热者，非咸寒则阳无以化；虚寒者，非温补则阴无以生；痰闭者，吐提可法；瘀血者，疏导兼行；脾虚气陷者，升提中气；下焦阳虚者，温补命门。"基于脏腑相关理论，强调明辨脏腑定位，辨证论治。所谓"提壶揭盖"即"上窍开下窍自通"之意。若病势较急者，更可配合针灸、贴敷、导尿术等。

六、分证论治

1. 膀胱湿热证　小便量少难出，点滴而下，可伴短赤灼热，小腹胀满，口苦口黏，或口干不欲饮，或大便不畅，舌质红苔黄腻，脉数。

【治法】清热利湿，疏通下焦。

【方药】八正散。

【参考处方】木通 6g，车前子 10～12g（包煎），萹蓄 10～12g，瞿麦 10～12g，山栀 10～12g，滑石 15～30g，甘草 6g，熟大黄 6～8g。

【临床应用】该方适用于湿热蕴结下焦、膀胱热闭不通之人。若舌苔厚腻者，可加苍术、黄柏，以加强其清化湿热的作用；若兼心胸烦热，口舌生疮糜烂者，可合用导赤散，以清心火，利湿热；若湿热久恋下焦，灼伤肾阴而见潮热盗汗，手足心热，口不渴，舌红少苔，可改用滋肾通关丸加减。

2. 肺热壅盛证 小便不畅或点滴不出，咽干，烦渴欲饮，呼吸急促，或有咳嗽，舌红，苔薄黄，脉数。

【治法】清肺泄热，通利水道。

【方药】清肺饮。

【参考处方】麦冬 9～12g，芦根 15～20g，黄芩 6～10g，天花粉 9～12g，地骨皮 9～12g，车前子 10～15g（包煎），茯苓 10～15g，泽泻 10～15g，猪苓 10～15g，桑白皮 15～30g。

【临床应用】该方适用于肺热壅肺，宣降失常，不能通调水道，无以下输膀胱所致癃闭。若见鼻塞、头痛、脉浮等表证，加用杏仁、前胡、桔梗以宣肺解表。若肺热津伤，可加用麦冬、生地、天花粉、龟甲。若大便秘结，可加大黄通腑泄热。若心烦、舌尖红，可加栀子、淡竹叶以清心火。

3. 肝郁气滞证 小便突然不通，或通而不畅，情志抑郁或多烦易怒，胁痛，小腹胀急，口苦，舌苔薄白，脉弦细。

【治法】疏肝行气，通利小便。

【方药】沉香散。

【参考处方】沉香面 5g（冲服），石韦 15～30g，滑石 15～30g，王不留行 12～15g，当归 9～12g，冬葵子 10～15g，白芍 12～15g，炙甘草 6g，橘皮 6～9g。

【临床应用】该方适用于肝失疏泄，气机失调，三焦气化失司，水道受阻而致小便不通者。若肝郁气滞重而见腹痛，大便秘结者，可合用六磨汤加减，以破气宽胸；若气郁化火，而见舌红，苔薄黄者，可加用丹皮、山栀等以清肝泻火；若兼肝经湿热，症见胁肋灼热胀痛，腹胀厌食，口苦泛恶，大便不调，舌红，苔黄厚而腻者，可配合龙胆泻肝汤加减。

4. 瘀浊阻结证 小便滴沥不畅，或尿如细线，甚或阻塞不通，小腹胀满疼痛，舌质暗红，或有瘀点、瘀斑，脉涩。

【治法】行瘀散结，通利水道。

【方药】代抵当丸。

【参考处方】当归尾 9～12g，土鳖虫 9～10g，桃仁 9～12g，大黄 6～8g，芒硝 8～10g（冲服），生地 9～12g，肉桂 2～3g。

【临床应用】该方适用于瘀浊阻碍气机及津液输布，累及膀胱而发癃闭者。若血瘀较重，可加红花、牛膝、三棱、莪术以增其活血化瘀之功；若病久血虚，面色不华，治宜养血行瘀，可加黄芪、丹参、赤芍；若由于肿块砂石而致尿道阻塞，小便不通者，则可加用金钱草、海金沙、郁金、鸡内金、冬葵子、萹蓄、瞿麦以通淋利尿排石。若瘀结成毒者，多病情险恶，可加用薏苡仁、土茯苓、白英、半枝莲、半边莲、白花蛇舌草等。

5. 肾阳亏虚证 小腹坠胀，小便欲解不得出，或滴沥不爽，排尿不利，伴见精神萎靡，腰膝酸软，畏寒肢冷，面色㿠白，或有浮肿，舌质淡暗，苔薄白腻，脉沉细弱。

【治法】温补肾阳，化气行水。

【方药】济生肾气丸。

【参考处方】地黄 9～12g，山药 12～15g，山茱萸 12～15g，茯苓 15～30g，猪苓 15～30g，牡丹皮 9～12g，泽泻 10～15g，桂枝 6～9g，制附子 6～12g，车前子 10～15g，牛膝 10～15g。

【临床应用】该方适用于老年体弱或久病之后，肾气亏虚，气化无权而发癃闭之人。若兼身倦乏力、气短懒言者，可配合补中益气汤。若久病夹瘀者，可在扶正补虚的同时，酌加桃仁、牛膝、红花等。

6. 脾气不升证 时欲小便而不得出，或量少而不爽利，小腹坠胀，神疲乏力，气短，语声低微，食欲不振，舌淡，苔薄白，脉弱。

【治法】益气健脾，化气行水。

【方药】补中益气汤合春泽汤。

【参考处方】党参 10～15g，黄芪 15～30g，白术 12～15g，桂枝 6～9g，升麻 9～12g，柴胡 9～12g，当归 9～12g，猪苓 15～24g，泽泻 15～30g，茯苓 12～15g。

【临床应用】该方适用于中焦脾胃之气亏虚下陷，气化不能而致癃闭者。若兼阴虚湿热，可配合滋肾通关丸。若气阴两虚，症见乏力体倦，头晕耳鸣，腰膝酸软者，方用参芪地黄汤加减。若脾虚及肾，兼肾虚者，可配合济生肾气丸。久病气虚血瘀者，酌情加用扶正益气、活血化瘀药物。

七、其他疗法

1. 针灸疗法 以取足少阴肾经与足太阳膀胱经为主，辅以任脉、肝经、脾经穴位。选穴：关元、阴陵泉、太冲、中极、委阳、小肠俞、至阴等穴。此外，足厥阴肝经"过阴器，所生病者，遗溺，闭癃"，故可选穴行间、曲泉等穴位以疏肝理气、通利小便。清代刘清臣《医学集成·小便闭》曰："灸小便闭穴道：三焦俞、气海、膀胱俞、小肠俞。"灸法主要适用于虚证。

2. 脐疗 包括贴脐法、熨脐法、敷脐法、涂脐法、填脐法、封脐法、覆脐法、滴脐法等，其中贴脐法和熨脐法常用。药物常用葱白、生姜、大蒜、艾叶等。

八、预防调护

日常应注意起居有规律，避免久坐少动。保持心情舒畅，消除紧张情绪，切忌忧思恼怒。注意局部清洁，避免过食肥甘、辛辣、醇酒，或忍尿、纵欲过度等。重视积极治疗淋证及尿路癥积等疾病。

而针对癃闭接受保留导尿病人更应加强护理，保持局部卫生，鼓励病人多饮水，保证每日尿量在 2500ml 以上。

九、当代名医经验

赵绍琴教授治疗癃闭，重视宣肺以"提壶揭盖"。临床常用辛味轻浮之风药，如荆芥、防风、苏叶、独活、白芷、浮萍、杏仁、枇杷叶、前胡，少量轻投，即"治上焦如羽"之意。颜德馨教授治疗癃闭常用生紫菀，或投以葶苈子，朱卓夫教授治疗癃闭常用五苓散加麻黄、杏仁，研为细末，泡服，林沛湘教授治疗癃闭常用淡豆豉入方，皆重视宣发肺气。孙秉华教授更自拟升提揭盖法，以升麻、桔梗、杏仁、紫菀、甘草组方，治疗产后尿潴留、脊髓炎膀胱麻痹所致小便不通、点滴难下，常可取效。吕仁和教授认为消渴继发癃闭强调分期辨证，早期多内热伤阴耗气，肝肾亏虚，气机阻滞，表现为排尿间隔时间延长；中期，肝肾亏虚，心脾俱伤，中气下陷，影响膀胱气化，表现为尿流变细，流速减慢，排尿费力，排尿时间延长，尿有余沥；晚期，则在中期的基础上，肾元受损，久病致衰，膀胱气化无权，表现为尿频、点滴而下，继则闭而不通，成为癃闭，甚则酿生湿热，下注膀胱，灼伤血络，表现为尿痛、尿血，病情不解，久则转为关格。

十、病案举例

黄某，女，72 岁。2009 年 11 月 13 日初诊。患者 2009 年 6 月体检发现左肾积水，无明显不适，9 月 24 日于外院查腹部 B 超示左肾积水（大量）伴左侧输尿管扩张。经查血糖及结合泌尿系 MRI

检查等,诊断为2型糖尿病、神经源性膀胱。2009年底查膀胱残余尿B超显示排尿后残余尿约841ml,左肾肾盂轻度积水。建议膀胱造瘘留置导尿,减轻肾脏负担。患者拒绝造瘘,求治于吕仁和教授。

刻下症:小腹胀满,饭后尤甚,排尿困难,白天小便量少,夜尿频多,无腰酸、腰痛,情绪急躁,咽痒,汗出,纳可,眠差,大便每日一行,双下肢轻度水肿。舌红,苔薄黄腻,脉细数。既往有风湿性心脏病史10余年,高血压病史8年,甲状腺功能减退病史2年,房颤病史2年。辅助检查:血肌酐(Scr):90μmol/L,尿素氮(BUN):7.1mmol/L,尿酸(UA):475μmol/L。

诊断:癃闭(膀胱湿热证)。

辨证分析:肾与膀胱相表里,膀胱为"州都之官,津液藏焉"。患者久病肾虚,湿热下注,气机郁滞,膀胱开阖不利,则水蓄膀胱而为癃闭。肾虚气化不行,故夜尿频多;肝气郁结,郁热内生,故情绪急躁。综合舌脉证,病位在膀胱,与肾及肝脾相关,病性为虚实夹杂,虚为肾虚、脾虚,实为湿热、气郁。失治误治,肾元渐伤,或复感外邪,则有病情加重,甚至可生关格之变。

治法:清利湿热,兼补脾肾。

方药:八正散加减。

处方:石韦30g,瞿麦10g,萹蓄10g,川牛膝30g,木瓜30g,荔枝核10g,橘核10g,狗脊10g,川续断10g,连翘30g,郁金10g,木蝴蝶10g,生甘草10g。每日1剂,水煎服。

二诊:2009年11月24日。患者白天小便量少,夜尿频多,复查残余尿为823ml。考虑存在脾肾气虚兼有血瘀,处方调整如下:川牛膝30g,狗脊10g,川续断10g,柴胡10g,荔枝核10g,橘核10g,刺猬皮10g,穿山甲10g,木蝴蝶10g,甘草10g,石韦30g,太子参30g,白芍30g。每日1剂,水煎服。

三诊:2009年12月8日。患者尿量少,小便不畅,残余尿为585ml。于11月24日方中加冬葵子20g,夏枯草10g,瞿麦10g,鬼箭羽20g,萹蓄10g。7剂,水煎服。

四诊:2010年2月1日。患者排尿不畅,每天小便量800～1000ml,乏力,口干口苦,无腹胀及双下肢水肿,纳可,眠差,大便3～4日1行。舌暗红,苔黄,脉沉细。考虑为消渴之癃闭(中期),中气下陷、脾肾两虚。方以补中益气汤加减。处方:生黄芪30g,白术15g,陈皮10g,升麻10g,柴胡10g,太子参30g,当归10g,香附10g,乌药10g,荔枝核10g,橘核10g,石韦30g,知母10g,黄柏10g,牡丹皮30g,刺猬皮10g,赤芍30g,蜈蚣5g。

五诊:2010年2月25日。复查膀胱残余尿B超显示209ml。其后仍以补中益气汤加减治疗多年,残余尿波动在100～300ml。

2016年3月24日复查膀胱残余尿B超显示386ml。Scr:73.1μmol/L,BUN:6.17mmol/L,UA:344μmol/L。患者病情平稳。(吕仁和教授医案)

按语　消渴癃闭发病,与肝、脾、肾相关,多脾肾亏虚而兼膀胱湿热、气机不利。久病累及络脉,还常存在血瘀。所以治疗先以清利湿热为主,兼补脾肾,方以八正散加减。后加刺猬皮、穿山甲、鬼箭羽、夏枯草,即化瘀散结之意。更因患者年老体虚,又改用补中益气汤加减,并加香附、乌药以理气除胀,荔枝核、橘核以行气散结,知母、黄柏以清余热,牡丹皮、赤芍以凉血活血,蜈蚣以通经达络,即虚实兼治,标本同治之旨。环环相扣,缓缓取效。

(邓德强)

42　关　格

关格是指由于肾元虚衰,气化不利,内生湿浊邪毒,阻滞气机升降出入所致的以小便不通与呕吐并见为典型表现的病证,为水肿、淋证、癃闭等病证发展到晚期的共同结局。关格作为病名,首见于东汉张仲景《伤寒论》。《伤寒论·平脉法》就指出"关则不得小便,格则吐逆"。现代医学多种肾脏病所致的慢性肾衰竭，可参考本病证进行诊治。

一、诊断要点

1. 临床表现　以小便不通与呕吐并见为典型表现。早期常表现为乏力体倦，腰膝酸软，夜尿频多，面色无华，可称为"肾劳"，日久虚损劳衰不断加重，则可表现为头晕眼花、心悸乏力、食欲不振、恶心呕吐，面色萎黄，或面色黧黑，面色苍白，腰酸背痛，腰膝冷痛，腿脚抽筋，甚至口中尿臭，胸闷心悸，咳喘气促不能平卧，衄血，便血，神疲思睡，或烦躁不安，甚至神昏痉厥等。

2. 发病特点　多有水肿、淋证、癃闭等慢性肾系疾病病史，可因劳累及外感等诱发加重。

3. 辅助检查　尿常规、尿沉渣检查、24 小时尿蛋白定量、血生化（血肌酐、肾小球滤过率），ECT 肾动态核素与双肾超声检查等，有助于诊断与鉴别诊断。

二、鉴别诊断

1. 关格与呕吐鉴别　关格以呕吐为主症，所以常常被误诊为呕吐。关格为水肿、淋证、癃闭久病发展而成，为肾元虚衰，气化不行，湿浊邪毒内生，阻滞气机升降出入所致，呕吐常伴有水肿尿少、面色无华，食欲不振，口中黏腻甚至口中尿臭等，治疗困难，预后不良。而呕吐为外邪犯胃或肝气犯胃，宿食、痰饮阻胃，胃气上逆所致，呕吐常伴有胃痛、反酸、腹胀等，预后相对良好。

2. 关格与走哺鉴别　走哺指呕吐伴有大小便不通，往往先有大便不通，而后出现呕吐，呕吐物可为胃内宿食痰涎，或带有胆汁和粪便，常伴有腹痛，后期可出现小便不通。病位在肠腑，为腑气不通、浊气上冲所致，属实热证。关格常先有小便异常，而后见食少、呕吐，中心病位在肾，为肾元虚衰、湿浊毒邪内蕴所致，多为本虚标实之证。清代汪必昌《医阶辨证·关格》曰："走哺，由下大便不通，浊气上冲，而饮食不得入；关格，由上下阴阳之气倒置，上不得入，下不得出。"

3. 关格与癃闭鉴别　两者皆可表现为排尿困难，尿量明显减少，甚至小便点滴全无。而癃闭中心病位在膀胱，为肾与膀胱气化不行、开阖不利所致，排尿困难，少尿无尿，一般不伴有呕吐。关格中心病位在肾，为肾元虚衰，气化不行，湿浊邪毒内生，阻滞气机升降出入所致，典型表现为小便不通和呕吐并见，常为水肿、淋证、癃闭等肾系病证发展而来。

三、病因病机

关格为水肿、癃闭、淋证等多种肾系病证，或失治误治，使其反复发作，或加以反复感邪、饮食劳倦等因素，迁延不愈，久积而成。

1. 久病内伤　水肿、淋证、癃闭等多种慢性肾病，日久不愈，或因失治误治，脾肾受伤，虚损劳衰不断加重，终可致肾元虚衰，而成关格发病的重要基础。

2. 外感邪毒　外感风寒、风热，首先犯肺，累于肾；湿热外侵，容易下注，肾与膀胱气化受累，均可成为关格发病的重要诱因。

3. 饮食失宜　过嗜醇酒厚味、辛辣煎炸等，内生湿热，或过饮酒浆，寒湿伤中，脾胃受伤，累及于肾，或咸味过用，直接伤肾，均可成为诱发关格发病或病情加重的重要因素。

4. 情志失调　心情抑郁，肝气郁结，或暴怒伤肝，肝气横逆，均可累及脾胃，或进一步影响到肾，成为加速关格病程进展的不良因素。

关格的中心病位一般认为在脾肾，其中尤以肾元虚衰为主。实际上，因五脏相关，关格与心、肝、脾、胃以及三焦的多脏腑都有关系。关格的核心病机是脾肾衰惫，或者说肾元虚衰，气化不行，湿浊邪毒内生，阻滞气机升降出入。因脾主运化，为后天之本，脾胃共为升降之枢，肾司开阖，为先天之本，主一身之气化，而三焦更为元气之别使，"决渎之官，水道出焉"。水肿、淋证、癃闭等多种慢性肾系病证，失治误治，缠绵不愈，或加以外感邪毒、饮食失宜、情志失调等诱因，最终必损伤脾肾，虚损劳衰不断加重，脾肾衰败，或曰肾元虚衰，则气化不行，湿浊毒邪内蕴，气不化水，肾关不开，则小便异常；湿浊毒邪阻滞气机升降出入，胃气上逆，则为呕吐。

因形成关格的原发病证不同，患者体质千差万别，所以关格的证候特点常表现为虚实并见，寒热错杂。总的来说，肾元虚衰为本，湿浊毒邪内蕴为标。就本虚证而言，肾元虚衰，在气虚的基础上，或偏阴虚，或偏阳虚，更可见阴阳俱虚，结合脏腑定位，或偏肝肾气虚阴虚，或偏于脾肾气虚阳虚，晚期因肾不藏精、精不生髓、髓不生血，加以湿浊邪毒可败坏脏腑，耗伤气血，所以更多见气血阴阳俱虚。就标实证而言，湿浊邪毒内生，在阳盛之体，则为湿热，在阳虚之体，则为寒湿。临床观察发现，也常见寒热错杂之证。其他如外感风寒、风热、内生湿热、郁热，加之气滞、血瘀、痰湿、水湿等诸多标实证，可谓纷繁复杂、变化多端。因湿浊内阻中焦，脾胃升降失司，故见腹泻或便秘；湿浊毒邪外溢肌肤，故见皮肤瘙痒，或有霜样析出；湿浊毒邪上熏，故见口中臭秽，或有尿味。

另外，肾为五脏之根，而五脏相关。肾元虚衰，湿浊邪毒内生，进一步败坏脏腑，所以终必成五脏六腑同病之局。心肺受累，宗气下陷，或水饮上凌心肺，故可见胸闷气短，心悸，咳喘，不能平卧；肝肾亏虚，虚风内动，或肝阳化风，故可见腰背酸痛，腿脚抽筋，甚至痉厥抽搐；浊毒伤血，络破血溢，故可见肌衄、齿衄、吐血、便血；湿浊上蒙清窍，故可见神疲多睡，或窍闭神昏。种种变证，皆可直接危及患者生命。

四、辨证要点

1. 分清本虚标实 本虚主要是肾元虚衰，标实主要是湿浊毒邪。若以本虚为主者，又应分清是脾肾阳虚还是肝肾阴虚，甚或气血阴阳俱虚；以标实为主者，应区分寒湿与湿热的不同。阳虚易致湿浊毒邪从寒化，因而湿浊毒邪伴有阳虚证者常属寒湿；阴虚易致湿浊毒邪从热化，因而湿浊毒邪伴有阴虚证者常属湿热。临床所见，表现为寒热错杂者也不少见。

2. 明确脏腑定位 关格中心病位在肾，经常表现为脾肾同病、肝肾同病、肝脾肾同病，甚至五脏六腑同病。湿浊内生，阻滞气机，脾胃升降失司，胃肠通降失司，可见食少、呕恶、腹胀、便秘等。病及心肺，可胸闷气短、心悸、气喘等。病及于肝，肝风内动，可见腿脚抽筋、痉厥、抽搐等。湿浊上蒙清窍，可见反应淡漠，躁扰不宁，甚至神昏谵语等。

3. 重视临床分期 关格的典型表现为呕吐与小便不通或大小便不利并见，为晚期表现。早中期患者往往仅表现为乏力体倦、食欲减退、夜尿频多，或大小便不利等不典型表现。早期诊断，早期干预，对于延缓病情进展具有重要价值。

五、治疗要点

关格的治疗应遵循明代王肯堂《证治准绳·关格》提出的"治主当缓，治客当急"的原则。所谓主，是指关格之本虚。治主当缓，也就是治疗关格之脾肾衰惫，或曰肾元虚衰，应坚持长期调理，注意缓缓调补。所谓客，是指关格之标实，即湿浊邪毒。治客当急，也就是针对关格的湿浊毒邪，应尽早祛除，注意除邪务尽。而针对湿浊邪毒，可分为化湿浊和泄湿浊两种。湿热浊邪，当清热除湿化浊；寒湿浊邪，当散寒除湿化浊；寒热错杂，则当辛开苦降、寒温并用。清代喻嘉言《医门法律》进退黄连汤治疗关格就体现了这种精神。

应该指出的是，关格为病，肾元虚衰，单纯补肾很难取效。此时通过健脾和胃，则可以起到以后天养先天的作用，此即所谓"护胃气即所以护肾元"。而东汉张仲景《伤寒论·辨厥阴病脉证并治》指出"哕而腹满，视其前后，知何部不利，利之即愈"，则提示针对大小便不通与呕哕同见的情况，应该重视通利二便。实践证明，通过通利大小便，确实可前后分消湿浊邪毒。此即所谓"泄浊毒即所以护肾元"。

六、分证论治

1. 气阴虚损，湿浊内停证 倦怠乏力，面色苍黄，头晕眼花，咽干口渴，烦热眠差，小便量少，尿色黄赤，腰膝酸软，不思饮食，晨起恶心，偶有呕吐，舌暗略红，苔薄黄腻，脉沉细数或细滑数。

【治法】益气养阴，清热化湿，泄浊解毒。

【方药】参芪地黄汤合黄连温胆汤、升降散加减。

【参考处方】生黄芪15~30g，太子参12~30g，生地15~30g，山茱萸12~15g，当归9~12g，川芎9~12g，丹参15~30g，猪苓15~30g，茯苓15~30g，苏叶12~15g，黄连6~9g，法半夏9~12g，陈皮10~12g，六月雪15~30g，蝉蜕9~12g，僵蚕9~12g，姜黄9~12g，熟大黄9~12g（后下）。

【临床应用】该方适用于少阴阴虚、厥阴阴虚肝旺体质，久病肝脾肾气阴亏虚，湿浊邪毒瘀滞，湿浊化热者。若兼湿热邪毒较盛，皮肤瘙痒，尿频尿痛，或有疖肿，可加地肤子、白鲜皮、苦参、土茯苓、黄芩、连翘、白花蛇舌草等。若兼痰热扰心，头晕头沉，或有恶心欲吐，心胸烦闷，心烦失眠者，可配合栀子豉汤、小陷胸汤等。若肝肾亏虚，筋骨失养，症见腰酸背痛、腿脚抽筋者，可配合四物汤合芍药甘草汤加减。若阴虚肝旺，肝阳上亢，头晕头痛，面红目赤，心急易怒者，可加用黄芩、夏枯草、珍珠母、龙骨、牡蛎，或配合天麻钩藤饮。若浊毒伤血，表现为鼻衄、齿衄，甚至吐血、便血者，方用犀角地黄汤合大黄黄连泻心汤加减。

2. 阳气虚衰，湿浊内停证 神疲乏力，面色苍白，或黧黑，夜尿频多，或小便量少，畏寒怕冷，腰膝酸冷，大便溏稀或黏滞不爽，呕吐清水，舌淡暗，舌苔白腻或水滑，脉沉细。

【治法】益气温阳，散寒化湿，降浊解毒。

【方药】香砂六君子汤、吴茱萸汤合温脾汤加减。

【参考处方】炙黄芪15~30g，党参12~30g，炒白术12~15g，当归9~12g，川芎9~12g，丹参15~30g，猪苓15~30g，茯苓15~30g，苏叶12~15g，炒吴茱萸3~6g，土茯苓15~30g，萆薢15~30g，木香6~9g，砂仁6~9g（后下），干姜6~12g，炮附子6~12g（久煎），熟大黄9~15g（后下）。

【临床应用】该方适用于素体太阴体质、少阴阳虚体质者，久病脾肾阳气虚衰，湿浊邪毒内生，寒湿中阻者。若寒湿中阻，腹满冷痛，大便溏稀，可加炒苍术、高良姜、香附、乌药等。若兼痰湿中阻，头晕头沉，胸闷，呕吐痰涎者，可去附子，加用陈皮、法半夏、生姜，或配合二陈汤、小半夏汤等。若肝肾亏虚，筋骨失养，症见腰痛畏寒，腿脚抽筋，受寒加重者，可配合桂枝加龙骨牡蛎汤。若心肾阳衰，血瘀水停，颜面虚浮，心悸腹满，小便量少，四肢冷凉，多汗出，舌暗舌苔水滑者，可用参附汤、真武汤、五苓散加减。

3. 气血阴阳虚衰，湿浊内停证 神疲乏力，面色苍白，或黧黑，咽干口渴，或口中黏滞，夜尿频多，或小便量少，心烦失眠，或神疲多睡，畏寒怕冷，腰膝酸冷，大便不调，时干时稀或黏滞不爽，舌淡暗，舌苔白腻，脉沉细无力。

【治法】益气养血，育阴温阳，泄浊解毒。

【方药】当归补血汤、右归丸、大黄甘草汤加减。

【参考处方】炙黄芪15~30g，当归9~12g，熟地12~30g，山茱萸12~15g，川芎9~12g，丹参15~30g，猪苓15~30g，茯苓15~30g，苏叶12~15g，黄连6~12g，木香6~9g，砂仁6~9g（后下），土茯苓15~30g，萆薢15~30g，陈皮9~12g，法半夏6~12g，熟大黄9~15g（后下）。

【临床应用】该方适用于关格晚期肾元虚衰，气血阴阳俱虚，湿浊邪毒内生，阻滞气机升降出入者。若气血亏虚突出，乏力体倦，心悸失眠者，可配合归脾汤或十全大补汤。若肾虚腰府失养，腰痛畏寒，腰酸背痛腿抽筋者，可加用狗脊、杜仲、续断、桑寄生，或配合芍药甘草汤加薏苡仁、龙骨、牡蛎等。若湿热中阻，或寒热错杂，症见心下痞满，呕恶，泄泻，或心烦欲呕，腹满冷痛，舌苔腻，黄白相兼者，可配合半夏泻心汤或用进退黄连汤加减。若心肺受累，宗气虚陷，心悸胸闷，气短，动则尤甚，甚至不能平卧者，可用升陷汤合葶苈大枣泻肺汤、五苓散加减。

另外，关格晚期除可表现为动血、停饮等变证以外，还常表现为肝风内动、痉厥抽搐及湿浊蒙闭清窍，神昏厥脱等多种危急复杂变证，更当积极救治，注意及时采用透析疗法等替代治疗。如肝肾阴虚，肝风内动，症见面部烘热，牙宣、鼻衄，头晕头痛，目眩，手足搐搦，或抽筋，舌暗红有裂纹，苔黄腻或焦黑而干，脉弦细数者，治当滋补肝肾，平肝息风，方可用六味地黄丸合羚羊钩藤汤加减。必要时可送服紫雪散。若湿浊蒙闭清窍，症见神志昏蒙，循衣摸床，或神昏谵语，恶心呕吐，面白唇暗，四肢欠温，痰涎壅盛，苔白腻，脉沉缓者，则治当豁痰降浊，醒脑开窍，方可用涤痰汤送服苏合香丸。若湿热蒙闭清窍，神昏谵语，躁扰不宁者，更可通过鼻饲急投安宫牛黄丸清心开窍。若为脱证，症见汗多，面色苍白，手足厥冷，舌质淡，脉细微，为阳虚欲脱，急宜回阳固脱，可用大剂量参附龙牡汤，或参附注射液静脉滴注益气回阳救逆；若症见汗多面色潮红，口干，舌红少苔，脉细数，为阴液耗竭，则应重用生脉散，或生脉注射液静脉滴注以益气敛阴固脱。

七、其他疗法

1. 灌肠疗法　常用灌肠方药物组成包括生大黄、煅牡蛎、地榆炭、丹参、蒲公英、六月雪各30g，浓煎120分钟，高位保留灌肠，每日1次。若腹满畏寒者，灌肠处方可加用炮附子、干姜、桂枝各15～30g。

2. 针灸疗法　取穴肾俞、气海、天枢等，温灸，或配合针刺涌泉、水分等穴。

八、预防调护

积极治疗水肿、癃闭、淋证等病证，日常重视顺应四季气候变化，适当休息，预防感冒，保持合理饮食，心情舒畅。

关格既成，更当注意清淡饮食，适当补充牛奶、鸡蛋白等优质蛋白，低盐低脂，尤忌醇酒甘肥、煎炸烧烤、海鲜虾蟹等高脂蛋白、高嘌呤饮食。避免劳累与情绪波动，避免因外感诱发病情加重。

九、当代名医经验

时振声教授治疗慢性肾衰常用参芪地黄汤、香砂六君子汤、大黄附子汤等，重视从脾肾论治，标本同治。吕仁和教授认为慢性肾衰病名应为慢关格，证候特点是以虚为主，本虚标实，虚实夹杂。主要病机是肾体劳衰，肾用失司，致虚损劳衰不断加重。治疗主张在分期辨证的基础上，既要重视补虚培元、顾护正气，又要重视祛邪降浊、标本兼顾。肾气衰惫，气化无能，常可形成水湿、瘀血、浊毒等病理产物，而这些病理产物又可进一步损伤肾元。所以选方用药应该重视清除浊毒等。常用药对、药串如黄芪、当归，当归、川芎，丹参、丹皮，苏叶、苏梗，猪苓、茯苓，陈皮、半夏，熟大黄、甘草，羌活、益智仁，枳实、枳壳，太子参、灵芝、丹参、狗脊、续断、杜仲、桑寄生、木瓜，荆芥、防风、栀子、蝉蜕，屡有佳效。黄文政教授治疗慢性肾衰重视和胃泄浊治法，常用二陈汤、温胆汤、大黄甘草汤等，重视灵活应用大黄泄浊解毒。肖熙教授提出慢性肾衰治疗大法，即调补脾肾，通泄浊邪，疏达气机，清利活血。临床常用紫河车粉冲服，同时常加用生大黄（后下），用量为5～12g。剂量大小视患者病情而定。或配以温通或润下，或配以行气，或配以灌肠，务使保持每日2～3次大便。

十、病案举例

佟某，女，50岁。初诊：2003年5月26日。主诉：食少恶心伴皮肤瘙痒半年余。现病史：半年前无明显诱因出现食少恶心、皮肤瘙痒，经查血清肌酐升高，诊断为慢性肾衰竭。治疗无明显疗效，遂来求诊。刻下症：食少，恶心欲吐，晨起为甚，皮肤瘙痒，腰酸乏力，有时胸闷心悸，咽痛，易感冒，睡眠尚可，小便尚调，大便不畅。既往史：高血压病史10余年。体格检查：血压130/86mmHg，咽部充血，双肺阴性，心率90次/分，心尖部可闻及收缩期杂音，腹部无压痛，肠鸣音正常存在。面色萎黄，眼周污黑，爪甲色淡，舌质淡暗，苔薄黄腻，脉沉细数。理化检查：血肌酐626μmol/L，尿检蛋白（±）。

诊断：慢关格（湿浊邪毒内停）。

辨证：肾为先天之本，主一身之气化；脾胃为后天之本，为人体升降之枢。多脏之病，穷必及肾。虚损劳衰不断加重，则为肾元虚衰之证。肾不能主一身气化，湿浊内生，湿浊邪毒耗伤气血，阻滞气机升降出入，故见面色萎黄，乏力体倦，食少恶心。湿浊化热，湿热内郁血分，泛溢肌肤，故见皮肤瘙痒。气血两虚，心神失养，故见心悸。邪毒内伏，热毒上犯，故见咽痛。综合舌脉证，乃为肾元虚衰，湿浊内生，湿郁化热之证。中心病位在肾，与脾胃有关，不治则心肾俱病，有变生心悸厥脱之虞。

治法：益气养血，泄浊理气和胃，清热化湿止痒。

处方：生黄芪30g，当归10g，丹皮15g，丹参15g，陈皮10g，半夏10g，猪苓30g，白花蛇舌草30g，山栀10g，枳壳、实各10g，玄参20g，板蓝根30g，白鲜皮20g，白蒺藜15g，酒军15g，太子参20g，红花10g。每日1剂，水煎服。调护：优质低蛋白饮食，保持心情舒畅，适当休息。

二诊：2003年9月26日。坚持服药4个月，病情平稳，皮肤瘙痒减，感冒少，复查血肌酐500μmol/L，仍以原方出入，以巩固疗效。（《吕仁和临床经验集（第二辑）》）。

按语　慢性肾衰，肾功能损害常呈进行性发展。此例即为高血压肾损害肾衰竭患者，肾元已衰，补肾无益，所以投以益气养血、和胃泄浊解毒治法，即以后天养先天，泄浊毒护肾元之意。药用丹皮、丹参、山栀、白鲜皮、白蒺藜者，清热凉血祛湿止痒也。药用玄参、板蓝根者，利咽解毒也。

（邓德强）

43　遗　精

遗精是心肾不宁、精关不固所致的以频繁梦中遗精，或无梦自遗，甚至清醒时精液自行流出为主症的病证。其中，有梦而遗为梦遗；无梦而遗，或清醒时精液自行流出者为滑精。《金匮要略》亦称为"梦失精"、"失精"。而成年未婚男子，或婚后久旷者，精满自溢所致的间断性遗精，属于生理性遗精，不在遗精病证讨论范围。

一、诊断要点

1. 临床表现　以频繁梦中遗精，或无梦自遗，甚至清醒时精液自行流出为主症。其中，有梦而遗为梦遗；无梦而遗，或清醒时精液自行流出者，名为滑精，可伴见头晕目眩、耳鸣腰酸、失眠等症。

2. 发病特点　有恣情纵欲、劳倦内伤、情志失调、久嗜醇酒厚味等病史。

3. 辅助检查　精液常规、尿常规及B超前列腺检查等，有助于诊断与鉴别诊断。

二、鉴别诊断

1. 遗精与早泄鉴别　遗精是没有进行性交而精液流出，而早泄是在性交之始，精液泄出而不能进行正常的性生活。

2. 遗精与精浊鉴别　精浊指尿道口时时流出米泔样或者糊状浊物，茎中作痒疼痛，痛甚如刀割样，常发生于大便时或排尿终末。

三、病因病机

遗精的病因，包括体质因素、情志失调、饮食不节、劳倦内伤等，尤其与心存妄想、恣情纵欲有关。

1. 体质因素　以少阴肾虚体质者最为多见。其次太阴脾虚体质者、少阳气郁体质者、厥阴肝旺体质者等，也可发病。

2. 情志失调　尤其是少阳气郁体质者、少阴阴虚体质者与太阴脾虚体质者，七情内伤，五志过极，或心存妄想，烦劳过度，心肝火旺，君相火动，扰动精室，精关不固，则成遗精。忧思伤脾，惊恐伤肾，肾气不固，也可成遗精。

3. 饮食不节　过食醇酒厚味，伤及脾胃，痰火、湿热扰动精室，可成遗精。

4. 劳倦内伤　少阴肾虚体质者，恣情纵欲，房劳太过伤肾，肾气亏虚，失于封藏，精关不固，可见遗精；或肾阴虚耗，相火扰动精室，可发生遗精。太阴脾虚体质者，加以劳倦太过，伤及心脾，脾虚失于统摄，也可见遗精。

《灵枢·本神》指出"怵惕思虑者则伤神，神伤则恐惧，流淫而不止……恐惧而不解则伤精，精伤则骨酸痿厥，精时自下"。《灵枢·淫邪发梦》指出"厥气……客于阴器，则梦接内"。论遗精病因包括恐惧与客邪等。明代王纶《明医杂著·梦遗精滑》曰："盖肾藏精，精之所生，由脾胃饮食化生，而输归于肾。今脾胃伤于浓厚，湿热内郁，中气浊而不清，则其所化生之精，亦得浊气。肾主闭藏，阴静则宁。今所输之精，既有浊气，则邪火动于肾中，而水不得宁静，故遗而滑也。"认为除肾虚以外，饮食厚味所致痰火、湿热也不少。

遗精病位主要在肾，涉及心、肝、脾。病机重点为心肾不宁、精关不固。病性分虚实两端。病程短者，多实。实者多为心肝火旺，或痰火内蕴，湿热下注，扰动精室。病程长者，多虚。虚者以肾虚不固，失于封藏，或中气亏虚，脾虚失摄，精微不固。实际上，临床上也表现为虚实夹杂，而且实证、虚证也常可以互相转化。尤其是随着病程的延长，肾虚逐渐加重，阴虚、气虚，阴损及阳，则为阳虚，甚至阴阳俱虚，性功能不断减退，可渐成阳痿顽疾。隋代巢元方《诸病源候论·虚劳病诸候》载："肾气虚弱，故精溢也。见闻感触，则动肾气，肾藏精，今虚弱不能制于精，故因见闻而精溢出也。"重视肾虚病机与见闻感触等。元代朱丹溪《丹溪心法·遗精》认为遗精发病除肾虚外，还有湿热。明代李中梓《医宗必读·遗精》更指出"苟一脏不得其正，甚则必害心肾之主精者焉"，认为五脏之病皆可引起遗精。王纶《明医杂著·梦遗精滑》曰："盖肾藏精，精之所生，由脾胃饮食化生，而输归于肾。今脾胃伤于浓厚，湿热内郁，中气浊而不清，则其所化生之精，亦得浊气。肾主闭藏，阴静则宁。今所输之精，既有浊气，则邪火动于肾中，而水不得宁静，故遗而滑也。"重视脾胃湿热。张介宾《景岳全书·遗精》更指出"遗精之证有九：凡有所注恋而梦者，此精为神动也，其因在心；有欲事不遂而梦者，此精失其位也，其因在肾；有值劳倦即遗者，此筋力有不胜，肝脾之气弱也；有因用心思索过度辄遗者，此中气有不足，心脾之虚陷也；有因湿热下流或相火妄动而遗者，此脾肾之火不清也；有无故滑而不禁者，此下元之虚，肺肾之不固也；有素禀不足而精易滑者，此先天元气之单薄也；有久服冷利等剂，以致元阳失守而滑泄者，此误药之所致也；有壮年气盛，久节房欲而遗者，此满而溢者也。凡此之类是皆遗精之病"。对引起遗精的几种常见情况已经论述得比较全面。

四、辨证要点

1. 辨虚实 初起以实证为多，日久则以虚证为多。实证以心肝火旺、痰火内蕴、湿热下注者为主，症见口苦口干、心烦不寐、口舌生疮、急躁易怒、小便黄赤浑浊、大便不爽等；虚证则属肾气亏虚、心脾不足所致，症见心悸怔忡、失眠健忘、腰酸乏力、眩晕耳鸣等。

2. 辨脏腑定位 遗精病位有心肾之别，在心者多由烦劳过度，或心存妄想所致，主要见于青壮年或未婚之人，以梦遗为主，兼见心中烦热、急躁易怒、口干口苦，舌红，脉数等。在肾者多由房劳过度，劳倦伤肾所致，主要见于中年人士，以滑精为主，兼见头晕目眩、健忘耳鸣、腰膝酸软、五心烦热、自汗盗汗、舌淡或红，脉沉细。

3. 辨体质 少阴阴虚体质者，多形体瘦长，烦热，性功能亢进，有失眠倾向；少阴阳虚体质者，体弱，形寒畏冷，性功能较差，神疲多睡。太阴脾虚体质者，体弱，食欲差，有腹满、腹泻倾向。少阳气郁体质者，性抑郁，爱生闷气。厥阴肝旺体质者，性急易怒，容易冲动。

五、治疗要点

遗精的治疗，实证宜清热宁心，虚证宜补肾固摄。具体来说，实证心火内炽者，治宜清心安神；肝火内郁者，治宜凉肝泻火；痰火内扰者，治宜化痰清火；湿热下注者，治宜清热除湿。治疗实证遗精，不可过用苦寒，以免损伤脾肾，加重肾虚。虚证肾虚者，治宜补肾固肾摄精；心脾不足者，治宜补益心脾摄精。而肾阴虚者，治宜滋阴固肾；肾阳虚者，治宜壮阳固肾；气阴两虚者，治宜益气养阴固肾；阴阳俱虚者，治宜滋阴壮阳固肾。治疗虚证遗精，应注意阴中求阳，不可过用温燥，以免助热伤阴。

应该指出的是，久病遗精，多虚实夹杂。常有脾肾不足，或气阴两虚，兼有湿热蕴结，瘀阻精窍等。临证时应标本兼顾，补虚泻实，注意补虚不助邪，泻实不伤正。临床上可在健脾补肾、养阴清热、育阴潜阳的基础上结合清热利湿，祛瘀化痰，养心安神等。

明代王纶《明医杂著·梦遗精滑》曰："梦遗、精滑，世人多作肾虚治，而用补肾涩精之药不效，殊不知此症多属脾胃，饮酒厚味，痰火湿热之人多有之。"强调治疗遗精不能仅着眼于补肾。张介宾《景岳全书·遗精》更指出"治遗精之法，凡心火甚者，当清心降火；相火盛者，当壮水滋阴；气陷者，当升举；滑泄者，当固涩；湿热相乘者，当分利；虚寒冷利者，当温补下元；元阳不足，精气两虚者，当专培根本"，强调调补心肾，辨证选方。

六、分证论治

1. 实证

（1）心火内炽，心肾不交证：失眠多梦，梦则遗精，心中烦热，心悸不宁，头晕目眩，咽干，健忘，腰膝酸软，小便黄赤。舌红苔薄黄，或少苔，脉细数。

【治法】清心宁神，滋肾养阴。

【方药】黄连清心饮合三才封髓丹加减。

【参考处方】黄连 9～12g，莲子心 9～12g，当归 9～12g，酸枣仁 12～15g，茯神 9～12g，天冬 9～12g，生地 12～15g，太子参 12～15g，黄柏 9～12g，砂仁 6g（后下），生甘草 6g。

【临床应用】该方适用于少阴阴虚体质，烦劳引动心火内扰之遗精。若心火盛，心烦失眠，口舌生疮，舌尖红，脉细数者，可用黄连阿胶汤合朱砂安神丸。若遗精日久，肾阴虚突出，相火妄动，腰膝酸软，头晕耳鸣，五心烦热，咽干，善恐健忘，舌红，脉沉细而数者，可予知柏地黄丸或大补阴丸。若气阴两虚，心火内盛，心烦失眠，咽干，气短，神疲乏力，腰膝酸软，舌尖红，脉细数无力者，可用清心莲子饮加减。

（2）肝火内郁，心肾不宁证：心烦易怒，失眠多梦，梦中遗精，头晕胀痛，口苦咽干，耳鸣如雷，腰膝酸软，小便黄赤，舌红，苔黄，脉弦细数。

【治法】凉肝泻火，宁神固精。

【方药】龙胆泻肝汤加减。

【参考处方】龙胆草 9～12g，黄芩 6～9g，栀子 9～12g，泽泻 9～12g，白木通 6～9g，车前子 9～12g（包煎），柴胡 9～12g，生地 12～15g，当归 9～12g，生龙牡各 15～30g（先煎），甘草 6g。

【临床应用】该方适用于少阳郁热体质或厥阴肝旺体质，心肝火旺所致遗精。木通一定要用白木通。因关木通有肾毒性，不宜用。若肝郁脾虚、肾阴不足，症见腹满食少，乏力体倦，腰膝酸软，脉弦细者，方用滋水清肝饮加减。

（3）痰火内扰，心神不安证：心烦失眠，多梦，梦中遗精，头晕，胸脘满闷，口中黏腻，舌质略红，舌苔腻而黄，脉滑数。

【治法】化痰清热，宁心安神。

【方药】黄连温胆汤加减。

【参考处方】黄连 9～12g，清半夏 9～12g，陈皮 9～12g，枳壳 9～12g，竹茹 9～12g，茯神 9～12g，生龙骨、生牡蛎各 15～30g（先煎），炙甘草 6g。

【临床应用】该方适用于少阳郁热体质、少阴阴虚体质者，气郁痰火，或阴虚夹痰火之遗精。临床还可随方加入沙参、麦冬、五味子、酸枣仁、莲子心等宁心安神。

（4）湿热下注，精关不固证：遗精，或尿时有少量精液外流，小便热涩，黄赤浑浊，排尿不爽，腰膝酸困，少腹胀满，会阴潮湿，大便不爽，或见脘腹满闷，口中黏腻，舌红，苔腻而黄，脉濡滑，或滑数。

【治法】清热除湿，固肾摄精。

【方药】程氏萆薢分清饮加减。

【参考处方】萆薢 12～15g，黄柏 9～12g，车前子 12～15g（包煎），茯苓 9～12g，莲子心 9～12g，丹参 12～30g，石菖蒲 9～12g，土茯苓 15～30g，薏苡仁 15～30g，白花蛇舌草 15～30g。

【临床应用】该方适用于太阴脾虚体质，湿热下注之遗精。若湿热夹瘀，症见少腹胀痛，会阴作胀，舌暗者，可加用桃仁、红花、红藤、马鞭草、刘寄奴、白花蛇舌草等，化瘀解毒。若太阴脾虚体质，湿热下注，症见腰膝酸困沉重，大便黏滞不爽，或溏稀者，可用四妙丸加味。

2. 虚证

（1）肾阴亏虚，肾精不固证：头痛，眩晕，耳鸣，频频遗精，甚至滑精，腰膝酸软，咽干，五心烦热，舌红少苔，脉细数。

【治法】补肾滋阴，固肾摄精。

【方药】六味地黄丸或左归丸加减。

【参考处方】熟地 12～30g，山药 12～15g，山茱萸 12～15g，丹皮 9～12g，茯苓 9～12g，泽泻 9～12g，菟丝子 12～15g，枸杞子 12～15g，沙苑子 9～12g，五味子 9～12g。

【临床应用】该方主要适用于少阴阴虚体质，或久病肾阴虚之遗精。临床可随方加入女贞子、芡实、金樱子等，或用金锁固精丸。若气阴两虚，症见体倦乏力，气短懒言，脉细数无力，治当益气养阴，可用参芪地黄汤合局方玄菟丸加减。

（2）肾阳虚损，肾气不固证：神倦乏力，遗精久久不愈，或有滑精，自觉畏寒，四肢冷凉，腰膝酸冷，舌质淡，苔薄白，脉沉细弱。

【治法】温肾壮阳，益气摄精。

【方药】右归丸合五子衍宗丸加减。

【参考处方】熟地 12～30g，山药 12～15g，山茱萸 12～15g，枸杞子 12～15g，当归 9～12g，

杜仲 12~15g，菟丝子 12~15g，鹿角胶 9~12g（烊化），炮附子 6~9g（久煎），肉桂 3~6g，覆盆子 12~15g，五味子 9~12g。

【临床应用】若阴阳俱虚，症见腰背酸痛，遗精滑精，性欲减退，小便清长，面色苍白，畏寒肢冷，咽干，易寒易热，舌质淡胖，有齿痕，苔白，或苔黄，脉沉细无力者，治当滋阴壮阳，补肾培元，方药可用知柏地黄丸与金匮肾气丸同用。或用二仙汤加沙苑子、芡实、金樱子、菟丝子、五味子、女贞子、枸杞子等调补阴阳，固肾摄精。

七、其他疗法

针灸疗法　针刺时应根据具体情况选择恰当的经穴，补泻得宜，或补肾固精，或清泻君相之火，或清利湿热，总之勿犯虚虚实实之戒。此外，神动则精泄，在针灸治疗过程中亦应始终重视调神。遗精病虽在肾，然本在心，此时应调其心神。

八、预防调护

遗精的预防，应重视劳逸结合，积极锻炼身体，保持心情舒畅。平素少进烟酒及辛辣刺激性食品。注意排除杂念，节制房事，戒除手淫不良习惯。傍晚进食不宜过饱，睡前最好温水洗脚，睡眠采用侧卧式，并注意避免被褥过厚，内裤过紧，以减少诱发遗精的各种因素。

九、当代名医经验

李今庸教授认为遗精多因肾虚精关不固、湿热下注、阴虚火旺等所致。常用知柏地黄丸合封髓丹治肾阴不足证遗精，龙胆泻肝汤治疗肝经湿热证遗精，肾气丸加味治肾气虚弱证遗精。而用小建中汤加味治中气虚损、风邪内扰证遗精，症见梦中遗精，腹里拘急疼痛，心悸，手足烦扰，脉弦者；桂枝加龙骨牡蛎汤治疗肝风扰动证遗精，症见梦中遗精，肢体倦怠，手足烦扰，视物模糊，脉微紧者；天雄散治疗精关不固证滑精，症见滑精，阴头寒，小腹拘急不舒，腰酸腿软，头发脱落，目视昏糊，脉虚而迟者。张达旭教授则常用金锁固精丸加味方，即通用固精方治疗遗精。处方：金樱子30g，桑螵蛸10g，沙苑子10g，莲须10g，莲子10g，煅龙骨30g（先煎），煅牡蛎30g（先煎），芡实30g。此方不专于补肾，兼治心、肝、脾，适用于遗精滑泄，兼腰酸耳鸣，神疲乏力，舌质淡苔白，脉细弱者。

十、病案举例

赵某，男，19岁。1986年5月12日，初诊。主因梦中遗精月余来诊。现病史：患者1个月前因迎考紧张劳累，出现梦中遗精，几乎每夜皆有遗精。刻下症：梦遗，伴有睡眠不实，五心烦热，多梦易醒，伴阴囊潮湿，头晕，腰膝酸软，饮食可，大便偏干，小便色黄。舌尖红，舌苔薄黄，脉细数。

中医诊断：遗精（阴虚火旺，心肾不交）。

辨证分析：心主火，藏神，肾主水，藏精。烦劳过度，心火自旺，不能下交肾水，则心肾不交，心动于上，精摇于下，故见梦遗，睡眠不安。心火扰动，故见多梦易醒，五心烦热。肾阴不足，故见头晕、腰膝酸软。综合舌脉证，舌尖红，舌苔薄黄，脉细数，乃阴虚火旺、心肾不交之证。病位在肾，心火是关键。病性为虚实夹杂，虚为肾阴虚，实为心火盛。失治误治，则病归缠绵，或为滑精，或阴损及阳，更生阳痿变证。

治法：滋阴降火，清心安神。

方药：知柏地黄丸加味。

处方：熟地 24g，山药 12g，山茱萸 12g，茯苓 9g，丹皮 9g，泽泻 9g，知母 12g，黄柏 12g，莲子心 9g，黄连 9g，白芍 15g，炙甘草 6g，生龙牡各 30g（先煎）。7 剂。配合朱砂安神丸，每次 1 丸，每日 2 次。用药当时，睡眠安好，服药 1 周，仅遗精一次。原方再服 14 剂，其病若失。（《中医内科学实用新教程》）

按语　遗精包括梦遗与滑精，虽说均存在精关不固，但梦遗关键在于调心。此例即烦劳诱发梦遗，是心火盛，心肾不交，所以用知柏地黄丸加莲子心、黄连清心火为主，配合朱砂安神丸镇心安神，迅疾取效。

（丁英钧）

44　阳　痿

阳痿是指因肾虚，或兼心脾两虚，或夹气郁、湿热、血瘀引起宗筋失用所致的青壮年男子性交时多次阴茎不能勃起或举而不坚，不能完成房事，以致严重影响正常性生活为主症的病证。《内经》也称"阴痿"。现代医学的男子性功能障碍和某些慢性疾病表现以阳痿为主者，均可参照本病证进行诊治。

一、诊断要点

1. 临床表现　成年男子性交时，阴茎痿而不举，或举而不坚，或坚而不久，无法进行正常性生活。但须除外阴茎发育不良引起的性交不能，常可伴有神疲乏力，腰膝酸软，畏寒肢冷，夜寐不安，精神苦闷，胆怯多疑，或小便不畅，滴沥不尽等症。

2. 发病特点　常有房劳过度，手淫频繁，久病体弱，或有消渴、惊悸、郁证等病史。

二、鉴别诊断

阳痿需与早泄鉴别　早泄是指在性交之始，阴茎虽能勃起，但随即过早排精，排精之后因阴茎痿软遂不能进行正常的性交。阳痿是指性交时不能勃起。两者有所不同，但早泄日久，也可转为阳痿。

另外，新婚夫妻初次性生活，男方紧张、激动，女方恐惧、羞涩，配合不好，导致性交失败，这不是病态，应互相理解、安慰。而男子在发热、过度疲劳、情绪不佳等情况下，也会出现一时性或一个阶段的阳痿，也不必负担重。思想负担过重，或过多埋怨、指责，日久反倒真有可能导致阳痿。

三、病因病机

阳痿的病因，包括体质因素、房劳所伤、情志失调、饮食失节以及久病体虚等多个方面。

1. 体质因素　以先天禀赋不足为基础，或受后天失养影响，多见于少阴肾虚体质者，也可见于太阴脾虚体质者、少阳气郁体质者等。

2. 房劳所伤　尤其是少阴肾虚体质者，若房劳过度，色欲竭精，肾精不足，可成阳痿。

3. 情志失调　尤其是少阴气郁体质，情志抑郁，可肝郁气结，太阴脾虚体质者、少阴肾虚体质者，思虑劳神，则心脾受伤，恐惧伤肾，则肾气受伤，也可引发阳痿。

4. 饮食失节　尤其是太阴脾虚体质者，过食醇酒厚味，湿热下注，也可致阳痿。

5. 久病体虚　如消渴、郁证等日久不愈，除可导致肾虚外，久病入络，络脉血瘀，气郁日久，气滞血瘀，也与阳痿发生关系密切。

《素问·五常政大论》指出"气大衰而不起不用"。《灵枢·经筋》指出"热则筋弛纵不收，阴痿不用"。《内经》重视虚与热。隋、唐、宋代，医家多认为阳痿的发生由劳伤、肾虚所致。清代医家沈金鳌《杂病源流犀烛·前阴后阴源流》指出"有失志之人，抑郁伤肝，肝木不能疏达，亦致阴痿不起"，更认识到情志所伤也是阳痿常见病因。

阳痿总为肾虚宗筋失用所致。基本病机为肝、肾、心、脾受损，气血阴阳亏虚，宗筋失于濡养；或肝郁湿阻，气滞血瘀，导致宗筋失用而成。病位在宗筋，病变脏腑以肾为中心，涉及肝、心、脾多脏。病理性质有虚实之分，而且多虚实相兼。隋代巢元方《诸病源候论·虚损阳痿候》认为"劳伤于肾，肾虚不能荣于阴器，故痿弱也"。宋代严用和《重订严氏济生方·虚损论治》指出"五劳七伤，真阳衰惫……阳事不举"。重视肾虚病机。明代王纶《明医杂著》指出"男子阴痿不起，古方多云命门火衰，精气虚冷，固有之矣，然亦有郁火甚而致痿者"。张介宾《景岳全书·阳痿》认为"亦有湿热炽盛，以致宗筋弛纵"。在重视肾虚的同时，更提出郁火、湿热病机。实际上，情志所伤，肝气郁结，也常是阳痿发病或病情加重的重要病因或诱因。而筋脉血瘀，更多见于湿热瘀结所致者，或继发于消渴等慢性疾病者。

四、辨证要点

1. 首辨虚实　虚证以肾虚最为多见，也有表现为心脾两虚者；实证包括肝郁气结和湿热下注、络脉瘀结，常与肾虚并见，单纯实证较为少见。标实者需区别气滞、湿热，气滞者一般表现为情志抑郁，烦躁易怒太息，舌暗，舌苔边有浊沫，脉弦；湿热者，表现为阴囊潮湿，会阴部灼热、瘙痒，腰膝酸困、沉重，大便不爽，小便黄赤，舌苔黄腻，脉滑数，或濡数；络脉瘀结者，表现为肌肤甲错，舌暗或有瘀斑，脉弦细，或涩。本虚者，应分辨气血阴阳虚损之差别，病变脏器之不同，肾虚者，表现为阳痿阴冷，精液清冷，性欲淡漠，头晕耳鸣，精神疲惫，腰膝酸冷，短气乏力，舌淡暗，体胖大有齿痕，脉沉细尺弱；心脾气血两虚者，表现为神疲乏力，气短懒言、头晕心悸，失眠健忘，胃纳不佳，面色无华，舌淡苔薄，脉细弱。

2. 辨体质　少阴肾阴虚体质者，多畏热，思维敏捷，性功能相对亢奋，有失眠倾向；少阴阳虚体质者，多畏寒，神疲多睡，性功能相对较差；太阴脾虚体质者，食欲多较差，或有腹胀、腹泻倾向；少阳气郁体质者，多敏感，爱生闷气，性喜抑郁。

五、治疗要点

阳痿的治疗原则，应根据病情虚实，给予针对性治疗。阳痿虚证属于肾虚者，治以补肾填精；心脾两虚者，治以补益心脾。阳痿实证属于气郁者，治以疏肝解郁；久病血瘀者，治以活血祛瘀；湿热下注者，治以清热祛湿。因阳痿毕竟是以肾虚宗筋失用所致，总的来说，是虚证多而实证少，所以补肾治法最为常用。宋代严用和《重订严氏济生方·虚损论治》治疗阳痿就主张以温肾壮阳为主。明代张介宾《景岳全书·阳痿》认为命门火衰阳痿者，可用右归丸、赞育丸、石刻安肾丸；血气薄弱者宜用右归丸、斑龙丸、全鹿丸；思虑、惊恐导致脾肾亏损者必须培养心脾，充养胃气；实者须清火以坚肾。其治法已经比较完备。

六、分证论治

1. 虚证

（1）肾虚精亏证：阳痿阴冷，精液清冷，性欲淡漠，头晕耳鸣，精神疲惫，腰膝酸冷，短气乏力，舌淡暗，体胖大有齿痕，脉沉细尺弱。

【治法】滋阴壮阳，补肾填精。

【方药】左归丸或赞育丹加减。

【参考处方】巴戟天 9～12g，肉桂 3～6g，淫羊藿 12～15g，韭菜子 12～15g，枸杞子 12～15g，雄蚕蛾 9～12g，熟地 12～30g，山茱萸 12～15g，当归 9～12g，鹿茸粉 3～6g（冲服），露蜂房 9～12g，九香虫 3～6g。

【临床应用】该方适用于少阴阳虚体质，或内伤久病，肾虚阳痿患者。若命火不足，症见乏力神疲，畏寒症状突出者，可重用人参、淫羊藿、仙茅、锁阳、阳起石等。若阴阳俱虚，畏寒症状不突出者，可选用五子衍宗丸。

（2）心脾两虚证：阳痿不举，神疲乏力，气短懒言、头晕心悸，失眠健忘，胃纳不佳，面色无华，舌淡苔薄，脉细弱。

【治法】补益心脾，活血强筋。

【方药】妙香散、归脾汤等方化裁。

【参考处方】人参 3～6g（另煎兑），黄芪 15～18g，白术 9～12g，茯苓 9～12g，当归 9～12g，熟地 12～15g，酸枣仁 12～30g，远志 9～12g，淫羊藿 12～15g，鹿角片 9～12g，九香虫 9～12g，枸杞子 12～15g，阳起石 12～15g，雄蚕蛾 9～12g，木香 6～9g，白芍 12～15g，炙甘草 6g。

【临床应用】该方适用于太阴脾虚体质、少阴肾虚体质，或内伤劳倦损伤心脾者。若肾虚突出，症见腰膝酸软，头晕神疲，乏力者，可配合蛇床子、菟丝子、雄蚕蛾、露蜂房、蜈蚣等。若兼肝郁，症见胸胁苦满，善太息者，可加用柴胡、赤白芍、枳壳、香附、合欢花、夜交藤等。

2. 实证

（1）肝郁气滞证：阳痿不举，情志抑郁，烦躁易怒太息，舌暗，舌苔边有浊沫，脉弦。

【治法】疏肝理气，活血强筋。

【方药】四逆散加味。

【参考处方】柴胡 6～9g，枳壳 6～9g，赤白芍各 12～15g，香附 9～12g，乌药 9～12g，当归 9～12g，熟地 12～30g，枸杞子 12～15g，菟丝子 12～15g，蛇床子 12～15g，白术 9～12g，茯苓 9～12g，露蜂房 9～12g，九香虫 9～12g，甘草 6g。

【临床应用】此临床常用经验方——解郁展势汤，适用于少阳气郁体质，情志失调，肝气郁结者。因其人多有明显焦虑情绪和神经衰弱倾向，故应注意心理行为治疗。若兼脾虚，症见食少，腹满便溏者，可加用山药、莲子、芡实、金樱子等。

（2）湿热下注证：阳痿不举，阴囊潮湿，会阴部灼热、瘙痒，腰膝酸困、沉重，大便不爽，小便黄赤，舌苔黄腻，脉滑数，或濡数。

【治法】清热除湿，活血强筋。

【方药】四妙散、龙胆泻肝汤加减。

【参考处方】苍术 12～15g，白术 12～15g，黄柏 9～12g，薏苡仁 15～30g，川牛膝 12～15g，怀牛膝 12～15g，白芍 12～15g，龙胆草 6～9g，黄芩 6～9g，土茯苓 15～30g，萆薢 15～30g，车前子 12～15g（包煎），柴胡 6～9g，蛇床子 1～15g，地肤子 12～30g，当归 9～12g，生地 12～15g，甘草 6g。

【临床应用】此临床常用经验方——加味四妙起痿汤，适用于太阴脾虚体质或少阳气郁体质，湿热郁结者。若脾虚湿滞，症见腹满，呕恶，舌苔腻者，可加藿香、佩兰、白豆蔻等。若湿热久留，肝肾阴伤，湿热未净，症见头晕眼花，咽干，脉弦细，苔黄腻者，可配合知柏地黄丸。若外阴湿痒突出者，可配合地肤子、蛇床子、苦参水煎外洗。

（3）络脉瘀结证：阳痿不举，肌肤甲错，舌暗或有瘀斑，脉弦细，或涩。

【治法】活血化瘀，通络。

【方药】血府逐瘀汤加减。

【参考处方】桃仁 9～12g，红花 9～12g，川芎 9～12g，赤芍 12～15g，怀牛膝 9～15g，当归 9～12g，熟地 12～15g，柴胡 6～9g，枳壳 6～9g，露蜂房 9～12g，九香虫 9～12g，蜈蚣 3～6g，水蛭 9～12g，淫羊藿 12～15g，肉苁蓉 12～30g，乌药 9～12g，甘草 6g。

【临床应用】该方适用于少阳气郁体质，或久病血瘀者。临床常可加刺猬皮、炮山甲等。因久病肾虚，久病多瘀，故阳痿久病，常需要补肾药与活血化瘀药同用。

七、其他疗法

1. 食疗药膳 韭菜子 10g，配合粳米 100g，细盐少许，煮粥。或肉苁蓉 30g，大米 50g，煮粥。或淫羊藿 30g，人参 15g，鹿茸片 15g，泡酒饮用。适用于阳痿肾阳不足证者。

2. 针灸疗法 肾阳虚者，可取肾俞、京门、太溪、复溜、命门等；肝郁气滞者，可取肝俞、太冲、期门、曲泉等；心脾两虚者，可选用脾俞、足三里、神门等；湿热下注者，可选用足三里、膀胱俞、丰隆等。阳虚者，可以取气海、关元穴加灸。

3. 自我按摩与兜肾囊法 可增强性功能，用于已婚阳痿患者。其中夫妻合阴阳按摩法对精神、心理因素引起的性生活不和谐也有肯定疗效。

八、预防调护

劳逸结合，心情舒畅，节制饮食，积极治疗消渴、郁证等，避免服用可能引起阳痿的药物，有利于阳痿的预防。既病阳痿，夫妻双方应该互相配合。男方树立自信心，克服悲观情绪，女方温柔、体贴，多鼓励、多劝慰，有利于病情迅速康复。

九、当代名医经验

朱良春教授认为阳痿虚证的病机复杂，临床用药不可纯补、纯泻，应随时注意阴阳相用之理。治疗在补肾的同时，应重视通络。曾自拟"蜘蜂丸"。方由花蜘蛛 30 只（沸水烫死后微焙，或可用蛤蚧 1 只替代），炙蜂房 60g，熟地黄 90g，紫河车 60g，淫羊藿 60g，肉苁蓉 60g 组成，制成蜜丸，每服 6～9g，每日 2 次，早晚饭前各 1 次，温开水送服。病重者，更可加海狗肾（或黄狗肾）两具入方。王琦院士提出阳痿应心、肝、肾同治，重在调心，以纠正大脑皮质的功能紊乱，激发正常性欲。针对阴茎寂然不动伴有性欲减退或阴茎能勃起但历时短暂、举而不坚、形软而疲、不能进行正常性交者，当以补益肾精为主，方用清代陈士铎《辨证录》宣志汤（茯苓 15g，石菖蒲 3g，白术 10g，酸枣仁 15g，远志 3g，柴胡 3g，当归 10g，人参 3g，山药 15g，巴戟天 10g，柏子仁 10g，五味子 9g）加减。李士懋教授认为阳痿与心、脾、肝、肾密切相关。临床重视阴阳互根互用、气血同调，并善用原蚕蛾、蜈蚣等虫药，通补结合。

十、病案举例

软某，男，36 岁。初诊：1982 年 12 月 19 日。结婚五年未育。阳痿，或举而不坚，纵偶获坚挺，一触即泄，而且精液量少。伴有头晕腰酸，善食而形瘦，寐少而梦纷。婚前有手淫史。舌淡红，苔薄，脉沉细。

中医诊断：阳痿（肾气不足，虚阳浮越）。

辨证分析：肾主藏精，主生殖。脾为后天之本，为气血生化之源。患者结婚五年未育，是肾虚宗筋失用，故见阳痿。肾阳不足，虚阳浮越，故见头晕，睡眠差，多梦。综合舌脉证，舌淡红，苔薄，脉沉细，乃肾亏阳虚之证。病位在宗筋，病变脏腑主要在肾，与脾相关。病性以虚为主，肾阳虚为主。失治误治，则缠绵难愈，或可出现郁证等变证。

治法：温肾扶阳，佐以潜降。

方药：五子衍宗丸加味。

处方：菟丝子15g，枸杞子15g，五味子9g，车前子9g（包煎），党参15g，山药15g，麦谷芽各30g，赤芍9g，续断15g，炒杜仲15g，紫石英30g（先煎），紫河车9g。服药22剂，自觉症状明显好转，阳痿已愈。仍以上方调治。嘱节制房事，养精蓄锐。次年其妻已怀孕。(《中国现代名中医医案精华》)

按语　阳痿有功能性、器质性及混合性之分，病因复杂。《灵枢·邪气脏腑病形》谓之"阴痿"，《素问·痿论》谓之"宗筋弛纵"和"筋痿"。病在宗筋，病变脏腑多以肝肾为中心而涉及心、脾。此例为肾虚，虚阳浮越，所以投用五子衍宗丸加紫石英等，取得了较好疗效。

（丁英钧）

45　腰　痛

腰痛是外感、外伤导致腰部经脉拘急，气血瘀滞，或肾虚腰府失养所致的以一侧或两侧腰部疼痛为主症的病证。《内经》就曾论及"腰痛"。东汉张仲景《金匮要略》更提出"肾著"病名。隋代巢元方《诸病源候论·腰背病诸候》强调腰痛与肾关系密切，有急性腰痛、慢性腰痛之分。现代医学的腰肌劳损、腰肌纤维炎、急性腰扭伤、腰椎骨质增生等，皆可参考本病证进行诊治。

一、诊断要点

1. 临床表现　以一侧或双侧腰痛为主症，可表现为腰部冷痛，酸痛，沉重而痛，刺痛，隐痛等。

2. 发病特点　有外受潮湿，或腰部外伤史，或年高体虚，或有劳力过度，或长期伏案工作，久坐病史。

3. 辅助检查　腰椎、骶髂关节X线、CT、MRI等检查有助于腰椎病变的诊断。血常规、尿常规、抗链球菌溶血素"O"试验、红细胞沉降率和类风湿因子检测，有助于诊断与鉴别诊断。

二、鉴别诊断

1. 腰痛与大偻鉴别　腰痛与大偻皆可以腰痛为主症，所以需要鉴别。腰痛由外感、外伤及肾虚腰府失养所致，病因比较明确，预后相对良好。大偻以腰背痛不能俯仰转侧为主，常伴腰胯疼痛，日久腰椎变形，则偻俯如弓，甚至出现"尻以代踵，脊以代头"的表现，为肾督受病，病因复杂，治疗十分困难。

2. 腰痛与其他内科疾病鉴别　如肾风、淋证以及妇女月经病、带下病等，也可表现为腰痛，甚至以腰痛为主症，所以也需要与腰痛鉴别。腰痛病在腰府，是外感、外伤，腰部经脉气血阻痹或肾虚腰府失养所致。而肾风病位在肾之本脏，病机为邪毒瘀滞伤肾，常因外受风邪诱发病情加重，可见腰痛、水肿、血尿、尿多浊沫等。淋证病位在肾与膀胱，多因湿热下注，肾与膀胱气化不利所致，可见腰腹痛、尿频、尿急、尿痛，或见尿出砂石、尿血等。妇女月经病、带下病也必有经期腰腹疼痛、带下量多等相应症状。

三、病因病机

腰痛的病因，包括体质因素、外感湿邪、外伤因素以及内伤久病等。

1. 体质因素 以少阴肾虚体质者、太阴脾虚体质者最为多见。

2. 外感湿邪 外感寒湿和湿热、风湿，久居冷湿之地，或涉水冒雨，劳汗当风，衣着湿冷，都可感受寒湿、风湿之邪。寒邪凝滞收引，湿邪黏聚不化，寒湿风湿经脉受阻，气血运行不畅，因而发生腰痛。或长夏之际，湿热交蒸，或寒湿、风湿之邪蕴积日久，郁而化热，转为湿热，湿热阻遏经脉，引起腰痛。

3. 外伤因素 跌仆外伤，损伤经脉气血，或因久病，气血运行不畅，或体位不正，腰部用力不当，跌仆闪挫，导致经络气血阻滞不通，均可使瘀血留着腰部而发生疼痛。

4. 内伤久病 劳倦内伤，形劳太过，或年高久病，或房室不节，可导致肾虚，腰府失养，而发生腰痛。元代朱丹溪《丹溪心法》论腰痛病因"湿热、肾虚、瘀血、挫闪、痰积"，已比较全面。

本病的病变部位在腰府，与膀胱经、督脉、带脉和足少阴肾经等经脉密切相关。腰痛的主要病机为邪阻经脉，筋脉拘急，气血瘀滞，或肾虚腰府失养。寒为阴邪，其性收引，郁遏卫阳，凝滞营阴，以致腰府气血不通；湿邪侵袭，其性黏滞，留着筋骨肌肉，闭阻气血，阳气不运，以致肌肉筋脉拘急而痛；感受热邪，常与湿合，或湿蕴生热而滞于腰府，经脉不畅而生腰痛。内伤腰痛多因肾虚，腰府失养所致，偏于阴虚则腰府不得濡养，偏于阳虚则腰府不得温煦，故发生腰痛。内外因相互影响，风、寒、湿、热诸邪，常因肾虚而乘袭，痹阻经脉，发生腰痛。

腰为肾之府，乃肾之精气所溉之域。肾与膀胱相表里，为足太阳经脉所过之处。此外，任、督、冲、带诸脉，亦布其间，故内伤则不外乎肾虚，而外感风寒湿热诸邪，以湿性黏滞，"湿伤于下"，最易痹着腰部，所以外感总离不开湿邪为患。内外二因，相互影响。肾虚是发病关键所在，风寒湿热痹阻不行，常因肾虚而客，否则虽感外邪，亦不致出现腰痛。《内经》认为腰痛发病与循行于腰部经脉的足三阴三阳、奇经八脉有关。《素问·脉要精微论》更指出"腰为肾之府，转侧不能，肾将惫矣"。重视腰痛肾虚腰府失养病机。东汉张仲景《金匮要略·五脏风寒积聚病脉证并治》论出"肾着"腰痛治以甘姜苓术汤，清代尤在泾《金匮要略心典》注释也指出"不在肾之中脏，而在肾之外府"。近人郑树珪《七松岩集》认为腰痛分虚实，虚为"两肾自病"，而实"非肾家自实"，是腰部经脉气血阻滞所致。其中，劳力扭伤，则又和腰部经络气血阻滞而为瘀血有关。外感邪气方面，寒湿、风湿蕴积日久，郁而化热，可转化为湿热，寒湿、湿热留恋不去，日久又常可兼见瘀血，阻痹腰部经络气血，而致腰痛缠绵难愈。

本病的病机演变常见于本虚标实之间。外感腰痛，或跌仆损伤多属实证，为邪阻经脉，经脉拘急，或经脉痹阻，气血瘀滞，"不通则痛"。内伤腰痛多属虚证，为肾精亏虚，腰府失养，"不荣则痛"。

四、辨证要点

1. 辨虚实 外感腰痛，多起病较急，腰痛明显，常伴表证，多属实；内伤者，多起病隐袭，腰部酸痛，病程缠绵，常伴有脏腑症状，多属虚；跌仆闪挫所致者，起病急，疼痛部位固定，多属瘀血为患，亦以实证为主。但外感、外伤腰痛，日久伤肾，则为实中夹虚证；内伤腰痛，复感外邪，则形成虚中夹实之证。

2. 辨寒湿、湿热、风湿、瘀血病因 腰部冷痛，得热则舒，足寒肢冷，为寒；腰部疼痛重着，难以转侧，身体困重，为湿；腰部热痛，身热汗出，小便热赤，为热；腰痛如刺，痛处拒按，多为闪挫或瘀血。

3. 辨体质 太阴脾虚体质者，体弱，食欲差，有腹满、腹泻倾向，容易为湿邪所伤。少阴肾虚体质者，如为阴虚体质者，烦热，思维敏捷，有失眠倾向；如为阳虚体质者，形寒肢冷，神疲多睡。

五、治疗要点

腰痛以肾虚为本，补肾强腰是治疗各种腰痛的基本大法，凡腰痛各证均可酌加续断、桑寄生、杜仲补肾强腰之品。清代李用粹《证治汇补》论腰痛治法，更明确提出"治惟补肾为先"，有实际指导意义。近代名医张锡纯《医学衷中参西录》也指出腰痛为"筋骨之病，是以肝肾主之"，所以治疗主张"用补肾之剂，而引以入督之品"。鉴于湿邪在腰痛发病中的特殊地位，而脾主土恶湿，所以健脾治法除湿也很重要。陈士铎《石室秘录》把白术作为治疗腰痛之圣药，就可以理解为健脾除湿治疗腰痛居于重要地位。更因为外感、外伤引起腰部经脉拘急、气血凝滞，才导致腰痛。所以，活血通络也是治疗腰痛的常用治法，可随证选用三七、当归、土鳖虫等药物。当然，腰痛的具体治疗，还是应当辨证论治。属实证者，治宜祛邪通络。寒湿腰痛，治当散寒除湿；风湿腰痛，治当祛风除湿；湿热腰痛，治当清热除湿；外伤腰痛，治当理气活血。而肾虚腰痛，治疗重点则在于补肾。临床上，医者当细审邪正及主次轻重，注意腰痛病机的虚实转化，尽量做到标本兼顾。

六、分证论治

1. 寒湿腰痛　腰部冷痛重着，转侧不利，逐渐加重。静卧病痛不减，寒冷或阴雨天加重；舌质淡，苔白腻，脉沉而迟缓。

【治法】散寒行湿，温经通络。

【方药】甘姜苓术汤加味。

【参考处方】干姜9～12g，苍术12～15g，白术12～15g，狗脊15～30g，续断12～15g，桑寄生各12～15g，羌活6～9g，独活6～9g，赤白芍各12～30g，炙甘草6g。

【临床应用】该方适用于太阴脾虚体质，加以寒湿内侵所致腰痛。若少阴阳虚，畏寒肢冷，腰膝冷痛者，可配合麻黄附子细辛汤加减。

2. 风湿腰痛　腰痛左右不定，牵引两足，或连肩背，或关节游走痛，阴雨天加重，恶风，舌白腻，脉滑，或濡缓。

【治法】祛风除湿，强腰止痛。

【方药】独活寄生汤加减。

【参考处方】独活6～9g，桑寄生12～15g，杜仲12～15g，当归12～15g，白芍12～30g，川芎9～12g，肉桂3～9g，苍术12～15g，白术12～15g，续断12～15g，狗脊15～30g，炙甘草6g。

【临床应用】该方适用于太阴脾虚体质、少阴肾虚体质，外受风湿，或风寒湿邪久治不愈，肝脾肾亏虚者。如肩背痛加姜黄12～15g；上肢或手指肿痛者，加桂枝6～9g，桑枝15～30g；牵及下肢者，可加用木瓜、草薢各9～15g，薏苡仁、土茯苓各25～30g。

3. 湿热腰痛　腰部疼痛，重着而热，暑热季节或夏日阴雨天疼痛加重，而活动后或可减轻，身体困重，小便短赤；舌质红，苔黄腻，脉濡数或弦数。

【治法】清热祛湿，舒筋止痛。

【方药】四妙丸加减。

【参考处方】苍白术各12～15g，黄柏9～12g，薏苡仁15～30g，川、怀牛膝各12～15g，草薢9～15g，土茯苓25～30g，木瓜、续断、桑寄生、丹参、当归各12～15g。

【临床应用】该方适用于太阴脾虚体质，外受湿热，或部分寒湿日久化热，湿热下注者。若脾虚突出，脘腹胀满，食欲不振者，可配合木香、砂仁等。若伴有下肢抽掣疼痛者，可配合芍药甘草汤加味。

4. 瘀血腰痛　腰痛如刺，痛有定处，痛处拒按，日轻夜重，证轻者俯仰不便，重则不能转侧；舌质暗紫，或有瘀斑，脉涩。部分病人有外伤史。

【治法】活血化瘀，通络止痛。

【方药】活络效灵丹加减。

【参考处方】丹参 12～15g，桃仁 9～12g，红花 9～12g，当归 9～12g，川芎 9～12g，乳香，没药各 9～12g，三七 3～6g（分冲），血竭粉 3g（分冲），土鳖虫 9～12g。

【临床应用】外伤所致者，也可用云南白药，或服用七厘散。腰痛，牵及下肢，或肩背疼痛，肢节疼痛，舌暗者，包括风湿腰痛日久，血瘀证候突出者，可用身痛逐瘀汤加减。妇女腰痛或腹痛，月经痛，性交痛，健忘，心烦失眠，如狂，大便不畅，舌暗有瘀斑，左侧少腹有压痛者，可用桂枝茯苓丸加酒军、红藤，或用桃核承气汤加减。主要适用于妇女盆腔淤血综合征患者。

5. 肾虚腰痛　腰痛以酸软为主，喜按喜揉，腿膝无力，遇劳更甚，卧则减轻，常反复发作。偏阳虚者，则少腹拘急，面色㿠白，手足不温，少气乏力，舌淡，苔薄白，脉沉细。偏阴虚者，则心烦失眠，口燥咽干，面色潮红，手足心热，舌红少苔，脉弦细数。

【治法】偏阳虚者，温补肾阳；偏阴虚者，滋补肾阴。

【方药】偏阳虚者，以右归丸加减，偏阴虚者，以左归丸加减。

【参考处方】熟地 12～30g，山茱萸 12～15g，山药 12～15g，枸杞子 12～15g，当归 9～12g，杜仲 12～15g，续断 12～15g，桑寄生 12～15g，白芍 12～30g，炙甘草 6g。

【临床应用】偏阳虚者，可加鹿角片 9～12g，肉桂 3～9g，炮附子 6～12g（久煎），狗脊 12～15g，白术 15～30g。偏阴虚者，可加用女贞子、旱莲草各 12～15g，鳖甲、龟甲剂量可用至 15～25g。若虚火甚者，可酌加大补阴丸。如腰痛日久不愈，无明显阴阳偏虚者，可服用青娥丸补肾。年高劳倦，腰椎退行性病变腰痛，多肝肾亏虚、筋骨失养所致，所以治疗当着重滋补肝肾、强筋壮骨，河北邯郸名医韩志和主任医师有验方，药用续断、桑寄生各 12～15g，杜仲 12g，白芍 15～30g，甘草 6g，威灵仙 9～12g。若兼颈项不舒加葛根 15～25g；肩背痛加姜黄 12～15g；心悸、心胸闷痛加丹参 15～30g，降香 9～12g；上肢麻木加桑枝 15～30g；下肢掣痛加川、怀牛膝，木瓜各 15g，薏苡仁 25～30g。屡有佳效。腰痛剧烈，牵掣下肢者，阳虚寒凝病机突出，可用炙麻黄、桂枝、炮附子、白术、羌活、独活、胆南星、全蝎、当归、乳香、没药及炙马钱子等，温经散寒、解痉止痛。若腰痛偏于一侧，或牵掣一侧疼痛，大便不稀，舌苔白厚，脉实者，是寒实凝滞，可用大黄附子汤加味。

七、其他疗法

1. 外治疗法　腰痛局部外贴伤湿止痛膏、麝香追风膏、狗皮膏等。或用湿敷方：吴茱萸、黑附子、肉桂、干姜、川芎、苍术、羌活、独活、威灵仙、土元、全虫、冰片各 10g，细辛 6g，红花 15g，皂角刺 9g，川椒 30g。将上述药物烘干，研为细末、过筛，取生姜汁或酒调成膏状敷于患处。适用于外受风寒湿腰痛。

2. 针灸疗法　急性腰痛，取穴委中、肾俞、大肠俞、腰阳关、秩边、阿是穴。寒湿腰痛加灸大椎温阳散寒；瘀血腰痛加膈俞活血化瘀。急性腰扭伤，可刺委中放血。慢性腰痛，可取肾俞、气海俞、大肠俞为主穴，配合腰眼、命门、阳关，针后可加灸，每次 10～20 分钟，每日 1 次。也可配合拔罐疗法。

八、预防调护

首先，针对腰痛的危险因素采取预防性干预措施，如避免坐卧湿地；暑季湿热蕴蒸时，亦应避免夜宿室外，贪冷喜凉；应注意保暖，免受风寒湿邪侵袭；涉水冒雨或运动汗出后即应换衣擦身；在日常生活中要保持正确的坐、卧、行体位，劳逸适度，不可强力负重；避免腰部跌仆闪挫以降低腰痛的发生风险。对于已经罹患腰痛的人群，应当积极采取治疗措施，以预防腰痛再次发生。其次，急性腰痛应及时治疗，愈后注意休息调养，以巩固疗效。慢性腰痛除药物治疗外，还应注意腰部保暖，或加用腰托固护，避免腰部损伤。避免劳欲太过，防止感受外邪，经常活动腰部，或进行腰部自我按摩、打太极拳等活动，有助于腰痛的康复。

九、当代名医经验

胡希恕教授主张辨六经方证治疗腰痛。急性腰痛，常用葛根加术汤、麻黄加术汤、麻杏薏甘汤、桂枝加黄芪汤等，而慢性腰痛，多用桂枝加苓术附汤、葛根加苓术附汤、桂枝芍药知母汤、桂枝加附子汤、麻黄附子细辛汤、麻黄附子甘草汤等。若存在血瘀者，则可在辨证基础上配合当归芍药散。张沛霖教授擅用针灸治疗腰痛。针对腰椎急性损伤，主张通调督脉，宣导气机，主穴：急泻人中、后溪、束骨、委中，配穴：泻膈俞、次髎、秩边。针对腰软组织劳损，主张疏导经气阻滞，泻手足太阳、阳跷。主穴：泻睛明、后溪、腕骨、委中、束骨，本虚者：补大椎、膏肓，灸或温灸。热盛者：泻后溪、金门、仆参。

十、病案举例

沈某，男，69 岁。2001 年 10 月 20 日初诊。患者既往有慢性房颤病史。近期出现腰痛，牵及一侧下肢掣痛，畏寒，大便不爽，舌质暗，苔白腻，脉沉。西医经检查提示有腰椎管狭窄，转请中医治疗。

中医诊断：腰痛（肝肾亏虚，寒湿痹阻）。

辨证分析：肝主筋，肾主骨，肝肾亏虚，则筋骨失养，若加以外受寒湿之邪，寒湿积滞，腰部经络痹阻，即可表现为腰痛。筋脉失于濡养，拘急为病，故见腰痛抽掣而痛。寒湿结聚，故见腰痛畏寒，伴有大便不爽。综合舌脉证，舌质暗，苔白腻，脉沉，乃肝肾亏虚、寒湿凝滞之证。病位在腰府，与肝肾及腰部经脉有关。病性为虚实夹杂，虚证为肝肾亏虚，实证为寒湿、血瘀等。失治误治，病情日久，或可成痿躄顽证。

治法：先拟温下，散寒破结，兼以补肾强腰，舒筋活络。

方药：大黄附子汤加味。

处方：熟大黄 10g，细辛 3g，炮附子 9g，木瓜 30g，续断 15g，寄生 15g，狗脊 15g，川、怀牛膝各 15g，赤白芍各 25g，炙甘草 6g。3 剂，每日 1 剂。

二诊：2001 年 10 月 24 日。服药后腰腿痛诸证明显减轻，大便每日 2 次，饮食睡眠情况良好。舌苔腻，脉沉。改用滋补肝肾、舒筋活络之方。处方：续断 15g，当归 12g，桑寄生 15g，狗脊 15g，杜仲 12g，生白术 30g，生薏米 30g，威灵仙 12g，川、怀牛膝各 15g，赤、白芍各 25g，炙甘草 6g，丹参 15g。每日 1 剂。

三诊：2001 年 11 月 12 日。患者病情平稳，腰腿痛症状基本消失。随方 1 年未复发。（《〈金匮要略〉与中医现代临床》）

按语　腰椎管狭窄，属退行性病变，治疗困难。治疗该例病人选用大黄附子汤加味，是受到了日本汉方医家用方经验的启发。大黄附子汤出自《金匮要略》，原治胁下偏痛，发热，大便不通，脉沉弦者，病机为寒实积滞、气机阻结，体现了温下之法，可散寒破结。日本汉方医家认为，肝胆疾病、腰椎间盘突出、坐骨神经痛等，无论何病，只要是偏侧疼痛，不是实热之证，投用大黄附子汤即可取得满意疗效。此例即基于此用方理念，投用大黄附子汤，加用木瓜、续断、桑寄生、狗脊、川牛膝、怀牛膝、赤芍、白芍、炙甘草等补肝肾、强筋骨、舒筋活络的药物，是针对退行性病变肝肾不足、筋骨失养、筋脉拘急而痛的病机特点。若加大附子、细辛用量，则可能止痛作用更好。当然，对于慢性久病，止痛毕竟不是最终目的，所以，取效后及时改用固本治法，缓缓行之，以期巩固疗效。

（丁英钧　熊云昭）

46 痹 证

痹证是指风、寒、湿、热邪杂至，闭阻经络气血所导致，以肢体肌肉、关节、筋骨疼痛、重着、酸楚，或关节肿大畸形，屈伸不利为特征的病证。本证发病率较高，危害大，常因天气阴冷、潮湿，或外感、劳倦等诱发病情加重，包括"风湿痹"、"尪痹"等。《素问·痹论》论痹证包括"行痹"、"痛痹"、"着痹"以及"皮痹"、"肌痹"、"筋痹"、"脉痹"、"骨痹"以及脏腑痹等。《金匮要略》更提出"风湿"、"历节"等病名。《诸病源候论》提出"风湿痹"病名。当代名医焦树德教授更提出"尪痹"病名，特指肢体关节肿大畸形、僵硬，功能失用之证。临床上，多种风湿免疫病包括风湿性关节炎、类风湿关节炎等多种关节疾病，均可参照本病证进行诊治。

一、诊断要点

1. 临床表现 肢体关节、肌肉疼痛、重着，关节屈伸不利，甚则关节肿大变形，或僵硬以致功能失用。

2. 发病特点 一般起病比较缓慢，居处潮湿、阴冷，或因寒冷、潮湿等气候变化，或因外感等，容易诱发或使病情加重。某些痹证发病与体质关系密切。如尪痹多发生于中青年，女性比较多见。

3. 辅助检查 实验室检查血沉、C-反应蛋白、抗溶血性链球菌"O"试验，类风湿因子、血尿酸、免疫球蛋白、抗核抗体谱、抗 CCP 抗体、抗中性粒细胞胞浆抗体，以及病变部位的关节超声、X 线、CT、磁共振等影像学检查等，有助于诊断与鉴别诊断。

二、鉴别诊断

1. 痹证与痿证鉴别 痹证与痿证皆为肢体经络相关病证，均可表现为肢体活动不利等，所以需要鉴别。就临床特征而言，痹证以肢体关节疼痛为主，而"痿证"肢体关节多无疼痛；"痿证"表现为肢体乏力，肌肉萎缩，无力运动，而痹证主要是因关节疼痛，导致屈伸不利，或因疼痛活动受限，日久而继发肌肉痿软。就发病与病机特点而言，痹证多因体质因素加以外感风寒湿热之邪，痹阻经络气血所致，而"痿证"为肺热津伤、湿热下注，或久病脾胃气虚、肝肾亏虚等，引起筋脉失养，宗筋失用所致。但临床上也确有表现为肢体肌肉萎缩无力与肌肉关节疼痛并见者，即是"痿痹同病"，需要具体分析其病因病机。

2. 痹证与痛风鉴别 痹证尤其是"热痹"与"痛风"，皆可表现为关节红肿热痛等，所以需要进行鉴别。就临床特征而言，痹证"热痹"为风湿热邪，阻痹经脉所致，临床可表现为关节红肿热痛，伸屈不利，或伴有发热、恶风、咽痛等，常见于肩、肘、膝等关节，常因外感风热或风湿夹热等诱发急性发作。而痛风主要是体质因素，加以过嗜醇酒厚味等，内生湿热，湿热阻痹经络气血所致，急性发作者典型表现为关节红肿热痛，夜间突然发作，剧痛难忍，或伴有关节周围结节，如石如豆，常见于足踝，尤其以足大趾肿痛多见。

3. 风湿痹与尪痹鉴别 "风湿痹"与"尪痹"皆属于痹证范畴，均可见肢体关节疼痛等，所以需要进行鉴别。就临床表现而言，"风湿痹"表现为肢体关节疼痛、沉重、肿胀、伸屈不利，或红肿热痛，多见于肩、肘、髋、膝关节，不会发生关节畸形，功能失用；"尪痹"典型表现为关节肿胀疼痛，伸屈不利，尤其是晨起关节僵硬，可持续 1 小时至数小时，多见于腕与手指关节、踝与足趾关节等，日久常发生关节畸形，甚至功能失用。而就发病与病机特点而言，"风湿痹"为风寒湿热之邪，痹阻经络气血所致，相对易治，预后总体较好；而"尪痹"发病体质因素突出，病程中常因外感风寒湿热之邪，诱发病情加重，日久留痰留瘀，更可耗伤气血，损伤肝肾，相对难治，预后较差。

三、病因病机

痹证的病因，与体质、气候、居处环境等多方面因素有关，多为体质因素，加以风、寒、湿、热之邪杂至，而引发肢体肌肉、关节、筋骨、经络气血痹阻而为病。

1. 体质因素 太阴脾虚体质者或少阴肾虚体质者，正气不足，太阳卫阳不足体质者，卫表不固，抗邪无力，或气血亏虚，产后气血受伤，腠理疏松；或劳逸失度，长期劳力，筋骨劳损；或年老体虚，肝肾不足，筋骨失养。正虚之下，易导致风寒湿热侵袭，或内生痰湿等。《诸病源候论·风湿痹候》强调"由血气虚，则受风湿，而成此病"，重视风湿痹证发病体质因素。

2. 外邪因素 气候寒冷，或居处潮湿，或贪凉露宿、睡卧当风，或冒雨涉水等，均可致风寒湿邪外犯，滞留于关节、肌肉、筋骨，经络气血痹阻，则可发为风寒湿痹，此在素体阳虚者尤为多见。感受风、寒、湿邪常有所偏胜，所以发病有行痹、痛痹、着痹之分。此即《素问·痹论》所论"风寒湿三气杂至，合而为痹也。其风气胜者为行痹，寒气胜者为痛痹，湿气胜者为著痹也"。若素体阳旺，感受风寒湿邪，就容易化热；或风寒湿痹迁延不愈，日久化热；或久居炎热潮湿之地，湿热外受；甚或直接感受风湿热邪，均可导致风湿热邪，痹阻经脉气血，则发为风湿热痹。张洁古《医学启源·用药备旨》创当归拈痛汤治疗"湿热为病肢节烦痛"；张从正《儒门事亲·指风痹痿厥近世差玄》论"痹痛以湿热为源，风寒为兼，三气合而为痹"，皆重视湿热病因之说。当然，外邪致痹，临床上往往因体质从化不同而表现为寒化热化之异。更有体质因素加以外受风寒湿热，迁延不愈，留痰留瘀，而致关节肿大畸形，甚至功能失用者，则为尪痹。

痹证的基本病机为外邪侵袭，肢体经络气血闭阻。痹者，闭也，不通则痛。病初期多以邪实为主，病久正气受损，多虚实夹杂。因病初起感受风寒湿或风湿热邪，病程较短，正气未伤，所以多以邪实为主。病程日久，风、寒、湿、热之邪，势必伤及气血阴阳，故多虚实夹杂之候。因本虚易于感邪，可以表现为标实证，受邪后，邪气又可以伤正，导致本虚证，所以正虚、邪实常互为因果，本虚证与标实证常兼夹并见。另外，痹证的标实证，并不限于风寒湿热之邪。因为久痹不已，尤其是尪痹顽疾，外邪与气血相搏，津液不得随经运行，凝聚成痰，血脉涩滞不通，着而成瘀。素体太阴脾虚，少阴肾虚，水湿运化失职，气血运行不畅，也可留痰留瘀。瘀血痰浊痹阻经络，流注关节，使经络气血闭阻尤甚，即可表现为关节肿大、僵硬、畸形。《类证治裁·痹证》论久痹"必有湿痰败血瘀滞经络"即此。

痹证的转归预后，与患者体质、感邪轻重以及治疗是否得宜等有关。一般来说，风湿痹证初发，病邪轻浅，经及时有效的治疗，多可痊愈。如果体质虚弱，或感邪深重，或反复感受外邪，或失治、误治等，导致病情反复发作，往往可引发病邪深入，由肌肤而渐至筋骨、脉络，甚至损及脏腑，发为脏腑痹，则病情缠绵难愈，预后较差。风寒湿痹，日久化热可转化为风湿热痹；风湿热痹，反复受邪，邪气深入，"内舍其合"，于是就会出现相应的脏腑病变，形成顽固难愈的"脏腑痹"。如"肺痹"，可表现为咳嗽、咳痰、气短；"心痹"则表现为心脉痹阻，气短，胸闷，心悸，加重则可表现为"心下鼓"，即上腹部膨隆，急症还可表现为"上气而喘"等，甚至可危及患者生命。而尪痹，多因体质因素加以风、寒、湿、热之邪外受所致，治疗较为困难，日久留痰留瘀，瘀血、痰浊阻痹经络，可表现为关节肿大、屈伸不利等；久痹不已，气血耗伤，肝肾亏虚，筋骨失养，还可以导致多脏虚损，甚至发生肢体关节功能失用。《素问·痹论》指出"五脏皆有合，病久而不去者，内舍于其合也"，认为风湿痹日久，可以导致脏腑痹发生。张介宾《景岳全书·风痹》论痹证分为阴证、阳证，认为痹证"寒证多而热证少"，更指出"痹因外邪，病本在经，而深则连脏，故其在上则有喘呕，有吐食，在中则为胀满，为疼痛，在下则为飧泄，为秘结诸病"，即论"脏腑痹"的复杂表现。积聚的病因主要包括体质因素、情志失常、饮食所伤、外感邪毒，以及黄疸、疟疾等久治不愈，迁延而成。

四、辨证要点

1. 辨病邪偏胜　风、寒、湿、热之邪杂至，具体应该分清病邪偏胜。风邪偏胜者，多见肢体关节疼痛游走不定；寒邪偏胜者，可见疼痛较剧，遇寒则甚，得热则缓；湿邪偏盛者，多见重者而痛，手足沉重，肌肤麻木；热邪偏胜者，多见红肿热痛，筋脉拘急者。临床上，更有寒热错杂者。辨证应当详审寒热主次，分清先后。

2. 辨标本虚实　新病多实，久病多虚实夹杂，本虚与标实证并见。实证，多急性起病，痛势较剧，脉实有力；虚证，病程较长，可表现为疼痛绵绵，痛势较缓，脉虚无力。标实证除风寒湿热之邪痹阻以外，还有痰阻、血瘀证等；本虚证包括气血阴阳之虚，常见肝肾亏虚、脾胃不足。临床应明辨虚实，标本缓急。

3. 辨痰瘀多少　痹证顽疾，尤其尪痹，迁延不愈，常见肢体关节肿大，甚则强直畸形，屈伸不利，痛如针刺，痛有定处，或见昼轻夜重，多由痰瘀胶结所致。临证应当依据关节肿痛的具体情况，结合舌脉证，分辨痰瘀多少，判断孰轻孰重。

4. 辨体质　体质因素常是痹证发生的基础。阳盛体质者，如太阳卫阳太过，或少阴阴虚体质者，感受外邪，容易从阳化热，发为"风湿热痹"；如太阴脾虚，或少阴阳虚体质者，感受外邪，则容易从阴化寒，发为"风湿寒痹"。太阳卫阳太过体质，多见于青少年，平素畏热不怕冷，或咽干口渴，平素容易感冒，而且感冒后容易表现为高热、咽痛等；少阴阴虚体质者，多形体瘦长，体质较弱，体力一般，怕热不怕冷，思维敏捷，有失眠倾向；太阴脾虚体质者，体质较弱，食欲差，比较畏寒，进食生冷，则有腹泻倾向；少阴阳虚体质者，体质弱，平素畏寒，神疲乏力，腰膝酸冷，性功能较差。

五、治疗要点

痹证的治疗总以祛邪通痹为基本原则。初病多邪实，当重视祛邪。祛风、散寒、祛湿、清热为常用祛邪之法，具体应针对临床病症，权衡主次，杂合以治。当然祛邪也应兼顾扶正。唯以"血得热则行，遇寒则凝"，更当重视温通治法。至于湿热痹证，《温病条辨·湿温》创立宣痹汤，即为清热祛湿开痹治法。

久痹顽疾，兼痰、瘀者，又当配合化痰、祛瘀治法。《医林改错·痹症有瘀血说》基于瘀血致痹学说，创立身痛逐瘀汤，即强调从瘀论治。

久病伤正，辨证属于虚实夹杂者，当扶正、祛邪并重及标本同治。具体应针对标本虚实情况，酌用益气养血、补益肝肾等法。《备急千金要方》独活寄生汤就体现了这种标本同治的治疗精神。更有湿热留恋，气阴大伤者，《验方新编·腿部》收载四神煎，益气养阴、清热开痹治法，主治"鹤膝风"，也是标本同治之法。

另外，以养血可补虚，活血能祛风，痹证治疗应该重视治血，即《医宗必读》所谓"治风先治血，血行风自灭"之说。尤其是病程久延，邪伏较深者，更当合用虫类药以搜风通络。叶天士《临证指南医案》论久痹不愈者，就曾提出"久病入络"，主张用虫类药搜剔通络。

痹证病情复杂多变，尤其尪痹等顽疾，单一疗法常难以收效，所以应重视综合治疗。内服中药的同时，可以选择配合针灸、药浴、热熨、外敷、熏洗、磁疗、蜡疗、激光、电疗、气功、中药离子导入等特色疗法。

六、分证论治

1. 风湿痹

（1）行痹：关节、肌肉游走性疼痛，屈伸不利，可涉及多个关节，尤其是上肢关节，初起可伴有发热、恶风，舌苔薄白，脉浮或浮缓。

【治法】祛风除湿，散寒通痹。

【方药】防风汤加减。

【参考处方】防风 6~9g，麻黄 9~12g，桂枝 9~12g，葛根 12~15g，当归 9~12g，茯苓 9~12g，羌活 6~9g，独活 6~9g，威灵仙 9~12g，白芷 6~9g，赤白芍各 15~30g，炙甘草 6g。

【临床应用】本方祛风除湿，散寒通痹，适用于风寒湿痹风邪偏胜者。若上肢痛为主者，可加姜黄、桑枝，以祛风通痹，引药上行；若下肢痛为主者，可加牛膝、木瓜，以祛风通痹，引药下行；腰背酸痛者，多与肾虚有关，可加狗脊、续断、桑寄生，以温肾壮督，引药入肾经；若为太阴脾虚体质，或太阳卫阳不足者，临床表现为乏力多汗，肢体酸困，肢节疼痛者，可加黄芪、苍术、白术，或以防己黄芪汤加味，以祛风除湿、益气固表；如体质素虚，气血亏虚，或妇女产后受风，表现为肢节疼痛，恶风汗出，脉弱等表虚证表现者，可用桂枝新加汤加味。

（2）痛痹：关节、肌肉疼痛突出，遇寒痛增，得热则减，关节拘紧，屈伸不利，初起可见发热、恶寒，舌苔薄白，脉弦紧，或浮紧。

【治法】温经散寒，祛风除湿。

【方药】乌头汤加减。

【参考处方】制川乌 6~9g（久煎），麻黄 9~12g，桂枝 9~12g，黄芪 12~30g，羌活 6~9g，独活 6~9g，白芷 6~9g，威灵仙 9~12g，赤白芍各 15~30g，炙甘草 6g。

【临床应用】本方以温经散寒止痛为主，适用于风寒湿痹，寒邪偏胜，关节冷痛突出者。若寒象较重，关节冷痛较剧，屈伸不利者，可加炮附子（久煎）、细辛、青风藤，以增强温经散寒、通痹止痛之力；痛痹反复发作，遇寒痛增，稍劳加重，畏寒肢冷者，可重用黄芪，配合麻黄附子细辛汤，以温阳散寒；血虚寒凝，四肢厥冷，脉细欲绝者，可用当归四逆汤加味，以养血散寒、温通经脉；素体少阴阳虚，寒湿内侵，背恶寒，骨节疼痛，口中和，手足寒，脉沉等里虚寒证者，可用附子汤加味，温阳散寒、温经止痛。至于川乌、草乌、附子三药的药性，川乌、草乌功擅温经散寒止痛，能祛风除湿；附子功擅回阳救逆，温肾助阳，散寒止痛。草乌毒性最强，川乌次之，附子毒性较小。用药剂量尤其是初次应用，不宜过大，可从小剂量开始。较大剂量，可分多次服药，并密切观察病情变化，随时停服。一般应该用炮制品，炮附子，有盐附子、黑附子、白附片之分。乌头、附子经严格炮制后，毒性可明显降低。李时珍曾指出"乌附毒药，非危病不用，而补药中少加引导"，不主张长期服用，而且一般不与半夏、瓜蒌、贝母、白及同用，并应先煎久煎。川乌、草乌、附子的主要化学成分都有乌头碱、次乌头碱、中乌头碱。实验结果表明，川乌、草乌镇痛作用较附子明显。毒性反应常表现为唇舌、肢体麻木，头晕，烦躁，恶心，吐涎，抽搐等，严重者可发生心律失常，血压降低，昏迷，甚至危及患者生命。临床观察发现，入酒剂，更容易发生毒性反应。金银花、甘草、绿豆、黑豆、生姜等可以降低乌头、附子毒性。

（3）着痹：关节、肌肉疼痛、酸楚、重着，麻木不仁，屈伸不利，尤其是下肢关节，可伴有肢体酸困，大便稀溏，舌苔白腻，脉濡缓。

【治法】除湿通络，祛风散寒。

【方药】薏苡仁汤加减。

【参考处方】薏苡仁 15~30g，苍术 9~15g，白术 9~15g，羌活 6~9g，独活 6~9g，防风 6~9g，麻黄 6~9g，桂枝 9~12g，制川乌 6~9g（久煎），当归 9~12g，川芎 6~12g，炙甘草 6g。

【临床应用】本方能祛湿止痛，发散风寒，适用于风寒湿痹，湿邪偏胜，表现为关节酸困沉重者。若关节肿胀甚者，加防己、海桐皮、萆薢、土茯苓，以渗湿通痹；素体太阴脾虚，脘闷纳呆，大便溏薄者，加党参、茯苓、砂仁，以健脾化湿；素体湿盛，外受寒湿，肢体烦痛，初期见表证者，可用麻黄加术汤微微发汗；汗出当风，久伤饮冷，风湿外受，湿郁化热，表证未除，表现为一身尽疼，发热，日晡加剧者，可用麻杏苡甘汤，覆取微汗，祛风除湿；病程久延，湿聚成痰，表现为关节漫肿、僵硬，有硬结者，加清半夏、制天南星、僵蚕、白芥子，以化痰散结。而对风寒湿痹，病程日久，风、寒、湿邪偏盛不明显者，则可用蠲痹汤加减，益气和营，祛风胜湿，通络止痛，临证可根据感受病邪偏胜的具体情况，灵活加减。风寒湿痹，久痹不愈，肢体筋脉疼痛，麻木拘挛，关节屈伸不利，疼痛游走不定，舌淡紫，苔白，脉沉弦或涩，更可用小活络丹祛风除湿、化痰活血、通络开痹。

（4）热痹：关节、肌肉游走性疼痛，痛处灼热红肿，痛不可触，得冷稍舒，可涉及一个或多个关节，可见皮下结节或红斑，常兼发热、恶风、汗出、烦渴，舌质红，舌苔黄或黄腻，脉滑数或浮数。

【治法】祛风清热，祛湿通络。

【方药】白虎加桂枝汤合宣痹汤加减。

【参考处方】生石膏 15～30g（先煎），知母 9～12g，黄柏 9～12g，连翘 9～15g，桂枝 3～6g，防己 9～12g，杏仁 9～12g，薏苡仁 15～30g，滑石 15～30g（先煎），忍冬藤 15～30g，晚蚕沙 9～12g，炙甘草 6～9g。

【临床应用】白虎汤以清热宣痹为主，宣痹汤可清热利湿，宣痹通络，两方相合适用于风湿热痹，发热烦渴、关节烦痛者。若见发热、恶风、咽痛症状突出者，可加金银花、牛蒡子、荆芥、薄荷、桔梗、七叶一枝花，以疏风清热，解毒利咽；若湿重于热，症见身热不扬，肢体困重，脘痞纳呆者，可加苍术、羌活、白芷、白蔻仁，以疏风除湿宽中；若热重于湿，热迫血分，皮肤有红斑者，加生地、丹皮、赤芍、紫草、丹参、水牛角，以清热凉血活血，或以犀角地黄汤加减；如热毒炽盛，关节红肿，疼痛剧烈，壮热烦渴者，可改用五味消毒饮合犀黄丸，以清热解毒，凉血止痛。而对于湿热相搏，外有风邪，或风湿痹证，日久化热，表现为周身肢节烦痛，或肩背沉重，或脚膝肿痛，舌苔白腻微黄，脉弦数者，可以当归拈痛汤化裁。

2. 尪痹 久痹不已，关节疼痛时轻时重，遇疲劳加重，关节屈伸不利或畸形，形体消瘦，腰膝酸冷，脉沉细或弦细。

【治法】补益肝肾，益气养血，祛风除湿，通痹活络。

【方药】独活寄生汤加味。

【参考处方】独活 9～12g，杜仲 12～15g，桑寄生 12～15g，当归 9～12g，白芍 12～30g，党参 9～12g，黄芪 15～30g，肉桂 3～6g，威灵仙 12～15g，白芷 6～9g，苍术 12～15g，白术 12～15g，茯苓 12～15g，炙甘草 6g。

【临床应用】该方适用于风寒湿邪外受，久痹不愈，肝肾亏虚，气虚不足者。若尪痹，外受风寒湿邪，化热伤阴，症见关节肿胀疼痛，晨起僵硬，伸屈不利，持续 1 小时以致数小时不解，阴冷、潮湿天气加重，身体羸弱，头眩短气，乏力体倦，胃脘不舒，恶心欲吐，口干咽干，或足踝肿胀突出，舌质淡暗，舌苔白微黄，脉沉弦，或脉细弦滑者。若外受风寒湿之邪，日久化热，久病伤正，出现阴阳两伤之"尪痹"，表现为肢节疼痛、足踝肿胀、身体虚羸、头眩短气、咽干乏力、恶心欲吐者，方用桂枝芍药知母汤加减。若寒重于热，肢节疼痛明显者，可重用桂枝、附子，或更加骨碎补、补骨脂、淫羊藿，甚至川乌、草乌等，以温阳散寒，提高温经止痛之力；如热重于寒者，可重用知母，或更加生石膏、金银花、七叶一枝花等，以清热解毒通痹；痛在上肢者，可加姜黄、桑枝、伸筋草，以祛风舒筋活络，引药上行；痛在下肢者，加独活、木瓜、牛膝、薏苡仁，以祛湿通络开痹，引药下行；如表现为腰脊酸痛，腰膝酸软者，可加狗脊、杜仲、桑寄生、鹿角片等，以补肾强督。至于湿热下注，表现为下肢关节肿痛，腰腿酸困，大便不爽，小便黄赤，舌根部苔黄厚腻者，可加苍术、黄柏、薏苡仁、牛膝、萆薢、土茯苓，以清热除湿通痹，或予加味二妙散方。更有寒热错杂，或上热下寒，表现为口苦、咽干、头晕目眩、心烦失眠与肢节冷痛、腰腿酸冷、脘腹不舒、大便溏稀者，则可用柴胡桂枝汤加味。《伤寒论》原治"伤寒六七日，发热，微恶寒，肢节烦疼，微呕，心下支结，外证未去者，柴胡桂枝汤主之"。临床借用治类风湿关节炎，表现为口苦、咽干、心烦，或有发热、恶寒，或有呕逆，腹诊表现为心下支结，心下痞结或硬满，或支撑两胁，或脘腹畏寒，肢体关节肿胀疼痛，伸屈不利，舌苔黄白相间，脉细弦，辨证属于风寒湿邪阻痹肢体经络气血，兼有郁热者，常有佳效。临床常可配合祝谌予教授四藤一仙汤，加用青风藤 15～30g，络石藤

15~30g，忍冬藤 15~30g，秦艽 12~15g，威灵仙 9~12g，白芷 6~9g；肩背不舒，上肢关节为主者，加姜黄 9~12g，桑枝 15~30g；下肢关节痛为主者，加川、怀牛膝各 12~15g，木瓜 12~15g；腰腿痛，畏寒肢冷者，加狗脊 12~15g，川续断 12~15g，桑寄生 12~15g，杜仲 12~15g；睡眠差者，加合欢皮 12~30g，夜交藤 12~30g，生龙牡各 15~30g；发热，咽痛者，加金银花 12~30g，七叶一枝花 6~9g。应用得宜，屡取佳效。

久病不已，痰瘀痹阻，关节、肌肉疼痛如刺，固定不移，或关节紫暗、肿胀，肌肤顽麻或重着，或关节僵硬，有硬结、瘀斑，面色暗黑，或胸闷多痰，舌质紫暗或有瘀斑、瘀点，舌苔白腻，脉弦涩，可加用陈皮、清半夏、制南星、白芥子、僵蚕、露蜂房、土贝母等，以化痰除湿，加用桃仁、红花、当归、川芎、丹参、鬼箭羽、穿山龙等，以活血化瘀，或予指迷茯苓丸、身痛逐瘀汤加减。尪痹顽疾，痰瘀胶结，疼痛不止者，更可加用穿山甲、白花蛇、土鳖虫、全蝎、蜈蚣等，以搜风化瘀通络。

久病体虚，或素体气虚，卫阳不固，自汗恶风者，可遵玉屏风散方义，加用黄芪、党参等，以益气固表；气血不足，面色无华，乏力体倦，心悸，爪甲色淡者，可遵当归补血汤、八珍汤方义，加黄芪、当归、阿胶、鸡血藤等以益气养血；风湿热邪，久伤正气，气阴两虚，表现为身体羸弱，乏力体倦，咽干心烦，肢节肿大，甚至膝关节肿大如鹤膝，舌暗红，舌苔少者，则可予四神煎加味，以益气养阴、通络开痹。若痰瘀痹阻证，临床表现为关节肿大、僵硬、变形、刺痛，关节肌肤紫暗、肿胀，按之较硬，肢体顽麻或重着，屈伸不利，或有硬结、瘀斑，面色黧黑，眼睑浮肿，或胸闷痰多，舌质紫暗或有瘀斑，舌苔白腻，脉弦涩，病机为痰瘀互结，留滞肌肤，闭阻经脉，治以化痰行瘀，蠲痹通络，主方是双合汤（桃仁、红花、当归、川芎、白芍、茯苓、半夏、陈皮、白芥子、竹沥、姜汁），可随方加用乌梢蛇、穿山甲、露蜂房、制南星等。

3. 脏腑痹　肢体关节疼痛，反复发作加重，日久不愈，面色黧黑，胸闷气短，或心悸，或咳嗽、喘促，甚或咳逆倚息不得平卧，心下痞坚，或下肢浮肿，食少腹满，便溏，或大便不畅，少腹坠胀，夜尿频多，甚或咳则遗尿，或小便不利，舌淡暗，脉沉细，或沉紧数，或脉结代，甚或三五不调。

【治法】祛邪开痹，益气活血，通阳化饮。

【方药】升陷汤合木防己汤加减。

【参考处方】生黄芪 15~60g，知母 9~12g，升麻 3~6g，柴胡 3~6g，人参 6~15g（另煎，兑入），桂枝 6~12g，防己 12~15g，白术 12~15g，茯苓 12~30g，猪苓 12~30g，紫苏子 12~15g，炒葶苈子 12~30g，大枣 12 枚，丹参 12~30g。

【临床应用】本方益气升陷、活血化瘀、通阳化饮诸法同用，适用于久痹不已，内舍脏腑，"脏腑痹"，尤其是"心痹"、"肺痹"表现为宗气下陷、脉络痹阻、痰饮内阻者。气阴两虚，心悸，气短，咳喘，咽干，汗多，脉细数者，可配合生脉散，以益气养阴，养心敛肺；气血受损，阴阳俱虚，乏力体倦，心动悸，脉结代者，可用炙甘草汤，以益气养血滋阴，通阳复脉；心肾阳衰，水饮内停，畏寒肢冷，头晕心悸，小便不利者，可用真武汤加味，以温阳利水消饮；心肾阳衰，虚阳浮越，两颧红赤如妆，心悸喘促，汗出多，脉微欲绝，或三五不调者，可用参附龙牡汤加大剂量山茱萸等，以急救回阳，固脱平喘；若少腹坠胀，尿有余沥，夜尿频多，或咳则遗尿，可用补中益气汤、五子衍宗丸，以益气健脾，固肾摄精；若胁痛腹满，腰腿冷痛，大便不通者，可用大黄附子汤，以散寒破结，通腑泄浊；若畏寒肢冷，食少腹满，大便稀溏者，可配合桂附理中丸、香砂六君子汤，以健脾温肾、和胃散寒。

七、其他疗法

1. 中成药治疗　尪痹颗粒，可补肝肾，强筋骨，祛风湿，通经络，适用于久痹体虚，关节疼痛，局部肿大、僵硬畸形，屈伸不利及类风湿关节炎。风湿马钱片，可祛风除湿，活血祛瘀，通络止痛，适用于风湿闭阻、瘀血阻络所致的痹证，症见关节疼痛、刺痛或疼痛较甚，风湿性关节炎、类风湿关节炎、坐骨神经痛见上述证候者。雷公藤多苷片，抗风湿，可广泛适用于治疗类风湿关节炎、狼疮肾炎、强直性脊柱炎等。中成药应用，当重视辨病辨证。

2. 外用膏剂　如狗皮膏、麝香壮骨膏等，可局部外敷。

3. 热熨疗法　可取生川乌、生草乌、生附子、生半夏、生南星各 9g，生姜 30g，樟脑 30g，桂枝 30g，红花 30g。上药共研末，酒拌，装布袋。将药袋围摊于关节局部，外用热水袋热熨 30 分钟，每日 3～4 次，适用于寒湿痛痹。

八、预防调护

痹证的防护，首先应注意避免外邪侵袭，如汗出当风、受寒、冒雨涉水等，并注意根据季节气候变化，增减衣物，积极防治外感。同时注意改善居处环境，保持室内清洁干燥，空气流通，阳光充足，避免久居潮湿阴冷之地。再次，应坚持锻炼身体，改善体质，可选择传统太极拳、八段锦等，以提高机体抵抗力。痹证急性期应适当休息，减少关节活动；病情稳定后，应及时进行肢体功能锻炼。关节屈伸不利或强直者，可协助活动关节，以利于康复。另外，还应注意保持心情舒畅与合理膳食。应克服不良情绪刺激，避免过度忧郁、焦虑甚至绝望等负面情绪。饮食应以富有营养而易消化为原则，避免吃生冷、辛辣、肥甘厚腻食物。

九、当代名医经验

岳美中、王文鼎教授皆常用五神汤治疗痹证尤其是鹤膝风患者。张志远教授治疗四肢窜痛的周痹，师法叶天士治疗风湿日久不愈方（全蝎、蜣螂虫、地龙、穿山甲、露蜂房、乌头、乳香、麝香），张锡纯活络效灵丹（当归、丹参、醋炒乳香、没药），常重用乌头 15～30g，露蜂房 10～20g，或更加鬼箭羽、老鹳草、两头尖等药。李堪印教授善用藤类药物治疗痹证，重视内治外治结合。针对急性膝关节滑膜炎湿热痹阻而致关节肿胀变形，疼痛灼热者，常用四妙散加青风藤、络石藤、忍冬藤以及秦艽、路路通等。针对强直性脊柱炎腰骶部、双侧骶髂关节疼痛、晨僵者，常用葛根芍药甘草汤加鸡血藤、青风藤。周平安教授常用三两三（黄芪、当归、金银花、甘草）加味治疗结缔组织疾病与体虚发热，房定亚教授更常借用四妙勇安汤等治疗类风湿湿热痹阻证，见解独到。

十、病案举例

张某，女，45 岁，住北京怀柔区。有结缔组织病史，近期发热，在某著名医院住院月余高热不退，伴见恶寒，夜间为甚，汗出则解，肢体关节疼痛肿胀，伸屈不利，口苦咽干，头晕，恶心欲呕，舌红苔腻略黄，脉沉。

中医诊断：尪痹（风寒湿痹，少阳郁热）。

辨证分析：为风寒湿痹，日久化热，郁热不解。

治法：清解郁热，祛风除湿，通经活络。

方药：柴胡桂枝汤加减。

处方：北柴胡 12g，银柴胡 12g，黄芩 9g，清半夏 12g，沙参 12g，金银花 15g，连翘 12g，赤白芍各 25g，丹皮 12g，丝瓜络 12g，桂枝 9g，白芷 6g，秦艽 12g，威灵仙 12g，忍冬藤 25g，桔梗 6g，甘草 6g。应用单味中药处方颗粒剂，开水冲服。

服药后，热退身凉，应手而效，诸症明显减轻，1 周后出院，发热未复发。（《〈伤寒论〉与中医现代临床》）

按语　尪痹者多久病，常表现为寒热错杂，或少阳郁热，兼见胃寒，或肢节冷痛，兼见口苦、咽干、心烦失眠，皆可用柴胡桂枝汤治疗。此例即结缔组织病，既有风寒湿痹关节痛表现，又有口苦、咽干、发热表现，为比较典型的柴胡桂枝汤证表现，所以投用柴胡桂枝汤配合白芷、威灵仙、秦艽、忍冬藤等，祛风、散寒、除湿、清热开痹，而迅疾起效。

（董　菲）

47　痿　证

痿证是指气血阴津不足，筋脉失于濡养，或湿热留滞，导致肢体筋脉弛缓，引发肢体软弱无力，不能随意运动，或伴有肌肉萎缩为主症的病证。其发生于下肢痿软无力，不能步履者，所以又称"痿躄"。《素问·痿论》就有专篇论述。现代医学的多发性神经炎、运动神经元疾病、脊髓病变、重症肌无力、周期性瘫痪等，有痿证表现者，均可参照本病证进行诊治。

一、诊断要点

1. 临床表现　肢体筋脉弛缓不收，下肢或上肢，一侧或双侧，软弱无力，甚则瘫痪，部分伴有肌肉萎缩，或可表现为睑废，视歧，声嘶低暗，抬头无力等症状，甚则影响呼吸、吞咽功能。

2. 发病特点　部分病人发病前可有外感、腹泻病史，或有神经毒性药物接触史，或有家族遗传史，或发生于外伤及久病者。

3. 辅助检查　肌酶、电解质检测、肌电图、CT、头颅及脊髓 MRI、脑脊液检查等，有助于诊断与鉴别诊断。

二、鉴别诊断

1. 痿证与偏枯鉴别　两者均可见双下肢瘫痪或四肢瘫痪。而痿证表现为肢体筋脉弛缓不收，软弱无力，或肌肉萎缩多见，下肢多发。起病时无神昏，不伴有口舌㖞斜、语言謇涩等症，为肢体筋脉弛缓所致，病位在筋脉，虚证多见。而中风病，表现为一侧上下肢偏废不用，常伴有语言謇涩、口舌㖞斜，日久患肢肌肉枯瘦，是风痰瘀血痹阻脑络所致，病位在脑，多见虚实夹杂之证。

2. 痿证与痹证鉴别　两者均可见肢体活动不利，或见肌肉萎缩。而痿证表现为肢体软弱无力，或出现肌肉萎缩或瘫痪，肢节无疼痛，为肢体筋脉弛缓所致。痹证表现为肌肉、关节、筋骨发生疼痛、酸楚、麻木、重着、灼热、屈伸不利，甚或关节肿大变形。痹证日久，长期肢体活动受限，日久可致肢体失用，或出现肌肉萎缩，为风、寒、湿、热之邪，痹阻经脉气血所致。金元名医张子和《儒门事亲·指风痹痿厥近世差玄说》指出"夫四末之疾，动而或痉者，为风；不仁或痛者，为痹；弱而不用者，为痿；逆而寒热者，为厥；此其状未尝同也。故其本源，又复大异"。

三、病因病机

痿证的病因包括体质因素及外受温热、湿热、饮食所伤，久病失治误治，年高体虚，劳倦内伤，外伤跌仆等。

1. 体质因素　太阴脾虚、少阴肾虚体质者为多，其他如阳明胃热体质者、厥阴肝旺体质者等也可以发病。

2. 邪毒外受　少阴阴虚体质者，容易感受温热邪毒，而太阴脾虚体质者，若遇居处潮湿，或暑夏季节，就容易感受湿热之邪，肺热津伤，津液不布，筋脉失于濡养，或湿热不攘，筋脉弛缓，即可发为痿证。

3.饮食所伤　饮食失宜可内生湿热，或损伤脾胃，或久病失治误治，药毒可损伤脾胃，气血生化乏源，不能荣养四肢，也可发为痿证。

4.年高体虚或劳倦内伤　内伤劳损可直接损伤脾胃，气血无以化生，也可损伤肝肾，导致筋脉失养，则可引发痿证。

5.外伤跌仆　外伤可导致瘀血内阻，或久病入络，留痰留瘀，阻痹气血，筋脉失养，也可导致痿证。

痿证病位在筋脉肌肉，但与肺、脾胃、肝肾等多脏腑相关。基本病机为气血阴津不足，筋脉肌肉失养，或湿热留滞筋脉，筋脉弛缓而不用。《素问·痿论》论痿重视"肺热叶焦"，筋脉失润；《素问·生气通天论》则强调"湿热不攘，大筋续短，小筋弛长，续短为拘，弛长为痿"，即论湿热致痿。宋代陈无择《三因极一病证方论·五痿叙论》指出"痿躄证属内脏气不足之所为也"。金元朱丹溪《丹溪心法治要》论痿证强调"有热、湿痰、血虚、气虚"。明代张介宾《景岳全书·痿证》论痿证强调"元气败伤，则精虚不能灌溉，血虚不能营养者亦不少"。清代叶天士《临证指南医案》更总结痿证为"肝肾肺胃四经之病"。总之，五脏之病变，皆能导致痿证。

痿证的证候特点以虚证为多。或因劳损、久病，或因温热伤阴，引起五脏受损，气血阴阳虚亏，或精血不足，或津液亏虚，则四肢筋脉肌肉失养而弛缓，不能束骨而利关节，以致肌肉软弱无力，消瘦枯萎，即可发为痿证。也有实证，或虚实互见者，如湿热之邪，留滞筋脉，筋脉弛缓，即成湿热痿，即为实证。更有久病痰瘀阻滞气血，也可导致筋脉失于濡养，进而发生筋脉弛缓，也可发为痿证。一般来说，痿证以热证、虚证为多，但本虚标实、虚实夹杂者常见。至于久痿不愈，病情进展，终可致肺脾肾精气虚衰。若出现舌体瘫软、呼吸和吞咽困难者，则提示病情危重，多预后不良。

四、辨证要点

1.辨脏腑病位　病关于肺者，发病急，病程短，可见发热、咳嗽、咽痛，或在外感发热后出现肢体软弱无力。病在脾胃者，病程较长，多见四肢痿软，食少便溏，乏力体倦。病在肝肾者，下肢痿软无力，步履不能，甚则不能站立，常可伴有头晕目眩、腰膝酸软等。

2.辨标本虚实　痿证以虚为多，常见本虚标实。虚证包括气虚、阴虚、气阴两虚、阴阳俱虚，可表现为脾胃气虚，或表现为肝肾阴精亏虚等。实证包括温热、湿热、痰湿、血瘀等，可表现为温热伤津、湿热留滞、痰瘀互结等。临床上，常有表现为虚实证候互见者。

3.辨体质　太阴脾虚体质者，体弱，食欲差，有腹满、腹泻倾向。少阴肾虚体质者，阴虚者，烦热，有失眠倾向；阳虚者，形寒肢冷，神疲多睡。阳明胃热体质者，体壮，食欲好，有大便干倾向。厥阴肝旺体质者，性急易怒，容易冲动。

五、治疗要点

痿证的治疗，当分虚实，虚证治以扶正补虚为主，实证治以祛邪和络为主。本虚标实，虚实兼夹者，标本同治，正邪两顾。扶正补虚法，包括益气健脾、滋补肝肾等法，或补气，或养阴，或益气养阴，或阴阳两补。祛邪和络法，包括清热润燥、清热利湿、化痰祛瘀等法。久病及肾，久病入络，常可配合补肾通督、活血通络治法。

至若《内经》所谓"治痿独取阳明"，则是强调脾胃在治疗痿证过程中的重要地位。脾胃互为表里，为气血生化之源，而脾主四肢，主肌肉。而阳明为多气多血之经，《素问·痿论》指出"阳明者，五脏六腑之海，主润宗筋，宗筋主束骨而利机关也"。肺之津液，肝肾之精血，都有赖于脾胃的滋养与补充。如果阳明为病，脾胃功能失调，则气血生化乏源，肺与肝肾无以充养，四肢筋脉、肌肉失于濡养，宗筋不能起到束骨利关节的功能，肢体筋脉弛缓，即可发生痿证，或引起痿证病情加重。所以治疗痿证必须重视脾胃，重视阳明。但"独取阳明"不是独补阳明，当包括补阳明之气，养阳明之阴，清阳明之热，除阳明之湿等。《内经》针对痿证治疗提出的"各补其荥而通其俞，调其虚实，和其逆顺"的治疗原则，就说明了这个问题。而且"独取阳明"，也不意味着益肺、补肝肾不重要，临床上常需要肺胃同补，脾肾两益。其实，《内经》论痿证治疗，不仅是指药物治疗，更重视的是针灸疗法。另外，更因督脉主持诸阳，而久病及肾，久病入络，所以痿证治疗，还常需要配合补肾通督、活血通络治法。

金元朱丹溪《丹溪心法治要》更明确提出痿证"不可作风治"，并基于脏腑生克补泻之论，阐述了痿证"泻南方、补北方"的治则。明代张介宾《景岳全书·痿证》更强调痿证"非尽为火证……而败伤元气者亦有之"，并强调"元气败伤，则精虚不能灌溉，血虚不能营养者亦不少"，重视补益精血治法。对现代临床治疗痿证，仍然具有重要价值。

六、分证论治

1. 肺热津伤证 发病急，病起发热，或热后突然出现肢体软弱无力，可较快发生肌肉瘦削，皮肤干燥，心烦口渴，咳呛少痰，咽干不利，小便黄赤或热痛，大便干燥。舌质红，苔黄，脉细数。

【治法】清热润燥，养阴生津。

【方药】清燥救肺汤加减。

【参考处方】西洋参 3～6g（另煎兑）或太子参 12～30g，北沙参 12～15g，麦冬 9～12g，生石膏 15～30g（先煎），桑叶 9～12g，炙枇杷叶 9～12g，杏仁 9～12g，阿胶 9～12g（烊化），胡麻仁 12～15g，丝瓜络 12～15g，忍冬藤 15～30g，丹皮 12～15g，甘草 6g。

【临床应用】该方可清热润燥、养阴宣肺，适用于温燥伤肺、气阴两伤之证，尤其是少阴阴虚体质者。若高热，口渴汗多者，可配合白虎汤加减，可重用生石膏，并加知母、金银花、连翘等。若肺热夹痰，症见咳嗽痰多者，可加用黄芩、瓜蒌、桑白皮、川贝等。若肺阴虚突出，症见咳呛少痰，咽喉干燥者，可加桑白皮、天花粉、芦根、玉竹等。若身热已退，肺胃阴虚，症见食欲减退，口干咽干者，可用益胃汤加石斛、薏苡仁、麦芽等。

2. 湿热浸淫证 起病较缓，逐渐出现肢体困重，痿软无力，尤以下肢或两足痿弱为甚，兼见微肿，手足麻木，扪及微热，喜凉恶热，或有发热，胸脘痞闷，小便赤涩热痛。舌质红，舌苔黄腻，脉濡数或滑数。

【治法】清热利湿，濡养筋脉。

【方药】加味二妙散加减。

【参考处方】苍术 12～15g，黄柏 9～12g，薏苡仁 15～30g，土茯苓 15～30g，萆薢 15～30g，防己 12～15g，蚕沙 9～12g，木瓜 12～15g，川、怀牛膝各 12～15g，龟甲 15～30g（先煎），秦艽 12～15g，忍冬藤 15～30g，丝瓜络 12～15g，鸡血藤 15～30g，炙甘草 6g。

【临床应用】该方可清利湿热，补肾通脉，主要适用于湿热痿证，尤其是太阴脾虚体质者。若急性起病，湿热弥漫三焦，症见胸脘痞闷，身热不扬，舌苔腻者，可配合三仁汤加减。若湿热互结，热邪偏盛，症见身热肢体困重，小便赤涩热痛者，可加金银花、连翘、蒲公英、赤小豆等。若湿热伤阴者，症见两足焮热，心烦口干，舌质红或中剥，脉细数者，可去苍术，重用龟甲，另加生地、玄参、玉竹、石斛等。

3. 脾胃虚弱证 起病缓慢，肢体软弱无力逐渐加重，神疲肢倦，肌肉萎缩，少气懒言，纳呆便溏，面色㿠白或萎黄无华。舌淡苔薄白，脉细弱。

【治法】补中益气，健脾升清。

【方药】参苓白术散合补中益气汤加减。

【参考处方】黄芪 18～120g，党参 9～12g，白术 9～12g，当归 9～12g，丹参 15～30g，升麻 3～6g，柴胡 3～6g，鸡血藤 15～30g，五爪龙 15～30g，炙甘草 6g。

【临床应用】该方即益气起痿汤，适用于太阴脾虚体质，气虚痿证者，常可加用制马钱子粉 0.3～

0.6g，冲服，或装胶囊服用。注意不宜久服。若脾虚食滞，症见食少纳呆者，可加炒谷芽、炒麦芽、山楂、炒神曲等。若气血亏虚，症见肢体软弱无力、神疲肢倦较重者，可重用黄芪、党参、当归，或加白芍、鹿角胶、阿胶等。若气虚血瘀，症见肢体瘫软，肌肤甲错者，可配合活络效灵丹，或加用全蝎、蜈蚣、水蛭、土鳖虫、地龙等。

4. 肝肾亏损证　起病缓慢，渐见肢体痿软无力，尤以下肢明显，腰膝酸软，不能久立，甚至步履全废，腿胫大肉渐脱，或伴有眩晕耳鸣，舌咽干燥，遗精或遗尿，或妇女月经不调。舌红少苔，脉细数。

【治法】补益肝肾，滋阴清热。

【方药】虎潜丸加减。

【参考处方】黄芪18～120g，熟地12～30g，山茱萸12～15g，石斛12～15g，巴戟天9～12g，当归12～15g，肉苁蓉12～15g，龟甲15～30g（先煎），鹿角片9～12g，茯神9～12g，制远志9～12g，石菖蒲9～12g，白芍15～30g，丹参15～30g，鸡血藤15～30g，生龙牡各15～30g（先煎），炙甘草6g。

【临床应用】该方即补肾起痿汤，适用于少阴肾虚体质，肝肾亏虚痿证。若肾阳虚，症见神疲，怯寒怕冷，阳痿早泄，尿频而清，妇女月经不调，脉沉细无力者，可加淫羊藿、鹿角霜、紫河车、附子、肉桂，或用鹿角胶丸、加味四斤丸等。若气血亏虚，症见面色无华，或萎黄，头晕心悸者，可重用黄芪，或加党参、龙眼肉、酸枣仁等。若肾虚腰脊酸软者，可加用狗脊、续断、桑寄生等。若偏于阴虚，症见头晕眼花，咽干口燥者，可用六味地黄丸加牛骨髓、鹿角胶、枸杞子等。

5. 脉络瘀阻证　久病体虚，四肢痿弱，肌肉瘦削，手足麻木不仁，四肢青筋显露，可伴有肌肉活动时隐痛不适。舌痿不能伸缩，舌质暗淡或有瘀斑，脉细涩。

【治法】益气养营，活血行瘀。

【方药】圣愈汤合补阳还五汤加减。

【参考处方】生晒参3～6g（另煎兑），党参9～15g，黄芪18～120g，当归9～12g，川芎9～12g，熟地9～12g，赤白芍各12～30g，地龙12～15g，桃仁9～12g，红花9～12g，水蛭6～12g，土鳖虫6～9g，鸡血藤15～30g，炙甘草6g。

【临床应用】该方适用于久病痿证气虚血瘀者。若夹痰湿阻结，症见肢体沉重，手足麻木，舌苔厚腻者，可加用陈皮、清半夏、木瓜、白芥子等。若下肢痿软无力者，可加杜仲、续断、桑寄生、怀牛膝、木瓜等。若血瘀日久，新血不生，症见肌肤甲错，形体消瘦，手足痿弱，大便干者，可配合大黄䗪虫丸等。

七、其他疗法

针灸疗法　应重视取阳明经穴位足三里等，配合肝、脾、肾经穴位，如三阴交、关元、气海、血海等穴。同时，重视辨证取穴、局部取穴。

八、预防调护

平素重视锻炼身体，增强体质，避免久居潮湿之地，积极防御外邪侵袭，有利于痿证预防。

痿证既病，更当加强功能训练，避免过度劳累，规律安排作息，给予清淡而富有营养的食物，忌食辛辣刺激性食品。肢体瘫软者，应重视患肢保暖，尽量让肢体保持功能体位，防止肢体挛缩和关节僵硬，并时刻重视避免冻伤或烫伤。重症病人，卧床不起，吞咽呛咳，呼吸困难者，则应该经常翻身拍背，鼓励病人排痰，以防痰热壅肺，或发生褥疮。

九、当代名医经验

伍炳彩教授认为痿病多内有脏腑虚弱,外有湿热或瘀血。《内经》论"治痿独取阳明",应理解为调理脾胃,包括补阳明之虚及泻阳明之实。痿证虚证多,但也有湿热所致者。李东垣清暑益气汤、五痿汤及仲景葛根芩连汤可酌情选用。裘昌林教授治疗痿病,重视健脾益气、益肾填精,同时也重视疏利气机、化痰祛瘀、调畅情志,并常用虫类药物。邓铁涛教授治疗运动神经元病,重视脾肾虚损病机,治疗倡导健脾补肾养肝以强健肌力。经验方强肌灵(黄芪、太子参、五爪龙、肉苁蓉、山萸肉、紫河车、当归、杜仲、全蝎、土鳖虫等)治疗运动神经元病,临证随机化裁,收效良好。刘友章教授治疗重症肌无力,重视运用"风药",认为"风药"可透邪、宣通、解郁、升提、胜湿、理脾,轻清灵动,在辨证论治基础上配合"风药"可协同增效。如麻黄、葛根"宣通透邪"起痿,羌活、独活"风能胜湿"起痿,柴胡、升麻"升提大气"起痿,薄荷、防风"升肝解郁"可疏利气机,紫苏叶、荷叶"理脾护胃"可运脾和中。此即所谓"风药起痿"的理念。

十、病案举例

陈某,女,38岁。患者8岁时出现眼睑下垂等症,诊断为重症肌无力,治疗1年后病情好转,之后一直未再服药。1999年发现高血压。2002年3月初出现全身乏力,四肢酸痛,右眼睑下垂等,经某西医院检查,新斯的明试验阳性,诊断为重症肌无力(迟发重症型),治疗1个月,病情逐渐加重,于2002年4月8日转中医院治疗。入院时患者呈慢性病容,精神倦乏,右眼睑下垂,眼球活动尚灵活,口腔有痰涎分泌物,颈软无力,双肾区轻度叩击痛,四肢乏力,腱反射存在,血压140/80mmHg。舌质淡胖,苔薄黄,脉沉细。

中医诊断:痿证(脾胃虚损)。

辨证分析:脾主肌肉,主四肢,脾胃共为气血生化之源。患者久病脾胃气虚,脾不能为胃行其津液,阳明不能总宗筋之会,筋脉失于濡养,则为痿躄,眼睑下垂,四肢酸痛,周身乏力。综合舌脉证,舌质淡胖,苔薄黄,脉沉细,病位在筋脉肌肉,与阳明胃以及脾肾相关。病性以虚为主,气虚下陷为病机关键。失治误治,病情可逐渐加重,可见呼吸困难,或有喘脱之变。

治法:益气健脾,升阳举陷。

方药:补中益气汤加减。

处方:黄芪30g,五爪龙30g,牛大力30g,千斤拔30g,党参20g,白术15g,当归10g,升麻12g,柴胡8g,法半夏12g,陈皮3g,甘草5g,并给予强肌健力口服液每次1支,每日3次。西药溴吡斯的明,每次60mg,每8小时1次,口服硝苯地平降压,并予静脉滴注黄芪注射液、川芎嗪注射液以益气活血。其间因合并感染开始应用抗生素,泼尼松也由5mg逐渐加大量至50mg,每日1次。2002年5月28日,因恶寒阵发,手指、双肩臂和双下肢小腿处麻木感,双下肢乏力,大便质稀,舌淡红,寸脉浮,尺脉弱。特邀邓铁涛教授会诊。分析病情认为重症肌无力,本为虚损病,用抗生素和激素等免疫抑制剂后,脾胃之气更伤,易感受外邪,故诊其脉寸脉浮,微有外感,尺脉弱,为肾虚之故也,应先祛除外感为先。

处方:黄芪150g,五爪龙50g,太子参30g,白术15g,云茯苓15g,升麻10g,柴胡10g,陈皮3g,豨莶草10g,菟丝子10g,甘草3g,薏苡仁15g,当归头12g。

二诊:2002年5月31日。服药3剂,外感愈后,适当加强补肾。

处方:黄芪150g,五爪龙50g,党参30g,白术15g,云茯苓15g,升麻10g,柴胡10g,巴戟天15g,菟丝子15g,当归头15g,陈皮5g,甘草3g。其后,病情逐渐减轻。2002年7月18日,患者月经来潮,可步行出院。随访半年,病情稳定,生活自理,泼尼松减量至每日30mg。(《中医内科学实用新教程》)

按语　《素问·痿论》提出了"治痿独取阳明"的治则，阳明不应该仅仅理解为胃。因为脾与胃互为表里，脾又主肌肉，主四肢，所以健脾益气，尤其是补中益气汤治疗痿证，应给予充分重视。邓铁涛教授习用此方，更习惯加用大剂量五爪龙，补气而不助热。而刘弼臣教授则常用本方加制马钱子，一般小儿剂量每日 0.15～0.3g。张锡纯《医学衷中参西录》对此药也曾给予高度评价。唯其炮制方法最当讲究。绝对不可生用。

（张晓晖）

48　肥　满

肥满是指脾胃肝肾功能失调，痰湿内聚，体内膏脂堆积所致的以体重异常增加，尤其是以腹部肥满、腰围增粗，所谓"纵腹垂腴"为临床特征的病证。早在《内经》就曾论及"肥贵人"。《灵枢·卫气失常》更把高体重者分为"肉人"、"脂人"、"膏人"三类。其中腰背腹部明显肥胖，而臀部、四肢却相对瘦小，腰腹围大于臀围，"纵腹垂腴"者，为膏人。此"膏人"即典型肥满患者。现代医学的单纯性肥胖症以及多种内分泌疾病所致的肥胖，可参照本病证进行诊治。

一、诊断要点

1. 临床表现　体重增加，尤其是可表现为腹部肥满，腰围明显增宽。一般来说，实际体重应超过标准体重 20%以上，或体重指数（BMI）异常升高，数值大于 28kg/m^2。男性腰围超过 90cm，女性腰围超过 85cm。

2. 发病特点　发病有体质因素，或有家族史。常有长期过嗜醇酒厚味或久坐少动等不良生活方式。

3. 辅助检查　应排除健美和举重运动员等特殊人群的非脂肪堆积性体重超重，或肢体水肿、胸腔积液、腹水引起的体重增加。

附　标准体重计算公式：标准体重（kg）=［身高（cm）-100］×0.9。
体重指数计算公式：体重指数=体重（kg）÷身高^2（m^2）

二、鉴别诊断

1. 肥满与水肿鉴别　两者体重均异常增加，而肥满表现为以腹部肥满，腰围增粗等，切诊肌肤以手按之无陷下不起之状；有的自幼肥胖，有的随年龄增长而逐渐形成，肥胖常持续存在；发病与体质因素、过嗜醇酒厚味、情志抑郁、久卧少动等有关。水肿可仅见于眼睑，或为颜面浮肿，下肢浮肿，也可表现为全身浮肿，或兼有胸腔积液、腹水，切诊肌肤以手按之陷下不起之状，或伴有咳喘、心悸。

2. 肥满与瘿劳鉴别　均可导致体重增加，肥满以腹部肥满"纵腹垂腴"为特征，为脾胃肝肾功能失调，痰湿内聚所致。而瘿劳，常见颈前瘿肿，伴有乏力、畏寒，神疲多睡，颜面、肢体浮肿，便秘等，可继发于瘿瘤，或瘿气误治等。

三、病因病机

肥满的病因包括体质因素、饮食失节、情志失调、久卧少动或药石所伤等。

1. 体质因素　太阴脾虚体质者、阳明胃热体质者多见，少阳气郁体质者、少阴肾虚体质者也可发生。

2. 饮食失节　过嗜醇酒厚味、煎炸烧烤，脾胃失于健运，内生痰湿，或变生湿热、痰火等，进一步可见肥满。

3. 情志失调　情志抑郁，气郁生痰，痰湿、痰火内聚，可发为肥满。

4. 久卧少动　气血瘀滞，或痰湿不化，也可成为肥满的发病基础。

5. 药石所伤　脾肾受伤，水湿不化，痰湿内停，也可发为肥满。《素问·奇病论》论"脾瘅"，"数食甘美而多肥"，提示肥胖的发生与过食肥甘有关。

肥满的病机是脾胃肝肾功能失调，痰湿内聚所致。脾主运化，胃主受纳，肝主气机，肾主蒸化，脾、胃、肝、肾功能失调，则不能化生水谷精微，充养全身，津液输布失常，导致痰湿内聚，或变生湿热、痰火，膏脂停聚于腹部，故见腹部肥满，体重增加。因痰湿、湿热、痰火等，可阻滞气血，则成痰湿血瘀互结。若痰热、湿热伤阴耗气，即为消渴病；湿热阻痹经络气血，可为痛风；若痰湿血瘀，痹阻胸阳，心脉瘀阻，即为胸痹心痛；若内生肝火夹痰上冲，即为眩晕；痰火血瘀，痹阻脑络，则为中风。

四、辨证要点

1. 辨虚实　初病多实证，可表现为痰湿、湿热、痰火，或兼气滞、血瘀等。久病多虚，或虚实夹杂，可表现为脾气虚、肾阳虚，但也可表现为脾肾阳虚，气阴两虚，甚至阴阳俱虚等。

2. 辨体质　太阴脾虚体质者，体弱，食欲差，面色黄，虚胖，或有腹满、腹泻倾向。阳明胃热体质者，体壮，食欲好，面色红，有便秘倾向。少阳气郁体质者，性抑郁，爱生闷气。少阴肾虚体质者，体弱，神疲多睡，畏寒，或烦热，有失眠倾向。

五、治疗要点

肥满的治疗应在明辨虚实的基础上，重视化痰除湿、行气导滞治法。针对实证，应用减法。若胃肠湿热积滞者，当清热除湿，通腑导滞；气郁痰阻者，应疏肝解郁，行气化痰。针对虚证则反用加法，或补脾，或补肾，或脾肾两补。若气阴两虚，夹痰湿、湿热者，治当益气养阴，化痰除湿，或清热化湿。兼气滞者，行气导滞；兼血瘀者，活血化瘀。

六、分证论治

1. 实证

（1）湿热积滞证：素体壮实，形体肥胖，面色红赤，多食易饥，渴喜凉饮，或有脘腹胀满，大便偏干，甚至大便秘结，数日一行，或大便不爽，舌偏红，舌苔厚腻，或黄腻，脉滑数有力。

【治法】清泄胃热，宽肠导滞。

【方药】小承气汤合保和丸加减。

【参考处方】熟大黄 6～12g，厚朴 9～12g，枳实 9～12g，赤白芍各 12～30g，陈皮 9～12g，清半夏 9～12g，茯苓 12～15g，焦神曲 9～12g，焦麦芽 9～12g，焦山楂 9～12g，丹参 15～30g，荷叶 12～30g，甘草 6g。

【临床应用】该方适用于阳明胃热体质，湿热壅滞者。若日久阴虚，症见咽干口渴者，可配合增液汤。若兼有血瘀，症见少腹急结有压痛，肌肤甲错，唇舌紫暗者，可应用桃核承气汤加味。若外感风寒，或兼皮肤瘙痒，大便不畅者，可用防风通圣散加减。

（2）气郁痰阻证：形体肥胖，性抑郁，善太息，或有胸胁脘腹胀满，少腹胀痛，妇女月经不调，大便不调，舌淡红或略暗，舌苔白沫，脉弦，或弦滑。

【治法】疏肝解郁，行气化痰。

【方药】逍遥散合导痰汤加减。

【参考处方】柴胡 9～12g，枳实 9～12g，赤白芍各 12～30g，陈皮 9～12g，清半夏 9～12g，茯苓 9～15g，泽泻 9～15g，白术 9～15g，当归 9～12g，川芎 9～12g，姜黄 9～12g，石菖蒲 9～12g，郁金 12～15g，焦山楂 9～15g，海藻 15～30g，荷叶 12～30g。

【临床应用】该方适用于少阳气郁体质，气郁痰阻者。若气郁化热，症见口苦咽干、头晕、心烦失眠者，可用小柴胡汤加减。如少阳郁热内结，症见头晕头痛，面红目赤，心烦易怒，腹满，大便干者，可用大柴胡汤加味。若气郁痰阻血瘀，症见肥胖伴经闭者，可配合桃红四物汤等。

2. 虚证

（1）脾虚湿阻证：素体较虚，体形肥胖，四肢困重，神疲乏力，不耐劳作，颜面色黄，或气短懒言，或自汗易感，饭量不大，或脘腹胀满，大便溏稀，进食油腻、生冷后尤甚，舌体胖大，舌苔白腻，脉缓弱。

【治法】健脾益气，化湿行滞。

【方药】参苓白术散合平胃散加减。

【参考处方】太子参 12～15g，苍白术各 12～15g，厚朴 9～12g，陈皮 9～12g，清半夏 9～12g，茯苓 12～15g，泽泻 12～15g，山药 12～15g，莲子 12～15g，生薏米 15～30g，焦山楂 12～30g，石菖蒲 12～15g，荷叶 12～30g，红曲 12～30g，桔梗 6～9g，炙甘草 6g。

【临床应用】该方适用于太阴脾虚体质，或湿困脾胃者。若湿邪化热，湿热下注，症见腰腿酸困，大便不爽，小便黄赤者，可配合四妙丸。若肠道湿热，症见咽干口渴，泄泻者，可配合葛根芩连汤。若气阴两虚，症见乏力体倦，咽干口渴者，可予玉液汤加减。

（2）肾虚湿停证：素体虚弱，形体肥胖，腰膝酸软，或有腰膝冷痛，神疲乏力，不耐劳作，颜面色白，甚或面色黧黑，或有畏寒自汗，或少腹胀满冷凉，或有肢体浮肿，男子阳痿，妇女月经不调，甚至闭经，或有夜间尿频，舌体胖大有齿痕，舌苔白腻或水滑，脉沉细而滑。

【治法】补肾益气，通阳化湿。

【方药】济生肾气丸合五苓散加减。

【参考处方】熟附子 6～9g（久煎），桂枝 6～9g，生地 15～30g，山茱萸 12～15g，山药 12～15g，白术 12～15g，茯苓 12～15g，泽泻 12～15g，猪苓 12～15g，焦山楂 12～15g，车前子 12～15g（包煎），川、怀牛膝各 12～15g，薏米 12～30g，杜仲 12～15g，寄生 12～15g，枸杞子 12～15g，菟丝子 12～15g，丹参 15～30g。

【临床应用】该方适用于少阴肾虚体质，或久病肾虚湿停者。若神疲多睡，鼾声重者，可加用石菖蒲、荷叶、炙麻黄等。若阴阳俱虚，性功能减退，腰膝酸冷，男子阳痿，女子闭经者，可配合五子衍宗丸。

七、其他疗法

针灸治疗　取穴以中脘、天枢、足三里、丰隆、阴陵泉、太冲、内庭、曲池等穴为主，采用平补平泻法。耳针疗法，耳穴以内分泌、脾、胃等为主，可用王不留行子穴位贴敷。

八、预防调护

首先应养成良好的生活方式。饮食有节，清淡饮食，少吃肥甘、醇酒、厚味，或煎炸油腻之物，适当多吃水果、蔬菜等。同时，锻炼身体，适当增加运动持之以恒，也是减肥成功的基础。

九、当代名医经验

当代医家王琦院士认为肥胖者常见于痰湿质、气虚质及痰湿夹瘀质，肥人多气虚（脾虚）、多湿、多痰、多瘀，治疗重视健脾益气、化痰祛湿、活血消脂，方用化痰祛湿方（白术、苍术、黄芪、防己、泽泻、荷叶、橘红、生蒲黄、生大黄、鸡内金）。张西俭教授认为多因聚合而气郁火旺为肥胖发病的始动环节，郁火久羁中焦，湿、痰、浊、瘀内生则变证丛生。气郁火旺阶段，方用芩连升降散；中焦失职，脾胃湿热，方用黄连温胆汤合三仁汤加减；久病阳虚者，方用理中汤合芥贝二陈汤加味。

十、病案举例

刘某，男，43 岁。初诊：2000 年 1 月 3 日。主因疲乏无力，头晕、咽干，时腹胀满，腹型肥胖，伴小便不适感来诊。身高 170cm，体重 76kg，10 月 17 日查空腹血糖 6.58mmol/L，餐后 2 小时血糖 9.8mmol/L，总胆固醇 5.82mmol/L，低密度脂蛋白 4.09mg/dl，谷丙转氨酶 43U/L，B 超示脂肪肝，西医诊断为代谢综合征，舌暗红，苔薄腻，脉右沉，左略弦。

中医诊断：肥满（阴虚肝旺，湿热郁结）。

辨证分析：脾主运化，胃主受纳，肝主疏泄，肾主封藏。饮食失宜，损伤脾胃，内生湿热；情志失调，肝气郁结，气郁化热，可伤及肾阴。脾胃肝肾功能失调，湿滞体内，即为肥满。湿热伤气，故可见乏力腹满。阴虚肝旺，故可见头晕咽干。湿热下注，故见小便不适。综合舌脉证，舌暗红，苔薄腻，脉右沉，左略弦，乃湿热郁结、阴虚肝旺之证。发病与脾胃及肝肾有关。病性虚实夹杂，实证为湿热、郁热、气滞、血瘀，虚证包括阴虚、气虚。

治法：滋肾疏肝，清热利湿。

方药：四逆散合滋肾通关丸加味。

处方：柴胡 9g，赤白芍各 15g，枳壳 9g，甘草 6g，知母 9g，黄柏 9g，肉桂 1.5g，土茯苓 30g，白花蛇舌草 9g，石斛 12g，马鞭草 12g，刘寄奴 12g，生薏米 30g，败酱草 12g。并予生活方式干预。

二诊：2001 年 2 月 6 日。仍述疲乏，舌暗红，苔有沫，脉沉，改方：柴胡 9g，赤白芍各 25g，枳壳 9g，甘草 6g，生地 15g，黄连 9g，葛根 25g，丹参 15g，仙鹤草 30g，鬼箭羽 15g，地骨皮 25g，荔枝核 15g，草决明 15g，焦山楂 12g，枸杞子 15g。

2001 年 4 月 24 日诸症减轻，复查空腹血糖 6.5mmol/L，转氨酶正常，遂改用加味逍遥丸合糖宁散。坚持服药至 2001 年 8 月 7 日，复查餐后 2 小时血糖 5.1mmol/L，病情持续平稳。(《内分泌代谢病中西医诊治》)

按语 代谢综合征，以腹型肥胖、高血糖、血脂异常以及高血压为临床特点，肥胖是其重要发病基础。胰岛素抵抗表现突出。而中医药在改善胰岛素抵抗方面具有显著优势。此例即肥满患者，存在糖耐量减低，脂肪肝，肝功能异常表现，坚持服用中药治疗，体重减轻，胰岛素抵抗得以改善。

（申子龙）

49 消 渴 病

消渴病是热伤气阴所致的以多饮、多食、多尿或尿有甜味、乏力或体重减轻为典型表现的病证。其发病与体质因素以及饮食肥甘、情志失调、劳倦等多种因素有关。久病络脉瘀结，可继发胸痹心痛、中风偏瘫、水肿关格、视瞻昏渺、痿痹脱疽等多种病证。消渴病名最早见于《素问·奇病论》，基本相当于现代医学的糖尿病。《内经》论"脾瘅"、"消渴"、"消瘅"，即相当于糖尿病前期、糖尿病临床期与糖尿病并发症期。晋代陈延之《小品方》首先明确提出消渴病尿甜，而且认为是水谷精微下流所致。唐代王焘《外台秘要》更引用隋代甄立言《古今录验方》云："消渴，病有三：一渴而饮水多，小便数，无脂似麸片甜者，皆是消渴病也；二吃食多，不甚渴，小便少，似有油而数者，此是消中病也；三渴而饮水不能多，但腿肿，脚先瘦小，阴痿弱，数小便者，此是肾消病也。"论消渴病有广义、狭义之分，并将消渴病与其相关病证进行鉴别。而宋代《太平圣惠方》始提出"三消"的概念，其后更有"消证"、"渴证"等病名。此中医学广义的"消渴"，则应该包括现代医学的尿崩症、甲状腺功能亢进症、糖尿病等。临床上，糖尿病及其多种血管神经并发症与尿崩症等相关病证均可参照本病证进行诊治。

一、诊断要点

1. 临床表现　消渴病以口渴多饮、多食易饥、尿频量多或尿有甜味、乏力或形体消瘦为典型表现。但临床上也有症状不典型者，或仅见乏力、咽干、阴痒者，病久常并发眩晕、肺痨、胸痹心痛、中风、雀目、疮痈等。严重者可见烦渴、头痛、呕吐、腹痛、呼吸短促，甚或昏迷厥脱危象。

2. 发病特点　多发于中年以后，以及嗜食膏粱厚味、醇酒炙煿之人。青少年期发病，多病情较重。发病与禀赋偏颇关系密切，家族史有助于诊断。

3. 辅助检查　空腹血糖、餐后 2 小时血糖、糖化血红蛋白和尿糖，尿比重，葡萄糖耐量试验等，有助于明确诊断。必要时查尿酮体，血尿素氮，肌酐，二氧化碳结合力及血钾、钠、钙等指标，有助于诊断与鉴别诊断。

二、鉴别诊断

消渴病与瘿气病鉴别　消渴病典型表现为多饮、多食、多尿或尿有甜味，乏力或消瘦，颈前无瘿肿；瘿气病典型表现为多食、乏力、消瘦，无多饮、多尿、尿甜，颈前常有瘿肿，伴有烦热、心悸、多汗、性急易怒、突眼、手颤等症。消渴病多发于中年以后，嗜食肥甘或肥胖者，以体质因素加以饮食失节、情志失调等引发，热伤气阴是基本病机，日久络脉瘀结，多见胸痹心痛、中风、水肿、关格、痿痹、脱疽、视瞻昏渺等继发病证；瘿气病多发于女性，有地域特点，发病与情志内伤、饮食与水土失宜、体质因素等有关，迁延日久，可伴见心悸怔忡加重，或出现鹘眼凝睛，影响视力。

三、病因病机

消渴病的病因为体质因素加以饮食失节、情志失调、年老体虚或劳逸失度、外感邪毒以及药石所伤等。其中，体质因素是其发病的内在基础。热伤气阴病机贯穿消渴病病程始终。

1. 体质因素　先天禀赋不足，后天失养，体质偏颇，如素体阳明胃热、少阴阴虚，或厥阴肝旺、少阳气郁体质者，常是引发消渴病的内在因素。

2. 饮食失节　长期过嗜肥甘醇酒，辛辣香燥，煎炸烧烤，可内生湿热、痰火，或有胃肠结热，热伤气阴，则发为消渴病。

3. 情志失调　长期过度的精神刺激，如郁怒不解，气郁化火，郁热伤阴耗气，或劳心竭虑，营谋强思等，阳气过用，五志化火，热伤气阴，则可发为消渴病。

4. 年老体虚或劳逸失度　年高体虚，劳逸失度，或劳心太过，暗耗阴血，房劳伤肾，或久坐多卧，气血瘀滞，或痰湿阻滞，化热伤阴，亦有关消渴病发病。

5. 外感邪毒　风热外犯，或外感温热毒邪，不仅可直接伤阴，进而也可以伤气，从而发生消渴病。

6. 药石所伤　药石燥烈，古代的五石散及西药类固醇激素等，可伤阴劫液，而致消渴病发生。

消渴病的病机特点是热伤气阴。病位在脾、胃、肝、肾，可兼及多脏。《内经》论消渴病病位在脾胃，所谓"二阳结谓之消"。二阳结就是指阳明胃肠热结。东汉张仲景《金匮要略》设专篇讨论消渴病，在明确"胃中有热，即消谷引饮"的同时，更提出厥阴消渴和虚劳消渴，从而奠定了消渴病脾、胃、肝、肾中心病位的基础。金元刘河间《三消论》明确提出"此三消者，燥热同也"，张子和《儒门事亲》更主张"三消皆从火断",均强调内热在消渴病发生发展过程中起着重要作用。一般认为消渴病的病机特点包括四个方面:即阴虚为本,燥热为标;气阴两虚,阴阳俱虚;阴虚燥热,变生百病;久病血瘀,继发百证。但实际上消渴病初期并不多见阴虚,反而热才是发病始动因素。一方面,热为阳邪,容易伤阴;另一方面,热为壮火,"壮火食气",也可伤气,所以出现口渴多饮、乏力体倦等症。所谓气阴两虚,甚至阴阳俱虚,都是热伤气阴,或阴损及阳的结果。而且此"热"具有不同的表现形式,包括胃肠热结、肝经郁热、脾胃湿热、痰火中阻等。消渴病热伤气阴,所以临床可见阴虚、气虚、气阴两虚,其中气阴两虚证尤为多见。

而对于消渴病多种继发病证,古人多有论述。如《素问·通评虚实论》就指出"凡治消瘅,仆击,偏枯,痿,厥,气满发逆,甘肥贵人则膏粱之疾也"。宋代朱端章《卫生家宝汤方》曾论及消渴病可变生"脱痈",金元刘河间《三消论》提出消渴病"可变为雀目或内障",张子和《儒门事亲》指出消渴病"多变聋盲、疮癣、痤痱之类","或蒸热虚汗,肺痿劳嗽"。明代《普济方》指出"肾消口干,眼涩阴痿,手足烦疼";《王旭高医案》记载:"消渴日久,但见手足麻木、肢凉如冰。"戴元礼《秘传证治要诀》指出:"三消久之,精血即亏,或目无所见,或手足偏废,如风疾,非风也。"所论皆消渴病多种继发病证。消渴病所以可继发诸多病证,原因无外乎在热伤气阴基础上,邪毒内侵或久病入络。

正因为消渴病多虚,可表现为阴虚、气虚、气阴两虚甚至阴阳俱虚,正虚之处便是容邪之处,易感外邪,或内生邪毒,所以多发痈疽、疮痛、淋浊等病。阴虚内热,或加以外感高热,或吐下过汗,阴竭液脱,燥热化生浊毒,浊毒蒙闭清窍,阻滞气机升降出入,即成神昏、腹痛呕逆,或为厥脱之变。

而消渴病病程绵长,因久病血瘀,久病入络,气虚帅血无力,阴虚液竭,痰湿、湿热阻滞气血,气郁气滞,久病阳虚失于温通,皆可为血瘀,所以血瘀尤其是络脉血瘀在消渴病及其继发病证发生发展中居于重要地位。久病络脉瘀结,诸多病理产物互相胶结,而致"微型癥瘕"形成,则继发百病。若心之络脉瘀结,即为胸痹心痛、心悸怔忡;若脑之络脉瘀结,即为中风偏瘫、眩晕痴呆;若肾之络脉瘀结,即为水肿胀满、关格呕逆;若目之络脉瘀结,即为视瞻昏渺、内障眼病;若肢体络脉瘀结,即为血痹痿厥,或生脱疽之变。

四、辨证要点

1.辨主症多少与脏腑定位 一般认为口渴多饮为肺热津伤,消谷善饥为胃热阴虚,多尿、羸瘦为肾虚。但临床所见多饮、多食、多尿往往同时出现,或表现为症状不典型。所以强调明辨脏腑定位,应该重视辨析脾胃肝肾脏腑定位。临床上,不同患者具体脏腑定位侧重点常有不同,或侧重于脾胃,或侧重于肝,或侧重于肾,更有多脏同病者,应该明辨。

2.辨消渴病本病与继发病证 消渴病继发病证当然是继发于消渴病,但临床上经常是先见继发病证如外阴瘙痒、淋浊、疮疖、痈疽,或肢体麻木、视瞻昏渺等,甚至发生中风偏瘫、胸痹心痛等重症,而后才发现消渴病本病。

3.辨标本虚实 消渴病多本虚标实,本虚证常见阴虚、气虚、气阴两虚、阴阳俱虚,标实证有内热、气滞、痰湿、血瘀之分。其中,热证进一步又可分为胃肠热结、脾胃湿热、肝经郁热、痰火中阻,而表现为肝阳上亢者也不少见。但应该指出的是,本虚与标实两者常互为因果。一般初病多以热证、实证为主,病久则热与阴虚、气虚互见,或表现为与气阴两虚,甚至阴阳俱虚证互见,并常兼见气滞、痰湿、血瘀诸标实证候。

4.辨体质 阳明胃热体质者,多体壮,偏胖,平素食欲亢盛,能吃能睡,有便秘倾向,发病容易表现为多食易饥,烦热,大便干结等症;少阴肾虚体质者,多形体瘦长,多思虑,有失眠倾向,发病容易表现为咽干口渴、多饮多尿、心烦失眠、腰膝酸软、性功能障碍等;厥阴肝旺者,性格暴躁,发病容易表现为头晕头痛,面红目赤,烦躁易怒等症;少阳气郁者,性抑郁,多愁善感,发病容易表现为口苦、咽干、头晕、烦闷、失眠、月经不调等症；太阴脾虚体质者，体形多虚胖，食欲差，有腹泻倾向，发病容易表现为乏力、腹胀、泄泻等症。

五、治疗要点

消渴病以清热、益气、养阴为基本治法。因为消渴病存在热伤气阴的病机，常见气虚、阴虚、气阴两虚甚或阴阳俱虚，所以临床上应结合脏腑定位，处理好治本与治标的关系，重视清热与补虚治法。一般来说，病情稳定期，标本同治，病情急变期，治标为主，兼以治本，或先治标后治本。

消渴病清热治法的具体应用，应结合脏腑辨证。胃肠结热者，治以清泄结热；肝经郁热者，治以清解郁热；脾胃湿热者，治以清化湿热；痰火中阻者，治以清热化痰。

消渴病补虚治法的具体应用，应结合脏腑定位，针对性地应用补气、养阴治法，或益气与养阴并行，或滋阴与温阳兼施。消渴病血瘀证多见，尤其是久病络脉瘀结者，常用活血化瘀治法，包括化瘀散结、活血通络治法。

古人治疗消渴病，重视清热生津治法。金元刘河间、张子和等重视从火热论治。明代王肯堂《证治准绳》提出肺、胃、肾三消分治的规范，影响深远。但金元张洁古、李东垣等，则重视健脾益气治法，主张采用参苓白术散、七味白术散、甘露饮子等方。而明清张景岳、赵献可等，更重视补肾，主张应用加味肾气丸等治疗消渴病。近代张锡纯《医学衷中参西录》强调消渴病虽可分为上中下三消，但皆起于中焦脾，创立玉液汤方，重视益气养阴。北京四大名医之一施今墨先生则强调健脾助运与滋肾养阴同等重要。祝谌予教授则主张分型辨证，开创消渴病活血化瘀治疗之先河。吕仁和教授在继承《内经》理论基础上，则主张分期分型辨证，更提出了消渴病继发病证络脉"微型癥瘕"形成病机，重视化瘀散结法，则可以理解为活血化瘀治法的继承与发展。

六、分证论治

1. 阴虚津亏证 口渴引饮，咽干舌燥，伴见五心烦热，尿黄便干，或有盗汗，舌红或瘦，苔少甚至光红，脉细数。

【治法】养阴增液。

【方药】六味地黄汤合增液汤加减。

【参考处方】生地 15～30g，山茱萸 12～15g，山药 12～15g，茯苓 9～12g，泽泻 9～12g，丹皮 9～12g，麦冬 9～12g，玄参 15～30g，知母 12～15g，黄连 9～12g，葛根 15～30g，天花粉 15～30g，地骨皮 15～30g，荔枝核 12～15g，翻白草 15～30g，仙鹤草 15～30g。

【临床应用】此方即清滋糖宁方，适用于少阴阴虚体质，或内热伤阴者。兼相火妄动，咽干耳聋、烦热梦遗者，可用知柏地黄丸、大补阴丸；若肺肾阴虚，症见咽干、干咳者，可用麦味地黄丸；若心肾阴虚，症见心烦失眠者，可用天王补心丹。若兼肺热，咳嗽黏痰者，可配合泻白散、黛蛤散；若兼心火，心烦失眠、口舌生疮、小便赤涩者，可配合导赤散。若阳明胃热体质，或兼胃肠结热，症见烦热多食，大便干结者，可配合大黄黄连泻心汤。若为少阳气郁体质，或兼肝经郁热，口苦咽干，心烦失眠者，可配合大柴胡汤。若为厥阴阴虚体质，肝肾阴虚，症见视物模糊者，可用杞菊地黄丸；若兼肝阳上亢，症见头晕目眩者，方可用镇肝熄风汤、建瓴汤等。

2. 脾气亏虚证 神疲乏力，气短懒言，食少腹满，大便偏稀，四肢倦怠，小便频多，舌胖，苔薄白，脉细缓。

【治法】健脾益气。

【方药】参苓白术散加减。

【参考处方】人参 6～12g（另煎兑）或生晒参粉 3g（冲服），生黄芪 15～30g，白术 12～15g，苍术 12～15g，茯苓 9～12g，山药 12～15g，薏苡仁 15～30g，莲子 9～15g，白扁豆 6～9g，砂仁

6～9g（后下），煨葛根 15～30g，丹参 15～30g，黄连 9～12g，马齿苋 15～30g，地骨皮 15～30g，荔枝核 12～15g，仙鹤草 15～30g，桔梗 6～9g，甘草 6g。

【临床应用】此方即参术清补糖宁方，适用于太阴脾虚体质，或病久伤脾者。若兼阴虚，症见咽干口渴者，可加生地、玄参、葛根等，或选用玉液汤。若兼痰湿，形体肥胖，肢体沉重者，可配合二陈汤、平胃散加减；若兼湿热，脘腹胀闷，腰腿酸困，泄泻臭秽，或大便不爽，小便黄赤者，可用葛根芩连汤、四妙丸加减。

3. 气阴两虚证 神疲乏力，口渴喜饮，口干咽燥，小便频多，可伴见气短懒言，五心烦热，腰膝酸软，大便偏干，舌淡红，或嫩红，苔少，脉细数无力。

【治法】益气养阴。

【方药】参芪地黄汤、生脉散加减。

【参考处方】生晒参 6～12g（另煎兑）或人参粉 3g（冲服），生黄芪 15～30g，生地 15～30g，山茱萸 12～15g，山药 12～15g，茯苓 9～12g，丹皮 9～12g，麦冬 9～12g，五味子 9～12g，知母 12～15g，黄连 9～12g，葛根 15～30g，丹参 15～30g，地骨皮 15～30g，鬼箭羽 12～15g，荔枝核 12～15g，仙鹤草 15～30g。

【临床应用】此方即参地清补糖宁方，适用于少阴肾虚体质、太阴脾虚体质，或久病热伤气阴者。若为阳明胃热体质，兼胃肠结热，症见烦热多食，大便干结者，可配合三黄丸等。若为少阳气郁体质，兼肝经郁热，症见口苦咽干，心烦失眠者，可配合小柴胡汤加减；若兼痰热中阻，心胸烦闷，失眠多梦者，可配合黄连温胆汤、小陷胸汤加减。若久病血瘀，肢体麻痛者，可配合补阳还五汤加减。

4. 阴阳俱虚证 口干多饮，夜尿频多，五心烦热，畏寒神疲，腰膝酸冷，四肢无力，汗多易感，性欲淡漠，男子阳痿，大便不调，舌体胖大，舌苔少，或有白苔，脉沉细，或沉细数而无力。

【治法】滋阴温阳。

【方药】金匮肾气丸加减。

【参考处方】炮附子 3～9g（久煎），肉桂 3～6g，黄连 9～12g，生地 15～30g，山茱萸 12～15g，山药 12～15g，茯苓 9～12g，泽泻 9～12g，丹皮 9～12g，黄芪 15～30g，生晒参 6～12g（另煎兑）或人参粉 3g（冲服），淫羊藿 9～15g，葫芦巴 12～15g，葛根 15～30g，丹参 15～30g，鬼箭羽 12～15g，地骨皮 15～30g，荔枝核 12～15g，仙鹤草 15～30g。

【临床应用】此方即双补糖宁方，适用于少阴肾虚体质，或久病肾虚阴阳俱虚者。若偏肾阴虚，咽干口渴者，可加用玄参、知母、黄柏等；若肾虚而性功能障碍突出，表现为男子阳痿，妇女带下清稀者，可配合五子衍宗丸。若为脾肾阳虚兼寒湿证，脘腹胀满、疼痛，喜温喜按，泄泻，甚至完谷不化者，可用附子理中丸、四神丸；若为脾肾阳虚停饮证，呕吐痰涎、清水，背寒，眩晕，脘腹痞满，肠鸣辘辘者，可用苓桂术甘汤。

临床上，消渴病证候特点是本虚标实、虚实夹杂，临床表现除了本虚证外，常常兼有一个甚至数个标实证候。常见标实证：胃肠热结证，常表现为口渴多饮，消谷善饥，大便干结，心胸烦热，舌质红，苔黄干，脉滑利而数，治当清胃泄热，方用增液承气汤合三黄丸，药用大黄、黄连、黄芩、栀子、石膏、知母、天花粉等。湿热困脾证，常表现为纳食不香，口干黏腻，头晕沉重，脘腹胀闷，大便不爽，小便黄赤，或尿频涩痛，小便浑浊，舌质红，舌苔黄腻，脉滑数或弦滑而数，治当清化湿热，方用黄连平胃散合四妙丸，药用苍术、白术、黄连、黄柏、苦参、薏苡仁、马齿苋等。肝经郁热证，常表现为口苦咽干，口渴引饮，胸胁满闷，太息频频，头晕目眩，烦躁易怒，失眠多梦，小便黄赤，舌质红，苔薄黄，脉弦数，治当清解郁热，方用丹栀逍遥散、小柴胡汤、大柴胡汤，药用柴胡、黄芩、薄荷、郁金、赤芍、白芍、丹皮、栀子等；痰火中阻证，常表现为头晕沉重，心胸烦闷，失眠多梦，舌红苔黄腻，脉滑数，治当清热化痰，方用黄连温胆汤、小陷胸汤，药用瓜蒌、黄连、陈皮、半夏、茯苓、僵蚕、海蛤壳等；肝阳上亢证，常表现为头痛眩晕，口苦咽干，颜面潮红，耳鸣耳聋，烦躁易怒，失眠多梦，小便黄赤，舌边红，苔黄，脉弦，治当平肝潜阳，方用天麻钩藤饮，药用桑叶、菊花、夏枯草、生石决明、珍珠母、磁石、决明子、槐花、黄芩、赤白芍等。

若夹肺热者，方用泻白散，药用黄芩、桑叶、桑白皮、地骨皮等；若夹心火者，方用导赤散，药用黄连、栀子、莲子心、生地、竹叶等；若夹肝火者，方用龙胆泻肝汤，药用龙胆草、黄芩、桑叶、菊花、夏枯草等；若夹胃火者，方用白虎汤、玉女煎，药用石膏、知母、大黄、黄连等。

另外，消渴病常有情志抑郁，可见气机瘀滞证，表现为情志抑郁，太息频频，胸胁苦满，脘腹胀满，少腹不舒，或妇女月经不调，舌苔起沫，脉弦，治当疏肝理气，方用逍遥散、四逆散、四磨汤等。消渴病肥胖者，可见痰湿阻滞证，表现为形体肥胖，口中黏腻，四肢沉重，神疲嗜睡，脘腹胀满，舌苔白腻，脉滑或濡缓，治当化痰除湿，方用二陈汤、白金丸合指迷茯苓丸。至于消渴病血脉瘀阻证，临床也很多见，可表现为胸闷心痛、偏身麻木，甚至偏瘫，肢体麻痛，肌肤甲错，妇女月经不调，经血舌暗有血块，口唇色暗，舌暗或有瘀斑，脉弦或涩，治当活血化瘀，方用桃红四物汤、桃核承气汤、大黄䗪虫丸等方。

而消渴病久病血瘀，则多为络脉病变，热伤气阴，在气虚、阴虚、气阴两虚甚至阴阳俱虚基础上，热结、气滞、痰湿、血瘀等诸多病理产物互相胶结，常导致络脉瘀结，成为多种继发病证发病的基础。心脉瘀阻，即为胸痹心痛、心悸怔忡；风痰瘀血，痹阻脑络，即为中风眩晕；肾络瘀结，"微型癥瘕"形成，肾体受损，肾用失司，即可见水肿、胀满或生关格危候；肝肾亏虚，目络瘀结，加以肝火上炎，灼伤目络，即可成视瞻昏渺；肢体络脉痹阻，气血不能布达于四肢，即致血痹、痿、厥，甚至发生脱疽之变。治疗在强调益气扶正的基础上，应该重视活血通络、化瘀散结，可酌加水蛭、土鳖虫、地龙、僵蚕、炮山甲以及鬼箭羽、鸡血藤、海藻、牡蛎等。另外，消渴病多正虚，容易感受外邪，或内生邪毒，则可发生痨瘵、疮疡、淋浊等，变生百病。

七、其他疗法

1. 针刺疗法　针刺或点按胰俞。胰俞，又称"胃管下俞"、"胃脘下俞"、"胃下俞"，位于足太阳膀胱经上第 8 胸椎棘突下旁开 1.5 寸的位置，针刺或点按该穴，或脉冲治疗，常配合脾俞、肾俞、足三里、三阴交等，用于消渴病辅助治疗。

2. 中药内服　单方如晚蚕沙焙干，每用冷水下 6g，连服半个月，可清热止渴。或桑白皮饮，桑白皮三两，锉。煎服法：以水三大盏，煎至二盏，去滓，温温频服一小盏，主治消渴病（《太平圣惠方》）。

八、预防调护

应该注意饮食有节，保持心情舒畅，劳逸结合。一般来说，饮食宜清淡，而且进食量应有所节制。多饮水，禁烟限酒。不可过食甘肥及咸食，少吃辛辣、油腻、煎炸、烧烤等。平素应保持心情舒畅，情绪稳定，避免郁怒等精神刺激，并应该注意消除紧张、恐惧、忧虑等不良情绪。适当增加运动量，避免久坐。起居应有规律，避免劳心过度。《备急千金要方》论消渴病治禁指出："其所慎者有三，一饮酒、二房室、三咸食及面。"《外台秘要》更提出"食毕即需行步"，可见中医自古重视消渴病饮食疗法、运动疗法。《诸病源候论》还提出消渴候气功宣导功法，坚持长期习练，也可受益。

同时，应该密切监测病情变化。注意定期复查相关指标，早期诊断，积极采取干预措施，以避免病情加重，引发气机逆乱，阴竭液脱危证，或进一步发展，导致诸多继发病证，或发生痨瘵、疮疽等。

九、当代名医经验

施今墨先生治疗糖尿病主张把健脾助运与滋肾养阴放到同样重要的地位，提出"降糖对药"生黄芪、山药以及苍术、玄参，重视脾肾。祝谌予教授传承施今墨先生学术，改生黄芪、山药为黄芪、生地，配合苍术、玄参，并创造性提出葛根、丹参活血对药，开活血化瘀治疗糖尿病及其并发症之先河。主张分型辨证：气阴两虚证，方用降糖基本方，即黄芪、生地、苍术、玄参、葛根、丹参；阴虚火旺型，方用白虎加人参汤合一贯煎；燥热入血型，方用芩连四物汤；气虚血瘀型，方用生脉散合补阳还五汤；阴阳俱虚型，方用加味肾气丸。吕仁和教授主张分脾瘅、消渴、消瘅三期。提出分期分型辨证方案，提出糖尿病肾脏病"微型癥瘕"病机形成理论与化瘀散结治法，常用鬼箭羽、牡蛎、瓦楞子、夏枯草等，可以理解为是对活血化瘀治法的继承与发展。

十、病案举例

梁某，男，71岁，住北京市甘家口。初诊：1996年11月13日。主因口渴10年余，伴双下肢体麻木、疼痛、冷凉1年来诊。患者发现糖尿病10年余，有心肌梗死、心肌室壁瘤心脏手术史。长期服用西药磺脲和双胍类降糖药，近期已注射胰岛素，血糖控制一般。近期出现双下肢体麻木、疼痛，不能步履，生活不能自理。西医诊断为糖尿病周围神经病变。嘱服胰激肽原酶肠溶片，治疗无效。求中医诊治。刻下症：咽干不欲多饮，头晕目花，有时心悸胸闷，疲乏无力，肢体麻木、疼痛、冷凉，夜间痛甚，伴四末冷凉，大便偏干。患者持杖艰于步行，痛苦异常。诊查：形体消瘦，肌肤甲错，爪甲枯萎，舌质暗红，苔薄腻，脉沉细略弦。

中医诊断：消渴病之血痹（气阴两虚，络脉瘀结）。

辨证分析：气为血之帅，血为气之母，气行则血行，气虚则血瘀。患者消渴病日久，久病入络，热伤气阴，气阴两虚，气虚血瘀，络脉瘀结，故可见咽干、乏力、肢体麻木疼痛。肾阴虚，清窍失养，故见头晕眼花。心气虚，心脉痹阻，故可见心悸胸闷。络脉瘀结，气血不能布达于四肢，故见肢体冷凉，肌肤甲错。热结于内，通降不行，故见大便偏干。综合舌脉证，乃气阴两虚、气虚血瘀、络脉痹阻之证。病位在络脉，发病与肝、脾、心、肾、胃肠多脏腑相关。病性为虚实夹杂，虚为气虚、阴虚，实证为血瘀，兼有热结。失治误治，外受邪毒，或内生热毒，可有脱疽之变。

治法：益气养阴，活血通络，化瘀开痹。

方药：补阳还五汤加减。

处方：生黄芪30g，沙参15g，玄参25g，赤白芍各25g，当归30g，丹参15g，葛根25g，狗脊15g，木瓜15g，淫羊藿15g，桂枝6g，黄连6g，金银花15g，桃仁12g，红花9g，鬼箭羽15g，地龙3g，水蛭3g，土鳖虫3g，僵蚕3g，三七粉3g（冲服）。30剂。

二诊：1996年12月12日。服药大便通畅，肢体麻痛症状明显好转，精神状态良好，可持杖步行散步。效不更方，30剂。

三诊：1997年1月12日。诸症均减，体力与精神状态良好，已无须拐杖自行散步。继续守方。30剂。

四诊：1997年2月10日。病情平稳，复查血糖化验正常。基本无症状，精神体力均佳，视力改善。坚持服用汤药半年余，病情持续稳定。多次化验血糖，控制良好，两年后随访，肢体麻木疼痛未进展。（《糖尿病及其并发症中西医诊治学》）

按语 糖尿病周围神经并发症，病情复杂，治疗困难，是消渴病日久，失治误治，内热伤阴耗气，或阴损及阳，久病入络所致，病在肢体之络脉。本例患者辨证即属于气阴两虚，气虚血瘀，络脉痹阻，所以治宜益气养阴，活血通络，化瘀开痹。处方选用了清代名医王清任的补阳还五汤加味。该方生黄芪需重用，一般30~60g，最大可用至120g。加沙参、玄参者，兼以养阴，配大剂量赤白芍、当归，即可养血活血，柔筋缓急止痛，又可通便。丹参、葛根为祝老所谓活血对药，狗脊、木瓜是吕仁和教授脊瓜汤之配伍。淫羊藿、桂枝补肾温经以活血，黄连、金银花清热坚阴。他如桃仁、红花、鬼箭羽、地龙等辈，总为活血化瘀、通络开痹之意，其中虫药最善搜风通络，不可不知。三七粉为活血药，有较好的止痛作用，散剂冲服效果较好。

（赵进喜 张 华）

50 痛 风

痛风是体质因素加过嗜醇酒厚味，内生湿热，痹阻经络气血所致的以周身关节，尤其是跖趾关节红肿热痛为典型表现的病证。沿海地区多发，男性多于女性。古称"历节"、"白虎历节风"等，或混杂于痹证。《东垣十书》始有"痛风"病名。《格致余论·痛风》指出"彼痛风者，大率因血受热已自沸腾，或卧当风……痛则夜甚"。所论痛风发病特点与现代医学痛风相一致。现代医学中的高尿酸血症所致痛风，可参照本病证进行诊治。

一、诊断要点

1. 临床表现 关节红肿热痛，疼痛剧烈，尤其第1跖趾关节最为多发，足背、足跟、踝、膝等关节也常受累。反复发作者，关节附近可见痰核结节。

2. 发病特点 痛风可分为急性发作期、间歇发作期。急性发作常于深夜被关节痛惊醒，疼痛进行性加剧，可反复发作，或伴发石淋，甚至导致肾元虚衰，可渐成关格危候。

3. 辅助检查 血常规、血沉、尿常规、肾功能、血尿酸检查以及CT等，有助于诊断与鉴别诊断。

二、鉴别诊断

痛风与风湿痹证鉴别 风湿痹证尤其是风湿热痹与痛风皆可表现为关节红肿热痛，所以需要鉴别。痛风常发生于脚部跖趾关节，可见红肿热痛，疼痛剧烈，经常在夜间突然发作，多过嗜醇酒内生湿热，痹阻经络气血所致，病因以内伤为主，常继发石淋，甚至可发生肾劳、关格等。风湿热痹者肢节红肿热痛，多见于肩臂、肘、膝关节，常有咽痛红肿等诱因，多感受风湿热邪，或风寒湿邪入里化热，阻痹经络气血所致，常继发心痹等。

三、病因病机

痛风的病因包括体质因素、饮食失节以及外邪侵袭等。

1. 体质因素 太阴脾虚体质者最为多见。其他如阳明胃热体质者、少阳气郁体质者、少阴肾虚体质者等也可发病。

2. 饮食失节 尤其是过嗜醇酒厚味、海鲜等，脾气受伤，内生湿热、痰湿，痹阻经络气血，可发为痛风。

3. 外邪侵袭 外受风寒，或劳力伤气，或居处潮湿等，可痹阻经络气血，也可成为痛风急性发作的诱因。

痛风肿痛的病位虽然在肢体经络，发病与脾、胃、肝、肾密切相关。核心病机是湿热痹阻经络气血。过嗜醇酒厚味，内生湿热，经络气血痹阻，故可见痛风急性发作。痛风久病，湿热下注，煎熬成石，可成石淋。若痛风湿热，留痰留瘀，可见骨节肿大畸形，或生痰核结节。若湿热留恋，损伤脾肾，虚损劳衰不断加重，肾元虚衰，湿浊邪毒内生，损伤气血，败坏脏腑，甚至可渐成关格危候。

四、辨证要点

1. 辨分期 首当明辨疾病分期，急性期多湿热阻痹经络证，或夹有风寒湿证。缓解期可表现为湿热留恋、脾肾亏虚证，或痰湿血瘀、肝肾亏虚证。

2. 辨标本虚实 急性发作期多实证，可表现为湿热证，缓解期多虚实夹杂、本虚标实证，本虚证包括脾虚证、肾虚证、肝虚证。

3. 辨体质 太阴脾虚体质者，体弱，食欲差，有腹满、腹泻倾向。阳明胃热体质者，体壮实，食欲亢进，有便秘倾向。少阳气郁体质者，性抑郁，爱生闷气。少阴肾虚体质者，体弱，烦热，有失眠倾向。

五、治疗要点

痛风的治疗以除湿通痹为原则。急性期应以祛邪治标、分消湿热为重点。风寒湿诱发者，治当祛风、散寒、除湿，兼以舒筋活络。肝经郁热者，治当清解郁热为主。兼外伤血瘀者，治当活血化瘀。缓解期则当扶正祛邪、标本同治。

六、分证论治

1. 急性发作期

（1）湿热痹阻证：关节红肿热痛，发病急骤，病及一个或多个关节，疼痛剧烈，夜间为甚，多兼口渴或口中黏腻、胸脘痞闷、头晕困重、大便不爽，小便黄赤，舌质红，苔黄，脉滑数或弦滑。

【治法】分消湿热，舒筋活络。

【方药】四妙散合上中下通治痛风方加减。

【参考处方】炒苍白术各9～15g，黄柏9～12g，薏苡仁15～30g，川、怀牛膝各12～15g，虎杖12～15g，金钱草12～15g，秦艽12～15g，蚕沙9～15g，赤白芍各12～30g，威灵仙9～12g，白芷6～9g，粉防己12～15g，土茯苓15～30g，萆薢15～30g，忍冬藤15～30g，鸡血藤15～30g，炙甘草6g。

【临床应用】若为阳明胃热体质，湿热壅结，症见腹满，大便不畅者，可配合升降散。若外受风寒湿诱发，症见阴冷天气，痛风发作者，可用羌活胜湿汤加减。若为少阳气郁体质，或忧郁伤肝，肝经郁热者，可用大柴胡汤、四逆散加减。

（2）痰瘀痹阻证：关节局部肿痛，局部色紫暗，发热不甚，夜间疼痛为甚，遇阴冷天气或受外伤而诱发，或伴有大便不爽，头晕困重，舌质淡暗，苔白腻，脉沉细弦。

【治法】化痰除湿，活血化瘀。

【方药】指迷茯苓丸合身痛逐瘀汤加减。

【参考处方】炒苍白术各12～15g，香附9～12g，羌活6～9g，独活6～9g，秦艽12～15g，威灵仙9～12g，白芷6～9g，陈皮9～12g，法半夏9～12g，茯苓12～15g，川、怀牛膝各12～15g，土茯苓15～30g，萆薢15～30g，穿山龙15～30g，当归9～12g，川芎9～12g，桃仁9～12g，红花9～12g，制乳香9～12g，制没药9～12g，赤白芍各12～30g，炙甘草6g。

【临床应用】若兼湿热下注，症见脚趾红肿热痛，大便不爽者，可配合四妙丸。

2. 缓解期

（1）湿热留恋，脾肾不足证：关节局部时有肿痛，局部色紫暗，屈伸不利，或见皮下结节或痛风石，或伴有头晕，耳鸣，食少纳呆，舌质淡暗，苔腻，脉沉细而滑。

【治法】清热利湿，健脾补肾。

【方药】四妙丸合五子衍宗丸加减。

【参考处方】炒苍白术12～15g，黄柏9～12g，薏苡仁15～30g，川、怀牛膝各12～15g，枸杞子12～15g，菟丝子12～15g，车前子12～15g（包煎），茵陈12～15g，金钱草12～15g，炙黄芪15～30g，当归9～12g，川芎9～12g，丹参15～30g，党参9～12g，茯苓9～15g，女贞子9～12g，旱莲草12～15g，白芍12～15g，炙甘草6g。

【临床应用】若夹痰湿，症见肥胖，肢体沉重，舌苔白腻者，可配合二陈汤。若兼气滞，症见脘腹胀满，善太息，嗳气者，可配合四逆散。

（2）痰湿瘀结，肝肾亏虚证：关节局部时有肿痛，局部色紫暗，屈伸不利，或见皮下结节或痛风石，或伴有头晕，耳鸣，咽干，腰膝酸痛，肢体麻木，舌质淡暗，苔腻，脉沉细弦。

【治法】化痰祛瘀，滋补肝肾。

【方药】独活寄生汤加减。

【参考处方】独活6~9g，续断12~15g，桑寄生12~15g，党参9~12g，当归9~12g，赤白芍各12~30g，秦艽12~15g，威灵仙9~12g，白芷6~9g，川、怀牛膝各12~15g，茯苓9~15g，泽泻9~15g，土茯苓15~30g，萆薢15~30g，木瓜12~15g，炒苍白术各12~15g，伸筋草12~15g，炙甘草6g。

【临床应用】若血瘀突出，症见关节疼痛突出，肢体麻木，肌肤甲错者，可加用桃红四物汤，或加用三七粉（冲服）、苏木、地龙、鸡血藤等。

3. 并发症期

（1）湿热下注，尿石阻结证：尿中突然中断，腰痛，牵涉少腹疼痛，向会阴部放射，伴尿下砂石，尿血，尿痛，小便黄赤，舌暗红，苔腻而黄，脉沉而弦。

【治法】清热利湿，化石散结。

【方药】四逆散、三金二石汤加减。

【参考处方】柴胡9~12g，枳壳9~12g，赤白芍各12~30g，郁金12~15g，金钱草12~15g，鸡内金9~12g，生薏苡仁15~30g，石韦15~30g，滑石15~30g（先煎），土茯苓15~30g，萆薢15~30g，王不留行12~15g，炙甘草6g。

【临床应用】若腰痛、腹痛急性发作，抽掣而痛，疼痛剧烈者，可重用芍药甘草汤。若尿出细小砂石未净，小便窘迫者，可配合葵子茯苓丸。

（2）湿热内伤，肾元虚损证：头晕耳鸣，神疲乏力，咽干口腻，或有恶心呕吐，胸脘痞闷，腰膝酸软，夜尿频多，或有浮肿，尿少，大便不爽，舌质淡暗，舌苔腻，脉沉细。

【治法】清热化湿，化浊和胃，补肾培元。

【方药】当归补血汤、左归丸、升降散加减。

【参考处方】黄芪15~30g，当归9~12g，熟地12~15g，山茱萸12~15g，山药9~12g，川芎9~12g，丹参12~30g，白术9~12g，土茯苓15~30g，萆薢15~30g，苏叶9~12g，香附9~12g，陈皮9~12g，法半夏9~12g，虎杖12~15g，金钱草12~15g，土茯苓15~30g，萆薢15~30g，六月雪15~30g，蝉蜕9~12g，僵蚕9~12g，姜黄9~12g，熟大黄9~15g。

【临床应用】该方适用于痛风久病，虚损劳衰不断加重，渐成关格者。若肝肾亏虚，筋骨失养，症见腰酸背痛腿抽筋者，可配合芍药甘草汤并加用续断、桑寄生、薏苡仁等。

七、其他疗法

中药外治法　痛风急性发作期，可用二黄散（大黄、黄柏研细末），醋调敷患处，还可用中药溻渍法，取黄柏、大黄、黄连、马齿苋、忍冬藤、赤芍、丹皮等中药，煎汤待药液变凉后，浸湿纱布，溻渍患处。

八、预防调护

低嘌呤饮食，是预防痛风发病的关键。禁止食用啤酒、海鲜、动物内脏、肉汤等。主动多饮水。避免受寒，注意休息，尽量避免诱发痛风发病或加重的因素。

九、当代名医经验

朱良春教授认为痛风的病机为痰湿阻滞于血脉，与血相结而为浊瘀，滞留于经脉，则骨节肿痛、结节畸形，甚则溃破，渗溢脂膏。或郁闭化热，聚而成毒，可损及脾肾，称为"浊瘀痹"。治疗重视泄浊化瘀，常用土茯苓、薏苡仁、威灵仙、泽兰、秦艽利湿解毒，赤芍、土鳖虫、桃仁、地龙活血化瘀。蕴遏化热者，可加清泄通络之萆草、虎杖；痛甚者伍以全蝎、蜈蚣、延胡索、五灵脂以开瘀定痛；漫肿较甚者，可加僵蚕、白芥子、胆南星化痰药。张炳厚教授认为痛风的基本病机为湿热兼瘀，阻滞下焦。针对体质壮盛者，常用加味苍柏散加减治疗，体质虚弱者，常用当归拈痛汤加减治疗。

十、病案举例

李某，男，60岁。初诊：2002年1月23日。主因左脚趾跖关节红肿疼痛反复发作2年，加重1天来诊。形体高大肥胖，口苦，头晕，咽干，伴有胸胁胀满，腰腿酸困，小便黄赤，大便不爽。患者查空腹血糖6.8mmol/L，总胆固醇5.8mmol/L，低密度脂蛋白4.0mmol/L，血尿酸9.6mg/dl。舌暗红，苔薄腻略黄，有沫，脉弦滑。

中医诊断：痛风（肝经郁热，湿热痹阻）。

辨证分析：肝主疏泄，脾主运化。肝郁化热，故可见口苦、咽干、头晕；脾失健运，湿热内生，阻痹经络气血，故可见脚趾跖关节红肿热痛。湿热下注，故可见腰腿酸困，小便黄赤，大便不爽。综合舌脉证，辨证为肝经郁热，湿热下注，阻痹经络气血，舌暗红，苔薄腻略黄，有沫，脉弦滑，为瘀热之征。病位在关节经络，与肝脾有关。病性以实为主，一为郁热，一为湿热。

治法：清泄郁热，清热除湿，舒筋活络。

方药：四逆散合四妙散加味。

处方：柴胡9g，赤白芍各25g，枳壳9g，甘草6g，苍白术各12g，黄柏9g，生薏米25g，土茯苓30g，金钱草15g，草薢12g，威灵仙12g，秦艽12g，川、怀牛膝各15g，熟大黄12g。7剂。

二诊：2002年1月23日。脚痛已愈，大便较前通畅，口苦咽干诸症减轻，自述双目干涩，舌暗红，苔腻略黄有沫，脉弦，原方加草决明15g，茵陈12g，泽泻12g，14剂。

三诊：2002年3月7日。复查血尿酸8mg/dl，空腹血糖5.6mmol/L，转氨酶正常，血脂指标好转。遂改用加味逍遥丸合二妙丸、新清宁等中成药。坚持服药至年余，病情持续平稳，脚痛未再复发。（《内分泌代谢病中西医诊治》）

按语 方用四妙丸清热除湿加威灵仙、秦艽舒筋活络，方用四逆散加大黄等，疏肝解郁，清泄结热，更加金钱草、草薢、土茯苓等清利湿热，辨证准确，肝脾同治，故取得较好疗效。

（申子龙）

51 瘿 病

瘿病是由体质因素、情志失调等导致气滞、痰凝、血瘀壅结颈前，引起以颈前喉结两旁结块肿大为主要临床特征的一类疾病。在古代文献中，有瘿囊、影袋、土瘿、气瘿、肉瘿、瘿瘤、石瘿、瘿气等相关记载。《三因极一病证方论·瘿瘤证治》指出"坚硬不可移者，名曰石瘿；皮色不变，即名肉瘿；筋脉露结者，名筋瘿；赤脉交络者，名血瘿；随忧愁消长者，名气瘿"。瘿囊、影袋是指其颈前瘿肿下垂如囊如袋；肉瘿、瘿瘤表现为颈前瘿肿，一侧或两侧有结节肿大如樱核，光滑或质地稍硬；石瘿表现为颈前结节坚硬如石，固定不移，或伴有颈旁瘰疬，相当于现代医学的地方性甲状腺肿、结节性甲状腺肿、甲状腺癌等。除此以外，若颈前瘿肿疼痛明显，发病初即伴有发热咽痛者，称为瘿痛，发病多与外感风热邪毒有关，即现代医学的亚急性甲状腺炎。兼见烦热汗出、性急易怒、多食消瘦、肢体震颤、双目外突、心悸、脉数者，称为瘿气，发病常与情志失调有关；而表现为畏寒、汗少、神疲多睡、颜面肢体浮肿、大便少、脉迟者，可称瘿劳，相当于现代医学的甲状腺功能亢进症与甲状腺功能减退症。《诸病源候论·瘿候》指出"诸山水黑土中，出泉流者，不可久居，常食令人作瘿病，动气增患"。可见瘿病的病因与情志内伤及水土因素关系密切。现代医学的多种甲状腺疾病可参考本病证进行诊治。

一、诊断要点

1. 临床表现 以颈前结块肿大，可随吞咽动作而上下移动为典型表现。病程初期，肿块可如樱桃或指头大小，一般增长缓慢，大小不一，大者可如囊如袋，触之多光滑柔软。病程日久则肿块质地较硬，或可扪及结节，甚至推之不移，一般无明显的全身症状。其中，"瘿囊"一般颈前肿块较大，两侧比较对称，肿块光滑、柔软，病程久者可扪及结节。"瘿瘤"颈前肿块偏于一侧，或一侧较大，或两侧均大。"瘿肿"小如樱核，大如核桃，质常较硬。"石瘿"病情严重者，肿块增大迅速，质坚硬如石，结节高低不平，固定不移，可有较明显的全身症状。"瘿痛"颈前瘿肿，伴有明显疼痛，发病初期伴有外感发热咽痛等症状。"瘿气"除了表现为颈前瘿肿外，患者还常见烦热、烦躁易怒、多汗、多食易饥、腹泻、体重减轻或消瘦、肢体震颤、双目外突、心悸、脉数等症状。"瘿劳"除表现为颈前瘿肿外，还常表现为畏寒、神疲乏力、颜面肢体肿胀、便秘、脉沉等症状。

2. 发病特点 瘿病多见于女性，尤其是少阳气郁体质者与厥阴肝旺体质者，常有情志失调病史；"土瘿"以离海较远的内陆地区发病较多，有一定的地域性；"瘿痛"则常因外感而诱发。

3. 辅助检查 甲状腺 B 超、甲状腺功能检查、基础代谢率测定等有助于诊断瘿病并分辨其不同类型，了解病情严重程度。

二、鉴别诊断

1. 瘿病与瘰疬鉴别 瘿病与瘰疬均可见颈部结块，故需鉴别。鉴别点包括部位及肿块性状两个方面。瘿病的肿块在颈部正前方，肿块一般较大，结节小者如樱核，大者如核桃，甚至如囊如袋，一般无明显全身症状；瘰疬的患病部位在颈项的两侧，肿块一般较小，如珠如豆，个数多少不等。可累累如串珠，连结三五枚，或伴有潮热、盗汗等。除此之外，瘿病好发于女性，尤其是少阳气郁体质者与厥阴肝旺体质者，常有情志失调病史，或在内陆地区多发，病机多为气滞痰结血瘀；瘰疬好发于青少年少阴阴虚体质，或劳倦过度，或老年"消渴病"患者，病机多为阴虚痰火凝结，且常有"肺痨"病史。颈部及甲状腺 B 超、胸部 X 线等检查有助于鉴别诊断。

2. 瘿气与消渴病鉴别 两者均可表现为多食易饥、乏力、体重减轻或消瘦等，故需鉴别。瘿气以颈前瘿肿为典型表现，常表现为烦热、汗出、烦躁易怒、肢体震颤、双目外突、心悸、脉数等症状，有腹泻倾向，无多饮、多尿或尿甜。消渴病以多饮、多食、多尿或尿有甜味为典型表现，大便常偏干，无肢体震颤、双目外突等表现。瘿气好发于女性以及少阳气郁体质者、厥阴肝旺体质者，常有情志失调病史，多为气滞痰结基础上，心肝或肝胃火旺，伤阴耗气所致。消渴病发病男女差别不大，各年龄段均可发病，老年与肥胖者尤多发，多见于阳明胃热体质者、少阴阴虚体质者，常有饮食失节、情志失调等病史，或由胃肠热结、脾胃湿热以及郁热、痰火等，热伤气阴所致。瘿气日久，可继发心悸怔忡或鹘眼凝睛。消渴病日久，常络脉瘀结，可继发胸痹心痛、中风眩晕、水肿关格、视瞻昏渺、血痹痿厥、脱疽等。甲状腺 B 超、甲状腺功能检查及血糖、糖化血红蛋白水平检查等有助于鉴别诊断。

三、病因病机

瘿病病因与情志内伤、饮食及水土失宜有关，体质因素也是潜在病因，外感邪毒也可诱发瘿病。

1. 体质因素　少阳气郁体质者、厥阴肝旺体质者，尤其是女性患者，若遇情志内伤、饮食失宜，最易导致气郁痰结、气滞血瘀、肝郁化火等，故女性易患瘿病。少阴阴虚体质之人，痰气郁结之后，也易化火伤阴，导致瘿病迁延不愈。

2. 情志内伤　《诸病源候论·瘿候》指出"瘿者由忧恚气结所生，亦曰饮沙水，沙随气入于脉，搏颈下而成之"，认为瘿病的病因主要是情志内伤及水土因素。《重订严氏济生方·瘿瘤论治》指出"夫瘿瘤者，多由喜怒不节，忧思过度，而成斯疾焉。大抵人之气血，循环一身，常欲无滞留之患，调摄失宜，气凝血滞，为瘿为瘤"，指出瘿瘤为情志内伤导致。《圣济总录·瘿瘤门》指出"石瘿、泥瘿、劳瘿、忧瘿、气瘿，是为五瘿。石与泥则因山水饮食而得之；忧、劳、气则本于七情"。明代李梴《医学入门》指出"原因忧恚所致，故又曰瘿气，今之所谓影囊者是也"。可见心情抑郁、情绪紧张、压力增大、烦劳过度或不良情志刺激等容易导致肝气郁滞，或心肝火旺。气机郁滞，则津液易于凝聚成痰，痰气结于颈前，则成瘿病，即古所谓"气瘿"、"劳瘿"、"忧瘿"之类。痰气凝滞日久，则成血瘀，痰、气、瘀互结，则可见瘿肿较硬或有结节，甚至表现为坚硬如石，而成"石瘿"。

3. 饮食及水土失宜　战国时期《吕氏春秋·尽数》指出"轻水所，多秃与瘿人"，认为瘿病发病与地理环境有关。《圣济总录·瘿瘤门》云"山居多瘿颈，处险而瘿"，认为地域因素及饮食失宜与瘿病发生有关。居住在内陆高山缺碘地区，水土失宜，影响脾胃的功能，聚湿生痰，结于颈前，则为瘿病，即所谓"土瘿"之类。

4. 外感邪毒　风为百病之长，常兼夹邪气伤人。瘿病患者感受风热邪毒尤为常见。外感风热，留恋不去，经络气血壅滞，表现为瘿肿疼痛；进一步伤阴耗气，阴损及阳，还可导致阴虚火旺、气阴两虚、阴阳俱虚等，即为"瘿气"、"瘿劳"。

瘿病的中心病位在肝，与脾、胃、心、肾等脏腑也有密切关系。基本病机是肝气郁结，气滞痰结。情志失调是瘿病的常见诱因。气滞日久，津液聚而为痰，气郁痰结。气行则血行，气滞则血瘀，气滞痰结日久，则成血瘀，气滞、痰结、血瘀，三者合而为病，即可表现为瘿病，部分患者甚至可成"石瘿"。

瘿气常见热证，肝火证多见，可表现为心肝火旺或肝胃火旺，也可见郁热、痰火、瘀热、风热、热毒等。少阳气郁体质者，情志失调，肝气郁结，肝郁可以化火；厥阴肝旺体质者，恼怒可以生肝火；忧心烦劳，"气有余便是火"，可以生心火；饮食失宜，可以生胃火，表现为心肝火旺或肝胃火旺。痰结血瘀也可化火，表现为痰火、瘀热等。至于外感风热所致者，则更常见热毒壅郁之证。

瘿病病程日久，可见阴虚、气阴两虚甚至阴阳俱虚。火热为阳邪，容易伤阴，所以"瘿气"常见阴虚或阴虚火旺之证。火热之邪，"壮火食气"，不但可以伤阴，也可耗气，所以"瘿气"也常见气阴两虚证。阴阳互根，久病不愈，阴损及阳，所以也可表现为阴阳俱虚证，甚至呈虚劳表现，即为"瘿劳"。

瘿病初病多实，久病多虚实夹杂，常表现为本虚标实之证。本虚证可见阴虚、气阴两虚，甚至阴阳俱虚；标实证常见气滞、痰结、血瘀、肝火，也有表现为郁热、痰火、瘀热以及风热、热毒等。清代沈金鳌《杂病源流犀烛·瘿瘤》指出"瘿瘤者，气血凝滞、年数深远、渐长渐大之症"。强调瘿病多因气血凝滞，日久渐结而成。"瘿病"重症，失治误治，热邪壅盛，心神被扰，神明失用，可发生壮热、神昏、厥脱危证。久病不已，热伤气阴，心脉失养，可发生心悸、怔忡等顽证。肝开窍于目，瘿病日久，肝肾阴虚，不能上荣于目，加之肝火、痰瘀，上结于目窠，又常见双目外突，即所谓"鹘眼凝睛"。

四、辨证要点

1. 辨标本虚实 初病多实，久病多虚实夹杂。本虚证包括阴虚、气阴两虚、阴阳俱虚证，也可表现为气虚、阳虚者。标实证包括气滞、痰结、血瘀以及肝火、郁热、痰火、瘀热、风热、热毒等。

2. 辨脏腑定位 瘿病中心病位在肝，并与脾、胃、心、肾多脏腑有关。肝郁可以兼见脾虚；肝火可以伴有心火、胃火；阴虚火旺，或气阴两虚，或阴阳俱虚，病位多有关心肾。"瘿劳"患者更易出现脾肾阳虚、心肾阳虚等证。

3. 辨体质 少阳气郁体质者，性抑郁，内向悲观，易生闷气，容易发生气郁，或郁热内生；厥阴肝旺体质者，性情暴躁，控制情绪能力差，性急易怒，遇不良情绪刺激，易生肝火，或致肝阳上亢。少阴阴虚者，思维敏捷，有失眠倾向，烦劳过度，容易阴虚火旺，或表现为气阴两虚等。

五、治疗要点

瘿病以理气化痰、消瘿散结为基本治法。瘿肿质地较硬及有结节者，当配合活血化瘀。明代陈实功《外科正宗·瘿瘤论》提出瘿瘤"乃五脏瘀血、浊气、痰滞而成"，所以主张治以"行散气血"、"行痰顺气"、"活血消坚"等，应用海藻玉壶汤等方。瘿病日久，证候表现为虚实夹杂者，应注意处理好治本与治标的关系。同时，应注意分辨有火、无火，并结合脏腑定位，处理好补虚与清热的关系。

针对瘿病的本虚证，治当分阴虚、气虚、阳虚，立足病变脏腑，针对性选用补虚治法。阴虚者，治当滋阴；气阴两虚者，治当益气养阴；阴阳俱虚者，治当阴阳两补。肝肾同病者，滋补肝肾；心肾同病者，补益心肾。脾气虚者，治当健脾益气；肾阳虚者，治当补肾温阳；心肾阳虚者，治当温阳、补益心肾。针对标实证，清热治法很重要。若肝火亢盛，心肝火旺或肝胃火旺者，治当清肝泻火，或兼以清心，或兼以清胃。临床兼郁热者，治当解郁清热；痰火者，治当清热化痰；瘀热者，治当化瘀清热。外感风热诱发者，治当疏风清热；热毒壅郁者，治当清热解毒。

关于瘿病的外科手术治疗，公元3世纪前就有记载。《三国志·魏书》记载贾逵"发愤生瘿，后所病稍大，自启愿欲令医割之"，曹操劝说："吾闻'十人割瘿九人死'。"提示此时手术治疗瘿病已比较普遍。而《肘后备急方》用昆布、海藻治疗瘿病。《备急千金要方》、《外台秘要》所载数十个治疗瘿病的方剂，也用海藻、昆布、羊靥、鹿靥等药，表明当时对含碘药物及动物甲状腺等治疗瘿病已有认识。《本草纲目》更指出黄药子可"凉血降火，消瘿解毒"，临床治疗瘿气确有疗效。

六、分证论治

1. 气郁痰阻证 颈前瘿肿，质软，颈部觉胀，胸闷，喜太息，或兼胸胁窜痛，病情波动常与情志因素有关，苔薄白，舌苔边有浊沫，脉弦。

【治法】理气舒郁，化痰消瘿。

【方药】四海舒郁丸加减。

【参考处方】柴胡9～12g，白芍12～30g，香附9～12g，陈皮9～12g，昆布12～30g，海带12～30g，海藻12～30g，海螵蛸15～30g，海蛤壳12～15g。

【临床应用】本方疏肝理气、消瘿散结，适用于气滞痰结"气瘿"、"土瘿"，尤其是少阳气郁体质者。气滞痰阻，胸闷、咽颈不适者，可加用牛蒡子、桔梗、苏叶、射干等；痰湿中阻，心胸满闷，失眠，多梦，舌苔白腻，脉滑者，可配合温胆汤；肝郁脾虚，腹满，大便稀溏，脉细弦者，可用逍遥散方加减；气郁化热，口苦咽干，心烦多梦，舌苔薄腻略黄，脉弦而滑，可用小柴胡汤、柴胡龙骨牡蛎汤化裁；肝经郁热，脾胃虚寒，口苦咽干，心烦失眠，腹满，畏寒，便溏，脉弦细沉者，可用柴胡桂枝干姜汤加减；痰火扰心，心胸烦闷，失眠多梦，舌尖红，舌苔黄腻者，可用黄连温胆汤加减。

2. 痰结血瘀证　颈前出现肿块，按之较硬或有结节，肿块经久未消，胸闷，纳差，苔薄白或白腻，脉弦或涩。

【治法】理气活血，化痰消瘿。

【方药】海藻玉壶汤加减。

【参考处方】海藻 12～30g，昆布 12～30g，青皮 9～12g，陈皮 9～12g，清半夏 9～12g，浙贝 9～12g，连翘 9～12g，当归 9～12g，川芎 9～12g，莪术 6～9g，薏苡仁 15～30g，甘草 6g。

【临床应用】此方理气化痰、化瘀散结，适用于气滞痰结血瘀之"瘿瘤"、"石瘿"，尤其是少阳气郁体质者。瘿肿结块较硬，多结节者，可酌加黄药子、穿山甲、三棱、露蜂房等。痰瘀久结，郁而化火，而见烦热咽干，舌红苔黄、脉数者，可合用消瘰丸，加玄参、生牡蛎或夏枯草等。

3. 肝火炽盛证　颈前轻度或中度肿大，一般柔软、光滑，烦热，出汗，性情急躁易怒，眼球突出，手指颤抖，面部烘热，口苦，舌质红，苔薄黄，脉弦数。

【治法】清肝泄火。

【方药】栀子清肝汤加减。

【参考处方】柴胡 9～12g，白芍 12～15g，黄芩 9～12g，龙胆草 9～12g，连翘 12～15g，浙贝 9～12g，夏枯草 12～15g，当归 9～12g，玄参 9～12g，黄药子 6～12g，甘草 6g。

【临床应用】此方以清肝泻火为主，适用于"瘿气"肝火炽盛证，尤其是少阳气郁体质者或厥阴肝旺体质者，此时一般不用海藻、昆布等药。瘿气肝火、阳亢症状缓解后，可酌情应用含碘中药如香附、夏枯草、川贝母、玄参、牛蒡子、黄药子、丹参、龙骨、牡蛎等以软坚消瘿，尤其是玄参、夏枯草、牡蛎等含碘相对少的药物，更不应作为瘿气禁忌药。其中，黄药子消瘿散结、凉血降火作用好，但有肝毒性，应从小剂量开始，长期应用尤当慎重。若心肝火旺，心烦失眠，口舌生疮，小便黄者，可配合导赤散、黄连阿胶汤；肝胃火旺，多食易饥，烦热口渴者，可配合清胃散，加用生地、黄连、玉竹、生石膏、知母、天花粉等；肝火亢盛，风阳内动，手指颤抖者，加石决明、鳖甲、钩藤、生龙骨、牡蛎等。"瘿痈"初期，外感风热诱发，表现为颈前瘿肿疼痛，伴有发热恶寒，头身痛，或有口苦，咽干咽痛，舌红舌苔薄黄，脉弦滑数者，可用小柴胡汤合银翘散；热毒壅郁，瘿肿红肿热痛，烦热尿赤者，可用五味消毒饮合黄连解毒汤。

4. 阴虚火旺证　瘿肿或大或小，质软，起病缓慢，心悸不宁，心烦少寐，易出汗，手指颤动，眼干目眩，倦怠乏力，舌质红，舌体颤动，脉弦细数。

【治法】滋养阴精，宁心柔肝。

【方药】天王补心丹加减。

【参考处方】生地 12～15g，玄参 12～15g，麦冬 9～12g，天冬 9～12g，当归 9～12g，茯苓 9～12g，五味子 9～12g，丹参 12～30g，浙贝 9～12g，黄连 6～12g，黄芩 6～9g，连翘 12～15g，夏枯草 12～15g，酸枣仁 12～15g，柏子仁 12～15g，远志 9～12g，白芍 12～30g，甘草 6g。

【临床应用】此方即当归六黄汤合消瘰丸加减方，可滋阴降火，适用于"瘿气"阴虚火旺证，尤其是少阴阴虚体质者。肾阴虚，心火旺，心烦失眠者，可用黄连阿胶汤加味；阴虚内热，烦热多汗，动则汗出者，可用当归六黄汤合消瘰丸加浮小麦、生龙骨、生牡蛎等。

5. 气阴两虚证　颈前肿大，目突手颤，心悸，动则尤甚，胸闷气短，咽干，疲乏，消谷善饥，腰膝酸软，舌红少苔，脉细数无力。

【治法】益气养阴，消瘿散结。

【方药】生脉散、五参汤加减。

【参考处方】太子参 12～30g，麦冬 9～12g，五味子 6～9g，党参 9～12g，玄参 12～15g，沙参 12～15g，丹参 15～30g，苦参 9～15g，黄连 6～12g，连翘 12～15g，浙贝 9～12g，夏枯草 12～

15g，生龙牡各 15～30g，甘草 6g。

【临床应用】此方益气养阴，养心复脉，适用于"瘿气"气阴两虚证，尤其是以心悸为主症者。如夹有痰热，胸闷心悸，心烦失眠，舌红，舌苔黄腻，脉滑数者，可配合黄连温胆汤、小陷胸汤加减；宗气下陷，胸闷气短，心悸，动则尤甚，脉短，甚或三五不调者，可配合升陷汤加味；久病血瘀，心胸闷痛，心悸不宁，舌暗，脉三五不调者，可加用桃仁、红花、姜黄、甘松等。

6. 阴阳俱虚证 颈前肿大，目突手颤，口干目涩，心悸，胸闷气短，神疲乏力，颜面肢体浮肿，畏寒肢冷，大便不畅，女子月经不调或闭经，男子阳痿，性欲下降，腰膝酸冷，舌体胖大，舌质淡暗，脉沉细或迟。

【治法】滋阴益气，通阳复脉。

【方药】右归丸加减。

【参考处方】黄芪 15～30g，当归 12～30g，肉苁蓉 12～30g，肉桂 3～6g，炮附子 3～6g（久煎），熟地 12～30g，山茱萸 12～15g，山药 12～15g，茯苓 9～15g，猪苓 9～15g，泽泻 9～15g，龟甲胶 12～30g（烊化），鹿角胶 12～30g（烊化），丹参 15～30g。

【临床应用】此方益气滋阴、补肾温阳，适用于"瘿劳"阴阳俱虚证。若宗气虚陷，胸闷气短，动则气喘，或心悸，颜面肢体浮肿者，可配合升陷汤加味；肾阳亏虚，性功能减退者，可配合五子衍宗丸；心肾阳虚，大便不通，腰膝酸冷者，可用济川煎加减；心肾阳虚，心脉失养，心悸，胸闷，畏寒肢冷，脉迟缓者，可配合麻黄附子细辛汤加淫羊藿、黄芪、丹参等；脾肾阳虚，水湿不化，颜面肢体浮肿，舌苔白腻、水滑者，可用附子理中汤合五苓散加减。

七、其他疗法

1. 内服药物 小金丸，可散结消肿，化瘀止痛，适用于瘿病痰凝气滞证，现代医学的甲状腺瘤及结节性甲状腺肿等。雷公藤多苷，可祛风除湿，适用于"瘿痛"伴有肢体关节疼痛、畸形、晨起伸屈不利及鹤眼凝睛等。

2. 外用药物 "瘿痛"急性期颈前肿大疼痛或咽痛发热者，可取金黄膏外敷。"瘿气"阴虚火旺者，可取黄药子、乳香、没药三药研磨成粉，再与夏枯草膏等比例混合，外敷应用。

3. 针刺疗法 ①夹脊穴（颈 3～5）、合谷、天突、曲池、风池，采用泻法，适用于瘿病气郁痰阻证；②间使、内关、神门用泻法，三阴交、太溪、照海、复溜用补法，适用于瘿病阴虚火旺证。

八、预防调护

保持精神愉快，充足睡眠，减少工作压力。同时，注意锻炼身体，增强体质，预防感冒。内陆地区注意饮食调摄，适当补充碘盐及海产品。

"瘿气"，要求慎用海带与加碘食盐。定期监测甲状腺功能等指标，保持心情舒畅。

九、当代名医经验

丁学屏教授认为亚急性甲状腺炎因劳倦伤正，风热疫毒外袭，引动肝胆伏热，煎熬津液变成痰浊，阻于少阳、阳明经络所致。若邪留少阳气分，身热起伏，舌边尖红，苔黄腻，脉弦滑数者，可用桑叶、丹皮、夏枯草、青蒿等；若症见寒热起伏、热多寒少者，可用蒿芩清胆汤，药用青蒿、黄芩、半夏、陈皮、茯苓等；夹痰浊者，可用青皮、陈皮、半夏、川贝、白芥子等；清热解毒、消肿散结可用马勃、夏枯草、川贝、玄参等。陈如泉教授认为亚急性甲状腺炎基本病机为肝郁化火，加之外感风热毒邪。初期宜疏散风热，解表透邪，清热止痛，可用银翘散加减，药用金银花、连翘、薄荷、牛蒡子、荆芥、桔梗、柴胡、黄芩、川楝子、延胡索、板蓝根等，重视应用风药。林兰教授认为甲状腺癌属"石瘿"范畴。甲状腺癌术后治疗，应重视扶正祛邪、攻补兼施。甲状腺癌部分切除而见气阴两虚者，当益气养阴，方用天王补心丹，药如太子参、麦冬、五味子、黄芪、熟地、生地、白芍、枸杞子、白术、山药等。甲状腺癌术后甲状腺功能减退而见肾阳虚者，当温补肾阳，方用金匮肾气丸，药如益智仁、覆盆子、肉桂、杜仲、枸杞子、紫河车、巴戟天、淫羊藿等。平肝潜阳法：甲状腺癌术后合并结节而见上实下虚者，当平肝潜阳，药如龙骨、磁石、夏枯草、酸枣仁、柏子仁等。甲状腺癌术后合并甲状腺结节、淋巴结肿大而见痰瘀互结者，当破瘀化痰，药如牛蒡子、山慈菇、红花、土鳖虫、乳香、没药、枳实、半夏、浙贝等。他如疏肝理气、清热解毒治法，常可用柴胡疏肝散、四逆散，药如香附、益母草、延胡索、郁金、青皮、橘络、柴胡，配合白花蛇舌草、半边莲、半枝莲等。

十、病案举例

患者，女，32岁。初诊：1998年4月7日。主因心悸、汗出2个月来诊。患者3个月前有病毒性脑炎病史，既往有肝功能异常病史。目前服用西药甲疏咪唑、普萘洛尔，心悸症状未改善。刻下症：心悸，汗出，疲乏少力，性情急躁，食欲好，食后恶心，大便每日1~2次。查体形偏瘦，心率130次/分，舌尖红，苔薄黄，脉细数。

中医诊断：瘿气之心悸（气阴两虚，郁热内结）。

辨证分析：肝主情志，心藏神。肝经郁热，伤阴耗气，气阴两虚，心神失养，心神不宁，故可见心悸、汗出、疲乏少力。肝胃热盛，故见性急、食欲旺盛。脾胃不和，故见食后恶心、大便不调。综合舌脉证，舌尖红，苔薄黄，脉细数，乃气阴两虚、郁热之证。病位在心，与肝胃有关。病性为虚实夹杂，虚为气阴两虚，实以郁热为主。失治误治，则病归缠绵，或有厥脱之变。

治法：益气养阴，清热散结。

处方：太子参12g，沙参12g，玄参12g，苦参15g，丹参15g，黄连10g，麦冬10g，五味子15g，枸杞子30g，夏枯草15g，牡蛎25g（先煎），连翘12g，金银花15g。7剂。

二诊：1998年4月14日。服药7剂，心悸，汗出，疲乏诸症均减，心率100次/分，效不更方，14剂。

三诊：1998年4月28日。精神状态良好，心率80次/分。遂停用普萘洛尔，继续守方。7剂。

四诊：1998年5月5日。诸症均减，舌尖红，脉象如常。后复查甲状腺功能正常，改用天王补心丹巩固疗效。（《赵进喜临证心悟》）

按语　甲状腺功能亢进，少阳体质者、厥阴体质者比较多见。郁热内结，耗伤气阴，其心悸症状突出者，可用五参汤、天王补心丹；汗出症状突出者，可用当归六黄汤；腹泻症状突出者，可用参苓白术散。本例患者心悸表现突出，检查为心动过速，中医辨证为郁热内结、气阴两虚，所以治当清热散结，益气养阴。方剂选用古方五参汤合生脉散、消瘿丸加减。药理研究发现，黄连与苦参皆有良好的减慢心率作用，赤芍、丹皮有研究认为也有类似作用。甲状腺肿大、结节者，还可加用莪术、浙贝等药软坚散结。实践证明，中西药结合确实可减毒增效，迅速改善患者临床症状。

（肖永华　暴雪丽）

52　汗　证

汗证是指人体阴阳失调，营卫失调，腠理不固，或内热蒸腾，津液外泄引起的以汗出异常为主症的病证。根据汗出异常的临床表现，可分为自汗、盗汗、脱汗、战汗、黄汗等。其中，自汗、盗汗临床较为多见。现代医学的自主神经紊乱以及甲状腺功能亢进、糖尿病自主神经病变、更年期综合征、结核病、风湿病等多种疾病，临床表现为异常汗出者，皆可参考本病证进行诊治。

一、诊断要点

1. 临床表现　以汗出异常为主要表现。其中，清醒状态下，异常多汗，动则益甚者为自汗；睡眠中汗出，醒后汗止者为盗汗；汗出色黄，染衣着色者为黄汗；外感急病过程中，全身战栗，随之汗出者为战汗；危急重病，出现全身大汗淋漓，或汗出如油，并伴亡阴、亡阳等表现者为脱汗，古人亦称绝汗。

2. 发病特点　常有外感病后体虚、烦劳过度、情志不舒、嗜食辛辣醇酒、劳倦内伤以及久病失治误治等病史。

3. 辅助检查　借助血常规，血生化，胸部 X 线摄片，痰涂片找抗酸杆菌以及行抗链球菌溶血素"O"检查、红细胞沉降率检查、免疫学检查、甲状腺功能检查、性激素检查等，有助于诊断与鉴别诊断。

二、鉴别诊断

1. 汗证与生理性汗出鉴别　汗证的诊断，首先应该排除生理性汗出。生理性汗出，主要是指因气温高、着衣加被、剧烈运动、进食过快、情绪激动等因素影响，引起出汗的情况，属正常汗出，所以无其他不适。另外，外感病患者还需要应用辛散宣透之药，发汗退热，也与病理性出汗有别。

2. 汗证与肺痨、瘿气、消渴病汗出鉴别　异常出汗作为一个症状，可见于肺痨、瘿气、消渴病久病等多种病证，所以汗证需要与以上多种疾病相鉴别。肺痨常见盗汗，同时可见咳嗽、咳血、潮热等，是一种常见的有传染性的肺系疾病。瘿气常见自汗，同时可见颈前瘿肿，多食易饥，烦热易怒，心悸，肢体颤抖，体力减退，甚至消瘦，突眼等。消渴病久病也可见自汗、盗汗，同时可见口渴多饮、多食、多尿、乏力或体重减轻以及心悸、视物模糊、肢体麻痛等。

3. 汗证不同类型自汗、盗汗、黄汗、战汗、脱汗鉴别　自汗、盗汗、黄汗、战汗、脱汗等，临床各有其特点。自汗是指自然清醒状态下，不因天热衣厚、激动、劳作，异常多汗，动则汗出益甚，可见气虚，表气不固，或营卫失和，或泄热内郁者。盗汗是指睡眠后多汗，醒后汗止，常见于阴虚火旺，气血亏虚者。黄汗，常有汗出入水中浴，衣里冷湿病史，临床表现为汗出色黄如柏汁，沾衣色黄，常伴有肢体肿胀、沉重、疼痛等，为水湿郁闭、营卫失和所致。战汗，多见于急性外感病过程中，突然恶寒战栗，身汗出，为邪正交争之象。若汗出之后，热退脉静，气息调畅，为正气拒邪，则病趋好转。但邪盛正衰，也有一汗而亡者。脱汗，多发生于危急重症，症见大汗淋漓，汗出如珠，又称绝汗，病势危急。伴气急息促，精神疲惫，四肢厥冷，脉微欲绝或散大无力，阳气欲脱，多预后不良。

三、病因病机

汗证的病因与体质因素、外邪留恋、饮食失节、情志失调、劳倦内伤以及久病失治误治、妇女天癸将竭等多方面因素有关。

1. 体质因素　太阳卫阳不足者，最容易发生自汗，平素腠理疏松，容易感冒；太阴脾虚体质者、少阴阳虚体质者以及阳明胃热体质者，也可以发生自汗。少阴阴虚体质者，最容易发生盗汗。

2. 外邪留恋　尤其是太阳卫阳不足，容易损伤卫阳，或曾经咳喘，损伤肺气，导致营卫失和，表气不固，导致自汗等。而汗出如水中，衣里湿冷，水气内郁，营卫失和，则为黄汗。

3. 饮食失节　辛辣、醇酒厚味，内生湿热，湿热熏蒸，津液外出，也可分为自汗、盗汗。

4. 情志失调　气郁化热，郁热蒸腾津液外出，也可引发汗证。

5. 劳倦内伤　烦劳过度，思虑太过，或消渴病等，久病失治误治，过用辛散宣透发汗之药，伤阴耗气，或损阳伤血，阴虚火旺，血虚阳浮，或气虚、阳虚，卫阳不足，表气不固，可致盗汗、自汗。

另外，妇女七七，天癸竭，肾虚，阴阳失调，气血失和，也可发生汗出异常，常表现为烘热汗出等。

汗证的病位在卫表肌腠，其发病与肺、心以及肝、肾多脏腑相关。核心病机是人体阴阳失调，营卫失调，腠理不固，或内热蒸腾，津液外泄。《素问·阴阳应象大论》指出"肺生皮毛"，《素问·宣明五气》指出"心为汗"，《素问·阴阳别论》指出："阳加于阴，谓之汗"，明确指出肺主皮毛，而汗为心液，为心所主，是阳气蒸化阴液而成。病理情况下，或表现为实证，郁热、湿热等，蒸腾津液外泄者；或表现为虚证，肺气亏虚，阳气虚衰，表气不固，皆可导致汗出异常。而外邪留恋在表，营卫失和；阴虚火旺，热迫阴津外泄；水湿外侵，水气内逼，表气郁闭，营卫失和；妇女绝经前后，肝郁肾虚，阴阳失调，营卫不和等，均可导致汗证，证候特点是本虚标实、虚实夹杂。

一般来说，自汗多阳虚，盗汗多阴虚。但《丹溪心法》有"自汗属气虚、血虚、湿、阳虚、痰"，"盗汗属血虚、阴虚"的观点。《景岳全书·汗证》更指出"自汗、盗汗亦各有阴阳之证，不得谓自汗必属阳虚，盗汗必属阴虚也"，提示对自汗、盗汗的病因病机，不能简单视之。清代王清任《医林改错》更提出瘀血也可导致自汗、盗汗，很有实用价值。更有外感急病，邪正交争，表现为寒战汗出者，是为"战汗"。而久病或危急重症，脏气虚衰，阳不敛阴，而汗液外泄，则为"脱汗"，失治误治，则有大汗亡阳厥脱之变，甚至可危及患者生命。

四、辨证要点

1. 辨阴阳虚实　自汗多属气虚不固，盗汗多属阴虚内热。但因郁热、湿热等邪热郁蒸所致自汗、盗汗，则属实证。病程久者，更常表现为阴阳虚实错杂，本虚标实。自汗久则伤阴，盗汗久则伤阳，常可表现为气阴两虚或阴阳两虚。邪热郁蒸，病久伤阴，也可见虚实兼夹之证。

2. 辨汗出部位　头面汗出，食后尤甚，或手足汗出，多内热，湿热郁蒸；腋下或外阴汗出，口苦心烦，多肝经湿热；外阴汗出，局部湿冷，多肾阳亏虚；半身或局部汗出，恶风，多营卫不和；心胸部汗出，心悸乏力，多气血不足；全身多汗，鼻尖尤甚，乏力气短，多肺气亏虚。

3. 辨体质　太阳卫阳不足体质者，多体弱，腠理疏松，平素汗出较多，容易感冒，对气候变化适应能力较差；太阴脾虚体质者，多体弱，食少，有腹满、腹泻倾向；少阴阴虚体质者，形体多瘦长，精力充沛，思维敏捷，不怕冷，有失眠倾向；少阴阳虚体质者，神疲多睡，平素畏寒，性功能差；阳明胃热体质者，身体壮实，体力好，精力充沛，平素怕热，食欲好，有大便干倾向；少阳气郁体质者，性抑郁，爱生闷气；厥阴肝旺体质者，性格急躁易怒。

五、治疗要点

汗证治疗的基本原则是调和气血阴阳、调和营卫、敛阴固表。临床上应根据具体证候特点，或疏风散邪、调和营卫，或补气益肺、固表止汗，或清泄里热、抑阳敛阴，或调补阴阳、敛肝止汗，或滋阴降火、敛阴止汗，或益气养血、敛阳止汗，或活血化瘀、调和气血等法。黄汗，治当宣通湿邪、固表和营；战汗，治当扶正祛邪、因势利导；脱汗，治当回阳救逆、固脱止汗。汗证的治疗，在辨证治疗的基础上，可随方加入收敛固涩止汗之药。

六、分证论治

1. 自汗

（1）营卫不和证：外感未愈，自汗恶风，周身酸楚。或表现为半身，或某些局部出汗，或有头痛，舌淡红，苔薄白，脉浮缓，或浮弱。

【治法】疏风散邪，调和营卫。

【方药】桂枝汤加减。

【参考处方】桂枝 9～15g，白芍 9～15g，生姜 9～12g，大枣 6～12 枚（擘），炙甘草 6～9g，煅龙牡各 30g（先煎）。

【临床应用】该方适用于太阳卫阳不足体质，或外感病后，外邪留恋未尽者。兼气虚，表气不固者，可加用黄芪、党参；兼阳虚，表阳不足者，可加附子、人参，或用桂枝附子汤。若时时汗出，心悸失眠者，可加用酸枣仁、柏子仁、五味子、浮小麦等。注意服桂枝汤后，应服热稀粥借谷气以助药力，首次服药应该微微取汗为宜。

（2）肺气不足证：汗出畏风，动则加重。呼吸气短，咳喘乏力或神疲乏力，少气懒言，面色无华，舌质淡，脉弱。

【治法】补气益肺，固表止汗。

【方药】玉屏风散加味。

【参考处方】黄芪 12～30g，炒白术 12～15g，防风 6g，乌梅 9～12g，五味子 9～15g，浮小麦 15～30g，煅龙牡各 30g（先煎），白芍 12～30g，炙甘草 6g。

【临床应用】该方适用于太阳卫阳不足体质者以及太阴脾虚体质者，或咳喘伤肺，气虚卫表不固者，气虚甚，可加党参、黄精。若自汗易感，恶风寒，鼻塞，喷嚏频频，流清涕者，可加桂枝、白芷、辛夷花等。兼阴虚，咽干干咳者，可加沙参、麦冬、五味子等。若脾胃虚弱突出，纳呆，腹满，便溏者，可加炒谷芽、炒麦芽、陈皮、鸡内金等。

（3）里热郁蒸证：蒸蒸汗出，或头额汗出，或手足汗出，面赤气粗，身热口渴，烦躁不安，大便干结，舌质红，苔黄或苔糙，脉滑数或沉实。

【治法】清泄里热，抑阳敛阴。

【方药】白虎汤加味。

【参考处方】生石膏 15～30g（先煎），知母 12～15g，党参 9～12g，麦冬 9～12g，五味子 9～12g，炙甘草 6g，粳米 50g。

【临床应用】如果湿热内瘀，症见但头汗出，齐颈而还，心烦，腹满，大便干，小便黄，可用茵陈蒿汤加味。若少阳郁热，症见头晕目眩，口苦咽干，胸胁苦满，自汗盗汗，心烦喜呕，舌苔边多浊沫，可用小柴胡汤加味。若肝经湿热，症见腋下汗出，外阴汗多，口苦心烦易怒，舌红苔黄，脉弦数者，可用龙胆泻肝汤加味。若胃肠结热，症见头面汗出，食后尤甚，足濈然汗出，腹满，大便干结，舌苔黄厚，脉滑数而实者，可用小承气汤加味。若胃热盛，肾阴虚，症见烦热汗出，咽干口渴，牙龈肿痛，舌红苔薄者，可用玉女煎加味。

（4）阴阳俱虚证：阵发汗出，面部烘热，与情绪波动有关，伴见头晕耳鸣，心烦失眠，胸胁满闷，腰膝酸冷，性功能减退，妇女月经量少，甚或经闭，舌胖，舌苔薄白，或薄黄，脉沉。

【治法】调补阴阳，敛肝止汗。

【方药】二仙汤加味。

【参考处方】淫羊藿 9～15g，仙茅 9～12g，当归 9～12g，巴戟天 9～12g，知母 9～15g，黄柏 9～12g，浮小麦 15～30g，煅龙牡各 30g（先煎），白芍 12～30g，炙甘草 6g。

【临床应用】该方适用于少阴阴阳俱虚体质以及妇女绝经前后，天癸将竭，阴阳俱虚，阴阳失和、气血不和者。若肾虚肝郁，气郁痰热扰心，症见头晕目眩，口苦咽干，心烦易怒，失眠多梦者，可加用柴胡、黄芩、陈皮、清半夏、茯苓，或配合小柴胡汤方。若兼有脾虚，兼有食少，腹满，大便稀，或颜面、下肢浮肿者，可加用苍术、白术、猪苓、茯苓、车前子等，或配合五苓散。

2. 盗汗

（1）阴虚火旺证：睡则汗出，醒则自止，伴有口燥咽干，五心烦热，潮热颧红，腰膝酸软，干咳，痰中带血，舌红少苔，脉细数。

【治法】滋阴降火，敛阴止汗。

【方药】当归六黄汤加减。

【参考处方】生黄芪15～30g，当归9～12g，黄柏6～9g，黄连6～9g，生地12～15g，熟地12～15g，黄芩9g，浮小麦15～30g，生龙牡各30g（先煎）。

【临床应用】此加味当归六黄汤，该方适用于少阴阴虚体质，或内热伤阴者。若肾阴虚突出，症见头晕眼花，咽干，腰膝酸软，尿频者，可加用山茱萸、桑叶、芡实、金樱子等。若痰热扰心，症见心烦失眠，多梦，舌苔腻略黄，脉细滑数者，可加用陈皮、清半夏、茯苓、甘草，或配合黄连温胆汤。若郁热、痰火内结，症见咽干咽堵，心胸烦闷，性急易怒，脉弦数者，可加用玄参、连翘、浙贝、夏枯草，或配合消瘰丸。若阴虚肺热，症见午后低热，咳嗽、咳血者，可加用地骨皮、鳖甲、知母、百部、夏枯草、生白芍、藕节、仙鹤草等。

（2）心脾两虚证：睡则汗出，醒则自止，伴有心悸眠差，气短神倦乏力，面色无华，纳差，舌质淡，脉细弱。

【治法】益气养血，敛阳止汗。

【方药】归脾汤加减。

【参考处方】炙黄芪15～30g，党参9～12g，白术9～12g，茯苓9～12g，当归9～12g，酸枣仁12～15g，龙眼肉12～15g，木香6～9g，制远志9～12g，五味子9～12g，浮小麦15～30g，煅龙牡各15～30g（先煎），炙甘草6g。

【临床应用】若兼阴虚，症见咽干心烦、舌红少津者，可加麦冬、金樱子等。若兼阳虚，症见畏寒肢冷，腰膝酸冷者，可加肉桂、附子、山茱萸等。

（3）血瘀阻滞证：睡中汗出，醒后自止，或日间自汗，伴见夜间口渴，但欲漱水不欲咽，或心悸眠差，或胸闷痛，颜面瘀斑，肌肤甲错，舌暗有瘀斑，脉细弦。

【治法】活血化瘀，调和气血。

【方药】血府逐瘀汤加减。

【参考处方】柴胡6～9g，枳壳9～12g，赤白芍各12～30g，生地12～15g，当归9～12g，桃仁9～12g，红花9～12g，桔梗6～9g，怀牛膝9～12g，五味子9～12g，浮小麦15～30g，煅龙牡各15～30g（先煎），炙甘草6g。

【临床应用】若兼阴虚，症见咽干心烦、舌暗红者，可加沙参、麦冬、五味子。若气郁突出，症见胸胁苦满，烦闷失眠，善太息，嗳气，舌边多浊沫，脉弦者，可加用香附、苏梗、合欢花、夜交藤等。

3. 黄汗

【临床表现】汗出而黏，色黄如柏汁，染衣着色。伴见发热，恶风，肢体肿胀，沉重酸痛，渴不欲饮，或脘痞纳呆，舌质暗，舌苔腻或水滑，脉沉。

【治法】宣通湿邪，固表和营。

【方药】芪芍桂酒汤加味。

【参考处方】炙黄芪12～15g，桂枝9～12g，赤白芍各9～12g，生姜6～9g，大枣5枚，食醋50ml，炙甘草6g。

【临床应用】该方中之苦酒实为食醋。若湿邪阻滞，食少，脘腹痞闷者，可加用苍术、白术、苏梗等。若湿邪化热，湿热下注，阴囊汗出，瘙痒者，可加用苍术、黄柏，或配合二妙丸、四妙丸等。若腰以上烦热汗出，腰以下无汗，双小腿冷凉，身体痛重，烦躁，不能食，小便不利者，可予桂枝加黄芪汤治疗。

4. 战汗

【临床表现】急性外感病过程中，突然全身恶寒，战栗，而后汗出，可伴有发热口渴，烦躁，舌苔薄白，薄黄，脉紧，或数，或沉伏。

【治法】扶正祛邪，因势利导。

【方药及临床应用】若外受风寒，能战栗恶寒而汗出顺利者，一般无须特殊治疗，可适当进食热汤、稀粥之品，得汗则解。若恶寒战栗而无汗者，此属正气亏虚，用人参、生姜煎汤服之，以扶正祛邪；若汗出过多，症见精神疲惫，四肢厥冷，治宜益气回阳，可用参附汤、生脉散煎汤频服。若战汗之后，病未解，表证仍在，症见恶风发热，头身痛，脉浮者，可用麻黄汤或荆防败毒散解表；若已无表证，里热内结，症见烦热，口渴，腹满，大便干结者，可用增液承气汤加减。若表里同病，郁热不解，症见头晕目眩，恶寒发热，口苦咽干，心烦喜呕者，可用小柴胡汤加减。若外有风热，内有热结，症见发热，咽痛，心胸烦热，口渴，大便干，小便黄赤，舌红苔黄者，可用凉膈散加减。

5. 脱汗

【临床表现】突然大汗淋漓，汗出如油，见于多种急危重证，精神疲惫，四肢厥冷，气短息微，舌卷少津，脉微欲绝，或脉大无力。

【治法】益气回阳，救逆固脱。

【方药】参附龙牡汤加味。

【参考处方】红参9～30g（另煎兑），炮附子9～12g（久煎），麦冬9～12g，五味子9～12g，山茱萸15～30g，煅龙牡各15～30g（先煎），炙甘草6g。或急予参附注射液静脉输注。

【临床应用】若阴阳俱虚，气脱液竭者，可以配合生脉散加附子，或急予生脉注射液静脉输注。

七、其他疗法

1. 针灸疗法 自汗，可选穴曲池、合谷、复溜、足三里。针刺用平补平泻法。盗汗，可选穴心俞、肾俞、太溪、劳宫、神门、复溜。针刺用补法。

2. 中药外治 五倍子、桂枝、白芍，按2∶1∶1比例共为细末，外敷神阙，上贴伤湿止痛膏等，配合中药辨证论治，治疗盗汗有效。白矾、葛根等分，煎水洗手足，一日数次，可治手足多汗。

八、预防调护

汗证的预防，重点在于养成良好的生活方式。而对于汗证患者，则适寒温、调情志、节饮食、规律生活，适当锻炼，以增强体质。汗出多者，应及时用干毛巾将汗擦干，或用滑石粉外敷。应当经常更换内衣，并注意保持衣服、床单、被褥的干燥清洁。而对战汗、脱汗者，则应密切注意病情变化，时刻提防厥脱之变。

九、当代名医经验

单玉堂教授治疗临产惊恐消耗汗出不止者，常用生化汤加人参。针对产后外感汗出，常用黄芪建中汤。汗出不止，阳虚、阴津亏损，筋脉挛急者，常用桂枝加附子汤加味。任继学教授常用麻黄根治疗肺虚外卫不固汗证；常用紫石英、远志、龙骨、酸枣仁、人参、莲子心，治疗汗出于心；常用龙齿、当归、枸杞子、山萸肉、白芍，治疗汗出于肝；常用龙眼肉、白术、荷叶梗、鸡内金、乌梅，治疗汗出于脾；常用生山药、山萸肉、熟地、鹿角胶、龟甲胶、羊脊髓，治疗汗出于肾。而针对汗证久治不愈者，则可用生牡蛎、五味子、麻黄根为基本配伍，在辨证用药基础上，随症加入葳蕤、知母、生地榆、黑豆、诃子肉等。周仲瑛教授认为盗汗、自汗由郁火、湿热、瘀血所致者，可辨证选用逍遥散，或黄连解毒汤、四妙散，或血府逐瘀汤，适当佐以收敛止汗药。熊继柏教授认为外阴汗出多属肾经虚热兼脾胃伏火，治疗可用知柏地黄丸合泻黄散；手足汗出多与心肾有关，治疗可用桂枝龙骨牡蛎汤加龟甲、酸枣仁、浮小麦。而黑汗多属阴虚内热，可用知柏地黄丸加三甲散；红汗多属心火或兼胃火，可用犀角地黄汤合栀子大黄汤加减。

十、病案举例

董某，男，53 岁。初诊：2000 年 9 月 19 日。主因血糖升高 5 年，下半身盗汗 1 年余来诊。患者长期服用西药降糖药，血糖控制欠满意。刻下症：周身烦热难耐，瘙痒，下半身盗汗，每于晨起两三点发作，腰痛，性功能减退，睡眠差，大便尚调。望舌质略暗，苔薄，脉沉细。

中医诊断：汗证（少阴肾虚，阴阳失调）。

辨证：少阴肾虚，阴阳失调。

治法：补肾固肾，调和阴阳，兼以止痒。

方药：二仙汤加味。

处方：知母 12g，黄柏 9g，肉桂 3g，黄连 6g，生地 25g，山茱萸 15g，生山药 15g，茯苓 9g，泽泻 9g，丹皮 9g，地肤子 25g，苦参 9g，淫羊藿 15g，仙茅 9g，磁石 25g（先煎），莲子 15g。7 剂。

二诊：2000 年 9 月 26 日。服药 7 剂，周身烦热、瘙痒明显减轻，化验餐后 2 小时血糖 11.4mmol/L，尿糖（4+），原方加荔枝核 15g。7 剂。

三诊：2000 年 11 月 28 日。前诊服中药后诸症均减，遂停服汤药，专服大剂量西药口服降糖药，近期下半身烦热刺痒症状反复，仍为晨起两三点发作最甚，伴见尿频，查餐后 2 小时血糖 7.1mmol/L，尿糖阴性，舌暗红。考虑肝气旺，故加用白芍 25g，乌梅 9g，生牡蛎 25g（先煎），嘱其继续守方治疗。其后诸症消失，病情复归安好。（《内分泌代谢病中西医诊治》）

按语　本例糖尿病患者见周身烦热，瘙痒，下半身盗汗，每于晨起两三点发作，性功能减退，睡眠差，考虑为糖尿病自主神经紊乱。其发病乃消渴病日久，内热伤阴耗气，阴损及阳，久病及肾，进一步阴阳失调所致，所以治当补肾固肾，调和阴阳。处方融六味地黄丸、滋肾通关丸、交泰丸甚至二仙汤于一体，可以调补阴阳。患者症见下半身烦热、刺痒、盗汗，每于晨起两三点发作加重者，与"五更泻"机制类似，不仅是肾阳虚，更与肝气旺，肝气疏泄太过有关。因肝主疏泄，肾主闭藏，而早晨两三点钟，为肝之主时，肝气旺，疏泄太过，肾气虚，闭藏不及，此肝主之时，烦热、刺痒、盗汗发作。所以，三诊治疗在补肾、调和阴阳的基础上，加用白芍、乌梅和牡蛎，所以终获良效。

（张　华）

53　血　证

血证是指热灼血络，迫血妄行，或气不摄血，或瘀血阻滞等原因导致血液不循常道，或上溢于口鼻诸窍，或下泄于前后二阴，或渗出于皮肤而形成的一类出血性疾病的统称，包括鼻衄、齿衄、咳血、吐血、便血、尿血、紫斑等，亦称失血。《诸病源候论》称为"血病"。《医学正传》始提出"血证"病名。现代医学血液系统疾病以及其他多系统疾病引起的出血，均可参照本病证进行诊治。

一、诊断要点

1. 临床表现　表现血液或从口、鼻，或从尿道、肛门，或从肌肤而外溢。其中，血自鼻道外溢而非因外伤、倒经所致者，为鼻衄。血自齿龈或齿缝外溢，且排除外伤所致者，为齿衄。血由肺、气道而来，经咳嗽而出，或觉喉痒胸闷，一咯即出，血色鲜红，或夹泡沫，或痰血相兼，痰中带血，为咳血。发病急骤，吐血前多有恶心、胃脘不适、头晕等症，血随呕吐而出，常伴有食物残渣等胃内容物，血色多为咖啡色或紫暗色，也可为鲜红色，或伴有大便色黑如漆，或呈暗红色，为吐血。大便色鲜红、暗红或紫暗，甚至黑如柏油样，次数增多，为便血。小便中混有血液或夹有血丝，排尿时无疼痛，为尿血。肌肤出现青紫斑点，小如针尖，大者融合成片，压之不褪色，好发于四肢，尤以下肢为甚，常反复发作，或可伴有鼻衄、齿衄、尿血、便血及崩漏者，为紫斑。

2. 病史特点　咳血多有慢性咳嗽、痰喘、肺痨等病史。吐血、便血常有胃痛、胁痛、黄疸、癥积等病史。紫斑以小儿与成人皆可患病，而以女性为多见。

3. 辅助检查　借助血常规、血沉、胸部 X 线检查、CT 检查、支气管镜或造影检查、痰细菌培养、痰抗酸杆菌检查和脱落细胞病理检查等有助于明确咳血的原因。呕吐物、大便潜血试验、上消化道钡餐造影、纤维胃镜和 B 超检查等有助于明确吐血、便血诊断与鉴别诊断。尿常规检查、镜下红细胞或隐血试验以及尿红细胞相差镜检等有助于尿血诊断与鉴别诊断。其他如血小板计数、出凝血时间、凝血酶原时间、毛细血管脆性试验等检查，必要时作骨髓穿刺检查等，更是血证诊断以及探查其病因的重要手段。

二、鉴别诊断

1. 咳血与吐血鉴别　咳血，血来自肺、气道，血色鲜红，常混有痰液，常伴有咳嗽、胸闷、喉痒等症状，出血后多日痰中带血，一般无黑便。吐血，血来自胃、食管，血色紫暗，常混有食物残渣，常伴有胃脘不适或胃痛、恶心等症状，一般无痰中带血，多见黑便。

2. 便血与痔疾出血鉴别　便血典型表现为大便带血或全为血便，色鲜红，暗红，也可仅表现为黑便，肛肠科检查无内痔、外痔，更不存在所谓"锁肛痔"等。痔疾出血发病较急，便时或便后出血，常伴有异物感或疼痛，肛门或直肠检查时可发现内痔、外痔、肛裂等。

3. 尿血与血淋鉴别　尿血临床表现为尿中混有血液或夹有血丝，无尿急、尿频、尿痛等。血淋也表现为尿中混有血液或夹有血丝，或尿色红赤，如咖啡色，或如洗肉水样，常伴有腰痛，少腹疼痛，尿频，尿急，尿痛，小便热涩不舒等。

4. 紫斑与发疹鉴别　紫斑呈点状或片状，紫斑隐于皮内，触之不碍手，压之不褪色。发疹如粟粒状，高于皮肤，触之碍手，压之褪色。

5. 紫斑之斑毒与肌衄鉴别　两者皆表现为皮肤发斑。而斑毒多急性起病，发病前常有外感风热、湿热，或进食虾蟹，或药石所伤为诱因，皮肤紫斑，下肢尤其多见，常伴有发热、腹痛、便血、尿血、肢节疼痛等。肌衄多起病隐匿，发病前无外感病史与进食虾蟹史，或有用药史，皮肤发斑，成点成片，可伴有齿衄、鼻衄，妇女月经过多，多无发热、腹痛、便血、肢节疼痛等。

三、病因病机

血证的病因包括体质因素、感受外邪、情志过极、饮食失节、劳倦过度、久病或大病等多种因素。

1. 体质因素　太阴脾虚体质者、少阴阴虚体质者以及太阳卫阳不足体质者、太阳卫阳太过体质者、阳明胃热体质者、少阳气郁体质者、厥阴肝旺体质者，均可发生血证。

2. 感受外邪　温热及湿热之邪以及外感风热燥邪，热灼血络，皆可导致血证。

3. 情志过极　尤其是少阳气郁体质者、少阴阴虚体质者与厥阴肝旺体质者，情志内伤，郁热内生，五志化火，灼伤血络，则成血证。

4. 饮食失节　尤其是阳明胃热体质者，酒食过多或过食辛辣，则湿热蕴积，或胃肠结热，灼伤血络，可成血证。太阴脾虚体质者，加以酒食不节，脾胃受伤，脾不统血，则为血证。

5. 劳倦过度　劳伤心脾，累及于肾，或脾虚不能统血，或阴虚火旺，灼伤血络，皆可成血证。另外，还有久病或大病，或经误治，药毒所伤，或脾虚气不摄血，或阴虚火旺，灼伤血络，或久病入络，瘀血阻滞，血不归经，也可引起血证。

出血病因复杂，但核心病机不外乎火热偏盛、迫血妄行和气虚失摄、血溢脉外这两个方面。从病性上看，火热之邪中又分实火和虚火。气虚之中又分单纯气虚和气损及阳致阳气虚衰。从病机变化上看，又常发生实证向虚证转化的情况。血证始为火热偏亢者，若反复发作，阴分必伤，虚火内生；或火热伤络，反复发作不愈，出血既多，气亦不足，气虚阳衰，更难摄血。因此，在一定情况下，属实的火热之邪引起的反复不止的出血，可以导致阴虚和气虚的病理变化；而阴虚和气虚又是导致出血日久不愈和反复发作的病因。另外，出血之后，已离经脉而未排出体外的血液，蓄结而为瘀血，瘀血又会妨碍新血的生长及气血运行，而致出血反复难止。更有血证急证，失治误治，气随血脱，亡阴亡阳，更可变生厥脱之变。

四、辨证要点

1. 辨病证之不同　根据引起出血的原因与出血部位，结合临床表现与病史，可分辨血证下属的具体病证。如从口中吐出的血液，有吐血与咳血之分；小便出血有尿血与血淋之别；大便下血则有便血、痔疮出血之异。

2. 辨脏腑定位之不同　血证下所属的同一具体病证，可由不同脏腑病变引起。如鼻衄，有肺热、胃火、肝火的不同；吐血，有胃热犯胃与肝火犯胃之别；齿衄，有胃火与肾阴虚之分；尿血，则有病在膀胱与肾或在脾之异。

3. 辨证候之虚实　初病多实，久病多虚；因火者，有实火、虚火；因气者，有气虚、气逆。实者，多火热，气逆；虚证，多阴虚、气虚，甚至阳虚、气脱。

4. 辨体质　太阴脾虚体质者，体弱，食欲差，有腹满、腹泻倾向。少阴阴虚体质者，思维敏捷，烦热，有失眠倾向。太阳卫阳不足体质者，体弱，易感，恶风，出汗较多，易发生过敏。太阳卫阳太过体质者，畏热，感冒后容易咽痛，常继发高热喘嗽等。阳明胃热体质者，体壮，食欲好，有便秘倾向。少阳气郁体质者，爱生闷气，抑郁。厥阴肝旺体质者，性急易怒，控制情绪能力差。

五、治疗要点

明代张介宾《景岳全书·血证》论血证治法曾指出："凡治血证，须知其要……故察火者但察其有火无火，察气者但察其气虚气实，知此四者而得其所以，则治血之法无余义矣。"重视血证的治疗，当重视治火、治气，简明扼要。赵献可《医贯·阴阳论》更指出"有形之血，不能速生；几微之气，所当急固"，强调治疗血证急症，当重视补气固脱治法。缪仲淳《先醒斋医学广笔记·吐血》针对吐血治法，更提出行血、补肝、降气三要法，治疗血证重视治气。基于此，今人把治火、治气、治血三原则与止血、宁血、补虚三要法相结合，很有临床价值。

血证的治疗，包括治火、治气、治血三个原则。

1. 治火　火热熏灼，损伤脉络，是血证最常见的病机，应根据证候虚实的不同，实火当清热泻火，虚火当滋阴降火，并应结合受病脏腑的不同，分别选用适当的方药。

2. 治气　一方面，气为血之帅，气能统血，气行则血行，气脱则血脱；另一方面，气有余便生火，火热偏亢则扰动血脉，血不归经。故对实证当清气降气，虚证当补气益气。气虚，清阳不升，亡血者，还应重视升阳举陷。

3. 治血　应该根据出血的病因病机和证候的差异而施以不同的止血方法。如实火亢盛，迫血妄行者，当凉血止血；气虚不能摄血，出血不止者，当收敛止血；瘀血阻络，血难归经者，当活血止血。另外，血证治疗尚需要针对出血的不同阶段采用不同的治疗方法。如血证初期，出血较多较急，应急塞其流，以治其标，急予"止血"治法；血止之后，则应祛除病因，以澄其源，即采用"宁血"的治法；而善后阶段，则应补养气血，以扶其正，即采用"补虚"的治法。近代唐容川《血证论·吐血》论血证治法指出："惟以止血为第一要法。血止之后，其离经而未吐出者，是为瘀血，既与好血不相合，反与好血不相能，或壅而成热，或变而为痨，或结瘕，或刺痛，日久变证，未可预料，必亟为消除，以免后来诸患。故以消瘀为第二法。止吐消瘀之后，又恐血再潮动，则须用药安之。

故以宁血为第三法。邪之所凑，其正必虚，去血既多，阴无有不虚者矣。阴者阳之守，阴虚则阳无所附，久且阳随而亡。故又以补虚为收功之法。四者乃通治血证之大纲。"虽论吐血，实际上是血证治血之通用大法。

六、分证论治

1. 鼻衄 多由火热迫血妄行所致，其中以肺热、胃热、肝火最为常见，但也可因阴虚火旺所致。但也有少数病人，可由气虚不能摄血引起。

（1）热邪犯肺证：鼻燥衄血，口干咽燥，或兼有身热，恶风，头痛，咳嗽，痰少等症，舌质红，苔薄，脉数。

【治法】清泄肺热，凉血止血。

【方药】桑菊饮加减。

【参考处方】桑叶 9～15g，菊花 9～12g，薄荷 6～9g（后下），连翘 9～12g，黄芩 9～12g，侧柏叶 12～15g，芦根 9～12g，白茅根 15～30g，杏仁 9～12g，桔梗 6～9g，甘草 6g。

【临床应用】该方适用于风热或燥热外犯，热灼血络所致鼻衄。若肺热盛而无表证者，去薄荷、桔梗，可加黄芩、栀子、地骨皮、桑白皮等。若阴伤较甚，症见口、鼻、咽干燥者，可加生地、玄参、麦冬等。若热毒结于咽喉，症见咽喉肿痛者，可加玄参、马勃等。

（2）胃热炽盛证：鼻衄，或兼齿衄，血色鲜红，口渴欲饮，鼻干，口干臭秽，烦躁，便秘，舌红，苔黄，脉数。

【治法】清胃泻火，凉血止血。

【方药】玉女煎加减。

【参考处方】生地 15～30g，麦冬 9～12g，知母 12～15g，生石膏 30g（先煎），怀牛膝 12～15g，牡丹皮 12～15g，炒栀子 9～12g，黄芩 9～12g，白茅根 15～30g。

【临床应用】该方适用于少阴阴虚体质、阳明胃热体质，胃热炽盛，或热盛伤阴者。若胃热盛突出，症见烦热、大便秘结者，可加生大黄、蒲公英等，或用调胃承气汤加味。若阴伤较甚，症见咽干口渴，舌红苔少，脉细数者，可加玄参、天花粉、石斛等。

（3）肝火上炎证：鼻衄，头痛，目眩，耳鸣，烦躁易怒，两目红赤，口苦，舌红，脉弦数。

【治法】清肝泻火，凉血止血。

【方药】龙胆泻肝汤加减。

【参考处方】龙胆草 9～12g，柴胡 9～12g，栀子 9～12g，黄芩 9～12g，白木通 9～12g，泽泻 9～12g，车前子 9～12g（包煎），生地 12～15g，当归 9～12g，白茅根 15～30g，牡丹皮 9～12g，生白芍 15～30g，甘草 6g。

【临床应用】该方适用于少阳郁热体质、厥阴肝旺体质，肝火犯肺者。若阴虚突出，症见口鼻干燥，舌红少津，脉细数者，可加玄参、麦冬、女贞子、旱莲草等。若阴虚内热，症见手足心热者，可加知母、黄柏、玄参、龟甲、地骨皮等。

（4）气血亏虚证：鼻衄，或兼齿衄、肌衄，神疲乏力，面白头晕，耳鸣，心悸，夜寐不宁，舌质淡，脉细无力。

【治法】补气摄血。

【方药】归脾汤加减。

【参考处方】炙黄芪 15～30g，党参 9～12g，茯苓 9～12g，白术 9～12g，当归 9～12g，酸枣仁 12～15g，远志 9～12g，龙眼肉 9～12g，木香 6～9g，制远志 9～12g，白芍 12～30g，茜草 12～15g，仙鹤草 15～30g，阿胶 9～12g（烊化），炙甘草 6g。

【临床应用】该方适用于太阴脾虚体质，或劳倦内伤，或久病脾虚，气不摄血者。若阳气虚，症见畏寒肢冷，鼻衄久病不愈者，可加用茜草、柏叶炭、炮姜炭等。若鼻衄不止，同时兼有其他出血，症见面色苍白、大汗淋漓者，此为气随血脱，治当益气固脱，方用独参汤，或参附汤回阳救逆。

2. 齿衄　以阳明经脉入于齿龈，齿为骨之余，故齿衄主要与胃肠及肾的病变有关。

（1）胃火炽盛证：齿衄，血色鲜红，齿龈红肿疼痛，头痛，口臭，舌红，苔黄，脉洪数。

【治法】清胃泻火，凉血止血。

【方药】加味清胃散合泻心汤加减。

【参考处方】生地 12～30g，丹皮 12～15g，水牛角 15～30g（先煎），熟大黄 9～15g，黄连 9～12g，黄芩 9～12g，连翘 12～15g，当归 9～12g，甘草 6g。

【临床应用】该方适用于阳明胃热体质，或饮食失节，胃热炽盛者。若阳明胃热体质，内热炽盛，症见烦热，口渴者，可加石膏、知母，或配合白虎汤加味。若胃肠结热，症见腹满便秘者，可加大黄、芒硝、蒲公英，或用调胃承气汤加味。

（2）阴虚火旺证：齿衄，血色淡红，起病较缓，常因受热及烦劳而诱发，齿摇不坚，舌质红，苔少，脉细数。

【治法】滋阴降火，凉血止血。

【方药】六味地黄丸合茜根散加减。

【参考处方】生熟地各 12～30g，山药 12～15g，山茱萸 12～15g，茯苓 9～12g，丹皮 9～12g，泽泻 9～12g，茜草根 12～15g，黄芩 9～12g，白茅根 15～30g，藕节 12～15g，仙鹤草 15～30g，侧柏叶 12～15g，阿胶 9～12g（烊化），炙甘草 6g。

【临床应用】该方适用于少阴阴虚体质，虚火上炎者。若阴虚虚火甚，症见低热、手足心热者，可加地骨皮、白薇、知母等。

3. 咳血

（1）燥热伤肺证：喉痒咳嗽，痰中带血，口干鼻燥，或有身热，舌质红，少津，苔薄黄，脉数。

【治法】清热润肺，宁络止血。

【方药】桑杏汤加减。

【参考处方】桑叶 9～15g，栀子 9～12g，淡豆豉 6～9g，沙参 9～12g，梨皮 12～15g，藕节 12～15g，川贝 6～9g，杏仁 9～12g，甘草 6g。

【临床应用】若风热犯肺，症见咳嗽，咽痛者，可加金银花、连翘、牛蒡子，或用桑菊饮加味。若燥热伤津较甚，症见干咳无痰，或痰黏不易咯出，苔少，舌红乏津者，可加麦冬、玄参、天冬、天花粉；若痰热蕴肺，肺络受损，症见发热，面红，咳嗽，咳血，咳痰黄稠，舌红，苔黄，脉数者，可加桑白皮、黄芩、知母、山栀、大蓟、小蓟、茜草、侧柏叶等。

（2）肝火犯肺证：咳嗽阵作，痰中带血或纯血鲜红，胸胁胀痛，烦躁易怒，口苦，舌质红，苔薄黄，脉弦数。

【治法】清肝泻火，凉血止血。

【方药】泻白散合黛蛤散加减。

【参考处方】青黛 6～9g（分冲），黄芩 9～12g，桑白皮 12～30g，地骨皮 15～30g，海蛤壳 12～15g（先煎），藕节 12～15g，生白芍 15～30g，甘草 6g。

【临床应用】该方适用于厥阴肝旺体质，或少阳气郁体质，肝火盛者。若肝火较甚，症见头晕目赤，心烦易怒者，可加丹皮、栀子、龙胆草、夏枯草等。若血分热盛，症见咳血量较多，纯血鲜红者，可用犀角（水牛角代）地黄汤加三七粉冲服。近代名医张锡纯先生的秘红丹，治疗咳血也颇常用。

（3）阴虚肺热证：咳嗽痰少，痰中带血，或反复咳血，血色鲜红，口干咽燥，颧红，潮热盗汗，舌质红，脉细数。

【治法】滋阴润肺，宁络止血。

【方药】百合固金汤加减。

【参考处方】生地 25g，玄参 15g，百合 25g，沙参 15g，麦冬 12g，知母 15g，黄芩 9g，川贝

9g，生白芍 25g，藕节 15g，侧柏叶 15g，芦根 12g，白茅根 30g，地骨皮 25g，桑白皮 25g，三七粉 6g（冲服）。

【临床应用】临床应用此方，要求新鲜藕汁频饮，不拘量。该方用肺痨咳血者，屡用屡验。临床可随方加用百部 12g，丹参 15g，仙鹤草 30g。药用生白芍柔肝是其特色。若咳血量多者，也可合用十灰散冲服。若久病不已，反复咳血者，可加阿胶（烊化）、当归、炙甘草等。若阴虚虚热偏盛，症见潮热、颧红者，可加青蒿、鳖甲、地骨皮、白薇，或配合青蒿鳖甲汤加减。若阴虚火旺，症见盗汗久治不愈者，可加浮小麦、五味子、牡蛎，或用当归六黄汤加味。

4. 吐血

（1）胃热壅盛证：脘腹胀闷，嘈杂不适，甚则作痛，吐血色红或紫暗，常夹有食物残渣，口臭，便秘，大便色黑，舌质红，苔黄腻，脉滑数。

【治法】清胃泻火，化瘀止血。

【方药】泻心汤合十灰散加减。

【参考处方】黄芩 6～12g，黄连 9～12g，大黄 9～12g，三七粉 3～6g（冲服）。

【临床应用】该方适用于阳明胃热体质，胃热或肝胃郁热，热灼血络所致吐血。名老中医董建华院士常用止血散治疗上消化道出血，其方就是用生大黄粉、三七粉、白及粉混合而成，大黄可清热凉血止血，三七粉可活血止血，白及粉可收敛止血，三味药混合加水调成糊状，治疗消化性溃疡出血疗效良好。若胃气上壅，症见胃中不适，气上撞心，恶心呕吐者，可加用代赭石、旋覆花、白芍、降香等。若热伤胃阴，症见口渴，舌红而干，脉细数者，可加百合、白芍、麦冬、石斛、天花粉等，或用经验方百合丹参饮加麦冬、石斛、三七粉等。

（2）肝火犯胃证：吐血色红或紫暗，口苦胁痛，心烦易怒，寐少梦多，舌质红绛，脉弦数。

【治法】泻肝清胃，凉血止血。

【方药】龙胆泻肝汤加减。

【参考处方】龙胆草 9～12g，柴胡 6～9g，黄芩 8～9g，栀子 9～12g，生地 12～15g，藕节 12～15g，陈皮 9～12g，清半夏 9～12g，茯苓 9～12g，代赭石 15～30g（先煎），当归 9～12g，三七粉 3～6g（冲服），白芍 12～30g，炙甘草 6g。

【临床应用】该方适用于少阳郁热体质或厥阴肝旺体质，肝胃郁热，或肝火犯胃，灼伤胃络所致吐血。所以用代赭石、白芍者，即所谓"宜降气不宜降火"、"宜补肝不宜伐肝"、"宜行血不宜止血"故也。应注意苦寒之药，不可过用。本证也可用泻心汤加山栀、丹皮、黄芩等。若肝郁多怒，胃郁气逆，症见吐血、衄血及吐衄，屡服他药不效者，可用近代名医张锡纯先生的秘红丹，常有捷效。药用大黄面 3g，肉桂面 3g 和匀，生赭石 18g 煎汤送服。

（3）气虚血溢证：吐血缠绵不止，时轻时重，血色暗淡，神疲乏力，心悸气短，面色苍白，舌质淡，脉细弱。

【治法】健脾益气摄血。

【方药】归脾汤加减。

【参考处方】炙黄芪 15～30g，党参 9～12g，茯苓 9～12g，白术 9～12g，当归 9～12g，陈皮 9～12g，清半夏 9～12g，木香 6～9g，制远志 9～12g，乌贼骨 15～30g，茜草 12～15g，仙鹤草 15～30g，白芍 12～30g，炙甘草 6g。

【临床应用】该方适用于太阴脾虚体质，或劳倦内伤，或久病脾虚，气不摄血者。若久病胃疾，脾胃虚寒，症见形寒肢冷，胃痛畏寒，吐血反复者，可加用茜草、柏叶炭、炮姜炭、乌贼骨等，或用柏叶汤加味。所以用凉血止血之侧柏叶者，以"血得寒则凝"而"止血不远凉"也。若吐血量多，或吐血不止，伴有心悸气短，甚至四肢厥冷，冷汗淋漓，脉微欲绝，气虚欲脱者，可急用独参汤，药用大剂量人参煎汤救急，或用生脉注射液静脉输注；气脱阳亡者，可急用参附汤，或用参附注射液静脉输注。

5. 便血

（1）肠道湿热证：便血色红黏稠，大便不畅或稀溏，或有腹痛，口苦，舌质红，苔黄腻，脉濡数。

【治法】清化湿热，凉血止血。

【方药】地榆散合槐角丸加减。

【参考处方】芦根 12～15g，桃仁 9～12g，杏仁 9～12g，冬瓜仁 15～30g，生薏苡仁 15～30g，地榆 12～15g，槐花 12～15g，木香 6～9g，焦槟榔 6～9g，当归 9～12g，枳壳 6～9g，防风 3～6g，白芍 12～30g，甘草 6g。

【临床应用】该方适用于阳明胃热体质，胃肠结热，或湿热壅滞，症见大便干结，或大便黏滞不爽，腹满或痛，"肠风"，便血鲜红，如箭喷射而出，或夹有泡沫者。所以用千金苇茎散者，以肺与大肠相表里故也。该方用治痔疾出血，也有佳效。所谓"先血后便"之"近血"，即病近肛肠也。若湿滞为主，症见大便污秽、黏滞者，即古人"脏毒"之类，可加用蚕沙、皂角子、马齿苋、白花蛇舌草等。若便血日久，湿热未尽，营阴已亏，症见咽干口渴，舌红少苔者，可加用生地、阿胶等。

（2）脾胃虚寒证：便血紫暗，甚则黑色，腹部隐痛，喜热饮，面色不华，神倦懒言，便溏，舌质淡，脉细。

【治法】健脾温中，养血止血。

【方药】黄土汤加味。

【参考处方】灶心土 30～60g（先煎取汁煎药），炮姜 9～12g，炒白术 9～12g，炮附子 6～9g（久煎），生地 12～15g，阿胶 9～12g（烊化），茜草 12～15g，乌贼骨 15～30g，黄芩 6～9g，炙甘草 6g。

【临床应用】该方适用于太阴脾虚体质，或胃病日久，虚寒便血。无灶心土，有人主张用代赭石代之。所以用黄芩，时人多以为苦寒以反佐，实际是制性存用，可凉血止血。所治"远血"，可理解为病在胃，而不在肛肠也。临床所见未必是"先便后血"，黑便或血粪混杂者多。若阳虚较甚，症见胃痛腹满喜温，畏寒肢冷者，可加用艾叶、肉桂等。

（3）气虚不摄证：便血色红或紫暗，食少，体倦，面色萎黄，心悸，少寐，舌质淡，脉细。

【治法】益气摄血。

【方药】归脾汤加减。

【参考处方】炙黄芪 15～30g，党参 9～12g，茯苓 9～12g，白术 9～12g，当归 9～12g，地榆炭 12～15g，槐花炭 12～15g，乌贼骨 15～30g，茜草 12～15g，仙鹤草 15～30g，白芍 12～30g，炙甘草 6g。

【临床应用】该方适用于太阴脾虚体质，或劳倦内伤，或久病脾虚，气不摄血所致便血者。此类患者常兼见皮肤紫斑、妇女月经过多等。若脾虚气陷，症见神疲气短，便血色淡，或有肛门下坠者，可重用黄芪加柴胡、升麻，或用补中益气汤加地榆炭、槐花炭、仙鹤草等。

6. 尿血　常见肉眼血尿如浓茶水或洗肉水，实际上也应该包括所谓"镜下血尿"。

（1）下焦湿热证：小便黄赤灼热，尿血鲜红，心烦口渴，面赤口疮，夜寐不安，舌质红，脉数。

【治法】清热利湿，凉血止血。

【方药】小蓟饮子加减。

【参考处方】小蓟 15～30g，生地 12～30g，玄参 12～15g，麦冬 9～12g，当归 9～12g，白芍 12～30g，丹参 15～30g，紫草 12～15g，金银花 12～15g，连翘 12～15g，黄芩 9～12g，炒栀子 9～12g，竹叶 6～9g，芦根 12～15g，女贞子 9～12g，旱莲草 12～15g，白茅根 15～30g，仙鹤草 15～30g，半枝莲 15～30g，白花蛇舌草 15～30g，甘草 6g。

【临床应用】此清心凉血汤，即小蓟饮子、清营汤加减方，可用治肾风尿血，尤其是湿热或热毒灼伤血络所致者，常见于太阳卫阳太过体质，外感湿热与风热、温热邪毒，或少阴阴虚体质，烦劳过度，心火下移者。若夹血瘀，症见腰痛、腹痛，尿中夹有血块者，可加桃仁、红花、牛膝、白芍，或更加三七粉冲服。若热毒盛，症见烦热、大便秘结者，可加大黄、蒲公英等。

（2）阴虚火旺证：小便短赤带血，头晕耳鸣，神疲，颧红潮热，腰膝酸软，舌质红，脉细数。

【治法】滋阴降火，凉血止血。

【方药】知柏地黄丸加减。

【参考处方】知母9～12g，黄柏9～12g，生地15～30g，山茱萸12～15g，山药12～15g，茯苓9～12g，泽泻9～12g，丹皮9～12g，女贞子9～12g，旱莲草12～15g，金银花12～15g，连翘9～12g，黄芩6～9g，生炒蒲黄各9～12g（包煎），白茅根15～30g，仙鹤草15～30g。

【临床应用】此养阴凉血汤，即知柏地黄丸合二至丸加味，可用治少阴阴虚体质，或久病热毒伤阴，热灼血络尿血者，包括肾风尿血证等。若血热突出，症见皮肤紫斑，或尿血色红者，可加用三七粉冲服，并加当归、川芎、丹参、紫草、茜草等。若阴虚火旺，症见五心烦热，或低热者，可加用地骨皮、青蒿、鳖甲等。

（3）肾气不固：久病尿血，血色淡红，头晕耳鸣，精神困惫，腰脊酸痛，舌质淡，脉沉弱。

【治法】补益肾气，固摄止血。

【方药】无比山药丸加减。

【参考处方】炙黄芪15～30g，生熟地各12～15g，山药12～15g，山茱萸12～15g，怀牛膝9～12g，肉苁蓉12～15g，菟丝子12～15g，杜仲9～12g，巴戟天9～12g，茯苓9～12g，泽泻9～12g，五味子9～12g，赤石脂15～30g（先煎），白茅根15～30g，仙鹤草15～30g。

【临床应用】该方适用于少阴肾虚体质，或久病肾虚，阴阳俱虚，肾气不固者。若肾风久病尿血，症见面色晦暗，舌暗或有瘀斑者，可加当归、川芎、丹参、三七粉等。若夹湿热邪毒，症见咽干或痛，舌暗红，舌苔黄腻者，可加用薏苡仁、半枝莲、白花蛇舌草等。若为少阴阴虚体质，肾风尿血证，气阴两虚，加以外感风热、湿热瘀滞，症见乏力，咽干，口苦，心烦，舌尖红，脉细数者，名老中医张琪教授、黄文政教授等均常用清心莲子饮，屡有佳效。若湿热留恋日久者，可加用倒扣草、半枝莲、薏苡仁、白花蛇舌草等。

（4）脾不统血证：久病尿血，甚或兼见齿衄、肌衄，食少，体倦乏力，气短声低，面色不华，舌质淡，脉细弱。

【治法】补中健脾，益气摄血。

【方药】归脾汤加减。

【参考处方】炙黄芪15～30g，党参9～12g，茯苓9～12g，白术9～12g，当归9～12g，地榆炭12～15g，槐花炭12～15g，小蓟15～30g，茜草12～15g，荠菜花12～15g，白茅根15～30g，仙鹤草15～30g，炙甘草6g。

【临床应用】该方适用于太阴脾虚体质，或劳倦内伤，或久病脾虚，气不摄血所致尿血伴皮肤紫斑或妇女月经过多者，也可选用补中益气汤加阿胶、仙鹤草、旱莲草、三七粉、小蓟。若脾肾阳虚，症见面色无华、腰膝酸冷者，可加用龟甲胶、鹿角胶、阿胶等。

7. 紫斑

（1）血热妄行证：皮肤出现青紫斑点或斑块，或伴有鼻衄、齿衄、便血、尿血，或有发热，口渴，便秘，舌质红，苔黄，脉弦数。

【治法】清热解毒，凉血止血。

【方药】十灰散加减。

【参考处方】大蓟12～30g，小蓟12～30g，侧柏叶12～15g，茜草根12～15g，白茅根15～30g，棕榈炭9～15g，丹皮9～12g，栀子9～12g，大黄6～9g。

【临床应用】若为外感风热或温热邪毒，热邪迫血妄行，斑毒急证，尤其是少阴阴虚体质，或太阳卫阳太过体质者，方用银翘散合犀角地黄汤加减。经验方银翘凉血消斑汤，药用金银花12～15g，连翘12～15g，黄芩9～12g，升麻9～12g，水牛角片15～30g，生地15～30g，赤芍12～15g，丹皮12～15g，丹参15～30g，紫草12～15g，地榆炭12～15g，槐花12～15g，蝉蜕9～12g，徐长卿12～30g，白茅根15～30g，仙鹤草15～30g，确有佳效。若热壅胃肠，气血郁滞，症见腹痛、便血者，加白芍、甘草、地榆、槐花等。若热毒炽盛，充斥全身，症见发热，烦渴，神志恍惚者，可加生石膏、滑石、知母等，甚至可送服紫雪丹。若湿热痹阻经脉，症见关节肿痛者，可加用秦艽、威灵仙、青风藤、忍冬藤、鸡血藤、穿山龙、桑枝等，或配合名老中医祝谌予教授四藤一仙汤方。若湿热或热毒下陷于肾，症见尿血，或尿多浊沫，或伴水肿者，可加用小蓟、茜草、白茅根、仙鹤草、土茯苓、石韦、猪苓、茯苓、穿山龙、半枝莲、白花蛇舌草等。

（2）阴虚火旺证：皮肤青紫斑点或斑块，时发时止，常伴鼻衄、齿衄或月经过多，颧红，心烦，口渴，手足心热，或有潮热，盗汗，舌质红，苔少，脉细数。

【治法】滋阴降火，宁络止血。

【方药】茜根散加味。

【参考处方】生地 15~30g，白芍 15~30g，当归 9~12g，茜草根 12~15g，黄芩 9~12g，侧柏叶 12~15g，女贞子 9~12g，旱莲草 12~15g，白茅根 15~30g，仙鹤草 15~30g，阿胶 9~12g（烊化），甘草 6g。

【临床应用】该方适用于少阴阴虚体质，或久病热灼血络所致斑毒证。若阴虚较甚，症见头晕眼花，咽干，腰膝酸软者，可加玄参、麦冬、山茱萸、山药等，或配合六味地黄丸。若阴虚内热偏胜，症见五心烦热，或低热者，可加用地骨皮、白薇、秦艽、鳖甲、忍冬藤等。

（3）气不摄血证：反复发生肌衄，久病不愈，神疲乏力，头晕目眩，面色苍白或萎黄，食欲不振，舌质淡，脉细弱。

【治法】补气摄血。

【方药】归脾汤加减。

【参考处方】生黄芪 15~60g，党参 9~12g，茯苓 9~12g，白术 9~12g，当归 9~12g，龙眼肉 9~15g，酸枣仁 12~15g，木香 6~9g，制远志 9~12g，茜草 12~15g，紫草 12~15g，仙鹤草 15~30g，炙甘草 6g。

【临床应用】若兼阳虚，症见神疲乏力，形寒肢冷者，可配合龟鹿二仙胶，或更加鹿角片、肉桂、阿胶、鸡血藤等。此为归脾汤适应证，常兼有齿衄、鼻衄，妇女月经过多者，即肌衄之类也。若脾肾阳虚，症见乏力，腹满便溏，四肢不温，舌淡苔白者，则可用理中汤加味。若斑毒久病，肺脾气虚，肝经郁热，症见乏力自汗，易感冒，或兼鼻衄，遇冷空气则喷嚏阵作，咽干口苦，心烦眠差者，方可用玉屏风散合祝谌予教授过敏煎加紫草、茜草、丹参、白茅根、仙鹤草等。若风邪留恋，症见咽痒咳嗽者，可加桔梗，并配合薄荷、钩藤对药。若皮肤瘙痒，或有风团者，可加地肤子、白蒺藜、苦参等。若素有鼻衄者，可加用辛夷花、白芷等。若恶风畏寒突出者，可加小剂量桂枝。若肝气犯胃，或气郁痰阻，胃脘不舒，失眠多梦者，可加用苏叶、香附、陈皮、清半夏等。

七、其他疗法

鼻衄应重视局部用药，可选用云南白药止血；或用棉花蘸青黛粉塞入鼻腔止血；或用湿棉条蘸塞鼻散（百草霜 15g，龙骨 15g，枯矾 60g，共研极细末）塞鼻等，常有疗效。而对吐血可借助胃镜，取马勃、大黄煎液，胃镜下局部用药。而便血尤其是直肠疾病所致的便血，可采用中药保留灌肠疗法。药用生大黄、地榆炭、槐花炭、煅牡蛎等，水煎浓缩后，保留灌肠，每日 1 次。疗效优于单纯内服中药。

八、预防调护

血证的预防，应该注意饮食有节，起居有常，劳逸适度。平素不要过嗜辛辣香燥、油腻炙煿之品，戒除烟酒嗜好。同时，避免情志过极，注意克服紧张、恐惧、忧虑等不良情绪。

血证既成，应注意休息。血证重者，应卧床休息，严密观察病情的发展和变化。若出现头昏、心慌、汗出、面色苍白、四肢湿冷、脉芤或细数等，应及时救治，谨防厥脱之变。吐血量大，或频频吐血者，应暂予禁食，并积极治疗原发病。

九、当代名医经验

周仲瑛教授认为血证常是血热与血瘀并见，治当以凉血化瘀为法，临床多用丹地合剂、地丹凉血方。前方由水牛角、生地、丹皮、赤芍、大黄、山栀、人中白、紫珠草组成，后方即前方去紫珠草加血余炭。颜德馨教授提出血证注意辨虚实，实火出血用犀角地黄汤合紫雪丹，对血瘀内阻导致的出血，则习用桃红四物汤加减。常用生蒲黄、土大黄、白及等分研末治呕血、便血，强调止血需防其留瘀。王少华教授善用大黄止血，实证热证大黄多用10～15g，虚证用3～6g。齿鼻耳目诸衄，常用酒大黄；吐血、崩漏常用熟大黄或炒炭。同时重视在辨证基础上配伍其他药物。大黄配合肉桂、炮姜以温，配合生地、黄连以凉，配合人参、龙眼肉以补，配合升麻以升，配合代赭石以降。周炳文教授治疗肠风下血重视六经辨治，阳明协热便血，方用葛根芩连汤加金银花、地榆、茜草等；厥阴风动便血，方用排气饮加减，药如乌梅、槟榔、白芍、黄芩、厚朴、乌药等；太阴脾虚便血，方用加味寿脾煎或加味黄土汤，药如人参、白术、当归、生地、山药、莲肉、炮姜、地榆等。吕仁和教授针对血尿主张对症病与辨证论治相结合的临床思维。而针对肾性血尿，常用平肝清热法，方用柴胡疏肝散、羚角钩藤汤或茵陈蒿汤加减；凉营祛瘀法，方用清营汤加钩藤、牡丹皮、羚羊角粉、水牛角粉等；活血止血法，药用血竭和三七粉冲服；益气养血法，方用补血二丹汤加减；行气活血、通经活络法，药用牡丹皮、丹参、赤芍、白芍等；通络消癥法，则加用全蝎、地龙、地鳖虫等；清热利湿解毒法，药用炒山栀、白花蛇舌草、大黄炭或生大黄；补肾活血法，方用脊瓜汤合二至丸加减；调补脾胃、升清降浊法，方用六君子汤合半夏泻心汤加减治疗。

十、病案举例

郑某，男，57岁，既往有胃溃疡多年，反复发作腹部疼痛。今因饮酒后致胃脘部剧痛难忍，出现呕吐咖啡色物约300ml，并有头晕目眩，口苦咽干，神疲乏力，反酸，小便黄赤，舌红边有小红点、苔黄，脉弦细数。急查胃镜示胃溃疡并出血。

中医诊断：吐血（胃脘积热）。

辨证分析：胃为阳土，以通降为顺。患者久患胃疾，胃脘积热，胃气失和，热灼血络，络破血溢，故可见呕血。肝胃郁热，木郁则酸，故见口苦咽干，反酸。综合舌脉证，舌红边有小红点、苔黄，脉弦细数，乃胃脘积热之证。病位在胃，与肝相关。病性以实为主，实为胃热、肝火。失治误治，热伤阴耗气，或有厥脱之虞。

治法：清泄积热，凉血止血。

方药：泻心汤加味。

处方：黄连9g，黄芩9g，陈皮9g，代赭石30g，三七片12g，白及12g，海螵蛸15g，大黄15g，延胡索9g。1剂服后，未再呕血，腹痛大减，泄下黑便黏如柏油。方加鲜白茅根30g，鲜柏炭20g，凉血止血，减大黄用量，进服3剂，腹痛基本消失，大便色已转黄，守前法酌减用量，投10余剂，以清余邪而病愈，随访2年未复发。（《〈金匮要略〉与现代临床》）

按语　《金匮要略》论曰："心气不足，吐血，衄血，泻心汤主之。"此"心气不足"而用"泻心"，难以理解。我们认为"不足"，当从《备急千金要方》改作"不定"为是，即心烦不安之意。因呕血、衄血过多，心率加快，所以可表现为"心气不定"，心烦不安。此方用芩、连苦寒泻热，大黄荡实，泻其胃热，降其心火，则吐血自除，此釜底抽薪之妙法。盖血以上行为逆，下行为顺，凡诸吐血初起，体实者均可用此法也。陈修园注《十药神书》谓："余治吐血，诸药不止者，用金匮泻心汤百试百效，其效在生大黄之多，以行瘀也。"《血证论·吐血》亦云："方名泻心，实则泻胃，胃气下泄，则心火有所消导，而胃中之热气亦不上壅，斯气顺而血不逆矣。"该方用法《金匮要略》要求"上三味，以水三升，煮取一升，顿服之"者，与《伤寒论》大黄黄连泻心汤煎服法有别，所以方名有异，适应证有别。"顿服"乃血证治疗理应救急之意。

（张　华）

54　饮　　证

　　饮证是指肺脾肾功能失调，水液输布失常，化而为饮，停积于体内某一局部的一类病证，又称痰饮。《金匮要略》设"痰饮"专篇，广义的"痰饮"即为饮证。根据水液停积部位具体不同，更可划分为痰饮、悬饮、溢饮、支饮四类。狭义的痰饮即指水饮停积于胃肠，常表现为心下痞满，胃中有振水音，水走肠间辘辘有声；饮留胸胁者，即为悬饮，主要表现为咳嗽，气急，咳引胁痛；饮停胸肺者，即为支饮，主要表现为咳逆喘息，甚至不能平卧；饮留四肢者，即为溢饮，主要表现为身痛困重，肢体肿胀酸痛。现代医学的胃肠功能紊乱、不完全肠梗阻、梅尼埃病、渗出性胸膜炎、肺心病、慢性心功能不全、心包炎等疾病，可参考本病证进行诊治。

一、诊断要点

　　1. 临床表现　饮停胃肠者为痰饮，主要表现为心下痞满，胃中有振水声，肠间辘辘有声，清水痰涎；饮留胸胁者为悬饮，主要表现为咳嗽，气急，胁肋胀痛；饮停胸肺者为支饮，主要表现为咳逆喘息，痰白量多；饮溢四肢者，主要表现为身痛困重，肢体肿胀疼痛。舌苔多白滑或厚腻，或舌淡体胖，脉象多为沉弦而滑。

　　2. 发病特点　起病可急可缓，可因外感或内伤劳倦引起或致病情加重。支饮还可继发于咳喘、肺胀等病证。

　　3. 辅助检查　X线检查、内镜检查、胃肠动力学检查、胸腹部B型超声检查、血常规、血沉、尿常规、痰培养、胸腔积液检查等有助于诊断与鉴别诊断。

二、鉴别诊断

　　1. 悬饮与胸痹心痛鉴别　两者均可表现为胸闷或痛。而悬饮表现为胸胁闷痛，持续不解，咳唾、转侧、呼吸时疼痛加重，肋间饱满，并有咳嗽、咯痰等肺系证候，为饮停胸胁所致。胸痹心痛表现为胸膺部或心前区闷痛，且可引及左侧肩背或左臂内侧，常于劳累、饱餐、受寒、情绪激动后突然发作，历时短暂，休息或用药后可得以缓解，为痰湿、寒凝等痹阻胸阳、心脉不畅所致。

　　2. 悬饮与胁痛鉴别　两者均可表现为胁痛。而悬饮表现为胸胁闷痛，持续不解，咳唾，转侧、呼吸时疼痛加重，肋间饱满，并有咳嗽、咯痰等肺系证候，为饮停胸胁所致。胁痛表现为胸胁胀痛、刺痛等，疼痛多与咳唾、转侧、呼吸无关，为气滞、血瘀、湿热等，导致肝胆经络气血阻滞所致。

　　3. 溢饮与风水鉴别　两者均可因外感诱发，表现为肢体肿胀，并伴见恶寒发热表证。而溢饮可由外感或居处失宜引发，临床可表现为肺、脾、肾功能失调，水液代谢失常，不能正常输布，化而为饮，停于身体肢体局部所致，有"饮留局部"特点，主要表现为肢体肿胀、疼痛、沉重等。风水多继发于风热外感，乳蛾红肿，或疮毒未内陷，肺肾功能失调，水液内停，外溢肌肤所致，临床有"水走全身"的特点，症见眼睑、颜面浮肿，甚至周身水肿，常伴尿血，尿多浊沫，甚至尿少。

三、病因病机

饮证的病因主要与体质因素、外感寒湿、饮食不节、劳伤久病，或老年多病等有关。

1. 体质因素　以太阴脾虚体质者、少阴阳虚体质者最为多见。太阳卫阳不足体质者、少阳气郁体质者、少阴阴虚体质者，也可发生饮证。

2. 外感寒湿　尤其是太阳卫阳不足者与太阴脾虚体质者，寒湿内侵，可导致肺失宣通，脾失健运，水液不归正化，可为饮邪。《素问·气交变大论》指出"岁土太过，雨湿流行，肾水受邪……饮发，中满食减"。重视气候"雨湿流行"有关饮证发病。

3. 饮食不节　尤其是太阴脾虚体质者，若加以过嗜生冷，醇酒厚味，可聚湿成饮。唐代孙思邈《备急千金要方·痰饮》指出："夫五饮者，由饮酒后及伤寒饮冷水过多所致"，重视饮食所伤病因。

4. 劳伤久病　劳倦内伤，或年高久病，脾肾受伤，阳虚水液不化，可成饮证。《素问·至真要大论》指出"太阴所胜，饮发于中"。总的来说，《内经》重视肺脾肾在饮证发病中的地位。

肺主宣发肃降，可通调水道；脾主运化水湿，输布津液；肾主一身气化，可蒸腾水液。生理状态下，水液的吸收、输布和排泄主要依赖肺脾肾功能的正常。病理情况下，多种病因导致肺失肃降、脾之转输无权、肾之蒸化失职，水液不能正常运化输布，则聚而为水为饮，水饮停聚于人体不同局部，则表现为痰饮、悬饮、支饮、溢饮等。病性总属阳虚阴盛。肺脾肾气化失调，阳气不足为饮邪发生的核心病机。正如《临证指南医案·痰饮》邹滋九按语所说："总之痰饮之作，必由元气亏乏及阴盛阳衰而起，以致津液凝滞，不能输布，留于胸中。水之清者，悉变为浊。水积阴而为饮……阴盛阳虚则水气溢而为饮。"

一般来说，饮证治疗及时，多可逐渐取效。但如果失治误治，尤其是支饮患者，饮邪上凌心肺，可继发喘、悸，或变生心水，甚至可发生厥脱之变。

四、辨证要点

1. 辨饮停部位　饮停胃肠者为痰饮，饮留胸胁者为悬饮，饮停胸肺者为支饮，饮溢四肢者为溢饮。

2. 辨虚实寒热　饮证尤其是新病者，以实证居多。本虚标实者也不少，尤其是久病者多虚实夹杂。本虚常见脾肾阳虚；标实可表现为水饮停聚或停饮化热。若饮邪郁久化热、饮热互结者，常表现为身热口苦，心腹痞满，大便不通，舌苔黄，脉弦滑数等。更有气滞饮停，或兼血瘀饮停者。

3. 辨体质　太阴脾虚体质者多体弱，食欲差，有腹胀、腹泻倾向。少阴阳虚体质者，形寒肢冷，神疲乏力，性功能相对较弱。太阳卫阳不足体质者，腠理疏松，自汗易感。少阳气郁体质者，性抑郁，爱生闷气。少阴阴虚体质者，烦热，有失眠倾向。

五、治疗要点

饮证的治疗当以温阳化饮为基本原则。《金匮要略·痰饮咳嗽病脉证并治》就有"病痰饮者，当以温药和之"的论述。

治疗饮证所以应该用温药，主要是因为饮为阴邪，遇寒则凝，得温始化。温阳化饮治法，可以振奋阳气、开发腠理、通调水道，有利于饮邪的解决。《医宗金鉴·痰证总括》指出"痰因津液不四布，阴盛为饮阳盛痰，稠黏黄色为燥热，清稀色白乃湿寒"。重视痰与饮的鉴别，强调饮证属于阴盛阳虚，所以治疗当重视温化治法。

但应该注意的是，"温药和之"，不是温药补之，也不是温药攻之。所以温补之法，不可太过，过则助热为邪。攻邪之法，亦不可太过，过则伤人正气。临床上应该分别标本缓急、表里虚实之不同，采取相应的治疗措施。

若饮邪壅盛,当祛邪治标,可根据其停饮部位,分别采用发汗、攻逐和分利等法;阳微气虚而饮邪不盛者,则温补脾肾阳气以治本;邪实正虚,治当攻补兼施;饮热相杂者,当温清并用。即使为实证,当饮邪基本消除,也须继用健脾温肾以固根本。《临证指南医案·痰饮》指出"外饮宜治脾,内饮治肾",重视从脾肾论治。

另外,《济生方·痰饮论治》还指出"人之气道,贵乎顺,顺则津液流通,决无痰饮之患,调摄失宜,气道闭塞,水饮停膈"。所以论治饮证应该重视气滞病机,重视宣通三焦气机。

六、分证论治

1. 痰饮

（1）阳虚饮停证:心下痞满,胃脘部有振水声,恶心或呕吐,呕吐清水痰涎,口不渴或渴不欲饮,或饮入即吐,背冷如掌大,头晕目眩,小便不利,食少,身体逐渐消瘦,舌苔白滑,脉细弦或沉细滑。

【治法】通阳和中化饮。

【方药】小半夏加茯苓汤、苓桂术甘汤加味。

【参考处方】桂枝9～12g,白术9～12g,姜半夏9～12g,生姜9～12g,茯苓9～15g,炙甘草6g。

【临床应用】若中焦气滞,症见心下痞满者,可配合枳术丸,或加枳实、陈皮等。若脾胃不和,食欲减退者,可加用焦三仙、木香、砂仁等。若饮邪内停,阻隔清阳,症见头晕目眩,或恶心呕吐痰涎者,可用白术泽泻汤加味。若素体太阴脾虚,体瘦,反复发生头晕头痛,呕吐痰涎,或心下悸者,可用五苓散方。若为太阴脾阳虚体质,饮邪已去,或伏而未尽,脾胃阳虚,症见脘腹冷痛,喜温喜按,纳少,腹胀,喜热饮,便溏,面黄少华,身体消瘦,四肢不温,少气懒言,舌质淡胖有齿痕,脉沉弱者,可配合理中丸。若为少阴阳虚体质,久病饮停者,症见喘促气短,动则尤甚,腰膝酸软,小便频数,畏寒肢冷,小腹拘急,面目及下肢浮肿,舌淡苔白,脉沉弱者,可用肾气丸。

（2）饮结胃肠证:腹部坚满或疼痛,头晕目眩,或下利清水,利后仍坚满,小便不利,纳呆,舌苔白滑或腻,脉沉弦。

【治法】攻逐水饮。

【方药】甘遂半夏汤加减。

【参考处方】甘遂粉0.5～1g（装胶囊吞服）,姜半夏9～12g,赤白芍各12～30g,蜂蜜50ml,大枣10枚。

【临床应用】甘遂半夏汤原方有甘草,甘草与甘遂意在相反相成,以增强攻泻之力。但甘遂、甘草毕竟被认定为所谓"反药",临床上实际操作过程中,常可以大枣代之,而且应注意攻泻之法,为权宜之计,中病即止,切不可过用久用。若饮邪内停,症见小便不利者,可加用猪苓、茯苓、车前子、泽泻等。病情稳定者,可用调和脾胃之剂善后。

（3）饮热互结证:脘腹坚满或灼痛,腹满,肠鸣辘辘有声,烦躁,口干,大便秘结,小便赤涩,舌质红,苔薄黄腻,或黄腻,或偏燥,脉沉弦滑而数。

【治法】清热逐饮。

【方药】己椒苈黄丸加减。

【参考处方】防己12～15g,椒目6～9g,葶苈子12～30g,熟大黄9～15g。

【临床应用】该方适用于阳明胃热体质,或饮邪化热,饮停于肠者。若胃肠热结,腑气不通,症见腹满痛,大便干结,数日不行者,加芒硝、赤白芍,熟大黄可易生大黄后下。若饮停气滞突出,症见腹部坚满,或疼痛甚者,可加用枳实、枳壳、木香、槟榔、赤白芍、甘草等。若饮停于内,症见小便不利者,可加用车前子、茯苓、猪苓等。

2. 悬饮

（1）邪犯胸胁证：寒热往来，身热起伏，咳嗽气急，胸胁疼痛，呼吸、转侧疼痛加重，汗少，或发热不恶寒，有汗而热不解，少痰，心下痞硬，干呕，口苦，咽干，舌苔薄白或薄黄，脉弦数。

【治法】和解少阳，宣利枢机。

【方药】柴枳半夏汤加减。

【参考处方】柴胡 12～15g，黄芩 9～12g，姜半夏 9～12g，瓜蒌 12～30g，黄连 6～9g，枳实 9～12g，百部 9～12g，夏枯草 12～15g，桑白皮 15～30g，地骨皮 12～30g，丹皮 12～15g，炒栀子 6～9g，石韦 12～30g，炙甘草 6g。

【临床应用】该方适用于少阳气郁体质、少阴阴虚体质，郁热加饮者。若饮阻气机，症见胸胁疼痛者，可加用香附、丝瓜络、旋覆花、茜草、白芍等。若热盛，症见高热、烦渴、汗出、咳嗽气急者，可加用生石膏、知母、连翘、丝瓜络、忍冬藤等。

（2）饮停胸胁证：胸胁胀满疼痛，病侧肋间饱满，甚则胸部隆起，气短息促不能平卧，或仅能患侧卧位，呼吸困难，咳嗽，转侧时胸痛加重，呼吸、转侧疼痛加重，舌质淡，苔白或滑腻。

【治法】攻逐水饮。

【方药】十枣汤、葶苈大枣泻肺汤加减。

【参考处方】甘遂 1.5g，大戟 1.5g，芫花 1.5g，大枣 10 枚。

【临床应用】方中甘遂、大戟、芫花均为峻下逐饮之品，恐伤胃气，故共研细末，以大枣煎汤送服，可根据服药后吐泻轻重酌情掌握用量，日服 1～2 次。若体质虚弱，不能峻下者，可改用葶苈大枣泻肺汤或瓜蒌椒目汤加减。临床经验方——加味瓜蒌椒目汤，处方组成：椒目 9～15g，瓜蒌 12～18g，桑白皮 12～30g，炒葶苈子 12～30g，橘红 6～12g，清半夏 6～12g，茯苓 12～30g，苏子 6～15g，白蒺藜 9～15g，白芍 12～15g，百部 9～12g，生姜 3 片。该方原出《医醇剩义》，若兼低热者，可加用银柴胡、黄芩、丹皮等。若饮停气滞，症见胸胁疼痛者，可加旋覆花、丝瓜络、白芍、甘草等。

（3）气滞络阻证：胸部灼痛，或刺痛，胸闷，呼吸不畅，咳嗽，甚则迁延日久不已，入夜、天阴时明显，舌质淡暗，苔薄白，脉弦。

【治法】理气和络。

【方药】香附旋覆花汤加减。

【参考处方】香附 9～12g，旋覆花 12～15g（包煎），苏子 9～15g，杏仁 9～12g，陈皮 9～12g，半夏 9～12g，茯苓 12～15g，薏苡仁 12～30g，瓜蒌 12～30g，红花 9～12g，黄芩 9～12g，百部 9～12g，丹参 12～30g，白芍 12～30g，甘草 6g。

【临床应用】若久病入络，胸胁疼痛突出，或刺痛者，可加桃仁、红花、制乳香、制没药等。若饮邪未尽者，可加用炒葶苈子、桑白皮、路路通等。

（4）阴虚内热证：胸胁灼痛，咳呛时作。口干咽燥，痰黏量少，午后潮热，颧红，心烦，盗汗，手足心热，形体消瘦，舌质红，少苔，脉细数。

【治法】滋阴清热。

【方药】泻白散合沙参麦冬汤加减。

【参考处方】地骨皮 12～30g，桑白皮 12～30g，沙参 9～12g，麦冬 9～12g，玉竹 9～12g，天花粉 9～12g，白扁豆 9～12g，黄芩 9g，百部 9～12g，丹参 12～15g，甘草 6g。

【临床应用】该方适用于少阴阴虚体质，或悬饮恢复期，肺阴受伤者。若仍述胸胁疼痛者，可加用瓜蒌、红花、丝瓜络、白芍等。若阴虚内热，症见午后低热者，可加用青蒿、鳖甲、丹皮、功劳叶等。若肺阴虚，咳嗽明显者，可加用川贝、知母、前胡、枇杷叶等。若气阴两虚，症见乏力、自汗，或盗汗者，可加用黄芪、党参、五味子、浮小麦、煅龙牡等，或用当归六黄汤加减。

3. 支饮

（1）外寒内饮证：咳喘胸满不得卧，痰清稀，白沫量多，面浮肢肿，或经久不愈，平素伏而不作，每遇寒即发，兼见寒热、背痛、身痛等，舌质淡胖有齿痕，苔白滑或白腻，脉弦紧。

【治法】温肺化饮。

【方药】小青龙汤加减。

【参考处方】麻黄 9～12g，桂枝 9～12g，干姜 6～9g，细辛 3g，姜半夏 9～12g，赤白芍各 12～30g，五味子 6～9g，甘草 6g。

【临床应用】该方适用于素有内饮，外受风寒，诱发咳喘急性发作者。若饮邪化热，症见烦躁者，可用小青龙加石膏汤加味。若饮热互结，症见气喘胸闷，心下痞满者，可加桑白皮、炒葶苈子等。若饮阻气滞，腑气不通，症见气喘痰多，大便秘结者，可加葶苈子、炒莱菔子、苏子，或加大黄等。

（2）气虚饮停证：气喘咳嗽，心胸憋闷，咳逆倚息不得平卧，心下痞坚，面色黧黑，舌淡暗，舌苔水滑，脉沉紧。

【治法】益气温阳，通阳化饮。

【方药】木防己汤加味。

【参考处方】防己 12～15g，人参 6～15g（另煎兑），桂枝 6～9g，生石膏 15～30g（先煎），茯苓 15～30g，猪苓 15～30g，丹参 15～30g，桑白皮 15～30g，炒葶苈子 15～30g，大枣 5 枚。

【临床应用】木防己含马兜铃酸，可以汉防己代之，该方适用于心阳虚衰、血瘀饮停或有化热趋势者。若宗气下陷，血瘀饮停，症见气短胸闷，动则尤甚，心悸唇紫，脉短，或寸脉弱者，当益气升陷，活血利水，可用升陷汤合四苓散加香附、乌药、丹参、桑白皮、炒葶苈子等。该方尤适用于肺心病心衰气虚血瘀饮停者。若血瘀突出，症见心胸闷痛，肌肤甲错，唇舌紫暗者，可加用桃仁、红花、降香等。若兼气滞，症见脘腹胀满者，可加用苏梗、枳壳、香附、乌药、瓜蒌等。若饮邪化热，症见腹满、大便不通，舌苔黄者，可配合厚朴大黄汤。若兼胃气上逆，症见渴不欲饮，恶心呕吐者，可配合小半夏加茯苓汤。若饮邪上冲，症见头晕目眩者，可配合白术泽泻汤。若病情稳定期，脾虚饮停者，可用苓桂术甘汤加味。少阴肾虚，症见腰膝酸冷，小便不利者，可用肾气丸治之。

4. 溢饮

（1）外寒内饮证：四肢沉重疼痛浮肿，恶寒无汗，口不渴，或兼见咳喘，痰多白沫，胸闷，干呕，舌质淡胖，苔白，脉弦紧。

【治法】解表散邪，通阳化饮。

【方药】小青龙汤加减。

【参考处方】麻黄 9～12g，桂枝 9～12g，干姜 9～12g，细辛 3g，姜半夏 9～12g，白芍 12～15g，五味子 6～9g，炙甘草 6g。

【临床应用】注意服药后，温覆取汗，以周身微微汗出为宜。该方适用于太阳卫阳不足体质，或素有饮邪内伏，外受风寒诱发急性发作者。若饮邪化热，症见烦躁者，可用小青龙加石膏汤。

（2）外寒内热证：四肢沉重疼痛浮胀，或身不痛，仅表现为肢体沉重，时轻时重，伴见恶寒无汗，或有烦躁，舌质红，苔白水滑，脉浮紧，或浮缓。

【治法】解表清热，通阳化饮。

【方药】大青龙汤加减。

【参考处方】麻黄 9～12g，桂枝 9～12g，杏仁 9～12g，生石膏 15～30g（先煎），生姜 9～12g，大枣 5～12 枚，炙甘草 6g。

【临床应用】方中诸药配伍，寒热并用，体现着"在表者，汗而发之"之旨。该方适用于太阳卫阳充实体质，外受风、寒、湿等邪，卫阳被遏，饮邪化热，或饮闭其热者。注意发汗不可太过，以免伤卫阳，导致病情迁延。

七、其他疗法

中药外敷疗法　用大黄粉、玄明粉混匀加醋，湿敷腹部，可用于饮热互结、腑气不通痰饮证。

药用椒目、细辛、桂枝、甘遂粉，外敷神阙，可用于寒饮内结痰饮实证。耳性眩晕，还可采用耳穴疗法。取米粒大小之冰片，放在 0.5cm×0.5cm 的橡皮膏中心，贴于双耳神门、脑、皮质下、交感耳穴，每次 2～3 个穴位，3 天 1 换，4 次为 1 个疗程。悬饮可取十枣汤三味药为细末，外敷治疗。若为癌性胸腔积液，可用椒目、细辛、龙葵、甘遂粉外敷。也可针刺云门、期门、章门、京门，或加温针刺关元、中极、归来、水道。

八、预防调护

饮证的预防，应注意避免暴饮暴食，尤其是过嗜冷饮，注意起居有常，劳逸结合，并顺应四时气候变化，预防感冒，防止引发咳喘痼疾。

饮证患者，更应强调预防感冒，以免引动伏饮，加重病情。平素应注意寒热适度，加强身体锻炼，保证充足睡眠，增强机体抵抗力。饮食调护以清淡饮食或稀粥为宜，可酌情选用葱白、生姜丝、豆蔻、砂仁等，以辅助温化饮邪。

九、当代名医经验

刘渡舟教授认为水饮病与心、肺、肾三脏相关。治疗常用麻黄剂和苓桂剂。麻黄剂，如小青龙汤可用治外寒里饮，大青龙汤可用治饮邪化热。曾用大青龙汤治疗一农妇，因河边洗衣受寒，引发手臂肿胀酸痛，一汗而解。苓桂剂，如苓桂茜红汤（茯苓、桂枝、茜草、红花），可用治"水心病"血瘀重而见胸部憋闷疼痛者；苓桂参附汤，可用治"水心病"阳虚较重而见畏寒汗出，肢体发凉，甚至夏季也着棉衣，心痛遇寒则发，脉微细欲绝者。邓铁涛教授运用"五诊十纲"思路治疗支饮，认为漏出液，多为"脾肾阳虚，水饮凌心"。脾阳虚者，方用补中益气汤加桂枝，常重用桂枝 30g。肾阳虚者，方用真武汤，常用附子 3～5g，加狗脊 10g，补骨脂 10g。而针对渗出液，当重视卫气营血辨证方法，采用清热解毒、凉血活血、涤痰逐饮治法。病在卫分、气分者，方用银翘散加忍冬藤 15g，鸡骨草 10g，豨莶草 15g；病在营分、血分者，方用清营汤合犀角地黄汤加蒲公英 30g，功劳木 15g 等。

十、病案举例

张某，男，62 岁。1988 年 3 月 12 日初诊。患慢性支气管炎，肺气肿 20 余年。近期肺心病合并心衰，服用西药强心、利尿和氨茶碱治疗无效。症见咳喘不能平卧，胸闷心悸，面色黧黑，手指变形色黑，口唇发绀，喉间痰鸣，下肢浮肿，舌质紫暗，舌苔白腻，脉沉细促。查体：心率 96 次/分，呼吸 32 次/分。桶状胸，两肺满布哮鸣音和湿啰音，在三尖瓣听诊区可闻及Ⅲ级收缩期吹风样杂音，颈静脉怒张，肝颈静脉回流征阳性。胸部 X 线片示符合肺气肿、肺心病征象。

中医诊断：支饮（心阳不振，肺肾气虚，水气凌心，心血瘀阻，痰瘀互结）。

辨证分析：肺主气，司呼吸，肺朝百脉；心藏神，心主血脉，心肺共居胸中。肺主呼气，肾主纳气，主蒸腾气化，肺肾金水相生。而宗气出于胸中，可贯通心脉而维持呼吸。患者久患咳喘，肺气受损，宗气虚陷，心阳受累，肾阳亦伤，故见胸闷咳喘、气短心悸、下肢浮肿。肾阳亏虚，故见面色黧黑。血瘀痰结，故见口唇发绀，喉间痰鸣。综合舌脉证，舌质紫暗，舌苔白腻，脉沉细促，乃心肺肾阳气不足，痰饮血瘀互结之证。病位在心肺，与肾相关。病性为虚实夹杂。虚证是气虚、阳虚，实证为饮停、血瘀、痰结。失治误治，则有喘脱、悸脱之变。

治法：温通心阳，补气升陷，活血利水，泻肺平喘。

方药：木防己汤合升陷汤、葶苈子大枣泻肺汤加减。

处方：生黄芪 18g，知母 12g，升麻 6g，柴胡 6g，桔梗 6g，防己 12g，丹参、桂枝、生石膏各

30g，红花 12g，陈皮 9g，猪苓 15g，茯苓 25g，车前子、葶苈子各 15g。服药 7 剂，咳喘症状减轻。坚持服药月余，咳喘心悸、浮肿症状基本控制。生活基本自理，可在田间散步。(《〈金匮要略〉与中医现代临床》)

按语 多种心脏病所致的心衰相当于中医"支饮"等。临床常表现为胸闷气短、心悸浮肿等，多心气不足，血脉瘀阻，水饮内停。其心悸、胸闷、气短症状突出，气短不足以息，动则喘甚，是宗气虚陷，即张锡纯所谓"胸中大气下陷"。《素问·平人气象论》云："胃之大络，名曰虚里。贯膈络肺，出于左乳下，其动应衣，脉宗气也。盛喘数绝者，则病在中；结而横，有积矣；绝不至，曰死。乳之下，其动应衣，宗气泄也。"《灵枢·邪客》云："故宗气积于胸中，出于喉咙，以贯心脉，而行呼吸焉。"以宗气虚陷，不能贯通心脉而维持呼吸，故见心悸、胸闷、气短。故治当用升陷汤加味，加当归、川芎、丹参活血化瘀，桑白皮、车前子、炒葶苈子泻肺利水。此例即肺心病心衰患者，方用升陷汤、木防己汤以及葶苈大枣泻肺汤加减。若用大剂量葶苈子 30g 以上则更擅泻肺利水，尤适用于治疗水饮犯肺"支饮不得息"者。

（齐　铮）

55　内　伤　发　热

内伤发热是指以内伤为病因，以脏腑功能失调、气血水湿内郁，或气血阴阳亏虚为基本病机，以发热为主要临床表现的病证。一般起病较缓，病程较长。临床上多表现为低热，但有时也可表现为高热，更有表现为自觉发热，而体温正常。《素问·调经论》论"阴虚生内热"，即劳倦内伤发热。《太平圣惠方》应用柴胡散、生地黄散、地骨皮散等，治疗虚劳烦热，所论即阴虚发热。金元李东垣论气虚发热，朱丹溪论阴虚发热，明代张景岳《景岳全书·寒热》更论及阴虚发热、阳虚发热。清代秦景明《症因脉治·内伤发热》拟定气虚柴胡汤、血虚柴胡汤，首先明确提出"内伤发热"病证名称。李用粹《证治汇补·发热》论外感发热以外的发热包括郁火发热、阳郁发热、骨蒸发热、内伤发热（主要指气虚发热）、阳虚发热、阴虚发热、血虚发热、痰证发热、伤食发热、瘀血发热、疮毒发热共 11 种，以内伤发热为主。现代医学的功能性低热、肿瘤、血液病、结缔组织疾病、内分泌疾病以及部分慢性感染性疾病所引起的发热，部分原因不明的发热等，皆可参考本病证进行诊治。

一、诊断要点

1. 临床表现 常见长期低热，或自觉发热，或五心烦热，体温不高，较少表现为高热一般不伴有恶寒，或虽有怯冷，但得衣被则温，常兼见头晕、神疲、自汗、盗汗、肢体倦怠等症。

2. 发病特点 起病缓慢，病程长，常有情志失调、饮食劳倦等内伤病因，或有反复发热的病史。

3. 辅助检查 血液学、免疫学、内分泌学、胸部 X 线、腹部 B 超等相关实验室检查，有助于明确诊断与鉴别诊断。

二、鉴别诊断

内伤发热应与外感发热鉴别 内伤发热因内伤所致，常表现为低热，或自觉发热，五心烦热，而体温无异常，极少是高热，起病缓，病程长，可有反复发热病史，不恶寒，或仅有怯冷。而外感发热因感受外邪而起，起病较急，病程较短，发热尤其是初期大多伴有恶寒，其恶寒得衣被而不减。发热的热度大多较高，发热的类型随病种的不同而有所差异。初期常兼有头身疼痛、鼻塞、流涕、咳嗽、脉浮等表证表现。内伤发热是由情志、饮食、劳倦内伤引起，病机是脏腑功能失调、气血阴阳亏虚,常见虚证。外感发热因感受外邪,正邪相争所致,实证者居多。清代程钟龄《医学心悟·火字解》更提出"贼火"、"子火"的概念,指出"外火,风寒暑湿燥火及伤热饮食,贼火也,贼可驱而不可留。内火,七情色欲,劳役耗神,子火也,子可养而不可害"。此"子火"即内伤发热,为七情、色欲、劳倦内伤所致。

三、病因病机

内伤发热的病因包括体质因素、情志失调、饮食失宜、劳倦内伤以及大病、久病,失治误治等。

1. 体质因素　平素体虚,或体质偏颇,常是内伤发热的发病基础。如少阳气郁体质者、厥阴肝旺体质者,常见气郁发热。太阴脾虚体质者,常见食滞发热、湿阻发热、气虚发热、血虚发热等。少阴肾虚体质者,常见阴虚发热,或阳虚发热。

2. 情志失调　情志抑郁,尤其是少阳气郁体质者,肝气不能条达,气郁化火,则可表现为发热;厥阴肝旺体质者,控制情绪能力差,恼怒过度,肝火内盛,也可导致发热,此为气郁发热,古人亦称"五志之火"。更因气血相关,气郁、气滞日久,还可导致血瘀,瘀血壅遏不通,则为血瘀发热。忧思气结,脾气受伤,或思虑过度,心脾两伤,气血不足者,则可表现为气虚发热,血虚发热。

3. 饮食失宜　饮食不节,尤其是太阴脾虚体质者,最易影响脾胃运化,饮食停滞,郁而化热,则为食滞发热。脾失健运,水湿不化,湿邪内生,阻遏阳气,则为湿阻发热。日久脾气内伤,清阳不升,浊阴不降,阴火内生,则为气虚发热。脾胃内伤,气血生化无源,血虚阳浮,则为血虚发热。脾阳不足,日久及肾,脾肾阳虚,虚阳浮越,则为阳虚发热。

4. 劳倦内伤　劳倦伤脾,正气不足,阴火内生,可为气虚发热。劳倦伤肾,或用心谋略,烦劳过度,暗耗阴血,心火内炽,阴虚火旺,则为阴虚发热。日久阴损及阳,阴阳俱虚,火不归元,虚阳浮越,则为阳虚发热,古称"龙雷之火"。

5. 大病、久病,失治误治　外感热病,热伤阴液,或误用、过用温燥,可导致阴虚。阴虚日久不复,水不制火,则为阴虚发热。久病损伤脾肾,气血阴阳亏虚,则可表现为气虚发热、血虚发热、阴虚发热、阳虚发热。其中,有长期慢性失血者,最常导致血虚。血本属阴,阴血不足,无以敛阳而引起血虚发热。清代李用粹《证治汇补·发热》指出"血虚发热,一切吐衄便血,产后崩漏,血虚不能配阳,阳亢发热者,治宜养血"。而久病多瘀,或外伤留瘀,瘀血阻滞经络,气血运行不畅,壅遏不通,则可发为血瘀发热。此外,瘀血发热还与血虚失养有关。正如清代喻嘉言《医门法律·虚劳论》所说:"血痹则新血不生,并素有之血,亦瘀积不行,血瘀则荣虚,荣虚则发热。"

内伤发热的核心病机是脏腑功能失调,气、血、食、湿等郁结壅遏化热,或气血阴阳亏虚。辨证有虚有实。气郁发热、血瘀发热、食滞发热、湿阻发热为实证。气虚发热、血虚发热、阴虚发热、阳虚发热为虚证。阴虚,阴不配阳,水不济火,阳气亢盛,为阴虚发热;血虚,阳无以附,阳气浮越,为血虚发热;或因阳气亏虚,阳不配阴,虚阳浮越,为阳虚发热;而气虚发热,李东垣《脾胃论》认为"火与元气不两立,一胜则一负",脾胃元气不足,则阴火内生,李东垣也称之为"内伤热中证"。

其实,临床上,气郁发热、血瘀发热、食滞发热、湿阻发热诸实证,气虚发热、血虚发热、阴虚发热、阳虚发热诸虚证,常可相兼为病。常有气滞血瘀并见,食滞湿阻并见,或表现为气血两虚、气阴两虚、阴阳俱虚,甚或气血阴阳俱虚者。而且,内伤发热还常可表现为虚实夹杂之证,如气郁发热兼阴虚,气虚发热兼食滞、湿阻,血虚发热兼血瘀等。

一般来说,病程短者,常见实证,久病往往由实转虚,可表现为虚实夹杂。其中以瘀血病久,损及气、血、阴、阳,导致气虚、血虚、阴虚或阳虚者较为多见。而气虚发热日久,病损及阳,阳气虚衰,而发展为阳虚发热,则提示病情加重。个别病人久治不愈,正气虚损劳衰不断进展,或兼夹其他严重病证,如阴阳毒、亡血虚劳、肾劳关格等,或日久生痰留瘀,顽痰死血胶结,积聚瘀毒,癥积形成，或病久脏真之气大虚，虚阳浮越，元神离散者，则预后不良。

四、辨证要点

1. 辨虚实 初期多实证，久病多虚证，或虚实夹杂。实证可表现为气郁、血瘀、食滞、湿阻等，也有表现为气滞血瘀、食滞湿阻并见者；虚证可表现为气虚、血虚、阴虚、阳虚，也常见气血两虚、气阴两虚、阴阳俱虚等。内伤发热日久，因实致虚，可见虚实夹杂；因虚致实，亦可表现为虚实夹杂之证。

2. 辨轻重 病程短，表现为低热，或自觉发热，精神好，食欲可，胃气存，正气未大衰者，病情尚属轻症。病程长，热势亢盛，持续发热，或反复发作，迁延不愈，久治无效，精神差，食欲大减，不能进食，胃气衰败，正气虚衰，或兼夹多种复杂病证者，提示病情较重。

3. 辨体质 少阳气郁体质者多性情抑郁，厥阴肝旺体质性急易怒，易发生气郁发热，或血瘀发热；太阴脾虚体质，食欲差，大便稀，易发生食滞发热、湿阻发热、气虚发热等；少阴肾虚体质，或烦劳过度，有失眠倾向，或精力不足，性功能较差，容易发生阴虚发热、阳虚发热等。

五、治疗要点

实证宜透达清宣，虚证宜补虚益损，虚实夹杂者，虚实两治。属实者，宜以解郁、化瘀、消食、化湿为主，适当应用透达清宣之药。属虚者，则应益气、养血、滋阴、温阳，补虚为主，阴虚发热更当配伍清退虚热的药物。对虚实夹杂者，则宜虚实兼顾，标本同治。不可一见发热，即用发散解表及苦寒泻火之剂。发散之药，易于耗气伤阴，苦寒清泄易伤败脾胃或化燥伤阴，可使病归缠绵，或致病情加重。

清代程钟龄《医学心悟·火字解》更论内伤发热治疗，指出"养子火有四法：一曰达：……所谓木郁则达之，如逍遥散之类是也；一曰滋：……所谓壮水之主，以镇阳光，如六味汤之类是也；三曰温：……经曰：劳者温之，又曰：甘温能除大热，如补中益气之类是也；四曰引：……以辛热杂于壮水药中，导之下行，所谓导龙入海，引火归元，如八味汤之类是也"。可谓言不烦。

六、分证论治

1. 实证

（1）气郁发热：发热多为低热，或自觉发热，或潮热，热势常随情绪波动而起伏，精神抑郁，胸胁胀满，烦躁易怒，口干苦，纳食减少，舌红，苔黄，脉弦数。

【治法】疏肝理气，解郁清热。

【方药】丹栀逍遥散加减。

【参考处方】牡丹皮9～15g，栀子9～12g，柴胡9～12g，赤白芍各9～15g，当归9～12g，川芎9～12g，白术9～12g，茯苓9～12g，薄荷6～9g（后下），甘草6g。

【临床应用】此方适用于情志失调所致气郁发热，尤多见于少阳气郁、厥阴肝旺体质者。若肝郁气滞突出，胁痛腹满者，可加用川楝子、延胡索、郁金、香附、青皮、陈皮等。若肝火炽盛，头痛眩晕，目赤口苦，心烦易怒，大便干、小便黄者，可用龙胆泻肝汤加减。若气滞血瘀，妇女月经不调，经血色暗，有血块者，可加用香附、丹参、桃仁、红花、益母草等。若口苦，咽干，目眩，耳鸣，胸胁苦满，心烦喜呕，不欲饮食者，可用小柴胡汤加减。若头晕头痛，目赤、口苦，心烦易怒，胸脘胀满，大便干者，可用大柴胡汤加减。若头晕，口苦咽干，心烦失眠，或有心悸不宁者，可用柴胡龙骨牡蛎汤加减。

（2）湿阻发热：发热多低热，午后明显，热难速已，或见身热不扬，胸闷脘痞，身重而累，头痛如裹，不欲饮食，渴而不饮，恶心呕吐，大便不爽或稀薄。或见寒热如疟，口苦厌油，身目发黄，舌质红，舌苔白腻或黄腻，脉濡或濡数。

【治法】芳化宣畅，除湿清热。

【方药】三仁汤加减。

【参考处方】杏仁 9～12g，白豆蔻 9～12g，薏苡仁 15～30g，清半夏 9～12g，厚朴 9～12g，通草 3～6g，滑石 15～30g，淡竹叶 9～12g，薄荷 6g（后下），甘草 6g。

【临床应用】此方适用于湿阻化热证，多见于太阴脾虚湿滞体质者。若头痛如裹者，可加苍术、白芷、佩兰等；如恶心呕吐、脘腹痞满者，可加藿香、佩兰、紫苏叶、陈皮，或配合香苏散加减。若为少阳气郁体质，加以湿邪中阻，气郁化热，湿阻生热，症见寒热如疟，口苦，口中黏腻，胸脘痞闷，恶心，或呕吐痰涎，脉弦细滑者，可用蒿芩清胆汤加减。

（3）食滞发热：低热，头晕头沉，脘腹痞满，进食后加重，头痛如裹，饮食减退，恶心呕吐，嗳腐吞酸，大便不爽，或大便溏稀，夹杂不消化食物。舌苔白腻或黄腻，脉滑或滑数。

【治法】消食导滞，行气清热。

【方药】保和丸加减。

【参考处方】炒麦芽 9～15g，神曲 9～12g，焦山楂 9～12g，清半夏 9～12g，鸡矢藤 12～30g，陈皮 9～12g，茯苓 9～12g，胡黄连 9～12g，连翘 9～12g，甘草 6g。

【临床应用】此方适用于食滞化热证，多见于太阴脾虚体质者。若脾虚突出，乏力体倦，食少便溏者，可加苍术、白术、白芷等，或用启脾丸加减。若宿食积滞，烦热，脘腹胀满，大便不通者，可加枳实、大黄、栀子，或用枳实栀子豉汤加减。若是少阳气郁体质，食滞、气滞相兼，腹胀满，得矢气则舒者，可配合四磨汤加减；若食滞、湿阻相兼，症见头重如裹，口中黏腻，胸脘痞闷，恶心呕吐，大便不爽者，可加用薏苡仁、白豆蔻、紫苏叶、荷叶、藿香、佩兰等。

（4）血瘀发热：午后或夜晚发热，或自觉身体某些局部发热。口干咽燥而不欲饮，躯干或四肢有固定痛处，或有肿块，或见肌肤甲错，面色萎黄或暗黑。舌质紫暗或有瘀点、瘀斑，脉涩。

【治法】活血化瘀。

【方药】血府逐瘀汤加减。

【参考处方】柴胡 12g，赤白芍各 12～15g，当归 9～12g，川芎 9～12g，枳壳 9～12g，桃仁 9～12g，红花 9～12g，丹皮 9～12g，牛膝 9～12g，桔梗 6g，甘草 6g。

【临床表现】此方适用于血瘀发热，清代王清任《医林改错》称为"灯笼热"，少阳气郁体质比较多见。若下焦瘀血，瘀热互结，妇女少腹急结，健忘，心烦失眠，甚至如狂发狂，大便不通，颜面瘀斑，舌暗有瘀斑者，可用桃仁承气汤加减。若久病癥瘕，症见腹部肿块、肌肤甲错、面色暗黑、潮热羸瘦、经闭不行者，可用大黄䗪虫丸加减。

2. 虚证

（1）气虚发热：发热或低或高，常在劳累后发生或加剧，兼见头晕乏力，气短懒言，自汗，易于感冒，食少便溏，舌苔薄白，舌边有齿痕，脉细弱。

【治法】益气健脾，甘温除热。

【方药】补中益气汤加减。

【参考处方】人参 6g（另煎兑）或党参 9～12g，黄芪 12～30g，白术 9～12g，陈皮 6～9g，当归 9～12g，升麻 3～6g，柴胡 3～6g，炙甘草 6g。

【临床应用】此方适用于内伤劳倦气虚发热，尤其是太阴脾虚体质者。若表气不固，自汗突出者，可加用浮小麦、糯稻根、龙骨、牡蛎等。若脾胃气虚，兼湿热，表现为怠惰嗜卧，身体重痛，低热，或兼畏寒，口苦舌干，食不知味，大便不调，小便频数者，可用升阳益胃汤加减。体现着李东垣针对"内伤热中证"，治以"甘温之药以益其中气，佐以甘寒之品以去阴火"的治疗精神。若肺脾气虚，卫阳不足，表现为自汗易感，乏力恶风者，可用玉屏风散加减。若营卫不调，脏无他病，时时发热，自汗出，恶风者，可用桂枝汤加减。

（2）血虚发热：低热，头晕眼花，面白少华，倦怠乏力，心悸不宁，唇甲色淡，舌质淡，脉细弱。

【治法】补益心脾，养血退热。

【方药】归脾汤加减。

【参考处方】人参6g（另煎兑）或党参9～12g，黄芪12～30g，白术9～12g，陈皮6～9g，当归9～12g，茯神9～12g，龙眼肉9～12g，酸枣仁12～15g，木香3～6g，制远志9～12g，生姜6～9g，大枣3～6枚，炙甘草6g。

【临床应用】此方适用于血虚发热，尤其是思虑劳伤心脾、气血两虚者。若为太阴脾虚体质，脾失健运，纳差腹胀者，可加用陈皮、神曲、麦芽等。若兼阴虚，午后低热者，可加鳖甲、龟甲胶、生地等。若血虚阳浮发热，表现为肌热面红，烦渴欲饮，脉洪大而虚，重按无力，或妇女经期、产后血虚发热头痛者，可用当归补血汤加味。该方中黄芪与当归配伍比例是 5∶1，组方特点是补气生血。

（3）阴虚发热：午后或夜间发热，手足心热或骨蒸潮热，兼见心烦，少寐，颧红，盗汗，口干咽燥，大便干结，尿少色黄，舌质干红或有裂纹，无苔或少苔，脉细数。

【治法】滋阴清热。

【方药】清骨散加减。

【参考处方】银柴胡9～12g，地骨皮12～30g，胡黄连9～12g，生地12～30g，知母9～12g，青蒿9～15g，秦艽9～15g，甘草6g。

【临床应用】此方适用于阴虚发热，尤其多见于少阴阴虚体质者。若阴虚盗汗较甚，可加用五味子、金樱子、浮小麦等。若阴虚火旺，心烦不寐者，可加用百合、黄连、酸枣仁等。若肾阴不足，相火妄动，表现为午后低热，腰酸膝软、遗精等者，可用知柏地黄丸加减。若气阴两虚，五心烦热者，可用黄芪鳖甲汤加减。

（4）阳虚发热：自觉发热而体温多不高，热而欲近衣，形寒怯冷，四肢不温，面色㿠白，或面色黧黑，头晕嗜卧，腰膝酸痛，或面色浮红，气短懒言，大便稀溏，舌质淡胖，或边有齿痕，苔白润，或苔黑而润，沉细无力或浮大无力。

【治法】温阳补肾，引火归原。

【方药】金匮肾气丸加减。

【参考处方】炮附子6～9g，桂枝6～9g，熟地15～30g，山茱萸12～15g，山药12～15g，茯苓9～12g，牡丹皮9～12g，泽泻9～12g，煅龙骨25～30g（先煎），煅牡蛎25～30g（先煎），白芍12～30g，炙甘草6g。

【临床应用】此方适用于阳虚发热，尤其多见于少阴阳虚者。若心肾阳虚，心悸气短，烦热，面红如妆，冷汗，腰膝酸冷，下肢浮肿，脉微细者，可用参附汤、四逆汤加减。若阴阳俱虚，阴阳失和，表现为心烦失眠，烘热汗出，腰膝酸冷，上热下寒，脉沉细者，可用当代著名医家张伯讷教授所创二仙汤加减。若为厥阴阳虚肝旺体质，虚阳浮越，表现为头晕目眩，烦热不宁，性急易怒，腰膝酸冷，脉沉细弦者，可用参附龙牡汤合潜阳丸加减。若为太阴阳虚体质，中阳不足，脾胃虚寒，阴阳不和，表现为腹中拘急疼痛，喜温喜按，神疲乏力，虚怯少气，或心中悸动，虚烦不宁，面色无华，或伴四肢酸楚，手足烦热，咽干口燥，舌淡苔白，脉细弦者，遵《金匮要略》之旨，方用小建中汤加减。

七、其他疗法

针灸疗法 应注意在明辨虚实的基础上辨证取穴。虚证，中气亏虚者，可取穴足三里、三阴交、公孙、脾俞、关元、气海。灸法可取百会。阴血亏虚者，取穴血海、三阴交、阴郄、足三里、膈俞、关元、公孙、太溪、阴谷。兼便秘者加刺支沟、承山，睡眠差者加取神门，心悸者加取内关。实证，气滞血瘀者，取穴太冲、行间、血海、膈俞、气海。烦躁易怒者，可加取神门。

八、预防调护

内伤发热的预防，重点在于保持心情舒畅，饮食有节，起居有常，劳逸结合，有病早治。内伤发热既病，更要求调情志，鼓励进食清淡而富有营养的食物，定时作息，避免劳累过度。同时，应该注意顺应四时气候，适当增减衣物，避免新感外邪，导致病情复杂化。若兼夹其他严重病证者，更应积极治疗相关病证，以防病情恶化。

九、当代名医经验

方药中教授治疗内伤发热，主张根据临床表现，基于病机，辨证选方。如心气（阳）虚发热，可用炙甘草汤、生脉饮加黄芪；脾气（阳）虚发热，可用香砂六君子汤、理中汤等；肾气（阳）虚者，可用桂附地黄汤、右归饮等。周耀庭教授主张应用膜原理论治疗湿阻膜原内伤发热，而症见往来寒热，即寒热起伏，热有定时，日日如是，久不能解，胸痞喜呕，面色㿠白，舌苔白腻或淡黄腻，脉弦者，常用方如达原饮、柴胡达原饮、雷氏宣透膜原法等。药如柴胡、青蒿、草果、黄芩、枳壳、槟榔、厚朴、半夏、连翘、茵陈、炒常山等。张炳厚教授主张用李东垣《脾胃论》清暑益气汤治疗气虚发热，强调该方补中益气，可升提下陷之清阳，疏解上升之阴火，以标本兼治。

十、病案举例

李某，女，35 岁。得病已数月，心烦口干，气弱食衰，周身发热如同火灼，必须将后背贴靠家中方石筑砌之墙方觉凉爽。月经每来必多，下肢浮肿，动作乏力。大便时有溏泻，小便微黄，脉大而无力，舌质淡苔薄白。曾服滋阴凉血之方，非但无效，反增胸闷而纳呆不食。

中医诊断：内伤发热（气虚发热）。

辨证分析：脾胃为后天之本，气血生化之源。久病脾胃受伤，元气不足，"火与元气不两立，一胜则一负"，所以可致阴火内生，阴火乘于心胸，故可见周身发热。脾虚气陷，故可见乏力体倦，大便时溏。综合舌脉证，舌质淡，苔薄白，脉大无力，乃气虚下陷"内伤热中证"。病位在脾胃，病性以虚为主，主要是气虚。失治误治，则渐成虚损，缠绵难愈。

治法：益气升陷。

方药：补中益气汤加减。

处方：黄芪 9g，人参 6g，生、炙甘草各 6g，当归 6g，陈皮 3g，柴胡 3g，升麻 3g，葛根 3g，生姜 3g，大枣 3 枚。3 剂。服 3 剂，心烦，口干等已去，燥热有所改善。上方加知母、黄柏各 3g，连服 6 剂而热退。改服参苓白术散巩固。（《中医内科学实用新教程》）

按语 气虚发热是脾胃元气亏虚，阴火内生所致。所谓"阴火"是发生在脾胃元气虚基础上的邪火，既不同于阴虚基础上的虚热，也不同于虚阳浮越的真寒假热。治疗应在甘温补气的基础上，兼以甘寒之品以去阴火。补中益气汤加知母、黄柏，即体现了这种精神。此例为刘渡舟教授医案，小剂量用药，凸显出老先生"四两拨千斤"的高超技艺。

（申子龙）

56 虚 劳

虚劳是指先天不足，后天失养，久病积损，久虚不复所致的以多脏腑同虚，气血阴阳俱损，虚损劳衰不断加重为临床特点的多种慢性虚弱性病证的总称。在中医文献中，又称"虚损"、"劳损"等。《内经》即有相关论述。《金匮要略》提出"虚劳"病名，并设专篇论述。《诸病源候论·虚劳病诸候》曾系统论述虚劳病因以及五劳、六极、七伤等相关病证。该病涉及范围广泛，现代医学的再生障碍性贫血、粒细胞减少症、希恩综合征、甲状腺功能减退症、皮质醇功能减退症以及慢性肾衰竭等多种疾病，临床表现为多脏腑气血阴阳亏损者，均可参考本病证进行诊治。

一、诊断要点

1. 临床表现 多见神疲体倦、形体消瘦、头晕眼花、心悸气短、面容憔悴、自汗盗汗，或五心烦热，或畏寒肢冷，脉虚无力等症。

2. 发病特点 病程长，病势缠绵，久治不愈，虚损劳衰可呈不断加重趋势。

3. 辅助检查 血常规、血生化、心电图、X线检查、B超、内分泌检查、免疫功能测定、骨髓检查等，有助于本病的诊断与鉴别诊断。

二、鉴别诊断

虚劳与肺痨鉴别 肺痨作为慢性肺系疾病，日久可见肺脾肾同病，气阴两虚甚或阴阳俱虚，常与虚劳相混淆，所以需要与虚劳相鉴别。肺痨病因为正气不足，痨虫感染，中心病位在肺，典型表现为咳嗽、咳血、潮热、盗汗等阴虚火旺症状，是一种消耗性的传染病。而虚劳是多种原因引起的久虚成劳、久劳不复所致的一系列虚损性疾病的统称，病位在五脏，中心病位在脾肾，常表现为多脏腑同虚、气血阴阳俱损，常表现为一系列精气亏耗的虚损症状。

另外，许多内科杂病均可表现为气虚、血虚、阴虚、阳虚等虚证，但这些内科病各有核心病机与发生发展规律，各有主症或典型临床表现，虚证表现相对单纯。而虚劳是一系列虚损性病证的统称，常表现为多脏腑同虚，气血阴阳俱损的复杂症状。

三、病因病机

虚劳的病因主要分为先天不足和后天失养，久病积损等。可因虚致病，久病成劳，亦可因病致虚，久虚成劳。

1. 体质因素 太阴脾虚体质者、少阴肾虚体质者较为多见。

2. 饮食失节 长期饥饱失度，饮食失宜，尤其是太阴脾虚体质者，就容易损伤脾胃而导致虚损。

3. 劳倦内伤 劳形伤脾气，劳心伤阴血，房事不节，尤其是少阴肾虚者，容易伤肾，皆有关虚损。

4. 大病久病 急证亡血，或久病不愈，或经失治误治，或药物所伤，可以损伤肝脾肾，或气血不足，或精血亏虚，虚损劳衰，不断加重，即成虚劳。更有外感邪毒，伤阴耗气，阴损及阳，而致虚损者。

明代汪绮石《理虚元鉴》作为虚劳专书，曾论述虚劳病因。《理虚元鉴·虚证有六因》指出"有先天之因，有后天之因，有痘疹及病后之因，有外感之因，有境遇之因，有医药之因"，认识系统全面。清代吴澄《不居集》作为虚劳专书，对虚劳病因也有系统论述。

虚劳病位主要在五脏，尤以脾肾为中心。病理性质为虚。因五脏相关，气血同源，阴阳互根，所以虚劳为病，常表现为多脏腑同虚，气血阴阳俱损。常因虚致病，因病成劳，或因病致虚，久虚不复，积损成劳。虚损劳衰，可呈不断加重趋势，最终导致五脏同病，气血阴阳虚衰，则病归不治。而正虚之下，更容易外感诸邪，或内生邪毒，则病情趋于复杂。更有肾劳，日久肾元虚衰，气化不行，湿浊邪毒内生，进一步败坏脏腑，耗伤气血，阻滞气机升降出入，即成关格危候。

四、辨证要点

1. 辨别五脏气血阴阳亏虚　虚劳的证候虽多，但总不离乎五脏，而五脏之虚，又不外乎气、血、阴、阳，所以虚劳的辨证应以气、血、阴、阳为纲，五脏虚候为目。气虚、血虚、阴虚、阳虚，临床表现各不相同。心、肝、脾、肺、肾，五脏虚候各有特点。一般来说，气虚多见肺气虚、脾气虚、心气虚、肾气虚，脾气虚最为多见。血虚多见心血虚、肝血虚。阴虚多见肺阴虚、心阴虚、肝阴虚、肾阴虚，肾阴虚最为多见。阳虚多见心阳虚、脾阳虚、肾阳虚，肾阳虚最为多见。但应指出，气、血、阴、阳虚证与心、肝、脾、肺、肾虚候，临床上常错综互见，而表现为多脏腑同虚，气血阴阳俱损。一般来说，病程短者，多伤气血而见气虚、血虚及气血两虚；病程长者，多伤及阴阳而见阴虚、阳虚、气阴两虚，甚至阴阳俱虚。气虚可见肺脾气虚、脾肾气虚。血虚可见心肝血虚、心脾血虚。阴虚可见肺肾阴虚、心肾阴虚、肝肾阴虚。阳虚可见心肾阳虚、脾肾阳虚。而气血亏虚，多见心脾气血两虚。气阴两虚，多见肺肾、心肾、脾肾甚至肝脾肾气阴两虚。阴阳俱虚，可见心肾、脾肾甚至肝脾肾阴阳俱虚。气血同源，阴阳互根，五脏相关，所以虚劳久病，常表现为多脏腑同虚、气血阴阳俱损。

2. 辨诸虚证候标本主次　虚劳虽然表现为多脏腑同虚，气血阴阳俱损，但气虚、血虚、阴虚、阳虚以及心、肝、脾、肺、肾五脏虚候，存在先后主次。气血两虚，气不生血者，气虚为本，血虚为标；血虚及气者，血虚为本，气虚为标。阴阳俱虚，阴损及阳者，阴虚为本，阳虚为标。脾肾两虚，脾虚及肾者，脾虚为本，肾虚为标；肾虚及脾者，肾虚为本，脾虚为标。更有应脾肾虚而致五脏俱虚者，则脾肾虚为本，五脏为标。

3. 辨兼夹病证　因病致虚、久虚不复者，应辨明原有疾病是否仍然存在。因虚致病，兼夹他病者，应详审兼夹何种继发疾病。如瘿气日久，热伤气阴，阴损及阳，日久阳虚成劳，即为瘿劳。应注意原发病瘿瘤、瘿气是否仍然存在。他如因气虚帅血无力，形成瘀血；脾虚不能运化水湿，水湿内停；肾元虚衰，气化不行，湿浊邪毒内生。应注意继发病证究竟是否存在。另外，虚劳患者，正气不足，感受外邪，即可表现为内伤兼见外感，痼疾加以卒病，应给予充分重视。

五、治疗要点

虚劳的治疗，根据"虚则补之"、"损者益之"的理论，当以补益为基本原则。《素问·至真要大论》更提出"劳则温之"，提示治疗虚劳不可过用寒凉。临床具体在应用补益之法，一是必须分别气血阴阳虚损侧重点的不同，分别采取益气、养血、滋阴、温阳等治法；二是要密切结合五脏病位，选用针对性的方药。《难经·十四难》论"五损"载："损其肺者，益其气；损其心者，调其营卫；损其脾者，调其饮食，适其寒温；损其肝者，缓其中；损其肾者益其精。"颇有临床价值。

而气血两虚者，当益气养血；气阴两虚者，当益气养阴；阴阳俱虚者，当滋阴壮阳。肺脾气虚者，当健脾益肺；脾肾气虚者，当健脾益肾。心肝血虚者，当养心补肝；心脾血虚者，当补益心脾。肺肾阴虚者，当滋阴益肺；心肾阴虚者，当养心滋肾；肝肾阴虚者，当补肝滋肾。心肾阳虚者，当温补心肾；脾肾阳虚者，当温补脾肾。气血两虚者，当益气养血。气阴两虚者，当益气养阴。阴阳俱虚者，当滋阴壮阳；气血阴阳俱虚者，当气血阴阳同补，多脏同治。

另外，虚劳治疗还应注意以下三点：①重视补益脾肾在治疗虚劳中的作用。因脾胃为后天之本，为气血生化之源，脾胃健运，五脏六腑、四肢百骸方能得以滋养。肾为先天之本，寓元阴元阳，为生命的本源。所以治疗虚劳尤其当重视补益脾肾。东汉张仲景《金匮要略·血痹虚劳病脉证并治》采用名方小建中汤、黄芪建中汤、肾气丸、薯蓣丸等治疗虚劳，重视健脾补肾。金元李东垣重视脾胃，长于甘温补中；朱丹溪重视肝肾，善用滋阴降火。李中梓《医宗必读》重视脾肾，符合临床实际。②重视填精补肾，应用血肉有情之品，如龟鹿二仙胶、阿胶、紫河车、冬虫夏草等。《素问·阴阳应象大论》所谓"形不足者，温之以气；精不足者，补之以味"。强调选用血肉有情之药，填精补血。明代张介宾《景岳全书》更基于阴阳互根理论，创立名方左归丸、右归丸等，对后世影响深远。③虚中夹实，或兼感外邪者，当标本兼顾，扶正祛邪。至于虚劳有因虚致病，或因病致虚者，更应重视继发病证的处理与原发病的治疗。关键要抓住影响病情进展的主要矛盾，审因论治。《金匮要略》薯蓣丸、大黄䗪虫丸等，就体现着扶正祛邪、缓中补虚、标本同治的治疗精神。

六、分证论治

1. 气虚证　脾气虚、肺气虚、心气虚、肾气虚多见，更可见肺脾气虚、心肺气虚、脾肾气虚证。以脾为气血生化之源，气虚证常以脾气虚为基础。

【临床表现】倦怠乏力，饮食减少，食后胃脘不舒，肢体倦怠，大便溏薄，面色萎黄，舌淡苔白，脉弱。

【治法】健脾益气。

【方药】四君子汤加味。

【参考处方】人参 3～6g（另煎兑）或党参 9～12g，炙黄芪 12～30g，黄精 9～12g，炒山药 12～15g，炒白术 9～12g，茯苓 9～12g，炙甘草 6g。

【临床应用】该方适用于气虚尤其是脾气虚证。若胃失和降，症见胃脘胀满，恶心呕吐者，可加陈皮、半夏等，即六君子汤。若饮食停滞，症见脘闷腹胀，嗳气，苔腻者，可加神曲、麦芽、山楂、鸡内金，即保和丸。若脾虚下陷，症见脘腹坠胀，气短，脱肛者，则可用补中益气汤加减。若脾肺气虚，症见短气不足以息，动则益甚，少气懒言，声音低怯，自汗乏力，咳嗽无力，痰液清稀，时寒时热，平素易于感冒，面白，舌淡，脉虚无力者，治当健脾益肺，益气固表，可配合补肺汤加减。若脾肺气虚，表气不固，症见自汗易感，可配合玉屏风散加减。若肺脾气虚，反复感冒者，可长期服用薯蓣丸扶正祛邪。若心气虚突出，症见乏力，心悸，胸闷，气短，劳则尤甚，神疲体倦，面色㿠白，自汗，舌淡苔白，脉细弱者，治当补益心肺，益气宁神，方药可用七福饮加味。方中人参、白术、炙甘草益气养心；熟地、当归滋补阴血；酸枣仁、远志宁心安神。若宗气虚陷，症见气短，努力呼吸似喘者，方用升陷汤加味。若脾肾气虚，症见神疲乏力，腰膝酸软，听力下降，小便频数而清，或尿后余沥不尽，或夜尿频多，女子白带清稀，舌质淡，脉沉弱者，治当益气补肾，健脾摄精，方用大补元煎加味。若肾气不固，症见尿频较甚，甚至小便失禁者，加菟丝子、五味子、益智仁、乌药、鸡内金等，或配合缩泉丸。

2. 血虚证　心血虚、肝血虚多见，更可见心肝血虚、心脾血虚证。以心主血脉，藏神明，心血虚证在血虚证中最有代表性。

【临床表现】心悸怔忡，眩晕健忘，失眠多梦，面色不华，口唇色淡，舌淡苔白，脉细弱。

【治法】养心补血。

【方药】养心汤加减。

【参考处方】人参 3～6g（另煎兑），黄芪 15～30g，茯苓 9～12g，五味子 6～9g，当归 9～12g，川芎 9～12g，柏子仁 12～15g，酸枣仁 12～15g，远志 9～12g，肉桂 1.5～3g，清半夏 9～12g，炙甘草 6g。

【临床应用】该方适用于心血不足，或气血亏虚，心神不宁者。若血不养神，症见失眠、多梦、心悸者，可加合欢花、夜交藤、龙骨、牡蛎等。若心脾两虚，气血不足，症见乏力神疲，面色无华，心悸，失眠健忘，食少纳呆，或有皮肤发斑，或妇女崩漏，淋漓不尽，爪甲色淡，舌淡，脉细弱者，可用归脾汤加味，可随方加入阿胶、鹿角胶、紫河车等。若肝血虚，症见头晕眼花，耳鸣，视力减退，肢体麻木，筋脉拘急或惊惕肉瞤，妇女月经不调甚则闭经，面色不华，舌淡苔白，脉弦细者，治当补血养肝，柔筋明目，方用四物汤加枸杞子、鸡血藤等。若血虚阳浮，症见虚烦不得眠者，可用酸枣仁汤加味。若血瘀内结日久，新血不生，症见羸瘦，腹满，腹部触有癥块，硬痛拒按，肌肤甲错，状如鱼鳞，妇女经闭，两目暗黑，舌有青紫瘀点、瘀斑，脉细涩者，可应用大黄䗪虫丸。

3. 阴虚证 肾阴虚、肺阴虚、心阴虚、胃阴虚、肝阴虚多见，更常见肺肾阴虚、心肾阴虚、肝肾阴虚以及肺肾、心肾、脾肾、肝脾肾气阴两虚证等。肾主水，藏元阴，所以肾阴虚常是阴虚证的基础。

【临床表现】腰膝酸软，眩晕耳鸣，甚则耳聋，两足痿弱，口干，咽痛，颧红，五心烦热，盗汗，男子遗精，女子经少或闭经，舌红少津，脉沉细。

【治法】滋补肾阴。

【方药】左归丸加减。

【参考处方】熟地15～30g，山药12～15g，山茱萸12～15g，枸杞子12～15g，菟丝子12～15g，续断12～15g，桑寄生12～15g，茯苓9～12g，龟甲胶9～12g（烊化），鹿角胶9～12g（烊化），紫河车粉1.5～3g（装胶囊），女贞子12～15g，旱莲草12～15g。

【临床应用】该方适用于少阴阴虚体质，或久病肾阴亏虚者。若阴虚火旺，相火妄动，症见五心烦热，遗精者，方用知柏地黄丸，或加水陆二仙丹等。若肺肾阴虚，症见干咳或痰少而黏，咽干口燥，甚或失音，潮热，盗汗，甚则痰中带血，颧红，腰膝酸软，舌红少津，脉细数者，治当养阴润肺，方可配合沙参麦冬汤加减。或用百合固金丸。若肺肾气阴两虚，症见乏力气短，头晕耳鸣，咽干，五心烦热，腰膝酸软者，可用生脉散合六味地黄丸加减。若阴虚火旺，症见乏力，自汗盗汗，可用当归六黄汤加味。若阴虚热灼血络，症见咳嗽、咳血者，可见侧柏叶、地锦草、仙鹤草等。若心肾阴虚，症见头晕耳鸣，心悸，失眠，烦躁，潮热，盗汗，或口舌生疮，颧红，腰膝酸软，舌红少津，脉细数者，治当滋阴养心补肾，方用天王补心丹加减。若心肾气阴两虚，症见气短乏力者，可配合生脉散加味。若虚火偏胜，症见心烦失眠，口舌生疮者，可加用黄连、栀子、竹叶等，或配合导赤散加味。若肝肾阴虚，症见头痛，眩晕，耳鸣，目干畏光，视物模糊，急躁易怒，或肢体麻木，筋惕肉瞤，面潮红烘热，舌干红，脉弦细数者，治当滋补肝肾，方药可配合《医学六要》补肝汤加减。若头晕眼花，腰膝酸软者，可用杞菊地黄丸或明目地黄丸。若阴虚，肝火亢盛，症见烦躁易怒，尿赤便秘，舌红脉数者，可加丹皮、栀子、夏枯草等。若肾阴虚，胃阴不足，症见口干唇燥，不思饮食，胃脘部灼热隐痛，甚则干呕，呃逆，大便燥结，舌干少苔或无苔，脉细数者，治当养阴和胃，方药可以配合益胃汤加减。若脾胃阴虚，症见不思饮食甚、呃逆者，可加麦芽、扁豆、山药、刀豆子、芦根、竹茹等。若肝脾肾气阴两虚，症见乏力者，可加用太子参、黄芪，或用参芪地黄汤加味。

4. 阳虚证 肾阳虚、心阳虚、脾阳虚多见，更可见心肾阳虚、脾肾阳虚证，有时还可见阴阳俱虚，甚至气血阴阳俱虚者。其中，肾藏元阳，内寓命门之火，所以常是阳虚证的基础。

【临床表现】腰膝酸冷，神疲懒言，头晕耳鸣，畏寒肢冷，性欲减退，小便清长，夜尿频多，舌胖大，边有齿痕，脉沉细。

【治法】温阳补肾。

【方药】右归丸加减。

【参考处方】熟地15～30g，山药12～15g，山茱萸12～15g，枸杞子12～15g，菟丝子12～15g，狗脊12～15g，续断12～15g，桑寄生12～15g，茯苓9～12g，人参3～6g（另煎兑），鹿角片9～12g，当归9～12g，肉苁蓉12～15g，巴戟天9～12g，肉桂3～6g，炮附子6～9g。

【临床应用】若气血阴阳俱虚，症见乏力体倦，面色无华，腰膝酸冷，舌淡脉沉细弱者，可配合当归补血汤加阿胶（烊化）、紫河车粉（冲服），或加服十全大补丸。若肾气不固，症见遗精，甚至滑精者，可加金樱子、桑螵蛸、莲须，或合用金锁固精丸。若肾不纳气，症见喘促短气，动则更甚者，可加人参、沉香粉（冲服）、五味子、蛤蚧粉（冲服）、冬虫夏草粉（冲服），或用人参蛤蚧散（冲服）。若心肾阳虚水泛，症见浮肿尿少者，可加用猪苓、茯苓、车前子，或用真武汤、五苓散加减。若脾阳虚证，症见面色萎黄，腹胀食少，腹痛喜温喜按，形寒，神倦乏力，少气懒言，大便溏薄，肠鸣腹痛，每因受寒或饮食不慎而加剧，舌质淡，苔白，脉弱者，方用理中汤加味。若脾肾阳虚，畏寒肢冷，腰膝酸冷，五更泻，小便清长者，可用附子理中丸，或配合四神丸加味。若阳虚寒凝，症见脘腹冷痛者，可配合良附丸。若胃寒气逆，症见恶心呕吐者，可加丁香、吴茱萸、砂仁等，或配合吴茱萸汤加味。若心阳虚证，症见心胸憋闷疼痛，心悸自汗，神倦嗜卧，形寒肢冷，面色苍白，舌淡或紫暗，脉细弱或沉迟者，治当补益心阳，方用保元汤加味。若阳虚寒滞血脉，症见心悸、畏寒，脉沉迟者，方用麻黄附子细辛汤加味。

七、其他疗法

针灸疗法 可选取足三里、肾俞、三阴交、百会、脾俞、肝俞、心俞、关元、气海、太冲、内关等穴位，采用平补平泻法或补法。拔罐疗法，多选五脏背俞穴。耳穴埋豆则可选取耳神门、脾、心、内分泌等穴位。阳虚者，可取丁香、肉桂粉，取神阙敷贴，或艾灸关元、气海等穴。

八、预防调护

避风寒，适寒温，避免感受外邪。调饮食，戒烟酒，慎用药，忌食辛辣、滋腻、生冷等，加强营养。生活起居要有规律，日常应做到动静结合，劳逸适度。注意节制房事。同时，保持心情舒畅，减少烦恼忧郁。避免情志刺激，保持情绪稳定，并可嘱患者习练内养功。长期坚持，必受其益。

九、当代名医经验

刘炳凡教授治疗虚劳特色突出：①调理脾胃，升降有序。处方须考虑脾胃能否胜药，慎用有损脾胃之品。在日常生活中重视饮食营养，不能暴饮暴食或饥饿偏食，重视忌口。②内伤立论，注重滋阴。提倡"小病理气血，大病调阴阳"。虚劳病证总以阴虚为多，以肝、肾、肺、胃阴虚常见，自拟三参首乌汤（太子参、沙参、丹参、何首乌）养血滋阴，并常添加温阳之品，以阳中求阴。③填补奇经，血肉充养。重视应用血肉有情之品填补，擅用龟甲、鹿角，配以熟地、牛膝等。④平和用药，刚柔相济。强调虚劳用药不宜偏寒、偏热、偏补、偏收。培养先天之本，习用甘凉，如生地、何首乌、枸杞子等；培养后天之本，喜用甘淡，如怀山药、麦冬、沙参等。以怀山药配杜仲、附片配白芍等，刚柔相济，温而不燥。⑤药食同源，相得益彰。认为"药补不如食补，食补不如神补"。重视以脏补脏。⑥心理调节，治养结合。强调调动患者自信心与战胜疾病的主观能动性。

十、病案举例

林某，男，40岁。患病已多年，初起四肢乏力，头晕而痛，逐渐皮肤黑变，继而口腔、牙龈、舌尖也发黑，腰酸腿软，心慌气短，睡眠多梦，食欲欠佳，饭后恶心，大便溏日行二三次，西医诊断为艾迪生病。遂求中医施今墨先生诊治。查舌尖黑，有薄苔，六脉沉弱无力。

中医诊断：虚劳之黑疸（肾精亏虚，气血不足）。

辨证分析：肾为先天之本，主藏精；脾为后天之本，为气血生化之源。患者久病脾肾亏虚，气血不足，故见头晕乏力，腰膝酸软。肾在五色为黑，肾精不足，故见皮肤、口腔、牙龈色黑。脾主运化，脾气不足，胃失和降，故见食欲不振，恶心，便溏。气血不足，心神失养，故见心悸气短、睡眠多梦。综合舌脉证，舌尖黑，有薄苔，六脉沉弱无力，乃脾肾两虚、气血亏损之证。病位在肾，累及于心脾。病性以虚为主，虚为肾精亏虚，心脾气血不足。失治误治，则虚损劳衰不断加重，则病归不治。

治法：补肾健脾，调补气血。

处方：杜仲10g，生地炭15g，沙苑子10g，熟地炭15g，白蒺藜10g，补骨脂10g，山茱萸12g，五味子5g，怀山药30g，酒川芎5g，酒当归15g，苍术炭6g，茯苓10g，炙黄芪20g，白术炭6g，茯神 10g，炙甘草 3g，6 剂。

二诊：服药 6 剂，自觉身体较前有气力，大便每日 1 次软便，食欲好转，遂遵原法丸药缓图。处方：紫河车 60g，肉桂 15g，鹿角胶 60g，石斛 60g，附片 30g，杜仲 30g，生地炭 15g，沙苑子 60g，酒杭芍 60g，熟地 60g，川续断 30g，白蒺藜 10g，补骨脂 30g，山萸肉 60g，五味子 5g，怀山药 600g，酒川芎 15g，酒当归 30g，苍术炭 6g，茯苓 30g，炙黄芪 60g，白术 60g，茯神 30g，旱莲草 30g，车前子 30g，血余炭 30g，砂仁 15g，山楂炭 30g，炒鸡内金 30g，丹皮 30g，陈皮 15g，炙甘草 30g。共为细面，水泛为丸，每日早晚 2 次，各服 10g。

三诊：服药 3 个月，皮肤黑色减，口腔、舌尖、齿龈已不黑。精神、体力大为好转，腰酸腿软、心慌气短诸症大减，继用丸药巩固疗效。(《施今墨临床经验集》)

按语　肾者，至阴也，其色为黑。《普济方》云："肾病其色黑，其气虚弱，呼吸少气，两耳若聋，腰痛，时时失精，饮食减少，膝以下清冷。"所论应属虚劳病范畴。以其以颜面皮肤色黑为特征性表现，又类于古所谓"黑疸"。西医采用激素补充疗法，中医治疗关键在于补肾温阳。但应指出的是，补肾应与健脾、养心等治法合参，同时补肾温阳应注意阴中求阳。施今墨先生此案既突出了这种精神，最妙是还选用了丸药剂型，治疗慢性虚损性疾病尤为适宜。

（齐　铮）

下篇　现代医学疾病篇

1 支气管哮喘

支气管哮喘（bronchial asthma）是由多种细胞包括嗜酸性粒细胞、肥大细胞、中性粒细胞、T淋巴细胞、平滑肌细胞、气道上皮细胞等，以及细胞组分参与的气道慢性炎症性疾病，是一种具有呼吸道变应性炎症、呼吸道高反应性、可逆性呼吸道阻塞特征的异质性疾病[1]。空气污染、家族史、过敏或肥胖等均是引起哮喘发病的常见因素，通过破坏机体对氧化应激和促炎刺激的防御机制，释放大量炎症介质导致气道功能障碍和不可逆的气道重塑，严重威胁着人类健康[2]。临床上常表现为反复发作的喘息、气急、胸闷、咳嗽等症状，常在夜间和（或）清晨发作、加剧。多数患者可自行缓解或治疗后缓解，伴有可变的气流受限和气道高反应性，随着病程迁延可出现气道结构的改变，如不可逆性缩窄或重塑[3]。近年来，哮喘的发病率逐年上升，目前全球哮喘患病人数 3.58 亿，预计到 2025 年这一数字将增加到 4 亿[4]。在我国 14 岁及以下儿童哮喘患病率为 1.54%，10 年内增加了 96.1%，20 岁以上人群超过 4.2%，其中女性发病率高于男性[5]。哮喘的发病率随着全球范围内的空气污染和生态环境恶化而呈逐年上升趋势，因治疗方面的不彻底，患者常存在恐惧复发和未来不确定性心态，可影响心理及生活质量，已成为世界性健康问题，给个人和社会带来沉重负担。如何控制哮喘反复发作、改善哮喘患者生活质量及降低哮喘的发病率仍是亟待解决的难题。

哮喘属于中医学"哮病"范畴。《素问·阴阳别论》指出"阴争于内，阳扰于外，魄汗未藏，四逆而起，起则熏肺，使人喘鸣"，此"喘鸣"即与哮喘发作时气喘痰鸣相似。汉代张仲景《金匮要略·肺痿肺痈咳嗽上气病脉证治》指出"咳而上气，喉中水鸡声，射干麻黄汤主之"，即哮病发作的典型表现，此时可用射干麻黄汤治疗。《伤寒论》桂枝加厚朴杏子汤、小青龙汤、麻杏甘石汤等，临床也可用治哮喘。元代朱丹溪《丹溪心法》首次提出"哮喘"病名，并强调"哮喘必用薄滋味，专主于痰"，提出"未发以扶正气为主，既发以攻邪气为急"哮病治疗大法。明代虞抟《医学正传》指出"哮"与"喘"的鉴别要点，"哮以声响言，喘促喉中如水鸡声者，谓之哮；喘以气息言，气促而连续不能以息者，谓之喘"。清代叶天士《临证指南医案》更提出痰哮、咸哮、醋哮、幼稚天哮等。林珮琴《类证治裁》则提出冷哮、热哮、酒哮、肾哮、痰哮等。认识日趋深化。

一、病因病机

哮喘具有反复发作、迁延不愈的病理特点，"夙根"、"伏痰"是导致哮喘反复发作的根本。《金匮要略·痰饮咳嗽病脉证并治》曰："膈上病痰，满喘咳吐，发则寒热，背痛腰疼，目泣自出，其人振振身瞤剧，必有伏饮。"提出"伏饮"之论。隋代巢元方《诸病源候论·呷嗽候》载："呷嗽者，犹是咳嗽也。其胸膈痰饮多者，嗽则气动于痰，上搏喉咽之间，痰气相击，随嗽动息，呼呷有声，谓之呷嗽。"指出哮病因外邪袭肺、痰饮内伏而发病。明代戴元礼《证治要诀·诸嗽门》指出"喘气之病，哮吼如水鸡之声，牵引胸背，气不得息，坐卧不安，此谓嗽而气喘，或宿有此根，如遇寒暄则发"，张景岳《景岳全书·杂证谟·喘促》曰："喘有夙根，遇寒即发，或遇劳即发者，亦名哮喘。"秦景明《症因脉治·哮病论》载："痰饮留伏，结成窠臼，潜伏于内。偶有七情之犯，饮食之伤，或外有时令之风寒，束其肌表，则哮病之症作矣。"明确提出哮病有"夙根"，痰饮内伏于体内形成窠臼，遇诱发因素可使哮病发作。

现代医家论哮病病机，认为哮病是因脏腑功能失调，肺不能布散津液，脾不能运化精微，肾不能蒸化水液，以致津液凝聚成痰，痰伏于肺，而为"夙根"，可由多种诱因引发。一为感受外邪。《时方妙用·哮症》指出"哮喘之病，寒邪伏于肺俞，痰窠结于肺膜，内外相应，一遇风寒暑湿燥火六气之伤即发"。二为饮食失宜。《类证治裁·哮症论治》指出"宿根积久……专嗜甜咸，胶痰与阳气并于膈中，不得泄越，热壅气逆，故声粗为哮"。三为情志失调。《症因脉治·哮病论》指出"痰饮留伏，结成窠臼，潜伏于内，偶有七情之犯……则哮喘之症作矣"。四为久病体虚。《圣济总录·呻嗽》指出"喉中呻嗽不止，皆因肺脏虚损，致劳气相侵"。《问斋医案·哮喘》也指出"二天不足，脾肾双亏，驯致风伏肺经，哮喘屡发"。他如吸入花粉、烟尘、异味气体等皆可诱发。哮病基本病理变化为"伏痰"，遇感引触，痰随气升，气因痰阻，相互搏结，壅塞气道，肺管狭窄，通畅不利，肺失宣降，引动伏邪，而致痰鸣如吼，气息喘促。清代李用粹《证治汇补·哮病》指出"因内有壅塞之气，外有非时之感，膈有胶固之痰，三者相合，闭拒气道，搏击有声，发为哮病"。要言不烦。

哮病的病位主要在肺，同时与肝、脾、肾密切相关。若病因于寒，素体阳虚，痰从寒化，属寒痰为患，则发为寒哮；病因于热，素体阳盛，痰从热化，属痰热为患，则发为热哮；如痰热内郁，风寒外束引起发作者，更可表现为寒包热哮；痰浊伏肺，肺气壅实，风邪触发者，可表现为风痰哮；反复发作，正气耗伤，或素体肺肾不足者，可表现为虚哮。在缓解期以肺、脾、肾虚为主，表现为短气、疲乏，常有轻度哮喘[6]。

二、辨证论治

1. 辨病分期分型辨证治疗

辨病分期辨证治疗是指在辨病的基础上，首先把疾病分成不同病期，然后根据该病证不同阶段的核心病机与证候分布特点，进行分型辨证治疗。支气管哮喘的证候特点是初期多实，久病多虚，更多为本虚标实、虚实夹杂。标实证为痰阻，本虚为肺脾肾亏虚。本虚与标实互为因果，相互影响，常使哮病难以速愈。所以哮喘辨证首先要强调分期，分为发作期和缓解期。发作期为伏痰遇感引触，痰随气升，气因痰阻，痰气胶结，壅塞气道，肺失宣降，痰随气动，故致痰鸣如吼，气息喘促，病位主要在肺，病理环节为痰阻气道，以邪实为主，故见呼气困难，自觉呼出为快，由于病因不同，体质差异，发作期又有寒哮、热哮、痰哮、风哮之分。缓解期则是哮病长期反复发作，如寒痰损伤脾肾之阳，痰热灼伤肺肾之阴，则病变从实致虚，导致内脏虚损，如肺虚不能主气，气不布津，则痰浊内蕴，并因肺主皮毛，卫外不固，而更易受外邪的侵袭诱发；脾虚不能转输水津上归于肺，反而积湿生痰；肾虚精气亏乏，摄纳失常，则阳虚水泛为痰，或阴虚虚火灼津生痰，因肺、脾、肾虚所生之痰上贮于肺，影响肺之宣发肃降功能。发作时以标实为主；缓解期以肺、脾、肾等脏器亏虚为主，常见短气等。若哮病大发作，或发作呈持续状态，多邪实与正虚并见，肺肾两虚而复痰浊壅盛，严重者影响心肾，心肾阳衰甚至可发生喘脱危候。

2. 基于脏腑相关理论的"多脏腑同调"治法

脏腑相关理论是中医学"整体观"的重要内容。生理情况下，五脏六腑存在生克制化的关系；病理情况下，不同的脏腑之间，又会互相影响。哮喘中心病位在肺，但与肝、脾、肾、心、大肠等脏腑都有联系。武维屏教授认为治疗哮喘，应肺、脾、肝、肾、心同调。有鉴于肝肺相关，更提出哮喘从肝论治思路[7]，擅用调肝理肺法，强调"未发扶正益脾肾，既发祛邪理肺肝"[8]。而清代喻嘉言"安和五脏，培养肺气"即是以五脏相关为理论基础。如培土生金以治痰源、益气固表以防风犯的肺脾同治；清肺泻肝以治木火刑金、理气降逆以调畅气机、酸甘柔润以养肝息风的肺肝同治；温肾散寒以治顽固寒哮、温肾纳气以治暴喘欲脱、滋阴补肾以壮水、温补肾气以益阳的肺肾同治；宣痹通阳以畅心肺气血、活血通脉以利肺气宣降、温阳化饮以助气运血行的肺心同治；肃肺通腑以治肺热肠实的肺肠同治，以及肺脾肾同治、肺肝脾同治等，即五脏同治思路。

3. "从风论治"

风为百病之长，风善行而数变。所谓风者，一为外风，包括花粉、粉尘、异味、尘螨、动物毛屑、鱼腥发物等；二为内风，外风经久不去，可迁延成内风伏藏肺络，平时相安无事，一遇情志刺激等肝气横逆，引动内风，致内风随气妄动，风盛挛急，肺络痉挛，如风动金鸣，木击钟响，气失宣降，则突发喉中痰鸣有声，呼吸急促困难，夜间凌晨尤甚等。另外哮喘临床伴随症状常有咳甚时可连及胸胁疼痛、咽痒欲咳、鼻痒喷嚏，或皮肤瘙痒，均符合中医"风盛则挛急"、"风盛则痒"等理论。晁恩祥教授提出"风盛痰阻，气道挛急"是支气管哮喘病急性发作的主要病机。因肺主气，司呼吸，主宣发肃降，外合皮毛，具有通调水道的功能。风邪袭肺，肺失宣发肃降，津液停聚为痰。"风盛则挛急"，风痰相搏，内阻于肺与气道，致使气道挛急、肺管不利而发哮病，并创立应用"疏风宣肺，缓急解痉，降气平喘"的黄龙平喘汤（麻黄、杏仁、地龙、白果、苏子、白芍、石菖蒲等）治疗风哮[9]。

4. "从痰论治"

历代医家多认可宿根伏痰之说，认为哮喘发病的重要病理环节为伏痰[10]。张燕萍教授[11]认为支气管哮喘患者发作时及未发作时痰始终存在，未发为伏痰，即发为有形之痰，因此祛痰治法应贯穿于治疗的始终，发作期以化痰为主，缓解期以杜绝生痰之源为法，常用四君子汤、六君子汤、参苓白术散、三仁汤等培土生金。

5. 标本虚实辨证

哮病发作时，标实为主，或为寒哮，或为热哮，或为气哮；间歇期以肺、脾、肾等脏亏虚为主，或为肺虚，或为脾虚，或为肾虚[12]。若哮病日久，肺脾肾虚损，痰瘀互阻，心肾同病，即渐成肺胀顽疾。治遵"发作治标，平时治本"的原则。发作时痰阻气道为主，当治以祛邪治标，豁痰利气，但应分清痰之寒热，寒痰予射干麻黄汤以温化宣肺，热痰予定喘汤予清化肃肺。外感诱发，表证明显者，治以解表散邪；兼肝气郁结者，治以四磨饮子合过敏煎调肝利肺。平时正虚为主，治以扶正固本，但应分清脏腑气血阴阳之虚，阳气虚者治以温补，阴虚者治以滋养，气阴两虚者治以益气养阴，阴阳俱虚者滋阴温阳，肺虚者以玉屏风散补肺，脾虚者以六君子汤健脾，肾虚者以金匮肾气丸或七味都气丸益肾，或脾肺两补，或肺肾同治，甚至多脏并治。至于病深日久，虚实兼见者，又不可拘泥于祛邪治标，常需要标本兼顾，攻补兼施，温清并用。

6. 辨体、辨病、辨证"三位一体"临床思维

国医大师王琦教授提出"体病相关论"，认为不同个体间体质差异性可致其对某些致病因素有易感性，或对一些特定疾病有易感性[13]。从体质入手调治疾病，可以从根本上改变疾病发生的土壤。过敏性疾病获得长期治疗的成功关键在于改善根本的过敏性体质[14]。结合目前中医辨证论治的诊疗模式，提出了"辨体-辨病-辨证"诊疗模式，通过调理偏颇体质，可达到平衡阴阳，治疗及预防疾病的目的[15-16]。治疗支气管哮喘常用"脱敏调体方"，药由乌梅、灵芝、防风、蝉衣4味药物组成，可调节特禀体质。现代药理学证实防风、乌梅均有抗过敏作用。灵芝更有提高非特异性免疫功能和免疫调节的作用。该方既可调节免疫平衡，改善特禀体质，又可祛风止痒，解痉平喘，取效迅捷[17]。

三、研究进展

1. 单味中药治疗哮喘药理研究

僵蚕在《本草思辨录》谓之"劫痰湿而散肝风"，既可"散风"又能"祛痰"。现代研究发现僵蚕水提液可能通过调节机体白细胞介素（IL）-4和γ干扰素（IFN-γ）的水平，达到调节Th1/Th2平衡、有效控制哮喘发作的目的[18]。蝉蜕，可疏风解痉，宣畅肺气。现代研究发现其具有解除支气管平滑肌痉挛、镇静镇咳、平喘、抗过敏、抗惊厥之效。蝉蜕平喘作用机制很可能是通过抑制过敏介质的释放来发挥效应的[19]。另有实验证明灌服蝉蜕提取物的敏化大鼠支气管及肺组织炎症表现得到明显改善，其机制可能在于血清中IL-2含量的降低，从而促进合成IL-5减弱；更重要的是IL-5的转录和释放减少，趋化到炎症部位的嗜酸性粒细胞、淋巴细胞等减少，减缓气道慢性炎症形成，降低气道高反应性，从而使支气管上皮损伤及基膜增厚等病理改变减轻，气道炎症改善。地龙，有清热息风、通络平喘功效。现代研究显示其平喘作用与其抗炎、抗组胺和解痉作用有关。地龙能降低致敏性哮喘豚鼠支气管肺泡灌洗液（BALF）中细胞总数、白三烯水平，尤其能抑制嗜酸性粒细胞增多，并阻止该细胞激活[20]。地龙中含有的次黄嘌呤具有显著舒张支气管的作用，并对抗组胺和毛果芸香碱引起的支气管收缩，使其流出量增加2～3倍以上[21]。地龙强力的纤溶作用，来源于其直接溶解纤维蛋白的纤溶酶样作用和纤溶酶激活作用，在气道重建系列研究中所显示纤溶酶和纤溶酶原激活剂能有效降解气道重建纤维化作用，提示地龙极可能发挥相似作用，而对气道重建上皮纤维化有潜在抑制或逆转作用[22]。细辛，《神农本草经》谓之"味辛温，主咳逆，头痛脑动，百节拘挛，风湿痹痛死肌"。《本草通玄》谓之"主风寒湿头疼，痰遏气壅"。现代研究发现细辛可通过调节炎症因子基质金属蛋白酶9（MMP-9）及金属蛋白酶组制抑制物1（TIMP-1）的失衡，起到缓解哮喘豚鼠气道重构的作用[23]。另外，现代研究还发现，红景天苷可通过抑制NF-κB/TGF-β1信号通路来阻止哮喘小鼠气道重构的发生[24]。而雷公藤多苷可以通过抑制免疫和气道上皮炎症，调控细胞因子表达和转录活性，促进炎症细胞的凋亡以及改善气道重构来达到治疗哮喘的目的，对哮喘豚鼠CD4$^+$T细胞表达有明显抑制作用，而对CD8$^+$淋巴细胞的表达有明显增强作用[25]。

2. 经方防治哮喘相关研究

射干麻黄汤能够有效治疗哮喘。对以卵白蛋白致敏法制作的豚鼠哮喘模型以射干麻黄汤进行干预发现，实验组豚鼠较对照组豚鼠嗜酸性粒细胞显著下降、凋亡明显增加[26]。射干麻黄汤用治哮喘豚鼠，研究发现豚鼠支气管肺泡灌洗液中嗜酸性粒细胞明显较哮喘组低，嗜酸性粒细胞凋亡率明显较哮喘组高，嗜酸性粒细胞阳离子蛋白水平明显较哮喘组低，IL-5 mRNA水平明显较哮喘组低，IL-10 mRNA水平明显较哮喘组高[27]。而且，观察射干麻黄汤对哮喘豚鼠外周血浆促炎症细胞因子IL-5、IL-10生理性平衡的影响，发现能改善促炎/抑炎细胞因子失衡，从而起到抑制炎症、缓解气道高反应性的作用[28]。

小青龙汤治疗哮喘的作用机制，在降低气道炎症反应方面的研究发现：小青龙汤可显著降低哮喘患儿血清IgE和嗜酸性粒细胞水平，降低血清IL-4和增高IFN-γ水平，可通过调节细胞功能紊乱状态达到治疗和减少哮喘发作的目的[29]。小青龙汤具有抑制哮喘模型大鼠Th2细胞亚群优势反应和调节免疫平衡的作用，从而减轻气道炎症，降低气道高反应性，减轻哮喘的症状或减缓哮喘的发作[30]。在改善哮喘气道重构方面的研究发现：小青龙汤可通过抑制内皮素-1（ET-1）的分泌，从而阻断平滑肌、黏膜、基膜的增厚，延缓不可逆性气道重构的进程，对哮喘大鼠气道结构重构有很好的治疗作用，可以有效地预防气道重构，对改善哮喘的预后有积极作用[31]。另外，小青龙汤还可通过抑制气道平滑肌细胞（ASMC）的增殖和气道平滑肌的增厚，延缓气道重构的进展[32]。

另外，麻杏甘石汤高、低剂量均能升高哮喘模型小鼠血浆及肺组织内超氧化物歧化酶（SOD）、谷胱甘肽过氧化物酶（GPx）含量，降低丙二醛（MDA）含量，认为麻杏甘石汤可能是通过调整体内的氧化与抗氧化系统，影响哮喘模型小鼠氧自由基代谢途径，从而改善哮喘的气道炎症[33]。而定喘汤可明显增加酚红在小鼠支气管的排泄量、延长豚鼠的哮喘潜伏期、减轻二甲苯所致小鼠炎性耳肿胀的肿胀度、降低大鼠炎性组织中血性素B$_2$（TXB$_2$）含量和升高大鼠炎性组织中6-酮前列腺素F1α（6-K-PGF1α）含量，从而发挥其在治疗哮喘过程中化痰、平喘、抗炎功能。定喘汤若去掉麻黄或白果，研究发现疗效降低，说明麻黄、白果具有不可或缺的作用[34]。

四、前景展望

1. 传承经典理法与名医经验

中医治疗支气管哮喘具有独特优势。支气管哮喘的辨证论治，目前临床常用辨病分期分型论治，基于脏腑相关理论的"多脏腑同调"论治，或重视从风论治，或重视从痰论治，更应注意处理好哮喘不同阶段本虚标实的关系，重视辨体质、辨病、辨证"三位一体"治疗模式等多种临床思维，临床上应该在传承经典、学习名医经验的基础上，重视理论创新。

2. 借助现代科研技术，开展中医药作用机制研究

中药防治哮喘历史悠久，对中药有效成分的分离、鉴定及潜在的作用机制进行深入挖掘，发现其在抑制炎症反应、超敏反应，调节机体内细胞因子的水平、T细胞亚群分化及细胞亚群之间的平衡、信号转导途径等方面具有潜力，有待于进一步开展深化研究。但由于哮喘发病机制的复杂性及中药复方药物组成成分的复杂性，中药通过减轻气道炎症、降低气道高反应性、预防气道重构等诸多环节发挥其多靶点的综合药理作用，这可能是中药治疗哮喘有效的原因所在，研究中应重视突出中医原创思维。

3. 开展临床试验研究，科学评价中医药疗效

以经方为代表的古方以及时方、名老中医经验方，疗效确切。基于此开展临床循证医学研究，制定出统一的辨证及疗效判定标准，在严格临床设计的基础上，开展多中心随机对照研究，科学评价经方、时方以及名老中医经验方的临床疗效，以建立针对支气管哮喘各阶段的规范化辨证论治方案，明确不同方剂适应证，凸显中药名方配伍严谨、选药精妙的特点，探索哮喘的中医药防治新途径与新思路，寻求更有效的新方法，均具有重要价值。如冬病夏治"三伏贴"预防哮喘发作等实用技术，也有进一步科学评价的必要。

参 考 文 献

[1] 周新，沈华浩，钟南山等.支气管哮喘防治指南（2020年版）[J].中华结核和呼吸杂志，2020，43（12）：1023-1048.

[2] Tan Y Y, Zhou H Q, Lin Y J, et al. FGF_2 is overexpressed in asthma and promotes airway inflammation through the FGFR/MAPK/NF-κB pathway in airway epithelial cells [J]. Military Medical Research，2022，9（1）：7.

[3] 沈华浩.支气管哮喘防治指南（2016年版）[J].中华结核和呼吸杂志，2016，39（9）：675-697.

[4] Wan J，Zhang Q，Li C X，et al. Prevalence of and risk factors for asthma among people aged 45 and older in China: a cross-sectional study [J].BMC Pulmonary Medicine，2021，21（1）：1-9

[5] Hu Z Z, Xuan J W, Zhao H J, et al. Newly diagnosed asthma in China: initial severity and changes over a 1-year management period [J]. Annals of Translational Medicine，2022，10（2）：75.

[6] 吴勉华，石岩.中医内科学 [M].5版.北京：中国中医药出版社，2021：65-73.

[7] 武维屏，崔红生.试论支气管哮喘从肝论治的生理病理学基础[J].中国中医基础医学杂志，2002，8（10）：7-8.

[8] 张立山，冯淬灵.武维屏教授治疗哮喘经验 [J].北京中医药大学学报（中医临床版），2011，18（1）：34-35.

[9] 陈燕，张洪春，杨道文，等.晁恩祥教授"从风论治"哮病的学术思想研究 [J].中医药管理杂志，2007，15（4）：281-282.

[10] 曹丽芳，廖丽，金朝晖.试从中医体质角度论哮病"宿根"[J].中医药临床杂志，2020，32（8）：1427-1429.

[11] 刘赟，邬东华.张燕萍教授治疗支气管哮喘经验 [J].河北中医，2015，37（3）：328-329.

[12] 赵进喜，李继安.中医内科学实用新教程 [M].北京：中国中医药出版社，2018：75-83.

[13] 王琦.论中医体质研究的3个关键问题（上）[J].中医杂志，2006，47（4）：250-252.

[14] 骆庆峰，王琦，牛欣.过敏康Ⅱ号胶囊对NIH雄性小鼠血清抗精子抗体的影响 [J].北京中医药大学学报，2003，26（3）：41-43.

[15] 倪诚.王琦教授"体质学思想"应用研究 [C]//中华中医药学会第八届中医体质研讨会暨中医健康状态认知与体质辨识研究论坛论文集.青岛，2010：261-270.

[16] 靳琦.王琦"辨体-辨病-辨证诊疗模式"的理论要素与临床应用 [J].北京中医药大学学报，2006，29（1）：41-45，55.

[17] 崔红生，姚海强，王济，等.国医大师王琦教授从体-病-证三维角度辨治过敏性哮喘经验 [J].中华中医药杂志，2018，33（1）：130-132.

[18] 黄泽青，蔡小静，曾建辛.僵蚕对哮喘豚鼠血清IL-4和IFN-γ的影响[J].中医临床研究，2012，4（15）：

30-31.

[19] 林建海, 刘宝裕.平喘中药对致敏性哮喘豚鼠气道的作用 [J].上海医学, 1996, 19 (11): 638-641.

[20] 张理平, 李如辉.地龙药理研究及临床应用的概况 [J].福建中医药, 1990, 21 (6): 52-54.

[21] 王浴生.中药药理与应用 [M].北京: 人民卫生出版社.2002.

[22] 汪珊, 梁仁.中药地龙药理与哮喘气道重建相关性研究 [J].广东药学院学报, 2004, 20 (1): 60-62.

[23] 陈慧, 程燕, 杨莉颖, 等.细辛改善哮喘豚鼠小气道重塑的实验研究 [J].四川中医, 2018, 36 (6): 66-68.

[24] 郑明昱, 金哲悟, 朴红梅, 等.红景天苷通过 NF-κB/TGF-β1 信号通路抑制哮喘小鼠气道重塑的实验研究 [J].中草药, 2014, 45 (17): 2511-2516.

[25] 杜永成, 蒋毅, 刘立新.雷公藤防治哮喘的作用机制 [J].国外医学 呼吸系统分册, 2005 (9): 712-714.

[26] 林永廉, 林求诚.射干麻黄汤对实验性哮喘豚鼠嗜酸性粒细胞凋亡的影响 [J].实用中医药杂志, 2007, 23 (1): 3-5.

[27] 陈菁, 孙洁民, 罗光伟.射干麻黄汤对哮喘豚鼠气道 EOS 凋亡、IL-5 mRNA 及 IL-10 mRNA 表达的影响 [J].华中医学杂志, 2007 (4): 247-248, 250.

[28] 洪慧, 杨帆, 刘星辰, 等.射干麻黄煎剂影响哮喘豚鼠外周血浆白细胞介素 5, 10 的变化 [J].中国临床康复, 2006, 10 (35): 63-65.

[29] 刘素文, 刘昌玉, 罗菲, 等.小青龙汤治疗小儿寒哮的临床观察 [J].湖北中医学院学报, 2003, 5 (4): 67-68.

[30] 倪力强, 张宁霞, 童瑶, 等.小青龙汤对哮喘大鼠 Th1/Th2 型细胞因子水平的影响 [J].辽宁中医杂志, 2003, 30 (9): 703-704.

[31] 薛汉荣, 惠萍, 洪广祥, 等.小青龙汤对哮喘大鼠气道结构重建的影响 [J].中医药通报, 2006, 5 (3): 57-59.

[32] 邱晨, 高伟良, 高雪, 等.中药小青龙汤对哮喘气道平滑肌细胞周期调控机制的影响 [J].中国医师杂志, 2007, 9 (5): 596-599.

[33] 黎同明, 王桂香, 全世健, 等.麻杏石甘汤对哮喘模型小鼠氧自由基代谢的影响 [J].广州中医药大学学报, 2006, 23 (6): 500-502.

[34] 李德顺, 李亚清.定喘汤及其拆方治疗哮喘药理作用实验研究 [J].天津中医学院学报, 2003, 22 (1): 16-18.

（李　杰）

2　慢性阻塞性肺疾病

慢性阻塞性肺疾病（chronic obstructive pulmonary disease，COPD）简称慢阻肺，因长期暴露于有害颗粒或气体致使气道和（或）肺泡异常，常表现为咳嗽、咳痰、呼吸困难等症状，是常见的可预防、可治疗的呼吸系统疾病。近年来，随着吸烟率升高、空气污染、人口老龄化加剧，COPD 的发病率正在逐年上升[1]。根据全球疾病负担（GBD）2017 年数据对 COPD 发病率的分析[2]显示，1990～2017 年我国 COPD 的患病率总体呈波动增长趋势，且一直高于全球，造成了极大的疾病负担。在我国，40 岁以上人群中 COPD 的患病率达到了 13.6%[3]。吸烟、燃料的使用是主要的致病因素。此外还有宿主因素如基因异常、肺发育异常等也可以造成 COPD 发病。COPD 急性加重是造成病人死亡的一个主要原因,据统计 COPD 病人每年可有 0.5～3.5 次急性发作[4].随着 COPD 疾病的进展，常合并其他疾病，如心血管疾病、糖尿病、呼吸道感染等，导致了更高的住院率和病死率[5-6]。COPD 急性加重是患者住院治疗的主要原因，并导致部分患者肺功能水平不能恢复到急性发作前的水平[7]。至今尚无可靠证据支持现代医学目前的药物治疗可逆转 COPD 自然病程中肺功能的进行性下降[8-9]。因此，中医药防治 COPD 及其并发症研究已成为医学热点。

COPD 属中医学"喘证"、"肺胀"、"支饮"等病证范畴。"肺胀"病名首见于《内经》。《灵枢·胀论》指出"肺胀者，虚满而喘咳"。《灵枢·经脉》指出"肺手太阴之脉，是动则病，肺胀满膨膨而喘咳"，即论"肺胀"临床表现。东汉张仲景《金匮要略·肺痿肺痈咳嗽上气病脉证治》指出"咳而上气，此为肺胀，其人喘，目如脱状"，"肺胀，咳而上气，烦躁而喘"。《金匮要略·痰饮咳嗽病脉证并治》指出"咳逆倚息，气短不得卧，其形如肿，谓之支饮"，"支饮亦喘而不能卧，加短气，其脉平也"，皆为肺胀相关论述。所创立的越婢加半夏汤方、小青龙加石膏汤等经典方剂，至今为临床常用。金元朱丹溪《丹溪心法》提到"肺胀而嗽，或左或右，不得眠，此痰挟瘀血碍气而病"，并运用四物汤加桃仁等治疗方法，开创了运用活血化瘀法治疗肺胀的先河，对后世影响深远。清代李用粹《证治汇补》更提出"气散而胀者宜补肺，气逆而胀者宜降气，当参虚实而施治"，认为诊治肺胀，首先应分清虚实。何廉臣《重订广温热论》指出"寒遏伏热，肺为邪侵，气不通利，肺痹喘咳上逆，一身气化不行，防变肺胀，急宜轻开清降"，已从"既病防变"观念出发，开始重视肺胀预防[10]。总之，肺胀是多种慢性肺系疾病反复发作，迁延不愈，导致肺气胀满，不能敛降的一种病证。基于肺胀认识 COPD 具有重要意义。

一、病因病机

《内经》论肺胀病因有寒热之分。《灵枢·胀论》载："胀者焉生？……然后厥气在下……寒气逆上……乃合为胀也。"《素问·至真要大论》曰："热淫所胜……民病胸中烦热……右胠满……膨膨而喘咳。"论肺胀病机则离不开"虚"。《灵枢·胀论》载："肺胀者，虚满而喘咳。"认为因久病体虚，邪气干肺，临床出现胸满、喘息、咳嗽的临床表现。隋代巢元方《诸病源候论·气病诸候》论肺胀病因病机为"素体肺虚，复为微寒所伤"，强调"邪乘于肺则肺胀，胀则肺管不利，不利则气道涩，故气上喘逆，鸣息不通"。可见隋唐医家对肺胀的理解，与现代医学 COPD 患者出现呼吸困难的机制极为相似，即由于各种诱因导致肺部通气功能障碍，从而出现喘息、咳嗽、胸廓体积增大等一系列症状。

《太平圣惠方·治咳嗽不得睡卧诸方》载："夫肺气不足，为风冷所伤……则肺胀。邪气与正气相搏，不得宣通，胸中痞塞，痰饮留滞，喘息短气。"强调风寒入里伤人，邪气侵肺，壅滞胸中，气滞水停，则痰饮内生，提示肺胀病理产物涉及气滞与痰饮。而元代朱丹溪《丹溪心法》指出"肺胀而嗽，或左或右不得眠，此痰挟瘀血碍气而病"。在重视肺气虚弱，气虚而推动无力，水液代谢失常变生痰浊以外，常可累及血脉运行而成血瘀。可见，肺胀发病常存在气滞与水饮以及痰浊和血瘀等病理产物。清代张璐《张氏医通·肺痿肺胀》指出"肺胀而咳，左右不得卧，此痰挟瘀血碍气而胀"，在重视气滞、痰瘀的基础上，更明确提出"盖肺胀实证居多"。李用粹《证治汇补》则指出"又有气散而胀者宜补肺，气逆而胀者宜降气，当参虚实而施治"，提示肺胀证候特点是虚实夹杂。

当代医家在总结历代医家病因病机的基础上，认为 COPD 病因除了外感六淫，以及内伤久咳、久喘、久哮、肺痨等肺系慢性疾病导致肺虚外，还有香烟、雾霾、燃料等毒性颗粒和气体对肺脏的侵犯。张晓梅[11]等认为雾霾为新的致病邪气，具有湿燥浊毒的特性。而香烟烟雾中含有的有害物质导致高氧化应激状态下肺部结构细胞损伤/凋亡是 COPD 发生的病理学基础[12]。肺胀基本病机为久病正虚，痰浊、水饮、血瘀互结于肺，肺气壅滞，气道壅塞，肺气胀满，张缩无力，不能敛降，发为肺胀。病位在肺，继则影响脾肾，后期病及于心[13-15]。肺主气，开窍于鼻，外合皮毛，主表卫外，故外邪、烟尘从口鼻、皮毛入侵，常首先犯肺，肺失宣降，上逆为咳，升降失常为喘。久则肺虚不主气，不能吸清排浊，肺气壅滞，导致肺气胀满，不能敛降。若肺病及脾，子耗母气，脾失健运，则肺脾两虚。肺为气之主，肾为气之根，肺肾金水互生，若久病肺虚，母病及子，致肾气衰微，肺不主气，肾不纳气，则气喘日益加重，呼吸短促难续。肺朝百脉，主治节，辅佐心脏治理、调节心血运行，心阳根于命门真火，故肺虚治节失职，或肾虚命门火衰，均可病及于心，使心气、心阳衰竭，甚则可出现喘脱等危候。病理性质是标实本虚，肺、脾、肾、心亏虚为本，痰浊、水饮、血瘀互结为标。

二、辨证论治

1. 辨方证思维

辨病基础上辨方证思维，汉唐以前医家常用。东汉张仲景《金匮要略·肺痿肺痈咳嗽上病脉证治》载："咳而上气，此为肺胀，其人喘，目如脱状，脉浮大者，越婢加半夏汤主之"，"肺胀，咳而上气，烦躁而喘，脉浮者，心下有水，小青龙加石膏汤主之"。《金匮要略·痰饮咳嗽病脉证并治》指出"咳逆倚息，不得卧，小青龙汤主之"，"支饮不得息，葶苈大枣泻肺汤主之"，"夫短气有微饮，当从小便去之，苓桂术甘汤主之，肾气丸亦主之"。针对肺胀，明辨方证，治疗 COPD 常有良效。

2. 辨病分期论治

肺胀是由多种慢性肺系疾病反复发作、迁延不愈所致，病程较长，病情复杂，不同的发展阶段，病机与证候都存在差异。《诸病源候论》指出"邪伏则气静，邪动则气奔上"，认为肺胀有"邪伏"和"邪动"两个阶段，成为肺胀急性加重期与稳定期分期建立的理论基础。当代医家武维屏教授认为 COPD 症状复杂，归纳后可概括为咳嗽、咳痰、气喘、心悸、水肿、发绀、发热、出血、昏迷、喘脱十个主要症状，简称咳、痰、喘、悸、肿、绀、热、血、昏、脱，称为 COPD 十症。根据临床症状将 COPD 发病过程分为轻、中、重三个不同阶段，一期是指以咳、痰、喘为主要表现的阶段，此期病情较轻。二期是指 COPD 病人在咳、痰、喘的基础上，同时出现悸、肿、绀或兼有其中任何一种表现的阶段，此期提示疾病进一步发展，是 COPD 较重阶段。在此基础上如遇急性感染而出现发热，合并出血倾向，甚至神志障碍及休克，即并有热、血、昏、脱时，即为 COPD 三期阶段，此期为 COPD 的危重阶段。在治疗上从补虚、化痰、行瘀、理肺四法入手，补虚有益气、养阴，化痰可燥湿化痰、润肺化痰、温化寒痰、清化热痰，行瘀又分养血活血、清热活血、化瘀活血、温经活血、祛风活血等，理肺包括宣肺、降肺。临床上因为病人病机复杂，病证兼加，往往数法并用[16]。这种分期论治思想体现了"病愈防复"的理念。稳定期是截断病势、延缓病情进展的关键时期。

3. 辨病分期分型辨证

辨病分期分型辨证治疗方法是指在辨病的基础上，首先把疾病分成不同病期，然后根据该病证不同阶段的核心病机与证候分布特点，进行分型辨证治疗。李建生教授将 COPD 分为急性加重期、急性加重危险窗期、稳定期三期，其中急性加重期又可分为痰热壅肺证、痰瘀互阻证、外寒内饮证、痰湿阻肺证，可兼见虚证，急性加重期结束至稳定期的这段时期称为急性加重危险窗期，证型以气（阳）虚证、气阴两虚证为主，常兼见痰瘀；稳定期包括肺脾气虚证、肺肾气虚证、肺肾气阴两虚证及血瘀证，亦可兼见实证[17]。突出强调了 COPD 分期而治、不同期不同治的重要性。洪广祥教授认为 COPD 急性期有寒热之分，证型包括风寒袭表、外寒内饮、痰瘀阻肺、痰热壅肺等；稳定期则有虚实之辨，可分为肺气亏虚证、脾气亏虚证、肾虚血瘀证、痰瘀互阻证[18]。

4. 辨体质、辨病、辨证"三位一体"诊疗模式

辨体质、辨病、辨证"三位一体"诊疗模式是当代中医学者提出来的新的诊疗模式。有学者研究发现，肺胀稳定期的发生发展与体质类型有一定的相关性。COPD 稳定期体质类型总结为气虚质（肺脾气虚证、肺肾气虚证）、阳虚质（阳虚水泛证）、痰湿质（痰浊壅肺证、痰热郁肺证）、瘀血质（痰瘀阻肺证）。提示辨体质、辨病、辨证"三位一体"诊疗模式在肺胀稳定期诊疗中优势突出。

5. "痰邪致病"与"从痰论治"临床思维

痰邪是机体水液代谢障碍所形成的病理产物，与肺系病的发生发展有密切联系，"痰邪致病"特点主要是，其一致病广泛，"脾为生痰之源，肺为贮痰之器"，肺脏自病与他脏及肺者均可导致痰浊阻肺。"百病皆由痰作祟"可以引起咳嗽、哮病、喘证、肺胀、肺痈等多种肺系疾病。其二症状多变，临床可表现为咳嗽、咳痰、喘憋、胸闷、胸胀等多种症状。其三缠绵反复，痰邪极易阻碍气血运行，又易夹杂寒、热、湿、风诸邪，相兼为病，如痰邪不除，则病难愈，正如《医方考》所谓"气之不清，痰之故也"。痰既是病理产物，又是致病因素。痰浊内阻可引起两个方面的变化，一方面表现在形态上，如 COPD 的气道黏液高分泌的形成等病理变化均与痰浊相关；另一方面，痰浊内阻于肺，势必导致肺气壅滞而使肺失宣降，气机升降功能失常。清代喻嘉言《医门法律》曰："人身之气，禀命于肺，肺气清肃，则周身之气莫不服从而顺利；肺气壅浊，则周身之气易致横逆而犯上。"COPD 急性加重期主要证候多与痰有关。如为痰浊阻肺，选用二陈汤、三子养亲汤、六君子汤以燥湿健脾化痰。如为痰热阻肺，选用清金化痰汤、清气化痰丸以清热降气化痰，正如《医方集解》所说"治痰者必降其火"。如为痰瘀阻肺，选用血府逐瘀汤、桂枝茯苓丸以活血化瘀化痰。如为痰蒙清窍，选用涤痰汤、安宫牛黄丸、苏合香丸等以涤痰开窍息风。稳定期如素有气虚之基础，又有痰浊内留，日渐痹郁肺气，血行不畅，渐阻成瘀，久则痰瘀互结，故治当益气活血化痰并举。痰本属阴邪，而 COPD 患者多以气阳亏虚为主，温化亦是常法，可用苓桂术甘汤。部分 COPD 患者久咳久喘，肺阴耗伤乃至肾阴虚者，痰不多但较为黏稠，则应滋阴化痰，可选金水六君煎、定沸汤。

6. 脏腑辨证临床思维

肺胀以肺为中心病位，但与脾、肾、肝、心多脏腑相关。武维屏教授重视肺胀从肝论治，善用调肝理肺之法治疗 COPO，通过灵活运用柴胡、四逆剂疏肝解郁，调畅肝肺气机，使得气机协调[19]。张元兵通过调肝、疏肝、清肝、养肝等治法在治疗 COPO 患者的临床过程中取得了较好的成效[20]。于冬雪从宗气、卫气、痰饮、呼吸肌四个方面论述了慢阻肺与脾胃的关系，从五行生化入手，指出脾生肺，脾虚运化失健，导致水谷不化，生为痰饮而上逆犯肺，并认为 COPO 病位虽然在肺，但应从脾论治[21]。

三、研究进展

1. 化痰方防治 COPD 研究

痰的产生，病初由肺失宣肃，津液不归正化而成，渐因肺虚不能布津，脾虚而痰湿难以运化，肾虚不能蒸化水液，则痰浊越易潴留，咳、痰、喘持续难已。痰阻于肺，肺气壅塞不能敛降，则见咳嗽、喘息、胸闷等症。痰浊蕴肺，阻滞肺气，肺卫难以达表，而 COPD 又属肺气本虚，故而卫外不足，外邪易于侵袭，引动痰浊，则肺失宣肃更甚，故 COPD 反复急性加重。肺中痰浊本属阴邪，其性黏腻，易兼夹体内外风、寒、燥、湿、火、瘀等邪气，邪气互搏，则病情缠绵难治。邓秀娟发现麻杏二三汤加减可能通过下调 MUC5AC、MUC5B 基因的表达，抑制 COPD 模型大鼠的气道黏液高分泌，改善肺功能[22]。李战炜发现对比常规西医治疗，联用三子养亲汤加味治疗稳定期 COPD 患者可明显提高患者活动耐力（6 分钟步行试验），改善患者用力肺活量（FVC）、第 1 秒用力呼气量（FEV_1），并可通过抑制 IL-8、IL-10 和中性粒细胞（NE）等炎症因子水平减轻黏液高分泌[23]。

2. 补益肺气方防治 COPD 研究

COPD 早期，病始于肺，以肺气虚损为本，肺之宣降失司则咳，肺气亏虚，卫气不固，则又易反复感受外邪，如隋代巢元方《诸病源候论·咳嗽病诸候》云"肺本虚……复为邪所乘，壅痹不能宣畅"，治当补益肺气。玉屏风散则为补益肺气的代表方剂。临床应用方面，钟南山团队在一项多中心、随机、双盲的病例对照研究中，通过对 240 例患者的研究发现，玉屏风颗粒可有效预防 COPD 的急性加重，且安全性高[24]。另有研究证实，玉屏风颗粒还能够改善 COPD 患者肺功能，提升血 PaO_2、SaO_2 指标，降低 $PaCO_2$ 指标，改善缺氧状态[25]，提高 $CD4^+$、$CD4^+/CD8^+$、IgA、IgG 水平，

降低 $CD8^+$、IgM 水平，调节机体免疫的功能[26]。其他多类研究结果也提示[27-30]，玉屏风颗粒联合常规治疗可有效改善稳定期肺气虚、肺脾气虚证候患者的急性加重频次，缓解临床症状，改善肺功能、心理状况及生存质量等。

3. 培土生金方防治 COPD 研究

培土生金法是依据五脏相生理论，运用甘温、甘平、甘凉等中药，以补益脾脏为核心，使水谷精微皆归正化，充养脏腑来恢复肺脏生理功能的治法，六君子汤与补中益气汤均为"培土生金"法的代表性方剂，此法多用于 COPD 稳定期肺脾气虚证的治疗[31]。多项研究表明，六君子汤不仅能够有效缓解 COPD 稳定期患者的临床症状、降低急性加重风险、提高运动耐量，还能明显降低 IL-6、IL-8、超敏 C 反应蛋白（hs-CRP）等相关炎症介质水平，减轻炎症反应，提高血氧含量[32-34]。补中益气汤应用于 COPD 稳定期可降低中医证候积分，对改善呼吸困难程度具有良好作用，并且能提升 6 分钟步行试验、延缓肺功能下降[35]。

4. 补肾方防治 COPD 研究

《济生方》曰："有病喜吐痰唾，服八味丸而作效……盖肾为水之官，肾能摄水，肾气温和则水液运下。"COPD 患者病久由肺及肾，肾虚不能蒸腾气化水液，则痰生愈多，故治宜补肾化痰。许宗颖等研究肾气丸及其拆方对 COPD 气道黏液高分泌模型大鼠的影响发现，肾气丸可能通过改善大鼠的肺功能、抑制肾素-血管紧张素-醛固酮（RASS）系统激活、调节黏液高分泌相关细胞因子而改善症状[36]。柏正平等实验发现，金水六君煎滋阴化痰，可明显抑制去甲肾上腺素诱导的 A549 细胞的 MUC5AC 产生，促进 AQP5 表达，进而治疗气道黏液高分泌。该团队还发现，对于去甲肾上腺素诱导的 A549 细胞黏液高分泌模型，金水六君煎及其拆方含药血清可明显抑制 MUC5AC mRNA、MUC5B mRNA 与其蛋白表达[37]。

COPD 作为一种迁延难愈的慢性呼吸系统疾病，具有发病率高、死亡率高、致残率高的特点，严重影响患者的生活质量。随着近年来研究的不断深入，中医药在 COPD 稳定期的防治方面取得了较大的进展，各种经方及时方的灵活运用，其优势不仅体现在缓解症状、减少急性加重、改善肺功能等方面，还体现在相关药理机制研究所证实的多通路多靶点的综合治疗作用，如从细胞因子、炎症介质、黏蛋白水平、信号通路等方面进行探讨，展现出中医药治疗的特色和优势。

四、前景展望

1. 重视经典研究

肺胀记载最早见于《内经》，指出肺胀的症状有喘、咳及胸肺部膨满，与现代医学 COPD 临床表现相似。《金匮要略》所载的越婢加半夏汤、小青龙加石膏汤、厚朴麻黄汤、葶苈大枣泻肺汤、苓桂术甘汤和肾气丸至今仍是临床治疗 COPD 常用的方剂。隋代巢元方的《诸病源候论》、元代朱丹溪的《丹溪心法》、清代李用粹的《证治汇补》都有肺胀病因证治相关论述。传承经典，不仅可启发临床思维，更可成为理论创新的导向。

2. 传承名医经验

武维屏教授在 COPD 治疗上有自己独到的学术观点，认为久病肺虚，肺虚不固，导致外邪反复侵袭，久则损及脾肾，甚则五脏虚损是形成 COPD 的病机基础，痰浊与瘀血交阻是主要的病理产物，同时也是病机演变的中心环节。因此，治疗 COPD 必须从虚、痰、瘀的病机关键入手，益气活血化痰法为基本大法，又可根据具体临床情况扩展为补虚、活血、化痰、理肺四法并根据病人病情适时加减变化，灵活化用[16]。洪广祥教授通过对宗气的组成及生理功能分析得出，COPD 发生发展与宗气的虚衰密切相关。擅用宗气理论辨治 COPD，提出宗气虚衰是 COPD 的重要病机，补益宗气是治疗 COPD 的重要治法，补益肺脾可以达到直接补益宗气的目的，其中补中益气汤为补益宗气的核心方药，温阳法是补益宗气的一个重要内容，益气温阳法包括益气护卫和益气培元两种，补益宗气需配合涤痰行瘀，虚实并治方能达到临床疗效[38]。王琦教授运用中医络病学说和癥痕理论，阐述 COPD 气道重构与肺络微型癥瘕在病因、病机、病位、病程及转归等方面的相关性和一致性，说明气道重构的发生、发展，实质上是 COPD 治不得法，迁延不愈，耗伤肺气，津凝成痰，血滞成瘀，痰瘀互相胶结，积聚于肺之络脉，形成微型癥瘕，由痕聚渐成癥积，进而痹阻肺络的过程。对络病应以"通"为治疗总则，根据"微型癥瘕"有形之邪深伏络脉的病理特点，在补虚荣络的基础上软坚散结、消癥通络，诸法并施，使肺络有形之邪渐消渐散，肺络通畅，恢复气机升降的功能和气血渗灌滋养的作用，坚持以消痕通络为主的治疗原则，达到控制和阻断病情进展的治疗目标[39]。实际上，名老中医的学术思想代表着中医最高水平，临证经验和学术思想是中医药的重要组成部分，能凸显中医药的特色和优势，认真挖掘、总结和传承，应用于临床，常能明显提高临床疗效。

3. 临床试验与中药作用机制研究

肺胀的治疗，古代医家普遍重视脾、肺、肾三脏，常以活血化瘀、行气化饮、补虚立法，而应用小青龙汤、厚朴麻黄汤、葶苈大枣泻肺汤、补中益气汤、玉屏风散等方。现代中医学者在 COPD 治疗方面也积累了丰富的经验。但随着医学的不断进步，基于 COPD 病因的复杂性，单靠先贤所载医方，已经不再能适应现代临床需要。因此，引入循证医学的研究方法，开展 COPD 临床证候学研究与中医药临床试验，并基于此开展 COPD 中药新药研发，以科学评价中医药临床疗效，值得重视。另外，引入动物实验方法以及分子生物学技术等，从细胞因子、炎症介质、信号通路等方面探讨中医药深层作用机制，推动中医药学术发展创新，促进中医药现代化的进程，也具有重要意义。

参 考 文 献

[1] 陈亚红. 2021 年 GOLD 慢性阻塞性肺疾病诊断、治疗及预防全球策略解读 [J]. 中国医学前沿杂志（电子版），2021，13（1）：16-37.

[2] 曹新西，徐晨婕，侯又冰，等. 1990—2025 年我国高发慢性病的流行趋势及预测 [J]. 中国慢性病预防与控制，2020，28（1）：14-19.

[3] Fang L W，Gao P，Bao H L，et al. Chronic obstructive pulmonary disease in China：a nationwide prevalence study [J]. The Lancet Respiratory Medicine，2018，6（6）：421-430.

[4] 孙宁. 中西医结合治疗慢性阻塞性肺疾病急性加重的临床观察[J]. 中国中医药科技，2020，27（6）：923-925.

[5] Yin H L，Yin S Q，Lin Q Y，et al. Prevalence of comorbidities in chronic obstructive pulmonary disease patients [J]. Medicine，2017，96（19）：e6836.

[6] Vanfleteren L E G W，Spruit M A，Groenen M，et al. Clusters of comorbidities based on validated objective measurements and systemic inflammation in patients with chronic obstructive pulmonary disease [J]. American Journal of Respiratory and Critical Care Medicine，2013，187（7）：728-735.

[7] Liang C，Mao X H，Niu H T，et al. Characteristics，management and in-hospital clinical outcomes among inpatients with acute exacerbation of chronic obstructive pulmonary disease in China：results from the phase i data of ACURE study[J]. international Journal of Chronic Obstructive Pulmonary Disease，2021，16：451-465.

[8] 何权瀛. 对慢性阻塞性肺疾病若干问题的思考 [J]. 中华医学杂志，2019，99（40）：3121-3122.

[9] 蔡柏蔷. 我国慢性阻塞性肺疾病诊治现状及存在的问题 [J]. 中华医学杂志，2017，97（40）：3124-3127.

[10] 戴天章. 重订广温热论 [M]. 俞鼎芬，王致谱点校. 福州：福建科学技术出版社，2010.

[11] 张晓梅，肖培新，姜良铎，等. 雾霾毒损与特发性肺间质纤维化 [J]. 中华中医药杂志，2017，32（9）：3931-3933.

[12] Kirkham P A，Barnes P J. Oxidative stress in COPD [J]. Chest，2013，144（1）：266-273.

[13] 田德禄. 中医内科学 [M]. 北京：人民卫生出版社，2002.

[14] 赵进喜，李继安. 中医内科学实用新教程 [M]. 北京：中国中医药出版社，2018：67-74.

[15] 吴勉华，石岩. 中医内科学 [M]. 5 版. 北京：中国中医药出版社，2021：91-98.

[16] 武维屏. 武维屏学术思想及临床经验集 [M]. 北京：中国中医药出版社，2014.

[17] 世界中医药学会联合会.国际中医临床实践指南 慢性阻塞性肺疾病 [J].世界中医药,2020,15 (7): 1084-1092.

[18] 龚年金,兰智慧,朱伟,等.国医大师洪广祥辨治慢性阻塞性肺疾病稳定期经验探析 [J].中华中医药杂志,2018,33 (3):951-954.

[19] 郑佳昆,晏军,孟玉凤,等.武维屏从肝论治慢性阻塞性肺疾病经验探析 [J].中华中医药杂志,2021, 36 (5):2753-2755.

[20] 张元兵,刘良倚.从肝论治慢性阻塞性肺疾病探讨 [J].中医药通报,2008,7 (4):22-23.

[21] 于冬雪,乔世举.基于中医脾胃学说探讨培土生金法在慢阻肺治疗中的意义[J].中医药临床杂志,2021, 33 (8):1421-1424.

[22] 邓秀娟,刘雨,谭光波,等.麻杏二三汤对 COPD 大鼠气道黏液高分泌 MUC5AC、MUC5B 表达的影响 [J].中国中医急症,2020,29 (4):592-595,616.

[23] 李战炜.三子养亲汤加味对慢性阻塞性肺疾病稳定期患者疗效、活动耐力及气道黏液高分泌的影响[J].中医学报,2018,33 (4):549-552.

[24] Ma J F,Zheng J P,Zhong N S,et al. Effects of YuPingFenggranules on acute exacerbations of COPD:a randomized,placebo-controlled study [J]. international Journal of Chronic Obstructive Pulmonary Disease, 2018,13:3107-3114.

[25] 林乾顶,谢尚任.玉屏风散合补肺汤加减治疗慢性阻塞性肺疾病稳定期临床研究 [J].新中医,2021, 53 (1):23-26.

[26] 冯曙平,王戈菲,陈翠,等.玉屏风颗粒对慢性阻塞性肺疾病急性发作期及后续稳定期患者肺功能、CAT 评分、免疫功能的影响 [J].现代中西医结合杂志,2020,29 (36):4020-4023,4028.

[27] 李素华,白士先.玉屏风颗粒合四物颗粒对慢性阻塞性肺疾病稳定期患者炎症因子及肺功能的影响 [J].深圳中西医结合杂志,2021,31(08):

[28] 陈晶,朱丹,陈慧,等.玉屏风颗粒联合乙酰半胱氨酸治疗慢性阻塞性肺疾病稳定期肺气虚证临床研究 [J].新中医,2021,53 (15):20-24.

[29] 吴昕,陈源,骆玉玲,等.玉屏风颗粒对慢性阻塞性肺疾病稳定期的疗效 [J].深圳中西医结合杂志, 2021,31 (7):49-51.

[30] 柳青.玉屏风颗粒对慢性阻塞性肺疾病稳定期患者焦虑抑郁情绪和肺功能的影响 [J].现代中西医结合杂志,2020,29 (23):2566-2568.

[31] 陈远彬,吴蕾,于旭华,等."培土生金"中医理论溯源及治疗慢性阻塞性肺疾病的古籍文献研究[J].辽宁中医杂志,2019,46 (6):1193-1196.

[32] 陶玙婧,刘欣艳,丘洪,等.六君子汤治疗稳定期慢性阻塞性肺病肺脾两虚证的疗效及其对肺功能、运动耐力和血气分析的影响 [J].中国实验方剂学杂志,2017,23 (22):171-176.

[33] 华志.六君子汤治疗稳定期慢性阻塞性肺病肺脾两虚证的疗效及其对肺功能和血气分析的影响[J].河北医学,2018,24 (12):2098-2102.

[34] 苟萍,李仁东,张丽娟.加味六君子汤治疗慢性阻塞性肺疾病稳定期肺脾气虚证的疗效及对中医症候、肺功能的影响 [J].四川中医,2020,38 (9):65-67.

[35] 范艺龄,苗青,廖星,等.补中益气汤治疗慢性阻塞性肺疾病稳定期有效性和安全性的系统评价与 Meta 分析 [J].中国中药杂志,2020,45 (22):5344-5355.

[36] 许宗颖,石少华,于瀚,等."从小便去之"对气道黏液高分泌模型大鼠肾素-血管紧张素-醛固酮系统和细胞因子的影响研究 [J].中国全科医学,2019,22 (21):2610-2615.

[37] 柏正平,刘雨,谭小宁,等.金水六君煎及其拆方含药血清对 A549 细胞中黏蛋白 MUC5AC 及水通道蛋白 AQP5 表达的影响 [J].湖南中医药大学学报,2019,39 (3):320-325.

[38] 王丽华,张元兵,兰智慧.洪广祥补益宗气理论在慢性阻塞性肺疾病中的应用 [J].中华中医药杂志, 2011,26 (2):302-304.

[39] 王琦，吴海斌，张永生，等."肺络微型癥瘕"与COPD气道重构的相关性探讨［J］.北京中医药大学学报，2012，35（2）：130-133.

（李　杰）

3　特发性肺间质纤维化

特发性肺间质纤维化（idiopathic pulmonary fibrosis，IPF）是一种慢性、进行性、纤维化性间质性肺炎，组织学和（或）胸部高分辨率CT（HRCT）特征性表现为普通型间质性肺炎（UIP），病因不清，好发于老年人，是临床最常见的一种特发性间质性肺病，临床表现为活动性呼吸困难，进行性加重，常伴干咳，全身症状不明显。以限制性通气功能障碍、低氧血症为特征，约半数病人有杵状指，双肺底部可闻及吸气末细小的Velcro音，在疾病的晚期可出现明显的发绀、肺动脉高压和右心功能不全征象。IPF病因目前尚不完全清楚，但吸烟史、胃食管反流、环境暴露和遗传易感性，皆值得重视。鉴于IPF临床病程复杂，预后差，诊断后中位生存期为3～5年。西医治疗包括 N-乙酰半胱氨酸、吡非尼酮、尼达尼布等药物治疗和氧疗、肺康复、肺移植等非药物治疗，尽管可使用抗生素和皮质类固醇治疗，但并不能改善症状[1-3]。因此，寻求IPF中医治疗措施具有重要意义。

IPF的中医病名，目前根据肺纤维化呼吸困难、喘息、气短等临床症状，可归属于"肺痿"、"肺痹"等病证的范畴[4]。东汉张仲景《金匮要略》首次提出"肺痿"病名。《素问·痿论》曰："肺气热，故肺热叶焦，则皮毛虚弱急薄，著则生痿躄也。"可理解为中医肺痿病机的最早认识。《金匮要略·肺痿肺痈咳嗽上气病脉证治》载："寸口脉数，其人咳，口中反有浊唾涎沫者何？师曰：为肺痿之病……息摇肩者，心中坚；息引胸中上气者，咳；息张口短气者，肺痿唾沫。"指出肺痿为肺气萎弱不振所致，临床以短气、多唾涎沫为主症。《中藏经·论肺脏虚实寒热生死逆顺脉证之法》以及晋代《脉经·平肺痿肺痈咳逆上气痰饮脉证》、隋代巢元方《诸病源候论·肺萎候》、唐代孙思邈《备急千金要方·肺痿》、明代张介宾《类经·痿证》、清代尤怡《金匮要略心典·肺痿肺痈咳嗽上气病脉证治》等，都有肺痿相关论述。现代中医认为"肺痿"是指由于肺气亏虚，失于濡养，以致肺叶枯槁，肺叶痿弱不用，以多唾涎沫、短气为主要特征的一种慢性肺虚损性疾病，与IPF相符。此外，"肺痿"病名意即肺叶"枯萎"、"枯焦"，这是指柔软的肺叶逐渐变硬而向纤维化变化的形象比喻，肺纤维化病程迁延日久，病机由气及血，由肺及肾，终致肺肾两虚，"络虚则痿"[5]。因此，根据其临床证候特点和肺部病理生理改变特点，许多医家认为肺纤维化属中医"肺痿"范畴[6]。王春娥教授认为肺纤维化临床症状虽不以咳吐涎沫为主，但并发感染时可见，同时"肺痿"为肺叶痿废不用，与肺纤维化的病理变化相对应，应归于"肺痿"范畴[7]。徐疏影等通过研读经典，探索肺纤维化的发病机制，观察总结临床经验后也认为肺纤维化应属"肺痿"范畴[8]。

"肺痹"病名首见于《内经》。《素问·五脏生成》云："白，脉之至也，喘而浮，上虚下实；惊，有积气在胸中，喘而虚，名曰肺痹。寒热，得之醉而使内也。"《素问·痹论》指出"皮痹不已，复感于邪，内舍于肺"，"凡痹之客五脏者，肺痹者，烦满，喘而呕"。不仅提出"肺痹"病名，而且指出"肺痹"可为"皮痹"日久不愈，复感外邪，内传于脏而成。当代医家李富增等根据患者临床表现，认为肺纤维化当以"肺痹"论之，病机属本虚标实，责之于虚、痰、湿、瘀，病位在肺，涉及肾、脾等脏[9]。葛均波等则认为肺纤维化早期类似"肺痹"的邪气痹阻，后期则以类似"肺痿"的气血瘀为主，进展过程是"肺痹"向"肺痿"的转化[10]。其实，肺纤维化的毛细血管增生扩张、管壁增厚，大量纤维结缔组织增殖而收缩，毛细血管数量减少甚至闭锁，与中医"肺痹"经络壅闭、气血不行的病机相类似，因此，有医家认为肺纤维化当属"肺痹"范畴[11]。综合论之，肺纤维化病变早期可归属"肺痹"范畴，中期是痹中有痿，痿中有痹，晚期则应属于"肺痿"范畴[12]。

一、病因病机

　　IPF 发病机制不明，不同患者以及同一患者的不同发展阶段病机虚实胶结，证候纷繁多变。病因或来自外邪，或由内伤产生，而内外合邪更为多见。感受外邪者，无非六淫邪气，或理化毒气；伤于内因者，无非是内生之湿、水、饮、痰、瘀血、热毒痹阻肺络。综合《素问》、《金匮要略》等古代文献所论，肺纤维化的病因可归纳为以下几种：①外邪侵袭，肺脏失调，肺在五脏六腑中位置最高，亦为娇脏，外合皮毛，开窍于鼻，与天气直接相通，故外邪最易犯肺，肺气受损；②情志内扰，肺气受损，肺在志为忧，故悲忧易于伤肺气，导致肺气宣降失司，气滞则胸闷喘憋，日久则气郁化火，耗伤津液，肺脏失养失用；③房劳酒伤，肺肾亏虚，房劳易致肾虚，肺为肾之母，子虚则盗母气，肺为气之主，肾为气之根，肺虚则气失其主，肾虚则气失摄纳，从而发为喘息、气短；④失治误治，正气内虚，失治误治导致肺气肾精受损，瘀阻肺络，从而发为本病[13]。肺纤维化的病位在肺，位置最高，有"华盖"之称，最易受邪。《周氏医学丛书·幼科要略》云："肺位最高，邪必先伤。"肺叶娇嫩，不耐寒热，易被邪侵，所以肺又称"娇脏"。风、寒、暑、湿、燥、火六淫外邪及内生之邪均可扰肺，且肺脏易受他病影响，易受损伤，导致肺气虚损，故有"肺伤善痿"之说。

　　现代医家论 IPF 病因，仁智各见。王立娟等认为肺难行宣肃之职，肺络瘀阻，治节失权，则气血阴液难以上行养肺，以致肺本失养，气机不用，甚至瘀久生毒，使肺之气阴更受其伤，从而产生 IPF 的种种表现。瘀是 IPF 的主要病理产物，是由因虚致瘀和外邪致瘀所致[14]。谭晓丽认为血瘀是 IPF 的主要病理因素，贯穿于 IPF 的整个过程。主要病机是痰瘀痹阻肺络，脏腑失调，与肺、脾、肾等脏密切相关。气滞、血瘀、痰浊痹阻肺络，日久造成脏腑虚损与痰瘀互见而加重病情[15]。崔红生等认为外受毒邪，毒损肺络是继发性 IPF 形成的病理基础，也是导致病情发展演变的重要因素和病理机转，虚、痰、瘀、毒是 IPF 发生发展的主要致病因素[16]。刘创等认为肺络损伤是 IPF 病机的中心环节，络伤则津血郁滞成痰致瘀，伏于肺络，加重肺虚，则虚热更甚，毒邪内生，热毒与痰瘀胶结为 IPF 的主要病理因素[17]。张桂才等认为痰浊和瘀血是 IPF 的主要病理因素，同时又是其加重的重要因素。痰浊和瘀血可以同时形成，也可因痰致瘀或因瘀致痰，两者相互作用、相互影响，最终导致痰瘀互结，成为重要的致病因素，而贯穿于 IPF 疾病过程的始终[18]。翟华强认为虚、热、痰、瘀是 IPF 的 4 种致病因素。其中"肺虚"是发病的根本，"络痹"是病情发展的病理过程，即病理演变规律为由热致虚，再致痰，再致瘀[19]。

　　因此，IPF 的致病因素可概括为虚、痰、瘀、毒 4 个方面。任何一种疾病的发生都是邪气与正气相互作用的结果，正气决定发病的内在因素，以及邪气发病的重要条件。正如《素问·评热病论》所说："邪之所凑，其气必虚。"IPF 发病的内在因素是肺、脾、肾三脏的亏虚，"痰、瘀、毒"是主要的致病因素，这三种因素在肺、脾、肾亏虚的基础上单独或三两相间损伤肺络，发为 IPF。

　　关于 IPF 的病机，有学者认为 IPF 是本虚标实之证，肺、脾、肾三脏虚损为本，以肺为著；痰、瘀、毒为标。本虚和标实互为因果，相互为病，痰瘀毒互结也可直接致病，这也是被较多医家所接受的观点。"络虚不荣"和痰瘀毒痹阻肺络的发病机制也同样被大多数学者认可[20]。赵仲雪等提出"络虚不荣"贯穿 IPF 病程始终，络虚不荣是指络中气血阴阳不足而使机体脏腑百骸失于濡养，不荣的病机变化包括络气亏虚、络血不足、络阴亏损、络阳虚损，这些均可引起气滞、血瘀、痰饮痹阻肺络，发为 IPF[21]。徐嘉等从络病理论展开，认为肺纤维化的进展与络病学说中"久病入络"相吻合，以正气不足为根本，虚实兼夹为关键病机，虚、痰、瘀、热、毒为病机特点[22]。王英等提出"正气内虚，痰瘀并存"的病机观点，认为 IPF 病理机制为本虚标实，本虚为肺、脾、肾三脏虚损，标实为痰、瘀、热毒，痰、热、毒均在虚和瘀的基础上形成，"虚"贯穿疾病始终，为病机关键，虚为本，瘀血痰浊互结为标[23]。李建生等认为 IPF 的病机是正虚络痹积损，正虚指肺肾虚损，由肺及肾；络痹之肺络痹阻；积损指痰浊、瘀血稽留及其互结病日益损伤正气，积损难复终致肺失所用[24]。晏军等把 IPF 发病病机归结为"肺络微型癥瘕"，认为外感六淫之邪，初聚在气，络脉肿胀，为聚散无常之"癥"；久积在血伤络，聚集不散，络脉瘀结有形可征，则为坚定不移之"瘕"。其发展规律是先聚为"癥"，后聚为"瘕"。痰瘀热壅，瘀毒互结，留滞络脉而成"肺络微型癥瘕"[25]。

总之，IPF 发病之初，可由外感六淫邪气反复袭肺，宣解不彻，邪滞气道，痹阻肺络，或饮食情志劳倦内伤，内生痰瘀阻肺，肺失宣降，病变迁延，致使津液不归正化，痰夹瘀血碍气，日久脾肾阳虚水泛，水饮凌心犯肺，渐成肺水、肺衰等危候。如《医门法律》言："肺痿者，其积渐已非一日，其寒热不止一端，总由肾中津液不输于肺，肺失所养，转枯转燥，然后成之。"

二、辨证论治

1. 辨标本虚实

IPF 长期来看是一种成长型的疾病，随着年龄的增长与各种原因导致的肺部损伤，肺部的纤维化会越来越严重。徐飞等通过中国知网（CNKI）、万方和维普（VIP）数据库所收取的关于 IPF 现代文献进行统计分析，发现 50 篇文献中 IPF 证型多达 31 种，其中最为广泛的 3 种证型为气阴两虚与痰瘀阻肺型、气虚痰瘀型和气虚血瘀型，中医证候要素（简称证素）分布相对较多的 4 种为气虚、血瘀、痰浊和阴虚，符合中医"本虚标实"的病机理论，其中"虚"为气虚、阴虚，"实"为血瘀、痰浊，两者相互影响、互为因果。"气阴、瘀、痰"是 IPF 四大病机因素，这为临床辨证治疗 IPF 提供了强有力的理论依据。同时，该研究还发现 IPF 的应证组合有一定的规律性，非单一证素高达 90.72%，气阴两虚与痰瘀阻肺证型分布最为广泛，这就提示"IPF"是一个非单一证候，而是多证候相互混杂的疾病[26]。邹万成等通过实验研究发现肺纤维化基质沉积是虚、瘀、痰、毒的物质基础[27]。

2. 分期分型辨证

武维屏等将肺纤维化分为三期八候，急性加重期有气虚风寒犯肺、阴虚燥热伤肺两候，慢性迁延期有气阴两虚痰喘、气阴两虚瘀喘、阳虚水泛、阴阳两虚四候，重证多变期有阳虚水泛候和阴阳两虚候[28]。李素云介绍曹世宏治疗经验，认为先天不足、禀赋薄弱，后天失调、肺脾肾虚及痰凝血瘀是肺纤维化发病的关键；邪热伤肺，气阴两虚，迁延不愈是 IPF 的初始原因；阳气亏虚，痰凝血瘀于肺是 IPF 的后期表现。治疗上主张分期分型论治：肺泡炎性阶段以肺肾两虚、痰热蕴肺证为多见，当以中西医结合治之，优势互补；纤维化期则以补肺健脾益肾、化痰祛瘀通络并用。以滋阴清热、健脾温肺为其治疗大法，同时应重视活血化瘀和利水药的应用，方中主要多用太子参、黄芪、百合、生地、玉竹、麦冬、五味子等，伍入丹参、川芎、当归等活血药和防己、泽泻等利水药[29]。柯诗文总结国医大师洪广祥"治肺不远温"的治疗经验，认为肺纤维化以虚实夹杂、阳虚寒凝为本，组麻黄、白芥子、炮姜炭、肉桂、熟地、鹿角胶、桃仁、红花、川芎、地龙、土鳖虫为"温肺化纤汤"，全方活血与温阳合用，祛痰与通滞相伍，共奏温阳活血、散寒通滞之功，可改善患者的临床症状及胸部 CT 表现[30]。

3. 分型辨证论治

李建生辨治 IPF 主张分型论治。阴虚内热证，方选麦门冬汤和清燥救肺汤、人参清肺汤合炙甘草汤、天冬丸合紫菀汤加减；肺气虚证，方选人参胡桃汤合人参养肺丸，或黄芪劫劳散合人参补肺汤加减；肺肾气虚证，方选人参胡桃汤合七味都气丸、黄芪汤加减；痰热壅肺证，方选清金化痰汤合桑白皮汤、贝母瓜蒌散合泻白散加减。痰浊阻肺证，方选半夏厚朴汤合三子养亲汤、薏苡仁散加减；血瘀证，方选血府逐瘀丸或红花、赤芍、牡丹皮等制剂。强调疾病中后期，痰瘀互结成积者，应在补益正气，佐以化痰活血的基础上，适当选用消积散结药物，如活血通络类的穿山甲、莪术、全蝎、蜈蚣、牡丹皮等，化痰类的白芥子、贝母、浮海石、海蛤壳、瓦楞子等；解毒类的夏枯草、僵蚕、玄参、连翘、土茯苓等[31]。

另外，赵虎雷等归纳中医外治疗法，包括灸法（艾灸疗法、督灸疗法及艾灸联合刺血疗法）、中药贴敷疗法、中药离子导入法以及穴位埋线法等。研究发现中医外治法通过局部操作和用药，在改善患者症状、提高生存质量方面有一定的作用，并且具有安全有效、经济方便等优势[32]。

三、研究进展

现代医家通过实验研究发现了部分中药方剂治疗肺纤维化的机制。杨华等发现黄芪能双向调节 T 细胞及 B 细胞，以增强机体免疫功能，使机体的体液免疫功能和细胞免疫功能趋于正常，有类似血管紧张素转换酶抑制剂的作用，抑制纤维增生，促进纤维吸收。冬虫夏草水提液能明显减轻缺氧再给氧时细胞内脂质过氧化作用，从而起到改善肺纤维化患者的缺氧症状[33]。刘锐等通过博来霉素所致肺纤维化大鼠模型实验证明，麦门冬汤通过调节纤维化肺组织实变区内 AEC Ⅱ s 的 GRP78 和 CHOP 蛋白表达、缓解 ERS 压力及抑制肺组织中 TRF-β1、MMP-9、TIMP-1 表达水平来延缓肺纤维化发生发展[34]。刘杨等通过肺纤维化小鼠模型实验发现，补肺汤加减（黄芪 20g，丹参 15g，党参 10g，补骨脂 15g，桑白皮 10g，百部 10g）能改善肺纤维化组织病理学表现，减少肺组织胶原增殖，而且可减少自噬相关蛋白 Smad3 的表达，升高 ATG5、P62 的表达，表明了补肺汤对于肺纤维化的形成有调节作用[35]。安方玉等[36]通过动物实验验证了此方能通过提高抗氧化能力、调节一氧化氮（NO）代谢、降低羟脯氨酸（Hyp）的含有量等多种机制延缓肺纤维化的发生发展。杨昆[37]等通过研究探明了补阳还五汤加减能改善肺组织病理变化，并且可通过降低炎性指标 IL-1β、TNF-α、MHGB1 的浓度抑制肺纤维化，提示了益气活血类方剂在防治肺纤维化方面有着良好的应用前景。杨邯捷通过动物实验证明补阳还五汤还可通过干预内皮间质转换来减轻模型大鼠的肺纤维化[38]。李善华等观察了红景天苷对肺纤维化模型大鼠肺组织血管内皮生长因子（VEGF）及 MMP 表达的影响，结果表明，红景天苷能减轻血管内皮炎症反应造成的纤维增生，调节 MMP-2、MMP-9 及 TIMP-1 的平衡，抑制博来霉素诱导肺纤维化病理改变和进程，提示红景天有抗肺纤维化作用[39]。栾智华等通过动物实验研究发现，黄芪甲苷能降低肺纤维化小鼠肺组织血管中血管内皮生长因子（VEGF）、VEGFR2 受体 mRNA 的表达，抑制 VEGF、VEGFR2 基因表达，从而发挥其抗纤维化作用[40]。

四、前景展望

1. 开展文献研究

联合国副秘书长刘振民在第三届世界科技与发展论坛中强调："科学、技术和创新正在改变理解和影响世界的方式，我们现在面临的挑战是如何利用其变革潜力，引导实现可持续发展目标。"只有通过开放、信任和合作，采取多方利益相关联的方式才能取得重要成果。采用文献学、目录学、版本学与计算机信息技术联合的研究方法，结合临床观察方法，从大量中医药文献入手，挖掘、筛选古籍中与肺纤维化或者间质性肺病相关的文献，为临床治疗提供依据。

黄云鉴等[41]借助现代化辅助平台对现代文献进行了详尽研究，对近十年 382 篇中药治疗肺纤维化文献分析发现，IPF 病机与虚、痰、瘀关系最为密切，以益气养阴、养肺化痰、活血通络和养肺清热为主要治法，益气、活血、清热中药使用频数较高。研究过程中发现，关于 IPF 的中医病名病机的理论体系极其繁多，尚未达成共识，而使用中医药治疗的病例较少，且治疗尚不规范，这些给中医治疗 IPF 的方药分析带来困难，但西医临床缺乏特效药物，主要采取糖皮质激素或联合细胞毒药物如环磷酰胺等进行治疗，长期使用存在一定的不良反应，所以中医临床治疗 IPF 的研究前景光明，引入更多的研究技术和方法，继续深入挖掘，以期为中医临床治疗 IPF 用药提供借鉴，为治疗 IPF 的新药研发提供可靠的理论依据。

2. 传承名医经验

老中医药学专家的经验弥足珍贵，检索肺纤维化中医治疗，涉猎肺纤维化的现代中医名家非常多，以洪广祥、周平安、晁恩祥、韩明向、武维屏、王书臣等为代表的中医呼吸病学专家不仅积累了宝贵的临床经验，又积极接受西医和现代科学知识，他们不仅醉心临床，潜心科研，还甘为人梯，教书育人，结出累累硕果。当前十分重视老中医药专家的学术继承工作，而如何将传承名医经验落到实处，使老专家的经验得到更广泛应用、验证和推广，是近些年一直在探讨的课题，也是亟待解决的问题。

3. 开展临床证候学研究

李建生等针对弥漫性间质性肺疾病中常见的 IPF 开展研究，邀请呼吸病学（中医、中西医结合、西医）、临床流行病学、循证医学、方法学等多学科专家，共同制定了《特发性肺纤维化中医证候诊断标准（2019 版）》，并通过中华中医药学会发布[42]。该研究建立的 IPF 常见证候分类与诊断标准适用于中医/中西医结合临床医师临床实践、教学及临床科研。其指定的证候分类和诊断标准还需在临床中进一步验证，从临床中验证该分类方法的有效性和可行性，并适时推广应用。

4. 多学科合作

治疗效果的提升不仅仅取决于辨证的准确，用药的精准，而对疾病的深入认识也至关重要。陈正光等观察早期肺间质改变与肺高分辨 CT、分期、部位以及血气指标的相关性，结果发现，间质性肺疾病Ⅰ期影像学特征是小叶间隔增厚较明显，Ⅱ期是网格影较明显；Ⅱ期患者病变部位以双肺弥漫为主较Ⅰ期多；间质性肺疾病的不同分期在小叶间隔增厚、网格影及病变部位表现上存在差异；Ⅰ期患者的网格影表现：痰浊阻肺证患者网格影最多见，其他中医证型都较少见；Ⅰ期痰热蕴肺证 $PaCO_2$ 最低，阴虚内热证 $PaCO_2$ 最高，这对精准判断患者的预后，确定中西医结合的治疗手段，提高疗效具有重要作用[43]。

参 考 文 献

[1] 宋宁，段林，贺文舒.特发性肺间质纤维化的全球发病率和病死率[J].临床荟萃，2015，30（7）：744.

[2] Hutchinson J，Fogarty A，Hubbard R，et al. global incidence and mortality of idiopathic pulmonary fibrosis: a systematic review [J]. The European Respiratory Journal，2015，46（3）：795-806.

[3] 雷凯春，岳红梅，周婷婷.特发性肺纤维化治疗新进展[J].中国呼吸与危重监护杂志，2019，18（2）：199-203.

[4] 张弘，杨珺超，夏永良，等.浅谈肺纤维化中医病名的归属[J].浙江中医杂志，2013，48（3）：210-211.

[5] 陈晓东.晚期间质性肺疾病从肺痿论治体会[J].陕西中医，2006，27（3）：383-384.

[6] 宋建平.肺痹古今论[J].中华医史杂志，1998（4）：212-215.

[7] 王春娥，王辛秋.晁恩祥治疗肺间质纤维化经验小结[J].福建中医药，2018，49（4）：58-59.

[8] 徐疏影，骆文斌.奚肇庆辨治特发性间质性肺炎经验撷要[J].江苏中医药，2018，50（10）：17-19.

[9] 李富增，徐红日，崔兰凤，等.王成祥治疗特发性肺纤维化经验[J].世界中西医结合杂志，2020，15（4）：627-629，661.

[10] 葛均波，徐永健，王辰.内科学[M].9版.北京：人民卫生出版社，2018.

[11] 金晓光，代华平，庞宝森，等.博来霉素致大鼠肺纤维化模型肺组织的动态病理变化及其发生机制[J].中国病理生理杂志，2009，25（4）：708-714.

[12] 黄云鉴，龚婕宁.肺纤维化中医病名、病机及证治规律探析[J].辽宁中医药大学学报，2016，18（9）：98-100.

[13] 闫玉琴，贾琦，苏惠萍.中医对肺纤维化病因病机的探讨[J].西部中医药，2018，31（12）：23-25.

[14] 王立娟，贾新华.从瘀论治特发性肺纤维化[J].世界中医药，2016，11（8）：1559-1561.

[15] 谭晓丽，王真.从瘀论治间质性肺疾病[J].长春中医药大学学报，2013，29（6）：1007-1008.

[16] 崔红生，武维屏，姜良铎.毒损肺络与肺间质纤维化[J].中医杂志，2007，48（9）：858-859.

[17] 刘创，庞立健，吕晓东.特发性肺纤维化"肺虚络瘀"病机发微[J].上海中医药杂志，2014，48（3）：22-24.

[18] 张桂才，周贤梅.特发性肺纤维化中医病机浅析 [J].光明中医，2013，28（12）：2463-2464.

[19] 翟华强，张六通，邱幸凡.从"肺络"探讨肺纤维化的防治 [J].中医杂志，2007，48（5）：457-458.

[20] 刘淼，廖尖兵，王文譞，等.特发性肺纤维化中医发病机制研究进展 [J].中医药导报，2018，24（8）：82-84，87.

[21] 赵仲雪，庞立健，滑振，等."络虚不荣"贯穿肺纤维化病程始终理论探析 [J].中医药导报，2016，22（4）：9-11.

[22] 徐嘉，庞立健，刘创，等.基于络病理论浅谈特发性肺纤维化 [J].辽宁中医杂志，2019，46（2）：277-279.

[23] 王英，管梦月，张伟.从"正气内虚，痰瘀并存"论治肺间质纤维化 [J].长春中医药大学学报，2016，32（5）：941-943.

[24] 李建生，宋建平.正虚络瘀积损为弥漫性间质性肺疾病的主要病机 [J].中医杂志，2013，54（1）：23-25.

[25] 晏军.肺间质纤维化的"肺络癥瘕"观 [J].中国中医基础医学杂志，2012，18（10）：1069-1070.

[26] 徐飞，崔文强，刘宝君，等.基于现代文献的特发性肺纤维化中医证候特征研究 [J].中国中医基础医学杂志，2016，22（12）：1649-1651.

[27] 邹万成，张六通，邱幸凡.从特发性肺纤维化探讨细胞外基质沉积与络病的相关性 [J].湖北中医杂志，2008，30（6）：24-26.

[28] 武维屏，任传云.肺间质纤维化中医辨治思路 [J].中医杂志，2005，46（2）：139-141.

[29] 李素云.曹世宏教授治疗肺间质纤维化的经验介绍 [J].新中医，2003，35（9）：10-11.

[30] 柯诗文，李少峰，张元兵，等.全程温法治疗肺间质纤维化的再思考 [J].中华中医药杂志，2019，34（9）：4078-4081.

[31] 李建生.特发性肺纤维化中医辨证治疗概要 [J].中医学报，2017，32（6）：929-931.

[32] 赵虎雷，谢洋.中医外治法防治特发性肺纤维化思考 [J].中医学报，2019，34（2）：279-283.

[33] 杨华，米烈汉.抗纤汤治疗肺纤维化疗效观察 [J].陕西中医，2009，30（4）：387-389.

[34] 刘锐，何嘉，梁梓扬，等.麦门冬汤对肺纤维化模型大鼠肺组织转化生长因子β1和基质金属蛋白酶9及基质金属蛋白酶组织抑制剂1表达的影响研究 [J].中国全科医学，2018，21（29）：3590-3596.

[35] 刘杨，朱星，徐昌君，等.补肺汤对肺纤维化小鼠肺组织中自噬相关蛋白的影响 [J].中药材，2017，40（1）：192-197.

[36] 安方玉，刘永琦，骆亚莉，等.泻肺汤对肺纤维化大鼠肺组织及血清自由基代谢的影响 [J].中成药，2016，38（3）：665-668.

[37] 杨昆，李勇华，王飞，等.补阳还五汤防治特发性肺纤维化的作用及机制探讨 [J].北京中医药大学学报，2017，40（7）：550-557.

[38] 杨邯捷，赵惠亮，渠景连，等.补阳还五汤对特发性肺纤维化模型大鼠肺组织内皮间质转化的影响及其机制研究 [J].中国药房，2019，30（20）：2757-2762.

[39] 李善华，黄萍，陈琴，等.红景天苷对博莱霉素诱导大鼠肺纤维化后 VEGF 及 MMP 表达的影响 [J].实用药物与临床，2016，19（11）：1340-1343.

[40] 栾智华，张东坡，刘必旺，等.黄芪甲苷对肺纤维化小鼠 VEGF/VEGFR2 信号通路的影响 [J].时珍国医国药，2019，30（7）：1611-1613.

[41] 黄云鉴，龚婕宁.中医治疗肺纤维化方药规律的文献分析 [J].中国实验方剂学杂志，2016，22（15）：206-210.

[42] 李建生，王至婉，春柳，等.特发性肺纤维化中医证候诊断标准（2019 版）[J].中医杂志，2020，61（18）：1653-1656.

[43] 张万鹏，李小圳，赵天佐，等.肺间质改变早期中医证型与肺高分辨 CT、分期、部位及血气指标相关性 [C]//中国中西医结合学会医学影像专业委员会第十七次全国学术大会暨甘肃省中西医结合学会医学影像专业委员会第六届学术年会资料汇编.兰州，2019：169-170.

（任传云）

4　高　血　压

高血压（hypertension）是由环境因素和遗传因素相互作用引起的，以血压升高为主要临床表现，伴或不伴有心血管危险因素的慢性非传染性疾病。高血压起病隐匿，被称为"沉默杀手"，日久可引起心、脑、肾、眼等诸多靶器官的损害。高血压与心血管疾病关系密切，收缩压每升高 20mmHg 或舒张压每升高 10mmHg，发生中风等心血管疾病的风险将增加 2 倍。作为全球疾病负担的主要危险因素，高血压的发病率逐年上升，预计 2025 年全球将有 1/3 的成年人患有高血压，而其中 3/4 的高血压患者将来自发展中国家。《中国心血管健康与疾病报告 2021 概要》[1] 指出，推算我国 2021 年患有高血压的人数为 2.45 亿，并将持续上升。目前，高血压发病机制尚不明确，临床治疗以控制血压、改善症状、预防并发症的发生为主。尽管有多种降压药物应用于临床，但仍有许多患者未服药或已服药但血压控制不佳。因此，中医药成为防治高血压的另一有力途径，中医药也彰显出其独特优势。

在中医学文献中，高血压当属于中医学"眩晕"、"眩"、"掉眩"、"目眩"、"头眩"、"冒眩"、"脑转"、"头痛"、"风眩"、"脑蒸"等病证范畴。《素问·标本病传论》指出"肝病头目眩，胁支满"；《灵枢·五邪》云："邪在心，则病心痛喜悲，时眩仆"等。《国家中医诊疗术语疾病部分》提出将高血压定义为"风眩"，代表以血压增高为主要表现，伴有头痛、眩晕、脉弦等症状的一类疾病。考虑到有些高血压患者仅表现为血压测量的数值增高，但并无主观症状，一些学者对"风眩"一名提出异议，遂以王海清教授为代表的一些现代学者根据《内经》对脉胀的描述，认为高血压应命名为"脉胀"[2]。《灵枢·胀论》记载："黄帝曰：脉之应于寸口，如何为胀？岐伯曰：脉大坚以涩者，胀也。"李广浩等认为，脉胀，即是血管胀满、脉内压力过大，与现代医学血管内压力增高，即高血压有相似之处。

一、病因病机

《素问·至真要大论》云："诸风掉眩，皆属于肝。"《素问·五脏生成》指出"徇蒙招尤，目冥耳聋，下实上虚，过在足少阳厥阴，甚则入肝"。《素问·玉机真脏论》指出"春脉……太过则令人……忽忽眩冒而巅疾"。《素问·刺热》指出"肝热病者……其逆则头痛员员，脉引冲头也"。《素问·生气通天论》指出"阳气者，大怒则形气绝，而血菀于上，使人薄厥"。可见，早在《内经》时期，人们就意识到眩晕与肝具有密切关系，并且怒则伤肝，提出大怒可使气血上冲，发为眩晕[3]。此外，《灵枢·卫气》指出"上虚则眩"。《灵枢·海论》曰："髓海不足，则脑转耳鸣，胫酸眩冒，目无所见，懈怠安卧。"《灵枢·口问》云："上气不足，脑为之不满，耳为之苦鸣，头为之苦倾，目为之眩。"强调肾藏精，精生脑髓，髓海不足，上气亏虚而作眩。东汉张仲景《伤寒杂病论》重视痰饮致眩，包括脾虚饮停、阳虚饮泛、胃虚饮停等[4]。《伤寒论》云："伤寒，若吐若下后，心下逆满，气上冲胸，起则头眩，脉沉紧，发汗则动经，身为振振摇者，茯苓桂枝白术甘草汤主之"，"太阳病发汗，汗出不解，其人仍发热，心下悸，头眩，身𥉉动，振振欲擗地者，属真武汤"。《金匮要略·痰饮咳嗽病脉证并治》指出"心下有痰饮，胸胁支满，目眩，苓桂术甘汤主之"，"少阳之为病，口苦，咽干，目眩也"。张仲景在强调痰饮致眩的同时也重视少阳郁热等。宋代陈无择《三因极一病证方论》重视情志致病。元代朱丹溪《丹溪心法》更有"无痰不作眩"之论。明代王纶《明医杂著·医论》指出"肝为心之母，肝气通，则心气和，肝气滞，则心气乏"，强调心肝为病可致眩晕。张介宾更提出"无虚不作眩"，影响深远。清代叶天士《临证指南医案》归纳眩晕有"夹痰，夹火，中虚，下虚，治胆，治胃，治肝之分"。

而当代医家认识高血压，认为降压药阻断了高血压的自然进程，因此也使高血压的病因病机发生了深刻转变[5]。研究发现，高血压与先天禀赋、情志失调、饮食不节、久病过劳、年迈体虚等因素有关。就先天禀赋而言，现代医学也强调，高血压发病具有遗传倾向。素体禀赋不足，肾阴精亏虚，则髓海空虚，水不涵木致眩；素体肾阳亏虚之人，不能温化水液，易生痰饮而致眩；素体脾胃虚弱者，或因气血亏虚，或者痰浊内生，均可导致疾病的发生。我国高血压人群中，体质属阳亢质占比37.4%、属痰湿质占比47.6%。情志方面，如今社会，人们生活工作压力较大，或多或少存在着长期精神紧张、郁闷不舒、急躁易怒等不良情绪，若不能及时疏导，可伤肝、伤脾而致病态。若饮食无节制，偏嗜肥甘厚味，辛辣咸香，可由脾胃受损而致疾。至于久病过劳、年迈体虚，则是正气亏损，脏腑阴阳气血失调而致病态。高血压病位主要责之于肝、脾、肾三脏。其中医病机主要与肝阳上亢、痰饮内停、肾阴亏虚等火证、饮证、虚证相关，三者交互为病，具体表现：火证，肝阳上亢，肝火上炎，阳升风动，上冲脑窍；饮证，脾胃虚弱，痰饮内生，肝风、肝阳夹痰浊之邪上冲清窍；虚证，大病久病及肾，肾阴亏虚，水不涵木，脑窍失养[5]。

二、辨证论治

1. 脏腑气血阴阳辨证

2019年中华中医药学会心血管病分会发布《高血压中医诊疗专家共识》，分列肝阳上亢、痰饮内停、肾阴亏虚、瘀血内停等证候[6]。邓铁涛教授指出肝阳上亢型多见于高血压早期，用药应重视中病即止；肝肾阴虚型常见于久病高血压者，治当滋养为主，注意不可碍脾胃生痰；气虚痰浊型多见于高血压中期，阴阳两虚型常见于高血压后期，治当缓缓图之[7]。

高血压患者见眩晕耳鸣，头痛，头胀，劳累及情绪激动后加重，面红，脑中烘热，肢麻震颤，目赤，口苦，失眠多梦，急躁易怒，舌红，苔薄黄，脉弦数等证属肝阳上亢证，应以平肝潜阳、补益肝肾为法，方用天麻钩藤饮；若见心烦意乱，心中懊恼，神志不宁，失眠多梦，大便干，舌红，脉数，方选三黄泻心汤、黄连解毒汤；若大便稀或大便黏可选葛根芩连汤。朱良春教授认为高血压病因病机虽有多种，但总以肝肾阴阳平衡失调，阴虚阳亢为病机关键，高血压病变主要在肝，敛肝是治疗高血压的关键。自拟"双降汤"治疗气虚夹痰瘀之高血压；拟"乌梅甘草汤"合"镇肝熄风汤"加减，治疗肝肾阴虚，肝阳上亢，或肝风内动，上实下虚之高血压[8]。

痰饮内停证可表现为头重、昏沉，如有物裹，头痛，视物旋转，易胸闷心悸，胃脘痞闷，恶心呕吐，食少，多寐，下肢酸软无力，可伴有下肢轻度水肿，按之凹陷，小便不利，大便或溏或秘，舌淡，苔白腻，脉濡滑。治以化痰息风，健脾祛湿，方选《医学心悟》半夏白术天麻汤。若痰饮内停，上冲清窍，症见起则头眩，脉沉紧，方选泽泻汤。若内停化热，兼有湿热下注，苔黄腻，方选四妙丸。

肾阴亏虚证治以滋补肝肾、养阴填精为法，方选《六味地黄丸》。若阳虚者可选肾气丸或真武汤。此外，郭维琴教授[9]强调血瘀证在高血压患者中普遍存在，应重视活血化瘀药的使用。若有头痛，痛如针刺，痛处固定，口干，唇色紫暗，舌质紫暗，有瘀点，舌下脉络曲张，脉涩等瘀血内停证表现，治疗应以活血化瘀为法，方选血府逐瘀汤、养血清脑颗粒、银杏叶片。

2. 三焦辨证

三焦辨证为清代吴鞠通所倡导的温病经典辨证方法。高血压的病因病机、临床表现、证候类型等均与三焦密切相关。三焦分为上、中、下焦，是人体内气、水、火的通路。陈冰等提出临床上可通过调理三焦的方法纠正气、水、火三者的病理状态，使气血调和、阴平阳秘，从而达到治疗疾病的目的。如三焦气化失职，人体气机失调，治宜补虚益气，斡旋三焦气机，理气活血。常用方剂有补中益气汤、归脾汤、六味地黄丸、通窍活血汤、柴胡疏肝散、逍遥散、半夏厚朴汤、越鞠丸等加减。如水液运化失职，痰湿内阻，治宜健脾利湿，通利三焦，输化水液。常用方剂有半夏白术天麻汤、苓桂术甘汤、五苓散、小半夏汤、理中汤、瓜蒌薤白白酒汤等加减。若肝阳暴动，引动心火，风火相煽，气血上逆，治宜清利三焦，滋阴潜阳泻火，息风降逆。常用方剂有生脉散、大补阴丸、天麻钩藤饮、镇肝熄风汤、黄连解毒汤、龙胆泻肝汤等加减[10]。王进等认为三焦气化失常也体现了高血压的基本病理过程，提出高血压中医学三焦辨证论治体系。高血压病理基础是"阴气自半"，阳郁逆于上，通过三焦影响心、脉、血，治以"络通阳和"为法，方药为络通阳和降压方（黄芪、桂枝、当归、生地、川芎、芍药、知母、忍冬藤、地龙、僵蚕、黄芩、黄连、黄柏等），依据三焦辨证加减治疗。中焦证加白虎汤、枢机丸（自拟方：陈皮、枳壳、焦三仙、三棱、莪术、厚朴、柿蒂、蝉衣、淫羊藿、菟丝子）、升降散、交泰丸。上焦证加养阴清肺汤、阳和汤。下焦证加斑龙丸、大补阴丸、一贯煎。交于气分、气分热甚加白虎加人参汤、化斑汤，交于营分、热入血分加犀角地黄汤，或加人参、土鳖虫、全蝎[11-12]。

3. "三期五态"辨治方案

仝小林院士构建"三期五态"辨治高血压中医诊疗体系，选用各态靶方靶药，统筹疾病全过程及各个时期病理的微观改变，从横向、纵向两个方面厘清疾病的脉络，把握疾病态势，治病除因防变[13]。高血压"三期"指的是，早期病气血，病理特点为脉挛急，仅表现为脉内气血逆乱，此时血管及靶器官尚未受累，为可逆阶段，治疗以"和"为主，调和气血，丹参饮是常用靶方；中晚期病脉络，病理特点为脉僵硬，此期为动脉病变期，血脂升高，动脉粥样硬化伴斑块形成，可涉及颈动脉、锁骨下动脉、下肢动脉等，治疗当以"化"为主，软脉活血，化斑汤（三七、莪术、浙贝）是常用靶方；并发症期病脏腑，病理特点为脏腑受损，表现为心、脑、肾、眼等靶器官的损害，治疗以黄芪、人参、水蛭、地龙为靶药以化瘀通络，加淫羊藿、枸杞子之类为靶药以调理脾肾[13]。

"五态"即壅态、水态、郁态、寒态、老态[13]。壅态指肥胖、超重、腹部脂肪堆积的高血压患病人群，症状多表现为恶热多汗、口臭口黏、大便黏腻、心烦易怒，脉弦而滑数等。治疗以消导、调畅中焦、通腑减压为法，同时兼顾"调重减膏"。靶方为厚朴三物汤，常用靶药为决明子、茺蔚子、生白术。水态指水液代谢紊乱的患者，此类患者主要表现为下肢发凉、下肢肿甚，舌体胖大，舌底络脉瘀滞，脉洪大而沉等。"血不利则为水"，故利水、活血是其主要治法，同时兼顾理气，气行则水（血）行，以除因降压。靶方为当归芍药散、五苓散；靶药为茯苓、茺蔚子、益母草、车前子、葶苈子，尤其对于脉压差小者茺蔚子、茯苓等有显著疗效。郁态患者常由紧张、焦虑、抑郁等不良情绪蓄积而发，常表现为情志不舒，睡眠障碍，胸胁胀满、喜叹息，舌淡、苔薄白等。肝郁气滞是其基本病机，疏肝、柔肝、解郁理气是其主要治法。故常用靶方为四逆散，若郁而化火加靶药夏枯草、钩藤、黄芩、菊花、生石决。寒态者，因寒受病，风寒外束、营卫不调，患者表现为肩背肌肉拘紧或伴头痛，无汗或少汗，脉紧或弦等。寒凝经脉为主要病机，温经舒筋活络为主要治法。葛根汤、桂枝加葛根汤是常用靶方，葛根、桂枝、独活、羌活是常用靶药。老态，顾名思义，见于老年性高血压和久病之高血压，是疾病至后期所经历的必然阶段，黄芪、鸡血藤、水蛭、土鳖虫是治疗老态补虚通络软管的靶药。

4. 三阴三阳辨证

三阴三阳辨证，即六经辨证，源于《伤寒杂病论》，按疾病分为太阳病、阳明病、少阳病、太阴病、少阴病、厥阴病六类。柯琴称"六经为百病立法"。高血压证属太阳病者，多由外邪侵袭所致，正如仝小林院士所提"风寒湿邪是高血压病的基本病因，葛根汤在治疗中发挥重要作用"。诸多医家临床喜用桂枝治疗高血压[14-15]，如郭立中教授善用温通法来辨治高血压，所用温通寒湿法即桂枝汤和二陈汤加减，温通息风法即桂枝汤和半夏白术天麻汤加减[16]。另外，张仲景更有五苓散、桃核承气汤和抵当汤等方。五苓散可通经脉、利小便、降浊脂等，广泛应用于原发性高血压、肾性高血压、难治性高血压等，而伴有烦渴、渴欲饮水、小便不利等症状者。现代药理学研究发现五苓散具有利尿、舒张末梢血管、改善血液循环、降压等作用[17]。而桃核承气汤和抵当汤常可改善高血压所致脑出血预后。高血压表现为阳明病者，则当行清泄治法。栀子豉汤、白虎加人参汤等均具有降压功效，承气汤更可用于高血压出血急症[18-20]。少阴病与高血压更是关系密切。柴胡辈方剂，如柴胡疏肝散、小柴胡汤、大柴胡汤等，降压效果显著。高血压患者属少阳病者，多伴有焦虑、抑郁等异常的情志表现，用柴胡辈方剂，如柴胡加龙骨牡蛎汤治疗，不仅可降低血压，也能有效缓解不良情绪[21]。高血压证属太阴者，当服四逆辈方剂。四逆汤加减治疗太阴证高血压已取得良好疗效。现代研究也证实四逆汤具有扩张血管、抑制血管平滑肌细胞及心肌细胞增生的作用[22-23]。至于高血压后期易成少阴证，心肾受损，君相不得安位者，出现心悸怔忡、小便不利、四肢浮肿等症状，临床常用真武汤来治疗。研究还发现真武汤可降低自发性高血压大鼠的血压，还具有保护肾功能，以及改善肾脏纤维化水平的功效[24]。老年性高血压患者肝肾亏虚，清阳不升，脑窍失养，或肾水不济，阳亢于上，而见头晕、目眩耳鸣、腰膝酸软、小便不利等寒热错杂之象，属厥阴证，治当以乌梅丸为代表方剂。研究证实，加味乌梅丸煎剂辅助西药能有效改善临床症状、降压以及降低颈动脉内膜中层厚度[25]。

三、研究进展

1. 单味中药降压作用药理研究

葛根、杜仲、当归、黄芪、人参、银杏叶、丹参、羚羊角、莱菔子、川芎、黄芩、黄连、栀子、钩藤、黄精等单味中药具有降压效果。其中，葛根含有葛根素，化学名为 8-β-D-葡萄吡喃糖-4′，7-二羟基异黄酮。研究显示，葛根素联合非洛地平治疗老年高血压总有效率为 90.8%，而且耐受性好，降压作用平稳[26]。实验研究也表明葛根素对多种高血压动物模型均具有降压作用，可减少血管紧张素Ⅱ（AngⅡ）等肾素-血管紧张素-醛固酮系统相关物质的生成，减少氧化应激相关因子的生成以保护血管内皮，抑制纤维化相关因子生成以抑制心室重构，还可提高胰岛素敏感性，调节血脂[27]。愈风宁心即是单味葛根制剂。而杜仲降低血压，具有多成分、多靶点、多途径的作用特点。通过靶点预测，松脂醇二葡萄糖苷、槲皮素、山柰酚、β-胡萝卜素、β-谷甾醇 5 种成分可能是杜仲治疗高血压的核心成分[28]。多项临床试验证实，全杜仲胶囊与安慰剂相对照，具有降低血压的疗效[29-30]。

2. 中医复方防治高血压研究

陈可冀院士认为阴阳失调是高血压的基本病机，风、火、痰、瘀、虚是高血压的关键病理因素，高血压证候演变规律，多表现为先是阳亢，继而阴虚阳亢，而后阴阳两虚，最后表现为阳虚。陈可冀院士常用经验方包括清眩降压汤、清达颗粒[31]。清眩降压汤是天麻钩藤饮化裁方，方药组成：苦丁茶 30g，天麻 30g，钩藤 30g，黄芩 10g，川牛膝 10g，杜仲 10g，夜交藤 30g，生地 30g，桑叶 15g，菊花 15g。临床常用治高血压肝肾阴虚、肝阳上亢证者，降压效果良好，并可明显改善患者症状。实验研究证实：清眩降压汤对血管环及去甲肾上腺素所致的主动脉环收缩反应具有显著的舒张作用。其中，黄芩苷作为清眩降压汤主要成分之一，可抑制血压的升高，改善血管重构，减轻心肾等靶器官损害[32]。清达颗粒（天麻、钩藤、黄芩、莲子心）则是由清眩降压汤进一步化裁而来，适用于高血压证属肝阳上扰、心肝火旺证。

3. 中成药防治高血压研究

中成药治疗高血压等慢性疾病具有良好的应用前景。《高血压中医诊疗专家共识》所纳入的中成药包括天麻钩藤颗粒、清肝降压胶囊、松龄血脉康、半夏天麻丸、六味地黄丸、杞菊地黄丸、金匮肾气丸、养血清脑颗粒、银杏叶片等[6]。张杰等收集 2020 年版《中华人民共和国药典》和《中华人民共和国卫生部药品标准·中药成方制剂》中治疗高血压的中成药，借助中医传承辅助平台（V2.5）建立数据库，挖掘中成药治疗高血压的用药规律，发现中成药剂型以片剂、胶囊剂为主，涉及四诊信息 88 个，如头晕、头痛、耳鸣、眼花、失眠等，中成药中使用频次较高的中药为黄芩、冰片、夏枯草、丹参、山楂、葛根、钩藤；核心配伍药对包括"冰片＋黄芩"等[33]。乔利杰[34]等通过对近 6 年中成药防治原发性高血压的临床研究进行证据图分析提出，中成药治疗原发性高血压临床研究发文量在 2018 年达到峰值，但总体呈下降趋势，中成药作为已经证实确有疗效的干预方式，亟须更多临床研究支撑其防治原发性高血压研究的发展，此外，治疗高血压中成药存在超说明书使用的现象，提示临床应规范用药，提高安全意识。

4. 非药物疗法防治高血压研究

防治高血压的非药物疗法包括运动疗法（太极、八段锦、气功等）、针灸、运动疗法、音乐疗法等。据统计，约 50% 的初诊高血压患者在第一年不愿意坚持药物治疗，而会采用非药物疗法控制血压。迄今为止还没有针对药物不依从性的实际解决方案，许多非药物治疗被用作抗高血压药物的补充或替代品。一项文献计量学分析显示，太极拳、八段锦等传统运动疗法为研究热点，该研究领域的重要学者有李洁、陆颖、杨建全等，主要研究机构为各中医药大学及其附属医院、体育大学及部分科研机构，其中以广州中医药大学、上海气功研究所、北京体育大学及成都中医药大学为代表 [34]。

太极拳为我国一项传统的体育运动方式，被称为"绿色运动疗法"，对于慢性病的防治具有重要意义，且深受大众喜爱。研究表明，长期练习太极可改善血压，但从长远来看，短期练习太极拳可能不会对血压产生显著的好处 [35]。一项 Meta 分析结果提示 [36]，太极拳运动可以降低高血压患者的收缩压，在常规西药治疗的基础上，进行太极拳锻炼，血压下降情况明显优于单纯使用西药治疗，疗效更佳且副作用较少。太极拳可以降低交感神经活性，减少肾上腺素等缩血管物质的产生，松弛肌肉，且愉悦身心，陶冶情操，从而达到调节血压的目的。

针灸是中医学的重要组成部分，多年来，它一直被用于治疗高血压。研究表明，针灸调控血压的机制可能是通过抑制交感神经活动、调节机体免疫反应及激素水平来实现的。尽管对于针灸治疗高血压有很多的研究，但目前还没有证据表明针灸治疗具有持续的降压作用，其可能与短期（1～24 小时）的血压降低有关，未来还需要进行更多大样本和高质量随机对照试验来确定针灸是否能降低血压维持至少 7 天，或是更长的时间。根据中医针灸理论，常用降压穴位包括太冲、涌泉、行间、三阴交、足三里、丰隆、太溪、阳陵泉、曲池等。

国际医学指南也推荐高血压患者应改变生活方式，如体力活动管理和精神压力管理。瑜伽运动可以结合身体与精神，共同调节，也成为越来越多人的运动选择，目前，瑜伽被认为是一种安全有效的干预管理高血压的非药物疗法。副交感神经活动的增加和交感神经活动的减少被认为是瑜伽治疗的重要作用机制，在这种情况下，特别是缓慢呼吸和冥想的瑜伽技巧可能会带来副交感神经活动的短期强化。一项纳入 75 名已在服用降压药的高血压患者的研究证实，一个 12 周的瑜伽干预，包括纯粹的呼吸和冥想技巧，没有任何瑜伽姿势的使用，可降低 24 小时收缩压，比没有治疗或采用其他瑜伽姿势干预的降低得更多 [37]。

四、前景展望

近年来，国家高度重视中医药发展，建立了高血压中医临床研究基地，并且将高血压及其并发症的中医药防治工作作为重点研究项目。中医药治疗高血压具有独特优势，为了更好地发挥中医药在高血压中的防治作用，我们在临床工作中应重视如下三个方面，一是发挥中医特色，秉持四诊合参、辨证论治的基本理论，施行个体化治疗，而不是将现在药理学证实具有降压作用的药物堆砌起来。二是把握治病时机，中医药在初诊高血压期，或高血压分级属 1～2 级，危险分层属低中危的患者中优势突出，充分发挥中医未病先防、既病防变的优势，可收效显著。三是坚持继承与创新并行，传统医学的精髓是中医药防治高血压诊疗方案的制订基础，名老中医经验的总结为临床诊疗指明了方向，对挖掘防治高血压及其并发症的有效方药，指导新药研发，总结疾病治疗规律，促进中医药的规范化治疗具有重要意义，在继承先人智慧的基础上创新，才可以越走越远。此外，中医药在防治高血压及并发症的机制研究方面仍有欠缺，应完善中医药防治高血压机制的研究思路与方法，明确中医药作用靶点，完善评价体系，提高中医药在高血压防治工作的应用价值 [38]。科研人员应加强基础研究及大规模多中心临床试验的研究，使得中医药治疗高血压证据更充分，成果更丰富，才能够使其具有更广阔的前景，被国际社会所认可。

参 考 文 献

[1] 中国心血管健康与疾病报告编写组.中国心血管健康与疾病报告 2021 概要 [J].中国循环杂志，2022，37（6）：553-578.

[2] 胡大一.心脏病学实践 2010：中西医结合卷 [M].北京：人民卫生出版社，2010.

[3] 李广浩，沈琳，周端.研读《内经》含英咀华：高血压病中医病名、病位与病机理论初探 [J].浙江中医药大学学报，2014，38（2）：134-136.

[4] 涂燕芬，郭进财.浅析张仲景治眩精神 [J].中国中医急症，2014，23（6）：1096-1098.

[5] Xiong X J，Yang X C，Liu W，et al. Trends in the treatment of hypertension from the perspective of traditional Chinese medicine[J]. Evidence-Based Complementary and Alternative Medicine：ECAM，2013，2013：275279.

[6] 中华中医药学会心血管病分会.高血压中医诊疗专家共识 [J].中国实验方剂学杂志，2019，25（15）：217-221.

[7] 颜方，赵立诚.邓铁涛治疗高血压病经验 [J].中医杂志，2003，44（8）：574-575.

[8] 邱志济，朱建平，马璇卿.朱良春治疗高血压病用药经验特色选析：著名老中医学家朱良春教授临床经验（28）[J].辽宁中医杂志，2002，29（4）：194-195.

[9] 王亚红，王刚，肖文君.郭维琴教授从心论治活血化瘀治疗高血压 [J].中华中医药学刊，2011，29（7）：1487-1488.

[10] 陈冰，鲁卫星.三焦论治原发性高血压病探要 [J].中医药学刊，2004，22（3）：461-462.

[11] 王进，杨化冰，李娜，等.高血压病中医学三焦辨证论治体系 [J].中华中医药杂志，2018，33（2）：469-472.

[12] 王进.应用《黄帝内经》体质理论指导高血压病的防治 [J].中华中医药杂志，2012，27（9）：2271-2273.

[13] 魏秀秀，仝小林，杨映映，等.仝小林院士辨治高血压病"三期五态"新视角 [J].中医学报，2020，35（1）：90-94.

[14] 杨映映，李青伟，魏秀秀，等."四型分类"辨治高血压病 [J].中医杂志，2019，60（7）：562-567.

[15] 王涵，何莉莎，赵林华，等.葛根、川桂枝、白芍治疗寒凝经脉型高血压病经验：仝小林三味小方撷萃 [J].吉林中医药，2020，40（2）：157-159.

[16] 卢秋成.郭立中教授从温通辨治高血压病的临床经验研究 [D].南京：南京中医药大学，2019.

[17] 钱林超，周叔平，吕崇山.五苓散抗高血压机理探析 [J].世界中医药，2012，7（2）：157-159.

[18] 孙文霞，吴刚.加味白虎汤治疗 2 型糖尿病合并原发性高血压 27 例临床观察 [J].河北中医，2014，36（9）：1338-1339.

[19] 邓旭光，张李兴.伤寒方治疗原发性高血压心得 [J].深圳中西医结合杂志，2007，17（6）：362-364.

[20] 李琛，赵静，冯薇，等.栀子豉汤对自发性高血压大鼠 AT1 受体 mRNA 表达的影响 [J].中药药理与临床，2012，28（6）：1-3.

[21] 吴欣芳，谢相智，许国磊，等.柴胡加龙骨牡蛎汤治疗原发性高血压病伴焦虑的临床观察 [J].世界中西医结合杂志，2016，11（11）：1497-1499.

[22] 薛迎生，王景峰，聂如琼，等.四逆汤对兔球囊损伤后血管平滑肌细胞增殖和凋亡的影响 [J].中国病理生理杂志，2004，20（4）：603-608.

[23] 龚晏娜.为阳虚型高血压患者使用四逆汤联合西药进行治疗的效果探究 [J].当代医药论丛，2019，17（10）：213-214.

[24] 马强.真武汤在阳虚型高血压治疗中的作用分析 [J].深圳中西医结合杂志，2020，30（5）：56-57.

[25] 王海燕，肖纯.加味乌梅丸煎剂对原发性高血压眩晕的疗效及颈动脉内膜厚度的影响 [J].世界中西医结合杂志，2020，15（3）：398-401.

[26] 杨升伟，陈云.非洛地平合葛根素治疗老年高血压病疗效观察[J].浙江中西医结合杂志，2003，13（10）：614-615.

[27] 施伟丽，袁蓉，徐浩，等.葛根素防治高血压病的临床与基础研究进展［J］.中医药导报，2017，23（12）：105-108.

[28] 鲁一，李春成，郭玉岩.基于网络药理学探究杜仲治疗高血压作用机制［J］.福建中医药，2021，52（12）：23-27.

[29] 江丽杰，杨燕，唐碧华，等.全杜仲胶囊降低轻度原发性高血压肾虚证患者血压的随机对照试验［J］.中国中西医结合杂志，2022，42（4）：431-437.

[30] 常媛媛.全杜仲胶囊联合非洛地平缓释片治疗老年肾性高血压的疗效观察［J］.中国老年保健医学，2021，19（2）：61-62，65.

[31] 黄明艳，陈可冀，付长庚.国医大师陈可冀中西医结合治疗高血压的经验撷英［J］.中西医结合心脑血管病杂志，2021，19（1）：158-160.

[32] 林珊，张铃，蔡巧燕，等.清眩降压汤对离体大鼠胸主动脉的舒张作用及黄芩苷成分分析［J］.福建中医药，2018，49（1）：34-36.

[33] 张杰，田文得，宋璐霞，等.基于数据挖掘技术探讨中成药治疗高血压的用药规律［J］.中西医结合心脑血管病杂志，2021，19（24）：4216-4221.

[34] 乔利杰，李彬，王永霞，等.近六年中成药防治原发性高血压病的临床研究证据图分析［J］.中国中药杂志，2022，47（19）：5375-5382.

[35] Zhang Y L, Han P L, Yin N W, et al. The effects of long-term Tai-Chi practice on blood pressure under normal conditions［J］. The American Journal of the Medical Sciences，2021，361（5）：598-606.

[36] 蔡璐，李晓.太极拳治疗原发性高血压疗效 Meta 分析［J］.中医药临床杂志，2016，28（10）：1425-1428.

[37] Cramer H, Sellin C, Schumann D, et al. *Yoga* in arterial hypertension［J］. Deutsches Ärzteblatt International，2018，115（50）：833-839.

[38] 邢冬梅，刘新灿，张俊华，等.中医药防治高血压病及其并发症的问题与解决策略［J］.中华中医药杂志，2020，35（1）：277-279.

（徐　浩　尚青华）

5　冠　心　病

冠心病（coronary heart disease，CHD）是动脉粥样硬化斑块逐步积累和冠状动脉循环［心包脏层下大血管和（或）微血管］功能改变的动态过程，具有相对稳定期，多表现为慢性冠脉综合征，也可由于斑块破裂、侵蚀及钙化结节等因素而进入不稳定期，发展为急性冠脉综合征。CHD 是临床常见的心血管疾病之一，根据《中国心血管健康与疾病报告 2021 概要》[1]，我国心血管病患病率仍处于持续上升阶段，推算共计 3.3 亿心血管病患者，其中 CHD 患者 1139 万。《中国卫生健康统计年鉴（2020）》[2] 显示，2019 年中国 CHD 死亡率仍呈上升态势，CHD 疾病负担日渐加重，已成为重大公共卫生问题。近年来，西药、介入及外科手术等现代医学防治方法疗效显著，且手段日臻规范和普及。但针对微血管性心绞痛、抗血小板药物抵抗、围手术期心肌损伤、经皮冠脉介入术后无复流或慢血流、支架内再狭窄，以及患者生活质量和远期预后欠佳等临床问题仍需进一步改善。近年来，中医药防治 CHD 临床应用广泛，优势日益凸显，相关循证证据不断积累，值得深入研究。

CHD 临床表现主要以心绞痛、心肌梗死为主，在中医学文献中当属于"胸痹"、"心痛"、"真心痛"、"厥心痛"等病证范畴。随着 CHD 的病程进展，常伴随不同程度的心肌结构重构、电重构以及心功能损伤，可引发心律失常和心力衰竭，即相当于中医学"心悸"、"怔忡"以及"喘证"、"饮证"、"水肿"等。

一、病因病机

CHD 的发生多与寒邪内侵、情志失调、饮食失节、劳倦内伤、年迈体虚等因素有关。病位主要在心，可涉及肝、脾、肾。东汉张仲景《金匮要略·胸痹心痛短气病脉证治》论"夫脉当取太过不及，阳微阴弦，即胸痹而痛"，认为胸痹发病乃心胸阳虚、阴乘阳位所致，奠定了以温阳益气、通阳宣痹论治胸痹的理论基础，至今仍指导着 CHD 的临床辨治。中华中医药学会心血管病分会主持制定的《冠心病稳定型心绞痛中医诊疗指南》也将"阳微阴弦"作为 CHD 稳定型心绞痛的基本病机，归纳为本虚标实，本虚为气、血、阴、阳亏虚，标实为血瘀、寒凝、气滞、痰浊。在实际临床实践中，标实病机可相兼为病，如气滞血瘀、痰瘀交阻、寒凝气滞等。明代徐彦纯《玉机微义·心痛》指出胸痹本质多为虚证，对胸痹的认识有了进一步提高。清代王清任《医林改错》注重"胸中血府瘀阻"病机，并创立活血化瘀代表方剂血府逐瘀汤。胸痹病机虽归属本虚标实，但随着病情的演变，可发生因实致虚和因虚致实的转变。如痰浊久踞心胸，痹阻胸阳，耗气伤阳，易向心气、阳气不足证转化；瘀阻脉络，新血不生，血行滞涩，可致心气痹阻，心阳不振；阴寒凝结日久，阳气失其温煦之力，亦可向心阳虚衰证转化；心气不足，鼓动无力，更致气滞血瘀；心肾阴虚，水不济火，易炼津为痰；心阳亏虚，阴寒内盛，致寒痰凝结。

CHD 与生活方式密切相关，随着时代变迁，生活环境、饮食结构、心理状况等因素逐渐发生改变，其主要病机也可能发生变化。张伯礼院士带领的一项来自全国 21 个省、自治区、直辖市 40 家三级中医或中西医结合医院的 8129 例 CHD 患者中医证候特征的流行病学调查结果显示，CHD 患者中医病机表现为本虚标实，本虚以气虚为主，标实以血瘀或兼痰浊多见；气虚、血瘀、痰浊之间关联最强；男性较女性以血瘀、痰浊、热蕴更为突出，女性则以气虚、阴虚、阳虚和血虚多见[3]。考虑地域对气候、饮食、生活方式的影响，该课题组基于上述调查又展开了进一步区域（东北、华北、华东、华中、华南、西南、西北）特征分析，结果证实了 CHD 发病病机存在共性规律和区域特征，气虚、阴虚以及血瘀、痰浊为各个地域最常见的虚性、实性病机；气虚和血瘀均以东北地区最为多见，痰浊以西南和华南地区最为多见，阴虚在西南和华南地区最为少见，气滞在东北、华北、华东、华中、华南、西北地区相对多见，在西南地区则少见；总体上实性证素严重程度高于虚性证素，以"实重于虚"为特点[4]。此外，该课题组还对近 40 年 CHD 中医证候特征进行了文献分析，发现痰浊所占比例随时代变迁呈上升趋势[3]。上述研究结果有助于了解目前我国 CHD 患者病机变化下的证候内涵，对于指导临床辨治因人、因地制宜有重要意义。

随着 CHD 病理机制和"抗炎、稳定斑块"类效应的深入研究，其中医病因病机逐渐得到新的认识。稳定性 CHD 的基本病理改变主要为动脉粥样硬化斑块造成的冠状动脉管腔狭窄，临床多表现为心绞痛，痛有定处，舌下络脉曲张，舌质紫暗或有瘀点、瘀斑，脉涩或结代等，属"瘀血内阻"。如遇饮食不节、寒邪侵袭、情志失调、劳倦内伤等刺激后，冠状动脉内稳定斑块易转变为不稳定斑块，发生冠状动脉内膜下出血、斑块破裂、斑块糜烂、破损处血小板与纤维蛋白凝集形成血栓、冠状动脉痉挛以及远端小血管栓塞，导致急性心肌供氧不足，病情变化急剧，临床可表现为胸痛剧烈且不易缓解、持续时间较长、舌质紫绛或舌苔垢腻、脉弦滑或弦紧而数等，微观病理方面可出现炎症介质和血管活性物质过度释放、超氧化物和代谢产物堆积、钙离子超载等改变。陈可冀院士等采用病证结合方法，将稳定性 CHD 发生急性冠状动脉血栓性事件的病理改变和临床特点与中医"毒邪"致病、起病急骤、传变迅速、顽固难愈等特点相结合，提出了"因瘀致毒，瘀毒致变"的病因病机理论，认为"瘀血内阻"基础上出现"毒"邪致病症状，表现为"热毒蕴结"的病机特点[5]。毒邪胶结依附于瘀血，损伤血络、心肌，导致急性冠状动脉事件或心源性猝死、休克等。后续开展的多中心、随机、双盲、安慰剂对照研究结果也证实了稳定性 CHD 患者易发生急性心血管事件的"瘀毒致变"理论[6]。

二、辨证论治

为适应 CHD 诊疗理念的更新，把握 CHD 事件链的发展进程，便于治疗策略的制订，近年来相关学术组织相继发布了基于循证证据的 CHD 不同时点或不同分类的中（西）医诊疗指南，以规范当下中西医结合医疗模式下的辨证论治。

1. 稳定型心绞痛

中华中医药学会心血管病分会基于传统中医辨证论治，结合循证原理，通过古今文献分析、流行病学调查、名老中医经验总结和专家咨询等方法，制定了《冠心病稳定型心绞痛中医诊疗指南》[7]。归纳总结了心血瘀阻证、气滞血瘀证、痰浊闭阻证、寒凝心脉证、气虚血瘀证、气阴两虚证、心肾阴虚证、心肾阳虚证 8 个证型，证候诊断根据症状积分进行判定。心血瘀阻证，治以活血化瘀，通络止痛，选用冠心Ⅱ号方（川芎、赤芍、红花、降香、丹参）和注射用红花黄色素。冠心Ⅱ号方由陈可冀院士和郭士魁名老中医等专家在 20 世纪协作开发的活血化瘀代表方剂。气滞血瘀证，治以行气活血、通络止痛，选用血府逐瘀汤（胶囊）和银丹心脑通软胶囊。痰浊闭阻证，治以通阳泄浊、豁痰开结，方用栝楼薤白半夏汤。寒凝心脉证，治以温经散寒、活血通痹，选用宽胸丸和冠心苏合丸。气虚血瘀证，治以益气活血、补虚止痛，选用八珍汤加味（党参、白术、茯苓、甘草、当归、生地、赤芍、川芎、桃仁、红花、丹参）和通心络胶囊。气阴两虚证，治以益气养阴、活血通络，选用生脉散加味（党参、麦冬、五味子、黄芪、麸炒白术、茯苓、甘草）和灯盏生脉胶囊，如兼见心悸怔忡可选用参松养心胶囊。心肾阴虚证，治以滋阴清热、养心安神，选用左归饮和心元胶囊。心肾阳虚证，治以补益阳气、温振心阳，选用参附汤合右归饮和参麦注射液。当心绞痛急性发作，中医药可有效改善症状和心功能，可选用速效救心丸、复方丹参滴丸、麝香保心丸和宽胸气雾剂。

2. 急性心肌梗死

在国家中医药管理局《2014 年中医药部门公共卫生服务补助资金中医药标准制修订项目》和中华中医药学会的支持下，由陈可冀院士、张伯礼院士及吴以岭院士进行指导，张敏州教授、丁邦晗教授及林谦教授组织国内著名临床医学专家、方法学专家和循证医学专家等共同参与制定了《急性心肌梗死中医临床诊疗指南》[8]。将急性心肌梗死的常见证型归为 6 型，分别是气虚血瘀证、痰瘀互结证、气滞血瘀证、寒凝心脉证、气阴两虚证及正虚阳脱证。相比于稳定型心绞痛的辨证分型，其突出了痰瘀痹阻互结和阳气衰微虚脱在急性心肌梗死发病中的病机变化。气虚血瘀证，方用保元汤合血府逐瘀汤；痰瘀互结证，方用栝楼薤白半夏汤合桃红四物汤加减；气滞血瘀证，选用柴胡疏肝散合失笑散加减；寒凝心脉证，选用当归四逆汤；气阴两虚证，选用生脉散合人参养荣汤加减；正虚阳脱证，方用参附龙牡汤合四逆加人参汤加减。其中气滞血瘀证可选用复方丹参滴丸和麝香保心丸等中成药，气虚血瘀证可选用通心络胶囊。血瘀证的患者可使用丹红注射液和丹参酮ⅡA磺酸钠注射液。为改善患者心肌梗死后的心功能可使用注射用红花黄色素。

此外，松龄血脉康胶囊、血脂康胶囊和芪参益气滴丸可用于急性心肌梗死患者相关危险因素的控制，分别用于辅助降低血压、调节血脂水平和作为阿司匹林的替代方案进行 CHD 的二级预防（尤其是高龄、出血风险较高及抗血小板药物存在禁忌证的患者）。

3. 心绞痛介入前后

王阶教授团队发现 CHD 患者介入前后存在一定的证候演变规律，把握介入前后不同时点的证候特点，可有效应用中药防治并发症。由中华中医药学会心血管病分会委托，在国家重点基础研究发展计划（973 计划）项目和国家自然科学基金重大研究计划等课题的支持下，王阶教授团队组织国内知名临床专家对 2557 例经冠脉造影证实的 CHD 心绞痛临床病例进行分析，提取常见证素，并研究了 202 例 CHD 心绞痛患者介入前后 835 例次不同时点的信息，最终揭示了证候演变的规律，形成了《冠心病心绞痛介入前后中医诊疗指南》[9]。介入术前，以血瘀、气滞、痰浊证素为主，可选用冠心Ⅱ号方、血府逐瘀汤、黄连温胆汤加减治疗；介入术后 1～2 周，以血瘀、气虚为主，可选用冠心Ⅱ号方、血府逐瘀汤、生脉散加减治疗；介入术后 3～4 周，以血瘀、气滞、气虚为主，方用冠心Ⅱ号方、血府逐瘀汤。介入术后 5～8 周，以气虚、血瘀、阴虚为主，选用血府逐瘀汤、生脉散加减治疗。介入术后 9～12 周，以气虚、血瘀、痰浊、阴虚为主，选用血府逐瘀汤加减、黄连温胆汤加减、栝楼薤白半夏汤加减、生脉散加减治疗。

4. 血运重建术后心绞痛

研究显示，20%～34% 的血运重建术后患者仍存在反复发作的心绞痛症状，即使主要狭窄病变已解决，但仍对患者的生活质量和预后造成影响。分析其原因与血运重建不完全、支架内再狭窄、冠脉微血管功能障碍、冠脉痉挛、冠脉病变进展及心理因素有关。在此背景下，世界中医药学会联合会心血管病专业委员会、中国中西医结合学会心血管病专业委员会、中华中医药学会介入心脏病学会和国家中医心血管病临床医学研究中心联合制定了《冠状动脉血运重建术后心绞痛中西医结合诊疗指南》[10] 以指导临床诊疗。研究显示，介入术后血瘀、气虚、痰浊是所占比例最高的 3 个证素，结合流行病学调查和专家讨论结果，参照《中药新药临床研究指导原则》，确定证素组合以心血瘀阻证、气虚血瘀证和痰瘀互阻证多见，考虑到高危患者可能"因瘀致毒化热"而出现热毒血瘀证，故最终归纳整理出上述 4 个证型。心血瘀阻证，治以活血化瘀，通脉止痛，方药选用冠心Ⅱ号方或桃红四物汤加减，中成药可选用血府逐瘀胶囊或心可舒片；气虚血瘀证，治以益气活血、化瘀止痛，方药选用保元汤合冠心Ⅱ号方加减，中成药可选用通心络胶囊或芪参益气滴丸；痰瘀互阻证，治以活血化痰、祛瘀止痛，方药选用栝楼薤白半夏汤合冠心Ⅱ号方加减，中成药推荐丹蒌片；热毒血瘀证，治以清热解毒、活血通络，方药选用冠心Ⅱ号方加黄连。

5. 冠心病并发症

急性心肌梗死发生后可因功能心肌细胞丢失，短期内并发急性心力衰竭或慢性心力衰竭失代偿。急性冠脉综合征经治疗后可进入慢性稳定期，但持续的神经内分泌系统激活，合并免疫损伤及炎症反应逐渐导致心脏重构，房室扩张，进而影响残存心肌功能，最终发生慢性心力衰竭。此外，非梗死相关冠脉血管可能也存在不同程度的粥样硬化病变，使得仍有一部分心肌处于危险状态，可能出现心肌缺血/冬眠，可诱发心功能不全和再发心肌梗死。持续进展的冠心病和新发心功能不全还可改变心肌细胞膜上的离子通道分布，使得正常的心电活动受损，进而引发心电重构，导致心律失常发生和（或）心力衰竭加重。自国家中医药管理局立项《中成药治疗优势病种临床应用指南》标准化项目后，毛静远教授、吴永健教授和史大卓教授组织业内临床、方法学、药学专家成立中成药治疗冠心病指南研究课题组，于 2021 年发布《中成药治疗冠心病临床应用指南（2020 年）》[11]。遵循"循证为主、共识为辅、经验为鉴"原则，对于 CHD 合并室性期前收缩患者，证见气阴两虚时，可在西医常规治疗基础上加用稳心颗粒或参松养心胶囊。对于 CHD 合并缓慢心律失常或合并心房颤动患者，证见气阴两虚证时，可加用参松养心胶囊。对于 CHD 合并心力衰竭患者，症见口唇青紫，畏寒，颜面或下肢水肿，尿少等阳虚血瘀水停之证时，可在西医常规治疗基础上加用芪苈强心胶囊，以改善患者心功能、提高运动耐量和生活质量。

三、研究进展

1. 中医药调控动脉粥样硬化机制研究

动脉粥样硬化的发病机制主要包括脂质浸润学说、内皮损伤-反应学说、血小板聚集和血栓形成假说、平滑肌细胞克隆学说等。动脉粥样硬化形成是 CHD 发病的重要病理基础。在冠状动脉粥样硬化的早期，机械因素或化学因素导致内膜破裂损伤，造成内皮细胞障碍，过多的低密度脂蛋白胆固醇沉积在内膜，激发炎症反应；在进展期，平滑肌细胞向内膜迁移、增殖，同时平滑肌细胞、巨噬细胞以及 T 淋巴细胞经历凋亡、坏死后崩解释放脂质导致斑块脂核增大；在复合期，斑块有钙盐沉积，纤维帽保护斑块内成分不与循环血液接触，当基质降解与合成失衡或斑块表面受到外力作用时，触发斑块破裂引发局部血栓形成，持续性和闭塞性血栓可引发缺血性损伤，而发生急性冠脉综合征。目前用于治疗动脉粥样硬化合成药物的副作用未能较好地规避和解决，且成本高昂。中医药在我国心血管疾病的防治中发挥着重要的作用，但由于中药复方多靶点的作用，使得中药药效机制很难完全阐释清楚。因此，国内多数学者开展了针对单味中药有效成分的体内、体外机制研究，以切入中药调控动脉粥样硬化的作用机制。丹参酮ⅡA和黄芪甲苷Ⅳ作为丹参及黄芪的主要活性成分，通过抑制 NF-κB 转运至胞核来减轻炎症反应，IL-6、TNF-α等炎症介质的表达水平在体内及体外实验中均明显受到抑制[12]。人参皂苷化合物 K 是从人参中提取的代谢物，可发挥诱导自噬和抗炎作用[13]。使用人参皂苷化合物 K 对经氧化型低密度脂蛋白处理过的 RAW 264.7 细胞进行干预，发现人参皂苷化合物 K 能增加自噬小体数量，上调诱导自噬信号通路，刺激巨噬细胞转化为抗炎 M2 表型，减轻巨噬细胞炎症反应，促进胆固醇流出，抑制胆固醇摄取，有效地减少巨噬细胞转化为泡沫细胞[14]。益母草碱和红景天苷均被证实可提高一氧化氮的生物利用度，改善血管内皮功能，抗氧化应激损伤和内皮细胞凋亡[15-16]。三七皂苷可增加血小板内环磷酸腺苷水平并抑制钙离子释放，下调血小板活化进程，抑制血小板聚集和血栓形成[17]。动脉粥样硬化发生、发展的相关信号通路研究正在逐步深入，单味中药药效成分干预动脉粥样硬化形成过程的机制研究可能有助于将来进行精确靶点抗动脉粥样硬化药物的研发[18]。

2. 中医药防治冠脉血运重建术后并发症

研究证实，约 7%经皮冠脉介入治疗患者在术后 48 小时内发生心肌梗死，约 21%的患者出现心肌损伤，围手术期发生心肌梗死和心肌损伤患者的 30 天内心血管事件发生率是未发生心肌梗死和心肌损伤患者的 5 倍[19]。尽管目前药物洗脱支架的普及和术后常规双联抗血小板药物的使用可在一定程度上预防支架内再狭窄，但术后 6 个月再狭窄的发生率仍在 9%左右[20]。研究显示 5%～45%的患者存在阿司匹林抵抗，使得抗血小板聚集作用难以达到预期水平，该人群更易发生近远期不良事件[21]。在血流储备分数指导下开展介入手术的 CHD 患者中，即使经过现代医学指南推荐的最佳药物治疗，其 5 年发生心肌梗死或死亡的概率仍为 13.9%[22]。陈可冀院士带领团队根据再狭窄发生的病理生理改变，认为再狭窄发生与中医"血瘀证"具有关联，经过国家"八五"、"九五"、"十五"、"十一五"连续攻关研究取得了显著进展，为 CHD 介入术后患者提供了有效的中药干预手段。在国家"八五"攻关期间，陈可冀院士带领课题组进行了初步临床观察研究，发现血府逐瘀浓缩丸（血府逐瘀汤水丸剂）可减少 CHD 患者经皮冠脉腔内成形术后心绞痛复发，改善患者血瘀症状[23]。在此基础上，陈可冀院士带领课题组进一步选择方中活血化瘀代表中药川芎和赤芍，提取有效作用成分川芎总酚和赤芍总苷制成芎芍胶囊，基于猪冠脉球囊损伤后粥样硬化斑块模型进行实验研究，结果证实芎芍胶囊可抑制胶原堆积及病理性血管重构，以预防再狭窄形成[24]。后续又再次开展随机、双盲、安慰剂对照临床研究，基于循证医学原则评价芎芍胶囊干预介入术后再狭窄的疗效，共纳入 335 例成功行介入术的 CHD 患者，结果显示芎芍胶囊联合西医常规治疗可降低介入术后患者 6 个月内冠脉再狭窄发生率以及主要心血管病事件发生率，为预防冠脉介入术后再狭窄提供了一个有效的中医药途径[25]。有学者采用多中心、随机、双盲、安慰剂对照设计，评价通心络在血小板高反应性的急性冠脉综合征患者中的疗效，结果表明在标准双联抗血小板药物使用基础上加用通心络胶囊可明显降低介入术后 30 天血小板高反应性的发生率和高敏 C 反应蛋白水平，尤其是携带一个 CYP2C19 无功能基因的患者变化更明显[26]。通心络胶囊还可通过减少介入术后心肌无复流和梗死区域面积，改善左室收缩功能，预防心室重构的发生[27]。此外，中药对介入术后合并抑郁焦虑的患者也有潜在改善作用[28-29]。

3. 中医药降低 CHD 心血管事件发生率

目前虽已有大量中医药防治 CHD 的随机对照试验研究发表，但多数研究样本量小、随机化方法和结局指标的选择不太恰当，因此研究水平和证据级别有限。但近年来亦有高水平的临床研究引起广泛关注，均以心脑血管事件为主要研究终点，具有较强的改善远期预后的指导作用。张伯礼院士课题组开展的一项纳入 88 个中心 3505 例患者的多中心、随机双盲、安慰剂对照研究显示，服用芪参益气滴丸 12 个月患者心血管复合终点（心血管死亡、非致死性心肌梗死、非致死性脑卒中）

的发生率与阿司匹林差异无统计学意义，芪参益气滴丸对心肌梗死二级预防效果与阿司匹林类似，且较阿司匹林安全性更佳[30]。MUST 临床研究纳入 97 个中心的 2674 例患者，旨在科学地评价麝香保心丸治疗慢性稳定性 CHD 患者的疗效和安全性，以及远期心、脑血管事件发生率，该研究也是采用多中心、双盲、安慰剂对照设计，经 24 个月干预后，麝香保心丸组心血管复合终点事件（心血管死亡、非致死性心肌梗死、非致死性脑卒中）的发生率较安慰剂对照组降低 26.9%，且显著改善患者心绞痛发作频率和稳定性，安全性良好，研究表明口服麝香保心丸可作为 CHD 患者的长期治疗手段[31]。在"十二五"国家科技支撑计划资助下，陈可冀院士带领课题组开展一项 19 个中心 1500 例患者的多中心、随机、双盲、安慰剂对照 QUEST 研究，探究活血解毒代表方剂清心解瘀方对稳定性 CHD 临床终点事件的影响，研究结果表明清心解瘀方干预 6 个月可进一步降低稳定性 CHD 患者 1 年内非致死性心肌梗死、"硬终点"事件（心血管死亡、非致死性心肌梗死、非致死性胸卒中）的发生率，且安全性良好，提示清心解瘀方对稳定性 CHD 的临床防治具有重要价值[6]。

四、前景展望

1. 传承名老中医经验

名老中医是中医学术造诣最深、临床水平最高的群体。中医药治疗在 CHD 的某些阶段和环节具有一定优势，老中医药专家经验传承是当前中医药领域重点工作之一，深入挖掘、系统梳理名老中医 CHD 诊疗经验和特色，对于开拓思路、不断创新具有重要意义。岳美中教授临证十分重视"胸为清阳之府"、"心体阴而用阳"，主张宣痹通阳治法，认为用药不可掺杂"阴柔滋敛"之品。陈可冀教授将气血辨证与八纲辨证结合，倡导活血化瘀治疗 CHD，显著提高了临床的疗效。路志正教授尤其重视脾胃，调其升降，顾全润燥，且常辅以宣降肺气、疏肝理气之法。邢锡波教授认为，胸痹心痛之本不唯在心，尤重在肾，以虚为本，虚多实少，其虚又可以阴阳为纲分为偏阴虚或偏阳虚，依脉、舌、证的先后顺序辨阴阳。任继学教授倡导伏邪致病说，提出 CHD 乃邪毒伏于心脉，或复受外邪、烦劳等诱发，临床常以二仙汤为基本方进行论治。中医学术的发展是不断整理、总结、积累、提炼和升华的过程。名老中医学术思想、经验传承研究一般以某一位名老中医的特色治疗经验为核心进行系统总结传承，便于发现名老中医个人诊疗特色，而针对某种疾病或证候，横向比较多位老中医的诊疗特点，对启迪临床思维，开拓创新有重要的学术价值[32]。

2. 重视中医理论创新与发展

自中医经典古籍《金匮要略》将胸痹的病机归纳为"阳微阴弦"，后世沿用此法治以豁痰通阳宣痹。随着时代的变迁，人们生活方式、饮食、心理出现较大的变化，目前 CHD 防控形势严峻，临床疗效仍有较大的提升空间。在长期研究过程中，陈可冀院士和郭士魁名中医等专家根据长期的临床实践观察发现，传统中医理论"气血流通，百病自已"、"通则不痛"的认识与现代医学改善心肌供血的治疗理念具有较好的可通约性，率先倡导用活血化瘀法治疗 CHD，并通过随机双盲实验证实其疗效可靠，而使活血化瘀成为中医治疗 CHD 的主要方法。经过数十年不懈的努力，逐渐形成理气活血、益气活血、益气养阴活血、化痰活血法等不同治法并归纳总结了相应方药，使活血化瘀治疗 CHD 得到不断发展和规范，临床疗效进一步提高[33]。后续临床又发现，单纯的"血瘀"不能解释一部分稳定性 CHD 患者突发急性冠脉综合征的临床现象。因此，陈可冀院士团队结合中医"瘀毒理论"与现代医学炎症、氧化应激等机制，提出了 CHD"瘀毒致变"的中医病机新认识，并通过现代循证方法证实了该理论的临床应用价值[5-6]。中医病因病机理论上的每一次发展和创新，都会带来诊疗效果的进步。

3. 中医药科学防控冠心病事件链

CHD 病程漫长，可随时间推移进展至不同病理阶段。早期冠脉粥样硬化导致冠脉管腔狭窄，当耗氧量增加时可引起心肌缺血缺氧的典型心绞痛症状，发病较为稳定；随着病程延长，在高血压、血脂异常、糖尿病等危险因素的机械应激和代谢应激的持续刺激下，稳定斑块逐渐被侵蚀为易损斑块，引发斑块破裂糜烂、内膜下出血、继发血栓形成、血管栓塞，导致急性心肌灌注不足或停止，临床上表现为不稳定型心绞痛和心肌梗死；后续逐渐进展的内皮功能障碍、功能性心肌细胞缺失、心肌纤维化等病理机制加速了心脏电重构和结构重构的发生，最终诱发心律失常和心力衰竭。尽管经皮冠脉介入等血运重建治疗取得显著进展，但侵入性治疗策略本身也可产生冠脉内皮和心肌组织损伤，CLARIFY、ISCHMIA、COURAGE、BARI 2D 等一系列临床研究表明，规范药物治疗仍为改善多数稳定型 CHD 患者不良预后的主要策略[34-37]。然而目前临床仍存在不能有效阻断冠脉临界病变进展，介入术后胸痛症状缓解不明显，不能耐受二级预防的药物治疗、抗血小板药物抵抗，无法血运重建的冠脉复杂病变、心肌梗死后心衰的防治手段匮乏等现代医学亟待解决的临床关键科学问题。因此，开展针对 CHD 为核心的"全链条"式的高质量中医药防治研究，业已成为重大的公共卫生需求。

4. 探索冠心病证候生物学实质

证候可反映疾病进展到某一阶段的病理本质，通过循证医学的客观量化手段，对 CHD 的中医证候诊断研究已经取得了深入的进展，但目前在客观化和统一化方面仍存在不足。此外，中医辨证是基于可获取的症状或体征资料上的哲学思辨过程，缺乏良好的客观性、可重复性和准确性，且当症状、体征出现匮乏或相互矛盾时，难以准确判定疾病当下阶段的关键病理特征。随着多组学技术的不断发展、系统生物学的建立以及 CHD 不同分型及阶段病理状态间交互机制的深入认识，CHD 中医证候学研究可借助现代生物信息学技术对证候的多维度生物学实质进行不断摸索和完善，此过程同时可促进相应治法现代机制的有益探索[38-39]。被赋予新内涵的 CHD 中医证候对探究疾病演变进展和精准诊疗具有重要意义。

5. 阐明病证结合、方证对应理论的科学内涵

随着现代医学体系对传统中医诊疗模式产生的碰撞、冲击和融合，西医诊断疾病结合中医辨证论治的"病证结合模式"成为最佳的中西医结合研究范式。中国中医研究院与中国医学科学院阜外医院协作开发活血化瘀代表性方剂冠心Ⅱ号方，并展开循证医学研究项目，从而正式开启了以"血瘀"为切入点的 CHD 病证结合的系列研究[40]。证是中医对疾病病理生理变化的系统概括，据证立法，依法选方或组方则是中医药发挥疗效的重要实现方式。方证是联系方药与病证的桥梁，方证对应可探究方药与病证之间的对应关系，是中医临证取效的关键。将方药与病证结合起来进行研究，对揭示病证结合、方证对应理论的科学内涵具有一举两得的效果[41]。基于目前现代生物信息分析技术的快速发展，在整体-系统-组织-细胞及分子不同层面及互相关联的角度对方证关系及其内涵进行阐明，有助于寻找方-证契合点和方-病靶点，可能孕育着揭示中医辨证论治理论科学内涵的重要突破，是当下中医及中西医结合领域值得探索的课题。

6. 科学开展冠心病中西医结合循证医学研究

CHD 的治疗理念正以易损斑块为中心向易感患者为中心、以斑块狭窄为中心向心肌缺血为中心进行转变，关注的重心从局部到整体，从结构异常到功能受损，这正是中医药的优势和特色。随着中医病机理论的不断传承和创新、病证结合模式的摸索完善、证候生物学实质的科学探析以及方药作用机制的不断探索，最终还需借助循证医学研究落实于临床实践。与国外医疗实践不同，我国的中西医结合治疗的用药特征是中西药联用。目前 CHD 中医药领域已对稳定型 CHD 患者中西药合用对远期预后的影响[6]、急性冠脉综合征患者介入术后中西药联用是否增加出血风险以及能否改善微血管功能障碍和心功能[27, 42]、中药可否达到预期的二级预防作用等核心问题进行探索[30]。未来仍应继续针对 CHD 临床研究的热点、重点、难点问题进行研究，如冠脉微血管功能障碍、CHD 残余炎症风险、CHD 合并抑郁焦虑、介入术后并发症、远期预后、中西药联用安全性等，并严格遵循相关的临床研究规范准则开展研究和报告结果，以产生高质量循证证据。对于评价疗效为主的治疗干预性研究，目前仍应以较为公认的随机对照试验作为主要设计方法，但应考虑中医药的特点，选择优势环节和已上市的中成药作为切入点，以便于试验实施和后续推广，同时要善于利用真实世界数据，孵化为真实世界证据，其是对随机对照试验的有益补充[43]。

参 考 文 献

［1］中国心血管健康与疾病报告编写组.中国心血管健康与疾病报告 2021 概要［J］.中国循环杂志，2022，37（6）：553-578.

［2］国家卫生健康委员会.中国卫生健康统计年鉴（2020）［M］.北京：中国协和医科大学出版社，2020.

［3］毕颖斐，王贤良，赵志强，等.冠心病现代中医证候特征的临床流行病学调查［J］.中医杂志，2017，58（23）：2013-2019.

［4］毕颖斐，王贤良，赵志强，等.冠心病中医证候地域性特征的临床流行病学调查［J］.中医杂志，2020，61（5）：418-422，461.

［5］刘龙涛，陈可冀，付长庚，等.从"因瘀致毒"谈冠心病的病因病机［J］.中国中西医结合杂志，2015，35（11）：1378-1380.

［6］Li Jg，gao Z Y，Zhang L J，et al. Qing-Xin-Jie-Yugranule for patients with stable coronary artery disease（QUEST Trial）：a multicenter，double-blinded，randomized trial［J］. Complementary Therapies in Medicine，2019，47：102209.

［7］中华中医药学会心血管病分会.冠心病稳定型心绞痛中医诊疗指南［J］.中医杂志，2019，60（21）：1880-1890.

［8］张敏州，丁邦晗，林谦.急性心肌梗死中医临床诊疗指南［J］.中华中医药杂志，2021，36（7）：4119-4127.

［9］中华中医药学会心血管病分会.冠心病心绞痛介入前后中医诊疗指南［J］.中国实验方剂学杂志，2018，24（15）：4-6.

［10］世界中医药联合会心血管病专业委员会，中国中西医结合学会心血管病专业委员会，中华中医药学会介入心脏病学会，等.冠状动脉血运重建术后心绞痛中西医结合诊疗指南［J］.中国中西医结合杂志，2020，40（11）：1298-1307.

［11］《中成药治疗优势病种临床应用指南》标准化项目组.中成药治疗冠心病临床应用指南（2020 年）［J］.中国中西医结合杂志，2021，41（4）：391-417.

［12］Wang N D，Zhang X F，Ma Z，et al. Combination of tanshinone IIA and astragaloside IV attenuate atherosclerotic plaque vulnerability in ApoE（-/-） mice by activating PI3K/AKT signaling and suppressing TRL4/NF-κB signaling［J］. Biomedicine & Pharmacotherapy = Biomedecine & Pharmacotherapie，2020，123：109729.

［13］Chen L，Meng Y，Sun Q，et al.ginsenoside compound K sensitizes human colon cancer cells to TRAIL-induced apoptosis via autophagy-dependent and-independent DR5 upregulation［J］. Cell Death & Disease，2016，7（8）：e2334.

［14］Lu S，Luo Y，Sung B，et al.ginsenoside compound K attenuates ox-LDL-mediated macrophage inflammation and foam cell formation via autophagy induction and modulating NF-κB，p38，and JNK MAPK signaling［J］. Frontiers in Pharmacology，2020，11：567238.

［15］Li L，Yang Y，Zhang H，et al. Salidroside Ameliorated Intermittent Hypoxia-Aggravated Endothelial Barrier Disruption and Atherosclerosis via the cAMP/PKA/RhoA Signaling Pathway［J］. Front Pharmacol，2021，12（1663-9812）：723922.

［16］Liao L，gong L H，Zhou M T，et al. Leonurine ameliorates oxidative stress and insufficient angiogenesis by regulating the PI3K/akt-eNOS signaling pathway in H_2O_2-induced HUVECs［J］. Oxidative Medicine and Cellular Longevity，2021，2021：1-2

［17］Wang W T，Yang L，Song L，et al. Combination of *Panax notoginseng* saponins and aspirin potentiates platelet inhibition with alleviatedgastric injury via modulating arachidonic acid metabolism［J］. Biomedicine & Pharmacotherapy = Biomedecine & Pharmacotherapie，2021，134：111165.

［18］周曼丽，赵彦禛，俞赟丰，等.中医药调控动脉粥样硬化相关信号通路的研究进展［J］.中国实验方剂学杂志，2022，28（15）：232-239.

［19］Zeitouni M，Silvain J，guedeney P，et al. Periprocedural myocardial infarction and injury in elective coronary stenting［J］. European Heart Journal，2018，39（13）：1100-1109.

［20］高润霖. 药物涂层支架：介入心脏病学的突破性进展［J］. 中华心血管病杂志，2003，31（3）：161-162.

［21］Gum P A，Kottke-Marchant K，Poggio E D，et al. Profile and prevalence of aspirin resistance in patients with cardiovascular disease［J］. The American Journal of Cardiology，2001，88（3）：230-235.

［22］Zimmermann F M，Omerovic E，Fournier S，et al. Fractional flow reserve-guided percutaneous coronary intervention *vs*. medical therapy for patients with stable coronary lesions：meta-analysis of individual patient data［J］. European Heart Journal，2019，40（2）：180-186.

［23］史大卓，李静，马晓昌，等. 血府逐瘀浓缩丸预防冠心病病人经皮冠状动脉腔内成形术后再狭窄的临床观察［J］. 中医杂志，1997，38（1）：27-29，4.

［24］徐浩，史大卓，陈可冀，等. 芎芍胶囊对猪冠状动脉球囊损伤后血管重塑的影响［J］. 中国中西医结合杂志，2001，21（8）：591-594.

［25］Chen K J，Shi D Z，Xu H，et al. XS0601 reduces the incidence of restenosis：a prospective study of 335 patients undergoing percutaneous coronary intervention in China［J］. Chinese Medical Journal，2006，119（1）：6-13.

［26］Zhang L，Li Y，Yang B S，et al. A multicenter，randomized，double-blind，and placebo-controlled study of the effects of Tongxinluo capsules in acute coronary syndrome patients with high on-treatment platelet reactivity［J］. Chinese Medical Journal，2018，131（5）：508-515.

［27］尤士杰，陈可冀，杨跃进，等. 通心络胶囊干预性心肌梗死早期血运重建后自发性改善的临床研究［J］. 中国中西医结合杂志，2005，25（7）：604-607.

［28］Xue Y J，Xie Y，Zhaog L，et al. Oral Chinese herbal medicine for depressive disorder in patients after percutaneous coronary intervention：a systematic review and meta-analysis［J］. Chinese Journal of Integrative Medicine，2020，26（8）：617-623.

［29］白雪歌，穆洪，张万祥. 甜梦口服液治疗冠脉搭桥术后患者焦虑抑郁的临床观察［J］. 中草药，2007，38（5）：747，778.

［30］Shang H C，Zhang J H，Yao C，et al. Qi-Shen-yi-qi dripping pills for the secondary prevention of myocardial infarction：a randomised clinical trial［J］. Evidence-Based Complementary and Alternative Medicine：ECAM，2013，2013：738391.

［31］Ge J B，Fan W H，Zhou J M，et al. Efficacy and safety of Shexiang Baoxin pill（MUSKARDIA）in patients with stable coronary artery disease：a multicenter，double-blind，placebo-controlled phase IV randomized clinical trial［J］. Chinese Medical Journal，2021，134（2）：185-192.

［32］车方远，陈卓，徐浩. 近现代13位名老中医冠心病诊疗特色探析［J］. 中华中医药杂志，2016，31（6）：2068-2071.

［33］刘玥，高铸烨，付长庚，等. 活血化瘀药物防治冠心病：循证与展望［J］. 中国循证医学杂志，2018，18（11）：1145-1150.

［34］Maron D J，Hochman J S，Reynolds H R，et al. Initial invasive or conservative strategy for stable coronary disease［J］. The New England Journal of Medicine，2020，382（15）：1395-1407.

［35］Mesnier J，Ducrocqg，Danchin N，et al. International observational analysis of evolution and outcomes of chronic stable angina：the multinational CLARIFY study［J］. Circulation，2021，144（7）：512-523.

［36］Boden W E，O'Rourke R A，Teo K K，et al. Optimal medical therapy with or without PCI for stable coronary disease［J］. The New England Journal of Medicine，2007，356（15）：1503-1516.

［37］group B D S，Frye R L，August P，et al. A randomized trial of therapies for type 2 diabetes and coronary artery disease［J］. New England Journal of Medicine，2009，360（24）：2503-2515.

［38］左玲，陈建新，王伟，等. 中医信息学与表型组学：症状的遗传突变与证候的生物学基础初探［J］. 北京中医药大学学报，2022，45（2）：140-147.

[39] 李逸雯，罗斌玉，崔京，等.病证结合与冠心病防治策略［J］.中国科学：生命科学，2022，52（6）：797-811.

[40] 陈可冀，钱振淮，张问渠，等.精制冠心片双盲法治疗冠心病心绞痛 112 例疗效分析［J］.中华心血管病杂志，1982，（2）：85-89.

[41] 王阶，姚魁武，邢雁伟，等.冠心病病证结合临床研究与实践［J］.中医杂志，2015，56（24）：2089-2092，2097.

[42] Wang S L，Wang C L，Wang P L，et al. Combination of Chinese herbal medicines and conventional treatment versus conventional treatment alone in patients with acute coronary syndrome after percutaneous coronary intervention（5C trial）：an open-label randomized controlled，multicenter study［J］.Evidence-Based Complementary and Alternative Medicine：ECAM，2013，2013：741518.

[43] Concato J，Corrigan-Curay J. Real-world evidence—where are we now？［J］.New England Journal of Medicine，2022，386（18）：1680-1682.

（徐　浩　鞠建庆）

6　慢性充血性心力衰竭

慢性充血性心力衰竭（chronic congestive heart failure）是由于心室泵血或充盈功能低下，心排血量不能满足机体代谢的需要，出现心排血量不足，组织、器官血液灌注不足，同时出现肺循环或体循环淤血，是各种心脏病发展到严重阶段的临床综合征。其特点是左室肥厚或扩张，导致神经内分泌激活、循环功能异常，出现典型临床症状，如呼吸困难、体液潴留、浑身乏力。大多数慢性充血性心力衰竭患者有心脏病病史，老年心力衰竭患者的常见病因见于冠心病、高血压和老年性退行性心瓣膜病；年轻心力衰竭患者病因以风湿性心瓣膜病、扩张型心肌病、急性重症心肌炎等常见。慢性充血性心力衰竭包括收缩性心力衰竭和舒张性心力衰竭。收缩性心力衰竭最常见病因是冠心病，治疗上应积极重建血运，防止心力衰竭发展和恶化。舒张性心力衰竭常见病因是高血压，治疗上应积极控制血压，以防心力衰竭进展迅速，诱发急性心力衰竭。随着人们生活方式的改变、社会逐渐老龄化和合并症发病率的增加，近年来心力衰竭患者的住院率和病死率呈现上升趋势，患病率随年龄增长而增加，从 55 岁以下的 1%左右增加到 70 岁或以上的 10%以上[1]。65 岁以上的老年人，患心力衰竭的发病率已经达到 1.3%～1.5%，据调查，心力衰竭患者占同期内科住院患者的 4%左右，严重威胁患者身体健康甚至生命安全[2]，提高心力衰竭临床疗效、改善预后已成为国内外研究的热点。

慢性充血性心力衰竭，在中医文献中，根据其临床表现可归属于"心痹"、"心咳"、"支饮"、"心水"、"心胀"、"心悸"、"喘证"、"水肿"、"心脏衰弱"、"心衰"等病证范畴。相关记载最早见于《内经》。《素问·痹论》曰："脉痹不已，复感于邪，内舍于心……心痹者，脉不通，烦则心下鼓，暴上气而喘，嗌干善噫，厥气上则恐。"《素问·五脏生成》载："赤，脉之至也，喘而坚，诊曰：有积气在中，时害于食，名曰心痹；得之外疾，思虑而心虚，故邪从之。"脉痹发展而成的心痹病，常有心烦、心悸、脉涩等症，病情加重可能出现"暴上气而喘"，这些症状表现与风湿性心脏病所致心力衰竭类似。"心咳"病名见于《内经》。《素问·咳论》曰："久咳不已，则三焦受之，三焦咳状，咳而腹满，不欲食饮。此皆聚于胃，关于肺，使人多涕唾，而面浮肿气逆也。"《备急千金要方》也指出"心咳者，其状引心痛，喉中介介如梗，甚者喉痹咽肿。心咳经久不已，传入小肠，其状咳则矢气"。此"心咳"晚期可见心痛、腹满、不欲食、水肿诸症，症状类似于现代肺心病心力衰竭。而"心胀"病名也出自《内经》。《灵枢·胀论》认为"心胀"病位在心，以"心烦、气短、气喘，不能平卧"及"胸闷不适"、"脉大坚以涩"为主症，所论类似于现代扩张型心肌病合并心力衰竭。"支饮"和"心水"始见于张仲景《金匮要略》。《金匮要略·痰饮咳嗽病脉证并治》指出"咳逆倚息，短气不得卧，其形如肿，谓之支饮"，"喘满，心下痞坚，面色黧黑，其脉沉紧"。《金匮要略·水气病脉证并治》指出："心水者，其身重而少气，不得卧，烦而躁，其人阴肿。""支饮"和"心水"表现为水肿身重，与心力衰竭的临床症状相似。张仲景所创真武汤、葶苈大枣泻肺汤、木防己汤，至今仍是临床治疗心力衰竭的常用方剂。《小品方·治虚满水肿方》曰："肿从胸中起，名为赤水，其根在心，葶苈主之……先从手足肿，名曰心水，其根在小肠，巴豆主之。"也是论述"心水"。当然，"心悸"、"喘证"和"水肿"的临床表现也常见于心力衰竭。至于古籍中的"心衰"病因病机并不完全等同于现代的心力衰竭。《脉经》曰："心衰则伏，肝微则沉，故令脉伏而沉。"《圣济总录·心脏门》载："心气盛则梦喜笑恐畏，厥气客于心，则梦丘山烟火，心衰则健忘，心热则多汗。"内涵有别。

一、病因病机

《内经》认为心力衰竭病因与外感六淫、情志内伤和饮食不节有关。《素问·痹论》曰："风寒湿三气杂至，合而为痹也……脉痹不已，复感于邪，内舍于心……所谓痹者，各以其时，重感于风寒湿之气也。"指出脉痹复感于邪，血脉不通而发展成心痹。《素问·生气通天论》曰："味过于咸，大骨气劳，短肌，心气抑。味过于甘，心气喘满。"认为饮食过咸或过甘，可引起心气郁结或心气喘满。另外，心力衰竭还与水气内停有关。《素问·逆调论》曰："夫不得卧，卧则喘者，是水气之客也。"张仲景在前人基础上提出了"心水"和"支饮"病名。《金匮要略》论"心水"和"支饮"皆类此。《伤寒论》论太阳病误治或外邪直接侵犯少阴，或心肾阳虚、气化不利、水液不化、水停凌心射肺，可导致胸闷喘满、小便不利等。《诸病源候论》更明确提出肺、脾、肾与心力衰竭发病相关。《备急千金要方》更认识到心病可累及肺脾，提出补心汤，主张心、脾、肺同治。《圣济总录》明确该病病因病机强调心气不足、水停心下、心病及脾，强调病根在心。《医学衷中参西录》则认为心脏停搏为伤寒温病失治，或心阳薄弱、寒饮凌心所致，所以治疗主张应用白虎汤、理饮汤等。

现代医家论充血性心力衰竭多从本虚标实、气血水立论。邓铁涛教授认为该病与五脏相关，以心为本，他脏为标。本虚标实，以心阳亏虚为本，瘀血水停为标。心脏阳气（兼阴血）亏虚是心力衰竭之内因，是心力衰竭发病及转归预后的决定因素，标实则由本虚发展而来。阳气亏虚可以导致血瘀，也可以导致水饮停积[3]。王芝兰教授认为充血性心力衰竭病机主要为心气虚衰、心阳不振导致心脉失主，水气不化，水饮凌心犯肺，肺主气、通调水道失司，出现胸闷、心悸、喘、浮肿、脉结代等临床表现[4]。陈可冀院士认为充血性心力衰竭的根本病机为内虚，早期主要为心气心阳亏虚，可兼肺气亏虚，随病情发展及病机变化，心气心阳亏虚致血运无力，瘀血内停；中期脾阳受损，脾虚失运，复加肺气亏虚，水道失其通调，水湿内停；后期肾阳虚衰，膀胱气化不利，水饮泛滥。因此，心力衰竭的病机可用"虚"、"瘀"、"水"三者概括[5]。史大卓教授认为心力衰竭与阴阳气血相关，以上焦心肺受损为始，继而损及中焦脾胃、下焦肝肾，五脏传变可复损上焦心肺，最终致真气耗竭，邪气蕴结不解，阴阳离决以致死亡。病变涉及全身气、血、津液的代谢，病位涉及五脏六腑，病情取决于正气损伤程度和正邪消长的过程。基本病机以五脏元气虚损，尤其是心气虚、心阳虚为本，以气滞、血瘀、痰饮、水邪为标，属正虚邪实，以虚为主，虚实夹杂之疾[6]。马晓昌教授认为心力衰竭的病机为正虚邪实，正虚以心气阳两虚为基础，伴阴血不足；邪实是在正虚的基础上，气虚、阳虚日久，导致血瘀、水停、痰湿为著，或伴有痰瘀互结。心力衰竭病位主要在心，兼涉五脏，与肺、脾、肾三脏关系密切[7]。朱明军教授等认为充血性心力衰竭病机为本虚标实之证，本虚为气虚、阳虚、阴虚，标实为血瘀、痰饮、水停，标本俱病，虚实夹杂。心气虚是发病基础，气虚血瘀贯穿始终，阴阳失调是病理演变基础，痰饮水停则是其最终产物。病位在心，涉及肺、肝、脾、肾。诸病理因素及诸脏相互影响，造成恶性循环，最后酿成虚实夹杂的复杂证候，终将阴竭阳脱乃至死亡[8]。《慢性心力衰竭中西医结合诊疗专家共识》提出慢性心力衰竭属本虚标实之证，心气亏虚为其发病之本。心力衰竭病机可用"虚"、"瘀"、"水"概括，本虚以气虚为主，常兼阳虚、阴虚；标实以血瘀为主，常兼水饮、痰浊[9]。

二、辨证论治

1. 病证结合辨证

邓铁涛教授认为治疗充血性心力衰竭须重点调补心脏的气血阴阳,心力衰竭辨证主要分为两大类型，即心阳虚型与心阴虚型，心阳虚型治以温心阳，方用暖心方（红参、熟附子、薏苡仁、橘红等）；心阴虚型治以养心阴，方用养心方（生晒参、麦冬、法半夏、茯苓、田三七等）。邓铁涛教授认为在辨证的同时，应结合心力衰竭病因。病因为冠心病的患者，多见气虚夹痰，痰瘀互结证，方用温胆汤加减以益气祛痰、温阳通脉；阴虚则多用温胆汤合生脉散加减。病因为风湿性心脏病的患者则在原方基础上加用威灵仙、桑寄生、鸡血藤等以祛风除湿。病因为肺心病者，方用三子养亲汤、猴枣散加减以温肾纳气、降气平喘。病因为高血压性心脏病者治以平肝潜阳法。心力衰竭尚不严重者，可按高血压辨证论治。病因为糖尿病或甲亢的患者，证属气阴两虚，治以生脉散加味。糖尿病患者可加山萸肉、桑螵蛸、玉米须等，怀山药用量要大，临床常用量60～90g。甲亢者治以化痰软坚散结[3]。施今墨教授认为心力衰竭与心阴阳不足有关。若以心脾两虚为主，则用归脾汤合柏子养心丸以益气养血、健脾补心。若以水肿为主，当辨证候之虚实，虚证则益气强心、通阳利水，药用桂枝、茯苓、党参、黄芪；重则温肾壮阳、利水消肿，药用桂枝、黄芪、防己、附子、白术，方用滋肾通关丸或金匮肾气丸。水肿重症，拟用活血行气利水之剂；若水道通利，腹水消失，则改用桂附八味丸补益脾肾[10]。

2. 分型辨证论治

陈可冀院士认为充血性心力衰竭可分为以下辨证：气虚血瘀型，中阳亏虚、水饮内停型，肾阳虚衰、水饮泛滥型。①气虚血瘀型，方用加味保元汤，临床可根据舌脉、心力衰竭原发病和其他伴随症状，划分为心气虚兼血瘀、心阳虚兼血瘀、肺肾气虚兼血瘀、气阴两虚兼血瘀4种亚型。②中阳亏虚、水饮内停型，方用苓桂术甘汤加味，此型心力衰竭由气虚血瘀型心力衰竭进展而来，由较单纯的心气（阳）虚兼血瘀演变为心脾阳虚兼水饮，心功能由NYHA Ⅰ～Ⅱ级进展到Ⅱ～Ⅲ级。③肾阳虚衰、水饮泛滥型，方用真武汤加减，心力衰竭进一步发展至重度心力衰竭，NYHA Ⅳ级或终末期心力衰竭多属此证，相当于重度全心衰竭或心源性休克阶段，病变脏腑波及心、脾、肾、肺，形成数脏同病，气血水交互为患[5]。马晓昌认为心力衰竭应以虚实辨证，包括心气不足证、阳气亏虚证、阴血不足证、痰浊水停证、瘀血内阻证，以益气、温阳、养阴、化痰利水、活血化瘀为治疗大法[7]。有研究基于大样本病例回顾，对1451例慢性心力衰竭患者进行全面的统计分析，共总结出13种中医证型，分别为心血瘀阻证、气阴两虚证、气滞血瘀证、痰阻心脉证、气虚血瘀证、阳虚水泛证、痰瘀互结证、心阳不足证、心气亏虚证、水气凌心证、痰湿蕴肺证、肺肾亏虚证、痰热壅肺证[11]。《中药新药临床研究指导原则》第二辑，将心力衰竭分为心肺气虚证、气阴两亏证、心肾阳虚证、气虚血瘀证、阳虚水泛证、痰饮阻肺证、阴竭阳脱证[12]。

3. 分阶段分型辨证

《慢性心力衰竭中西医结合诊疗专家共识》提出益气、活血、利水为心力衰竭的治疗大法[9]。慢性心力衰竭的不同阶段，在西医治疗的基础上，配合中医辨证论治，形成个体化的治疗方案。阶段A：患者为心力衰竭的高发危险人群，以原发疾病表现为主，应根据原发疾病特点进行辨证论治，发挥中医治未病的特点，干预心力衰竭的危险因素，防止心力衰竭发生。阶段B：仍以原发疾病为主，因已有结构性心脏病，部分患者会出现轻度心悸、气短、乏力，属于心气虚证候，故临床应在原发病辨治的基础上，结合补益心气法以延缓心力衰竭的发生发展。方用桂枝甘草汤、保元汤加减。阶段C：患者已有基础的结构性心脏病，以往或目前有心衰的症状和（或）体征，此阶段以气虚血瘀证、阳气亏虚血瘀证、气阴两虚血瘀证为主要证型，可兼见水饮证和痰浊证。气虚血瘀证，治以益气活血，方用桂枝甘草汤、保元汤加减；阳气亏虚血瘀证，治以益气温阳活血，方用参附汤、四逆汤加减；气阴两虚血瘀证治以益气养阴活血，方用生脉散加味。兼水饮证，治以通阳利水，方用五苓散、苓桂术甘汤、木防己汤加减；水凌心肺用葶苈大枣泻肺汤加减；脾虚水肿用防己黄芪汤加减；阳虚水泛用真武汤、防己茯苓汤加减。兼痰浊证，治以化痰利湿，方用二陈汤、三子养亲汤加减。阶段 D：患者进入难治性终末期心衰阶段，常见证候与阶段 C 相似，辨证论治参考阶段 C。

4. 分期分型辨证

张琪教授认为治疗心力衰竭应区别对待急性加重期和稳定期，急性期以气阳虚衰为主，多见短气喘促、尿少肢肿、心悸怕冷等症状，治以温阳益气、回阳救逆固脱；稳定期以气阴两虚、瘀水互结多见，则多见气短乏力、口干少饮、喘促肢肿的症状，治以益气养阴、化瘀利水；日久甚者，出现肾精亏损，阴阳两虚证[13]。《24 个专业 105 个病种中医诊疗方案（试行）》将心力衰竭分为慢性稳定期和急性加重期。慢性稳定期如下：心肺气虚、血瘀饮停证，治以补益心肺、活血化瘀，方用保元汤合桃红四物汤、葶苈大枣泻肺汤加减；气阴两虚、心血瘀阻证，治以益气养阴、活血化瘀，方用生脉散合血府逐瘀汤加减；阳气亏虚、血瘀水停证，治以益气温阳、化瘀利水，方用参附汤合丹参饮、苓桂术甘汤加味；肾精亏损、阴阳两虚证，治以填精化气、益阴通阳，方用左归丸、右归丸合生脉散加减。急性加重期如下：阳虚水泛证，治以温阳利水、泻肺平喘，方用真武汤合葶苈大枣泻肺汤加减；痰浊壅肺证，治以回阳固脱，方用参附龙牡汤加味；痰浊壅肺证，治以宣肺化痰、蠲饮平喘，方用三子养亲汤合真武汤加减[14]。

三、研究进展

1. 单味中药治疗慢性充血性心力衰竭药理研究

现代中药药理研究显示许多中药具有一定的防治心力衰竭的作用，如人参、党参、黄芪、葛根、甘草、胡椒、附子、瓜蒌、丹参、当归、三七、姜黄、红景天等[15, 16]。人参对心脏具有双重调节作用，人参是血管扩张药，小剂量服用也可有收缩血管作用。人参具有明显的正性肌力作用，可显著增强心肌收缩力，改善心室重构，使心力衰竭病人的血流动力学达到稳定状态，有利于心脏功能及结构改善，显示出独特的治疗优势[17]。有研究者在常规西药治疗基础上加用中药人参煎剂治疗慢性充血性心力衰竭患者，研究发现中药人参剂对于心力衰竭患者的心功能和血浆脑钠肽（BNP）水平均有明显改善效果[18]。研究发现，人参可有效增强心力衰竭患者的心功能，降低神经内分泌因子的表达[19]；人参皂苷 Rb1 可能通过调节心肌细胞内线粒体膜电位改善心力衰竭[20]。黄芪甲苷是中药黄芪中皂苷类的主要成分，具有抗炎、抗病毒、免疫调节等广泛药理活性。研究发现，黄芪甲苷可能通过激活 AMPK/PPARα 信号通路提高心肌能量代谢，改善心功能，发挥改善大鼠 AHF 的作用[21]。黄芪甲苷通过 AKT/GSK3-β/SNAiL 通路抑制内皮间质转化，抑制心肌纤维化，改善心力衰竭[22]。黄芪多糖具有抗动脉粥样硬化、改善心肌能量代谢、促进血管生成等作用，并可降低血浆胆固醇，增加 VEGF、VEGFR-1、VEGFR-2、血管紧张素（Ang）-1、血管生成素受体（Tie）-2 的表达，减缓心脏微血管内皮细胞的细胞凋亡，下调血清多种炎症因子，减缓炎性反应过程，逆转心肌重构，改善心肌功能[23]；黄芪多糖可通过激活 AMPK/PGC-1α 信号通路，改善心力衰竭大鼠心功能及心肌细胞能量代谢，减轻心肌细胞线粒体结构破坏及心肌组织病理变化，减少心肌细胞凋亡[24]。有研究者在西医以及丹参酮ⅡA 磺酸钠治疗同时加入葛根素注射液联合治疗心力衰竭患者，结果显示可进一步提升患者的近期疗效，改善心功能和机体神经内分泌状态[25]。葛根素可能通过 Nrf2 通路调节失衡的氧化应激反应，干预 Caspases 家族蛋白 Caspases-3、8、12 在起始及执行细胞凋亡过程中的作用，进而抑制心肌细胞的凋亡，对心肌损伤发挥治疗效果，进而对心力衰竭发挥保护作用[26]。甘草主要成分是甘草酸和甘草次酸，具有抗炎、免疫调节、抗病毒、保护肝细胞等作用，甘草酸和甘草次酸可通过降低细胞内活性氧水平缓解心力衰竭，是甘草干预心力衰竭的重要效应成分[27]。研究发现从丹参中提取的脂溶性化合物如丹参酮ⅡA，丹参多酚酸盐类化合物如丹参多酚酸盐可改善心力衰竭。丹参酮ⅡA对心力衰竭大鼠心室重构具有保护作用，可抑制PI3K/Akt信号通路激活[28]。丹参多酚酸盐可经抗氧化损伤、抗血栓形成、抗血小板聚集、改善微循环、促进内皮细胞迁移等多种途径发挥对心脑血管疾病的治疗作用。丹参多酚酸盐治疗心力衰竭疗效确切，对抑制外周血单核细胞TLR4/NF-κB信号通路、减轻炎症反应、改善心功能均有重要影响[29]。

2. 中医复方防治慢性充血性心力衰竭研究

研究发现，一些中药复方具有防治心力衰竭作用，如保元汤、生脉饮、四妙勇安汤、麝香保心丸、复方丹参滴丸、养心氏片、芪苈强心胶囊、芪参益气滴丸、心脉隆注射液、生脉注射液或生脉饮口服液、参附注射液、参麦注射液、黄芪注射液、益气复脉注射液、舒血宁注射液、丹参川芎嗪注射液。保元汤具有补气温阳的功效，用于气虚为主的心力衰竭，可通过调节炎症反应、氧化应激反应、能量代谢途径，抑制细胞凋亡，调节钙离子通道，抑制心室重构，发挥抗心力衰竭的作用[30]。有研究者在常规西药治疗的基础上采用保元汤治疗心气不足型老年冠心病慢性心力衰竭，结果显示可改善患者心功能，提升患者的临床治疗效果[31]。生脉饮具有益气养阴、生津止渴、敛阴止汗功效，用于气阴两虚型心力衰竭。研究发现，生脉饮可改善心力衰竭大鼠心脏收缩功能、增加射血能力，从而增强心功能治疗心力衰竭，其可能通过干预大鼠心肌能量代谢能量底物的利用而发挥改善心功能的作用[32]。四妙勇安汤具有清热解毒、活血通络、泻火养阴功效，用于气滞血瘀型心力衰竭。研究显示四妙勇安汤改善心功能的机制可能与血管紧张素Ⅱ抑制肾素-血管紧张素系统活性、调节交感神经系统等有关[33]。养心氏片具有益气活血、化瘀止痛之功效，主要用于治疗气虚血瘀型心力衰竭。研究显示，养心氏片可以有效改善心力衰竭患者心功能及6分钟步行试验距离，同时使患者的血浆BNP水平显著降低[34]。养心氏片通过抑制肾素-血管紧张素-醛固酮系统，降低血管紧张素转移酶、醛固酮水平，增强心功能，提高射血分数；并抑制氧化应激与炎症反应，减轻心肌水肿及炎性浸润。通过调控P-Cx43的表达，减少心肌细胞凋亡，减轻心肌细胞纤维化及心室重构[35]。芪参益气滴丸用于气虚血瘀型心力衰竭患者。研究显示，沙库巴曲缬沙坦联合芪参益气滴丸治疗心力衰竭的疗效优于单用沙库巴曲缬沙坦，可改善心率与血压，降低pro-BNP、CRP水平[36]，有效改善患者心脏功能、内皮功能及肾脏功能[37]。芪参益气滴丸可能通过激活Nrf2/HO-1信号通路、降低氧化损伤，抑制慢性充血性心力衰竭大鼠心肌细胞凋亡[38]。

四、前景展望

1. 重视文献研究

中医古籍中心力衰竭相关论述很多。《内经》指出脉痹受邪发展为心痹，水气内停也会引起心力衰竭，认识到心力衰竭多由其他心病发展而来。张仲景在此基础上认识到由水气致病，提出"水气"、"支饮"病名，并提出方药以治之，张仲景关于心力衰竭有关的理法方药完备的理论雏形基本形成。然而，自汉以后这一理论未能得到很好的继承与发扬，多数医家将心水与肝水、肾水等混在一起，心水未成为一个独立的疾病，心力衰竭相关内容散见于其他疾病，如心悸、水肿、喘证等。现代医家在前人的基础上，对心力衰竭的病因病机、治法方药进行了补充完善。如陈可冀院士认为充血性心力衰竭的根本病机为内虚，可用"虚"、"瘀"、"水"概括，早期主要为心气心阳亏虚，可兼肺气亏虚，随病情发展及病机变化，心气心阳亏虚致运血无力，瘀血内停；中期脾阳受损，脾虚失运，复加肺气亏虚，水道失其通调，水湿内停；后期肾阳虚衰，膀胱气化失司，水饮泛滥，这便是对张仲景理论的传承与创新。中医古籍中有许多方剂至今被临床用于心力衰竭的治疗，如真武汤、葶苈大枣泻肺汤、木防己汤、生脉饮等。我们可以结合现代科研技术，挖掘中医古籍中的理法方药，更好地传承经典，并用于临床诊疗。

2. 传承名医经验

名医的学术思想与临床经验是中医药宝库的精华与载体。中医学习注重传承，学习经典、传承名医经验，在前人的基础上，发展创新。全国各地区都在进行名老中医传承工作室建设工作，名老中医传承工作室的建立可以更好地系统整理各个流派名老中医的学术思想，挖掘并继承其中医临证的诊疗思路及用药规律，提高中医传承质量，培养高质量中医人才，传播中医药，发扬中医药优势和特色现代科研技术发展迅速，为名医传承之路带来新方法，借助科研技术，如数据挖掘平台、数据库建立，可以更好地分析整理医家学术思想、诊疗思路和用药规律，有助于临床中医学者学习名家经验。

3. 发挥中医药防治慢性充血性心力衰竭的优势

中医注重辨证论治、整体观念、辨病与辨证相结合，具有个体化及综合治疗优势，临床应注重中医药对慢性心力衰竭的预防、治疗、预后康复的作用。中药复方成分多，具有多靶点的治疗作用，中药或中西药联用，可有效改善临床症状，缓解患者痛苦，提高生活质量，提高治疗效果，减少西药用量，降低毒副作用。血液超滤虽然能够迅速解决患者水停之症，但会造成气阴两伤，甚至阳气耗损，马晓昌提出以益气固本、阴阳双补来纠正超滤治疗的不良反应。阴阳两虚证以补阳养阴为主，方以炙甘草汤加减；气阳两虚证以益气养阳为主，方用自拟方参附养心汤加减，可同时静脉滴注参附注射液、心脉隆注射液；气阴不足证治以益气滋阴，以参芪生脉饮加减，可同时静脉滴注生脉注射液[38]。对于慢性心力衰竭患者来说，中医康复运动较现代康复运动具有明显优势，八段锦、太极拳、气功、五禽戏等，简单易学，不受时间、场地、器械等拘束，在家在外可随时开展运动，患者依从性好，安全有效，研究显示，慢性心力衰竭患者开展八段锦训练，能够更明显改善患者心脏功能，提升患者活动能力[39]。

4. 重视中医理论创新

理论创新带来学术思想发展，科研离不开创新。《内经》指出脉痹受邪或水气内停会发展为心力衰竭，张仲景继承《内经》思想，并提出"水气"、"支饮"病名，重视心水，与心力衰竭有关的理法方药理论雏形基本形成。然而，自汉以后这一理论未能得到很好的继承与发扬，心力衰竭相关内容散见于其他疾病。现代医家对心力衰竭的病因病机、治法方药进行了创新完善。邓铁涛教授认为充血性心力衰竭为本虚标实之证，以心阳亏虚为本，瘀血水停为标，提出病证结合辨证治疗；陈可冀教授提出充血性心力衰竭病机可用"虚"、"瘀"、"水"概括，提出分型辨治；张琪教授认为治疗心力衰竭应区别对待急性加重期和稳定期。诸多现代医家对心力衰竭的病机治法进行了补充，为心力衰竭的理法方药带来了理论创新。

5. 重视中医药作用机制研究

许多单味中药、中药复方和中药注射剂治疗心力衰竭效果显著，中药成分复杂，借助现代科研技术，围绕中医理论，开展动物实验、细胞实验、代谢组学、分子生物学等研究，探索中医药深层的作用机制，探究中药复方具体活性成分及浓度。中药或中药复方有对应的病机，开展动物实验，疾病模型与中医证候模型相结合，可使之真实反映临床疾病。中医药干预慢性心力衰竭缺少高质量的循证医学证据，临床随机对照试验设计不够严谨，样本量偏小，未对脱落病例进行处理，对不良反应报道较少，缺乏对远期复合终点事件的观察，应结合循证医学，开展多中心、大样本的临床研究，以科学评价疗效，有助于中医药走向全球。

参 考 文 献

[1] McDonagh T A，Metra M，Adamo M，et al. 2021 ESCguidelines for the diagnosis and treatment of acute and chronic heart failure [J]. Eur Heart J. 2021 Sep 21；42（36）：3599-3726.

[2] 朱炜，罗立，费春羡.沙库巴曲缬沙坦联合参附注射液对慢性充血性心力衰竭心室重塑和细胞因子的影响[J]. 广东医学，2021，42（2）：229-233.

[3] 邹旭，吴焕林，邓铁涛.邓铁涛教授治疗充血性心力衰竭经验选粹[J].中医药学刊，2004，22（4）：583-590.

[4]　王芝兰.慢性充血性心力衰竭治疗体会 [J].中医杂志，1997，38（10）：592.

[5]　李立志.陈可冀治疗充血性心力衰竭经验 [J].中西医结合心脑血管病杂志，2006，4（2）：136-138.

[6]　史大卓.治疗慢性心力衰竭要注重阴阳互化、气血相关[J].中国中西医结合杂志，2008，28（12）：1065-1066.

[7]　郭丽君，马晓昌，王晓婧.马晓昌治疗心力衰竭经验 [J].中华中医药杂志，2018，33（12）：5438-5440.

[8]　朱明军，李彬，王永霞.充血性心力衰竭中医病因病机分析 [J].世界中西医结合杂志，2009，4（1）：1-2.

[9]　陈可冀，吴宗贵，朱明军，等.慢性心力衰竭中西医结合诊疗专家共识 [J].中西医结合心脑血管病杂志，2016，14（3）：225-232.

[10]　李启军.当代中医名家辨治心衰经验采撷 [J].中国民族民间医药，2014，23（6）：119-120.

[11]　李小茜，何建成，黄品贤.基于临床病例回顾的充血性心力衰竭中医证候规律研究 [J].中华中医药杂志，2013，28（5）：1339-1345.

[12]　郑筱萸.中药新药临床研究指导原则：试行 [M].北京：中国医药科技出版社，2002：79-80.

[13]　唐利萍，何一婷，张斌霞，等.孟河名家张琪教授治疗慢性心力衰竭经验 [J].中西医结合心血管病电子杂志，2015，3（5）：197-198.

[14]　国家中医药管理局医政司.24 个专业 105 个病种中医诊疗方案（试行）[M].国家中医药管理局医政司，2011：60-61.

[15]　陈佳萍，缪兴龙，丁苗苗，等.益气活血祛瘀类中药及其复方防治心力衰竭的作用和机制 [J].中国实验方剂学杂志，2022，28（21）：221-234.

[16]　杨田，刘倩茹，崔琳，等.基于心肌细胞钙稳态调节的防治心力衰竭中药作用探讨 [J].时珍国医国药，2021，32（2）：418-420.

[17]　叶康，顾嘉霖，高俊杰，等.中药人参治疗慢性心力衰竭的研究进展 [J].中西医结合心脑血管病杂志，2017，15（5）：559-562.

[18]　于龙魅，李承威，徐明鑫，等.中药人参煎剂对慢性心力衰竭患者心功能及血浆脑钠肽水平的影响[J].中医临床研究，2017，9（20）：39-40.

[19]　陈东浪，邹培源，林铭健.人参对心力衰竭患者心功能、神经内分泌因子影响的研究 [J].中国医药科学，2020，10（23）：100-102，173.

[20]　孔宏亮，赵雨婷，蒋玉昆，等.人参皂苷 Rb1 对心力衰竭大鼠线粒体膜电位的影响[J].中国医药，2020，15（9）：1351-1354.

[21]　王天宝，马冬璞，刘毓，等.黄芪甲苷对急性心力衰竭大鼠心肌线粒体能量代谢的影响 [J].广州中医药大学学报，2022，39（4）：884-891.

[22]　魏斓，王陵军，何嘉琪，等.基于 AKT/GSK$_{3-\beta}$/SNAIL 通路探讨黄芪甲苷对心力衰竭心肌纤维化小鼠的保护作用 [J].中药新药与临床药理，2021，32（9）：1231-1237.

[23]　于淼，郭松霖，杨凯晶，等.黄芪及其制剂治疗心力衰竭的研究进展 [J].中医药学报，2021，49（6）：94-99.

[24]　刘莉莉，王国良.黄芪多糖对慢性心力衰竭大鼠心肌细胞能量代谢的影响 [J].中西医结合心脑血管病杂志，2022，20（3）：420-426.

[25]　曾胜煌，何长国，王越，等.葛根素注射液联合丹参酮ⅡA磺酸钠治疗慢性充血性心力衰竭患者的疗效及对血浆血浆肾素活性和醛固酮的影响 [J].世界中医药，2019，14（7）：1809-1812.

[26]　栾博，栾梅，邱雅慧.葛根素激活 Nrf2 通路减轻心力衰竭大鼠氧化应激损伤的研究 [J].现代预防医学，2019，46（10）：1852-1856.

[27]　郑磊，付帮泽，解华，等.甘草酸和甘草次酸对 H9c2 鼠心肌细胞活性氧水平的影响 [J].中西医结合心脑血管病杂志，2016，14（1）：21-25.

[28]　宋媛媛，史朋晓，闫洪娟.丹参酮ⅡA对心力衰竭大鼠心室重构和 PI3K/Akt 信号通路的影响 [J].中西医结合心脑血管病杂志，2022，20（4）：638-642.

[29] 李广鹏，张建新，李闯，等.丹参多酚酸盐治疗慢性心力衰竭后外周血单核细胞Toll样受体4/核转录因子-κB信号通路变化观察[J].心肺血管病杂志，2022，41（5）：480-484，491.

[30] 元仙颖，何天竺，隋殿军.保元汤及其有效成分治疗慢性心力衰竭的研究进展[J].吉林中医药，2021，41（4）：556-560.

[31] 菅振刚.保元汤对心气不足型老年冠心病慢性心力衰竭心功能的影响[J].光明中医，2020，35（16）：2447-2448，2509.

[32] 李烨，王保和，徐强，等.生脉饮对慢性心力衰竭大鼠心功能及血清游离脂肪酸的影响[J].河南中医，2017，37（10）：1732-1734.

[33] 任莹璐，张惠敏，柳金英，等.基于网络药理学预测四妙勇安汤干预心力衰竭的作用机制研究[J].天津中医药大学学报，2018，37（4）：332-335.

[34] 张金龙.养心氏片对慢性心力衰竭患者心功能、血浆脑钠肽的影响[J].世界中医药，2018，13（9）：2148-2150.

[35] 刘红旭，林谦，邢文龙.养心氏片治疗冠心病临床应用中国专家共识[J].中西医结合心脑血管病杂志，2020，18（2）：195-202.

[36] 叶文锋，黄杰雄.沙库巴曲缬沙坦钠联合芪参益气滴丸治疗慢性心衰的疗效及安全性观察[J].中国实用医药，2020，15（18）：108-110.

[37] 张娟，许久军，张连珍，等.芪参益气滴丸对心力衰竭患者疗效及内皮功能、肾功能的调节机制[J].解放军医药杂志，2021，33（2）：89-92.

[38] 陈家显，刘先霞，陈跃武，等.芪参益气滴丸对慢性心力衰竭大鼠心肌细胞凋亡的抑制作用及其机制[J].吉林大学学报（医学版），2020，46（5）：972-978，1113.

[39] 潘婉，周红，吉岳萍，等.八段锦在慢性心力衰竭患者心脏康复中的应用效果[J].光明中医，2019，34（21）：3354-3356.

（徐　浩　尚青华）

7　心　律　失　常

心律失常（arrhythmia）是指心脏冲动的起源部位、心搏频率和节律以及冲动传导的任一出现异常，从而导致心脏搏动的节律或频率出现问题，可由各种器质性心血管病、药物中毒、水电解质紊乱和酸碱平衡失调等因素引起，部分心律失常也可因自主神经功能紊乱所致。临床以心动过缓、过速伴或不伴心动节律不规律为主要特点。患者自觉心跳不宁，时作时休，或者心跳无有宁时，不能自主。心律失常轻者出现胸闷、心悸、气短，可休息数分钟后自行缓解，轻者对健康无害，心律失常重症者会出现血流动力学改变，甚或危及生命，引起突然死亡。按心律失常发作时心率的快慢分为快速性心律失常和缓慢性心律失常两大类，快速性心律失常见于期前收缩、心动过速、心房颤动和心室颤动等，缓慢性心律失常见于窦性缓慢性心律失常和各种传导阻滞。心律失常是全球性健康问题，全球每年发生心脏性猝死大约有370万人，其中严重的心律失常是引起心脏性猝死发生的重要原因之一[1]。据中国心脏性猝死流行病学调查资料估测，中国≥35岁居民的心房颤动患病率为0.7%，≥75岁居民患病率高达2.4%，我国每年心脏性猝死事件54.4万例[2]，其中由恶性心律失常引起者约占80%[3]。

心律失常在中医文献中当属于"心悸"、"怔忡"等病证范畴。《内经》虽无心悸等病名，但记载了与心悸相类似的症状，如"惊"、"惕"、"心憺憺大动"等。《内经》对心悸脉象的变化有深刻认识。如《素问·三部九候论》指出"参伍不调者病"。《灵枢·根结》曰："持其脉口，数其至也，五十动而不一代者，五脏皆受气，四十动一代者，一脏无气，三十动一代者，二脏无气……

不满十动一代者，五脏无气。""惊悸"病名首见于东汉张仲景《伤寒杂病论》，曾论及"心下悸"、"心中悸"、"心动悸"、"惊悸"等。《金匮要略·惊悸吐衄下血胸满瘀血病脉证治》载："寸口脉动而弱，动即为惊，弱则为悸。"《伤寒论》曰："太阳病，小便利者，以饮水多，必心下悸"，"心下悸、头眩、身𥉙动，振振欲擗地者，属真武汤"，"伤寒二三日，心中悸而烦者，小建中汤主之"，"伤寒，脉结代，心动悸，炙甘草汤主之"。许多方剂至今为临床常用。隋代巢元方《诸病源候论·风病诸候》指出："风惊邪者，由体虚风邪伤于心之经也。"唐代孙思邈《备急千金要方·小肠腑》更提出"心悸"病名。"怔忡"病名首见于宋代严用和《济生方·惊悸怔忡健忘门》。元代朱丹溪《丹溪心法·惊悸怔忡》指出"惊悸者血虚，惊悸有时，怔忡者血虚，怔忡无时"，认为"惊悸"、"怔忡"当予鉴别。

一、病因病机

古代中医论心悸病因病机，对后世影响深远。《素问·平人气象论》指出："胃之大络，名曰虚里，贯膈络肺，出于左乳下，其动应衣脉宗气也。盛喘数绝者则病在中；结而横有积矣；绝不至曰死。乳之下，其动应衣，宗气泄也。"《内经》论心悸病因包括宗气外泄、心脉不通、突受惊恐、复感外邪等。《伤寒论》指出"伤寒二三日，心中悸而烦者，小建中汤主之"，"太阳病，小便利者，以饮水多，必心下悸"。张仲景认为外感、惊扰、水饮、虚损等，皆可导致心悸。《中藏经·论肝脏虚实寒热生死逆顺脉证之法》曰："肝中热，则喘满而多怒……所作不定，睡中惊悸。"认为"肝中热"等可导致惊悸。《诸病源候论》指出"风惊悸者……心之腑为风邪所乘"，"精藏于玉房，交接太数，则失精。失精者，令人怅怅，心常惊悸"，"虚劳损伤血脉……则使惊而悸动不定"，认为外感风邪、体虚劳倦、房劳过度，损伤心脉，皆可引起心悸。《丹溪心法》曰："惊悸者血虚，惊悸有时，以朱砂安神丸"，"人之所主者心？心之所养者血，心血一虚，神气不守，此惊悸之所肇端也"，"怔忡者血虚，怔忡无时，血少者多，有思虑便动属虚，时作时至者，痰因火动"，认为心悸的发病责之于虚与痰，血虚、痰火皆可致心悸。《医林改错·血府逐瘀汤所治症目》曰："心跳心忙，用归脾、安神等方不效，用此方百发百中。"认为瘀血所致心悸怔忡。《外台秘要·五噎方》指出"气噎者，心悸，上下不通……比噎者，天阴苦厥逆，心下动悸……思噎者，心悸动，喜忘"，认为情志所伤也是心悸常见病因。

现代中医论心律失常病因，多强调与体虚劳倦、外感六淫邪气、情志内伤、药食不当有关。体虚劳倦多因禀赋不足，素体虚弱，或久病伤正，耗损心之气阴，或劳倦太过伤脾，生化之源不足，气血阴阳匮乏，脏腑功能失调，致心神失养，发为心悸。七情所伤可引起心悸，若平素心虚胆怯，突遇惊恐，忤犯心神，心神动摇，不能自主而心悸。长期忧思不解，心气郁结，阴血暗耗，不能养心而心悸；或化火生痰，痰火扰心，心神失宁而心悸。此外，大怒伤肝，大恐伤肾，怒则气逆，恐则精却，阴虚于下，火逆于上，动撼心神亦可发为惊悸。感受外邪可导致心悸。风、寒、湿三气杂至，合而为痹。痹证日久，复感外邪，内舍于心，痹阻心脉，心血运行受阻，发为心悸。或风、寒、湿热之邪，由血脉内侵于心，耗伤心气心阴，亦可引起心悸。温病、疫毒均可耗气伤阴，致气阴两虚，心失所养，或邪毒内扰心神，如春温、风温、暑温、白喉、梅毒等，往往伴见心悸。药食不当亦可导致心悸。嗜食醇酒厚味、煎炸炙烤，蕴热化火生痰，痰火上扰心神则为悸。或因药物过量或毒性较剧，耗伤心气，损伤心阴，引起心悸。如中药附子、乌头、雄黄、蟾酥、麻黄等，西药锑剂、洋地黄、奎尼丁、阿托品、肾上腺素等，或补液过快、过多等。心悸的病机为本虚标实，本虚不外乎气血阴阳亏虚，心失所养而致心悸；标实多由痰火扰心，水饮上凌，或心血瘀阻，气血运行不畅所致。虚实夹杂或相互转换，寒热交错。实证日久，病邪伤正，可分别兼见气、血、阴、阳之亏损；而虚证也可因虚致实，兼见实证表现。临床上阴虚者常兼火盛或痰热；阳虚者易夹水饮、痰湿；气血不足者，易兼气血瘀滞。病位在心，与肝、脾、肾、肺四脏密切相关。

刘渡舟教授将水气凌心作悸，称为"水心病"，因心、脾、肾阳虚，水不化气而内停，成痰成饮，上凌无制为患。心阳虚衰，坐镇无权，水气因之上冲，则见胸痛、心悸、短气等心病证候[4]。朱良春教授认为心悸首先必须辨识其属于阳虚还是阴虚，抑或阴阳两虚，辨证论治方可中的；而辨证的关键又在于识脉。一般而论，凡阳虚者，脉多见濡细、迟缓或结代；阴虚者，脉多见细数或促；阴阳两虚者，脉多呈微细或结代[5-6]。邓铁涛教授从心脾相关立论，认为心悸是一个本虚标实之证，正虚（心气虚和心阴虚）是本病的内因，痰与瘀是本病继发因素。气虚、阴虚、痰浊、血瘀构成了心悸病机的 4 个主要环节[7]。郭士魁教授认为心律失常一般多与心、肝、肾三脏关系密切，如心阴虚、心阳虚、心脉瘀阻、肝郁不疏、肝气郁滞，或肝郁化火，致使心火偏旺、心肾阳衰等均可出现脉促、脉结代；临床常见心痛心痹脉结代者，多为气虚或气阴两虚、气滞血瘀，或为阳虚寒凝脉迟等。心肌炎之脉结代，多为外感热邪损耗心阴，或久病气阴两虚，脉数结代[8]。魏执真教授将心律失常按照脉象，以阴阳寒热为纲，将心律失常分为阳热和阴寒两类。阳热类心悸病类似于快速性心律失常，阴寒类心悸病类似于缓慢性心律失常。快速性心律失常主要病机是心脏亏虚，血脉瘀阻，瘀而化热，病机关键是"瘀热"；缓慢性心律失常的主要病机是心脾肾阳气亏虚，寒湿、痰饮之邪阻滞心脉，心脉瘀阻流通不畅，病机关键是"阴寒"。心律失常必要环节是"心脉瘀阻"，根本因素是"心脾肾脏亏虚"[9-11]。陈可冀院士认为快速性心律失常主要责之于虚、瘀、痰、火，病位在心、脾、肝、肾，以虚者居多，常见虚实夹杂，以虚为本，以实为标。虚者以气虚和阴虚多见，实者有瘀血、痰火的不同[12]。翁维良教授在其师郭士魁治疗心律失常的基础上，认为缓慢性心律失常的病机演化常以"阳虚（郁）、血瘀、气滞"等相互兼夹、转化，从而表现出不同而复杂的致病特点，但多以阳虚、气滞、血瘀为主要病机。其发病或因年老体衰、脾肾阳虚尤甚，导致心阳不足，鼓动无力，或因气滞血瘀，胸阳式微，寒气聚于清阳之府，心脉失养，鼓动无力[13]。

二、辨证论治

1. 分型辨证

郭士魁教授提出心悸治疗十一法：阴虚阳亢者，治以育阴潜阳宁心法，方用天麻钩藤饮合补心丹加减；气阴两虚者，治以益气育阴宁心法，方用炙甘草汤合生脉散加减；阴虚内热者，治以养阴清热宁心法，方用补心丹合一贯煎加减；心肾阳虚者，治以温阳活血利水法，方用真武汤合苓桂术甘汤加减；心脾阳虚者，治以温阳健脾活血法，方用补中益气汤加减；阳气虚脱者，治以育阴回阳固脱法，方用保元汤、真武汤合生脉散加减；气虚合并气滞血瘀（多见冠心病）者，治以益气宽胸活血法，方用生脉散、柴胡疏肝散、四逆散、四七汤等加减；肝肾虚、肝气郁结或肝气上逆，治以降逆益肾宁心法，方用旋覆代赭汤合五子衍宗丸、二仙汤等加减；气虚血瘀者，治以活血宁心复脉法，方用冠心Ⅱ号方、失笑散、血府逐瘀汤等加减；痰浊内阻者，治以清痰化湿法，方用二陈汤、温胆汤、导痰汤、栝蒌薤白半夏汤、小陷胸汤等加减；温邪伤营，心阴虚损者，治以养阴清热解毒法，方用补心丹、一贯煎加减[8]。邵念方教授主张分六型辨证论治心悸：寒实型，治以温经散寒，通络复脉，方用麻黄附子细辛汤加干姜、炙甘草；虚寒型，治以温阳散寒，益气复脉，方用温肾复脉汤加减；实热型，治以清热泻火，凉血安神，方用清心汤；虚热型，治以益气养阴，增液清热，方用益气生脉汤；阴阳两虚型，治以益气通阳，养血复脉，方用炙甘草汤加减；阴虚火旺型，治以滋肾疏肝，清心安神，方用滋水清肝饮加减[14]。陈镜合教授提出心悸三型辨证论治方案：气虚气滞型，治以益气强心活血祛瘀，方用补中益气汤重用党参、黄芪；心肾阳虚兼气滞血瘀型，治以温补心肾，兼活血祛瘀，方用桂枝附子汤加薤白、瓜蒌，另冲服田七末；气阴两虚型，治以气阴两补，方用生脉散加五爪龙[15]。《中医内科常见病诊疗指南（中医病证部分）》提出心悸辨证分型：心虚胆怯证，治以镇惊定志、养心安神，方用安神定志丸加减；心脾两虚证，治以益气补血、养心安神，方用归脾汤加减；阴虚火旺证，治以滋阴清热、养心安神，方用天王补心丹加减；心阳不振证，治以温补心阳，安神定悸，方用桂枝甘草龙骨牡蛎汤加减；水饮凌心证，治以振奋心阳、化气利水，方用苓桂术甘汤加减；痰火扰心证，治以清热化痰、宁心安神，方用黄连温胆汤加减；心血瘀阻证，治以活血化瘀、理气宁心，方用血府逐瘀汤加减[16]。

2. 分类分型辨证

魏执真教授按照脉象将心律失常以阴阳寒热为纲分为阳热和阴寒两类，形成了"以脉为主，四诊合参"，"两类、十型、三证候"的辨证思路和方法[9-11]。阳热类心悸病类似于快速性心律失常，阴寒类心悸病类似于缓慢性心律失常。快速性心律失常分为五型，分别是心气阴虚，血脉瘀阻，瘀而化热型，治以益气养心、凉血清热、理气通脉，方用自拟清凉滋补调脉汤；心脾不足，湿停阻脉，瘀而化热型，治以理气化湿、凉血清热、补益心脾，方用自拟清凉化湿调脉汤；心气衰微，血脉瘀阻，瘀而化热型，治以补气养心、凉血清热、理气通脉，方用自拟清凉补气调脉汤；心阴血虚，血脉瘀阻，瘀而化热型，治以滋阴养血、凉血清热、理气通脉，方用自拟清凉养阴调脉汤；心气阴虚，肺瘀生水，瘀而化热型，治以益气滋阴、凉血清热、泻肺利水，方用自拟清凉补利调脉饮。缓慢性心律失常根据所伤及心、脾、肾、肝的脏腑不同，以及本虚之气血阴阳亏虚程度，标实之寒湿、痰饮、寒凝等的兼夹不同而分为五型：①心脾气虚，心脉瘀阻，血流不畅型，治以健脾补气，活血升脉，方用自拟健脾补气调脉汤；②心脾气虚，湿邪停蓄，心脉受阻型，治以化湿理气，活血升脉，方用自拟理气化湿调脉汤；③心脾肾虚，寒邪内生，阻滞心脉型，治以温阳散寒，活血升脉，方用自拟温阳散寒调脉汤；④心脾肾虚，寒痰瘀结，心脉受阻型，治以温补脾肾，祛寒化痰，活血散结，方用自拟温化散结调脉汤；⑤阴阳俱虚，寒湿瘀阻，心脉涩滞型，治以滋阴温阳，化湿散寒，活血通脉，方用自拟滋养湿化调脉汤。三证候是指心悸病患者常有气机郁结，神魂不宁，风热化毒这三种兼证，应给予重视，甚则急则治其标。根据国家中医药管理局常见病种中医诊疗方案，快速性心律失常主要辨证分型包括气阴两虚证，治以益气养阴、复脉安神为法，处方以炙甘草汤、生脉饮加减。中成药稳心颗粒、参松养心胶囊等；气虚/气滞血瘀证，以益气活血、理气通脉为法，方以补阳还五汤、血府逐瘀汤加减；痰热内扰证，以清热化痰、宁心安神为法，方以黄连温胆汤加减；痰瘀互结证以化痰泄浊、活血化瘀为法，处方以二陈汤合桃红四物汤加减。此外，证属心虚胆怯者，以安神定志丸加减；心脾两虚证，以归脾汤加减；阴阳两虚证以滋阴补血、通阳复脉为法，方以炙甘草汤加减[17]。陈可冀院士多从虚、瘀、痰、火论治快速性心律失常，重视详辨阴阳气血虚实，因证施治。自创新补心丹，用于病毒性心肌炎、甲状腺功能亢进、高血压等病见心悸，证属气阴两虚、阴虚内热证。临床辨证如下：气阴两虚者也常予生脉散、黄芪生脉散加味；阴虚内热者常予天王补心丹、新补心丹、知柏地黄汤；血虚肝旺者予四物安神汤加减；气虚血少、脉结代者，予炙甘草汤加减；瘀血内阻者，予冠心Ⅱ号方、血府逐瘀汤加减；痰火内扰者予黄连温胆汤、小陷胸汤加减；兼痰浊者，予栝蒌薤白半夏汤、茯苓杏仁甘草汤、橘枳姜汤加减；水饮内停者，予防己茯苓汤、猪苓汤、五皮饮等；阴阳两虚、心肾不交者予桂枝加龙骨牡蛎汤加减[12]。翁维良治疗缓慢性心律失常以温阳益气活血为主的思路贯穿治疗始终，强调心肾同治、心胃同治、培补肺气助治节、活血化瘀畅血脉，并注重脏腑关系、平调寒热、安神志、畅郁结，缓缓图之，在改善传导阻滞方面效果显著[18]。

三、研究进展

1. 单味中药治疗心律失常药理研究

中药现代药理研究结果显示，许多中药具有抗心律失常作用或调节心率作用，如苦参、黄连、青皮、附子、人参、细辛、延胡索、葛根、炙甘草、冬虫夏草、山豆根、常山、万年青、山楂、川芎、丹参、甘松、蛇床子、茯神、远志、郁金、当归、桑寄生、党参、炙黄芪等。快速性心律失常可加用益母草、苦参、莲子心、延胡索等；缓慢性心律失常可加用麻黄、细辛、熟附子、桂枝等[19-20]。研究发现，甘草的主要成分甘草酸，在消化过程中被酶分解后得到甘草次酸，甘草次酸可以浓度依赖性地抑制钠离子通道和钠电流，减少除极时钠离子内流，降低细胞内钠离子浓度，起到了减慢心率和调整节律的作用[21]。甘草次酸可通过直接作用于钠钾ATP酶影响其活性以拮抗乌头碱导致大鼠心律失常[22]。苦参的主要有效成分苦参碱通过阻滞钾离子通道来达到抗心律失常的作用，氧化苦参碱对心脏具有正性肌力、负性频率和负性自律性的作用，具有广谱抗心律失常的作用[23]。葛根素的抗心律失常作用机制多数与心肌细胞膜对 K^+、Na^+、Ca^{2+} 的通透性，进而降低心肌兴奋性、自律性及传导性，并且也可能与β受体阻断效应有关[24]。人参具有多离子通道阻滞作用，如人参皂苷主要通过抑制钙离子、钾离子和钠离子通道抑制心律失常的发生和发展，人参还可通过抑制炎症反应，抑制心肌纤维化和心肌重构，调节自主神经达到抗心律失常的作用[25]。

2. 中医复方防治心律失常研究

抗心律失常中药复方，包括稳心颗粒、养心定悸胶囊、参松养心胶囊、参连复脉颗粒、益心定悸方、心速宁胶囊、通脉养心丸、参麦注射液等。稳心颗粒用于治疗气阴两虚兼有血瘀的心律失常。现代药理研究证实，党参含有菊糖和多种氨基酸，有增强免疫、抗血小板聚集和改善心肌收缩功能作用；黄精除降脂、抗动脉粥样硬化、降压外，与三七配合还能够增加冠脉血流量，减慢心率，抑制窦房结及异位起搏点的自律性，降低心肌耗氧量，改善微循环，调节心肌缺氧状态。甘松理气开郁，含有的缬草酮能够与心肌细胞膜上离子通道中的特异蛋白相结合，降低心肌细胞的自律性；并能延长心房肌、心室肌及传导系统的动作电位时间，可打断折返激动，消除心律失常[26]。参松养心胶囊以生脉散为基础方，在"血管-络病"学说的指导下加味组成。该复方具有双向调节心率的作用，临床常用于治疗病窦综合征、缓慢性心律失常伴心房颤动或期前收缩。研究表明，参松养心胶囊干预治疗能明显提高病人 24 小时平均心率和最慢心率[27]。养心定悸胶囊用于气血两虚型心律失常，其抗心律失常作用可能与其调节心肌细胞的电生理传导，抑制心肌重构和改善心室肌复极化的不均一性有关。养心定悸胶囊联合常规西药相比单用常规西药在治疗心律失常时，可以有效提高患者临床疗效，改善心率及左室射血分数（LVEF）、左室舒张末期内径（LVEDD）、氨基末端脑利钠肽前体（NT-proBNP）等心功能指标均具有一定优势，同时其不良反应少，症状较轻，安全性较好[28]。心速宁胶囊用于痰热扰心型心律失常，临床用于治疗房性期前收缩、室性期前收缩、心房颤动等心律失常类疾病，其含有的小檗碱、巴马汀、苦参碱、槐果碱、青蒿素、人参皂苷等中药化学成分均具有较好的抗心律失常作用，其生物碱类、萜类通过抑制离子通道和黄酮类通过抗氧化、抗炎症、明显抑制电流等作用可抑制心律失常的发生[29]。参麦注射液可辅助胺碘酮治疗阵发性室性心律失常[30]。

四、前景展望

1. 重视文献研究

《内经》、《伤寒论》、《金匮要略》等经典名著皆有心律失常相关论述。《丹溪心法》、《医林改错》等历代医籍对心律失常也有许多论述。因此，重视文献研究，对我们现代认识和治疗心律失常具有重要价值。同时，在学习古代医籍医家的思想精粹的基础上，充分利用现代信息学技术，可进一步深入挖掘历代医家与不同医学流派的学术思想及遣方用药规律。

2. 传承名医经验

中医注重传承，在学习并继承前人的学术思想和诊疗经验的基础上，开拓创新，构建临床思维及衍生出新的学术思想。名老中医的学术思想，是他们经过自己一生的实践，传承前人并不断验证总结，提炼升华，同时用于指导自己临床实践的思想理论。中医学生及中医工作者通过学习名医学术思想和临床经验，可以丰富自身的知识储备，并让自己站在前人的肩膀上，看得更远。2010 年，国家中医药管理局首次提出开展全国名老中医药专家传承工作室建设工作，探索建立中医药学术传承和推广应用的有效方法及创新模式，2015 年增加基层名医工作室建设。建立名医传承工作室能够更好地全面整理、挖掘、继承名老中医积累多年的临床特色和治学经验，弘扬名老中医博古通今的治学精神。创建立体、互动、开放的名医传承模式，有助于促进中医药学术经验的传播和共享，培养中医界后继人才，弘扬、发展中医事业。施今墨、祝谌予、岳美中、郭士魁、陈可冀、赵冠英、傅宗翰、姜春华、张伯臾、万友生、邓铁涛、周仲瑛、朱良春、华明珍、严世芸、朱锡祺、何立人、魏执真等名老中医，在长期治疗心律失常疾病的临床实践中，形成了对本病独到的见解和独具特色的辨治方法。学习名医经验有助于开阔视野、启发临床思维、指导临床诊疗。

3. 开展临床证候学研究

"证候"是指机体在疾病发展过程中的某一阶段的病理概括，是辨证论治的依据。目前关于心律失常证候的研究越来越多。有研究对中文数据库涉及中医药治疗快速性心律失常的临床观察或临床随机对照研究的文献进行证候分布分析，纳入 86 篇文献，对文献中 5684 例快速性心律失常患者的中医证型进行了统计分析，结果共涵盖 21 种证型，提示快速性心律失常的中医证型虚实夹杂居多，涉及心、肝、脾等脏腑，气阴两虚夹瘀证为最常见证型，虚证主要为气阴亏虚，实证则多见心血瘀阻。另外，心神不宁及心虚胆怯证亦为常见证型，提示临床治疗快速性心律失常除了补虚泻实外，还应注重宁心安神定惊。证素以虚性为主，气虚最常见，实性证素则以血瘀为多，证素间以虚实夹杂组合为主，少见单一证素[31]。有研究对近十年室性期前收缩证候分布研究进行了梳理，室性期前收缩的中医证候与地域、年龄、性别、危险度和合并症存在一定联系。地域方面，北方地区以阴阳两虚、气阴两虚等虚性证候为主，中部地区以痰火扰心、心血瘀阻、气虚血瘀等虚实夹杂证为主，南方地区以心血瘀阻、痰火扰心证等实性证候为主。年龄方面，20～35 岁人群以痰火扰心证、心脾两虚证为主，35～50 岁人群以阴虚火旺证、心血瘀阻证为主，50～65 岁人群以阴虚火旺、心脾两虚证为主，65～80 岁人群以水气凌心证、心血瘀阻证为主。性别方面，女性患者多见气血亏虚证、心阴不足证和气阴两虚证，男性患者则多见痰火扰心证、心血瘀阻证和阴虚火旺证。从 Myerburg 危险度分级角度来分析，Myerburg 分级中Ⅰ～Ⅱ级患者多以心血瘀阻证、痰火扰心证等实性证候为主，Ⅲ～Ⅳ级患者多见心血瘀阻证和水气凌心证等实性或虚实夹杂证候。而从频发室性期前收缩的形态分级角度来分析，Myerburg 分级中ⅣA 级的单源性室性期前收缩患者多表现出心血不足证，ⅣC 级的连发或成对室性期前收缩患者多见心血瘀阻证，伴非持续性室性心动过速的ⅣD 级室性期前患者多见心阳不振证和水饮凌心证。当室性期前收缩合并高血压、2 型糖尿病、血脂异常、冠心病及心力衰竭等疾病时，中医证候分布中存在一定规律[32]。目前心律失常证候分布尚无统一标准，或是名家经验，或是单中心证候研究，对于充分了解心律失常证候分布缺乏有力证据，开展大样本、多中心、地域性的心律失常证候分布及相关性研究有利于统一标准，形成规范的心律失常辨证论治原则。

4. 发挥中医药防治心律失常的优势

中医强调整体观念，恢复阴阳平衡，辨证论治，个体化治疗，中医在临床诊疗过程中，强调因人制宜，需要根据患者的症状、体征随症加减，一人一方。中药或中西药联用治疗缓慢性心律失常与单用西药治疗相比较，可提高缓慢性心律失常的临床治疗效果，明显改善中医证候，如心悸、怔忡、胸闷、失眠等，提高生活质量，减少抗心律失常化学药物的用量，降低毒副作用，减少不良反应的发生[33-34]。非药物治疗安全有效，如针灸、气功、理疗、耳豆等。

5. 重视中医理论创新与中医药作用机制研究

中医的基础研究不同于西医，其着眼于理论创新与临床相结合。朱良春教授针对心悸辨证，强调首辨阳虚、阴虚，抑或阴阳两虚，识脉辨证。邓铁涛教授则从心脾相关立论，认为心悸乃本虚标实之证，内因是心气虚和心阴虚，继发因素是痰与瘀。魏执真教授按照脉象将心律失常分为阳热和阴寒两类。阳热类心悸病类似于快速性心律失常，病机关键是"瘀热"；阴寒类心悸病类似于缓慢性心律失常，病机关键是"阴寒"。陈可冀教授提出快速性心律失常主要责之于虚、瘀、痰、火，病位在心、脾、肝、肾。翁维良教授认为缓慢性心律失常多以阳虚、气滞、血瘀为主要病机。中医理论在继承前人经验的基础上，结合临床诊治的过程，逐渐产生出新的认识和理论创新。伴随科学技术的发展，借鉴西医基础研究的方法学，中医药的作用机制研究愈加活跃，中药抗心律失常的作用机制逐渐为大家知晓，也被医家更多地用于临床。随着临床循证医学的应用，中医治疗心律失常的疗效得到了有力证明。借鉴科研技术方法，重视挖掘疾病的发病规律，探索疾病的治疗原则和治疗药物，促进临床疗效提升。

参 考 文 献

［1］ Kuriachan V P，Sumner G L，Mitchell L B. Sudden cardiac death［J］. Current Problems in Cardiology，2015，40（4）：133-200.

［2］ 中国心血管健康与疾病报告编写组. 中国心血管健康与疾病报告 2020 概要［J］. 中国循环杂志，2021，36（6）：521-545.

［3］ 陈璇，王雨锋，张筑欣，等. 中国心律失常现状及治疗进展［J］. 中国研究型医院，2020，7（1）：75-78，198.

［4］ 闫军堂，刘晓倩，梁永宣，等. 刘渡舟教授治疗心悸九法探析［J］. 中华中医药学刊，2012，30（5）：1066-1069.

［5］ 周玲凤. 国医大师朱良春教授治疗心悸经验［J］. 中医研究，2011，24（7）：64-65.

［6］ 朱良春. 朱良春医集［M］. 长沙：中南大学出版社，2006：141.

［7］ 刘泽银，邹旭，罗英，等. 邓铁涛心脾相关论治疗心悸临床经验总结［J］. 中国中医药信息杂志，2007，14（7）：82-83.

［8］ 翁维良，于英奇. 郭士魁临床经验选集：杂病证治［M］. 北京：人民卫生出版社，2005.

［9］ 戴梅，张大炜，周旭升，等. 魏执真辨治快速型心律失常的临床经验［J］. 北京中医药，2011，30（5）：343-345.

［10］ 韩垚，戴梅，华春萱，等. 魏执真从脉论治心律失常的临床经验［J］. 北京中医药，2015，34（3）：176-179.

［11］ 李云虎，韩垚. 魏执真辨证分型治疗缓慢性心律失常经验拾萃［J］. 环球中医药，2015，8（7）：857-858.

［12］ 蒋跃绒. 病证结合治疗快速性心律失常经验举隅［J］. 中国中西医结合杂志，2012，32（8）：1136-1137.

［13］ 张菀桐，王旭杰，高蕊，等. 翁维良教授治疗缓慢性心律失常动态诊疗方案可视化分析方法研究［J］. 天津中医药，2021，38（6）：710-714.

［14］ 邵念方. 70 例心律失常的临床分析［J］. 新中医，1985（6）：20-22，18.

［15］ 陈镜合，陈沛坚，郭映雪，等. 心律失常中医证治（附 70 例临床小结）［J］. 新中医，1988，20（3）：27-29.

［16］ 中华中医药学会. 中医内科常见病诊疗指南（中医病证部分）［M］. 北京：中国中医药出版社，2008：46-48.

［17］ 张艳，于美丽，张贺，等. 快速性心律失常中医辨证论治的研究进展［J］. 中西医结合心脑血管病杂志，2017，15（19）：2401-2404.

［18］ 刘梦阳，翁维良. 翁维良教授治疗缓慢性心律失常经验［J］. 时珍国医国药，2020，31（2）：456-458.

［19］ 郑晓宇，孟红旭，刘建勋. 作用于钠离子通道的抗心律失常中药研究进展［J］. 中国中西医结合杂志，2021，41（10）：1275-1279.

［20］ 单鸿波，徐浩. 徐浩教授治疗心悸临证经验报道［J］. 中西医结合心脑血管病杂志，2019，17（14）：2224-2226.

［21］ 杨继媛，吴红金，吴德琳. 甘草次酸对大鼠心室肌细胞钠离子通道电流的影响［J］. 中国中西医结合杂志，2012，32（7）：944-947.

［22］ 蒋淼，刘德明，陈薇，等. 甘草次酸对乌头碱致大鼠心律失常的拮抗作用［J］. 中药药理与临床，2021，37（4）：132-137.

［23］ 张明发，沈雅琴. 氧化苦参碱心脏保护作用的研究进展［J］. 药物评价研究，2021，44（5）：1122-1132.

［24］ 朱卫丰，李佳莉，孟晓伟，等. 葛属植物的化学成分及药理活性研究进展［J］. 中国中药杂志，2021，46（6）：1311-1331.

［25］ 曹瑀莹，李劭恒，袁硕，等. 人参抗心律失常作用机制的研究进展［J］. 中草药，2021，52（10）：3157-3166.

［26］ 魏瑞丽，王志飞，马晓昌，等. 稳心颗粒治疗心律失常（气阴两虚证）的临床综合评价［J］. 中国中药杂志，2021，46（23）：6068-6077.

［27］ 于龄华，鹿小燕，王钰碧，等. 中医药防治缓慢型心律失常的临床研究进展［J］. 中西医结合心脑血管病杂志，2022，20（2）：251-253.

[28] 王晓宇，胡海殷，季昭臣，等.养心定悸胶囊治疗心律失常的疗效及安全性系统评价及 Meta 分析 [J]. 中国中药杂志，2021，46（20）：5418-5427.

[29] 马路遥，杜瑞姣，王荣荣，等.心速宁主要化学成分抗心律失常的干预作用研究 [J/OL].医学综述 2022，（13），2022：1-5.（2022-06-30）. https://kns.cnki.net/kcms/detail/11.3553.R.20220629.1710.066.html.

[30] 杨晓明，黄伟剑.参麦注射液辅助胺碘酮对阵发性室性心律失常患者血清 IL-6、TNF-α 及 hs-CRP 的影响 [J].中国生化药物杂志，2016，36（3）：127-129.

[31] 曹新福，周明学，李享，等.快速性心律失常的中医证候分布及中药使用规律文献研究 [J].中医杂志，2021，62（3）：271-276.

[32] 李洪峥，高嘉良，董艳，等.室性早搏的中医证候研究述评 [J].中医学报，2021，36（10）：2128-2132.

[33] 胡海殷，季昭臣，于丹丹，等.中成药治疗缓慢性心律失常临床随机对照试验的网状 Meta 分析 [J].中国中药杂志，2020，45（5）：1149-1158.

[34] 曹新福，周明学，刘红旭，等.中医药治疗缓慢性心律失常的系统评价再评价 [J].中国中医急症，2021，30（9）：1517-1521.

（徐　浩　鞠建庆）

8　脑　卒　中

脑卒中（stroke）是一种急性脑血管疾病，是由于脑部血管突然破裂或因血管阻塞导致血液不能流入大脑而引起脑组织损伤的一组疾病，包括缺血性卒中和出血性卒中。发病年龄多在 40 岁以上，男性较女性多，严重者可引起死亡。其中缺血性卒中的发病率高于出血性卒中，占脑卒中总数的 60%～70%。全球疾病负担研究数据显示，2019 年我国缺血性卒中患病率为 1700/10 万，根据《中国脑卒中防治指导规范（2021 年版）》显示，我国 40 岁及以上人群中脑卒中人口标化患病率由 2012 年的 1.89%上升到 2019 年的 2.58%，由此推算我国 40 岁以上人群现患和曾患脑卒中人数约 1704 万，给家庭和社会带来了沉重负担[1]。因此，积极寻求脑卒中的防治方法，有效降低其发病率、致残率已成为当前研究的热点。

脑卒中属于中医学"中风"的范畴。早在《内经》就有相关记载。如"仆击"、"偏枯"、"薄厥"、"大厥"、"喑痱"等。病因重视正虚邪中，与膏粱厚味、情志失调等方面有关。《金匮要略·中风历节病脉证并治》首次将"中风"作为病名，指出"夫风之为病，当半身不遂，或但臂不遂者，此为痹，脉微而数，中风使然"。对中风病因病机、临床特点、诊断和治疗都有了较深入的论述。

一、病因病机

《素问·生气通天论》云："大怒则形气绝，而血菀于上，使人薄厥。"《素问·调经论》云："血之与气，并走于上，则为大厥。"两者均强调本病病机为气血并走于上。唐宋以前多以"内虚邪中"立论，认为本病是"中于风邪"所致。《诸病源候论·中风候》指出"中风者，风气中于人也"。《金匮要略·中风历节病脉证并治》云："寸口脉浮而紧，紧则为寒，浮则为虚；寒虚相搏，邪在皮肤；浮者血虚，络脉空虚……正气即急，正气引邪，喝僻不遂。"《备急千金要方·治诸风方》云："风邪客于肌肤，虚痒成风疹，风邪入深，寒相搏则肉枯，邪客半身入深，真气去则偏枯。"而唐宋以后，尤其是金元时期，以刘河间、朱丹溪、李东垣等为代表的主火论、主气论、主痰论、主虚论等内风论盛行，为后来内风说占据主导地位奠定了基础。《素问玄机原病式·六气为病》云："凡人风病，多因热甚。"认为中风是由火热生风、热扰神明、气血逆乱所致。《丹溪心法·论中风》则提出"湿痰生热"理论,重视湿痰郁久化热,热极生风,风火冲脑为中风的主要病机。张璐提出"内虚暗风"之说,《张氏医通》指出"内虚暗风,确系阴阳两虚,而阴虚者多"。清代叶天士《临证指南医案·中风》指出"乃身中阳气之变动,肝为风脏,因精血衰耗,水不涵木,故肝阳偏亢,内风时起",更提出"阳化内风"的概念。元代医家王履整合了之前医家的观点,建立了"真中风"及"类中风"的概念。清代王清任提倡"气虚血瘀"理论,并创用补阳还五汤。近代医家张伯龙、张山雷、张锡纯皆认为中风是由"肝阳化风,气血逆乱"所致。王永炎院士结合中风病发病特点,提出了"毒损脑络"思想,认为痰浊瘀血等病理产物蕴久化生毒邪败坏形体是中风的重要病机[2]。

研究发现中风的中医病因与体质、情志失调、饮食不节、劳欲过度、环境等因素有关。本病常见于厥阴肝旺之人,阳明胃热、少阴阴虚体质之人也可发病。情志失调,气郁化火,或暴怒伤肝,或心火亢盛,风火上冲,血随气逆,上充于脑,瘀阻脉络或血溢脉外发为中风。饮食不节,过食肥甘厚腻,内生痰湿,痰瘀互结,夹肝风上冲于脑,导致脑脉瘀阻而发病。《素问·通评虚实论》云:"凡治消瘅,仆击、偏枯……甘肥贵人,则膏粱之疾也。"劳欲过度,耗伤阴精,肾精亏耗,水不涵木,则肝气内变,阳化内风。《素问·风论》云:"入房汗出中风,则为内风。"张志聪《黄帝内经素问集注·风论》解释说:"入房则阴精内竭,汗出则阳气外弛,是以中风则风气直入于内,而为内风矣。"另外,中风每于冬春季节多发,也与冬春季节天气寒冷,血脉运行不畅关系密切。《素问·调经论》云:"寒独留,凝则脉不通。"

二、辨证论治

1. 六经辨证

丁元庆教授提出中风病六经辨证论治思路,强调六经病变损伤血脉,血脉病损累及脑髓是中风主要病机,提倡根据六经荣脑、病则损脑机制,建立脏腑气化、营卫、血脉、脑髓一体的中风六经辨证体系,立足整体,通过调六经气机、鼓舞气化、调和营卫,以修复血脉、脑髓、神机等病损[3]。车锦礼则重视中风经络辨证,认为该病主要与阳明经、肾经、督脉相关。治疗可根据不同临床表现调治相关经脉,处方开药可选取不同归经的药物,针灸处方可选取相关经脉穴位[4]。

2. 阴阳辨证理论

《素问·阴阳应象大论》曰:"善诊者,察色按脉,先别阴阳。"《素问·风论》云:"风之伤人也,或为寒热,或为热中,或为寒中。"中风阴阳辨证思想即基于此。王肯堂《证治准绳》曰:"中风要分阴阳:阴中颜青脸白,痰厥喘塞,昏乱眩晕,㖞斜不遂,或手足厥冷不知人,多汗。阳中脸赤如醉怒,牙关紧急,上视,强直掉眩。"张志聪《侣山堂类辨·中风论》曰:"风有六气之化,邪袭于阳,则为热化;中于阴,则为阴寒","是以河间谓中风主于火,丹溪谓主于痰,东垣谓主于气……此皆未明阴阳气化之道也"。近代任应秋先生《任应秋论医集·诊治管见》谈中风的辨治,认为"阴虚与阳虚,实为中风辨证的两大关键",并创用了豨莶至阳汤等名方[5]。论中风的发病因素,包括风(肝风)、气(气逆)、火(肝火、心火)、痰(风痰、湿痰)、瘀(血瘀)、虚(气虚、阴虚)六类,其中,风、气、火为阳,虚、痰、瘀为阴,阳证治当镇肝息风、通腑泄热、清热化痰,阴证治当益气活血、化痰通络、滋养肝肾[6]。

3. 分期辨证论治

中风根据其发病的时间及阶段可分为先兆期、急性期、恢复期及后遗症期。各阶段的病理因素侧重不同,在治疗上必然各有侧重,因此需要进行分期辨证论治[7]。郑国庆教授强调先兆症重在益气活血、息风化痰,方用清灵定眩汤(半夏、茯苓、天麻、白术、党参、石菖蒲、白蒺藜)。急性期重在通腑攻下、化瘀涤痰,根据国家"十五"攻关项目"中风病急性期综合治疗方案研究"中关于"中风病急性期中阴类证、阳类证的分类标准",阳类证重在清热平肝、破瘀涤痰、通腑醒神,方用协定1号方[人工牛黄粉(冲服)、水牛角(先煎)、龙胆草、虎杖、水蛭、益母草]以及清开灵注射液进行治疗。阴类证重在温阳益气、破瘀涤痰、通腑醒神，方用协定2号方（制天麻、川芎、制南星、益母草、制半夏、石菖蒲、水蛭、黄芪）以及复方丹参注射液进行治疗。恢复期重在健脾益肾、活血通络，可用复方北芪口服液，由黄芪、何首乌、鸡血藤、龟甲胶等组成。后遗症痉挛期重在滋阴养血、柔筋活络，方以芍药甘草汤为主[8]。张根明教授提出缺血性中风病机分段论治，认为发病前阶段主要是"内伤积损"过程，在诱因的作用下可导致脑脉痹阻。急性期阶段是以脑髓失养、毒邪内生及毒损脑络为三大病理过程，而恢复期及后遗症期是以脑髓空虚及诸邪伏藏为特征[9]。郑友丽教授认为中风急性期（发病14天内）应以通腑泄热为先导，重在化痰活血开窍，缓解期（发病14天至6个月）注重治本与康复，重在滋阴潜阳、益气活血，后遗症期（发病6个月以上）仍以康复为主，酌加平调阴阳、疏通气血等药物治疗[10]。

4. 辨标本虚实

中风的核心病机为风火痰瘀，痹阻脑络或风火灼伤脑络，络破血溢，神机失用。其发病乃因脏腑功能失调，痰浊瘀血等有形实邪内生，加之劳倦内伤、忧思恼怒、饮食饱食、用力过度、气候骤变等诱因，引起瘀血阻滞、痰热内蕴或阳化风动、血随气逆，导致闭阻脑络或络破血溢。病性多为本虚标实，上盛下虚，本虚多见肝肾阴虚、气虚血少；标实多为风火、痰湿、瘀血等。急性期多以标实为主，临床根据风、火、痰、瘀之异，予以祛风化痰、平肝潜阳、清肝泻热、化痰通腑、活血通窍法，方予半夏白术天麻汤、天麻钩藤饮、牛黄清心丸、星蒌承气汤、通窍活血汤等。中脏腑闭证或脱证，阳闭可选用羚角钩藤汤、安宫牛黄丸、清开灵或醒脑静注射液进行治疗，阴闭可选用涤痰汤、三生丸等，脱证常选用参附汤、生脉散治疗。恢复期、后遗症期，多以虚证或虚实夹杂为主，可表现为气血、阴虚或气阴两虚、阳气亏虚，治以益气活血、滋阴潜阳、温补阳气等，方以补阳还五汤、镇肝熄风汤为主[7]。

三、研究进展

1. 中医药防治中风病的临床研究

当下中医治疗参与到中风各个阶段的防治工作中，涉及预防、治疗、康复等方面，取得了巨大成效，而且治疗方法多样，包含了中药汤剂、注射液、中成药、针灸推拿、拔罐等，可以实现多途径、多靶点治疗疾病的优势。根据相关研究，目前临床常用于治疗中风病的前20名中药包括川芎、地龙、石菖蒲、牛膝、当归、赤芍、桃仁、红花、钩藤、黄芪、丹参、天麻、半夏、茯苓、地黄、郁金、胆南星、桑枝、附子、石决明[11]。临床常用的汤剂包括补阳还五汤、半夏白术天麻汤、天麻钩藤饮、星蒌承气汤、羚角钩藤汤等，中成药包括安宫牛黄丸、苏合香丸、神仙解语丹等，注射液包括醒脑静注射液、清开灵注射液、丹红注射液、川芎嗪注射液等。临床研究发现中医药可明显提高中风患者的临床疗效，降低神经功能损害，减少不良反应发生，改善远期预后和生活质量，效果安全可靠[12]。

2. 中医防治中风后并发症的临床研究

目前临床发现中风后并发症主要包括中风后抑郁、中风后睡眠障碍、中风后失语、中风后吞咽困难等。相关研究发现，中医药在治疗中风后并发症方面也取得了一定的疗效。研究发现四逆散、柴胡龙骨牡蛎汤、逍遥散、甘麦大枣汤等联合西药治疗中风后抑郁，能显著增强抗抑郁的疗效，改善神经缺损、认知功能和生活能力[13-15]。研究发现，针灸联合耳穴压丸治疗可以明显改善中风后失眠患者的睡眠时间、睡眠质量、入睡时间、睡眠效率、睡眠障碍等问题，远期疗效好，安全可靠。针对中风后失语，研究发现解语丹联合针灸具有良好的临床疗效[16-17]。

3. 中医药防治脑血管病取得成效

近年来，中医药防治脑血管病取得的成效十分突出。国家"十一五"、"十二五"、"十三五"科技攻关与支撑计划项目以及中医药重大专项连续把中医药防治脑血管病作为研究课题。在高颖教授的带领下，完成了缺血性中风证候要素诊断量表及中风证候要素评价量表等中风病相关量表构建，极大地方便了临床中风的辨证论治过程。将中医药治疗与现代科学技术紧密联系起来，通过网络药理、数据挖掘及影像学等多种方法，从多方面、多途径、多角度研究中医药防治脑血管病的作用机制及有效成分，挖掘新药物。同时，随着循证医学的发展，中医药也引进循证医学理念，为了准确把握中医药防治中风的远期疗效，更好地发挥中医药防治中风的优势，在中医药管理部门的大力支持下，开展了一系列中医药防治脑血管病随访登记平台的构建，对于中风患者的中医干预措施、临床转归、卫生经济学等进行持续跟踪研究，为中医药治疗中风提供更高的循证证据。

4. "毒损脑络"思想

"毒损脑络"是中医脑病学科带头人王永炎院士在国家"七五"、"八五"、"九五"期间提出的中风病机假说，采用静脉滴注大剂量清开灵注射液以清热解毒、化痰通络治疗缺血性中风急性期，随后又扩大应用范围，用于治疗出血性中风急性期，该治法在急重型出血性中风、缺血性中风抢救和治疗上取得了较好疗效。该假说在后续的大量研究和探讨中被逐步完善和发展，形成了"毒损脑络"病因与发病学说[2]。毒损脑络思想是指由于脏腑功能失调，内生之痰浊瘀血等病理产物，蕴积日久，而转化成对人体脏腑经络造成严重损害的致病因素，属内生之毒。毒邪致病力较强，易损伤脏腑，结滞络脉，耗伤阴精，而导致形体受损，络脉结滞，脑络痹阻，神机失统而致病。"毒损脑络"思想是王永炎院士对中风临床疗效进行深入思考后，在继承传统的发病理论基础上，结合现代科学研究成果，提出的创新病机假说，对中风急性期的治疗具有指导性意义，不仅对中医脑病学科的发展具有重要意义，而且对中医学领域多个学科的发展产生了深远影响。

四、前景展望

1. 重视中医药防治中风的理论探讨和创新

中医药在不断地自我创新中发展，中风相关理论创新也是如此。从唐宋之前多以"内虚邪中"的外风论，到金元四大家以"内风"立论，到元代医家王履提出"真中风"、"类中风"，到明代张介宾提出"非风"之说，到张伯龙、张山雷、张锡纯提出"阴阳失调，气血逆乱"，再到王永炎院士提出"毒损脑络"思想。中风的病机认识及理论基础在继承前人的基础上，也在不断创新与进步。尤其在当下国家倡导积极发展中医药事业的时代机遇下，应积极将中医基础理论与现代医学认识相结合，集中资源进行中医药临床疗效规范化研究，以及疗效靶点的精准化研究，不断推动中医药防治脑血管病理论和临床疗效的进步。

2. 抓住中医药防治中风临床切入点，充分发挥综合治疗的优势

中医药治疗是一个整体，包含了汤药、针灸、推拿、拔罐等多种很有特色的传统疗法，是集预防、治疗、护理和康复于一体的综合治疗体系。在中医治未病理论的指导下，运用中医药进行中风的一级预防和二级预防，从调饮食、畅情志、慎起居等方面综合调理，有效地降低中风发病率及死亡率。基于未病先防、既病防变的原理，运用现代医学先进的诊治技术进行干预，注重发挥中医学整体防治的优势，开展以中西医结合、内外科结合、外科手术与血管内介入治疗相结合，以及早期康复与科学管理相结合为特点的全新的脑卒中诊疗模式的研究及实践，充分发挥中医药治疗的优势和特点。恢复期及后遗症阶段，大量研究表明中医药可降低中风并发症的发生，改善神经功能恢复，提高远期预后与生活质量[18-19]。

3. 开展中医药防治中风循证研究，科学评价疗效

长期以来，如何科学评价中医药疗效以及确定合适的临床结局指标，已经成为制约中医临床科研的瓶颈问题。近些年来，随着循证医学的发展，中医药也引进循证医学理念，开展了很多大样本、多中心的随机临床试验，为中医药的疗效提供了重要的证据支持。另外，新技术的引进对于研究中医药作用疗效和机制也产生了重要影响，包括数据挖掘、关联网络分析等基于文献的数据分析，基于系统生物学以及分子信号通路的网络药理学，基于高通量技术和生物信息学的蛋白组、基因组、代谢组等组学技术，均已运用于中医药防治中风的研究中。新方法、新技术的引入，使中医药疗效机制精准化，开拓了中医药现代化研究的新视野，同时也为中医药的进一步发展奠定了重要基础[19]。

参 考 文 献

[1] 国家卫生健康委员会. 中国脑卒中防治指导规范（2021年版）. 国家卫生健康委官网，2021.
[2] 张锦，张允岭，郭蓉娟，等. 从"毒损脑络"到"毒损络脉"的理论探讨[J]. 北京中医药，2013，32（7）：483-486.
[3] 丁元庆. 中风六经辨证论治体系构建[J]. 山东中医药大学学报，2021，45（6）：719-728.
[4] 车锦礼，李佳靓，孙晶，等. 中风病的经络辨证探讨[J]. 包头医学，2019，43（1）：43-45.
[5] 任应秋. 任应秋论医集[M]. 北京：人民卫生出版社，1984：489-490.
[6] 卢明，刘文琛，黄燕，等. 中风病"阴阳为纲、类证辨治"的临床思路探讨[J]. 中医杂志，2021，62（17）：1492-1495.
[7] 赵进喜，李继安. 中医内科学实用新教程[M]. 北京：中国中医药出版社，2018：340-347.
[8] 郑国庆，黄培新，刘茂才. 中风病分期论治的思路与方法[J]. 中医杂志，2008，49（1）：74-76.
[9] 张根明，周莉，崔方圆，等. 缺血性中风病机分段论[J]. 中西医结合心脑血管病杂志，2012，10（11）：1373-1374.
[10] 郑友丽. 中风病中医分期辨证论治[J]. 广西中医学院学报，2004，7（2）：46-47.
[11] 宋洋，陈瑶，周德生. 20位国医大师治疗缺血性脑卒中用药规律分析[J]. 中国中医急症，2019，28（11）：1908-1910.
[12] 李双英，李平. 缺血性中风病的中医药治疗进展[J]. 武警后勤学院学报（医学版），2020，29（3）：72-75.
[13] 程瑶. 柴胡加龙骨牡蛎汤治疗脑卒中后抑郁临床观察[J]. 光明中医，2020，35（9）：1351-1352.
[14] 刘卫民，卜亚龙，王福龙，等. 加味逍遥散治疗中风后抑郁症临床观察[J]. 内蒙古中医药，2017，36（9）：14-15.
[15] 勾顺昌，易旭. 四逆散加味联合黛力新治疗中风后抑郁疗效观察[J]. 湖北中医药大学学报，2022，24（3）：73-75.
[16] 麦冬燕，李继全，杨雷，等. 调任通督法针刺联合艾司唑仑片口服治疗中风后失眠的疗效及对匹兹堡睡眠质量指数的影响[J]. 中医研究，2022，35（6）：66-69.
[17] 何婧柳，李培真，徐晓萌. 通任调督针法联合低频重复经颅磁刺激治疗中风后睡眠障碍患者的近期随访研究[J]. 中国疗养医学，2022，31（4）：381-383.
[18] 杨云芳，白雪. 中风病的中医药防治优势[J]. 辽宁中医药大学学报，2010，12（6）：85-87.
[19] 张新春，蔡业峰，黄燕. 中医药防治中风病的临床切入点与优势探讨[J]. 新中医，2012，44（5）：1-3.

（孔令博）

9 痴 呆

痴呆（dementia）是以获得性认知功能损害为核心，并导致患者日常生活能力、学习能力、工作能力和社会交往能力明显减退的综合征。患者认知功能损害涉及记忆、学习、定向、理解、判断、计算、语言、视空间功能、分析及解决问题等能力，在病程某一阶段常伴有精神、行为和人格异常。临床引起痴呆的疾病很多，其常见类型有阿尔茨海默病（Alzheimer′s disease，AD）、血管性痴呆（vascular dementia，VaD）、路易体痴呆（dementia with Lewy bodys，DLB）、帕金森病、额颞叶变性、正常压力性脑积水等，以及由于其他疾病如颅脑损伤、感染、免疫、肿瘤、中毒和代谢性疾病等引起的痴呆。这其中，AD占所有类型痴呆的50%~70%，DLB占5%~10%，VaD占痴呆患者的15%~20%。2019年我国AD及其他痴呆的患病率为924.1/10万；在过去30年间，AD导致死亡的顺位从 1990 年的第 10 位上升至 2019 年的第 5 位[1]。2019 年的《人口与劳动绿皮书》中报告，我国大致有 1.66 亿的 65 岁以上老年人口，并且每年还会新增 700 万～1000 万老年人口[2]。在 60 岁以上的老年人群中，年龄每增加 5 岁，AD 的患病危险就可增加 1 倍以上。有学者预测，到 2030 年时，60 岁以上老年人的患病人数将达到 2075 万，到 2040 年时将达到 2687 万，2050 年时 AD 的患病人数会变为 2015 年的 2.35 倍[3]。痴呆给病人和家属带来沉重的经济负担和社会负担，因此，加强对 AD 等老年痴呆病的研究和治疗有着非常重要的临床意义及社会意义。

痴呆在中医文献中相当于"痴呆"、"呆病"等。《景岳全书》首次将"痴呆"作为独立病名提出。《辨证录》设立"呆病门"专篇，提出"呆病成于郁"和"呆病成于痰"两种病机学说，开辟"开郁化痰"治法。当代中医对于痴呆的研究主要集中在发病率较高的 AD 和 VaD 中，多以"痴呆"、"呆病"命名。

一、病因病机

痴呆的病因与体质因素、年高久病以及情志内伤有关。《素问·宣明五气》指出"五脏所藏，心藏神……肾藏志"。《灵枢·本神》指出"肾藏精，精舍志"，"志伤则喜忘其前言"，重视肾虚志伤，记忆减退。脑为元神之府，为髓海，若肾精不足，不能藏志，作强无权，精不养髓，脑髓空虚，则神明失用，而表现为智力、思维能力与记忆力减退。

隋唐时期，多从"心神虚损"阐述呆病。如《诸病源候论》云："多忘者，心虚也。心主血脉而藏于神，若风邪乘于血气，使阴阳不和，时相并隔，乍虚乍实，血气相乱，致心神虚损而多忘。"明代张介宾《景岳全书》曰："痴呆证……然此证有可愈者，有不可愈者，亦在乎胃气、元气之强弱。"指出痴呆与七情所伤相关，并指出胃气、元气强弱与预后相关。清初陈士铎《石室秘录》指出"痰势最盛，呆气最深"，"治呆无奇法，治痰即治呆也"。另外，清代医家还认识到中风可导致"神呆"。《临证指南医案》指出"中风初起，神呆遗溺"。《吴鞠通医案》记载："中风神呆不语，前能语时自云头晕，左肢麻，口大歪。"纵观中医文献痴呆相关记载，最早仅限于"喜忘"、"善忘"等症状的描述，病机多重视肾精不足、心气虚损等，以虚证为主，后世则逐渐开始重视痰蒙等实证。

当代医家论痴呆，常针对 AD 和 VaD 分别论述。周文泉教授论 VaD 病因病机，认为中风形成的病理产物痰浊瘀血尚停留于脑窍，形成巢囊，神明失用而致智力障碍，故 VaD 以标实多见。论 VaD 病机，可归纳为肝肾阴虚、痰瘀阻窍两个方面。结合中风后患者肢体功能障碍的症状特点，认为痴呆常存在着瘀血阻脉的病机[4]。邓铁涛教授认为 VaD 病位在脑，与五脏相关，尤与脾气虚关系密切，其基本病机为脾气亏虚为本，以痰瘀痹阻脑络邪实为标，导致髓减脑消，神机失用[5]。王永炎院士提出"毒损脑络"学说，指出"毒"系脏腑功能和气血运化失常使体内的生理或病理产物不能及时排出，蕴积体内过多而生成，中风后，可产生瘀毒、热毒、痰毒等，毒邪可破坏形体，损伤脑络[6]。这一学说对中风、痴呆等脑系疾病的病因病机的研究产生了极大的影响。基于此学说，谢颖桢将 VaD 分为三期，即平台期、波动期、下滑期。肾虚、痰瘀内阻是平台期的基础证候，正气虚损是以肾虚为核心，常出现或阴精亏损为主，或阳气不足为著，或阴阳俱损三种基本证候。波动期的病证以痰浊瘀阻、蒙窍，痰热内扰或风痰瘀阻为主，以浊实之邪壅盛为主要特征。若诸浊实之邪壅滞不散，蕴化成毒，可伤络败髓导致病情加重。下滑期的病证则以浊毒壅盛为特征，出现痰浊、火热壅盛、腐化秽浊、蒙窍扰神、内风扰动等病理改变；诸邪相合，郁蒸腐化、酿生浊毒，浊毒败坏形体，夺扰神明致神机失用为其共同的病理机制，同时强调毒邪是 VaD 病情阶梯样下滑的关键[7]。张允岭教授则进一步阐述，VaD 除有其核心症状外，还表现出繁多的与病变相关的周边症状，可初步划分为风、火、痰、瘀、肝肾阴虚、脾肾阳虚、心肺气虚七个证类。平台期的基本证类为痰证、瘀证、肝肾阴虚证、脾肾阳虚证，部分患者可兼见风证；波动期的基本证类以火证、风证、痰证、瘀证为主；下滑期的基本证类既有肝肾阴虚证、脾肾阳虚证的基础，又有火证、风证、痰证、瘀证夹杂，但总以诸邪蕴化，化火生毒，败坏脑髓为主[8]。田金洲院士研究更提出 AD "启动于肾虚、进展于痰瘀火，恶化于虚极毒盛"的病机假说和分期辨证施治方案。在其作为执笔人的《阿尔茨海默病的中医诊疗共识》中指出，AD 在疾病进展过程中呈现规律性的证候变化，即早期以肾虚为主，中期痰浊、瘀血、火热递进，晚期则毒盛正脱并存，并制订呆病论治当"早期补肾为主并贯穿全程，中期化痰活血泻火，晚期解毒固脱"的序贯疗法[9]。

综上，痴呆病位在脑髓，发病与心、肝、脾、肾多脏相关。核心病机是髓减脑消，或痰瘀痹阻脑络，神明失用。若肾精不足，脑髓空虚，则神明失用，可表现为智力、思维能力与记忆力减退。若气血不足，心脾两虚，心神失养，则心神涣散，可表现为反应迟钝，哭笑无常。若痰瘀痹阻脑络，痰瘀蒙闭清窍，神明失用，也可见痴呆。若加以痰郁化火，甚至蕴结热毒，扰动心神者，则可见性情烦乱，情绪多变，甚至出现神明逆乱之证。至于痴呆的病性多以虚实夹杂、本虚标实为其证候特征，本虚证为心脾气血、肾精亏虚，而标实证可表现为痰浊、瘀血，或兼见气滞，或表现为痰火，或表现为热毒。归纳之，无外乎虚、痰、瘀、热等。临床上，虚、痰、瘀、热常常互相影响，互相兼夹，所以很难截然分开。而痰瘀、火热互结，日久生毒，毒损脑络，毒盛正衰，则可使病情恶化。

二、辨证论治

1. 从肾论治临床思维

"肾为先天之本，肾藏精生髓，上充于脑，脑为髓海"是中医学基础理论对肾脑之间生理联系的认识。《医方集解·补养之剂》指出"人之精与志，皆藏于肾，肾精不足则志气衰，不能上通于心，故迷惑善忘也"。《医学心悟》曰："肾主智，肾虚则智不足。"可见肾精亏虚、脑髓消减、神机失用是 AD 的基本病机。当代也有大量医家应用补肾法治疗痴呆的报道，如谭子虎应用加减薯蓣丸治疗轻中度肾精亏虚证老年期痴呆患者，取得良好疗效，该方以熟地、何首乌、五味子、杜仲、枸杞子等药以填精益髓、养血滋阴，并辅以健脾化痰之品[10]。时晶等对补肾法中药治疗 AD 的临床试验进行了系统评价，结果表明研究涉及的中药中使用比率＞20%的有地黄、菖蒲、茯苓、何首乌、人参、山茱萸、川芎、丹参、淫羊藿、远志、枸杞子、肉苁蓉、甘草、菟丝子[11]。

2. 从心脾论治临床思维

《诸病源候论》曰："多忘者，心虚也。心主血脉而藏于神。若风邪乘于血气，使阴阳不和，时相并隔，乍虚乍实，血气相乱，致心神虚损而多忘。"《太平圣惠方》曰："夫心者，精神之本，意智之根"，"心智不利而健忘"。重视心虚致忘，并收载"补心益智及治健忘诸方"，即茯神散、枕中方、远志散、薯蓣丸、菖蒲丸、人参丸等方。《严氏济生方》指出"夫健忘者，常常喜忘是也。盖脾主意与思，心亦主思。思虑过度，意舍不清，神官不职，使人健忘。"主张方用归脾汤。《备急千金要方》开心散，即由人参、茯苓、远志、菖蒲四味药组成。他如菖蒲益智丸（《备急千金要方》）、小定志丸（《三因极一病证方论》）、远志丸（《严氏济生方》）和聪明汤（《古今医鉴》）等方，皆可认为以此方为基础。

3. 从痰论治临床思维

《辨证录》设立"呆病门"专篇，指出"呆病之成，必有其因，大约其始也，起于肝气之郁，其终也，由于胃气之衰……肝郁则木克土，而痰不能化，胃衰则土不制水，而痰不能消，于是痰积于胸中，盘踞于心外，使神明不清，而成呆病矣"，故治以开郁逐痰、健胃通气。所用之方洗心汤、转呆丸、启心救胃汤，均是以健脾化痰为主要用药。《石室秘录》强调治疗本病，"若以寻常二陈汤治之，安得获效。方用逐呆仙丹"。逐呆仙丹组成：人参、白术、茯神、半夏、白芥子、附子、白薇、菟丝子、丹砂。

4. 治瘀热论治临床思维

从瘀热论治，可以说源于张仲景。《伤寒论·辨太阳病脉证并治》曰："太阳病不解，热结膀胱，其人如狂。"桃核承气汤等可用于治疗中、重度痴呆常出现显著情绪、精神、行为异常，而表现为反应迟钝、言语错乱、妄闻妄见、妄思离奇者。《素问·至真要大论》所谓"诸躁狂越，皆属于火"，

《景岳全书·癫狂痴呆》所谓"凡狂病多因于火",皆重视从火热论治。清热泻火法主要适用于治疗中重度痴呆。《医林改错》则重视活血化瘀治法,提出可用癫狂梦醒汤治疗"气血凝滞脑气,与脏腑气不接"者。任继学教授认为"脑中血海"受损造成血络瘀滞,轻者血凝痰生,热结毒生,脑络瘀塞,损伤脑之神机,重者脑气不能束邪,内风统领热邪火毒,窜扰脑络,毒害脑髓,元神受损,神机不用[12]。颜德馨也强调血瘀与痴呆的关系,认为瘀血来源广泛,瘀血蒙蔽清窍可生痴呆,即所谓"脑髓纯者灵,杂者钝",瘀血又可进一步成为致病因素,清灵之府因瘀而不能与脏气相接,脑失其所养,精髓枯萎遂致痴呆更甚[13]。

5. 从毒论治临床思维

王永炎院士提出"毒损脑络"学说,指出毒邪可破坏形体,损伤脑络,败坏形体,损伤脏腑经络,造成病势缠绵,顽固不愈。此后提出 AD 早期"肾虚-痰瘀-酿毒-病络"的病机演变过程,并强调中医临床防治 AD 应以填补肾精、充养脑髓治其本,以化痰清浊、活血化瘀、解毒通络治其标,以使肾精充足,脑髓充盈,神机复用[14]。

6. 分期论治方案

田金洲院士提出的《阿尔茨海默病的中医诊疗共识》,结合前期工作,将 AD 分为早期(初始期)、中期(进展期)、晚期(恶化期)。其中早期分为髓海渐空、脾肾两虚、气血不足三型,分别应用七福饮加龟鹿二仙胶、还少丹、归脾汤加减;中期分为痰浊蒙窍、瘀阻脑络、心肝火旺三型,分别应用洗心汤、通窍活血汤、天麻钩藤饮三方加减治疗;晚期为毒盛虚极型,选用黄连解毒汤加遗忘双治丹治疗。从分期分型中可以看出早期以虚证为主,中期以实邪为主,晚期则为虚实夹杂。故而早期以补肾为原则,中期应以化痰、祛瘀、泻火交替或并行,晚期则需补肾固元、解毒化浊,并强调补肾是最基本的治疗原则[9]。谢颖桢教授等则提出 VaD 辨证应该先分期、再分型,并根据不同时期和证型提供了不同的治疗方法。在平台期患者病情稳定,治疗上以益肾填精为主,辅以化痰通络;波动期则更加强调清热化痰通络,以通为主;下滑期的 VaD 患者多伴有再次中风,因此解毒通络、醒神开窍治法应处于主要地位[15]。

三、研究进展

1. 单味中药抗痴呆的研究

近些年,针对单味中药的抗痴呆作用进行了大量的研究,黄芪、人参、丹参、菖蒲、川芎、葛根、三七、首乌、当归、蛇床子、银杏等是研究较多的增智药。吴蕾等使用β淀粉样蛋白(Aβ)25～35 蛋白诱导小鼠神经元细胞建立 AD 细胞模型,使用人参皂苷 Rg1 处理后,显著提升了神经细胞存活率[16]。李雪燕等通过腹腔注射 D-半乳糖和亚硝酸盐制备小鼠 AD 模型,应用当归多糖腹腔注射,结果显示,当归多糖可通过降低 AD 小鼠脑组织 Ca^{2+} 超载及增加胆碱神经的敏感性来缓解神经损害[17]。

2. 中药复方的研究

针对痴呆,特别是 AD 的发病机制,近些年开展了大量中药复方临床及试验研究。如聂志玲等应用补肾化痰方通过抑制 CaMKⅡ-α 的表达,减少 AD 模型大鼠 tau 蛋白异常磷酸化水平,从而发挥其抗老年性痴呆的作用[18]。尹龙等对中药复方金思维的实验研究表明,其可明显改善 APPV717Ⅰ转基因小鼠海马神经损伤,增加突触相关蛋白、钙/钙调素依赖性蛋白激酶-Ⅱ的表达,进而改善 APPV717Ⅰ转基因小鼠的学习记忆能力[19]。

3. 应用网络药理学针对中药有效成分的研究

网络药理学可以从生物分子网络结构和功能出发,构建"活性成分-作用靶标-疾病"的药理网络,为中药研究与创新提供实践基础和有效途径。王慧婵等通过网络药理学方法预测了淫羊藿的 11 种活性成分,35 个作用于 AD 的潜在靶点,体现了该药治疗作用具有多活性成分、多靶点的特点。其中,5-羟色胺转运蛋白(SLC6A4)、乙酰胆碱酯酶(ACHE)、一氧化氮合酶(NOS3)、单胺氧化酶 B（MAOB）、毒蕈碱型乙酰胆碱受体 M1（CHRM1），这些靶点是淫羊藿发挥抗 AD 作用的核心靶点[20]。程美佳等基于网络药理学分析得出开心散中与 AD 相关的化学成分有 47 种，靶点有 443 个，可能通过精氨酸生物合成、神经活性配体-受体相互作用、钙信号通路、环磷酸腺苷（cAMP）信号通路、IL-17 信号通路等发挥治疗 AD 的作用[21]。庞晓丛等针对中药有效成分治疗 AD 的网络药理学研究表明，抗 AD 中药复方的化合物主要作用于胆碱能系统和 Aβ 产生与聚集过程，其次是 tau 蛋白磷酸化途径及 5-羟色胺系统。提示中药方剂治疗机制与 AD 病理机制相吻合[22]。

4. 量表、指南的制定，建立痴呆的临床评价体系

20 世纪 90 年代初，中华全国中医学会老年医学会和中华全国中医学会内科学制定了《老年呆病的诊断、辨证分型及疗效评定标准》，初步提出了包括 AD 在内的痴呆诊疗体系。但这一量表的制定适用范围过于宽泛，涉及老年性痴呆、VaD、混合性痴呆、额颞痴呆（皮克病）等[23]。

2002 年 9 月田金洲院士等发布《血管性痴呆辨证量表》，此辨证量表针对 VaD 分为七个证型：肾精亏虚、痰浊阻窍、瘀血阻络、肝阳上亢、热毒内蕴、腑滞浊留、气血亏虚。量表中对七个证型分列若干条目，并对每一条目轻重程度赋分，既可以对证候定性诊断，还可以对证候的严重程度进行定量评价，符合中医辨证量表的制定趋势[24]。2017 年田金洲在前期工作的基础上，再次发表《痴呆证候要素量表》（第 2 版），该量表以证候要素对痴呆各型进行区分，增强了临床的可操作性[25]。2018 年《阿尔茨海默病的中医诊疗共识》对 AD 进行分期（早期、中期、晚期）、分型（髓海渐空、脾肾两虚、气血不足；痰浊蒙窍、瘀阻脑络、心肝火旺；毒盛虚极），以及相应的治法、方剂。这一共识对临床具有较强的指导意义，对规范中医、中西医结合诊治 AD 有较好的参考价值，并促进临床、科研和新药开发研究的科学性及客观性。证候量表有助于提高辨证的稳定性，可对证候进行量化分析，为临床试验提供更加客观、统一的标准。

5. 中医药改善轻度认知损害的研究

轻度认知损害（mild cognitive impairment，MCI）是指有主观的、客观的记忆或认知损害但日常生活能力正常的状态，是正常衰老和轻度痴呆之间的过渡阶段，每年有 10%～15% 的 MCI 患者转化为痴呆。早期识别和干预 MCI，对于延缓痴呆病程，提高患者生活质量，缓解家庭和社会负担具有重要意义。在中医治未病理论的指导下，越来越多的研究者意识到应该对 AD 临床前阶段给予高度重视，早期筛查发现未来有进展为 AD 风险的目标人群，并尽早给予干预措施展开预防，进而延缓或逆转其病程，因而近年来对轻度认知损害的中医药干预越来越受到重视，相关的文献在痴呆研究中所占的比例也越来越大。田金洲院士等在《轻度认知损害临床研究指导原则（草案）》将 MCI 分为脾肾亏虚、气血不足、痰浊蒙窍、瘀血阻络、阴虚阳亢、热毒内盛以及腑滞浊留等证型，较大程度地规范了中医对 MCI 的认识、诊断[26]。由于有前期痴呆研究的工作基础及方法，近年来针对 MCI 的研究也主要集中于中药及中药复方的研究，以及结合现代医学的发病机制与中医证候、治疗相关的研究。

6. 痴呆发病机制的研究

王永炎院士提出的"毒损脑络"学说，对中风、痴呆等脑病的病因病机研究影响深远。对"浊毒"在痴呆方面的研究，在 AD 和 VaD 两个方面侧重点不尽相同。针对 AD 的发病机制研究，正常人的大脑神经元会产生少量 Aβ，在年龄以及其他因素影响下，Aβ 产生增多或清除减少，导致其在大脑中的广泛沉积，产生自由基，导致神经元损伤及凋亡，进一步导致痴呆。因而有学者指出，Aβ 能够导致神经突触损伤及神经元凋亡，具有败坏形体、损伤脑髓的特点，属于人体产生的"内生浊毒"范畴[27]。针对 VaD 的发病机制研究，脑缺血后大量 Ca^{2+} 向细胞内移，激发突触传递中神经递质的释放及 NO 的生成，以及再灌注引起的炎症反应，导致 IL-1、TNF-α 等细胞毒性物质的产生，而造成神经细胞死亡。这些脑缺血缺氧后神经细胞毒性物质的产生与聚集，是浊毒的重要物质基础[28]。而对于"络脉"的研究，王永炎院士指出，"络脉"应包括气络和血络，气络与血络相伴而行，络脉之血络大致相当于西医微循环系统，而气络结构的定位并非微循环系统，其内涵是否与神经网络和细胞因子网络有关还有待探讨。"络脉是功能结构载体，并具有功能与结构密不可分的特征……只有将二者联系起来，于活生生的机体上，从整体上把握络脉的功能和结构，才有可能认识络脉"[14]。因此，如何应用现代技术方法对"络脉"进行深入研究，中药、中药复方在其中的作用点，都值得进一步探索。

四、前景展望

1. 加强中药及复方抗痴呆的研究

AD 的病因和发病机制十分复杂且尚未完全清楚，其发病机制主要与氧化应激、神经营养因子、神经递质衰竭、突触前小泡与蛋白突触囊泡蛋白减少导致的突触衰竭、对轴突运输缺陷、蛋白质的异常表达和加工、Aβ 代谢异常、tau 蛋白过度磷酸化、炎症调节等方面有关。中药及中药复方含有多种有效成分，具有多环节、多途径、多靶点的特点，在治疗痴呆领域具有广泛的应用前景。然而既往的研究多以小样本回顾性研究为主，缺乏大样本、前瞻性研究，应用的诊断标准及中医证候分型亦不能完全统一。因此今后中药临床研究应以大数据、多中心、随机对照的前瞻性研究为方法，同时依托现代医学对 AD 病因和发病机制进行多方面研究。另外，结合现代药理学研究方法，例如网络药理学，将会为中药抗痴呆治疗提供新的思路。如前所述，网络药理学从生物分子网络结构和功能出发，构建"活性成分-作用靶标-疾病"的药理网络，结合蛋白组学、代谢组学等高通量技术，为中药研究与创新提供实践基础和有效途径。从"多成分、多靶点、多通路"角度深入揭示中药及中药复方的作用机制，从蛋白质分子和基因水平明确生物系统、药物和疾病之间的复杂关系。网络药理学还可以运用于已知药物筛选活性成分和作用靶点及通路，从而发现药物的新适应证和相关作用机制，为复杂疾病筛选合理的药物进行配伍、靶向设计研究提供依据，也为新药研发节约大量成本和时间。

2. 开展临床证候、证素与客观指标关系的研究

回顾近 30 年痴呆的证候研究存在较大的差异，其原因是多方面的。如研究病例的来源，样本量的多寡，研究者对于痴呆病因病机认识的差别而造成界定证型的区别，证候判定有一定的重复性等。证候判定的多样性对临床研究以及新药研究等造成不利影响，引入证候要素（证素）概念，开展对痴呆患者的中医临床研究，不失为一种较好的解决方法。龙子弋研究表明，肾、心、脾、髓海不足、阴虚、阳虚、气虚、血虚、内热等证素在 AD 中的频率高于 VaD；脑、络脉、肝、血瘀、精亏、痰浊、阳亢、内风、腑实、毒在 VaD 中的频率高于 AD[29]。另外，现代医学对于痴呆诊断的实验室检查日渐完备。近年来，针对痴呆患者的证素与理化检查、神经心理学测评、影像学检查、生物学标志物相关联的研究亦逐步开展。深入、细致地开展这些研究，细化某一证素所对应的客观检查的特点，将对中医证候诊断的客观化有所裨益，也将有助于丰富痴呆证候学的内涵，对建立证候学临床疗效评价体系有着重要的意义。相关性研究也有助于筛选痴呆治疗的靶证候，进一步选择相应方药，从而使得临床用药针对性更强。

3. 利用现代技术方法，进一步开展痴呆病机理论研究

"毒损脑络"学说的提出至今已 30 余年，其在中风、痴呆等病的中医研究中得到迅速发展。针对以 AD 为代表的痴呆病研究，结合现代医学对 AD 发病机制的深入研究，毒邪的物质基础得到较多研究，且相对明确，而脑络的研究已逐步从其血管性学说拓展至细胞等功能性方面研究。另外，毒邪如何产生，毒邪清除为何下降，结合现代医学对 AD、VaD 的研究，并应用现代医学的方法，进一步深入研究这些问题，将可能为"毒损脑络"学说进一步完善以及中药治疗提供理论依据。这也正如王永炎院士曾经提到：提高脑血管疾病疗效的突破口就中医学而言，是应重视病因病理学说的发展，"毒邪"和"络病"可以作为深入研究的切入点，即中西医共同研究的结合点，希望在理论和临床疗效上取得较大的进步和提高[6]。

参 考 文 献

[1] 任汝静，殷鹏，王志会，等.中国阿尔茨海默病报告 2021 [J] .诊断学理论与实践，2021，20（4）：317-337.

[2] 张车伟.人口与劳动绿皮书：中国人口与劳动问题报告 NO. 19 [M] .北京：社会科学文献出版社，2019：1-30.

[3] 王英全，梁景宏，贾瑞霞，等.2020—2050 年中国阿尔茨海默病患病情况预测研究 [J] .阿尔茨海默病及相关病，2019，2（1）：289-298.

[4] 周文泉，于向东.关于血管性痴呆研究的思考 [J] .中医杂志，2002，43（4）：299-301.

[5] 陈婷，梁红梅，吴伟，等.国医大师邓铁涛教授益气除痰活血法治疗血管性痴呆经验 [J] .中华中医药杂志，2016，31（7）：2598-2600.

[6] 王永炎.关于提高脑血管疾病疗效难点的思考 [J] .中国中西医结合杂志，1997，17（4）：195-196.

[7] 谢颖桢，高颖，邹忆怀，等.血管性痴呆分期辨证及综合治疗的探讨 [J] .北京中医药大学学报，2001，24（3）：3-5.

[8] 张允岭，梅建勋，谢颖桢，等.老年期血管性痴呆分期分证探讨 [J] .中医杂志，2008，49（2）：173-175.

[9] 田金洲，时晶.阿尔茨海默病的中医诊疗共识 [J] .中国中西医结合杂志，2018，38（5）：523-529.

[10] 谭子虎，柳弘汉，潘海松，等.加减薯蓣丸治疗轻中度肾精亏虚证老年期痴呆的磁共振波谱研究 [J] .安徽中医药大学学报，2018，37（2）：29-33.

[11] 时晶，倪敬年，司芸芳，等.补肾法治疗阿尔茨海默病的系统评价 [J] .天津中医药大学学报，2021，40（2）：211-217.

[12] 任继学.三谈中风病因病机与救治 [J] .中国医药学报，1998，13（5）：48-49.

[13] 孔令越，颜德馨.颜德馨教授以气血为纲辨证治疗血管性痴呆经验 [J] .四川中医，2005，23（8）：4-5.

[14] 张占军，王永炎.肾虚-痰瘀-酿毒-病络—中医对老年性痴呆早期发病病机认识 [J] .中国中医基础医学杂志，2015，21（3）：244-246.

[15] 谢颖桢，张云岭，梅建勋，等.血管性痴呆的证候观察分析 [J] .北京中医药大学学报，1999，22（2）：37-39.

[16] 吴蕾，陈云波，王奇，等.人参皂苷对 $A\beta_{25-35}$ 蛋白诱导的老年性痴呆体外模型 NG108-15 神经元细胞凋亡的抑制作用 [J] .广州中医药大学学报，2007，24（2）：126-131.

[17] 李雪燕，安方玉，李世功，等.当归多糖对老年痴呆小鼠脑组织钙超载及胆碱能神经损伤的影响 [J] .中医研究，2013，26（3）：68-70.

[18] 聂志玲，周小莉，晁利芹.补肾活血化痰方对阿尔茨海默病模型大鼠海马细胞外调节蛋白激酶 1、蛋白激酶 2 蛋白表达的影响 [J] .河南中医，2015，35（1）：47-49.

[19] 尹龙，田金洲，时晶，等.中药金思维对 APPV717I 转基因小鼠早期学习记忆能力和 CaMK Ⅱ表达水平的影响 [J] .中华中医药杂志，2011，26（8）：822-825.

[20] 王慧婵，裴卉，李浩.基于网络药理学探讨淫羊藿治疗阿尔茨海默病的作用机制 [J] .中南药学，2020，18（2）：300-306.

[21] 程美佳，梁元钰，刘勇明，等.基于网络药理学探讨开心散防治阿尔茨海默病的作用靶点和作用机制[J] .实用中医内科杂志，2021，35（4）：5-9，144.

[22] 庞晓丛，王喆，方坚松，等.治疗阿尔茨海默病的中药有效成分的网络药理学研究 [J] .药学学报，2016，51（5）：725-731.

[23] 傅仁杰.老年痴呆病的诊断、辨证分型及疗效评定标准（讨论稿）[J] .中医杂志，1991，32（2）：56.

[24] 田金洲，韩明向，涂晋文，等.血管性痴呆的诊断、辨证及疗效判定标准 [J] .北京中医药大学学报，2000，23（5）：16-24.

[25] 倪敬年，时晶，魏明清，等.中药临床试验中的痴呆分期及辨证标准 [J] .中华中医药杂志，2017，32（2）：452-454.

［26］ 田金洲，时晶，张新卿，等.轻度认知损害临床研究指导原则（草案）[J].中西医结合学报，2008，6（1）：9-14.

［27］ 苏芮，韩振蕴，范吉平.基于"毒损脑络"理论的老年性痴呆中医病机探讨 [J].南京中医药大学学报，2010，26（2）：93-94.

［28］ 高颖，谢颖桢，王永炎.试论浊毒在血管性痴呆发病中的作用[J].中国中医急症，2000，9（6）：266-267.

［29］ 龙子弋，时晶，田金洲，等.痴呆的证候分型研究 [J].中国医学前沿杂志（电子版），2012，4（10）：28-35.

（张晓晖）

10 抑 郁 症

抑郁症（depressive disorder）是以显著而持续的情绪低落、兴趣下降为主要特征的情感性精神疾病，包含情感症状、躯体症状、认知症状以及精神症状的复杂的情感障碍性疾病，临床以情绪低落、兴趣下降、思维迟缓及语言动作减少、迟缓为主要表现。抑郁症的发病机制涉及神经生化、内分泌及免疫等多个方面。单胺类神经递质假说是目前最主要的假说，该假说认为抑郁症的发生是由单胺类神经递质如去甲肾上腺素（NE）、5-羟色胺（5-HT）或者多巴胺（DA）等受体数量和敏感性的改变引起的。抑郁症的发生还与下丘脑-垂体-肾上腺轴（HPA）功能亢进有关，抑郁症患者存在促肾上腺皮质激素释放激素和糖皮质激素分泌增多，地塞米松抑制试验阳性，肾上腺体积增大等表现。细胞免疫功能在抑郁症的发生中也扮演着重要角色，抑郁症患者存在免疫激活和炎性反应，这会进一步影响 HPA 的功能和大脑单胺类神经递质的分泌。除此之外，抑郁症的发生还与昼夜节律紊乱、遗传基因、大脑发育、心理社会因素等有关系，但目前仍以单胺类神经递质假说为主，临床常用的抗抑郁药物大部分也是基于此假说而开发的。抑郁症是临床的常见病和多发病，给患者的工作和生活带来了严重影响，全球约有 3.22 亿抑郁症患者，占全部疾病负担的 6.2%，我国重性抑郁症终生患病率为 6.8%，在疾病经济负担排位中居第二位[1]。同时抑郁症也常作为脑系疾病、内分泌疾病、消化系统疾病的合并病存在，影响着这些疾病的预后[2]。

抑郁症在中医学文献中当属于"郁证"或"郁病"范畴。他如"脏躁"、"呆病"、"百合病"、"梅核气"等与抑郁症密切相关。如"百合病"的主要症状既包含了抑郁症情绪的部分症状，又包含了一部分抑郁症的躯体症状如失眠、厌食等。"梅核气"的相关描述类似于抑郁症的躯体症状，如咽部异物感。"脏躁"的相关描述类似于更年期女性抑郁症的表现，或者产后抑郁的部分表现。"脏躁"、"呆病"的相关描述类似于重性抑郁症患者有木僵表现或者伴有精神病性症状的表现。"郁证"病名首见于明代虞抟《医学正传》。但郁证内涵复杂，也不完全等同于抑郁症。

一、病因病机

《素问·生气通天论》云："阴平阳秘，精神乃治。"人的精神活动与阴阳有着密切的关系，提示抑郁症与人体阴阳失衡有关。《素问·举痛论》云："思则心有所存，神有所归，正气留而不行，故气结矣。"又指出"百病生于气也，怒则气上，喜则气缓，悲则气消，恐则气下……惊则气乱……思则气结"。《灵枢·本神》曰："愁忧者，气闭塞而不行。"提示情绪变化和七情有着密切关系，七情过激则影响气机的运行，从而导致郁病的发生。《丹溪心法·六郁》云："气血冲和，万病不生，一有怫郁，诸病生焉。故人身诸病多生于郁。"此郁证当包括抑郁症。情志变化与五脏功能有关系，《医旨绪余·论五郁》指出"夫五脏一有不平则郁"，"木郁者，肝郁也"，"火郁者，心郁也"，"土郁者，脾郁也"，"金郁者，肺郁也"，"水郁者，肾郁也"，并且认为五脏的郁滞由本脏自身所致，也可由他脏病变传变而来。首先，抑郁症和肝有关。肝主疏泄，疏泄不及，则气机容易郁滞。正如《医碥》指出"郁则不舒，则皆肝木之病矣"。其次，抑郁症与心有关。《类经》云："情志之伤，虽五脏各有所属，然求其所由，则无不从心而发。"另外，脾胃为中焦，为气机升降枢纽，为气血生化之源，而情志变化与气机升降出入密切相关。因此抑郁症发生与脾胃有关。《灵枢·本神》云："脾愁忧而不解则伤意，意伤则悗乱，四肢不举。"《类经》云："脾忧愁不解而伤意者，脾主中气，中气受抑则生意不伸，故郁而为忧。"肺主气，司呼吸，肺与气机的运行也有密切关系。《素问·至真要大论》云："诸气膹郁，皆属于肺。"因此治疗抑郁症还应重视调理肺气。《证治汇补·郁证》云："郁病虽多，皆因气不周流，法当顺气为先。"肾精是生命活动的物质基础，精神活动亦以此为基础。"肾藏精，精舍志"，肾精不足，不能主志，导致精神活动颓废，而出现抑郁的症状。所以治疗抑郁症勿忘从肾论治。

现代医家论抑郁症病因病机，认为其发病与情志内伤、饮食不节、睡眠紊乱、外感和体质因素都有关系。情志失调，包括郁怒、悲伤、忧愁、过思等，中医认为郁怒伤肝，可导致肝气郁结，气机疏泄失职，"脾愁忧而不解则伤意，意伤则悗乱，四肢不举"、"思则气结"，过思导致气机结滞不行而情志抑郁等。饮食不节则伤脾，脾伤不能运化水湿、精微导致气血生化乏源，血不养神而致抑郁，或者不能运化水湿导致水湿内停产生痰饮，蒙蔽心窍而产生抑郁。外感邪气由外而内影响脏腑气机运行，导致气机运行不畅而郁滞，影响情绪。睡眠是情绪的基础，好的睡眠才能有好的情绪，睡眠节律紊乱，阴阳失调，脏腑亏虚，气机不畅从而影响情绪的变化。体质因素是发病的内在基础，抑郁症的发生具有体质偏颇性，比如基于运气的体质研究发现，重性抑郁症体质患者人数：岁运以太木之年人数最多，以太水之年人数最少，司天以阳明燥金人数最多，以太阴湿土人数最少，在泉以少阴君火人数最多，以太阳寒水人数最少，综合运气以少火-阳明-少阴人数最多，以少火-太阴-太阳人数最少[3]。对于抑郁症的基本病机，或曰肝郁，或曰脾虚，或曰肾虚，或曰痰湿，或曰血瘀，但总以阳气郁滞为核心，"阳主动，阴主静"，阳气主动的功能就是指人的生命活动积极的、向外的表现形式，而抑郁症患者以情绪低落、兴趣下降、活动降低等为主要表现，是神的功能失常的表现和"阳主动"功能失常的表现，而且是阳的病理表现形式，"阳气者精则养神"，由阳气功能异常不能养神所致，北京安定医院王彦恒老中医最早提出了温阳解郁法治疗抑郁症，尤其是重性抑郁症，而后贾竑晓教授继承这一观点并将其进一步发展用于抑郁症残留症状的治疗，目前很多医家已达成共识[4-7]。

二、辨证论治

1. 方剂辨证

汉唐以前中医治疗抑郁症主要采用方剂辨证。如《金匮要略》、《备急千金要方》、《外台秘要》都重视辨方证。《金匮要略》设有专篇论述"脏躁"、"百合病"、"梅核气"等，《伤寒论》也有类似抑郁症状描述。临床采用桂枝汤类方、栀子豉汤类方、柴胡汤类方、百合地黄汤类方以及酸枣仁汤等方，用之得宜，常有卓效。清代陈士铎《辨证录》则设有五郁门、不寐门、虚烦门等，许多方剂也可以采用方剂辨证的方法辨证选方。

2. 分型辨证

金元名家张从正提出肝脾郁结的病机，主张采用以情解郁的方法治疗。李东垣认为郁病的病机与中焦脾胃虚弱有关，常用补中益气汤、升阳益胃汤等。朱丹溪提出"六郁"说，认为凡郁皆在中焦，治当"调中为法，顺其气机"，越鞠丸、六郁汤，被后世称为"治郁病之总方"。明代虞抟首次将"郁证"作为病名，认为"六淫七情皆足以致郁"，治疗重视调理肝脾，常用越鞠丸、逍遥散、气郁汤等治疗郁证。张景岳《景岳全书·郁证》提出"情志三郁"，强调"忧郁病者，全属大虚"，主张应用六君子汤、归脾汤、大补元煎等治疗郁病。清代叶天士认为郁病的病位在心，与肝、脾、胆密切相关，认为病机为"郁损心阳"、"心脾气结"、"气郁不舒"等，治疗采用补益心脾、凉润宣通、苦泄坚阴等。而今中医药高等统编教材《中医内科学》所论郁证、郁病，内涵实际包括焦虑症、抑郁症、神经衰弱、癔症、强迫症、围绝经期综合征等多种疾病。

近年来，抑郁症中医药辨证论治日益受到重视。湘雅医院中西医结合科胡随瑜教授，曾主持国家"十五"科技攻关项目《抑郁症中医证治规律研究》，首先可将抑郁症分为肝郁气滞证、肝郁脾虚证、肝郁痰阻证、心脾两虚证和肝肾阴虚证[8]。唐启盛教授主张将抑郁症分为六型：肾虚肝郁型、肝郁脾虚型、肝胆湿热型、心肾不交型、心脾两虚型、心胆气虚型，该标准已被中华中医药学会采用为学会标准，相关研究获国家科技进步奖[9]。田金洲院士则通过临床研究将抑郁症分为六型：肝郁脾虚型、心脾两虚型、肝肾阴虚型、痰浊内蕴型、气滞血瘀型和心肝火旺型，并采用量化评估的方法对中医证候进行规范化处理，便于临床推广应用[10]。郭蓉娟教授对抑郁症的中医证候要素进行研究，并制订了《抑郁症中医证候要素辨证量表》，常见中医证候要素有气滞、火热、痰湿、气虚、血虚、阴虚、血瘀和阳虚8个证候要素[11]。北京安定医院的刘杰、贾竑晓教授等对难治性抑郁症的中医证候进行研究，将其常见中医证候分为五型：肝郁脾虚型、气郁化火型、脾肾阳虚型、肝郁痰阻型、肝郁血瘀型[12]。此后还有很多医家如陈家旭、杨关林、陈文凯等对抑郁症的证候也进行了探讨[13-15]。诸多现代医家对抑郁症中医证候规律的研究为抑郁症中医辨证论治提供了前提，促进了中医药干预抑郁症快速发展。

3. 分年龄段论治临床思维

《素问·上古天真论》针对人生长壮老已不同阶段提出"女七男八"的观点，认为不同年龄阶段人体生理功能不同。针对抑郁症的临床研究也发现儿童青少年抑郁、老年期抑郁、更年期抑郁确实具有不同特点。有医家针对不同年龄、不同性别的抑郁症开展了中医证候规律研究。许凤全教授通过更年期抑郁症中医证候规律研究发现，常见证候包括肾虚肝郁证、血行郁滞证、肝郁脾虚证、肝气郁结证、忧郁伤神证、肝胆湿热证，其中以肾虚肝郁证最为常见[16]。杨柯和第五永长等通过老年期抑郁症证候学研究发现，常见证候包括肝郁脾虚证、肝郁痰阻证、心脾两虚证、肝肾阴虚证、脾肾阳虚证、肝郁血瘀证，以肝郁脾虚证最为常见[17]。许梦白通过产后抑郁证候学研究发现：常见证候为肝郁脾虚、阴血亏虚、脾肾阳虚、心脾两虚、肝火炽盛，基本符合产后多虚、多瘀等特点[18]。刘晓萍教授基于临床更提出儿童抑郁症病位主要在于心脾，病机以心脾两虚为本，肝郁痰阻为标[19]。不同年龄阶段证候学研究成果为寻求抑郁症中医辨证治疗方法创造了条件。

4. "谨守病机"临床思维

抑郁症临床表现除复杂多样，有情绪症状以外，躯体症状为主诉者占比达77.5%[20]。如食欲障碍、失眠、倦怠无力、肌肉紧张、胃肠功能紊乱和多种痛症包括头痛、胸痛、背痛、关节痛和肌肉痛等[21]。此时若单纯按照内科脏腑辨证往往不能取得良好疗效。贾竑晓教授认为抑郁症的核心症状是情绪低落，兴趣缺乏。临床针对主症，研究主症发生的核心病机，并基于此辨证用药，值得重视。实际上这就是临床常说的抓主证。贾竑晓教授自20世纪90年代开始从神经心理学的角度对五神脏进行了挖掘整理并加以提高，结合自己多年中西医精神病学临床实践经验的基础，对抑郁症的核心症状进行了中医的定性和定位，在吸收恩师王彦恒、王文友二位名老中医临床经验和国医大师柴松岩学术思想的基础上，提出抑郁症核心症状的病机为"阳气郁遏"，治疗主张采用温阳开郁的方法[22]。根据抑郁症由轻到重的精神活动规律，基于抑郁症不同阶段临床表现，强调抑郁症发病与肝、心、脾、肾等关系最为密切。

三、研究进展

1. 单味中药抗抑郁作用药理研究

许多中药或单一草药成分具有抗抑郁作用，如人参、桑葚、芍药[23]、合欢花、南葶苈子、石菖蒲、贯叶连翘、刺五加[24]、阿魏、石松、当归、川芎、升麻、木贼、淫羊藿、黄连、黄檗、葛根、虎杖、决明、藜芦、姜黄[25]、西红花、郁金、乳香、丹参、柴胡[26]、枳壳、香附、红景天、巴戟天等[27]。其中，人参所含人参皂苷 Rg1 具有神经保护和抗炎作用，可以起到抗抑郁作用[28]。有学者将 93 名绝经后妇女随机分组后给予人参胶囊与安慰剂胶囊作对比，2 周后对其进行抑郁症量表问卷调查评估，发现人参组抑郁患者的症状得到了缓解[29]。国外在对贯叶连翘的荟萃分析中回顾了 27 项临床试验，共 3808 名患者，比较了抗抑郁药与贯叶连翘的抗抑郁功效。对于轻度至中度抑郁症患者，贯叶连翘具有相当的疗效和安全性，在改善抑郁症状方面有显著临床疗效[30]。其中含有的活性成分贯叶金丝桃素具有与三环类抗抑郁药和选择性血清素再摄取抑制剂相似的抗抑郁特性，但副作用较少且较轻。对单胺氧化酶（MAO）的抑制可能是贯叶金丝桃素潜在的作用机制，其对 A 型和 B 型 MAO 都有不可逆的抑制作用[31]。同样有学者也对合欢花治疗抑郁症的临床疗效进行了研究。将 100 名轻、中度抑郁症患者随机分组，对其进行 6 周的盐酸文拉法辛与合欢花煎剂治疗，结果表明两组疗效相当且合欢花的不良反应小于盐酸文拉法辛组[32]。西红花中主要含有西红花苦苷、西红花苷、西红花酸和西红花醛，国外在对 60 名抑郁症患者进行的双盲对照研究中发现[33]，西红花提取物（30mg/d）与西酞普兰（40mg/d）的疗效相当，西红花是一种潜在的有效且可耐受的重性抑郁症伴焦虑症的治疗方法。巴戟天中的成分巴戟天寡糖同样有抗抑郁的效果。在对 97 例肾阳亏虚型轻中度抑郁症患者采用巴戟天寡糖胶囊治疗的临床研究中，证实了巴戟天寡糖胶囊用于治疗抑郁症患者的安全性和有效性[34]。

2. 中医复方防治抑郁症研究

四逆散源自《伤寒论》，由柴胡、枳实、白芍和炙甘草 4 味药按 1∶1∶1∶1 组成，具有透邪解郁、疏肝理脾、调和胃气、和解表里的功效。王庆国教授认为四逆散开阖以运少阴枢机而治抑郁症。基于《伤寒论》六经辨证，强调重性抑郁症应以枢机不利为核心，其中以少阴枢机不利四逆散证为其代表[35]。动物实验研究发现，四逆散对应激性抑郁模型大鼠血清 IL-1β、海马组织 5-HT 的含量有所影响，与模型组相比四逆散各剂量组血清 IL-1β 下降、海马组织 5-HT 含量升高，四逆散可能是通过下调血清 IL-1β 含量，提高海马 5-HT 含量，改善抑郁大鼠行为，从而起到抗抑郁作用[36]。观察四逆散对应激性抑郁大鼠血清 IL-1β 及海马组织 5-HT 水平的影响，结果发现四逆散抗抑郁机制可能与升高大鼠海马脑源性神经营养因子（BDNF）、5-HT 含量，上调 TrKB、5-HT1AR 和 GR mRNA 及蛋白表达水平，下调 MR mRNA 及蛋白表达水平，抑制 HPA 亢进，增强海马组织神经元的再生和修复相关[37]。柴胡疏肝散是由四逆散加减化裁而来。有学者对 43 名肝气郁结型郁证患者进行临床研究发现，柴胡疏肝散疗效不低于帕罗西汀，而且安全性较好[38]。柴胡疏肝散具有抗抑郁作用，其机制可能与其调节 SIRT1/NF-rd3 信号通路有关。柴胡疏肝散可以通过调节 SIRT1/NF-rJ3 信号通路抑制脑内神经炎症，进而起到抗抑郁作用[39]。甘麦大枣汤源自《金匮要略》，具有安神除烦、养心解郁、补脾和中、柔肝缓急等功效，对多种抑郁症都有明显疗效[40]。研究发现甘麦大枣汤加味对抑郁症模型大鼠海马-HPA 具有调节作用[41]，若与其他方剂合用，则疗效更好。逍遥散来源于《太平惠民和剂局方》，常用治肝郁血虚脾弱证，治疗抑郁症也有很好疗效。研究发现逍遥散发挥作用的主要成分有异鼠李素、槲皮素、山柰酚、柴胡皂苷、芍药苷、芍药内酯苷、阿魏酸、甘草苷、甘草酸、白术内酯等[42]。逍遥散可能是通过调节海马 TPH2 与 IDO1 的表达水平进而影响 5-HT 的含量，干预 BDNF/CREB 信号途径的关键分子的表达与功能、抑制炎症因子的过度表达等方面发挥抗抑郁作用[43]。另有中药解郁丸是在名方甘麦大枣汤和逍遥丸基础上研制而成的纯中药水丸[44]。将解郁丸与抗抑郁西药联用进行临床研究，研究发现临床疗效方面解郁丸与抗抑郁西药联用明显优于单纯服用抗抑郁西药，解郁丸单用或与抗抑郁西药联用的不良反应发生率均明显低于单纯抗抑郁西药。开心散出自《备急千金要方》[45]，研究发现开心散可逆转慢性应激抑郁大鼠全脑中 NE、5-HT 及 DA 含量的下降，显著升高大鼠全脑中 Ach 并降低乙酰胆碱酯酶（AchE）含量[46]。同时开心散可在 LVshBDNF-3 沉默所导致的海马 BDNF 水平的低表达起到显著拮抗作用，而发挥抗抑郁作用。应用有养心健脾作用的九味镇心颗粒治疗心脾两虚证抑郁症患者以进行临床观察发现，该药具有抗焦虑作用，同时对抗抑郁症具有增效作用。研究九味镇心颗粒辅助治疗心脾两虚证抑郁症效果，经荟萃分析发现，九味镇心颗粒联合抗抑郁西药组从第 2 周开始抑郁症状评分低于单用抗抑郁药组，持续观察至第 8 周，联合用药较单用抗抑郁西药改善作用更好[47]。

四、前景展望

1. 重视文献研究

抑郁症症状复杂多样，包括情绪症状、躯体症状以及认知改变症状。《内经》《金匮要略》以及历代医籍相关论述很多。针对现代医学文献，尤其是抑郁症相关论述，开展文献梳理、系统整理与深入挖掘，具有重要价值。贾竑晓教授根据精神疾病的特点，结合现代神经心理学和中医五神脏的理论，提出的精神系统疾病当以精神症状为主进行辨证论治，创造了精神疾病的中医五神脏辨治体系[48]。贾竑晓教授认为抑郁症的核心症状为情绪低落，兴趣下降，其他躯体症状、认知症状等为附加症状，只有核心症状得到改善，其他症状才能从根本上得到治愈，基于此贾竑晓教授提出抑郁症的核心病机为"阳气郁遏"，为创立温阳解郁法治疗抑郁症奠定了基础[22]。同时，在抓住主症主病核心病机的基础上，兼顾附加症状并进行辨"症"论治，必然有利于发挥中医学整体治疗的优势。

2. 重视精神症状对精神系统疾病辨证论治的重要性

精神系统疾病突出的特点在于精神症状。每一个精神系统疾病都有自己的核心精神症状。这一核心的精神症状是区别每一精神疾病的关键。通过不同的精神症状群的组合可诊断出不同疾病。如以情感症状为主者，可诊为情感障碍。如抑郁发作和躁狂发作，以精神病性症状为主者，诊为精神分裂症；以无名的恐惧和担忧为主症者，诊为焦虑障碍。所以，临床疗效评价标准也是按照精神症状进行评价。另外，精神系统疾病与内科疾病不同之处在于缺乏特异的躯体症状。即使有躯体症状，其变异性往往也很大。患者所述躯体症状常有很大的随意性及个体差异，并受精神症状影响。而且躯体症状还可能是药物的不良反应，如便秘、闭经等。抑郁和焦虑障碍，尤其是重型患者，临床虽有很多躯体表现，但依据躯体症状进行辨证不仅不能治愈疾病，有时甚至可能加重病情[49]。所以，精神系统疾病应以精神症状为主进行辨证。《素问·至真要大论》曰："诸躁狂越，皆属于火。""诸躁狂越"，即是指精神症状。单纯依据这些精神症状就可以辨证为火热。抑郁症的核心症状为情绪低落，兴趣下降，与中医阳气功能关系密切。《素问·生气通天论》云："阳气者，若天与日，失其所，则折寿而不彰，故天运当以日光明。"阳气精则养神，五神得养，则情绪低落、兴趣下降诸症自除。

3. 重视与双相抑郁发作的鉴别

双相抑郁发作期与单相抑郁的临床表现一样，发作的诊断标准也一样，但双相抑郁是双相情感障碍发作的其中一个临床相，另外一个临床相是躁狂发作。因此治疗需要应用稳定情绪的药物而非抗抑郁治疗。现代精神病学认为，双相抑郁具有高患病率（0.5%～1.5%）、高复发率（90%病人多次复发）、高致残率（世界卫生组织列为十大致残疾病）、高死亡率（25%～50%自杀未遂，11%～19%自杀身亡）和高共病率（46%酒依赖，60%药物依赖）的特点[50]。因此抑郁症首先需要与双相抑郁发作相鉴别，单相抑郁的病机与肝有关，疏肝解郁是基本治法。但从精神专科医生的临床经验来看，双相抑郁不同于单相抑郁。临床常表现为阴虚阳亢，临床若选用疏肝解郁法，使用大量辛散疏肝之品，可能进一步伤阴助阳，不仅不能治疗疾病，反可使疾病加重[51]，甚至诱发躁狂，因此辨证首先要重视与双相抑郁相鉴别。

4. 建立中医药全病程干预抑郁症及其残留症状的诊疗方案

根据《中国抑郁障碍防治指南》推荐，现代医学将抑郁症的全病程治疗划分为急性期、巩固期、维持期和终止治疗期四个阶段，全过程加起来的用药时间大概在 7 个月到 4 年，部分难治性抑郁症患者的用药疗程更长，不同时期治疗的目的和手段存在差异。中医药在抑郁症病程的各个阶段都有一定优势，比如在急性期对于中度抑郁症可以单独依靠中医药治疗，但对于重性抑郁症，患者除了抑郁症状之外还会伴随精神症状，甚至自伤自杀、木僵、不进食水等症状，单独中医治疗很难取效，需要配合西药和物理治疗共同干预。巩固期和维持期要巩固疗效，防止疾病复燃、复发及帮助患者恢复社会功能是这一时期治疗的重点，中医药在该阶段可以综合干预调整人体的气血阴阳，使机体达到"阴平阳秘，精神乃治"的状态，从而起到调治作用。但对于终止期，什么时候中医药的干预才能停止，目前在中医界尚未形成共识。抑郁症是一个复发率非常高的疾病，中医药干预绝不应该"中病即止"，那么中医药全病程干预抑郁症应该如何实施，各个阶段的疗程如何，终止标准如何，尚需要借助循证医学的方法进行研究。

抗抑郁药物是目前治疗抑郁症的主要手段。虽然有临床疗效较好者，但也有疗效不理想者。即使给予正确的抗抑郁治疗，也只能使小部分患者达到完全缓解的程度。很多患者仍会存在残留症状。相关研究发现，超过90%的患者存在至少一项残留症状（平均3项），而且大部分残留症状与重性抑郁发作的高复发率密切相关[52]。而中医药解决这些残留症状，尤其是躯体症状，如疲劳、失眠、纳差等，具有优势。但目前仍缺乏大样本的临床证据支持。因此借鉴循证医学方法，开展多中心随机对照研究，更有利于科学评价中医药疗效，为中医药防治抑郁症及其残留症状提供更强的循证医学证据。

5. 重视中医药在防治抑郁症复发中的作用

抑郁症是一个复发率很高的疾病，如何预防复发是目前抑郁症研究的热点也是难点。流行病学资料显示，抑郁症的发作具有季节性规律，一般在春、秋季节更容易复发[53-54]。但是结合临床实际观察发现，不同抑郁症患者的发作时间不同，部分患者会在秋冬季发作，也有部分患者更容易在春季或夏季发作，且不是同一名患者在每年的同一季节发作或加重，这表示抑郁症的季节性发作并不是线性、固定的[55]。目前，现代医学在预测抑郁症发作方面，尚无切实可行的方法。《素问·宝命全形论》云："人以天地之气生，四时之法成，君王众庶，尽欲全形。"说明人与天地四时不能分割。此即所谓"天人相应"。运气学说体现了这种精神。尹冬青、贾竑晓等研究发现抑郁症的发生与出生时的运气禀赋具有一定的关联性，岁运以太木之年人数最多，以太水之年人数最少，司天以阳明燥金人数最多，以太阴湿土人数最少，在泉以少阴君火人数最多，以太阳寒水人数最少，综合运气以少火-阳明-少阴人数最多，以少火-太阴-太阳人数最少[3]。因此贾竑晓教授认为可借助中医运气学说建立中医药防治抑郁症复发的预测模型和干预方法[56]。

6. 充分发挥中医药"治未病"的思想，对抑郁症进行早期干预

抑郁症是一个高发病率、高复发率和高致残率的疾病，因此对于抑郁症的预防要充分发挥中医"治未病"的观念，做到"未病先防，即病防变"。阈下抑郁，又称亚临床抑郁，是指以抑郁心境为主，有着轻微或缺少生物学症状的一种抑郁水平，但尚未达到重性抑郁症的诊断标准，因此与重性抑郁症相比，阈下抑郁的症状少而轻，有发展为重性抑郁症可能，故也被称为抑郁症的早期阶段[57]。阈下抑郁与中医的"郁病"有很多相似之处，中医药对于郁病的治疗历史悠久，疗效可靠，因此对于抑郁症的早期干预可充分发挥中医药的特色和优势。

7. 科学评价中医药临床优势

中医药治疗抑郁症具有接受度高、不良反应小以及配合抗抑郁药可发挥减毒增效作用等特色。抑郁症是一种异质性很强的疾病，个体化治疗将会是未来治疗的方向，而中医辨证论治正是这一诊疗模式的体现，因此中医药防治抑郁症将在今后的治疗中占据重要地位。但目前中医药疗效的评估方法不一，有的以汉密尔顿抑郁量表作为评价标准，有的以中医证候的改善为评价标准，有的以躯体不适症状改善为评价标准，但这些不足以反映中医的疗效。抑郁症患者除了症状的改善外，还要降低复发率，提高生活质量，更要求其能回归社会、回归家庭、回归工作，能更好地去工作、学习和生活，因此建议将生活质量量表、社会功能评价量表、残留症状评价量表、药物依从性量表、认知功能评价等评价技术引入到中医药的疗效评价中去，这样才能充分体现中医药治疗抑郁症的优势。

参 考 文 献

[1] Huang Y Q，Wang Y，Wang H，et al. Prevalence of mental disorders in China: a cross-sectional epidemiological

study［J］. The Lancet Psychiatry，2019，6（3）：211-224.

［2］ 熊娜娜，魏镜，洪霞，等.综合医院不同科室门诊多躯体症状患者抑郁、焦虑障碍的检出率及症状分布特点：一项多中心横断面研究［J］.临床精神医学杂志，2017，27（2）：81-84.

［3］ 尹冬青，贾竑晓，李自艳，等.5957 例住院重度抑郁症患者五运六气禀赋特征［J］.现代中医临床，2019，26（1）：9-14.

［4］ 田青，包祖晓.抑郁情绪的中医学认识［J］.中华中医药杂志，2010，25（9）：1360-1362.

［5］ 张华，丁元庆.宣阳开郁法治疗抑郁症的理论探讨与临床观察［J］.山东中医药大学学报，2006，30（2）：140-143.

［6］ 谢磊，张鹏，罗瑞，等.基于"肾为元阳之本"探讨温补肾阳方治疗抑郁症［J］.中华中医药杂志，2011，26（5）：1130-1134.

［7］ 康玉春，贾竑晓，尹冬青，等.对王彦恒老中医温阳开郁法治疗抑郁障碍实践的几点思考［J］.中华中医药学刊，2014，32（8）：1949-1951.

［8］ 陈泽奇，胡随瑜，张海男，等.抑郁症常见中医证候标准的研究［J］.中医杂志，2005，46（1）：47-49.

［9］ 唐启盛，曲淼，包祖晓，等.抑郁症中医证候规律及诊疗标准制定的研究［J］.北京中医药大学学报，2011，34（2）：77-81.

［10］ 尹冬青.抑郁症中医证候分型诊断量表及证候特征研究［D］.北京：北京中医药大学，2013.

［11］ 郭蓉娟，于淼，王嘉麟，等.抑郁症中医证候要素辨证量表研究［J］.北京中医药大学学报，2015，38（8）：561-565.

［12］ 刘杰，贾竑晓，邹忆怀，等.120 例难治性抑郁症中医征候分析［J］.中华中医药学刊，2010，28（4）：723-725.

［13］ 吴崇胜，陈家旭，袁海宁，等.抑郁症中医证候诊断标准中证-症对应关系研究［J］.中华中医药杂志，2009，24（4）：507-510.

［14］ 杨关林，王文萍，王健，等.抑郁症中医证候的临床流行病学调查［J］.辽宁中医杂志，2008，35（2）：180-181.

［15］ 陈文垲，周玲，梅晓云，等.571 例抑郁症中医证候学临床流行病学调查［J］.浙江中医杂志，2007，42（5）：262-264.

［16］ 许凤全，许琳洁，张莹.98 例女性更年期抑郁症患者中医证候分布规律临床研究［J］.世界中西医结合杂志，2014，9（10）：1056-1058.

［17］ 杨珂，第五永长，古赞，等.106 例老年抑郁症患者中医证候分型及相关因素分析［J］.四川中医，2015，33（12）：42-44.

［18］ 许梦白.产后抑郁症中医证候特点分析及逍遥散的干预作用机制研究［D］.北京：北京中医药大学，2021.

［19］ 刘盼，刘晓萍，金瑄，等.从心脾两虚论治儿童抑郁症经验［J］.环球中医药，2021，14（3）：488-491.

［20］ Delgado P L. Common pathways of depression and pain. J Clin Psy-chiatry，2004，65（12）：16-19.

［21］ 任清涛，路英智，田明萍.以躯体不适为主要症状的抑郁症误诊分析［J］.中国神经精神疾病杂志，2001，27（6）：453-454.

［22］ 陈鸿雁，贾竑晓.贾竑晓从阳气郁遏学说论治抑郁症临床经验总结［J］.中华中医药杂志，2018，33（9）：3926-3928.

［23］ 陈颖，袁勇贵.中药单体、药对、复方、中成药治疗抑郁症研究进展［J］.中国临床药理学与治疗学，2021，26（5）：586-593.

［24］ 马兴荣.中药在抑郁症治疗中的应用价值［J］.当代医药论丛，2019，17（13）：192-193.

［25］ 王睿，刘吉成，罗春娟，等.中药单体成分抗抑郁研究进展［J］.中华中医药学刊，2016，34（7）：1669-1672.

［26］ 史敏，孟霜，马小娟，等.中医药治疗抑郁症作用机制研究进展［J］.临床心身疾病杂志，2021，27（2）：129-133.

［27］ 张浩怡，张鹤鸣.中药治疗抑郁症的研究进展［J］.中国当代医药，2020，27（18）：25-29.

[28] 张勇，黄黛，贾新州.人参皂苷 Rg1 对嗅球摘除抑郁症大鼠模型的抗炎和神经保护作用及其机制研究 [J].中国免疫学杂志，2019，35（13）：1573-1579.

[29] Lee K J，Jig E. The effect of fermented redginseng on depression is mediated by lipids [J]. Nutritional Neuroscience，2014，17（1）：7-15.

[30] Ng Q X，Venkatanarayanan N，Ho C Y X. Clinical use of *Hypericum perforatum*（St John's wort） in depression：a meta-analysis [J]. Journal of Affective Disorders，2017，210：211-221.

[31] Zirak N，Shafiee M，Soltanig，et al. *Hypericum perforatum in* the treatment of psychiatric and neurodegenerative disorders：current evidence and potential mechanisms of action [J]. Journal of Cellular Physiology，2019，234（6）：8496-8508.

[32] 蒋春雷，张永全，施学丽.合欢花治疗抑郁症的临床研究 [J].广西中医药，2012，35（6）：23-25.

[33] Ghajar A，Neishabouri S M，Velayati N，et al. *Crocus sativus* L. versus citalopram in the treatment of major depressive disorder with anxious distress：a double-blind，controlled clinical trial [J]. Pharmacopsychiatry，2017，50（4）：152-160.

[34] 王健昌，刘清霞，韶正英.舒肝解郁胶囊和巴戟天寡糖胶囊治疗抑郁症的临床对照研究 [J].海峡药学，2019，31（1）：187-188.

[35] 穆杰，王庆国，王雪茜，等.四逆散开阖以运少阴枢机论治抑郁症 [J].中国中医基础医学杂志，2019，25（2）：273-275.

[36] 姚春栎，覃燕琼，颜凡棋，等.四逆散对应激性抑郁大鼠血清 IL-1β及海马组织 5-HT 水平的影响 [J].西部中医药，2022，35（4）：55-59.

[37] 李耀洋，尚立芝，毛梦迪，等.四逆散对抑郁大鼠 BDNF/TrkB，5-HT/5-HT1AR 及 HPA 轴的影响 [J].中国实验方剂学杂志，2021，27（24）：40-48.

[38] 张勇.柴胡疏肝散治疗肝气郁结型郁证 43 例 [J].中国中医药现代远程教育，2016，14（24）：85-86.

[39] 肖迪，刘俊.柴胡疏肝散对抑郁症模型大鼠前额叶皮层 SIRT1/NF-κB 信号通路的作用研究 [J].湖北中医药大学学报，2021，23（2）：9-14.

[40] 庄红艳，贾竑晓，刘杰，等.甘麦大枣汤干预多种抑郁症的疗效及药理探究 [J].世界中医药，2019，14（7）：1907-1910，1914.

[41] 张晟，戴薇薇，张学礼，等.甘麦大枣汤加味对抑郁症模型大鼠海马-HPA 轴的调节作用 [J].中国老年学杂志，2012，32（24）：5450-5452.

[42] 陈铭泰，肖娇，林海丹，等.基于网络药理学探讨逍遥散对动脉粥样硬化和抑郁症"异病同治"的作用机制 [J].中国中药杂志，2020，45（17）：4099-4111.

[43] 任思锜，赵峰，虞鹤鸣.逍遥散治疗抑郁症的研究进展 [J].中医药学报，2021，49（4）：112-116.

[44] 王联生，黄世敬，潘菊华，等.解郁丸治疗抑郁症的随机对照试验的系统评价 [J].医学综述，2017，23（10）：2046-2051.

[45] 杨书彬，杨绍杰，卢春雪，等.中药开心散抗抑郁的机制研究进展 [J].中医药学报，2016，44（1）：79-81.

[46] 刘明，闫娟娟，周小江，等.开心散对慢性应激抑郁模型大鼠学习记忆的影响 [J].中国中药杂志，2012，37（16）：2439-2443.

[47] 孙峰俐，虞芳，李伟，等.九味镇心颗粒辅助治疗心脾两虚抑郁症的 Meta 分析 [J].中成药，2020，42（5）：1398-1400.

[48] 尹冬青，贾竑晓.贾竑晓基于中医"五神藏"以精神症状为主辨治精神类疾病的学术思想探讨 [J].中华中医药杂志，2017，32（6）：2544-2547.

[49] 贾竑晓，康玉春，尹冬青.王彦恒益肾平虑法治疗焦虑症的临床经验探讨 [J].中华中医药杂志，2014，29（7）：2243-2246.

[50] 王祖新.双相障碍在新世纪的挑战（上）[J].临床精神医学杂志，2002，12（1）：46-48.

[51] 李自艳，曹冀，贾竑晓.贾竑晓以养阴调阳法治疗双相情感障碍的临床经验 [J].中华中医药杂志，2019，34（7）：3087-3090.

[52] Trivedi M H，Rush A J，Wisniewski S R，et al. Evaluation of outcomes with citalopram for depression using measurement-based care in STAR*D：implications for clinical practice [J].The American Journal of Psychiatry，2006，163（1）：28-40.

[53] 胡银华，张海.大学生应警惕春季抑郁 [J].当代教育理论与实践，2011，3（2）：121-123.

[54] 佚名.秋季是抑郁高发期 [J].青岛医药卫生，2009，41（5）：349.

[55] 李自艳，贾竑晓.五运六气理论在双相情感障碍诊疗中的应用及思考 [J].现代中医临床，2019，26（1）：5-8.

[56] 贾竑晓.基于现代精神病学探讨抑郁症中医治疗实践中的若干问题 [J].世界科学技术-中医药现代化，2019，21（11）：2255-2258.

[57] Cuijpers P，Smit F. Subthreshold depression as a risk indicator for major depressive disorder：a systematic review of prospective studies [J].Acta Psychiatrica Scandinavica，2004，109（5）：325-331.

（贾竑晓　尹冬青）

11　焦　虑　症

　　焦虑症（anxiety disorders）是以过度的紧张、恐惧、担忧、回避及自主神经系统功能紊乱为主要表现的疾病，是精神科常见的精神障碍之一。临床表现分为核心症状和伴随症状，核心症状包括莫名恐惧、过分担忧、紧张不安，严重时整日提心吊胆，惶惶终日。伴随症状以自主神经功能紊乱为主，可有失眠，心慌，胸闷憋气，严重时有濒死感，口干，食欲不振，尿频，月经不调，性欲减退等。随着社会的发展和生活方式的变化，焦虑症发病率呈激发态势。2017 年相关调查显示全球有 2.75 亿人患有焦虑症[1]，发病率约为 7.3%，终身患病率为 13.6%～28.8%[2]。女性发病高于男性，青春期和成年期高发。焦虑症容易共患其他精神障碍，以抑郁症最为常见。共病导致症状多变，病情复杂，疾病恢复慢，病程趋于慢性化，给治疗带来较大难度。不仅如此，焦虑症会导致患者认知功能下降，社会功能受损严重，医疗负担重，给个人、家庭和社会都带来沉重的负担。因此，控制焦虑症状、改善认知水平、防止疾病复发和恢复社会功能已成为焦虑症的治疗目标。

　　焦虑症属中医学情志病范畴。根据焦虑及其相关症状，与"郁证"等病证密切相关。而焦虑症状则与"虚烦"、"不寐"、"惊悸"、"善忧思"、"善悲"、"善恐"以及"灯笼热"等相关[3]。早在《内经》、《伤寒杂病论》中就有相关论述。晋隋唐宋医籍论"惊悸恐惧，忧怵怵惕"，即焦虑症核心症状。金元明清时期，"郁病"开始作为独立疾病论述，认识日趋完善。

一、病因病机

　　焦虑症的病因病机为情志异常，脏腑功能失调，气机失调，气血不和，外邪入侵，内生痰邪、火邪和瘀血。《素问·举痛论》云："惊则气乱……惊则心无所倚，神无所归，虑无所定，故气乱矣。"《灵枢·口问》云："故悲哀愁忧则心动，心动则五脏六腑皆摇。"所论即有关焦虑症病因。汉代张仲景《伤寒杂病论》论虚烦栀子豉汤等许多方剂至今为临床常用。晋王叔和《脉经》提出体内气血运行不畅是多种情志病的病因。隋代巢元方《诸病源候论》认为"体虚、心气不足"是焦虑症发病的内在依据。孙思邈《备急千金要方》提出"心实热，惊梦，喜笑恐畏，悸惧不安"的观点。王焘《外台秘要》强调"状如得病，为七气所生"，提出焦虑症的心因性特征。宋代陈无择《三因极一病证方论》提出"脏气不平"病因说。金代刘完素认为烦躁、惊恐、善悲，皆为火热之邪所致。

元代李杲认为烦躁病位在心，惊恐病位在肾。元代朱丹溪《丹溪心法》论六郁学说，强调气血痰湿食火生郁，气郁为先。明代张景岳在"五郁"和"六郁"基础上，将情志致郁分为三类，即怒郁、思郁、忧郁。其中怒郁缘于大怒伤肝，思郁缘于思虑伤脾，忧郁缘于悲忧惊恐。王肯堂认为痰邪作祟而扰乱心神可成健忘。清代王清任提出瘀血可致烦躁、焦虑。

现代中医认为焦虑症的病因是先天亏虚，复为七情所伤，导致五脏气血阴阳不和，心神失养，脑神不利。病位在脑，涉及五脏，以心、肝、脾、肾为主，初期为实证或虚证，日久呈虚实夹杂证。此论主要强调肝气郁结、气机失调。肝喜条达，恶抑郁，外遇刺激引起情志失调，肝气郁结，郁而化火，火邪扰动心神，神明所乱，呈现出烦躁、焦虑的症状。治疗当重视疏肝解郁、清热安神。首都国医名师王彦恒老中医，经过50余年理论学习与临床实践，不断探索焦虑症的病因病机与治法，提出肾阴虚等特定的心身素质是焦虑证发病的基础性因素。若突遇惊恐或长期情志不遂，破坏了人体脏腑和阴阳气血平衡，就会发生焦虑。曾总结焦虑症5种特性，即二重性、广泛性、复杂性、变动性和演变性，并基于此提出焦虑症是以神机失和、脑神失宁为基本变化，导致全身五脏气血功能紊乱。病位在脑，涉及五脏六腑。肾阴不足，脑神失养是最基本病机。肾为先天之本，肾阴不足，阴虚火旺，虚火扰神，神机失宁，影响肾藏志的功能，出现善惊善恐。肝郁气滞及各种气机升降失常虽很常见，但根本还是肾阴亏虚。阴虚阳亢，气郁化火，火邪内生，扰动神明，神机不宁，发为焦虑，常见于急性焦虑和AD早期。瘀血、痰湿凝滞，导致气血运行不畅，脑神失养，表现出精神不安，心情急躁，善思善虑，神疲倦怠，失眠健忘，躯体疼痛等，多见于焦虑日久者。总之，焦虑症以肾阴亏虚为本。初期为肝郁气滞、气郁化火，日久演变为阴虚阳亢、瘀血阻络和痰湿凝滞。治疗当重视"益肾平虑"为基本大法[3]。贾竑晓教授传承其学术思想，根据自身30余年精神科临床工作，从五神脏角度理解焦虑症，提出焦虑症主要病机是火扰肾志。因为肾在志为恐的功能亢进，本应短期存储的信息过多进入长期存储，认知结果轻重难分，以致担心恐惧，肾志过亢，志不舍肾，妄行妄动，则紧张疑病，警惕怯懦[4-5]。利用聚类分析和复杂症状网络方法研究发现，湿、热证素是广泛性焦虑症的主要中医证素，与肝有关系[6]。而上热下寒型广泛性焦虑症患者的焦虑程度更重，而且精神症状占据主导地位，其潜在的核心病机可能是"君火失明，相火离位"，治当清热安神，辅以温阳[7]。唐启盛教授认为素体肾精不足会导致肝失濡养，进而影响肝脏调理气机的功能，长期情志抑郁导致肝气郁结，郁而化火，火邪上扰可致焦虑，认为肾虚肝旺是焦虑症的核心病机[8]。郭蓉娟教授认为焦虑症是由肝郁气滞，日久化火伤阴，心失所养，神志不安而成[9]。杜少辉认为广泛性AD的病因病机为阴阳、水火不相交会，太少之气不交，厥阴肝木之阳不升[10]。张达等基于亢害承制理论从血舍神角度理解焦虑症病机为心肝邪热亢胜，血不养神，所以治疗倡导养血安神之法[11]。陶凤杰等提出"化痰热-开玄府-引阴火"三步法论治焦虑症，通过对近千例病患的舌象研究发现焦虑症初始病机当为肝郁气滞，病情进展演变则为心肾不交，痰瘀化热是疾病之本，并总结出焦虑患者特有的舌象，即舌尖边红，质偏暗，苔中黄腻[12]。阎兆君则从志意辨证论治角度分析焦虑症的核心病机，病初为气血不和、五脏安定之魂亢动摇、精不任神的本证。次为魂魄意志精神异常，气血紊乱，脏腑失调，渐可见形损的兼证[13]。

二、辨证论治

1. 专方论治

专方论治是指专门治疗某种疾病或某个症状选用专方治疗。古籍记载了大量专方，如甘麦大枣汤治疗脏躁，半夏厚朴汤治疗梅核气，百合地黄汤治疗百合病，奔豚汤治疗奔豚气，酸枣仁汤治疗虚烦失眠，木香调气散治疗气郁证，平惊通圣散治一切惊悸、怔忡、健忘等证，皆专病专方。这些经典方剂现代临床仍然广泛使用，但也常结合辨证论治思路一起使用。

2. 分型辨证论治

古人重视辨方证，也重视脏腑辨证。张仲景小柴胡汤、四逆散等治疗情志疾病，栀子豉汤治疗热扰胸膈懊恼心烦，黄连阿胶汤治疗少阴病所致烦躁不得卧，孙思邈之竹沥汤治疗心实热所致喜笑恐畏，悸惧不安，皆此思路。《备急千金要方》收载补心汤、镇心汤、大定心汤、小定心汤等 20 余首，重视从心论治，至今为临床常用。《太平圣惠方》收载紫石英散方、沙参散方、人参散方、泄肝防风散方等治疗心气虚、心实热、胆虚冷、肝实热所致焦虑。《太平惠民和剂局方》收载逍遥散治疗肝郁血虚、内有郁热，皆基于脏腑辨证而选方。

近年研究发现焦虑症虽与抑郁症同属于郁病范畴，但证候特点与治疗思路却有很大不同。中华中医药学会 2008 年发布《中医内科常见疾病诊疗指南·焦虑症》（标准号：ZYYXH/T 132-2008）总结出 8 个焦虑症的证型，即肝郁化火证、瘀血内阻证、痰火扰心证、阴虚内热证、心脾两虚证、心胆气虚证、肾精亏虚证、心肾不交。唐启盛教授长期从事焦虑症的研究，利用贝叶斯网络等数据挖掘方法研究焦虑症的证候规律[14-15]，并提出了经验方，如颐脑安魂饮或滋水清肝饮治疗肾虚肝旺证，丹栀逍遥散加减治疗肝郁化火证，黄连温胆汤合龙骨牡蛎汤治疗肝胆湿热证，都具有较好的临床疗效[16-17]。2020 年，唐启盛教授又牵头对 2008 年发布的指南进行更新，形成《国际中医临床实践指南焦虑症》。该指南进一步凝练了焦虑症的辨证分型，即肝郁化火证、瘀血内阻证、痰火扰心证、心脾两虚证、心胆气虚证、心肾不交证、肾虚肝郁证。对焦虑症的临床实践具有指导意义[18]。2021 年，中国中西医结合学会组织，贾竑晓教授牵头制定了《广泛性焦虑障碍中西医结合临床实践指南》，提出广泛性焦虑症应分为 6 种证型，即心肾不交、肝郁化火证、痰火上扰证、心脾两虚证、心胆气虚证、阴虚内热证[19]，本指南同时还提出对应的治疗方剂，简单易懂，切合临床。同时，为研究广泛焦虑症的证候特点，分析中医证候与西医症状之间的内在联系，系统评价临床疗效，本指南还附有"广泛性焦虑障碍中医症状分级量化表"[20]。郭蓉娟教授也将焦虑症的中医辨证分为 7 型，具体包括气郁化火型、心脾两虚型、肝气郁结型、肝阴亏虚型、心胆气虚型、痰气郁结型、血行郁滞型，临床观察发现气郁化火型最为常见，提出疏肝泻火、养血安神的基本治法[21]。而王彦恒老中医治疗焦虑症，倡导益肾平虑法，遣方用药多重用熟地或生地、山茱萸等滋肾养阴，然后再根据其余四脏的生理特点选择滋阴药物。如有肝系症状，加用枸杞子等滋阴平肝；如有心系症状，加麦冬等益心气、活血、宽胸；如有脾系症状，加用玄参等滋阴、理气健脾[22]。王文友老中医强调焦虑症的病因病机是"湿热内蕴、少阳枢机不利"，湿热的产生与个体情志、饮食关系最为密切，治疗重视"清热利湿、和解少阳"，常用小柴胡汤合三仁汤，为焦虑症的辨证论治提供了新思路[23]。

3. 分年龄段论治

焦虑症的发生发展常受到诸多因素影响。同为焦虑症如年龄、性别、成长环境不同，也会呈现差异化表现。近年来，青少年、围绝经期及老年期焦虑症高发，临床表现存在差异。青少年因先天禀赋不足和情绪刺激，结合心理生理特点，容易出现焦虑。临床表现多以烦躁易怒、紧张恐惧、犹豫不决、胆小羞怯为主，伴有头痛、失眠、多梦、夜惊、遗尿、心悸、腹泻等躯体症状。治疗应辨别脏腑，分清虚实。虚证则益气养血、补益心肾。实证则清火化痰、镇惊安神。处方需灵活，剂量要轻，用药勿伐生生之气，时时顾及脾胃[3]。围绝经期焦虑女性因卵巢功能减退，体内性激素水平的强烈波动[23-24]，容易出现紧张、担心、恐惧等焦虑症状，还会伴有面色潮红、心慌、胸闷、乏力、潮热汗出、失眠等躯体症状。病机以肾阴亏虚为本，肝郁不舒为发病因素，心神不宁是主要的发病表现[25]。不仅如此，围绝经期女性中医辨证往往会有寒热错杂，或上热下寒，或寒多热少，或热多寒少的表现。治疗需抓住肾阴亏虚，天癸渐少这一关键，培补肾精、调理心肝，灵活遣方用药。老年人的焦虑常继发于某些躯体疾病和心理生理问题，如冠心病、高血压、糖尿病、肿瘤等。老年人可能会因为躯体疾病控制不佳或担心疾病难愈而出现多种情绪问题。临床表现以躯体不适、失眠、疼痛为主。肾阴阳精气亏虚、脏腑功能失调为总病机，虚多实少[26]。所以治法应以补肾健脑、清热活血为要。另外，老年人因为肝肾功能及代谢速率下降，用药剂量不宜过大，调方不宜过急。

4. 基于五神脏理论辨证论治临床思维

临床发现焦虑症以躯体症状为主进行辨证，常存在无证可变的情况，严重影响临床诊疗。贾竑晓教授基于近 30 年的临床经验，提出五神脏辨治体系，结合认知心理学和精神病学症状来论治精神疾病，解决了此类难题[27]。五神脏理论源于《内经》，所包含的认知心理学内涵与现代认知心理学的认知加工模式有许多相似之处，能很好地解释精神症状[28]。从五神脏角度分析病情，焦虑症乃是发生在脑神不宁基础上的精神疾病，紧张、担忧、恐惧、害怕是核心症状。以心神失常为主者，重点表现为烦躁、善惊，常伴心慌，胸闷，气短，或心前区不适，疼痛；以肝魂失调为主者，重点表现在善怒、躁扰不安、不能决断，常伴手抖，手指震颤或麻木感，入睡困难，易做噩梦，易惊醒；以肾志失常为主者，重点表现在善恐、胆小，常伴尿频，尿急，或月经不调，性欲缺乏；以肺魄失调为主者，重点表现在善忧悲、善哭，常伴呼吸困难，胸闷，憋气；以脾意失调为主者，重点表现在思虑过度，伴有口干，或食欲不振，恶心呕吐[3]。

三、研究进展

1. 单味中药抗焦虑作用药理研究

中药现代药理研究结果显示，许多中药具有抗焦虑作用，如山楂、百合、浮小麦、大枣、黄连、五味子、高良姜、远志、人参、茯苓、菖蒲、茯神、龙齿、当归、白芍、柴胡、香附、白术、栀子、牡丹皮、薄荷、枳实、地黄、山药、山茱萸、泽泻、肉桂、藏红花、缬草、姜黄、合欢花等。一项针对山楂、百合等药物抗焦虑生化机制的动物实验研究结果显示，山楂等可通过激活 5-HT1A 受体和升高海马及前额叶皮质中 BDNF 水平来产生类似于依他普仑的抗焦虑样作用[29]。黄连的主要成分黄连素已被证明可治疗或缓解精神疾病，改善焦虑相关的行为和生化指标。研究发现黄连素可显著增加高架十字迷宫测试期间焦虑小鼠张开双臂的时间并减少梳理行为，同时增加在中央区域花费的时间和开放场地测试中穿过中央区域的次数，可使小鼠的焦虑行为得到改善[30]。有学者从肠道菌群角度研究了五味子治疗焦虑症的潜在机制及相关代谢，结果显示五味子的主要成分为木脂素，其可通过调节与 GPR81 受体介导的脂质代谢途径相关的肠道微生物群衍生物来改善焦虑样行为[31]。

2. 中医复方防治焦虑症研究

治疗焦虑症的中药复方制剂多是从经典方剂衍化而来。临床常用者包括九味镇心颗粒、舒肝解郁胶囊、柴胡疏肝散、解郁丸、加味逍遥丸、血府逐瘀胶囊、乌灵胶囊、温胆丸等。对轻中度焦虑都具有良好效果，能在一定程度上改善患者焦虑症状，降低汉密尔顿焦虑量表（HAMA）评分，并作为推荐用药被编入《广泛性焦虑障碍中西医结合临床实践指南》。其中，九味镇心颗粒系统综述的研究结果表明，与传统西药相比，在治疗广泛性焦虑症疗效方面无显著差异[32]。而一项关于解郁丸治疗广泛性焦虑症的随机对照试验研究发现，解郁丸能有效降低轻中度焦虑症患者的HAMA 评分，疗效不低于丁螺环酮，而且高剂量比低剂量疗效更佳[33]。逍遥散是抗焦虑名方，相关研究发现该方通过调节中枢单胺类神经递质代谢、神经营养因子、细胞信号通路、神经突触可塑性、基因表达、神经炎症因子等机制来发挥抗焦虑症作用，治疗作用与海马、杏仁核、前额叶皮质、纹状体、下丘脑、蓝斑等脑区有关[34]。有学者运用补肾疏肝法对焦虑症患者进行干预，结果发现补肾疏肝法可有效改善焦虑症状，降低焦虑自评量表（SAS）评分，并使人绒毛膜促性腺激素（β-HCG）、孕酮（P）、雌二醇（E₂）、抗凝血酶（AT-III）等水平升高，D-二聚体（D-D）、血小板聚集率、同型半胱氨酸（Hcy）水平下降[35]。有学者基于《备急千金要方》开心散化裁出安神定志方（人参、茯神、龙齿等），研究发现可能通过海马突触功能的 mTOR 依赖性介导来改善小鼠焦虑行为，并恢复焦虑小鼠海马 CA1 区正常锥体细胞数量，减少退化锥体细胞数量。该方还可增加BDNF、p-TrkB、μ-calpain、PSD95、GluN2A、GluA1、p-AKT、p-mTOR 和 ARC 的蛋白表达，降低 PTEN 和 GluN2B 在小鼠海马中的蛋白表达[36]。另有一项纳入 400 例焦虑症患者，观察由逍遥散衍生而来的舒肝颗粒（柴胡、当归、白芍等）干预"肝郁化火型"焦虑症患者的多中心、随机、双盲、安慰剂对照研究，结果显示舒肝颗粒可显著降低 HAMA、HAMD、SAS、抑郁自评量表（SDS）评分总分，提升临床总体印象量表（CGIS）评分疗效指数，且具有良好的安全性[37]。

四、前景展望

1. 重视古籍文献研究

焦虑症古代医籍相关记载丰富，但很不集中。认真梳理、系统整理相关古籍文献，具有重要意义。具体包括规范焦虑症病名，深入探讨焦虑症病因病机，建立焦虑症中医辨证论治规范，创新中医病因病机与治疗学理论，都需要以文献研究为基础。当然，研究文献不是原文完全照搬，应该充分理解医书中的观点，并融合现代医学理论认识。贾教授的五神脏辨治体系，就是中西医融合的最佳体现。贾竑晓教授传承经典，学习多位名老中医学术思想，结合多年精神科临床诊疗经验积累，创新性地提出五神脏辨证论治精神疾病的思路，就很有借鉴意义。因为内科的辨证论治方法不足以解释焦虑症的精神症状与躯体症状，而五神脏理论可细化焦虑症症候群的描述与分类，提高辨证的准确性和治疗的针对性[27, 38]。

2. 重视精神症状在焦虑辨证论治的重要性

精神系统疾病，如按照内科以躯体症状为辨证方法，常面临无证可辨的困境。因此要把握焦虑症的核心症状，即精神症状。焦虑症患者，既有躯体症状，又有精神症状。如果从躯体症状辨证，躯体症状部分能好转，但精神症状不能缓解。焦虑症的整体疗效就会受到影响[39]。因此，我们要透过现象看本质，明确焦虑症精神症状是主要表现，以精神症状为主，结合辨躯体症状，确定病位与病性，识别焦虑在不同个体发生的共性与个性机制。

3. 发挥中医在疾病诊断与个性化治疗中的作用

精神疾病治疗，多局限于对症处理，而忽视患者的差异。而今医学-人文-社会心理学理念日益成熟，倡导个体化治疗方案已成当今医学发展趋势。个性化治疗，就是要从中医、西医、心理、社会等不同角度认识疾病。通过全面而深入地了解病情，搜集症状资料，获得与疾病有关的背景信息，再从社会阶层、个性、文化角度重新认识患者，洞察患者内心，深入了解患病因素。充分了解病史，首先应运用西医流程化的诊治系统明确疾病诊断，然后可在辨病论治基础上，根据患者的躯体症状、神志症状、体质特点，进行辨病、辨证、对症治疗相结合，分析患者症状特点，明辨寒热虚实，结合患者体质与宿病，给予针对性治疗[3]。

4. 早期干预，提高疗效

焦虑症有精神性焦虑和躯体性焦虑，部分患者以躯体性焦虑为主，表现为难以解释的躯体不适，如头晕、头痛、心慌、胸闷、恶心、消化不良等，常就诊于综合医院，容易造成误诊或漏诊，以致延误最佳治疗时机。同时，因 AD 的病程有慢性波动性特点，患者就诊时往往已迁延多年，严重影响预后。因此，早期识别及提前干预对改变焦虑症的结局具有重要意义。很多患者在早期不愿接受西药治疗，中医就是一个很好的切入点。中医个体化治疗对于轻中度的焦虑疗效较好而且副作用小，针对性地改善病人的症状，疗效确切。

5. 充分发挥中医药在焦虑症全病程治疗的优势

现代医学倡导全病程治疗理念，焦虑症的全病程治疗分为急性期、巩固期、维持期 3 个阶段，急性期需 6~8 周，巩固期 2~6 个月，维持期至少 1 年，整个过程加起来需要 8 个月至 4 年，部分难治性焦虑患者的治疗时间可能会更久。中医中药在焦虑症全病程治疗中具有以下几点优势：第一，中医中药可用于改善体质，全面治疗调理，极大丰富西医治疗手段。第二，中医能够做到辨病辨证辨症相结合，更有利于接近疾病的本质。比如急性焦虑发作，或者是中重度焦虑症，西药治疗迅速缓解症状。中医可以针对脑髓不足、脑神疲弱来治疗，神机不宁予以补肾壮脑，舒畅神机气机，辨证论治，对症用药[3]。第三，中医在预防、减少药物副作用方面也可以发挥作用。焦虑症具有慢性化趋势，患者可能会长期服药，中医中药可用于对西药过于敏感和排斥的患者，提高治疗依从性，也可以在预防、缓解、治疗抗焦虑西药不良反应中发挥作用[39-40]。

6. 发挥中医"治未病"理念在预防复发中的作用

焦虑症病程迁延,具有慢性易复发的特点,复发与患者性格、季节、服药依从性、环境、家庭支持等多方面因素有关。预防复发是焦虑症患者康复的重要内容。要充分利用中医"治未病"理念来指导病人。一方面是"未病先防",做到"饮食有节、起居有常、不妄劳作",规律生活,健康饮食,顺应四时变化,保持机体处于正常的生理状态,提高生理和心理抵抗疾病的能力,防病于未然。另一方面是"既病防变",这是对医者而言,我们要利用中医学的知识,如舌苔脉象、五运六气、体质辨识等理论,发挥中医预测疾病复发的作用。可通过脉象预测疾病复发的可能性,利用体质辨识理论结合五运六气理论,提前预测疾病复发波动的时间点和症状特点,及时、有效地调整治疗方案[41-43]。

7. 科学评价中医药临床优势

近年来有关中医治疗焦虑症的研究普遍认为中医对于轻中度焦虑,尤其是轻度焦虑,或者焦虑状态,有较好的治疗效果,但中重度焦虑,或者焦虑合并其他精神障碍,就应以西药治疗为主,中药治疗为辅,以免延误最佳治疗时机。中医治疗焦虑症是以改善情绪症状和躯体症状为主,较少去关注复发率以及社会功能的恢复。同时,鉴于当今学者对于焦虑症的躯体症状认识不统一,在评价躯体症状时多会采用自拟的症状量表,无法客观地去评价中医治疗躯体症状的疗效。另外,关于中药的具体服药时间,目前尚无统一定论,多数患者在焦虑症状缓解后就停止服用中药,这与现代医学提倡的全程化治疗相违背。过早停服药物,很容易引起疾病的复发,造成焦虑症迁延不愈,演变为慢性疾病,一方面增加治疗难度,另一方面造成疾病预后不佳。因此,中医在治疗和评价焦虑症时,需要借鉴现代医学的评价标准,以科学评价疗效,为建立完善的焦虑症治疗体系创造条件。

参 考 文 献

[1] 2017 Child and Adolescent Health Collaboratorsg B D, Reiner R C Jr, Olsen H E, et al. Diseases, injuries, and risk factors in child and adolescent health, 1990 to 2017: findings from theglobal burden of diseases, injuries, and risk factors 2017 study [J]. JAMA Pediatrics, 2019, 173 (6): e190337.

[2] Baxter A J, Scott K M, Vos T, et al.global prevalence of anxiety disorders: a systematic review and meta-regression [J]. Psychological Medicine, 2013, 43 (5): 897-910.

[3] 贾竑晓, 康玉春. 中西医结合论治焦虑障碍 [M]. 北京: 人民卫生出版社, 2018.

[4] 中华中医药学会内科分会.中医内科常见病诊疗指南西医疾病部分 [M].北京: 中国中医药出版社, 2008, 290-291.

[5] 张晓钢, 贾竑晓. 贾竑晓应用强肺魄理论治疗精神疾病临床经验 [J]. 中华中医药杂志, 2016, 31 (8): 3118-3121.

[6] 董烁, 尹冬青, 贾竑晓. 广泛性焦虑障碍中医湿、热证素研究[J]. 中华中医药杂志, 2018, 33(8): 3671-3675.

[7] 冯正田, 郑思思, 李雪, 等. 基于层次聚类与复杂症状网络的广泛性焦虑障碍之上热下寒证的症状关系 [J]. 首都医科大学学报, 2022, 43 (3): 398-406.

[8] 唐启盛.焦虑障碍中西医基础与临床 [M].北京: 人民卫生出版社, 2013.

[9] 孟宪慧, 于峥, 董洪坦, 等. 疏肝泻火养血安神法治疗广泛性焦虑症伴失眠的临床观察 [J].中国中医基础医学杂志, 2016, 22 (8): 1068-1070.

[10] 岳婷婷, 杜少辉, 李伶, 等.杜少辉从钱塘医派"交合太少生厥阴"理论论治广泛性焦虑障碍 [J].中医药导报, 2021, 27 (12): 170-172, 187.

[11] 张达, 赵燕, 李青, 等.基于亢害承制理论从血舍神角度论治焦虑症 [J]. 世界中医药, 2021, 16 (22): 3355-3357, 3362.

[12] 陶凤杰, 王波, 张立德. "焦虑特征性舌象"提出与中医"化痰热-开玄府-引阴火"三步法论治焦虑障碍探讨 [J].辽宁中医杂志, 2022, 49 (2): 36-39.

［13］ 阎兆君.焦虑症志意辨证论治解析［J］.山东中医杂志，2017，36（6）：443-445.

［14］ 孙文军，曲淼，唐启盛.基于贝叶斯网络的广泛性焦虑症中医证候学规律研究［J］.北京中医药，2014，33（6）：403-405，421.

［15］ 唐启盛，孙文军，曲淼，等.运用数据挖掘技术分析广泛性焦虑症的中医证候学规律［J］.中西医结合学报，2012，10（9）：975-982.

［16］ 朱晨军，孙文军，曲淼.唐启盛治疗焦虑障碍学术经验概论［J］.北京中医药，2018，37（2）：111-113.

［17］ 王欢.唐启盛教授治疗肾虚肝旺焦虑障碍的经验［J］.现代中医临床，2017，24（2）：40-43.

［18］ 世界中医药学会联合会，中华中医药学会.国际中医临床实践指南 焦虑症（2020-10-11）［J］.世界中医药，2021，16（8）：1188-1191.

［19］ 中国中西医结合学会.T/CAIM 005-2021 广泛性焦虑障碍中西医结合临床实践指南［S］.北京：中国中西医结合学会，2021.

［20］ 贾竑晓，李雪，尹冬青.广泛性焦虑障碍中医证候辨证分型及量化分级标准专家共识［J］.中医杂志，2022，63（11）：1096-1100.

［21］ 郭蓉娟，王颖辉，韩刚，等.广泛性焦虑症的中医症状学调研［J］.北京中医药大学学报（中医临床版），2006，13（5）：1-7.

［22］ 贾竑晓，康玉春，尹冬青.王彦恒益肾平虑法治疗焦虑症的临床经验探讨［J］.中华中医药杂志，2014，29（7）：2243-2246.

［23］ 贾竑晓，李自艳，王文友.王文友应用小柴胡汤合三仁汤治疗焦虑症经验探讨［J］.北京中医药，2019，38（12）：1186-1188.

［24］ 朱爽，刘爱玲.围绝经期焦虑症的中医体质研究进展［J］.新疆中医药，2021，39（6）：70-72.

［25］ 陈炼，黄鹰.从"心肝肾"论治围绝经期广泛性焦虑症［J］.中医药临床杂志，2021，33（10）：1851-1855.

［26］ 刘林，王冬梅，陈娟，等.从肾论治老年焦虑症的理论初探［J］.现代中医临床，2021，28（6）：63-66.

［27］ 尹冬青，贾竑晓.贾竑晓基于中医"五神藏"以精神症状为主辨治精神类疾病的学术思想探讨［J］.中华中医药杂志，2017，32（6）：2544-2547.

［28］ 贾宏晓，唐永怡，张继志.中医"五神藏"理论的认知心理学内涵及其精神科临床应用［J］.北京中医药大学学报，2000，23（S1）：1-3，19.

［29］ Nitzan K，David D，Franko M，et al. Anxiolytic and antidepressants′ effect of Crataegus pinnatifida（Shan Zha）：biochemical mechanisms［J］. Translational Psychiatry，2022，12（1）：208.

［30］ Lee B，Shim I，Lee H，et al. Berberine alleviates symptoms of anxiety by enhancing dopamine expression in rats with post-traumatic stress disorder［J］. The Korean Journal of Physiology & Pharmacology，2018，22（2）：183.

［31］ Song Y G，Shan B X，Zeng S F，et al. Raw and wine processed Schisandra chinensis attenuate anxiety like behavior via modulatinggut microbiota and lipid metabolism pathway［J］. Journal of Ethnopharmacology，2021，266：113426.

［32］ 范小冬，谢星星，张春燕，等.九味镇心颗粒治疗广泛性焦虑症疗效与安全性的系统评价［J］.成都中医药大学学报，2017，40（2）：123-127.

［33］ Li X，Zheng S S，Feng S T，et al. Effects of Jie yu Wan ongeneralized anxiety disorder：a randomized clinical trial［J］. Evidence-Based Complementary and Alternative Medicine：ECAM，2022，2022：9951693.

［34］ 李燕燕，关丽君，李恩耀.逍遥散抗焦虑机制研究进展［J］.实用中医内科杂志，2022：1-6.

［35］ Cang R，Hu Z X，Tian Z，et al. Efficacy and safety of the bushen-Shugan method in pregnancy outcomes in patients with recurrent miscarriage complicated by anxiety and depression：a prospective randomized trial［J］.Altern Ther Health Med，2022.

［36］ Yang S J，Qu Y，Wang J，et al. Anshen Dingzhi prescription in the treatment of PTSD in mice：investigation of the underlying mechanism from the perspective of hippocampal synaptic function［J］. Phytomedicine：

International Journal of Phytotherapy and Phytopharmacology，2022，101：154139.

[37]　Li Y，Li L Q，Guo R J，et al. Clinical efficacy of Shugangranule in the treatment of mixed anxiety-depressive disorder: a multicenter，randomized，double-blind，placebo-controlled trial[J]. Journal of Ethnopharmacology，2022，290：115032.

[38]　贾竑晓，尹冬青. 中医"五神藏"理论与常见精神症状的中医病位［J］. 现代中医临床，2020，27（5）：68-72.

[39]　贾竑晓. 基于现代精神病学探讨抑郁症中医治疗实践中的若干问题［J］. 世界科学技术-中医药现代化，2019，21（11）：2255-2258.

[40]　贾竑晓，康玉春. 中医论治精神药物不良反应［M］. 北京：人民卫生出版社，2014.

[41]　尹冬青，田金洲，时晶，等. "脉象预测"与抑郁症及其复发的关系探讨［J］. 辽宁中医药大学学报，2013，15（1）：79-81.

[42]　李自艳，贾竑晓. 五运六气理论在双相情感障碍诊疗中的应用及思考［J］. 现代中医临床，2019，26（1）：5-8.

[43]　李自艳. 双相情感障碍患者先天禀赋与其发病期运气特点的关联性研究［D］. 北京：北京中医药大学，2018.

（贾竑晓　李　雪）

12　消化性溃疡

消化性溃疡（peptic ulcer，PU）指在各种致病因子的作用下，黏膜发生炎性反应与坏死、脱落，从而形成溃疡，溃疡的黏膜坏死缺损穿透黏膜肌层，严重者可达固有肌层或更深。病变可发生于食管、胃或十二指肠，也可发生于胃-空肠吻合口附近或含有胃黏膜的麦克尔（Meckel）憩室内，其中以胃、十二指肠最为常见[1]，此外还包括特殊类型溃疡（如隐匿性溃疡、复合性溃疡等）。PU临床表现为慢性、周期性、节律性上腹痛，常伴反酸、烧心、嗳气等症状，可伴心理症候群，严重者可见出血、穿孔、梗阻、癌变等并发症，病程缠绵，严重影响人们的生活质量。本病为临床常见病，一般认为人群中约有10%在其一生中患过PU，近年来其发病率虽有下降趋势，但目前仍是常见的消化系统疾病之一。据欧美文献报道该病患病率为6%～15%，但在我国尚无确切的流行病学调查资料[2-3]；在我国因PU住院患者中，约61%的患者出现并发症，其中出血和穿孔并发症分别为46.45%和14.66%，平均住院死亡率约为0.35%[4]。随着H_2受体拮抗药、质子泵抑制剂以及抗幽门螺杆菌（Hp）等药物的应用，本病能够短期愈合，但是其自然复发率较高，数据显示1年的自然复发率可达60%～80%[5]，若Hp根治失败，溃疡的复发率可达到60%～95%[6-8]。其高复发率以及西药的高费用、耐药性、不良反应时刻困扰患者。中医药治疗从整体调节出发，在提高Hp的根除率和促进溃疡愈合、缓解临床症状方面，效果尤为突出。因此，运用中医药治疗本病，能够促进急性期溃疡的愈合，减少对西药的耐药性及药物的不良反应，降低患者医疗费用，提高溃疡愈合率，具有重要的临床价值[8]。

PU根据其临床特点，当属于中医学"胃脘痛"范畴。症状不典型者，可归为"痞满"、"嘈杂"、"反酸"等范畴。2017年专家共识意见中又新增"溃疡病"病名。《灵枢·邪气脏腑病形》中指出"胃病者……胃脘当心而痛"[9]。唐宋之前多称胃脘痛为心痛，张元素《医学启源》首先记载"胃脘痛"一名，直到金元时期，李杲《兰室秘藏》将"胃脘痛"记载为独立的病证。《医学正传·胃脘痛》云："古方九种心痛……皆在胃脘。"

一、病因病机

《素问·痹论》云:"饮食自倍,肠胃乃伤。"《金匮要略·腹满寒疝宿食病脉证并治》云:"脉数而滑者,实也,此有宿食……宿食在上脘,当吐之。"此论饮食不节或饮食不洁以致损伤脾胃。《三因极一病证方论·九痛叙论》曰:"若五脏内动,汩以七情,则其气痞结聚于中脘,气与血搏,发为疼痛。"《杂病源流犀烛·胃病源流》云:"胃痛,邪干胃脘病也……唯肝气相乘为尤甚,以木性暴,且正克也。"提示情志因素,可使气机失常,以致肝气郁滞,横逆犯胃,发为疼痛。《素问·至真要大论》曰:"少阳之胜,热客于胃,烦心心痛","湿淫所胜……民病饮积心痛"。《东垣试效方》云:"夫心胃痛及腹中诸痛……寒邪乘虚而入客之,故卒然而作大痛。"风、寒、湿等外邪侵袭均是致病因素,而六淫之中又以寒、湿侵袭为多。《丹溪心法》云:"脾病者,食则呕吐,腹胀喜噫,胃脘痛,心下急。"认为素体脾虚或后天失养、劳倦所伤均可导致胃痛。

当代医家邓铁涛教授认为 PU 形成与多种因素相关,常因情志所伤、脾胃虚弱,加之饮食不节等而引起,并认为脾胃虚弱,虚损后继发形成气滞、血瘀、痰湿或湿热,属虚实错杂证[10]。张柏林教授认为,PU 以气虚血瘀、肝胃郁热为基本病机,夹杂食积、湿滞,继而损阴、伤阳[11]。李振华教授指出,PU 主要由饮食不节和情志不遂所致,其核心病机为脾虚肝郁;脾虚不运,聚液成痰,气血瘀滞不畅,久而形成溃疡;另肝气不疏,木郁土壅,郁而化火,灼伤胃络,伤阴耗血,以致呕血、便血[12]。综合各家观点,《2017 消化性溃疡中医诊疗专家共识意见》提出:主要病变在胃,但和肝、脾密切相关,发病与外感六邪、饮食不节、情志不调及劳倦内伤等因素相关,脾胃损伤,引起功能失调,气机壅滞,不通则痛,或素体本虚,劳倦内伤,运化不利,濡养失职,不荣则痛。脾胃合为后天之本,主司腐熟、运化水谷,营养濡润脏腑,脾胃虚则健运失司,难以转化、布散精微,致使胃体失养,不荣则痛,临床可见胃部隐痛[13]。《内外伤辨惑论》云:"元气、谷气、荣气、清气、卫气、生发诸阳上升之气,此六者,皆饮食入胃,谷气上行,胃气之异名,其实一也。"强调脾胃功能的重要。简而言之,本病病因分虚实两端,发病表现有虚实寒热的差异,治疗当以顾护脾胃功能为本,虚实兼顾,标本兼顾,寒热同调。

二、辨证论治

1. 分型辨证论治

2002 年《中药新药临床研究指导原则(试行)》中将 PU 分为气滞、郁热、阴虚、虚寒、瘀血五个分型,而在 2003 年《中医内科常见病诊疗指南:西医疾病部分》则归纳 PU 证候类型为肝胃不和、脾胃虚寒、胃阴不足、寒热夹杂、瘀血阻络五个证型,随后的诊疗指南中又添加了脾胃湿热等证型[1]。此后辨证分型基本统一。根据 2017 年最新的诊疗共识意见及 2019 年的基层指南中结合消化性溃疡中西医诊断标准,均将该病常见的临床证型分为肝胃不和、脾胃虚弱(寒)、脾胃湿热、寒热错杂、胃阴不足、胃络瘀阻 6 个证型,并根据临床证型的差异提出了常用方剂以指导临床诊疗。辨证属肝气犯胃证者多以疏肝理气,和胃止痛,临床所采用柴胡疏肝散加减;辨证属脾胃气虚者,治以健脾益气,方以四君子汤加味;辨证属脾胃湿热,治以清热化湿,理气和中,方以王氏连朴饮加减;辨证属寒热错杂者,治以寒热并用,和胃止痛,方以半夏泻心汤加减;辨证属瘀血阻络者,治以活血化瘀,通络止痛,方以失笑散加减;辨证属胃阴不足者,治以健脾养阴,养胃止痛,方以一贯煎加减,辨证属脾胃虚寒者,治以温中散寒,健脾和胃,方以黄芪建中汤加减。随着现代药剂学的发展,中成药也可部分代替传统方剂运用于临床,同样取得了较好的疗效,根据不同的临床表现及分型使用中成药,突出了中医简便廉验的治疗特点,临床常用方如气滞胃痛颗粒、胃苏颗粒、安胃疡胶囊、小建中颗粒、三九胃泰颗粒等,可分别对证治疗肝气瘀滞、肝胃郁热、脾胃虚寒等临床证型。其中三九胃泰颗粒也成为临床中强推荐药物。因此根据临床表现来鉴别不同的证型以指导选方用药,在指南基础上参考患者的症状根据不同的主症和兼症以配合方药的加减,具有重要的临床指导意义。

2. 分期辨证论治

针对 PU 的发生机制及临床表现,以健脾理气、和胃止痛为主要原则,2019 年最新的诊疗指南提出按发病期进行治疗。初期活动期,以实证为主要表现者,主要采用理气导滞、清热化瘀等法;溃疡日久反复发作不愈者,多为本虚标实之候,临床宜标本兼顾,健脾与理气并用,和胃与化瘀同施。对有 Hp 感染,巨大溃疡或有上消化道出血等并发症者,则应采用中西医综合治疗。近期有学者研究显示,脾胃湿热型为溃疡活动期常见分型,而胃阴不足型多见于瘢痕期,脾胃不和型多见于愈合期[14]。临床本病以脾胃湿热证和脾胃虚寒证为多见[15];初期以实证为主,热毒蕴结,其中肝胃湿热证为主要临床证型;疾病后期以虚证为主,多表现为肝郁气滞型和胃阴亏虚型。

基于 PU 临床不同分期,蔡淦教授主张参考外科治疗体表慢性疮疡的理论辨治[16]。《外科正宗·痈疽治法》云:"托里则气壮而脾胃盛,使脓秽自排,毒气自解,死肉自溃,新肉自生,饮食自进,疮口自敛。"在此提出托毒生肌法对治疗溃疡具有借鉴意义。有学者临床研究中将中医辨证分型与疮疡治疗消、补、托理论结合[17],进行分期辨证治疗,PU 初期热毒壅结,用消法治疗,治以清热解毒,方用仙方活命饮;疾病中期正虚邪盛,用托法治疗,治以扶正祛邪,方用柴胡疏肝散;疾病发展到后期,正气亏虚、气血不足、脾胃功能失调,愈合困难,当用补法,方用阳和汤加减,扶助正气,促进愈合。

3. 脏腑辨证与辨气血论治

中医理论认为气郁为导致胃痛最主要的病理因素。其中肝胃对气机的调控又对本病具有重要意义。所以众多医家强调通过通调肝胃气机达到治疗目的。肝主疏泄,气顺则通,胃自安和,即"治肝可安胃";脾主运化,若运化失职,则气机壅滞,反之影响肝之疏泄功能,令土壅木郁,治当培土泄木;脾胃为气机升降之枢纽,若脾胃受损,则气行不畅而致胃痛,故"治胃病不理气非其治也";气在体内的运行具有重要作用,因此临床多重视肝脾胃之间的联系以调肝理脾和胃,共同维持气的正常运行。徐景藩重视肝胃关系,强调"肝为起病之源,胃为传病之所"[18],认为慢性胃痛以肝郁气滞多见,临床治疗以疏肝和胃之法居多。董建华院士在治疗胃痛气分之病时,多用理气通降、疏肝和胃、通降胆胃等调气之法,可见疏肝和胃法在临床应用广泛[19]。理气药如香附、陈皮等;香附性平,能理肝气解郁结、行气宽中而止痛;陈皮性温,可行气除胀、下气止呕、调理肺脾胃功能、缓解疼痛,同时脾胃为气血生化之源,脾胃受损则气血不生,临床处方用药时应注重补虚药与理气药的搭配,补脾兼以疏肝,效果更佳。

另外,气机不畅直接影响到的是气血的运行,因此气血之间的联系对于本病的论治具有重要的指导意义。叶天士《临证指南医案·胃脘痛》从气血辨证的角度阐述胃痛的机制,"初病在经,久痛入络,以经主气,络主血"。PU 易迁延反复,日久气病及血,而致胃络瘀阻,胃镜下也可常见胃络曲张表现。《临证指南医案·胃脘痛》云:"胃痛久而屡发,必有凝痰聚瘀。"以上均提示通利气血的重要性。近期学者将气血辨证和八纲辨证相结合[20],认为各种病因致黏膜失养而成痛,治疗以解毒消瘀,祛腐生新,扶正固本为要。其实,气血瘀滞也可影响到津液代谢。如饮食不节等损伤脾胃,脾主运化、胃主受纳等生理功能受到影响,可导致水谷运化失常,停聚而生痰湿,痰湿内停又可影响脾胃功能,导致病情缠绵难愈。因此病情进展或疾病后期,还须考虑到痰湿积聚或久病耗气伤阴的情况。通过临床实践发现,胃痛常因痰湿阻滞,临床可从痰论治,以平胃散加味合用三联疗法治疗胃脘痛伴 Hp 感染疗效显著[21]。刘渡舟教授治疗脾胃运化无力,痰浊水饮停于胃者,则常用小半夏加茯苓汤治之[22]。

4. 从"虚"辨证

PU 发病基础为脾虚,同时可兼夹气郁等病理因素,病位在胃,与肝脾密切相关。临床研究显示治疗 PU 使用频次最高的为补虚药、理气药,药性以温、微寒为主。伍炳彩教授认为脾胃虚弱是贯穿发病始终的重要因素。多种原因导致的脾胃虚寒,运化失权,常可累及胃腑失和,加之现代生活节奏快，饮食劳倦，也可戕伤脾胃，进一步损伤脾胃，导致阳气失其舒展而为病[23]。《脾胃论》云："百病皆由脾胃衰而生也"，"若胃气之本弱，饮食自倍，则脾胃之气既伤，而元气亦不能充，而诸病之所由生也……故夫饮食失节，寒温不适，脾胃乃伤"。脾胃共为后天之本，脾胃损伤，运化失司，胃体失养，不荣则痛，加之气血运行受损，可产生气滞、湿热等病理产物，临床可表现为寒热错杂、虚实夹杂征象。因此，整个治疗过程都要注意顾护脾胃，以健运脾胃，助气血生化为第一要义。同时可结合具体证候随证加减，酌选四君子汤、小建中汤等方。

三、研究进展

1. 单味中药及现代药理研究

中药治疗 PU，常用清热解毒、活血祛瘀的单味药物制成的粉剂或注射液如大黄、黄连、穿心莲、丹参等。此类药物运用于溃疡活动期，临床疗效显著。现代药理学研究则显示，胃溃疡使用大黄治疗可有效减少胃酸分泌，降低胃蛋白酶的活性，抑制 Hp，不仅能够保护黏膜还能够加快溃疡愈合。黄连所含有黄连素能够有效抑制 Hp 的生长，具有抗炎杀菌的效果，从而起到保护胃黏膜、促进溃疡恢复的效果。穿心莲能够抑制和杀死革兰氏阴性菌、阳性菌以及钩端螺旋病体等，增强机体免疫能力；丹参能够抑制患者胃酸、胃蛋白酶的分泌，具有吸收炎症、促进黏膜再生的效果[24]，均对 PU 恢复有积极意义。

现代临床研究结合数据挖掘技术分析结果表明，中药治疗 PU 的高频药物中使用频数最高的前四味药物是白芍、甘草、延胡索、黄芪。现代药理研究发现：白芍具有抑制胃肠道平滑肌收缩、抗炎、抗菌、抗损伤、抗氧化应激反应、提高免疫功能[25-26]。甘草可以保护胃黏膜，使溃疡面愈合加快[25]。延胡索能行血中气滞，气中血滞，专治一身上下诸痛，可广泛用于血瘀气滞所致身体各部位的疼痛。黄芪可以调节机体免疫、消炎抑菌[26]。

2. 传统中药方剂及现代药理研究

现代临床治疗 PU 常用中药方剂包括半夏泻心汤、香砂六君子汤、黄芪建中汤等。研究表明，半夏泻心汤能够降低患者内皮素含量，加快溃疡黏膜、肉芽组织的生长，还能够调节血管舒缩因子来改善供血。香砂六君子汤可加速黏膜恢复，抑制黏膜水肿以及胃蛋白酶活性。黄芪建中汤可抑制胃酸分泌，清除 Hp，促进溃疡的愈合。而且，黄芪建中汤联合西药治疗相较于单纯的西药疗法能够获得更好的治疗效果，使患者 1 年内的复发率较低。经方加减治疗 PU 可增强其临床疗效，促进溃疡愈合。

同时，现代临床常结合分子机制研究、网络药理学等探讨传统方剂治疗 PU 的作用机制。如针对止痛效方金铃子散，研究发现金铃子散有多成分、多靶点、多通路的作用特点，而且发现这些靶点可能通过抑制炎症反应、抗氧化、抗凋亡、抗癌以及免疫调节发挥治疗作用[27]。近期有学者对脾胃虚寒型大鼠进行分组对比观察，以探究黄芪建中汤对治胃溃疡的机制及作用靶点，证明可有效调节胃黏膜微环境中多因子的变化，进而提高胃黏膜免疫屏障的作用，调节机体的免疫功能，促进黏膜组织细胞的修复[28]。有学者以醋酸所致大鼠胃溃疡模型作为研究对象，发现加味小柴胡汤具有良好的抗胃溃疡的药效作用，多种蛋白的表达提高了其抗炎、抑制细胞凋亡、促进细胞增殖和细胞损伤的修复作用[29]，为中医药抗 PU 作用和协同治疗机制研究提供新的思路。

3. 证候研究与聚类分析

近期有学者基于临床 PU 用药特点进行数据关联分析，分析得出 15 种治疗 PU 的常用药物组合，包括白芍、黄芪、延胡索、香附等。其中最常用的为白芍-桂枝，其为小建中汤的重要组成药物；置信度最高的为白芍-柴胡-香附，其为柴胡疏肝散的主要组成药物。通过聚类分析，可将药物大致分为 4 类。第一类：包含小建中汤、四君子汤的基本组成药物，主治脾胃虚寒型 PU；现代研究发现，四君子汤能够促进营养物质吸收，调节胃肠激素，调节胃肠运动，加快黏膜损伤修复，增强肠道黏膜免疫，调整肠道微生态菌群[30]。第二类：柴胡疏肝散、丹参饮的主要组成药物。柴胡疏肝散治疗肝郁气滞型 PU，丹参饮治疗瘀血停胃型 PU。丹参饮具有抗炎和抗氧化作用，改善胃黏膜[31]。第三类：白术黄芪汤合黄芩黄连汤的加减方。白术黄芪汤治疗脾胃虚寒型 PU，可能与其降低炎症因子的作用有关[32]。黄芩黄连汤治疗湿热中阻型 PU。研究发现黄芩苷可通过抗炎，促细胞增殖并抗凋亡等减轻 Hp 诱导的胃黏膜上皮细胞损伤；黄连碱可以抑制 Hp 脲酶活性[33]。第四类：芍药甘草汤的组成药物，治疗胃阴不足型 PU，能够改善胃黏膜病理状况，抑制炎症细胞因子释放[34]。以上聚类组合均为经方，现代研究也表明其可有效地改善临床症状。因此，临床遣方用药要遵循辨证论治的原则。

4. 消化性溃疡并发症治疗及预防

PU 易出现出血、穿孔等并发症。西医多在腹腔镜引导下电凝止血。中医认为对出血变症，要随症治之，务重其标。蔡淦教授[16]提出虚人当治其气，实人当治其火。虚寒者，当温阳益气摄血，可予补中益气、黄土汤加减，其中生黄芪、炙黄芪常并用，酌加白及、花蕊石止血，可加用仙鹤草，止血兼可扶正补虚。对火热妄行者当治其火，可用三黄泻心汤合犀角地黄汤加减。后者主要用于感染重症并发的应激性溃疡。此外，癌变也是 PU 的一大并发症，降低溃疡复发率是降低癌变发病率的重要手段。因此提高溃疡的愈合质量则尤为重要。1991 年 Tarnawski[35]提出了溃疡愈合概念，认为愈合不仅需要缺失的黏膜组织修复，更需要黏膜下组织的修复及血流量的恢复。现代临床已对常见治疗 PU 的单味中药或方剂进行药理学研究，众多研究均证明中医药可有效促进黏膜的修复，抑制炎症反应，降低细胞的浸润，对于防止癌变，降低溃疡复发率方面具有积极的意义。蔡淦教授对于溃疡活检提示的上皮内瘤变，考虑早期癌症变症，多属于邪实内蕴，瘀血致病，可用莪术破血逐瘀，藤梨根清热解毒等利湿抗癌之品。

如何预防 PU 以减少其复发率，也是现今临床上重要的研究课题。刘启泉教授基于节点理论，法于节令，顺时而调，利用应时药品来防治 PU，常在小暑时佐应时之品调治已病，于立冬时节添加应时药品预防发病，让容易患 PU 的人群很大程度上免受 PU 发病之苦，使罹患 PU 痼疾患者能有效规避其复发风险，同时能适时调整 PU 患者个体化方案，在兼顾传统辨证与微观（内镜下形态）辨证的前提下，更加注重时令与节气对疾病的影响[36]。对复杂 PU 病症的防治，具有重要意义。

四、前景展望

1. 重视传统文献研究

《内经》中即有胃痛相关记载。其后历代医家多有论述。《杂病源流犀烛·胃病源流》云："胃痛，邪干胃脘病也。"《临证指南医案·胃脘痛》云："胃痛久而屡发，必有凝痰聚瘀。"历代医家所论可启发临床思维，所以应该重视文献研究，以传承精华，守正创新。董建华院士治疗胃肠病经验宏富，传承《伤寒杂病论》理法，临床重视肝胃二者气机的调节，应用"通降法"治疗 PU，临床收效甚佳。伍炳彩教授基于《内经》脾胃相关论述，强调固护脾胃的重要意义。蔡淦教授传承外科"消托补"治疗策略，治疗 PU，重视从"痈，毒，瘀"论治思路。刘启泉教授传承《内经》四时节气有关发病的思想，创立 PU 的临床防治策略。以上均是在古代典籍的基础上提出了临床治疗及预防观点。注重古籍文献研究，继承发扬名家的学术理论，具有重要价值。

2. 治疗模式的多样化

PU 的西医治疗短期内愈合率较高，但复发率极高，而且常存在众多的伴随症状。中医治疗在提高治愈率的基础上，可以减少不良反应、降低复发率以及改善疾病预后为重要目标。临床研究显示中药联合西药治疗其 Hp 根除率，临床总有效率要优于单纯西药。因此采用中西医结合的治疗模式可提高疗效，有助于溃疡愈合。现代研究发现：通过内镜观察，活动期溃疡表现为红肿出血多属湿热蕴结证，内镜下见瘢痕组织，多属脾胃虚弱或胃阴不足证。近期有学者发现通过比较肝胃郁热型患者胃黏膜中 Foxo3a、Fasl 及 Caspase-8 mRNA 等指标的变化，结果显示 Foxo3a、Fasl 及 Caspase-8 mRNA 表达上升，表现为促进胃黏膜上皮凋亡，黏膜炎症加重[37]。而肝郁脾虚型患者血清 IL-6 含量增加，可诱导炎症的发生发展[38]。提示西医配合中医辨证相结合，具有重要临床意义。

另外，中药之外，针灸（包括针刺、艾灸、穴位贴敷等）、推拿、心理干预等，防治 PU 方面也有良好的疗效。研究显示针灸、推拿等不仅能从整体调节各系统功能，更能增强机体免疫防御能力，显著地改善症状，提高溃疡愈合质量。心理健康教育能有效地提高 PU 的临床疗效，而且在提高患者依从性方面作用明显。而基于"药食同源"的精神，辨证用膳也有利于患者康复。

3. 中医药对治消化性溃疡并发症运用前景

现代中医通过设计单味中药、传统中药方剂或中西医结合与西药对比治疗的随机对照试验发现，中医药治疗较单纯西药治疗患者溃疡预后质量更佳，复发率较小，弥补了西医在治疗上高复发率的不足，同时减少了众多不良反应。但是针对出血、穿孔等并发症，进行内镜（腹腔镜）下电凝止血，溃疡穿孔修补术等仍是主流的治疗方法。中医药针对此类并发症多采用收敛止血、消肿生肌等药物辅助治疗。大黄黄连泻心汤治疗消化道出血，大陷胸丸治疗溃疡穿孔继发的局限性腹膜炎，中医都有成功经验。如何评价其疗效以推广应用尚有待进一步研究。而防止 PU 进一步癌变，相对研究较多，研究证实半夏泻心汤等在预防癌变，降低疾病恶化率方面具有重要临床意义。

4. 现代中医的发展前景

目前中药因其独特优势，在治疗 PU 及预防复发方面发挥着不可或缺的作用。当代医家治疗 PU，积累了丰富经验，各具特色。国家"十二五"重点攻关课题中对中医药治疗 PU 的作用机制进行了探究，研究表明中医药对 Hp 敏感性较高，还可减少胃蛋白酶等分泌，促进黏膜保护生物活性物质的表达，促进黏膜恢复，减轻炎症反应。现今众多研究证明中药治疗 PU 主要是从增加胃黏膜保护因子及降低胃溃疡攻击因子等方面起作用，充分发挥了中药多靶点及双向性的优势[39]。学者从不同途径和环节进行研究，在分子层面已取得了一定成绩。但在发病和愈合过程中仍有很多机制尚未明确，在基因层面的研究也相对较少，在实验方面大多是从西医学角度来阐述中医内容，缺乏辨证思维，因此将中医学的辨证思维与现代分子学相结合来丰富 PU 的实验研究，从而发挥出中医学自身的特色是未来的重要突破方向。我们应加强多学科交叉与合作，在作用机制研究方面寻找新靶点，多角度、全方位、深层次地去研究中药治疗 PU 的作用机制，为临床诊治本病提供更多的证据。

5. 科学评价中医药的疗效优势

中医药治疗 PU 独具特色。但总的来说，相关研究还是存在很多问题。文献研究由于方法学问题，结论不能说明问题。部分临床研究因缺少严格的设计，证据的可靠性有待商榷，而且临床研究大多数为较小样本量的近期观察，缺乏对大样本、远期疗效的相关性研究报道。因此，应加强临床研究与试验设计的严谨性，深入开展规范性的大样本、多中心临床对照试验，以提高结论的可靠性，建立中医药治疗 PU 规范化诊疗方案，造福更多患者。

参 考 文 献

[1] 中华中医药学会脾胃病分会.消化系统常见病慢性非萎缩性胃炎中医诊疗指南（基层医生版）[J].中华中医药杂志，2019，34（8）：3613-3618.

[2] 陈灏珠，林果为，王吉耀.实用内科学 [M].14 版.北京：人民卫生出版社，2013.

[3] 中华消化杂志编委会.消化性溃疡病诊断与治疗规范（2016，西安）[J].中华消化杂志，2016，36（8）：508-513.

[4] Zheng Y A，Xue M，Cai Y E，et al. Hospitalizations for peptic ulcer disease in China：current features and outcomes [J]. Journal of Gastroenterology and Hepatology，2020，35（12）：2122-2130.

[5] 李国庆. 消化性溃疡的流行病学分析 [J]. 现代诊断与治疗，2005，16（6）：378-379.

[6] 成虹，胡伏莲，袁申元，等. 北京地区消化性溃疡流行病学分析 [J]. 世界华人消化杂志，2007，15（33）：3518-3523.

[7] Hopkins R，girardi L，Turney E. Relationship between *Helicobacter pylori* eradication and reduced duodenal and gastric ulcer recurrence：a review [J]. gastroenterology，1996，110（4）：1244-1252.

[8]　阳惠湘，张桂英，邹益友，等.幽门螺杆菌根除后消化性溃疡复发［J］.中华消化杂志，2002，22（6）：378-379.

[9]　曾燕，黄锦军.探讨中医治疗胃脘痛的研究进展［J］.世界最新医学信息文摘，2018，18（92）：96-97.

[10]　洪文旭.邓铁涛教授辨治胃肠病经验撷拾［J］.中医药学刊，2003，21（10）：1617-1618.

[11]　阎威，梁正宇.张柏林教授治疗消化性溃疡经验介绍［J］.新中医，2015，47（1）：25-26.

[12]　李郑生，黄清.李振华教授治疗消化性溃疡经验［J］.中医研究，2007，20（5）：51-53.

[13]　张声生，李乾构，王垂杰.消化性溃疡中医诊疗共识意见（2009，深圳）［J］.中医杂志，2010，51（10）：941-944.

[14]　蒋亚娟.两种药物方案对Hp阳性胃溃疡患者疗效及安全性的影响［J］.心理月刊，2020，15（12）：24，26.

[15]　张旭东.幽门杆菌所致消化性溃疡与中医辨证分型关系探讨［J］.内蒙古中医药，2015，34（1）：30-31.

[16]　凌江红，丛军，张正利，等.全国名中医蔡淦教授治疗消化性溃疡经验［J］.时珍国医国药，2019，30（6）：1497-1498.

[17]　丁拥军.观察疏肝理气活血法、三联疗法联合对Hp感染消化性溃疡患者临床疗效［J］.深圳中西医结合杂志，2015，25（13）：13-14.

[18]　胡玉翠，周晓波.国医大师徐景藩辨治消化性溃疡经验［J］.河南中医，2022，42（3）：375-379.

[19]　名医董建华院士论治胃病学术思想及临床实践［C］//第四次全国温病学论坛暨温病学辨治思路临床拓展应用高级研修班论文集.威海，2018：18-25.

[20]　蔡红荣.姜树民教授从痈论治消化性溃疡经验［D］.沈阳：辽宁中医药大学，2006.

[21]　李进东.平胃散加味治疗胃脘痛伴幽门螺旋杆菌感染70例的临床观察［J］.中医临床研究，2019，11（25）：101-104.

[22]　闫军堂，刘晓倩，马小娜，等.刘渡舟教授治疗胃痛十二法［J］.吉林中医药，2013，33（6）：559-562.

[23]　胡子毅，易莹，叶菁，等.国医大师伍炳彩消化性溃疡学术经验总结［J］.现代诊断与治疗，2021，32（18）：2880-2883.

[24]　徐源.中医药治疗胃溃疡的优势探究［J］.中西医结合心血管病电子杂志，2020，8（31）：177-178.

[25]　薛宁，郭桓博，马瑞雪，等.基于数据挖掘的中医药治疗消化性溃疡用药特点研究［J］.中草药，2022，53（3）：799-805.

[26]　孙亮冰，林平，曾向锦.黄芪建中汤加减治疗消化性溃疡脾胃虚寒证的疗效评估［J］.中医临床研究，2021，13（16）：89-92.

[27]　王红梅，韩海啸，张立平.基于网络药理学分析金铃子散治疗消化性溃疡作用机制研究［J］.辽宁中医药大学学报，2022，24（8）：58-64.

[28]　白敏，段永强，杨晓轶，等.黄芪建中汤对脾胃虚寒型胃溃疡模型大鼠JAK2/STAT3信号通路的影响［J］.中国实验方剂学杂志，2020，26（20）：32-38.

[29]　刘蔚.加味小柴胡汤抗胃溃疡的药效物质基础研究［D］.武汉：湖北中医药大学，2017.

[30]　刘琳，李岩.四君子汤对胃肠道药理作用的研究进展［J］.医学综述，2019，25（5）：990-994.

[31]　李昆阳，刘华一.基于网络药理学探索丹参饮治疗慢性萎缩性胃炎的机制研究［J］.环球中医药，2020，13（8）：1323-1332.

[32]　朱超，常凤玲.白术黄芪汤对溃疡性结肠炎患者证候积分及炎性反应的影响［J］.现代诊断与治疗，2020，31（8）：1190-1191.

[33]　张彧，吴东升，徐寅，等.基于网络药理学分析半夏-黄芩-黄连治疗幽门螺杆菌相关性胃炎的作用机制［J］.天然产物研究与开发，2020，32（4）：592-599.

[34]　刘华，周正光，张旭.芍药甘草汤加减治疗胃阴不足型消化性溃疡患者的临床效果及部分机制［J］.世界中医药，2020，15（9）：1312-1316.

[35]　Tarnawski A，Stachura J，Krause W J，et al.Quality ofgastric ulcer healing［J］.Journal of Clinical

Gastroenterology，1991，13：S42-S47.

[36] 李浩，田琳，石芳，等.刘启泉基于"节点理论"防治消化性溃疡 [J].中华中医药杂志，2019，34（10）：4633-4636.

[37] 张琪，梁海业，陈世新，等.基于黏膜愈合质量及基质金属蛋白酶-3、ghrelin 表达探讨舒胃汤防治肝胃郁热型胃溃疡的临床研究 [J].中国中西医结合消化杂志，2015，23（8）：535-538，542.

[38] 张琪，梁海业，陈世新，等.Foxo3a 激活 FasL 参与胃黏膜上皮细胞凋亡探讨舒胃汤防治肝胃郁热型胃溃疡的研究 [J].中国中西医结合消化杂志，2015，23（7）：458-461.

[39] 张昊，褚梦慧，宋雪莉，等.消化性溃疡的中医治疗及作用机制研究进展 [J].中医研究，2021，34（2）：50-54.

（朱　立）

13　慢　性　胃　炎

　　慢性胃炎（chronicgastritis）是消化系统的常见疾病之一，是由多种原因引起的胃黏膜的慢性炎性反应。多数慢性胃炎患者可无明显临床症状，有症状者主要表现为非特异性消化不良，如上腹部不适、饱胀、疼痛、食欲不振、嗳气、反酸等，部分还可有健忘、焦虑、抑郁等精神心理症状，该病症状易反复发作，可严重影响患者的生活质量。由于多数慢性胃炎患者无明显症状，难以掌握确切的患病率，但目前研究表明我国基于内镜诊断的慢性胃炎患病率接近 90%。现代医学认为本病的发生与 Hp 感染，药物、烟草、胆汁反流等对胃黏膜的损伤，自身免疫及遗传等因素相关。根据内镜及病理检查，可将慢性胃炎分为非萎缩性胃炎和萎缩性胃炎两类，慢性萎缩性胃炎伴肠上皮化生、上皮内瘤变者发生胃癌的危险程度增加，临床中应当引起重视[1]。因此，探寻包括中医药在内的防治慢性胃炎及其并发症的手段，已成为医学研究的新热点。

　　慢性胃炎根据临床表现，若以胃脘部胀痛为主症，可归属为中医的"胃脘痛"范畴，或称"胃痛"。若以胃脘部满闷为主症，则可归属于"胃痞"、"痞满"范畴。若以嘈杂、嗳气、反酸等为主要表现，则可归属于中医的"嘈杂"、"嗳气"、"吐酸"等范畴[2]。中国工程院院士董建华教授、全国名中医田德禄教授根据慢性胃炎的临床表现及发病特点认为，慢性胃炎更多与"胃痞病"及"胃脘痛"相类似。"痞"首见于《素问·五常政大论》，指出病位在中焦脾胃，症状为胸腹饱闷而不舒畅，后世《景岳全书》认为邪滞于中为实痞，无邪气停滞则为虚痞，强调痞分虚实。全国第五届脾胃病学术会议将慢性萎缩性胃炎的中医病名确定为"胃痞"并沿用至今。

一、病因病机

　　慢性胃炎病位在胃，与肝、脾两脏密切相关。胃在生理上以和降为顺，在病理上因滞而病，本病主要与外感邪气、情志失调、饮食不节、药物、脾胃虚弱等多种因素有关，上述因素损伤脾胃，致运化失司，升降失常，而发生气滞、湿阻、寒凝、火郁、血瘀等，表现为胃痛、胀满等症状。慢性胃炎的病机可分为本虚和标实两个方面。本虚主要表现为脾气（阳）虚和胃阴虚，标实主要表现为气滞、湿热和血瘀，脾虚、气滞是疾病的基本病机。血瘀是久病的重要病机，在胃黏膜萎缩发生发展乃至恶变的过程中起着重要作用[3-4]。

　　《素问·至真要大论》云："百病之生，皆生于风寒暑湿燥火，以之化之变也。"认为外感邪气客于胃腑，气血凝滞不通，中焦气机升降失枢，周流不行，则百病由生。明代虞抟《医学正传》云："盖木气被郁，发则太过，故民病有土败木贼之候也……故脏未病而腑先病也。"阐明了肝气犯胃之理，肝气郁滞，木胜克土，脾胃虚弱，胃为脾之腑，阳先受病，故临床可见如胃脘疼痛、吞酸嗳气、嘈杂恶心等肝气不舒犯胃之症状。脾胃居于中焦，转枢运化。《兰室秘藏》云："饮食劳倦，损伤脾胃。"强调脾胃功能失常，运化转输精微不利，气血停滞，生化乏源，则人身后天之本由虚实两端而伐伤，百病由生。疾病治疗不当，可伤及中焦脾胃气机，同样引起胃脘痞闷不舒。《伤寒论》云："医反下之，心下痞硬而满，干呕……医见心下痞，谓病不尽，复下之。"即是用药不当引起痞证。《素问·玉机真脏论》云："五脏者，皆禀气于胃，胃者，五脏之本也。"中焦脾胃被称为"后天之本"。清代叶天士在《临证指南医案》云："太阴湿土，得阳始运，阳明阳土，得阴始安。"强调胃腑与外界相通，易感外邪，而且饮食、劳逸、思虑等因素，均能导致脾胃受损，从而影响全身。

现代医家论慢性胃炎病因，包括外邪、内伤两端，认为与感受外邪、饮食失节、情志失调、劳倦过度、药石所伤等多方面因素有关。而论其病机，董建华院士认为慢性胃炎无论虚实均以胃气壅滞不通为共同特征，所以应从胃气壅滞入手把握病机，治疗上要从通降胃气立论，同时注重调和气血、疏肝理气、宣通清利、温清相宜、消补有度[5]。李佃贵教授则认为慢性胃炎以痛、胀、痞、满、呆、嗳、烧、酸、烦为病机，并运用"浊毒"理论进行治疗，以健运脾胃，升清降浊[6]。田德禄教授明确指出：慢性胃炎乃本虚标实之病。张景岳将胃痞分为虚实两端，言实痞为"有物有滞而痞者"，虚痞"无物无滞而痞者"。根据本病的病证特点，慢性非萎缩性胃炎可归属于"实痞"范畴，慢性萎缩性胃炎归为"虚痞"范畴。田德禄教授重视胃的生理病理功能，提出郁、热、痰、瘀、虚是其病理特点，传承董建华院士"通降论"，结合现代脾胃病"多实、多火、多郁"的特征，提出"清降论"，即在传承的基础上又有创新[7]。

二、辨证论治

1. 分型辨证

《慢性胃炎中医诊疗专家共识意见（2017）》强调本病临床常表现为本虚标实、虚实夹杂之证。早期以实证为主，病久则变为虚证或虚实夹杂；早期多在气分，病久则兼涉血分。慢性非萎缩性胃炎以脾胃虚弱，肝胃不和证多见；慢性萎缩性胃炎以脾胃虚弱、气滞血瘀证多见；慢性胃炎伴胆汁反流以肝胃不和证多见；伴 Hp 感染以脾胃湿热证多见；伴癌前病变者以气阴两虚、气滞血瘀、湿热内阻证多见。肝胃不和证者，包含肝胃气滞证、肝胃郁热证，肝胃气滞证治以疏肝理气和胃之法，方用柴胡疏肝散。若其人胃脘疼痛可加川楝子、延胡索，嗳气明显者，可加沉香、旋覆花。肝胃郁热证治以清肝和胃之法，方用化肝煎合左金丸。若其人反酸明显者可加乌贼骨、瓦楞子；胸闷胁胀者，可加柴胡、郁金。脾胃湿热证者，治以清热化湿之法，方用黄连温胆汤。若其人腹胀可加厚朴、槟榔；嗳食酸腐者可加莱菔子、神曲、山楂。脾胃虚弱证者，包含脾胃气虚证、脾胃虚寒证，脾胃气虚证治以益气健脾之法，方用香砂六君子汤。若其人痞满可加佛手、香橼；气短、汗出者可加炙黄芪；四肢不温者可加桂枝、当归。脾胃虚寒证治以温中健脾之法，方用黄芪建中汤。若其人便溏可加炮姜炭、炒薏苡仁；畏寒明显者可加炮附子。胃阴不足证者，治以益胃养阴之法，方用一贯煎。若其人胃痛明显加芍药、甘草；便秘不畅者可加瓜蒌、火麻仁。胃络瘀阻证者，治以活血化瘀之法，方用失笑散。若其人疼痛明显加延胡索、郁金；气短、乏力者可加黄芪、党参。强调上述证候可单独出现，也可相兼出现，临床应在辨别单一证候的基础上辨别复合证候。常见的复合证候有肝郁脾虚证、脾虚气滞证、寒热错杂证、气阴两虚证、气滞血瘀证、虚寒夹瘀证、湿热夹瘀证等。同时，随着病情的发展变化，证候也呈现动态变化的过程，临床需认真甄别。

2. 微观辨证

中医证候有其内在的病机，外在的证候随着病机变化而发生相应演变。实证的病理演变在早期起主导作用，邪盛正虚推动疾病进展，故虚实夹杂证及虚证在疾病中晚期占重要地位。中医认为"有诸内必形诸外"，因此消化内镜和组织学病理亦是望诊的延伸。慢性胃炎通过内镜检查将本病分为非萎缩性胃炎（内镜下可见黏膜红斑、黏膜出血点或斑块、黏膜粗糙伴或不伴水肿、充血渗出等基本表现）和萎缩性胃炎（内镜下可见黏膜红白相间，以白色为主，皱襞变平甚至消失，部分黏膜血管显露，可伴有黏膜颗粒或结节状等表现）。而组织学病理可对 Hp 感染、慢性炎性反应、活动性、固有腺体的萎缩、肠上皮化生和异型增生（上皮内瘤变）予以判断和分级[8-10]。以胃镜作为微观辨证工具时，可观察胃黏膜的颜色、色泽、质地、分泌物、蠕动及黏膜血管等情况，以识别证候。肝胃不和证，常表现为胃黏膜急性活动性炎性反应，或伴胆汁反流，胃蠕动较快；脾胃湿热证，常表现为胃黏膜充血水肿，糜烂明显，黏液黏稠混浊。脾胃虚弱证，常表现为胃黏膜苍白或灰白，黏膜变薄，黏液稀薄而多，或有黏膜水肿，黏膜下血管清晰可见，胃蠕动减弱。胃阴不足证，常表现为黏膜表面粗糙不平，变薄变脆，分泌物少。皱襞变细或消失，呈龟裂样改变，或可透见黏膜下小血管网。胃络瘀阻证，常表现为胃黏膜呈颗粒或结节状，伴黏膜内出血点，黏液呈灰白或褐色，血管网清晰可见，血管纹暗红。组织病理学作为微观辨证工具，可将肠上皮化生和异型增生（上皮内瘤变）类比为"癥瘕积聚"。微观辨证常可作为宏观辨证的有益补充。

3. 分期辨证论治

针对慢性胃炎不同阶段，田德禄教授提出不同治法。强调主病在胃，应重视从胃论治，重视胃中有形实邪，以清降胃之实邪为首务。其次，木土相关，应重视从肝论治，务使肝气疏达，血脉和调，有助胃之和降。再次，脾胃同居中焦，互为表里，胃病日久损及脾，当从脾胃论治。遣方用药时应斟酌本虚与标实之比例。初期，胃镜下可见以浅表性胃炎为主，胃黏膜红斑充血糜烂等实证夹杂着少许点、片状萎缩及肠上皮化生，此时主要以胃中实证、热证居多，尚不可补虚，此时主要应以"清降论"为指导，治以验方"实痞通"（紫苏梗、香附、陈皮、枳壳、佛手、焦三仙、连翘、蒲公英等）。中期，疾病迁延，由胃及脾，由气入血，伤及下焦肝肾之精，此期症见胃脘胀满，嗳气频多，口中异味，知饥不食，神疲乏力，倦怠懒言，舌质暗红，苔薄黄腻，脉弦细滑，此时虽有脾虚之象，但据其症状、舌苔、脉象等可知其胃脘中尚有实邪未除，治法当于补脾之中加入泻实之品，以甘平养胃法及通补之法为治，方药以百合乌药汤加减（百合、乌药、鸡内金、香橼、太子参等）。后期，此期患者胃病日久、脾胃俱伤，生化乏源，多见气血亏虚之象，甚则伴有贫血之症，此期治法当以甘温健胃为主，此时胃中实邪已不是主要矛盾，首当补虚为主，方以香砂四君子汤合当归补血汤化裁。此期标实不著，以脾虚为主，气血大虚，应以甘温健胃为法，不可再清，防止伐伤脾胃[11-12]。

4. 标本虚实辨证

本病初病在气，实证居多，病位有在胃在肝之别。其中受寒、伤食、积热易伤胃，使胃气壅滞，甚至不降反逆；情志不遂易损肝，肝气郁结则横逆犯胃，致肝胃气滞。气滞郁久化热或久病入络，日久则耗伤胃阴。胃病失治，由胃及脾，脾病以虚证居多，虚中夹实，间而有之。脾病或见脾气虚弱，或见中气下陷，或见脾阳不振。故胃病的治疗，治胃以理气和胃通降为主，依病因之异，或散寒，或祛暑，或消食，或清热，或化瘀，久则阴伤者当养阴益胃分别施治。治肝以疏肝解郁为主，化热则清肝，入络则行血，阴伤则滋养。治以健脾益气为主，下降者升提，阳虚者温补。若临证之时，见肝胃、肝脾或脾胃同病者，又当权衡标本轻重，辨证施治。治法上邪实者以祛邪为急，正虚者以扶正当先，虚实夹杂者又应邪正兼顾。古有"通则不痛"的治疗大法，但不能把"通"狭义地理解为通下之法，而应从广义的角度去理解和运用。散寒消食、理气、泄热、化瘀、除湿、养阴、温阳等治法，均可起到"通"的作用。《医学真传》云："所痛之部，有气血阴阳之不同，若概以理气消导为治，漫云通则不痛，夫通则不痛，理也。但通之之法，各有不同。调气以和血，调血以和气，通也；下逆者使之上行，中结者使之旁达，亦通也；虚者助之使通，寒者温之使通，无非通之之法也，若必以下泄为通，则妄矣。"故在审因论治的同时，适当配合辛香理气之品，往往能加强通降功效。但服用此类药物，应中病即止，不可太过，以免伤津耗气。应"谨守病机，各司其属"，辨证地运用通法。古人所谓"胃以通为补"应作如是观。

至若慢性胃炎基于标本虚实的辨证论治，偏于实证者，可分为胃气壅滞证、肝胃气滞证、胃中蕴热证、肝胃郁热证、瘀血阻滞证；偏于虚证者，可分为胃阴不足证、脾气虚弱证、脾胃虚寒证。胃气壅滞证常以理气和胃为法，方用香苏散。肝胃气滞证常以疏肝和胃理气为法，若疼痛严重，加川楝子、延胡索；若气郁化热，加丹皮、栀子、蒲公英，由于肝体阴而用阳，故调气之品不宜过用香燥。胃中蕴热证常以清胃泻热和中为法，方用泻心汤合金铃子散。邪热日久蕴结成毒，热毒伤胃，胃镜下可见黏膜充血、水肿、糜烂，可加蒲公英、金银花、连翘、虎杖。肝胃郁热证常以清肝泄热和胃为法，方用化肝煎。口苦、咽干、恶心明显时可加用小柴胡汤，肝热移肠者加决明子、芦荟。瘀血阻滞证常以理气活血化瘀为法，方用失笑散合丹参饮。若血瘀兼有血虚者，当合四物汤，若兼脾胃虚弱者，宜加炙黄芪、党参。胃阴不足证常以养阴益胃为法，方用益胃汤合芍药甘草汤。若气滞仍著，加佛手、香橼皮、玫瑰花、代代花；津伤液亏明显时，可加芦根、天花粉、乌梅；大便干结者，加火麻仁、郁李仁、瓜蒌仁；若兼肝阴不足，可加白芍、枸杞、生地或用一贯煎化裁。脾气虚弱证常以益气健脾、升清降浊为法，方用补中益气汤。若气虚及阳，可加附子、干姜、吴茱萸；若气虚满闷较重者可加木香、枳壳、佛手；若脾虚不运，腹满纳差者可加神曲、麦芽消食助运，若病程日久，气虚血瘀者可加莪术、乳香、没药以活血化瘀。脾胃虚寒证常以温中健脾为法，方用黄芪建中汤。若阳虚内寒较重者可用大建中汤化裁，或加附子、肉桂、荜茇、荜澄茄；若兼泛酸者，可加黄连汁炒吴茱萸、煅瓦楞子、海螵蛸等制酸之品；若泛吐清水者可予小半夏加茯苓汤或苓桂术甘汤合方而治；若仅见脾胃虚弱，阳虚内寒不明显，可用香砂六君子汤调治；若伴见血虚者，可予归芪建中汤。临床上胃强脾弱，上热下寒者也不少见，治疗时可选用半夏泻心汤、黄连理中汤或乌梅丸等以调和脾胃，清上温下。

5. 三阴三阳辨证

三阴三阳辨证，即六经辨证。刘渡舟教授认为六经辨证继承了《素问·热论》，《素问·热论》六经只辨伤寒，而《伤寒论》六经辨证既辨伤寒又辨杂病，包括辨病证之寒、热、虚、实、阴、阳等。胃痛也可分辨为"太阳胃痛"、"阳明胃痛"、"少阳胃痛"、"太阴胃痛"、"少阴胃痛"和"厥阴胃痛"。其痞满为主症者，也可以采用三阴三阳辨方证的临床思路。

太阳胃痛：太阳主表，外邪侵袭，首当其冲，正邪交争于肌表，营卫失和而成太阳病。太阳病胃痛除胃痛外，当有邪束太阳，经气不利，正邪交争，营卫失和之象，如恶风或恶寒，或伴发热、头痛连项，脉浮。《伤寒论》投桂枝汤或下法后，病仍不解且未生变，机体气化失利，水饮内停，里气闭阻，胃气壅滞，而成之胃痛，治以健脾益阴利水法，投桂枝去桂加茯苓白术汤。太阳病营卫失和，水饮内停，气化不利，而成胃痛，或心下痞，口渴，饮水即吐者，治当外散风寒、通阳化气利水，方可投五苓散治之。

阳明胃痛：阳明居中，主土也。邪入阳明，胃肠壅实，则成阳明病。阳明胃痛除主症外，还当有身热、汗自出、不恶寒反恶热、脉大等外证。阳明胃痛，胃脘灼痛，痛甚拒按，身大热，大汗，口渴引饮，心烦，脉洪大，即所谓"此亡津液，胃中干燥，因转属阳明"，方可用白虎汤。阳明胃痛，阳明热盛，气津两伤者，可用白虎加人参汤。若见便秘谵语者，可合小承气汤加减。阳明胃痛，外邪内陷与痰水饮搏结者，或为水热互结、痰热互结，或饮寒互结而成结胸。大结胸病，心下痛，按之石硬，甚至从心下至少腹痛不可触近，即大陷胸汤证，可见于胃穿孔继发局限性腹膜炎、弥漫性腹膜炎。痰热互结者，表现为正在心下，按之则痛，可用小陷胸汤。饮寒互结者，治以温寒逐水，涤痰破结法，投三物小白散。而阳明虚寒胃痛，胃寒痛，食谷欲呕者，治当温中散寒，方用吴茱萸汤。

少阳胃痛：少阳主疏泄气机，邪侵少阳，火热内郁，枢机不利而成少阳病。少阳胃痛，常寒热虚实互见，除胃痛外，当有火热内郁，少阳枢机不利之象。《伤寒论》云："呕不止，心下急，郁郁微烦者，为未解也，与大柴胡汤，下之则愈。"其中"心下急"即胃脘部拘急不舒或疼痛的感觉，即论大柴胡汤证。其实，小柴胡汤也是治疗慢性胃病常用方剂。若胃脘、胁肋痛甚者，可合用金铃子散方。少阳病多发于少阳郁郁、少阳郁热体质之人，情志抑郁，最容易发生胃痛、痞满等，后世柴胡疏肝散、香苏散、逍遥散等方证也常见于此类患者。

太阴胃痛：外邪侵袭，中阳不足，寒湿内盛而成太阴病，治当"急温之"。太阴胃痛，时作时止，时轻时重，喜温，常伴腹痛下利。《伤寒论》云："本太阳病，医反下之，因尔腹满时痛者，属太阴也，桂枝加芍药汤主之；大实痛者，桂枝加大黄汤主之。"此论桂枝加芍药汤、桂枝加大黄汤原治腹痛，胃痛也可辨证选方。至若黄芪建中汤以及后世香砂六君子汤、补中益气汤等，更是治疗太阳病胃痛、痞满常用方剂。太阴脾虚生湿，湿热中阻，或寒热错杂者，更可用半夏泻心汤类方。

少阴胃痛：少阴有关心肾，心肾阴虚，心肾阳虚，或水火失济皆可成少阴病。少阴胃痛，除胃痛一症外，还当具有精神恍惚、萎靡，身疲乏，脉微细等心肾虚衰，水火不济之象。素体阴虚，燥热内结，表现为胃肠腑实者，即少阴病三急下证。《伤寒论》云："少阴病，自利清水，色纯青，心下必痛，口干燥者，可下之，宜大承气汤。"此胃痛乃为少阴阴虚，燥屎内结，热结旁流，腑气壅滞所致。脾胃阳虚日久及肾，脾肾阳虚胃痛者，更可用桂附理中丸。若吐泻、四肢厥冷、烦躁者，更可用吴茱萸汤治之。

厥阴胃痛：厥阴主阳气潜藏、平衡气机，病入厥阴，阴虚肝旺，或肝气横逆克伐脾胃，最容易表现为口渴多饮、胃脘热痛、气上冲心、饥而不欲食等症。赵进喜教授基于《伤寒论》原书，结合现代临床，三阴三阳系统论、三阴三阳体质论、三阴三阳辨证方证论，即所谓伤寒三论，主张把百合丹参饮经验方作为治疗厥阴胃痛主方。临床常用以治疗多种慢性胃痛，包括消化性溃疡、慢性胃炎甚至胃癌，屡用屡验。方药组成：百合15～30g，乌药9～12g，丹参15～30g，陈皮9～12g，枳壳9～12g，厚朴～12g，白术9～12g，茯苓9～12g，鸡内金9～12g，赤白芍各15～30g，炙甘草6g。该方为百合乌药散、芍药甘草汤、丹参饮三方加减化裁而来，类似于名老中医焦树德教授的三合汤。若阴虚突出，咽干烦渴者，可加用沙参、麦冬、石斛等；肝郁胁痛者，可配合金铃子散；兼胃痛畏寒喜暖者，可配合良附丸。若阴虚夹热，舌红舌苔色黄，或Hp检查阳性，大便干者，可加用蒲公英15～30g；大便稀者，可加用黄连9～12g；大便时干时稀者，可加用白花蛇舌草15～30g。胃镜病理检查，表现为萎缩性胃炎，伴肠上皮化生，异型增生者，可随方加浙贝、薏苡仁、莪术、白花蛇舌草等。医圣张仲景《伤寒论》指出"厥阴之为病，消渴，气上撞心，心中疼热，饥而不欲食……下之利不止"。此厥阴经病变，即阴虚，肝胃郁热，肝气横逆犯胃，脾胃不和之证，所以可以用百合丹参饮作为主方，以养阴柔肝、理气和胃、敛肝健脾。肝胃不和，中焦虚寒，胃痛畏寒，头痛，呕吐痰涎者，也可用吴茱萸加半夏生姜汤治之。至若寒热错杂胃痛，久泻，时时心烦，四肢厥冷，也可借用原治蛔厥的乌梅丸。后世治疗胃痛、痞满的名方如化肝煎、一贯煎等，也主要适用于肝胃阴虚、肝胃不和的证候。

三、研究进展

1. 单味中药防治慢性胃炎研究

中药现代药理学研究结果表明，许多中药具有保护胃黏膜，抑制炎症因子、调节胃肠激素、促进胃动力等作用，有助于病情的缓解与康复，如陈皮、干姜、白及、黄芪、白术、山药、丹参、党参、砂仁、厚朴、鸡内金、枳实、半枝莲等药物。如丹参能改善胃黏膜的血流量，通过抗氧化作用保护胃黏膜，还能调节细胞增殖和凋亡，抑制胃黏膜炎症反应；厚朴中所提取出的厚朴酚，具有丙烯基的活性成分，具有抗肿瘤的作用，能抑制某些胃癌细胞因子的活性，并在保护心血管和神经系统方面也有广阔的临床研究前景；砂仁的有效挥发性成分具有胃肠道保护作用，可抗溃疡、促进胃蠕动、抗炎、抗氧化等；枳实中的黄酮类物质，对大鼠胃肠道平滑肌的非生理性收缩有抑制作用，特别是对乙酰胆碱、组胺引起的痉挛性收缩作用更强；鸡内金含有大量蛋白质、氨基酸、微量元素等丰富的营养物质，可提高小肠的推进率；半枝莲不仅有抗氧化作用，而且可通过降低β-连环蛋白的活化来抑制大肠癌细胞和癌内干细胞生长，本药的黄酮类化合物和二萜类化合物对包括消化道肿瘤、肝脏肿瘤、乳腺肿瘤等肿瘤细胞有一定的抑制作用；白及的有效成分白及多糖主要通过下调JNK及P38MAPK基因和抑制炎症因子异常分泌，实现对胃溃疡大鼠胃黏膜的保护作用；黄芪则通过其有效活性成分下调缺氧诱导因子（HIF）-1α、环氧合酶（COX）-2、iNOS蛋白表达水平以促进溃疡病灶黏膜损伤的修复；白术中的白术多糖、挥发油等活性成分通过修复胃黏膜、抗炎镇痛、调节免疫等机制治疗消化系统疾病。而党参的糖类、生物碱类、聚炔类、苷类具有增强机体免疫力、调节胃收缩、保护胃肠道黏膜等功效[13-14]。

2. 中药复方防治慢性胃炎研究

中药复方对于本病的治疗，具有治疗方法灵活、针对性、个体化等优势，与单纯的西医治疗相比，中医治疗或中西医结合治疗效果更好。有些医家根据慢性萎缩性胃炎的病情进展及发病机制演变特点，倡导"健脾"与"活血"同时调理，"气血同治"，运用验方丹参化萎汤（丹参 30g，厚朴 15g，砂仁 10g，枳实 15g，炒鸡内金 30g，半枝莲 15g，九香虫 10g，檀香 5g，木瓜 15g，乌梅 10g，甘草 6g）进行治疗，研究结果表明，丹参化萎汤能明显减轻慢性萎缩性胃炎患者的临床症状，能明显改善胃镜下胃黏膜的表现，在病理组织中，通过上调 let-7a miRNA 水平，可有效逆转胃黏膜萎缩程度，防止病情进一步进展。有的医家针对脾胃虚弱型慢性萎缩性胃炎，提出了温中散寒、健脾理气、通络止痛的治法，运用验方温中复原促愈汤（陈皮 10g，桂枝 10g，干姜 15g，白及 10g，黄芪 15g，白术 10g，吴茱萸 10g，党参 10g，三七粉 3g，甘草 6g）进行治疗，研究结果提示，本方的作用机制可能与调节 NF-κB、COX-2 和 IL-8 水平有关，经过治疗后胃镜下评分、病理组织评分较治疗前降低，胃肠激素如胃动素、促胃液素和生长抑素水平高于对照组。还有医家认为脾虚湿瘀证在慢性胃炎中较为常见，故以健脾化湿祛瘀为主要治法，应用验方拟莪黄和胃汤（莪术 15g，党参片 15g，白术 15g，薏苡仁 15g，陈皮 15g，旋覆花 15g，山药 18g，干石斛 10g，广藿香 10g，炙甘草 6g，黄连 5g）进行治疗，研究结果表明，本方可降低 PGR 及血清 PG-I、G-17 水平，促进病情恢复。此外，研究表明运用黄芪建中汤、升阳益胃汤等经典中医方剂，不仅可以降低 Hp 的阳性率、改善胃镜及病理评分，还能通过调节 miR-26a 及 miR-32 的表达，可以降低 PG-Ⅰ 和 PG-Ⅱ、IL-2、IL-6、TNF-α 的水平，减轻炎症反应，缓解患者症状[15-16]。目前有许多名老中医专家均对本病提出了自己的组方验方，通过对其机制的探寻，可以深化对其经验的认识。

3. 中成药及膏方治疗慢性胃炎研究进展

许多研究表明中成药可以缓解慢性胃炎的消化不良症状，有助于改善胃黏膜病理状况，但需要根据辨证分型合理使用中成药，才能发挥其最大治疗效果。如气滞胃痛颗粒，可用于肝郁气滞、胸痞胀满，胃脘疼痛者；胃苏颗粒，用于气滞型胃脘痛；温胃舒胶囊，用于中焦虚寒所致的胃痛；虚寒胃痛颗粒，用于脾胃虚弱所致的胃痛；养胃舒胶囊，用于慢性萎缩性胃炎、慢性胃炎所引起的胃脘灼热胀痛以滋阴养胃，行气消导；荜铃胃痛颗粒，用于气滞血瘀引起的慢性胃炎；摩罗丹，用于慢性萎缩性胃炎以和胃降逆，健脾消胀，通络定痛；胃复春，用于治疗慢性萎缩性胃炎胃癌前期病变、胃癌手术后辅助治疗、慢性浅表性胃炎属脾胃虚弱证者；达立通颗粒，用于肝胃郁热证者；金胃泰胶囊，用于肝胃气滞，湿热瘀阻证者；胃康胶囊，用于气滞血瘀证者；荆花胃康胶丸，用于气滞血瘀、寒热错杂证者；甘海胃康胶囊，用于脾虚气滞所致者；延参健胃胶囊，用于治疗本虚标实，寒热错杂之慢性萎缩性胃炎；胆胃康胶囊，用于肝胆湿热所致胆汁反流性胃炎者[17]。

相对于中成药而言，膏方的应用显得更加灵活，可依据患者具体症状进行处方加减，同时便于保存携带，具有良好口感，患者接受度更高，可以长期服用，尤其适用慢性疾病的后期调养。如有医家自拟"新胃方"（主要药物为太子参、茯苓、白术、生甘草、半夏、广郁金、川黄连、木香、煅瓦楞子等）为基础随症加减制成膏方，治疗脾虚肝乘型慢性萎缩性胃炎患者，经 45 天治疗后，患者的证候积分较治疗前有显著降低，而单兆伟教授以六君子汤合二仙汤为基础加减，熬制膏方，治疗脾肾两虚型慢性萎缩性胃炎患者，服用 3 月余后复查胃镜及病理已无萎缩表现，各种症状也得到明显缓解[18]。

4. 中医药防治慢性萎缩性胃炎上皮化生及异型增生研究

根据 Correa 模式慢性萎缩性胃炎伴肠上皮化生及异型增生具有进展为胃癌的可能性，而现代医学多从病因学角度采用根除 Hp、抗胆汁反流、胃黏膜保护剂等方面进行治疗，尽管在一定程度上能改善症状，减轻胃黏膜炎性损伤，但难以从根本上阻断两者的病理进程和发展，运用中医药在抑制和逆转胃黏膜肠上皮化生及异型增生病理学改变方面显示出一定的疗效优势。对于肠上皮化生及异型增生的病变,多运用辨证分型论治进行治疗,而近年许多医家在辨病、辨证相结合的基础上,根据临床经验总结制订了复方,如芍药甘草汤合一贯煎加减和养胃舒颗粒治疗胃阴不足型慢性萎缩性胃炎伴肠上皮化生患者,治疗16周后复查胃镜发现,肠上皮化生积分有明显改变,但芍药甘草汤合一贯煎疗效更优;有医家运用六君子汤加减,对照组采用硒酵母和惠加强-G片治疗慢性萎缩性胃炎伴肠上皮化生,治疗6个月后中药复方组病理积分较前明显降低,总有效率明显高于对照组;还有医家运用自拟验方清热祛湿方加减治疗脾胃湿热型慢性萎缩性胃炎伴肠上皮化生患者,发现观察组能较好地改善患者中医证候,且病理分级较前改善,明显优于使用维酶素片、甲氧氯普胺片、枸橼酸铋钾胶囊的对照组。而近年中成药制剂在治疗肠上皮化生和异型增生方面也有较好的效果,如运用摩罗丹浓缩丸配伍三七粉治疗脾虚血瘀型肠上皮化生患者,治疗24周后结果显示,病理评分较治疗前明显降低。此外,医家还观察了胃复春片加叶酸片对肠上皮化生患者的疗效作用,治疗6个月后复查胃镜显示,运用胃复春片加叶酸片的治疗组病理分级较仅用叶酸组的患者改善显著,提示成药摩罗丹及胃复春片对肠上皮化生的良好疗效。此外,也有尝试运用针刺、穴位埋线、针药结合及药膳等其他疗法治疗肠上皮化生及异型增生的报道,具有一定的探索性[19]。

四、前景展望

1. 要重视对组织病理学的远期随访

现阶段中医学基于病理组织学改变的远期随访研究极少,研究质量偏低。一项中西医结合治疗萎缩性胃炎的系统评价发现,纳入研究的疗效指标很多将症状改善作为主要疗效指标之一,多采用有效率、显效率,且疗效判定标准尚不统一,对病理改善情况描述模糊。研究周期1~6个月不等。按照Cochrane系统评价员手册版推荐的质量评价标准评价纳入的研究,均为低质量文献。

对于萎缩性胃炎,无论中医、西医临床疗效评价标准应包括公认西医疗效评定标准,即胃黏膜的病理学改变,但绝大多数患者病理演变时间较长,如何寻求适合的中间替代指标也是科学评价萎缩性胃炎近期疗效的关键。目前研究较为成熟的有血清胃蛋白酶原、促胃液素,但其阳性区间的设定仍在研究阶段。

中医学的疗效评价,将构成证候的若干症状的改善、消失作为判定临床疗效的标准,存在着一定的主观性。针对以病理组织学为诊断标准的萎缩性胃炎,中医证候学改善不应作为主要疗效指标。萎缩性胃炎患者症状减轻与胃镜及病理改变有时并不完全一致。采用现有中医的证候疗效评价手段作为评价中医诊治萎缩性胃炎的主要疗效指标,其科学性有待评价[20]。

萎缩性胃炎多数患者症状反复发作,造成了极大的心理负担和生活负担。中医、西医治疗的根本目的在于提高患者的生活质量,故其提高治疗的远期疗效也是挑战之一。目前对于本病的治疗无公认的治疗周期,根据随访研究确定恰当的治疗周期也是萎缩性胃炎治疗发展前景的重点。

2. 要重视中医药作用机制研究

未来中医学可与现代医学相互参考,共同探讨病因、病机及证治规律,寻找理论上的结合点。如现代医学认为慢性胃炎的发病机制主要是在神经-内分泌-免疫网络调控下出现的攻击和防护因子失调,尤其侧重于防护因子减弱,黏膜屏障功能降低,上皮细胞再生失调和胃黏膜血液循环障碍等,加上Hp感染或胆汁反流,便可以产生水肿、糜烂和溃疡等一系列炎症反应。中医认为胃脘疼痛的内因是脾胃虚弱,出现脾虚肝郁,气滞血瘀,阴阳失调等证,这与现代医学所提出的攻击和防护因子失调有相似之处,故可以将脾胃虚弱与胃黏膜防护功能减弱可作为中医、西医两者在理论认识上的结合点。其他如肝胃不和证与幽门括约肌舒缩功能障碍引起的胆汁反流和胃肠功能紊乱,脾不统血证与出血和凝血功能障碍均有密切的联系,都可能找到某些相似的理论认识。

此外,中药及成方作用是多靶点的,这是中医药治疗的优势,但同时造成了基础研究的困难。探究中医药的多治疗靶点难度很高。慢性萎缩性胃炎的新药研发是中药新药的研发热门领域,中药新药研究要针对胃的生理特点及萎缩性胃炎的病理特点,在胃分泌功能、胃肠激素的含量、氧化应激、细胞因子的表达、胃黏膜上皮增殖有关信号通路、抑癌基因及表达等方面层层深入，也不能忽视基础的抗炎研究。只有系统全面的机制研究才能诠释中药成方的多靶点作用，揭示出中医药的优势。目前很多治疗萎缩性胃炎的成方研究只求热点靶点，而忽视基础抗炎机制及毒理的研究，这种不系统、无根基的研究很难向临床转化，所以应当重视中医药治疗本病的机制研究。

3. 应该重视名老中医经验传承

习近平总书记指出，"中医药学是中华文明的瑰宝。要深入发掘中医药宝库中的精华，推进产学研一体化"，名老中医专家作为我国中医药事业的宝贵资源，深入总结和挖掘其经验，对中医药事业的"传承精华，守正创新"具有重要意义。国家"十二五"、"十三五"期间均把老中医药专家经验继承作为中医药工作的重点之一。在脾胃病领域，如董建华、徐景藩、杨春波、李佃贵、田德禄、查安生、李乾构、单兆伟、谢晶日等名老中医专家，对于慢性胃炎的治疗均有如"浊毒"论、"清降"论、"虚痞"论、"调脾"论、"瘀毒"论等独具特色的学术观点，通过总结其临证经验，传承其学术思想，挖掘其验方验药，不仅有益于传承名老中医临床经验，而且有助于对慢性胃炎及其并发症相关中药新药的研发[21-22]。

参 考 文 献

[1] 房静远，杜奕奇，刘文忠，等.中国慢性胃炎共识意见（2017 年，上海）[J].胃肠病学，2017，22（11）：670-687.

[2] 张声生，唐旭东，黄穗平，等.慢性胃炎中医诊疗专家共识意见（2017）[J].中华中医药杂志，2017，32（7）：3060-3064.

[3] 金娟，张志明，雍文兴，等.中医药对慢性胃炎病机认识及诊治的研究进展[J].西部中医药，2022，35（2）：157-161.

[4] 张杨，丁悦悦，赵悦，等.慢性萎缩性胃炎的中医药治疗进展[J].中医药学报，2021，49（12）：112-116.

[5] 张林国.董建华治疗慢性胃炎经验[J].中国医药学报，2001，16（2）：46-49.

[6] 娄莹莹，刘小发，张金丽，等.国医大师李佃贵教授辨治慢性胃炎经验[J].世界中西医结合杂志，2019，14（10）：1384-1387.

[7] 李晓林，田德禄.田德禄治疗脾胃病学术思想及临床经验[J].中医杂志，2011，52（20）：1730-1731.

[8] 张瑞芬，党林根，王智业，等.慢性萎缩性胃炎中医辨证结合微观辨证的研究进展[J].中国中医药科技，2022，29（3）：519-521.

[9] 楼茜欣，唐梅文，唐燕，等.慢性萎缩性胃炎胃镜像与中医证型相关性研究进展[J].山东中医杂志，2020，39（8）：887-890.

[10] 李枝锦，吴平财.慢性萎缩性胃炎的微观辨证研究进展[J].中国中西医结合消化杂志，2020，28（1）：72-76.

[11] 何莹，丁霞，刘凯文，等.田德禄教授治疗脾胃病之清降 8 法[J].现代中医临床，2019，26（6）：26-29.

[12] 曹云，郭志玲，黄佳钦，等.田德禄教授基于"瘀毒论"治疗慢性萎缩性胃炎经验[J].现代中医临床，2019，26（5）：42-44，50.

[13] 张静晓，孙晓娜，朱沛文，等.丹参化萎汤通过调控 let-7a miRNA 血清因子治疗慢性萎缩性胃炎（脾虚血瘀型）机理研究[J].辽宁中医药大学学报，2022，24（8）：162-166.

[14] 张爱红，原培谦，赵小婷，等.自拟莪黄和胃汤对脾虚湿瘀型慢性胃炎患者疼痛、胃蛋白酶原比值及血清胃蛋白酶原Ⅰ、促胃液素 17 水平的影响[J].中国民间疗法，2022，30（7）：69-72.

[15] 陈贤，刘京，郝杰，等.升阳益胃汤联合子午流注择时耳穴贴压法对慢性萎缩性胃炎胃蛋白酶原、炎性指标、miR-26a 及 miR-32 表达的影响[J].中华中医药学刊，2022，40（5）：248-251.

[16] 徐纪文.黄芪建中汤辨证加减治疗慢性浅表性胃炎迁延所致慢性萎缩性胃炎的疗效观察[J].陕西中医，2016，37（2）：142-144.

[17] 宋英杰，黄小桦，成荣新，等.中成药治疗慢性胃炎成方规律分析[J].辽宁中医药大学学报，2021，

23（9）：102-107.

[18] 刘心怡，严展鹏，徐婷婷，等."胃黏膜肠化"的中医药临床治疗进展 [J].中国医药科学，2022，12（5）：36-39，86.

[19] 彭文静，肖国辉，陈珊珊.中医药治疗胃黏膜肠化生逆转研究进展 [J].亚太传统医药，2017，13（6）：64-66.

[20] 魏玮，杨洋，史海霞.慢性萎缩性胃炎中医诊疗现状、挑战及展望 [J].中国中西医结合杂志，2015，35（12）：1424-1426.

[21] 刘颖初，汪红兵.李乾构运用四君子汤加减治疗慢性萎缩性胃炎经验 [J].辽宁中医杂志，2022，49（5）：16-19.

[22] 张北华，高蕊，李振华，等.中医药治疗慢性胃炎的专家经验数据挖掘分析 [J].中医杂志，2015，56（8）：704-708.

（孙慧怡）

14 溃疡性结肠炎

溃疡性结肠炎（ulcerative colitis，UC）是一种病因尚不十分明确、以结直肠黏膜连续性、弥漫性炎症改变为特点的慢性非特异性肠道炎症性疾病，其病变主要限于大肠黏膜和黏膜下层。临床以持续或反复发作的腹泻、黏液脓血便伴腹痛、里急后重为主要表现，其中黏液脓血便是 UC 的最常见症状。病情轻重不等，病程多在 4～6 周以上，可伴有皮肤黏膜、关节、眼和肝胆等肠外表现。其中皮肤黏膜表现如口腔溃疡、结节性红斑和坏疽性脓皮病；关节损害如外周关节炎、脊柱关节炎等；眼部病变如虹膜炎、巩膜炎、葡萄膜炎等；肝胆疾病如脂肪肝、原发性硬化性胆管炎、胆石症等。临床类型可分为初发型、慢性复发型。初发型指无既往病史而首次发作。慢性复发型指临床缓解期再次出现症状，临床最常见。UC 可发生于任何年龄，青壮年期多见，男女性别差异不大，发病高峰年龄为 20～49 岁[1]。根据流行病学调查，中国大陆地区 UC 的患病率约为 11.60/10 万，且有被低估的可能，且随着饮食结构、经济水平等因素的改变，UC 的患病率呈逐年上升趋势，UC 已被世界卫生组织列为现代十大难治病之一[2-3]。我国 UC 患者有较高的结直肠癌变风险（约为 0.81%）。病程长及病变范围广泛是 UC 发生结直肠癌变的两个相对独立的危险因素[4]。因此，如何有效防治 UC，降低其发病率和缩短其病程，已成为当前的医学热点。中医治疗 UC 具有多系统、多层次、多靶点的特点，且在降低炎症反应、提升肠道黏膜免疫功能、促进溃疡愈合方面疗效确切，在改善临床症状、提高安全性、降低复发率以及减轻不良反应方面均有较大的意义，具有良好的临床应用前景[5]。

根据 UC 腹痛、腹泻、里急后重、黏液脓血便等临床表现，该病当属于中医学"肠澼"、"便血"、"赤沃"、"大肠泄"、"小肠泄"、"大瘕泄"、"下利"、"滞下"、"痢"、"休息痢"、"久痢"、"痢疾"、"脏毒"等病证。早在《内经》就有"肠澼"、"便血"、"赤沃"等病名。《金匮要略》归之于"下利"。东晋陈延之于其所著《小品方》中首提"滞下"病名。隋代巢元方于其所著《诸病源候论》中首提"痢"之病名，并提出"久痢"和"休息痢"的概念。《圣济总录》首载"脏毒"，元代朱震亨在《丹溪心法》中进一步完善了"脏毒"的概念。现代中医药学者多遵循古训，结合 UC 的典型症状及临床特点，将其归属于"泄泻"、"痢疾"等范畴，或将 UC 归属于"休息痢"、"久痢"、"肠澼"等范畴。但由于其病程长、易复发，且发作期、缓解期临床表现不同，更切合"久痢"的临床概念，因而于 2017 年将其中医病名修订为"久痢"。但亦有学者认为，在已有肠黏膜病理改变、尚无典型临床症状的 UC 早期，腹痛、便秘亦可能成为主症，因此应按照疾病分期、主症规范病名[6]。

一、病因病机

《灵枢·论疾诊尺》云："春伤于风，夏生后泄肠澼。"《素问·至真要大论》云：《素问·至真要大论》："岁少阳在泉，火淫所胜，……民病注泄赤白，少腹痛溺赤，甚则血便，少阴同候"。"少阳司天，火淫所胜，则温气流行，……泄注赤白"。《素问·太阴阳明论》云："食饮不节，起居不时者，阴受之，阴受之则入五脏，入五脏则满闭塞，下为飧泄，久为肠澼。"《内经》从运气和饮食角度分析肠澼病因与风、湿、热邪以及饮食不节有关，重视热邪为病。《难经》论"小肠泄"与"腹痛、便脓血、里急后重"，也是本病相关论述。东汉张仲景《金匮要略》设专篇论治下利，分寒热虚实论治，经方桃花汤、白头翁汤、乌梅丸、大承气汤等，沿用至今。隋代巢元方《诸病源候论·痢病候》提出"休息痢"病名，并指出其发病内因为"肠胃虚弱"、"胃中有停饮"，外因是外受风、寒、湿、热、毒邪，尤重热毒致病。唐代孙思邈《备急千金要方》开灌肠疗法治痢之先河，灵活化裁温脾汤治疗冷痢，提示已认识到积滞在痢疾发病中的重要地位。宋代《圣济总录》明确指出肠中痼滞再遇饮食不调，可发为休息痢，从而提出调补、攻化、收敛、渗泄四法。杨仁斋《仁斋直指方论》提出无积不成痢，为后世治痢疾加用消导及通下之品奠定基础。窦材《扁鹊心书》从气血角度认识痢疾病机，认为白痢是伤气所致，赤痢是伤血所致。陈无择《三因极一病证方论》首提"脏气郁结"致痢，将病因分为三类，内因为七情，外因为六淫，不内外因为饮食劳逸。金元时期刘完素《素问病机气宜保命集》认为痢疾赤是伤于血分，白是伤于气分，所以提出"调气则后重自除，行血则便脓自愈"治则，创立名方芍药汤。张从正《儒门事亲》补充赤色是新积，白色是旧积；朱丹溪《丹溪心法》指出赤痢来自小肠，白痢来自大肠，认为痢疾当辨表里寒热虚实气血，久痢应从阴虚入手。明代徐彦纯《玉机微义》首次针对里急后重提出血虚病机。王肯堂《证治准绳》首次提出痢疾当辨积之新旧，提出治痢需分标本。张介宾《景岳全书》认为痢疾发病主要因饮冷贪凉"人事"所致，并以虚寒类居多，治疗宜温补脾肾。李中梓《医宗必读》认为久痢多虚证，脾肾虚弱常与久痢密切相关。清代陈士铎《辨证录》认为痢疾乃由肝木克伐脾土，脾病及肾所致。王清任更提出"瘀血致痢"说。孔毓礼《痢疾论》总结和血调气、发散、攻下、表里两解、清热导滞、温补、升补、初中末、固涩及暂宽法等痢疾十大治法。其中暂宽法为孔毓礼独创之法，即暂时快速缓解后重症状的权宜之法[6]。

当代医家论 UC 病因，认为与体质、感受外邪、饮食失节、情志失调、脏腑虚损等多方面因素有关。体质因素是发病的内在基础。体质分布以湿热质占比最高，其次是阳虚质、气郁质、气虚质，人群普遍易感[7]。病理性质分寒热虚实，各因素又互相错杂。平素体虚，外感湿热之邪，或平素嗜酒无度，喜食肥甘厚味，致使中焦转枢壅滞，三焦气机不畅，郁而化热，湿热与火热壅结肠道，损伤血络，迫血下行，致黏液血便，或湿热上攻于胃，致使胃气上逆，出现纳差、纳呆，此类症状皆属于实证、热证的范畴。寒邪、湿邪皆属于阴邪，血属阴，故血的运行需要阳气的推动，才可周运全身，寒邪侵袭，损伤阳气，致使气血流通不畅，不通则痛，寒湿相搏，困阻中焦，气化不利，则易形成寒湿痢，属寒证。情志不畅可导致肝气郁结，肝木旺而克伐脾土，脾失健运而作泻，故本病在生气时或抑郁时容易诱发。泄痢日久，虚脏更损，气血失和，入络成瘀，阻滞于肠，脂络受伤，血败肉腐，内溃成疡。迁延不愈，反复发作，病性就会由实证转化为虚证，或者出现寒热虚实错杂现象[8]。季芳等更基于"络病"理论，提出"毒损肠络"观点，认为"神经网络异常"是"毒损肠络"的现代生物学基础[9]。李佃贵教授基于"浊毒"理论，强调本病源于脾胃本虚，浊瘀毒标实是其病机的关键，而"肠黏膜屏障损伤、免疫功能紊乱、细胞凋亡或细胞焦亡、神经内分泌功能失调"是该病机的现代生物学基础[10]。魏敏提出本病是"瘀毒"致病，"瘀毒"病机要素贯穿病程始终[11]。王庆国教授则认为脾肾阳虚、湿热内盛兼以肝郁气滞、瘀血内阻是 UC 的主要病机[12]，医家所论各有特色。

二、辨证论治

1. 卫气营血辨证

卫气营血辨证适用于温病，也适用于 UC。UC 病机多为脾胃素虚或脾胃运化不利，浊毒、湿热及瘀血等邪客于肠道，而病机符合卫气营血病机变化特点，病情符合卫气营血演变规律，可用卫气营血辨证方法。气分证为 UC 病情发展的重要转折点，尽早祛邪外出，可防止病邪进一步发展。UC 气分证期，即使未出现明显的出血症状，内镜显示无论有无糜烂，均可用凉血止血药如生地、丹皮、赤芍等谨防出血。UC 营血分证的治疗，基于"入血唯恐耗血动血，直须凉血散血"的精神，应注意营血分证出血的同时容易形成瘀血，治疗凉血止血的同时，宜加入活血化瘀之品，如三七、丹皮、赤芍、紫草、血竭等。邪入营血，耗伤阴液，迫血妄行，阴液大伤，此时患者往往会兼见消瘦、口干、发热等，治疗当行滋阴之法，选用生地、玄参、麦冬、石斛、芦根等滋阴液，清邪热。如临床以湿邪内阻为主，或湿热内盛并未伤阴，则不可过用滋阴之法，以免滋腻恋邪[13]。

2. 分型辨证论治

UC 的分型辨证，各家见解不同。刘艳等统计分析近 37 年来国内公开报道的 UC 辨证分型文献发现，提出 UC 辨证分型者 72 篇，常见中医证型依次为大肠湿热证、脾胃虚弱证、肝郁脾虚证、脾肾阳虚证、寒热错杂证、血瘀肠络证、阴虚肠燥证[14]。中国中西医结合学会消化系统疾病专业委员会主持制定的《溃疡性结肠炎中西医结合诊疗共识意见（2017）》将 UC 分为七型，即大肠湿热证、脾虚湿阻证、脾肾阳虚证、肝郁脾虚证、寒热错杂证、瘀阻肠络证和热毒炽盛证。证属大肠湿热者，治以清热化湿、调气行血，方用芍药汤；证属脾虚湿阻者，治以健脾化湿，方用参苓白术散；证属脾肾阳虚者，治以温肾健脾，方用理中汤合四神丸；证属肝郁脾虚者，治以疏肝健脾，方用痛泻要方；证属寒热错杂者，治以温中补虚、清热化湿，方用乌梅丸加减；证属瘀阻肠络者，治以活血化瘀、理肠通络，方用少腹逐瘀汤；热毒炽盛者，治以清热解毒、凉血止痢，方用白头翁汤[1]。

3. 分期分证论治

UC 临床辨证当注意区分发作期及缓解期，缓解期的患者常因饮食、劳累、情志失调等因素引发病情加重而转为活动期。治疗当急则治标，缓则治本，发作期要抓住主要矛盾，缓解期标本兼顾，多脏同治[15]。李玉玲等对 60 例 UC 缓解期患者进行辨证分型，发现 UC 缓解期中医证候分布以脾虚湿蕴型、寒热错杂型、气血亏虚型较多，健脾补肾、调和气血是 UC 缓解期治疗和防止复发的首要治法[16]。王庆国教授认为本病缓解期病情相对稳定，活动期病因多以素体脾胃虚弱、湿热之邪为患、情志失于调节为主，活动期主要证型为寒热错杂证、肝郁脾虚证、邪热蕴肠证和脾肾阳虚证，治疗可依据具体病机清热化湿、疏利气机，同时不忘补益机体正气以祛邪[17]。杨倩教授认为，在 UC 发作期，应当疏肝运脾，化浊解毒，消托并施，选方多以芍药汤加减；缓解期应当重视养肝健脾，顾护正气，佐清余毒，常常选用白芍、当归、山萸肉养肝阴敛肝血，白术、茯苓、芡实健脾化湿，柴胡、枳实、陈皮等理气与三七、红花等小剂量活血药共伍等[18]。

4. 标本虚实辨证

UC 日久不愈，反复发作，损耗正气，而成寒热错杂、虚实夹杂之证，以脾肾亏虚为本，湿、热、瘀、积、浊、毒为标。丁泽民教授提出"大肠内疡溃疡"理论，认为 UC 多为本虚标实之证，发作期以标实为主，主要为湿热蕴肠，气血不调；缓解期以虚证为主，主要为正虚邪恋，运化失健，且本虚多涉及脾肾两脏亏虚。丁老还提出以症状不同而论病机的观点。如腹泻——实则因湿热蕴结，下注肠腑，致大肠传导失司；虚则为脾虚湿盛，运化失健。腹痛——实则为湿热蕴结，气血不调，瘀滞肠络，不通则痛；虚则因土虚木旺，肝脾不调，肠络失和。脓血便，病机关键为瘀热阻络，迫血妄行——实则因湿热蕴结，损伤肠络，络损血溢，虚则为湿热伤阴，虚火内灼，伤及肠络，血溢络外[19]。有学者认为 UC 具有反复发作、虚实相兼、滞损交加的病变特点，其疾病的缓解期与发作期反映着疾病本虚与标实矛盾的主次变化特征。因此，治疗宜标本兼顾，补虚泻实，急则治标、缓则治本。具体应根据不同病理阶段的证候特征采用不同治法。在疾病的发作期，以治实治标为主，根据壅滞大肠之病邪属性采用不同的逐邪方法，调理胃肠兼顾正气；缓解期以治虚治本为主，依据正气内虚的所涉脏腑采用不同的补脏方法，扶助正气兼除余邪[20-21]。

5. 辨病辨证结合

王庆国教授认为病证结合不单是指西医病与中医病的结合，而应是中西医病证与证候的结合，强调针对主病选用病机相合之主方，进而随证加减治疗。而实现这一点的关键则立足于对疾病的核心病机认识。针对 UC 而言，脾肾阳虚、湿热内盛兼肝气郁结、瘀血内阻是其主要病机。本病以中焦脾胃虚寒，下焦肾阳不足为本虚，以肠道湿热、肝气郁结、瘀血蕴阻为标实，常呈现寒热错杂、虚实互见之证。故治疗应温中清热并举，注意应用温阳补肾、清利湿热、疏肝理气、活血化瘀之法。临床常用半夏泻心汤、薏苡附子败酱散合援绝神丹或柴胡桂枝干姜汤合痛泻要方加减治疗。王庆国教授认为 UC 病因以及证候虽然各异，但究其病机，均有气机不畅、瘀血内阻的一面，故理气活血治法应贯穿疾病始终[12]。

6. 微观辨证

沈自尹院士提出"微观辨证"概念，是指临床收集辨证素材时，在传统"望闻问切"的四诊模式基础上，引进现代技术，结合内镜、超声和理化指标，微观地认识机体的结构、代谢和功能的特点，以便更准确地进行辨证论治。UC 中医微观辨证涉及结肠镜下表现、肠道超声、CRP、血小板结果、D-二聚体、粪便钙卫蛋白、肠道菌群、免疫球蛋白等多个方面。目前研究已初步证实这些因素与中医证型有一定相关性。但中医辨证标准不统一，内镜及实验室指标均有较大差异、样本量较少等原因，仍难确定中医证候微观辨证的特异性指标[22]。

三、研究进展

1. 单味中药及其组分治疗 UC 研究

中药内服治疗 UC 包括单味中药、中药方剂以及中成药治疗。单味中药包括黄芩、大黄、乳香、黄连、芍药、苦参等。研究发现许多中药提取物及其有效成分具有抗感染、改善血管微循环、调节肠道菌群、调节细胞信号通路等不同的作用。朱磊等通过实验发现，黄芩苷可能通过 PI3K/AKT 信号通路降低 IL-6 的表达水平，抑制肠道炎症反应[23]。钟辉云等研究发现大黄酸与大黄素具有协同治疗 UC 作用，其作用机制可能与抑制 PI3K/AKT 通路及下调促炎因子有关，是值得关注的治疗 UC 新组分[24]。梁东蕊等研究发现，乳香及醋乳香可通过降低炎症因子水平治疗 UC，且醋乳香在醋炙之后渗透性效果更好，治疗效果更佳[25]。张君红等动物实验研究发现：黄连素可以通过降低 IL-9 水平、抑制结肠组织中 Toll 样受体 2（TLR 2）蛋白及 TLR2 mRNA 的表达改善 UC 大鼠的消化道症状，从而达到治疗效果[26]。芍药内的芍药苷可以作用于巨噬细胞防止其浸润结肠与肠系膜，并作用于巨噬细胞中的 NOD 样受体家族含 Pyrin 结构域蛋白 3（NLRP3）炎症小体，抑制 IL-1β 的释放，对肠黏膜起保护效应，控制 UC 所导致的炎症反应的发生与进展[27]。

2. 中药复方与中成药治疗 UC 研究

中药复方治疗 UC 临床应用最为广泛。观察发现可显著缓解患者的主要症状，而且长期坚持中医治疗的 UC 患者，复发率显著减低，生活质量有所提高[28]。UC 证候繁杂易变，在疾病的不同阶段应注意根据证候特征进行辨证选方。常用方如芍药汤、白头翁汤、参苓白术散、乌梅丸、痛泻要方合四逆散、附子理中丸合四神丸、驻车丸合四物汤等[29]。龙天娇等将最终符合标准的 6 篇文献中的 378 例患者进行 Meta 分析发现，服用中药复方的 UC 患者，主要临床症状改善，内镜下肠道评分提高[30]。武赞仁等认为黄土汤合四神丸能补肾暖脾，对顽固性旧疾亦有效，可调节机体免疫、平衡阴阳，其副作用少，短期复发率低[31]。刘剑等以升阳益胃汤合理中丸水煎口服和 SASP 肠溶片口服进行疗效对比发现，中药治疗组总有效率达 90%，优于西药治疗组的 75%，临床症状及肠镜下黏膜改善情况中药治疗组明显优于西药治疗组，可见复方组合治疗脾肾阳虚型 UC 效果显著[32]。排脓散提取物（PNS）通过调节肠道菌群，恢复肠道屏障功能，减弱 TLR4/NF-κB 信号通路，有效改善 DSS 诱导的结肠炎，这可能为 PNS 抗 UC 机制提供新的解释，也为中药复方通过调节肠道微生物群发挥治疗作用提供了一个重要参考[33]。

中成药具有服用简便、保存携带方便等特点，容易被患者接受。临床常使用中成药治疗 UC[29]。陈旭将 UC 肝郁脾虚型患者随机均分为两组，分别予中成药、西药积极治疗 4 周后，两组临床症状均有改善，疏肝健脾颗粒改善效果优于柳氮磺胺嘧啶（SASP）肠溶片，总有效率为 93.1%，可见疏肝健脾颗粒能明显提高临床有效率，改善患者临床不适症状[34]。门楠楠将 84 例 UC 患者均分为两组，即观察组口服肠愈宁颗粒，对照组口服美沙拉嗪，经治疗后观察组恢复有效率高于对照组，可见中成药治疗 UC 患者优于单纯西药口服[35]。可见中成药治疗 UC 可改善患者不适，提高临床疗效，并与西药配合发挥协同作用。

3. 中医外治法治疗 UC 研究

中医外治法包括中药灌肠、针灸治疗、穴位贴敷及穴位埋线等。中药保留灌肠是一种局部治疗手段，从直肠给药，直达病灶，使受损肠黏膜快速吸收药液，加快溃疡面愈合，有效避免肝脏的首过效应，特别适合年老体衰、身体无法耐受常规治疗，或伴有肝肾功损害的患者。王凯等探讨自拟愈溃汤保留灌肠治疗 UC 的临床疗效，治疗后观察组 TNF-α、IL-1β血清含量下降幅度显著优于对照组，不良反应较少[36]。张燕等研究发现复方黄柏液灌肠治疗 UC 可提高临床疗效，改善临床症状，降低炎症因子水平（如 IL-6、IL-8、TNF-α、hs-CRP）[37]。王烨等研究发现芍药四君健脾方联合中药灌肠可更有效缓解激素依赖型 UC 症状，促进肠系膜修复及激素撤退，其机制可能与升高血清 IL-10 水平，降低血清 IL-17、TNF-α水平，从而减轻炎症反应有关[38]。实践证明内服中药联合中药灌肠，能促进肠黏膜溃疡面愈合，改善黏液脓血便、腹痛、里急后重等症状。

针灸疗法包括针刺法、穴位灸法、温针灸法等。相关文献发现，UC 患者通过针刺治疗能够明显降低疾病活动指数，生活质量显著提高，并且其有效率高于常规口服西药的患者，艾灸可增强人体免疫力，加快肠道受损黏膜修复。针刺与中药联合使用，可增强疗效。高艺格等研究发现"助阳扶火"温灸针刺法联合清肠温中方能够明显改善轻中度活动期 UC 患者的临床症状，降低疾病活动度，提高患者生活质量，并且针药联用较单用中药治疗在患者全身症状改善方面效果更明显[39]。谭高展进行 Meta 分析，对干预措施进行统计分析，目前针刺中药并用治疗 UC 中，针刺取穴常选经络及穴位（前 10 位）为足阳明经——上下巨虚和足三里，足太阴经——阴陵泉和三阴交，任脉——水分、天枢、气海和中脘，足太阳经——脾俞；所用高频（前 10 位）中药为黄连、黄柏、苦参、白头翁、秦皮、甘草、白术、党参、白及、地榆及薏苡仁。提示针刺中药并用治疗 UC 可以提高临床疗效、治愈率、肠镜下疗效以及降低 TNF-α、IL-8 的水平，而且不良反应发生率较低，安全性较好[40]。虽然存在纳入文献质量总体不高，目前尚无针刺中药并用对比免疫抑制剂、生物制剂等西药的临床研究等不足之处，但对临床仍有一定的指导意义。

穴位贴敷在治疗 UC 方面也有疗效，不仅可有效提高肠道双歧杆菌含量，降低大肠杆菌含量，还可提高血清抑炎因子 IL-4、IL-10、TGB-β水平，降低促炎因子 IL-7、IL-23 及 IFN-γ水平，具有改善肠道菌群、调节体内炎性免疫细胞因子、提高机体免疫力、促进肠道黏膜恢复、改善临床症状等作用。穴位贴敷可使药物直达病所，取效快，不良反应少，与传统给药方式相比，避免了肝脏首过效应及肠胃灭活，降低了药物不良反应。穴位贴敷常用药物有炮附子、肉桂、延胡索、吴茱萸、丁香、白芥子等，常取穴位包括神阙、足三里、脾俞、大肠俞等[41]。穴位埋线治疗 UC 的随机对照试验文献呈逐年增多趋势，治疗方法主要是穴位埋线配合中西药、灌肠，腧穴使用频次依次为足三里、天枢、大肠俞，选取的经脉以足阳明胃经和膀胱经居多，证型以脾胃气虚、脾肾阳虚和血瘀肠结最多。穴位埋线治疗 UC 多以调理肠腑为基本治法，同时辨证配伍及随症选穴[42]。龙晓玲研究发现经熏脐灸联合穴位埋线治疗后，脾肾阳虚型 UC 患者证候积分及 TNF-α、CRP 含量较治疗前显著下降，可见此法治疗脾肾阳虚型 UC 患者，可降低其血清中炎症因子含量，缓解症状，修复肠黏膜，疗效确切[43]。

4. 证型分布与肠外表现的相关性研究

UC 中医证型与肠外表现（extra-intestinal manifestation，EIM）之间具有显著相关性，可为中医辨病与辨证相结合防治本病提供临床依据。据王惠娟等统计分析所得，中医证型与 EIM 之间的相关性具有显著统计学意义（$P<0.01$）。皮肤黏膜及口、眼病变以大肠湿热证占比最高，其次为脾虚湿滞证、肝郁脾虚证及寒热错杂证；肝胆胰病变以脾虚湿蕴证占比最高；肺部表现以热毒炽盛证占比最高；凝血功能异常以大肠湿热证占比最高，其次为脾肾阳虚证；骨关节病变中脾肾阳虚证占比最高，其次为脾虚湿蕴证。湿热之邪在内壅滞大肠，燔灼气血，证见下痢赤白；在外热伤血络，痰瘀互结，则生痈肿、疮疡，造成皮肤黏膜损害。有医家基于病机相同即可异病同治的理论，灵活运用"消、托、补"的疮疡内治法总则，提出中药汤剂联合针灸、中药汤剂口服联合灌肠等治法，拓展经典方剂使用的新可能。伴有凝血功能异常的患者多见大肠湿热证，其次为脾肾阳虚证。UC 患者血栓性疾病风险与血液高凝状态有关，研究显示各中医证型 UC 患者血小板计数、纤维蛋白原和血栓烷 B_2 均较正常人升高，大肠湿热证和脾肾阳虚证升高显著。"热附于血而愈觉缠绵，血得热而愈形胶固"，湿热之邪壅滞肠道，煎熬血液，瘀热搏结损伤肠络，则见痢下脓血。若脾肾阳虚，则血运无力，且病久瘀毒、痰浊等病理产物阻于肠络，亦可致血行不畅而成血瘀之证。UC 不仅局限于肠道，而是影响多器官、多系统的全身性疾病，EIM 的诊断及治疗对提高患者生活质量极为关键，且需要胃肠病学与其他专科（如风湿病学、眼科、皮肤科）的多学科合作。中医辨病与辨证结合治疗 UC，针对病机对患者进行整体调节，结合"辨体质-辨病-辨证"的诊疗模式，在防治 EIM 方面具有显著优势[44]。韩捷教授认为 UC 伴有的口腔溃疡、结节性红斑、外周关节炎等肠外表现均可从浊毒论治，在治疗 UC 的基础上，分别加用清热滋阴化浊、凉血化瘀解毒、化浊通络止痛的药物来治疗其肠外表现。临床上采用中药口服、七炭方灌肠、健脾栓纳肛、中医外治四种手段，把祛湿化浊解毒贯穿其中，提供了一种新的治疗思路，临床上取得了一定疗效[45]。

四、前景展望

1. 重视文献研究

中医古籍 UC 相关文献十分丰富。历代医家在该病治疗方面积累了丰富经验，提出了许多相关学术观点。如"大肠内痈"理论、"浊毒"理论、"瘀毒"病机学说、"络病"理论等，精彩纷呈。通过研究古代相关文献可更进一步了解中医治疗 UC 的理法方药，对现代临床辨证求因、治病求本等都有重要借鉴意义。系统开展文献研究，勤求古训，以古为鉴，才能更好地将理论与临床实践相结合，为广大患者服务[46]。

2. 动态宏观辨证，深化微观辨证

中医证候具有动态时空的特点，不同的时间地点，中医证候分布常存在差异，证候表现也常不尽相同。所以要以动态发展的目光采集临床信息，具体情况具体分析。辨证论治是指导中医临床的基本原则，开展临床证候学研究，探讨 UC 证型普遍意义上的动态分布规律，是具有重要临床意义的。得益于现代科学技术的长足进步，我们不仅可以从宏观的层面认识疾病和治疗疾病，还可以借助现代技术，结合内镜、超声和理化指标，微观地认识机体的结构、代谢和功能的特点，做到更精确地辨证。在 UC 病变过程中肠道菌群发挥着重要的作用，不同证候的肠道菌群呈现出不同的特征。UC 常见证候的特征性菌群为肠湿热证和 Akkermansia、脾虚湿蕴证和 Lachnoclostridium、脾气亏虚证和 Delftia、肝郁脾虚证和 Parabacteroides，这些特征菌群均有潜力作为 UC 证候的诊断性生物标志物。目前关于中医药调节 UC 肠道菌群的研究逐年增加，中药复方能够明显改善菌群结构，调节菌群数量，使肠道菌群恢复稳态，但仍存在样本量小、个体差异大、设计不合理、辨证标准与证候模型不统一等问题，且不同证候的特征性菌群研究仍有待完善，今后可充分利用焦磷酸测序法、非靶向代谢组学等新技术，明确 UC 不同证候肠道菌群的特异性标志，挖掘中药复方调节 UC 肠道菌群的作用靶点与作用机制，为中医辨证治疗 UC 提供微观辨证依据与临床研究思路[47]。

3. 重视中医药作用机制研究

UC 是一种慢性复发性肠道炎症性疾病，在改善临床症状的基础上，如何修复肠黏膜屏障、促进黏膜愈合是其治疗的主要目标，而肠道微环境失衡可导致肠黏膜损伤，是 UC 发生发展的重要病机，已成为疾病治疗的主要着力点和出发点，也是未来研究的热点。中医药对防治 UC 具有独特的优势，在中医理论体系的指导下，中医药可通过干预肠道微生物群、肠道黏液层、肠道上皮结构、肠道免疫及炎症反应对肠道微环境进行综合调控，且其调控往往是多层次、多路径、多靶点的，具有多重效应。但需要指出的是，中医药对 UC 的研究仍有许多不足之处：在理论认识上，中医基础理论对肠道微环境的全面认识尚缺乏深入探讨，UC 证候分型与 UC 肠道微环境中生物指标的量化关系需要进一步挖掘；在临床及实验研究方面，需要进一步探索中医药干预下肠道微环境各屏障间的相互作用机制，尚缺乏不同中药复方和中药单体干预肠道微环境的差异性研究，需要积极开展体内外研究以便筛选出中医药防治 UC 的最佳治疗方案；最后，需要进一步结合现代技术手段，通过宏基因组测序、蛋白质组学、代谢组学及转录组学等技术深入探索肠道微环境下中医药防治 UC 的机制，以实现中医药现代化[48]。

4. 中医药防治并发症研究

UC 常见并发症包括中毒性巨结肠、肠穿孔、下消化道出血、假性息肉、结肠癌等。前三者均为急危重症，需要外科手术或内镜手术急救，尚未有较可靠的证据说明中医药的优势，未来可以在西医治疗的基础上联合中医药治疗，通过观察临床疗效积累更多临床证据。UC 假性息肉虽发于结肠，但是其发生、发展与脾虚十分密切。久病损脾，脾失运化，湿热内生，壅滞肠腑，损络积瘀，导致假性息肉的发生与发展。自拟"祛息"方组成为木槿花、黄柏、白术、马齿苋、白及、椿根皮、秦皮等，有清热化湿、升清降浊之效，与美沙拉嗪联用治疗 UC 假性息肉疗效显著，能够显著降低患者的息肉数量、体积以及结肠黏膜损伤程度，提高患者的临床治疗效果，同时安全性好[49]。崔正易等认为伏邪致病与现代医学 UC 相关结肠癌的发病机制极为相似，均是潜伏的致病因素，且缠绵反复伤害机体正气最终暴发致病[50]。UC 便是 UC 相关结肠癌病程中的伏邪，加之其腹泻、脓血便等症状表现，可归为湿热伏邪，UC 恶性转化的本质就是湿热伏邪化生癌毒发病的过程。治疗时可以在扶正祛邪的基础上，采用针对伏邪的"清、透"之法。目前有学者尝试运用愈溃宁方、健脾清热活血方等具有清透性质的方药进行防治，并已初步研究出可能的信号通路及机制。王姗姗等通过临床观察发现，愈溃宁方灌肠配合针刺治疗湿热型 UC 不典型增生的有效率（95.74%）高于美沙拉嗪灌肠剂灌肠（93.62%），且不良反应发生率也明显降低。伏邪作为贯穿肿瘤发病全过程的重要因素，不仅给 UC 相关肠癌的发病提供了新解释，以伏邪为出发点进行研究，或许还可为该病防治以及防复发、转移开拓新思路。

5. 科学评价中医药的特色优势

近年来，中医从整体观念出发，以辨证论治为原则，针对个体差异灵活加减用药，在治疗 UC 方面取得了不错的进展。中医治疗 UC 相比西医具有疗效显著、复发率低、成本低、毒副作用及不良反应少、安全性高等优势，但仍存在局限性。中医药主要针对的是活动期的症状缓解、诱导缓解和缓解期的维持缓解。中医药疗效评价研究报道多限于临床症状的缓解，而 UC 属于器质性疾病，内镜应答和（或）黏膜组织愈合更有临床意义，而中医药改善症状的治疗目的，其合理性有待商榷；亟须建立集临床症状、中医证候、内镜表现、病理组织及生活质量等于一体的中医疗效评价体系。中医药治疗 UC 在切入时机、观察时点、随访期限等方面仍存在较为混乱的现象，其选定与设置有待规范；缓解期维持治疗的中药疗程及中药如何减量的问题需在临床实践中不断完善，更需高质量循证医学证据支持。UC 患者需要长期甚至终身服药维持缓解，可增加结肠癌变风险，鉴于西药治疗的局限性和不良反应，患者也常提及中药是否具有不良反应，因此，需对药物治疗的安全性给予充分的关注。大量基础实验证实中医药具有抗炎、抑制免疫反应、调节肠道菌群、改善机体内环境等作用，为更好地阐明中医药多途径、多环节、多靶点的综合效应，有待继续深入研究相关作用机制。越来越多的患者主动选择和接受中医药治疗，要正视和理解中医药治疗的关键问题，充分发挥中医药治疗的优势和特色，以期进一步提高中医药治疗 UC 的临床疗效[51]。

参 考 文 献

[1] 李军祥，陈誩.溃疡性结肠炎中西医结合诊疗共识意见（2017）[J].中国中西医结合消化杂志，2018，26（2）：105-111，120.

[2] Ye L N, Cao Q A, Cheng J F. Review of inflammatory bowel disease in China[J]. The Scientific World Journal, 2013, 2013: 1-6.

[3] 刘笃佳，王媛媛，马旭.溃疡性结肠炎的流行病学研究进展[J].中国烧伤创疡杂志，2017，29（3）：214-217.

[4] 张琴，万健，吴开春.溃疡性结肠炎癌变流行病学调查：一项全国多中心回顾性研究[J].中华炎性肠病杂志，2017（3）：155-159.

[5] 姚燕琴，孙文浩，朱行睿，等.中药多途径治疗溃疡性结肠炎的疗效及对炎症因子的影响[J].中国现代应用药学，2019，36（13）：1692-1696.

[6] 左黎黎.基于古籍医家的痢疾源流探析[D].北京：中国中医科学院，2021.

[7] 刘嫣然.溃疡性结肠炎中医体质、中医证型分布规律及其相关性研究[D].济南：山东中医药大学，2021.

[8] 刘峰，刘林，王垂杰.溃疡性结肠炎病因病机及治疗进展[J].山东中医药大学学报，2021，45（1）：143-147.

[9] 季芳，高文艳，鞠宝兆.基于"络病"理论谈溃疡性结肠炎的病机特征及意义[J].辽宁中医杂志，2019，46（7）：1406-1410.

[10] 娄莹莹，李佃贵，霍永利，等.溃疡性结肠炎特色病机"浊毒损膜伤络"及其意义[J].中国中西医结合杂志，2022，42（6）：749-753.

[11] 魏敏.从"瘀、毒"病机学说论治溃疡性结肠炎[J].中医临床研究，2021，13（8）：43-45.

[12] 闫军堂，王雪茜，刘晓倩，等.王庆国教授治疗溃疡性结肠炎的辨治思路与用药特色[J].中华中医药学刊，2017，35（2）：398-401.

[13] 刘翠荣，沈洪，张露.从卫气营血论治溃疡性结肠炎辨证思路[J].辽宁中医杂志，2020，47（3）：117-119.

[14] 刘艳，李毅，刘力，等.溃疡性结肠炎中医证型分布特点的现代文献分析[J].现代中医药，2016，36（6）：12-14.

[15] 朱玉梅，董筠.中医药治疗溃疡性结肠炎研究进展[J].河南中医，2021，41（7）：1121-1125.

[16] 李玉玲，杜念龙，黄穗平，等.溃疡性结肠炎缓解期中医证候规律及其相关性[J].吉林中医药，2019，39（8）：1055-1058.

[17] 雷超芳，翟昌明，马重阳，等.王庆国治疗溃疡性结肠炎活动期经验总结[J].山东中医杂志，2019，38（9）：861-865.

[18] 贾雪梅，张炜玄，郭芮彤，等.杨倩教授治疗溃疡性结肠炎经验探析[J].中国中西医结合消化杂志，2020，28（1）：5-7.

[19] 张苏闽，明兰.丁泽民治疗溃疡性结肠炎临证经验探析[J].江苏中医药，2015，47（6）：1-4.

[20] 赵进喜，李继安.中医内科学实用新教程[M].北京：中国中医药出版社，2018：230-241.

[21] 惠建萍，刘力，杜晓泉，等.虚实标本辨治溃疡性结肠炎的思路与方法[J].中医杂志，2012，53（10）：832-833.

[22] 陈振东，田旭东.溃疡性结肠炎中医微观辨证研究进展[A].中国中西医结合学会、中国中西医结合学会消化内镜学专业委员会.2019 中国中西医结合学会消化内镜学专业委员会第一届第四次学术交流会摘要集.中国中西医结合学会、中国中西医结合学会消化内镜学专业委员会：中国中西医结合学会，2019：107-115.

[23] 朱磊，沈洪，顾培青，等.黄芩苷对溃疡性结肠炎模型大鼠炎性反应、凋亡的影响及与 PI3K/AKT 通路的关系[J].中华中医药杂志，2017，32（9）：4001-4004.

[24] 高飞，钟辉云，陈可禧，等.大黄有效组分"大黄酸-大黄素"联合治疗溃疡性结肠炎作用机制研究[J].中国中药杂志，2022，47（15）：4148-4155.

[25] 梁东蕊, 宋志前, 宁张弛, 等. 乳香与醋乳香对溃疡性结肠炎大鼠抗炎作用的对比研究 [J]. 世界科学技术-中医药现代化, 2020, 22 (1): 101-107.

[26] 张君红, 李洪梅, 黄雪, 等. 黄连素对溃疡性结肠炎大鼠的治疗作用及其机制 [J]. 山东医药, 2019, 59 (5): 40-43.

[27] 刘琦, 罗霞, 罗爽, 等. 芍药苷通过抑制 NLRP3 炎症小体治疗溃疡性结肠炎小鼠的研究 [J]. 中药新药与临床药理, 2018, 29 (4): 409-414.

[28] 张林, 徐若欣, 陈颜. 中医对溃疡性结肠炎的治疗进展 [J]. 中国处方药, 2021, 19 (10): 132-134.

[29] 张声生, 沈洪, 郑凯, 等. 溃疡性结肠炎中医诊疗专家共识意见 (2017) [J]. 中华中医药杂志, 2017, 32 (8): 3585-3589.

[30] 龙天娇, 唐智军. 口服中药复方治疗溃疡性结肠炎大肠湿热证的疗效系统性评价 [J]. 中国医药科学, 2020, 10 (9): 20-23, 68.

[31] 武赞仁, 李丰林. 黄土汤合四神丸加味口服治疗脾肾阳虚型溃疡性结肠炎的临床疗效 [J]. 中国肛肠病杂志, 2018, 38 (5): 37-40.

[32] 刘剑, 于永铎. 升阳益胃汤合理中丸治疗脾肾阳虚型溃疡性结肠炎临床研究 [J]. 辽宁中医杂志, 2015, 42 (6): 1266-1268.

[33] Wang K, guo J, Chang X W, et al. Painong-San extract alleviates dextran sulfate sodium-induced colitis in mice by modulatinggut microbiota, restoring intestinal barrier function and attenuating TLR4/NF-κB signaling cascades [J]. Journal of Pharmaceutical and Biomedical Analysis, 2022, 209: 114529.

[34] 陈旭. 疏肝健脾颗粒治疗溃疡性结肠炎肝郁脾虚型临床疗效评价 [J]. 中医临床研究, 2018, 10 (25): 91-92.

[35] 门楠楠. 肠愈宁颗粒治疗溃疡性结肠炎的临床疗效观察 [J]. 北方药学, 2017, 14 (12): 79.

[36] 王凯, 杨亚娟, 刘利萍. 自拟愈溃汤保留灌肠治疗溃疡性结肠炎疗效观察 [J]. 中国肛肠病杂志, 2019, 39 (6): 38-40.

[37] 张燕, 庞迪, 冯燕平. 复方黄柏液保留灌肠治疗溃疡性结肠炎的临床效果观察 [J]. 实用中医内科杂志, 2022, 36 (6): 51-53.

[38] 王烨, 张艳霞, 杨晓茹, 等. 芍药四君健脾方联合中药灌肠治疗脾虚湿热型激素依赖溃疡性结肠炎疗效及对炎性因子和激素撤退的影响 [J]. 现代中西医结合杂志, 2022, 31 (6): 753-757, 774.

[39] 高艺格, 张立平, 姚玉璞. "助阳扶火" 温灸针刺法联合清肠温中方治疗轻中度溃疡性结肠炎的临床研究 [J]. 天津中医药大学学报, 2020, 39 (5): 541-546.

[40] 谭高展. 针刺中药并用治疗溃疡性结肠炎临床随机对照试验的 Meta 分析 [D]. 武汉: 湖北中医药大学, 2021.

[41] 何婉婷, 戴高中. 穴位贴敷治疗溃疡性结肠炎的临床研究进展 [J]. 中医临床研究, 2019, 11 (32): 142-145.

[42] 温淑婷, Pham Ba Tuyen, 刘凤斌, 等. 穴位埋线治疗溃疡性结肠炎的选穴规律 [J]. 中医药导报, 2019, 25 (15): 38-42.

[43] 龙晓玲. 熏脐灸联合穴位埋线治疗脾肾阳虚型溃疡性结肠炎的疗效观察 [J]. 中国处方药, 2020, 18 (3): 130-131.

[44] 姜丰, 王惠娟. 溃疡性结肠炎中医证型与肠外表现的相关性研究 [J]. 中国中西医结合消化杂志, 2022, 30 (5): 360-363.

[45] 郑雪冰, 代春燕, 孔欣, 等. 韩捷教授从浊毒论治溃疡性结肠炎及肠外表现 [J]. 辽宁中医杂志, 2022: 1-8.

[46] 张艳红. 肠澼 (溃疡性结肠炎) 的古代文献研究 [D]. 石家庄: 河北医科大学, 2004.

[47] 张玉雯, 王佳佳, 巴寅颖, 等. 中医药调节溃疡性结肠炎常见证候肠道菌群的研究进展 [J]. 世界中医药, 2022, 17 (20): 2953-2958.

[48] 周琼阁, 王凯, 席作武, 等. 基于肠道微环境探讨中医药防治溃疡性结肠炎的机制 [J]. 中国实验方剂

学杂志，2023，29（7）：222-229.

[49]　秦豫培，程晓娜，胡阳黔.自拟"祛息"方联合美沙拉嗪治疗溃疡性结肠炎假性息肉的临床效果及安全性评价[J].中国中西医结合消化杂志，2017，25（5）：392-394，397.

[50]　崔正易，闫珺，刘松江.基于伏邪理论探讨溃疡性结肠炎相关结肠癌的发病机制[J].中国中医基础医学杂志，2021，27（11）：1715-1716，1773.

[51]　苏晓兰，国嵩，张涛，等.炎症性肠病诊治现状及中医药治疗特色与优势[J].北京中医药，2020，39（3）：211-215.

（朱　立　陆雅婷）

15　慢性乙型肝炎

慢性乙型肝炎（chronic hepatitis B，CHB）是由乙型肝炎病毒（HBV）持续感染超过6个月以上引起的肝脏慢性炎症性疾病。根据世界卫生组织最新报告，全球的慢性HBV感染者约有2.57亿，全球每年因HBV感染而死亡的患者约有88.7万，其中最主要的死因是肝硬化及肝癌。我国是CHB大国，目前HBV感染者约有7000万，其中CHB患者2000万～3000万[1]。CHB严重危害人民健康。西医在治疗CHB多根据临床辅助检查，诸如实验室检查、影像学检查及肝脏穿刺活检等结果，采取抗病毒治疗及抗炎、保肝治疗。而中医药在改善CHB临床症状、提高生活质量、调节免疫和抗肝纤维化等方面具有一定优势。

中医文献中，根据CHB临床表现，可归于"黄疸"、"胁痛"、"积聚"、"鼓胀"、"肝著"等病证范畴。早在《内经》就有论及。《素问·平人气象论》云："溺黄赤安卧者，黄疸……目黄者，曰黄疸。"《素问·六元正纪大论》云："溽暑湿热相薄，争于左之上，民病黄瘅而为胕肿。"《素问·刺热》云："肝热病者，小便先黄，腹痛多卧，身热。热争则狂言及惊，胁满痛，手足躁，不得安卧。"《伤寒杂病论》对黄疸的病因病机和辨证选方有系统论述，提出谷疸、酒疸、女劳疸和黑疸，提出"瘀热以行，脾色必黄"，创立小柴胡汤、茵陈蒿汤、茵陈五苓散等经典方剂，沿用至今。

一、病因病机

CHB为湿热疫毒之邪内侵所致。可在人体正气不足无力抗邪时发病，常因外感、情志、饮食、劳倦而诱发。病机特点是湿热疫毒隐伏血分，引发"湿热蕴结证"；湿阻气机则肝失疏泄、肝郁伤脾，或湿热伤脾，可导致"肝郁脾虚证"；湿热疫毒郁久伤阴，可导致"肝肾阴虚证"；久病"阴损及阳"，或素体脾肾亏虚，感受湿热疫毒，可导致"脾肾阳虚证"；久病致瘀，久病入络，可导致"瘀血阻络证"。病位主要在肝，多涉及脾、肾两脏以及胆、胃、三焦等腑。病性属本虚标实，虚实夹杂。因本病的病因、病机、病位、病性复杂多变，病情交错难愈，故应明辨"湿、热、瘀、毒之邪实与肝、脾、肾之正虚"两者之间的关系。更因CHB可迁延数年甚或数十年，所以治疗应注意以人为本，正确处理扶正与祛邪的关系，重点调整阴阳、气血、脏腑功能平衡[2]。

关幼波教授认为CHB是以湿热为因。急性肝炎期为"邪气盛"，到了慢性阶段则多表现为正气虚。或因祛邪不利或过用苦寒伤脾，导致湿热未清，余邪残留。或因忽视扶正，而认为没有内虚，外邪不能独伤人。治疗屡犯虚虚之戒，以致正不抗邪，则外邪必然留恋深窜，逐渐形成慢性肝炎[3]。康良石教授研读《温疫论》，并结合临床实践研究发现：CHB从感染到发病的规律与疫病相类似，属于"伏邪"发病，"湿热疫毒"藏舍于营血之间，以肝脏为主要侵袭器官，加之肝脏"多郁"的特点，缘于"六郁相因"病机，故表现为"因疫而致郁"；肝病的演变发展，常存在郁证的病机演变，表现为"中伤脾胃"、"上干心肺"、"下损肾及冲任"的特点，加之"五行相因"而"病在于肝，不止于肝"可表现为多脏腑并发症[4]。周仲瑛教授认为湿热邪毒内伏于肝是 CHB 发生进展的始动因素；湿热毒邪耗伤正气，诱使肝病发作，引起脏腑功能紊乱，致使气血津液失调、肝气郁结、络阻血瘀，湿、热、郁、瘀、毒诸病理因素相互作用影响，贯穿整个 CHB 病程始末[5]。张琪教授认为 CHB 的外因主要为疫毒之邪伏恋，内因则责之于正气不足、肝脾肾失调、气血失和，病初病在气分，病延日久而入血络，使病情渐重。而 CHB 的基本成因为正虚邪恋，病理基础为体用失调，发病和病机演变关键环节为脾运不健，最终结果必为肾虚，主要病理产物为湿热和瘀血，病理特征为虚实互见[6]。

二、辨证论治

1. 辨证分型论治

《慢性乙型肝炎中医诊疗指南》（2018 年版）Meta 分析 1988～2017 年国内生物医学期刊发表的有关中医药及中西医结合治疗 CHB 的临床研究文献，主张针对对 CHB 进行辨证分型论治。肝胆湿热证，治当清热利湿。推荐方药：茵陈蒿汤或甘露消毒丹加减。肝郁脾虚证，治当疏肝健脾。推荐方药：逍遥散加减。肝肾阴虚证，治当滋补肝肾。推荐方药：一贯煎加减。瘀血阻络证，治当活血通络。推荐方药：膈下逐瘀汤。脾肾阳虚证，治当温补脾肾。推荐方药：附子理中汤[2]。关幼波教授认为中医治疗是整体治疗，是靠调整人体脏腑的平衡来达到扶助正气，以祛邪外出的目的，故在辨证论治 CHB 上当首辨虚实。关老认为 CHB 是由于湿热疫毒之邪隐伏血分，又因正虚不能抗邪所致。湿热疫毒（HBV）是 CHB 的外因，正气亏虚是内因，而外因是条件，内因是依据，只有在正气不足，不胜邪时才致病。CHB 是以正虚为主，故治疗原则上要以扶正为主，祛邪为辅。扶正，中州当先，并当注重调补肝肾，更应把活血化痰贯穿治疗的始终。同时不忘祛邪，不能忽视余热未清、余邪未尽和湿热蕴毒的一方面，辅以清热解毒的祛邪措施[7]。刘渡舟教授认为对 CHB 进行辨证的关键是辨气分和血分，其中"气分肝炎"多见肝区痞胀或疼痛，胸闷脘痞，纳差，恶心厌油，烦躁，身体困重，不耐劳作，多睡眠，尿黄，舌质红，苔黄厚腻，脉弦滑或脉大而数，"血分肝炎"表现为肝区痞胀或疼痛，身体疲乏，不耐劳作，烦躁，饮食基本正常，舌苔薄腻，舌体不大或瘦小，脉弦细。而在气者，应疏肝解郁，清热利湿解毒，创柴胡解毒汤以治之，在血者，当佐以养血凉血之品，予柴胡活络汤[8]。康良石教授认为慢性肝炎以实证多见，且多有变证兼证，日久逐渐由实致虚，虚实夹杂。实证分肝郁脾滞、肝郁化火、肝火瘀滞三类。肝郁脾滞治宜疏肝理气，调和脾胃，方用藿积汤；肝郁化火则须分清湿热化火或气滞化火，湿热化火治宜清热燥湿，泻火解毒，方用大芩连汤；气郁化火治以解郁清火，养阴生津，则用金橘汤。肝火瘀滞治以清肝泻火，利湿清热，予五彩汤治疗。论治虚证则应重视肝、脾、肾，以及女性冲任受损情况，其辨治分为以下类型：肝脾气虚，治以疏肝健脾，行气活血，方用加减柴胡疏肝散；脾肾阳虚则用真武汤以温阳益气，补肾健脾；肝肾阴虚则治宜滋养肝肾、清火化瘀，选用加味左归饮；如阴阳俱虚，则用加减右归饮[4]。

2. 辨病专方论治

谌宁生教授认为 CHB 的形成多因急性肝炎失治或久治不愈，湿热之邪稽留不去，蕴结日久，损伤肝、脾、肾三脏，导致气虚血瘀，脏腑功能失调，最终形成"湿热稽留难除尽，肝郁脾肾气血虚"的正虚邪成虚恋和虚实夹杂的复杂病因病机，故以解毒补虚化瘀为原则，自拟治疗 CHB 的基本方"参仙乙肝汤"（生黄芪、太子参、山药、茯苓、丹参、赤芍、女贞子、淫羊藿、枸杞子、虎杖、白花蛇舌草、生甘草），有补脾益肾、清热解毒之功效[9]。邓铁涛教授认为 CHB 的病位虽然在肝，更重在于脾，故治当以健脾补气、扶土抑木为总则，自拟"慢肝六味饮"（太子参、茯苓、白术、黄皮树叶、萆薢、甘草）作为治疗 CHB 的基本方。方以四君子汤为基础，再加疏肝解毒，行气化浊之黄皮树叶及利湿祛浊之萆薢[10-11]。王灵台教授认为在 CHB 的病程中肾精肾气亏虚是主要的病机之一,故治疗主张以益肾温肾为主,清化湿热为辅,创立了"补肾方"(巴戟天、肉苁蓉、枸杞子、生地、虎杖、黄芩、丹参、青皮),获得了满意效果[12-13]。童光东教授提出肾虚湿热毒邪内伏肝血是 CHB 的病机,治疗主张以清、透、活、补为一体,自拟基础方,药为桑寄生、续断、柴胡、白芍、枳实、甘草、贯众、虎杖、重楼、泽兰、桃仁。全方共奏补肾、透邪外出、疏肝解郁、清热解毒、活血化瘀之功[14]。

3. 分期辨证论治

卢秉久教授提出 CHB 应分期论治。初期,疫毒之邪入侵,然正气未衰,病情较轻,故治疗以祛伏邪为主,其关键为化湿邪,凉血解毒;中期,肝病渐久,久病易郁,以致肝胆疏泄失常,气机阻滞,应着重调肝气,而治肝之法多以散为补,以敛为泻;后期,多呈气滞血瘀之征象,以理郁滞为法,且病邪久羁,多伏于血分,易耗伤阴血,酝酿湿热,灼津成痰,故应在活血的基础上予以燥湿;末期,正气耗伤,真阴不足,而肝肾同源,肾水不足,使得肝阴愈亏,故以补肝肾为则,多运用补肾阴滋肝阴之药,再佐以阳中求阴之法,肝肾同调[15]。金洪元教授亦力主 CHB 分期论治。早期为湿热疫毒壅盛,应以清热解毒,疏肝行气为法,方选茵陈蒿汤、甘露消毒丹化裁;中期以肝郁脾虚为主,应治以疏肝运脾,解毒化瘀,多在柴胡疏肝散、五味异功散的基础上加茵陈蒿、虎杖、白花蛇舌草、赤芍、郁金、丹参等;后期及晚期为肝肾阴亏,瘀热互结,部分患者进入早期肝硬化阶段,故治疗上当以滋补肝肾,化瘀软坚缓缓图治,方用一贯煎、四逆散加减,并酌加黄精、山药、丹参、郁金、茜草、白茅根、益母草等[16]。

三、研究进展

1. 中医药抗病毒或协同抗病毒治疗研究

近期研究发现许多中药具有抗 HBV 的作用,包括中药复方、单味中药及其活性成分。常用的抗 HBV 活性的中药复方包括小柴胡汤、逍遥散、茵陈蒿汤、龙胆泻肝汤等。其中,有关小柴胡汤加减治疗 CHB 的报道很多。秦献魁经过系统评价定量综合分析和按照单个结局分析的结果提示,小柴胡汤可能对 CHB 患者血清 HBeAg 和 HBV-DNA 标志物清除及氨基转移酶正常化具有一定效果。小柴胡汤与抗病毒药物联合使用,优于单用抗病毒药物的疗效[17]。临床研究发现部分单味中药提取物或有效成分具有抗 HBV 的作用。目前研究比较多的中药有叶下珠、大黄、黄芪、虎杖、水芹、丹参、姜黄、苦参等。叶下珠治疗 CHB 安全有效,无论单用/复方还是与其他药物合用均可使 HBV-DNA 阴转、HBeAg 阴转、抗 HBe 阳转,能够延缓或阻止 CHB 患者肝纤维化的进展;而且具有停抗病毒药后病毒反弹率、复发率低,远期疗效好等优点[18]。苦参素是从中药苦豆子或苦参的根中提取到的一种生物碱,采用苦参素治疗 CHB,可使 HBV 的抑制效果明显提高,肝纤维化程度得到改善,并可降低炎症反应,促进肝功能恢复。提示苦参素是非常有应用前景的 CHB 治疗药物[19]。

2. 中医药保肝抗炎治疗

目前临床常用的保肝降酶类中药主要包括甘草酸制剂(如复方甘草酸苷、甘草酸二铵及其与磷脂酰胆碱脂质复合物)、五味子制剂、水飞蓟制剂、垂盆草制剂、叶下珠制剂及苦参素制剂等单味中药有效成分提取成药。另外,一些复方中成药,如当飞利肝宁、双虎清肝颗粒等也较为常用。研究表明,保肝降酶类中药具有抗炎、抗脂质过氧化、稳定肝细胞膜、综合调节机体免疫功能以促进 HBV 对抗病毒类药物应答等多种作用。甘草酸为五环三萜类化合物,以两种立体异构体形式存在。不同甘草酸制剂作用机制基本一致,均具有明确的抗炎和保肝等作用。一项 Meta 分析[20]纳入了 6 项共计 704 例异甘草酸镁联合核苷类药物治疗 CHB 患者的研究,结果表明,联合治疗降低 ALT、AST 和 TBIL 的有效率显著高于单用核苷类药物,并且提高了 HBeAg 阴转率和 HBV-DNA 低于检测下限的比率。另一项 Meta 分析[21]对复方甘草酸苷治疗 CHB 的疗效进行了研究,纳入 31 项随机对照试验共计 2753 例患者,对照组为其他治疗(包括保肝治疗和抗病毒治疗),试验组为复方甘草酸苷联合其他治疗，结果表明复方甘草酸苷可改善患者肝功能，试验组患者的 ALT 复常率、HBV-DNA 低于检测下限的比率及 HBeAg 和 HBsAg 阴转率均显著高于对照组。国内外学者们从五味子分离得到了多种化学成分，包括木脂素、挥发油、多糖、三萜、有机酸、氨基酸等。药理学研究表明五味子醇提物、水提物、木脂素单体类成分、多糖类成分等具有显著的保肝降酶作用，涉及多种保肝作用，如降酶保肝、抗氧化等[22]。

3. 中医药免疫调节研究

CHB 的发病机制目前尚不完全清楚。慢性 HBV 感染最特征的免疫机制是 HBV 特异性 CD8+ 和 CD4+ T 细胞应答减弱，然而越来越多的证据表明，固有免疫系统也参与其中，包括树突细胞、NK 细胞诱导 T 细胞耗竭、模式识别受体的病毒下调作用等[23]。目前大量研究已经证明，中医药对 CHB 固有免疫和适应性免疫都具有调节作用，可通过改善 Th1/Th2 失衡、提高 CD4+/CD8+ 值、调节自然杀伤细胞/自然杀伤 T 细胞、调节 DC 细胞功能、调节肝脏巨噬细胞功能等方面调控免疫，以达到治疗 CHB 的作用[24]。Yang 等通过体内实验和体外实验研究发现，苦参多糖可抑制中性粒细胞和巨噬细胞向肝脏浸润，增加 CHB 模型小鼠脾细胞中 IL-6 的表达水平，从而降低肝细胞凋亡，具有保护肝脏和抗 HBV 的双重作用[25]。更有学者研究表明，采用补肾健脾方进行干预后，HBV 病毒携带者血清中 Th1 型细胞因子 IFN-γ、IL-2 水平升高，Th2 型细胞因子 IL-6、IL-10 水平降低，治疗组 HBeAg 阴转率和血清转换率较对照组有所升高，提示补肾健脾方能够改善 CHB 患者 Th1/Th2 失衡状态，恢复 Th1 细胞因子介导的细胞免疫应答功能，进而清除 HBV[26]。此外补肾颗粒亦被证实能调整 CHB 患者 Th1/Th2 比例，通过多个环节调节 CHB 患者的免疫状态，进而实现良性调控[27]。

4. 中医药抗肝纤维化研究

肝纤维化是各类慢性肝病病程进展的重要病理阶段，目前西医对其治疗和预后存在很多困难。而中医药抗肝纤维化有一定优势。中医临床讲究辨证论治、个体化治疗。许多单方、复方、经方等，临床抗肝纤维化疗效显著。目前《肝纤维化中西医结合诊疗指南》针对肝纤维化的治疗推荐了以下药物，包括扶正化瘀胶囊/片、复方鳖甲软肝片、安络化纤丸、强肝胶囊/丸、肝爽颗粒[28]。其中复方鳖甲软肝片由鳖甲、莪术、赤芍、当归、三七、党参、黄芪、紫河车、冬虫夏草、板蓝根、连翘组成。功能主治软坚散结、化瘀解毒、益气养血，用于慢性肝炎肝纤维化以及早期肝硬化属瘀血阻络、气血亏虚兼热毒未尽证。有研究共收集 8 篇文献，307 例已完成复方鳖甲软肝片治疗肝炎后肝纤维化的随机对照试验，分析初步表明，复方鳖甲软肝片抗肝纤维化疗效的比较和分析中，治疗组与对照组的疗效比较差异均有统计学意义。提示复方鳖甲软肝片有明显的抗纤维化作用并可使代偿性肝硬化在一定程度上逆转[29]。扶正化瘀胶囊，由丹参、发酵虫草菌粉、桃仁、松花粉、绞股蓝、制五味子组成。功能主治活血祛瘀、益精养肝，用于 CHB 肝纤维化属"瘀血阻络，肝肾不足"证者。系统评价了 7 个随机对照试验，共 590 例 CHB 肝纤维化患者，研究表明扶正化瘀胶囊对血清纤维化指标 HA 及肝脏病理纤维化分期 S 有明显的改善作用，疗程延长为 6 个月时效果尤为明显，且无明显药物不良反应[30]。

四、前景展望

1. 传承名医经验

1965 年 Blumberg 等发现"澳大利亚抗原"，随后确定是乙型肝炎的病毒标志物，大量血清流行病学调查发现与乙型肝炎的关系，从此正式开始了乙型肝炎的历史。到 1976 年 IFN-α 首次成功用于治疗 CHB，到 1999 年中国批准拉米夫定进入市场。这期间 20～30 年的时间里 CHB 西医没有有效的抗病毒治疗手段。关幼波、康良石、汪承柏、邹良才、刘渡舟、徐经世等一大批的老中医药专家使用中医中药救治了无数的肝病病人，也积累了丰富的临床经验。利用现代信息技术、数理统计技术等方法，系统整理、挖掘及传承名医经验，具有重要意义。

2. 发挥中医药优势研究中西医结合的增效减毒诊疗方案

临床目前使用的抗病毒药物包括核苷类似物和α干扰素，但这些药物停药后短期内复发风险高，长期治疗乙肝表面抗原的清除率低且无法根除共价闭合环状 DNA。α干扰素可在一定程度上抑制 HBV-DNA 的复制和共价闭合环状 DNA 的形成，但不能清除共价闭合环状 DNA，且不良反应较多。核苷类似物停药复发是 CHB 治疗尚未解决的重要问题，HBeAg 阳性与阴性的患者停药后均有很高的复发风险。中医药治疗 CHB 有悠久的历史，可在改善临床症状、减轻肝脏炎症、抗病毒、抗纤维化以及调节机体免疫功能等方面发挥作用。针对 CHB 治疗提出中西医结合治疗的增效减毒策略和方案，是目前中医治疗 CHB 的核心任务之一。

3. 研究中药调控 CHB 特异性免疫调控作用

CHB 的发病机制主要是免疫应答不全或紊乱，因此应重视机体的免疫状况。有效的抗病毒治疗方案应是特异性免疫或非特异免疫调节药物联合直接抗病毒药物。免疫调节药物治疗方案应根据患者的具体免疫状况，个体化给药，需要足够的疗程才能发挥免疫清除病毒作用。中医药以调控人体功能状态见长，调控免疫可能是中医药治疗病毒性肝炎的优势环节之一，而且中医学个体治疗方法与医学免疫学强调内外平衡、整体协调、个体化等观点异曲同工。但目前存在作用靶点不明确、研究方法局限等问题。因此，在进行中药调控非特异或特异细胞免疫方法学研究的基础上，研究中药调控 CHB 特异性免疫调控作用，即使是免疫佐剂作用，也在一定程度上能够发挥中医药作用和优势，提高临床疗效[31]。

4. 发挥中医药抗肝纤维化的优势

肝纤维化是多种损伤因子持续作用下的创面愈合反应，以细胞外基质的累积以及瘢痕的形成为特征。因此肝纤维化可见于大多数慢性肝脏疾病，最终形成肝硬化，甚至门静脉高压或肝癌的发生，导致肝衰竭。严重影响患者健康与生命。前瞻性研究表明，CHB 发展为肝硬化的年发生率为 2%～10%[32]。因此积极治疗肝纤维化，使之逆转或延缓发展，对提高患者生活质量，改善疾病预后，有着十分重要的意义。然而目前西医尚无有效治疗药物获批。处于Ⅱ期和Ⅲ期临床研究阶段的肝纤维化治疗药物有 20 多种，包括吡非尼酮、CsA-TAC、Candesartan 等[33]。在中医药领域，经过长期的临床实践探索与循证医学研究，已逐渐建立起以辨证论治为特征的抗肝纤维化治疗方案，并产生了许多疗效显著的抗肝纤维化中成药与经验方。中药运用多在辨证论治前提下结合了现代药理和循证医学理论，临床上常与西药联合使用，这有利于提高抗纤维化疗效。大量中药复方的实验研究均表明中药可以逆转肝纤维化，但其中的药理作用机制仍尚未完全阐明，值得深入研究。

5. 重视中医理论创新

中医药治疗 CHB 技术突破，有赖于中医理论的创新。HBV 在 21 世纪 60 年代被发现，当代医家们在临床观察的基础上做了大量理论探索。康良石教授认为 CHB 属于湿热疫毒，"伏邪"发病，因疫而致郁，其演变发展关乎郁证，提出"疫郁"理论指导临床。关幼波教授认为 CHB 是湿热病邪未彻底消除，正气虚弱，迁延复发所致。强调扶正祛邪，调理气血。刘渡舟教授认为 CHB 为湿热之毒所伤，注意辨在气在血，注意肝脾之间的关系。王灵台教授认为要从毒邪理论来认识 CHB，认为肾虚参与了肝病发病的全过程。这些理论创新均有效地推动了中医药治疗 CHB 的治疗技术进步。总之，我们应以中医基础理论为指导，西医辨病与中医辨证相结合，重视中医学强调整体、辨证、恒动的观念，期望能够通过共同努力，不断创新中医理论，以促进学术进步，提高临床疗效。

参 考 文 献

[1] 王贵强，段钟平，王福生，等.慢性乙型肝炎防治指南（2019 年版）[J].实用肝脏病杂志，2020，23（1）：9-32.

[2] 中华中医药学会肝胆病专业委员会,中国民族医药学会肝病专业委员会.慢性乙型肝炎中医诊疗指南（2018年版）[J].中西医结合肝病杂志，2019，29（1）：97-102.

[3] 北京中医医院.关幼波临床经验选[M].北京：人民卫生出版社，1979.

［4］ 康俊杰，吴剑华，陈进春.康良石肝病指归［M］.北京：中国中医药出版社，2015：16-37.

［5］ 肖莉，郭军，叶放.国医大师周仲瑛教授对 753 例慢性肝炎病机辨识经验研究［J］.中华中医药学刊，2014，32（10）：2461-2465.

［6］ 姜德友.国医大师张琪治疗慢性乙型肝炎学术经验［J］.辽宁中医杂志，2013，40（8）：1505-1510.

［7］ 关幼波.中医对乙型肝炎的治疗［J］.云南中医中药杂志，1995，16（4）：35-38.

［8］ 闫军堂，刘晓倩，赵宇明，等.刘渡舟教授论治乙型肝炎"四期、八大关系"［J］.中华中医药学刊，2013，31（10）：2174-2177.

［9］ 刘琼，陈兰玲，谌宁生.谌宁生从解毒补虚化瘀论治慢性乙型肝炎经验［J］.湖南中医杂志，2016，32（6）：21-22.

［10］ 肖会泉，罗日永.邓铁涛治疗慢性乙型肝炎经验［J］.实用中医药杂志，2000，16（12）：35.

［11］ 余志波，邵在勤.扶土抑木法治疗慢性乙型肝炎 63 例疗效观察［J］.新中医，2005，37（2）：48-49.

［12］ 赵钢，陈建杰.王灵台教授论补肾法为主治疗慢性乙型肝炎的机制［J］.中国中西医结合杂志，2005，25（1）：78-79.

［13］ 高月求，王灵台，陈建杰.补肾冲剂治疗慢性乙型肝炎的临床研究［J］.上海中医药大学学报，2001，15（1）：34-36.

［14］ 童光东，彭胜权.从"肾虚伏气"论慢性乙型肝炎的治疗［J］.中医杂志，2004，45（10）：726-728.

［15］ 艾妍利，卢秉久.卢秉久分期论治慢性乙型肝炎用药经验［J］.中医药临床杂志，2016，28（10）：1403-1404.

［16］ 王春芳.金洪元辨证治疗慢性乙肝临床经验［J］.上海中医药杂志，2005，39（1）：22-23.

［17］ 秦献魁，李萍，韩梅，等.小柴胡汤治疗慢性乙型肝炎随机对照试验的系统评价［J］.中西医结合学报，2010，8（4）：312-320.

［18］ 蒋菁蓉，张天洪，钟森.叶下珠治疗慢性乙型肝炎研究概况［J］.实用中医内科杂志，2013，27（4）：151-154.

［19］ 李茜，缪静，高哲，等.苦参素治疗慢性乙型肝炎的临床研究进展［J］.药品评价，2019，16（15）：78-80.

［20］ 晏泽辉，王宇明，汤勃，等.异甘草酸镁联合核苷类似物治疗慢性乙型肝炎的荟萃分析［J］.中华肝脏病杂志，2014，22（2）：108-112.

［21］ 陈建蓉，王霁，秦天强，等.复方甘草酸苷治疗慢性乙型肝炎的效果及安全性的 meta 分析［J］.南方医科大学学报，2014，34（8）：1224-1229.

［22］ 张明晓，黄国英，白羽琦，等.南、北五味子的化学成分及其保肝作用的研究进展［J］.中国中药杂志，2021，46（5）：1017-1025.

［23］ Ratnam D，Visvanathan K. New concepts in the immunopathogenesis of chronic hepatitis B：the importance of the innate immune response［J］. Hepatology International，2008，2（1）：12-18.

［24］ 陈博武，高月求.中医药调控慢性乙型肝炎免疫研究进展［J］.辽宁中医杂志，2021，48（4）：210-214.

［25］ Yang H A，Zhou Z H，He L F，et al. Hepatoprotective and inhibiting HBV effects of polysaccharides from roots of *Sophora flavescens*［J］. International Journal of Biological Macromolecules，2018，108：744-752.

［26］ 郑颖俊，贺劲松，陈亮，等.补肾健脾方对慢性乙肝病毒携带者病毒复制及 Th1/Th2 型细胞因子的影响［J］.南京中医药大学学报，2012，28（3）：211-215.

［27］ 聂红明，梅昭荷，高月求，等.补肾颗粒对慢性乙型肝炎患者 CD4$^+$T 淋巴细胞整体免疫调控网络的影响［J］.上海中医药大学学报，2016，30（2）：14-18.

［28］ 徐列明，刘平，沈锡中，等.肝纤维化中西医结合诊疗指南（2019 年版）［J］.中国中西医结合杂志，2019，39（11）：1286-1295.

［29］ 蔺武，刘心娟，魏南，等.复方鳖甲软肝片抗肝纤维化疗效的系统评价［J］.胃肠病学和肝病学杂志，2007，16（1）：69-72.

［30］ 李丽，何清，杨大国，等.扶正化瘀胶囊治疗慢性乙型肝炎肝纤维化有效性和安全性的系统评价［J］.中国循证医学杂志，2008，8（10）：892-897.

[31] 高月求.中医药治疗慢性乙型肝炎的困境与出路 [J].中西医结合肝病杂志,2019,29(3):201-202.

[32] Fattovichg, Bortolotti F, Donato F. Natural history of chronic hepatitis B: special emphasis on disease progression and prognostic factors [J]. Journal of Hepatology, 2008, 48 (2): 335-352.

[33] 司晶,唐露,李臣诚,等.肝纤维化的发病机制及其治疗药物研究进展 [J].药学进展,2021,45(3):205-211.

（章　亭）

16　肝　硬　化

　　肝硬化(hepatic cirrhosis)是多种病因长期作用于肝脏引起的慢性、进行性、弥漫性肝病的终末阶段。主要是在肝细胞广泛坏死基础上产生肝脏纤维组织弥漫性增生,并形成再生结节和假小叶,导致肝小叶正常结构和血供被破坏。该病在代偿期可无明显症状,进展至失代偿期后会出现门静脉高压和肝功能减退甚至衰竭,并可出现食管胃底静脉曲张出血、肝性脑病、肝肾综合征、腹水等多种并发症。肝硬化仍是我国最为常见的入院病因,其中源于病毒性肝炎者最为多见。一项 2006～2010 年北京地区 31 家医院的数据分析表明,230 余万住院患者中共有肝硬化约 2.65 万例,占所有住院患者的 1.16%,在此研究中,58% 为病毒性肝炎肝硬化,13.3% 为酒精性肝硬化,28.7% 为其他原因肝硬化[1]。而欧美国家则以酒精性肝病为主。我国及亚洲地区酒精性肝硬化近年也在逐步增多。2000～2020 年,亚洲酒精性肝病的总体患病率为 4.81%,从 2000～2010 年的 3.82% 快速增加至 2011～2020 年的 6.62%[2],其中男性患病率明显高于女性。

　　中医学文献中,肝硬化根据其临床阶段及主证特征,当属于中医学"积聚"、"胁痛"、"鼓胀"等范畴。代偿期肝硬化多属于"积聚"、"胁痛",失代偿期出现腹水等则属于"鼓胀"。《内经》时期就有相关记载。《灵枢·五变》曰:"余闻百疾之始期也,必生于风雨寒暑,循毫毛而入腠理,或复还,或留止,或为风肿汗出,或为消瘅,或为寒热,或为留痹,或为积聚。"《素问·腹中论》云:"有病心腹满,旦食则不能暮食,此为何病?岐伯对曰:名为鼓胀。"《灵枢·水胀》云:"鼓胀何如?岐伯曰:腹胀,身皆大,大与肤胀等也。色苍黄,腹筋起,此其候也。"此积聚可见于肝硬化早期,而《内经》论鼓胀即典型肝硬化失代偿期表现。《难经·五十五难》云:"故积者,五脏所生,聚者,六腑所成也,积者,阴气也,其始发有常处,其痛不离其部,上下有所终始,左右有所穷处;聚者阳气也,其始发无根本,上下无所留止,其痛无常处,谓之聚。故以是别知积聚也。"《金匮要略·五脏风寒积聚病脉证并治》云:"积者,脏病也,终不移;聚者腑病也,发作有时,展转痛移,为可治。"积聚有别,肝硬化表现为脾肿大当属"积证"范畴。《诸病源候论·积聚病源候》云:"其病不动者,直名为癥。若病虽有结瘕而可推移者,名为瘕,瘕者假也,为虚假可动也。"丹波元简《杂病广要》云:"癥即积,瘕即聚。"至清代何梦瑶《医碥》论鼓胀,主张分气鼓、水鼓、血鼓,指出,"气胀,又名鼓胀,以其外虽坚满,中空无物,有似乎鼓也……血胀多有烦躁,漱水不咽,迷忘如狂,痛闷喘急,大便黑,小便利,虚汗,厥逆等证……气水血三者,病常相因"。而所谓"风、劳、鼓、膈"中医内科四大重证,则提示鼓胀预后不良。当然,临床根据肝硬化的不同病因,古代医书还有"酒癖"、"酒鼓"、"虫蛊"等名。而肝硬化失代偿期多种并发症,则会涉及"血证"、"黄疸"、"昏迷"、"关格"等病证。

一、病因病机

　　肝硬化的中医病因主要包括疫邪外感、酒食内伤、虫毒感染、他病迁延、药毒所伤、禀赋异常等,情志不遂、饮食不节、劳欲耗损及外感风寒,常可令病情急剧恶化。流行病学资料证实:我国肝硬化最主要原因仍为乙肝及丙肝感染，病因应归属于中医传统的外感疫邪范畴。酒食不节是积证及鼓胀的重要病因。其中酒精性肝病中医论述较为系统。《景岳全书·肿胀》指出"少年纵酒无节，多成水鼓"。因脾胃本虚，或因酒食不节而损伤，湿热内生，酿为积聚，日久可成鼓胀。若论饮食不节导致的积证，《圣济总录·食》指出"论曰脾胃虚弱，饮食累伤，积久不去，结在肠内……以手按之，积块有形"。其内涵不限于肝硬化，但包含肝硬化，仍当仔细研究。感染虫毒也可发为本病。其中血吸虫病最为常见。《诸病源候论·水肿病诸候》指出"此有水毒气结聚于内，令腹渐大，动摇有声"。《症因脉治》指出"肚大青筋，腹皮胀急，反能饮食，或面见白癜黑点，或喜食一物，或腹起块扛，大便偶见长虫，此虫积腹胀之证也"。虫毒可直接损伤脏腑，阻滞经络，以致气滞血瘀，结于胁下。当然，肝硬化主因依然是久病不愈，气血郁滞，渐积而成。《风痨鼓膈四大证治·水肿鼓胀》指出"劳倦所伤，脾胃不能运化而胀"。《医门法律·胀病论》曰："凡有癥瘕、积聚、痞块，即是胀病之根，日积月累，腹大如箕，腹大如瓮，是名单腹胀。"《女科医案》也指出"现为黄疸，久则恐成血鼓"。另外，近期研究发现药毒及禀赋异常也是肝硬化常见病因与发病基础。他如《内经》还提出因寒生积学说，《灵枢·百病始生》指出"积之始生，得寒乃生"。《外台秘要》曰："夫积聚者，由寒气在内所生也，血气虚弱，风邪搏于脏腑，寒多则气涩，气涩则生积聚也。"本证内涵复杂，又如情志致病学说，《杂病源流犀烛》曰："鼓胀病根在脾……或由怒气伤肝，渐蚀其脾……故其腹胀大。"《重订严氏济生方·癥瘕积聚方》指出"有如忧、思、喜、怒之气，人之所不能无者，过则伤乎五脏……乃留结而为五积"，寒邪、情志等或可成为肝硬化病情加重的诱因。

当代医家论肝硬化病因病机，多认为在疫邪外感、酒食内伤、虫毒感染等多种病因作用下，中焦湿热推动疾病不断进展，导致肝、脾、肾等脏腑功能失常，正气渐衰，血行渐滞，痰瘀内生，胶结为积，停于胁下，而成积证。积块不除，经络不通，气血瘀滞，难以循行，中焦津液无法上肝达肺，离经出络，结水于腹中，终可成鼓胀之变。本病病性属本虚标实，随疾病进展，标渐实而本渐虚，多分三期论治。疾病初期以标实本未虚为主，因疫毒酒食等病因所伤，湿热内生，损伤脾运，脾土壅滞，反侮肝木。肝经瘀滞而气行不畅，脾土虚损而湿邪不化，气滞湿阻于肝经而有胁痛等不适。虽有肝脾之不调，尚无气血之亏耗。此期治疗多无固本之虞，当以去除标实为要，治疗得当者，湿热得清，气血渐畅，可免积证鼓胀之变。中期标实渐重，而本虚已显。中焦湿热仍是推动疾病发展的机要所在，肝气久郁可化火伤阴并损及肝体，脾土壅滞可伤阴耗阳内损气血。湿热痰瘀胶结难开，积块内生而出于胁下，碍于经络，阻滞气血，水谷精微游溢不畅，五脏精气不足而肾元亏虚。此期治疗既要考虑气滞、瘀血等邪实，又要关注肝脾不足及气血虚损，同时不可忘记湿热之要，其治疗以标本兼治为法，力逐实邪同时需要顾护脏腑，治疗得法，则痰瘀渐解，积块可消，正气可复。至疾病后期，则本虚而标实，变证频出而病情危殆。痰瘀胶结不化，久碍经络气血循行，水谷精微难以上达肝肺，无法奉养全身，郁滞中焦日久，可离经出络，化为水饮，结于腹中而成鼓胀。此期，湿热、血瘀、水饮及脏腑虚损交互为患，化生多种危象。本虚方面，肝脾脏元已损，气血匮乏，先天不固，常因体质不同而有肾阴虚、阳虚之不同，其重者可致关格。标实方面，瘀血湿热最为多见。久病入络，血瘀重而络脉易损，轻者皮肤红点赤缕，手掌鱼际赤斑隐隐；重者胃络瘀损而有吐血、便血之危候；肝络瘀损而生血鼓之顽证；水聚腹中，经久不消，为内外邪引动化热，可致鼓胀热化危象；脾土虚损，湿浊酿毒，肝阴亏虚，肝风易动，得热邪引动或七情偏亢则易上犯脑神，而成鼓胀神昏之变。此期治疗多循缓急标本之法，急则治标，缓则固本，然病至此期，变证迭出而脾肾大虚，其预后多差，难取良效。而随着临床科研工作的不断深化，当代医家针对肝硬化病因病机又提出了很多新学说。董建华院士认为鼓胀涉及肝、脾、肾三脏，历代均重脾脏，但其病根在肝，肝气郁滞则血瘀，肝郁脾虚则湿阻[3]。田德禄教授结合酒精性肝病研究提出了脾虚与湿热是酒精性肝硬化的发病根本[4]。刘平教授强调辨治肝硬化抓住气阴两虚、血瘀阻络、湿热内蕴的基本病机，强调辨清正虚、血瘀和湿热三者的主次[5]。朱良春教授治疗肝硬化腹水重视阴虚病机，治疗上以育阴利水。刘渡舟教授以"四期、八大关系"认识乙肝的病程和病因病机[6]。叶永安教授利用大样本调查确认"肝胆湿热、肝郁脾虚"为慢性肝病基本证候。近年,肝硬化"络病"学说受到重视[7]。田德禄教授则以"毒损肝络"学说,将肝纤维化过程中的肝窦毛细血管化、肝微循环障碍和肝窦细胞外基质过度沉积与络病学说进行了整合[4]。而围绕肝硬化形成过程中重要的肝纤维化环节,2019 年中国中西医结合学会颁布的《肝纤维化中西医结合诊疗指南》认为肝纤维化病机本质为"正虚"、"血瘀"[8]。

二、辨证论治

1. 标本虚实辨证

肝硬化的证候特点是正虚邪恋证、虚实夹杂证。所以临床治疗需分清标本虚实,以攻补兼施为治疗原则。根据肝硬化病史长短,邪正盛衰的情况施治。疾病初起一般以标实为关键病机,具体包括气滞、血瘀、湿热等,注重理气、活血、祛湿药物的使用,常用方剂包括柴胡疏肝散、胃苓汤、茵陈蒿汤、中满分消丸等。随着疾病的发展,病机渐渐由实转虚,后期以本虚为关键,具体包括脾气虚、脾阳虚、肝阴虚、肾阴虚、肾阳虚等,治以健脾温肾、滋养肝肾的同时佐以祛邪,这一阶段常用方剂有调营饮、参苓白术散、附子理中汤、五苓散、一贯煎、肾气丸等,在补虚的基础上合膈下逐瘀汤等活血化瘀方剂,或加半夏、陈皮等化痰降浊之品,鳖甲、牡蛎等软坚散结之品[9-10]。董建华教授治疗鼓胀重视辨标本,其标为气、血、水积滞,其本在肝、脾、肾受损,故在理气、活血、利水的同时要加以养肝、健脾、补肾的药物,当仔细分别标本然后施治[3]。

2. 脏腑辨证

肝硬化的中医病变脏腑主要涉及肝、脾、肾三脏,前期以肝、脾的标实证为主,病程日久脏腑气血亏虚,肝脾皆伤,久渐及肾。疾病初期,常见胁肋胀痛,面色萎黄,纳差,情志不疏,食后腹胀,舌淡苔白,脉弦细等肝郁脾虚见证;或见身目色黄,烦热口苦,渴不欲饮,舌红苔黄脉弦数等湿热蕴结见证。肝气郁结,湿阻气机日久,气滞血瘀,可发展为肝脾血瘀证,见胁肋刺痛不移,面色晦暗,腹壁青筋,头颈胸痣红点赤缕,舌紫暗,脉细涩等。而后脏腑气血阴阳亏虚,可见畏寒肢冷,下肢浮肿,腹胀腹大等脾肾阳虚见证;腰膝酸软,咽干目涩,五心烦热等肝肾阴虚证。故初起常用逍遥散、茵陈蒿汤理气、清热、化湿,后期则常用肾气丸类、一贯煎等补益脏腑[6]。董建华教授治疗鼓胀以肝为关键,疏肝理气为关键治法,无论虚实,常用柴胡、枳壳、香附、郁金等药[3]。吕志平教授认为,肝脾为乙肝后肝硬化的主要病变脏腑,基本病机为肝郁脾虚,"肝脾同病,虚者愈虚,实者愈实","实者愈实"指病理产物如湿热、毒邪、水饮、瘀血等不断积累,"虚者愈虚"指脾胃虚弱为先导的一身元气虚弱,故治疗以疏肝健脾为主,针对血瘀、水饮等病机在治疗上各有偏重[11]。田德禄教授治疗酒精性肝硬化全程注重脾虚病机,固护脾胃、扶助正气[12]。

3. 气血水辨证

肝硬化的病变涉及气、血、水三个方面。"气为血之帅,血为气之母"、"气行则水行"、"血不利则为水",三者间的关系密切,可以相因为病,尤其当肝硬化发展到失代偿期出现腹水的症状,气、血、水的失常体现得更为明显,气滞、血瘀、水停三者互为因果,形成恶性循环。董建华院士治疗肝性腹水,常用思路之一为调营饮加减,活血化瘀用赤芍、当归、川芎、莪术、延胡索,利水用茯苓、车前子、葶苈子,理气用桔梗、枳壳等,同时兼顾湿热、寒湿、脏腑虚损等病机施治。关幼波教授治疗肝硬化腹水重视气血的调理及三焦决渎的作用,调理气血常用补气、行气、活血药物配伍,如黄芪、香附、木香、当归、赤芍、泽兰、红花等;疏利三焦在上焦常用麻黄、杏仁、防风等宣肺,在中焦用白术、厚朴、大腹皮等理脾,在下焦用车前子、猪苓、赤小豆等利肾[13]。络病学观点认为,肝硬化的病机主要是邪气阻滞阳络,久则气血津液阻滞,损伤阴络,而导致脏腑功能失常,故在治疗当中,在明辨虚实、病情缓急的基础上,以通络为总治法,具体包含补虚通络、行气通络、活血通络、利水通络等方法,肝络郁滞证代表方为逍遥散,脾湿肝络壅滞证代表方为加味异功散,湿热毒邪滞络证代表方为茵陈蒿汤,络息成积证代表方为化瘀汤,肝肾阴虚、肝络失荣代表方为一贯煎和消瘀汤，脾肾阳虚、络虚失运证代表方为附子理中汤合五苓散[5]。

4. 分期辨证论治

肝硬化可分为肝纤维化期、肝硬化代偿期和肝硬化失代偿期三个阶段。肝纤维化期以原发病为主要表现，常见病毒性肝病、酒精性肝病、脂肪性肝病，这一阶段多以湿热为患，湿热蕴结日久成浊、伤及肝脾，治疗以清热解毒燥湿为主要治疗方法，佐以活血化瘀。肝硬化代偿期，部分患者可出现门静脉增宽、脾脏肿大等病理变化，尚未出现腹水等并发症，这一阶段以血瘀病机为主。肝硬化失代偿期，可以在上述表现的基础上出现食管胃底静脉曲张破裂、腹水、肝性脑病、肝肾综合征等并发症，到达这一阶段往往病程日久，患者以肝、脾、肾脏腑虚损病机为主，兼及气血亏损；以血瘀、湿热、浊毒等为标，常因外感及情志而致变证危象。此期多见肝肾阴虚、脾肾阳虚夹杂湿热血瘀水停等复合证候，病多难治。肝硬化从原发疾病到失代偿期并发症出现是一个较长的过程，前期病机较为单一，后期症状、病机趋于复杂，需要整体把握疾病演变规律，针对不同阶段的病机证候及急缓特征论治[6]。对于慢性乙肝引起的肝硬化，有学者提出分为"初、中、末"三个阶段治疗：初期即肝纤维化期，以肝郁脾虚和肝胆湿热为主要证候，以疏肝健脾、清利湿热为主要治法；中期即肝硬化代偿期，以脾肾阳虚和肝肾阴虚为主要证候，治以温补脾肾，滋肝肾阴；末期为肝硬化失代偿期，脏腑大虚且久病入络，多见湿热血瘀变证，宜循标本缓急，缓其急，固其本，针对脏腑虚损特点及郁、瘀、痰等病邪灵活辨治[14]。田德禄教授治疗酒精性肝硬化，在酒精性肝纤维化的病理阶段主张根据患者气、血、痰、湿、热的偏重，以调肝理气、化痰消瘀为主要治法，常用的方剂包括金铃子散和失笑散、平胃散合二陈汤、龙胆泻肝汤等，并在此基础上提出了"慢肝消"组方，在后期并发腹水，即"酒鼓"阶段，强调扶正祛邪，攻补兼施，反对过度使用逐水药物[9]。

三、研究进展

1. 单味中药治疗肝硬化药理研究

治疗乙肝后肝硬化常用药物包括丹参、白术、黄芪、鳖甲、白芍、茯苓、甘草、柴胡、当归、赤芍、桃仁、郁金、莪术、川芎、枳壳等[15]。其中，部分药物的抗纤维化、保肝护肝作用已经得到了证实，包括丹参、柴胡、三七、黄芪、莪术、苦参、大黄、汉防己、木通、木香、桃仁、䗪虫、人参、冬虫夏草等。丹参的多种成分有抑制成纤维细胞激活和抑制细胞外基质沉积等作用，在肝纤维化阶段，丹参酮II_A可抑制肝星状细胞活化、分解过量的细胞外基质，保证畅通的肝脏微循环，抑制甚至逆转肝纤维化[16]。柴胡皂苷为柴胡的中药化学成分，研究表明柴胡皂苷具有抗肝纤维化、抗脂质过氧化、抗炎、保肝作用，具体机制可能涉及调控纤溶酶原激活物（抑制）因子、抑制转化生长因子-β（TGF-β）表达、增强细胞色素 p450 活性等[17]。三七化瘀止血，疗伤止痛，研究表明三七可以显著降低大鼠血清中炎症因子如肿瘤坏死因子（TNF-α）、IL-1 的含量以及肝组织羟脯氨酸（Hyp）、α-平滑肌肌动蛋白（α-SMA）、Ⅰ型胶原蛋白的表达，通过抑制肝脏炎症、抑制肝星状细胞活化和抑制细胞外基质（ECM）沉积三个方面发挥抗肝纤维化的作用[18]。动物实验表明，黄芪可能通过调节 p38MAPK 信号通路，发挥抗肝纤维化作用，不仅可降低谷丙转氨酶（ALT）、谷草转氨酶（AST）等指标，同时可抑制 p38MAPK、MKK3 等蛋白的表达[19]。鳖甲中的肽类成分可以诱导肝星状细胞凋亡或抑制造血干细胞的增殖，从而延缓或阻断肝纤维化的进程[20]。莪术抗组织纤维化的作用，具体机制可能涉及：降低肝纤维化大鼠的 ALT、AST、细胞胶原、透明质酸等的表达水平，抑制肝星状细胞的增殖，减少α-SMA 和前胶原Ⅰ型的表达水平，减少细胞外基质生成并促进降解，涉及 GEF/GDIβ-ROCK、Wnt 等信号通路[21]。中药单体活性成分如黄芪甲苷、夏枯草总三萜、熊果酸、麦芽酚、沙苑子黄酮等，可能通过调节氧化应激信号通路如 TGF-β/Smad、MAPK、PI3K/Akt、NF-κB、Wnt/β-catenin 等，发挥抗肝纤维化作用[22]。苦参的成分之一苦参素具有抑制病毒复制、抗肝纤维化的作用，临床研究显示苦参素注射液可以有效抑制肝纤维化指标，同时具有不良反应发生率低的优势[23]。

2. 中医复方防治肝硬化研究

临床研究发现许多中药复方抗肝纤维化及肝硬化有效，如鳖甲煎丸、大黄䗪虫丸、安络化纤丸、小柴胡汤、下瘀血汤、补阳还五汤、桂枝茯苓丸等以及众多自拟方剂。扶正化瘀胶囊、复方鳖甲软肝片、安络化纤丸、复方861等是极具代表性的抗肝纤维化中成药。扶正化瘀方由丹参、虫草菌粉、桃仁、松花粉、绞股蓝、五味子共六味药组成。临床研究显示，扶正化瘀胶囊作为肝硬化的辅助治疗方案，在改善 ALT、AST 等肝功能指标，Child-Pugh 分级评分，门静脉直径，脾脏厚度和 HBV-DNA 负转化率方面有效[24]。国家"十二五"科技重大专项课题设计扶正化瘀方联合恩替卡韦治疗乙肝肝硬化的随机、双盲、平行、多中心的临床试验方案，探究扶正化瘀方及"双抗"疗法（抗病毒、抗肝纤维化）治疗肝纤维化的临床疗效及安全性[25]。2013 年，该药已在美国完成抗慢性丙肝肝纤维化 FDA Ⅱ期临床试验，显示出慢性丙肝肝纤维化治疗中良好的安全性、耐受性和有效性。扶正化瘀方通过多机制影响肝纤维化进程，包括抑制肝星状细胞活化、保护肝细胞免受过氧化损伤及凋亡、调节肝脏细胞外基质的代谢和血管新生以及调节肝纤维化相关蛋白的差异表达等[26]。复方鳖甲软肝片主要成分包括鳖甲、莪术、赤芍、当归、三七、党参、黄芪、紫河车、冬虫夏草、板蓝根、连翘等。临床中复方鳖甲软肝片联合恩替卡韦治疗慢性乙肝肝纤维化总有效率高，并且可以有效改善患者的肝功能及肝纤维化血清标志物水平，但在乙肝病毒 DNA 转阴率方面改善无显著差异[27]。一项复方鳖甲软肝片干预肝纤维化模型大鼠研究提示，其具有良好的改善肝功能、降低肝纤维化血清标志物、减少肝脏胶原沉积等良好抗肝纤维化作用，对肝星状细胞的细胞周期及 TGF-β/Smad 通路的调节可能是潜在机制[28]。安络化纤丸由三七、牛黄、地黄、水蛭、鸡内金、瓦楞子、白术、郁金、牡丹皮、水牛角、僵蚕、地龙等成分组成。本方联合恩替卡韦治疗慢性乙肝肝纤维化患者时，除改善血清纤维化指标、肝功能指标外，还可以显著减小脾脏的厚度[29]。同时，安络化纤丸可以干预慢性乙肝患者 Th1/Th2 通路的失衡状态，通过调节免疫状态从而达到修复肝损伤的积极作用[30]。复方 861 是首都医科大学附属北京友谊医院王宝恩教授牵头总结开发的复方制剂，由丹参、黄芪等 10 味中药组成。在长期的临床实践中，复方 861 及其加减显示出了良好的抗肝纤维化疗效。本方具有减轻肝脏炎症、抑制肝星状细胞增殖、提高胶原酶活性、抑制 TIMP 的水平等作用[31]。血清 MMP 及 TIMP 两类蛋白是本方调控肝纤维化过程中重要的两类蛋白。

3. 肝硬化并发症中医药治疗

肝硬化并发症复杂，治疗肝硬化伴腹水时，补虚药、利水渗湿药使用较多，如茯苓、白术、黄芪、泽泻、猪苓等，佐以滋肾补阴、活血疏肝的药物如鳖甲、丹参、柴胡等，体现出医家治疗时以利水治标，以扶助正气治本，慎用攻伐之药[32]。由北京中医药大学东直门医院牵头的多中心临床试验针对气虚血瘀型肝硬化腹水患者进行了干预，采用益气活血方（黄芪、白术、柴胡、赤芍、郁金、丹参、当归、生蒲黄、泽泻等），显著改善了患者的症状积分，此方对缓解症状，改善患者生活质量有明显疗效[33]。中药在肝硬化并发消化道出血中具有预防出血、降低出血复发率、降低死亡率等优势，肝硬化并发消化道出血行内镜结扎术后，中药干预可以显著降低再出血的发生率，降低死亡率，提高门静脉高压性胃病的改善率，同时在消除静脉曲张上显示出了优势[34]。扶正化瘀胶囊、复方鳖甲软肝片、安络化纤丸等中成药的使用，可以降低肝硬化食管胃底静脉曲张破裂出血患者 1 年内出血风险，具有一级预防作用，酒精性肝硬化和 Child-Pugh 评分为 C 级的患者是治疗的优势人群[35]。自发性腹膜炎为肝硬化的另一常见并发症，在西医常规治疗的基础上，中药干预可以提升治疗有效率、治愈率，同时降低院内死亡率，减少不良反应的发生，具有抑制炎症、提高免疫力、调节肠道菌群、提高抗生素的利用度、抑制耐药性等优势，大黄、赤芍、丹参、黄芩、败酱草、金银花、黄连、蒲公英等为较为常用的清热、解毒、活血药物[36]。血必净注射液（主要成分红花、赤芍、川芎、当归）为临床常用中成药，也有文献显示其对治疗肝硬化并发自发性腹膜炎具有一定疗效，但研究质量不高，更多的临床试验有待进行[30]。对于肝硬化并发肝性脑病的治疗，结合"肝与大肠相通"以及手阳明大肠经、足厥阴肝经循行所过，肝脾失调，浊气扰神的理论，从中医角度理解，肝性脑病与肝、肠、脑关系密切，故在治疗上思路之一为调腑通腑，桃核承气汤、自拟解毒化瘀方、麻子仁丸等在动物实验或临床观察中均体现了一定疗效[37]。而针对肝硬化并发门静脉血栓的治疗，有研究表明，乏力、腹胀、舌淡红、脉弦或细为肝硬化并发门静脉血栓患者的主要中医特征，同时存在重度食管胃底静脉曲张及静脉曲张出血史，认为肝硬化门静脉血栓患者符合气虚血瘀证型，治疗常用黄芪、丹参、太子参、三棱、莪术、三七等药物[38]。值得注意的是，在肝硬化失代偿期出现多种并发症阶段，中药灌肠和贴敷等外治疗法的运用明显增加，也提示除内治法外，中医外治法在肝硬化的病程中有一定的临床价值，值得重视。

四、前景展望

1. 发挥中医药优势，建立中医药肝硬化规范干预体系

中医药在慢性炎症、肝纤维化及肝癌预防等多个环节具有优势。原发病阶段，如酒精性肝病、病毒性肝炎、脂肪性肝病等时期，以中医传统辨病辨证体系联合现代研究进展为依托，发挥中医药多靶点、多环节干预优势，灵活及规范治疗，延缓及阻断肝纤维化、肝硬化乃至肝癌的发生。在肝硬化代偿期，可以通过结合四诊信息辨证施治，延缓或逆转病程进展。在肝硬化失代偿期，腹水、胆汁淤积是最常见的并发症之一，除常规的中医辨证治疗外，尚可使用中药敷脐、中药灌肠等特色外治疗法进行治疗。敷脐利水中药可以选用炒牵牛子、木香、沉香、肉桂等药物研末蜜调敷于神阙穴；退黄中药灌肠可以选用大黄、郁金、金钱草、赤芍等灌肠或直肠静脉滴注[39]。中医外治法在肝硬化顽固腹水的治疗中可以提高腹水治疗总有效率，降低其复发率[40]。研究显示，对于乙肝肝硬化失代偿期患者，中医多方面的护理可以改善患者的心境状态、生活质量及营养状况，有助于减少并发症及致死率。具体护理方案因人而异，其内容包括情志护理、饮食宣教、传统功法、穴位按摩等多个方面，也包括中药脐敷、中药灌肠等特色疗法[41]。目前，在肝硬化的并发症，如消化道出血、肝性脑病、肝肾综合征、水电解质紊乱等方面，中医治疗均体现出了一定的优势。但中医药多环节干预的规范体系仍需摸索及建立，同时能够提供较高临床证据级别的临床及试验研究还有待进行。

2. 提高中医药治疗肝硬化临床证据质量

目前肝硬化相关的单味中药、中药复方的体外试验、动物实验、临床试验及药理研究众多，但总体研究质量有待提高。第一，临床试验的研究设计，实施细节质控有待提高。目前中医药治疗肝硬化或肝纤维化的多中心随机对照试验研究仍非常欠缺。第二，肝硬化病因构成复杂、并发症众多、中医证型复杂，中医药研究对象的一致性有待提高。第三，肝硬化中医辨证体系并不统一，方药种类繁多，研究投入分散，尚未形成完整的研究体系。未来非常需要有药物成分清晰、药理机制研究扎实、临床研究结果成熟稳定的治疗药物及方案。第四，中医药的非药物辅助疗法具有多样性，一方面为患者提供了更多治疗选择；另一方面也给临床研究带来了一定的困难。未来需要规范合理的临床治疗方案，仍需要对此类疗法开展深入细致的科学研究。第五，中医药治疗肝硬化具有一定的临床优势，但如何在中医理论指导下，开展符合中医理论体系的动物实验、细胞分子实验等仍有待于业界的努力。

3. 结合临床，扩展肝硬化中药研究领域

目前药理研究主要集中于部分中药及其活性成分的抗炎、抗肝纤维化等作用，相当数量的研究集中在活血化瘀类药物上，如丹参、莪术、三棱、三七等，也有少量研究涉及其他类药物如黄芪、柴胡、茯苓等。在临床实践当中，仍然存在非此类别的肝硬化治疗药物，如补虚药、利水渗湿药、清热解毒药等，大部分药物仍未开展系统研究。由于肝硬化潜在的干预位点众多，有必要结合网络药理学等手段，对此类药物进行初筛，并在未来开展进一步的研究。这不但有利于更全面深刻地理解中药治疗肝硬化的具体机制和思路，也有助于临床疗效的进一步提升。

4. 重视肝毒性成分中药的临床监测与合理应用

肝硬化治疗具有长疗程、相对大组方等特征。与此同时，肝脏本身又存在已有损伤，因此对肝

毒性药物的监测及研究极其必要。但同时也存在很大困难。目前中药的安全性问题已经成为当前中医药发展的关键问题之一。加强药物性肝损伤监测，提升中药肝损伤的研究水平，规范潜在毒性药物的安全使用，对提升治疗安全及中医药临床使用的合理性均有重大意义。这非常依托于药理研究、临床监测及政策法规配套等多个方面的发展。

5. 重视治疗肝纤维化、肝硬化的中药成果转化

肝硬化病程长，预后差，一旦进入肝硬化失代偿期则会带来巨大的经济及身心负担。中成药服用方便，可长期坚持，相较于汤剂具有临床易用性。廉价、高效、安全、稳定的中成药仍有待于未来的科研转化。目前复方鳖甲软肝片、安络化纤丸、扶正化瘀胶囊等中成药，在临床使用中体现了一定的疗效。未来围绕中医关键辨证，开发体系化中成药，可以更好地服务于处于不同病程阶段、不同证候的患者。

6. 肝硬化"再代偿"中医药探索

近年来研究提示，肝硬化患者存在"再代偿"现象。部分肝硬化失代偿期患者，经过系统治疗后肝功能稳定甚至可以逆转回代偿期疾病状态。此现象即为"再代偿"。中华医学会肝病学分会在2019 年更新的肝硬化指南中首次提出了肝硬化"再代偿"的初步概念：由于病因有效控制、并发症有效治疗或预防等，可在较长时间内（至少 1 年）不再出现肝硬化失代偿事件（腹水、消化道出血、肝性脑病等），但仍可存在代偿期肝硬化的临床与实验室检查特点[42]。然而，"再代偿"患者的肝纤维化指标缺乏足够的逆转证据，而肝功能好转又常并不稳固。如何发挥中医药抗纤维化优势，实现肝硬化失代偿期患者的病理深度逆转，应是未来非常有意义的研究方向。

参 考 文 献

［1］ Bao X Y，Xu B B，Fang K，et al. Changing trends of hospitalisation of liver cirrhosis in Beijing，China[J]. BMJ Open Gastroenterology，2015，2（1）：e000051.

［2］ Xu H Q，Xiao P，Zhang F Y，et al. Epidemic characteristics of alcohol-related liver disease in Asia from 2000 to 2020：a systematic review and meta-analysis［J］. Liver International：Official Journal of the International Association for the Study of the Liver，2022，42（9）：1991-1998.

［3］ 董建华. 中国百年百名中医临床家丛书-董建华［M］. 北京：中国中医药出版社，2001：242.

［4］ 王龙华，王凤磊，张福文，等. 从"气血标本"论治酒精性肝硬化腹水的体会［J］. 中西医结合肝病杂志，2021，31（2）：181-183.

［5］ 慕永平，王磊，刘平. 谨守病机 权衡邪正主次 燮理脏腑 重视处方配伍：刘平教授治疗肝硬化经验浅析［J］. 上海中医药大学学报，2004，18（3）：29-32.

［6］ 闫军堂，刘晓倩，赵宇明，等. 刘渡舟教授论治乙型肝炎"四期、八大关系"[J]. 中华中医药学刊，2013，31（10）：2174-2177.

［7］ 吴以岭. 络病学［M］. 北京：中国科学技术出版社，2004：696-705.

［8］ 徐列明，刘平，沈锡中，等. 肝纤维化中西医结合诊疗指南（2019 年版）[J]. 中国中西医结合杂志，2019，39（11）：1286-1295.

［9］ 张声生，沈洪，王垂杰. 中华脾胃病学［M］. 北京：人民卫生出版社，2016.

［10］ 刘平. 现代中医肝脏病学［M］. 北京：人民卫生出版社，2002.

［11］ 黄少慧，黄梓健，孙海涛，等. 吕志平教授论治乙型肝炎后肝硬化学术经验探讨［J］. 现代中医药，2021，41（3）：68-72.

［12］ 方俐晖，郭志玲，张轶斐，等. 田德禄教授三期三脏辨治酒精性肝病经验［J］. 现代中医临床，2021，28（5）：38-42.

［13］ 刘敏，李献平. 关幼波治疗肝硬化腹水的经验［J］. 中医药通报，2006，5（4）：11-12.

［14］ 陈瑞年，卢秉久. 中医关于慢性乙肝病机演变及证治探讨［J］. 辽宁中医杂志，2019，46（6）：1181-1183.

［15］ 张依. 中医药治疗乙肝肝硬化的用药规律及网络药理学分析［D］. 郑州：河南中医药大学，2021.

[16] 张笑菲，高卓维，吕志平，等.丹参酮ⅡA 抑制肝纤维化作用机制的研究进展 [J].山东医药，2018，58（28）：86-89.

[17] 陈传慧，金世柱，韩明子，等.柴胡皂甙治疗肝硬化的研究进展 [J].中国中西医结合消化杂志，2016，24（7）：565-567.

[18] 臧春华.三七对肝纤维化大鼠的保护作用及其作用机制研究 [D].郑州：郑州大学，2021.

[19] 胡妮娜，张晓娟.黄芪的化学成分及药理作用研究进展 [J].中医药信息，2021，38（1）：76-82.

[20] 蒋华波，陆斌.鳖甲在抗肝纤维化和抗肝癌作用中的研究进展 [J].基因组学与应用生物学，2017，36（4）：1446-1450.

[21] 陈晓军，韦洁，苏华，等.莪术药理作用的研究新进展 [J].药学研究，2018，37（11）：664-668，682.

[22] 周志文，李姗，刘湘花，等.中药单体调控氧化应激抗肝纤维化的机制和价值 [J].临床肝胆病杂志，2021，37（9）：2198-2202.

[23] 刘旭东，黄露，李品桦，等.苦参素注射液对肝纤维化指标影响的荟萃分析 [J].湖北中医杂志，2021，43（9）：58-62.

[24] Wang T, Zhou X L, Liu H H, et al. Fuzheng Huayu capsule as an adjuvant treatment for HBV-related cirrhosis: a systematic review and meta-analysis [J]. Phytotherapy Research：PTR, 2018, 32（5）：757-768.

[25] Li Z, Zhao Z, Liu P, et al. Treatment of HBV Cirrhosis with Fuzheng Huayu Tablet（扶正化瘀片） and Entecavir: Design of a Randomized, Double-Blind, Parallel and Multicenter Clinical Trial[J]. Chinese Journal of Integrative Medicine, 2021, 27（7）：509-513.

[26] 赵志敏，刘成海.扶正化瘀方抗肝纤维化的主要作用机制与效应物质 [J].上海医药，2016，37（13）：13-16.

[27] 景文娟，杨勇，陈良，等.恩替卡韦联合复方鳖甲软肝片治疗慢性乙型肝炎肝纤维化的 Meta 分析 [J].临床合理用药杂志，2020，13（18）：1-7，10.

[28] Yang F R, Fang B W, Lou J S. Effects of Fufang Biejia Ruangan pills on hepatic fibrosis *in vivo and in vitro* [J]. World Journal ofgastroenterology, 2013, 19（32）：5326-5333.

[29] 陈创欢，王振常，甘钧元.安络化纤丸联合恩替卡韦治疗慢性乙型肝炎肝纤维化疗效的 meta 分析 [J].中国现代医生，2022，60（15）：16-20.

[30] 贾春辉，刘伯强，李旭丽，等.安络化纤丸联合恩替卡韦对慢性 HBV 感染者病毒复制及肝纤维化指标、Th1/Th2 细胞因子影响 [J].辽宁中医药大学学报，2017，19（12）：146-149.

[31] 尹珊珊，王宝恩，王泰龄，等.复方 861 治疗慢性乙型肝炎肝纤维化与早期肝硬化的临床研究 [J].中华肝脏病杂志，2004（8）：467-470.

[32] 张艳培.基于数据挖掘与网络药理的中医药治疗肝硬化腹水的用药规律分析 [D].南宁：广西中医药大学，2021.

[33] 甘大楠，杜宏波，池晓玲，等.自拟益气活血方治疗乙肝肝硬化腹水气虚血瘀证临床疗效与安全性研究 [J].世界中医药，2018，13（12）：2980-2986.

[34] 陈冲，吕莹，陈茜蕾，等.内镜结扎联合中医辨证论治对肝硬化食管静脉曲张破裂出血的二级预防效果 [J].临床肝胆病杂志，2022，38（5）：1075-1080.

[35] 牛帅帅，张群，侯艺鑫，等.抗肝纤维化治疗对肝硬化食管胃静脉曲张出血的一级预防作用 [J].中西医结合肝病杂志，2019，29（4）：305-309.

[36] 韩丹.中药联合西药治疗肝硬化自发性细菌性腹膜炎：系统评价及 Meta 分析 [D].沈阳：辽宁中医药大学，2018.

[37] 杨燕唯，金婷，姚春，等.中西医治疗肝性脑病肠道菌群失调的研究进展 [J].湖南中医杂志，2022，38（2）：185-188.

[38] 董思思.肝硬化门静脉血栓的临床特点及当归补血汤的实验性干预作用 [D].上海：上海中医药大学，2019.

[39] 张声生，王宪波，江宇泳.肝硬化腹水中医诊疗专家共识意见（2017）[J].中华中医药杂志，2017，32（7）：3065-3068.

[40] 余学竟，赖国权，韦翠，等.中医外治法对肝硬化腹水的 Meta 分析 [J].辽宁中医杂志，2020，47（11）：17-26.

[41] 姚利蕊，申长洁，王小玉.中医护理对乙型肝炎肝硬化失代偿期病人的影响 [J/OL].实用中医内科杂志，2022：1-7.（2022-05-20）.https://kns.cnki.net/kcms/detail/21.1187.R.20220520.0940.009.html.

[42] Ju Y C，Jun D W，Choi J，et al. Long term outcome of antiviral therapy in patients with hepatitis B associated decompensated cirrhosis [J].World Journal ofgastroenterology，2018，24（40）：4606-4614.

（杜宏波）

17　慢性肾小球肾炎

慢性肾小球肾炎（chronic glomerulonephritis）简称慢性肾炎，是由多种原因引起的、不同病理类型组成的，以蛋白尿、血尿、高血压、水肿为基本临床表现，起病方式各有不同，病情迁延，病变缓慢进展，可有不同程度的肾功能减退，最终将发展为慢性肾衰竭的一组肾小球疾病。由于本组疾病的病理类型及病期不同，主要临床表现可各不相同，疾病表现呈多样化。本病可发生于不同年龄、性别，但以青壮年男性居多。目前，全世界有 8.5 亿人患有肾脏疾病，在我国，慢性肾脏病患病率已高达 10.8%，患者预计将达到近 1.2 亿，但知晓率仅为 12.5%[1]。全球因慢性肾脏病接受透析的患者人数正以每年 5%～8% 的速度持续增长，预计到 2040 年，慢性肾脏病将成为危害全球人类健康的第五大杀手。其中，最引起关注的是慢性肾脏病是全球死亡率中排名第 11 位的疾病，慢性肾脏病造成的疾病负担正在迅猛增加，其致残率、致死率增幅排在所有慢性病之首。随着慢性肾脏病越来越年轻化，无论是成人还是儿童，肾脏病都有着较高的发病率。因此，有效防治慢性肾小球肾炎意义重大。

慢性肾炎在中医学文献中，当属于"肾风"、"水肿"、"尿血"、"虚劳"等病证范畴。《素问·风论》云："肾风之状，多汗恶风，面痝然浮肿。"《素问·奇病论》云："有病痝然如有水状……病生在肾，名为肾风。"张仲景《金匮要略·水气病脉证并治》将水气病分为风水、皮水、正水、石水四型，并论及"五脏水"，此水气病与慢性肾炎密切相关。治疗方面，明确指出"诸有水者，腰以下肿当利小便，腰以上肿当发汗乃愈"。《严氏济生方·水肿门》曰："阴水为病，脉来沉迟，色多青白，不烦不渴，小便涩少而清，大腑多泄……阳水为病，脉来沉数，色多黄赤，或烦或渴，小便赤涩，大腑多闭。"针对水肿提出阴水、阳水以鉴别，为慢性肾炎而表现为水肿病的诊治奠定了基础。

一、病因病机

慢性肾炎主要因体质因素或劳倦太甚、饮食不节、情志不遂等引起肺、脾、肾虚损，气血阴阳失衡所致，常以外感风、寒、湿、热之邪为诱因。脏腑定位在肺、脾、肾、三焦等，而关键在肾。肺失通调、脾失转输、肾失开阖、三焦气化不利，邪毒瘀滞伤肾是其核心病机。病理因素包括风邪、水湿、疮毒、瘀血，为本虚标实之证。肺主一身之气，有主治节、通调水道、下输膀胱的作用。少阴肾虚、太阴脾虚体质者，或太阳卫阳不足，肺气亏虚，表虚不固，或肺虚日久及肾，肺肾俱亏，或太阳卫阳太过体质，素有肺热，皆易导致外邪来袭，肺气虚不能通调水道，上源失调，肾气虚不能气化，下源失和，水液内聚为患，为肺肾气虚证。脾主运化，有布散水精的功能。久居湿地，冒雨涉水，或水中劳作，或嗜食生冷，均可引起水湿内侵，脾气受困，先天禀赋不足，劳伤过度等，均可导致肾气亏虚，脾虚不能运化水湿，不能升清，肾虚则封藏失职，而致精微下泄，脾胃虚弱，气血生化不足，日久而成虚劳，则为脾肾气虚证。肾主水，水液的输化有赖于肾阳的蒸化、开阖作用。素体阳虚，或病久阴损及阳，脾肾阳虚，脾阳虚不能运化水湿，肾阳虚不能蒸化水液，开阖失司，水液内停，泛溢肌肤，则为脾肾阳虚证。若素体少阴阴虚，或阴虚肝旺体质，劳伤过度，或久虑多思，阴精暗耗，肝肾不足，肝肾阴亏则风阳上亢，阴虚内热则灼伤络脉引起血尿，则为肝肾阴虚证。久病气阴两伤，气虚则津液不布，清气不升，气化失司，水液内停，阴亏则虚热内生，灼伤络脉，则为气阴两虚证，日久邪毒瘀滞伤肾，甚至可为阴阳俱虚。

当代医家论慢性肾炎病因，多重视肺、脾、肾三脏亏虚，外感风邪诱发。概而言之，肺脏导致水肿主要责之于外感风邪，脾脏、肾脏导致水肿与其亏虚导致水液内停相关，继而内停的水湿又进一步加重脏腑的亏虚，形成恶性循环，致使水肿难消，日益加重[2]。20 世纪 70～80 年代中期，其病因病机除了对本虚的进一步研究外，对标实证亦有了阐述。阴虚、湿热及瘀血得到广大肾病中医家的关注。1977 年北戴河肾炎座谈会上，专家建议将慢性肾炎的中医辨证分为五型：气虚型、阳虚型、阴虚型、湿热型及瘀血型。素体气虚或者阴虚者，罹患慢性肾炎后可发展成气阴两虚证。《杂病源流犀烛·肿胀源流》曰："肾水不足，虚火烁金，小便不生而患肿。"王铁良教授提出的慢性肾炎多为气阴两虚、湿热内蕴所致，气阴两虚为本，湿热内蕴为标，也佐证了素体阴亏可致本病[3]。湿热主要由外感及内生形成。外感风热或者风寒，均可入里化热，且易与内停的水湿相合而产生湿热；内生主要是指水湿内停，湿邪郁久化热，蕴成湿热。瘀血既是病理产物，也是致病因素，慢性肾炎易致阴阳两虚，损及五脏，导致气血失调，久病致瘀，其病理特征为本虚标实，肾虚血瘀，正是中医学上所说的"久病入络"、"水能病血，血能生水"。阴虚、湿热、瘀血，三者亦可相互作用。阴虚常致血滞，加重瘀血。湿热常伤阴，导致阴虚，正如《景岳全书·湿证》所指出的"湿热伤阴"。关于阴虚、湿热、瘀血三者与慢性肾炎的关系，其他医家亦有独特的认识。李寿山教授认为，慢性肾炎非湿即瘀，二者互为因果，互相蕴结，虚虚实实，正气亏虚[4]。刘宝厚教授等认为，肺、脾、肾三脏亏虚和瘀血是其发病过程中的两个重要环节。肺、脾、肾三脏亏虚导致发病，而瘀血则为疾病持续发展和进行性肾功能减退的重要原因[5]。时振声教授认为肾性高血压以肝肾阴虚、肝阳上亢居多，亦有气阴两虚肝阳上亢者[6]。慢性肾炎病因病机从重视肺、脾、肾三脏亏虚逐步发展到重视湿热、瘀血等，为治疗开辟了新思路。20 世纪 80 年代后期 90 年代末，医家又提出"浊毒"、"痰湿"、"风邪入络"、"毒损肾络"等理论，"邪毒"经历了热毒、湿毒再到浊毒的认识过程。而祛风胜湿、祛风搜剔、化瘀通络等治法以及虫类药物治疗慢性肾病，也逐渐受到学术界重视。

二、辨证论治

1. 辨病思维

辨病治疗包括西医辨病和中医辨病，而西医辨病，还包括针对西医疾病的临床分型、病因分型、病理分型、功能分型等。而基于中医辨病思维，首先应该明辨病位、病因、病机、病势等。

慢性肾炎的病位，历代医家多认为病位在肺、脾、肾，诸脏腑之间相互影响又常有所侧重。《诸病源候论》云："虚劳尿精者，肾气衰弱故也。"《中西汇通医经精义》云："脾土能制水，所以封藏肾气也。"因此，慢性肾炎病位虽有关肺、脾、肾三脏，但更以脾肾为主，尤其以肾最为关键。久病入络，常以肾络病为重点。

慢性肾炎的病因病机，多以肺、脾、肾三脏虚损为本，风湿热痰瘀诸邪为标。《素问·经脉别论》云："饮入于胃，游溢精气，上输于脾，脾气散精，上归于肺，通调水道，下输膀胱，水精四布，五经并行。"《医学纲目》指出："盖肺藏气，肺无病则气能管摄津液之精微，而津液之精微者收养筋骨血脉，余为溲。"肺失通调，脾失健运，肝失疏泄，肾失开阖，三焦气化失司，则可导致水肿。基于此，慢性肾炎自然就应该重视从肺、脾、肾三焦论治，重视祛风除湿、清热解毒、活血化瘀、行气利水等法。

2. 辨标本虚实临床思维

慢性肾炎的证候特点常表现为虚实夹杂、本虚标实。就本虚证而言，中医辨证可归纳为肺肾气虚、脾肾气虚、脾肾阳虚、肝肾阴虚和气阴两虚五证。①肺肾气虚证，治当补益肺肾，代表方剂为玉屏风散合金匮肾气丸加减。兼有外感表证者，宜先解表。兼风寒者可用麻黄汤加减。兼风热者可用银翘散加减。若头面肿甚，咽干痛者，可用麻黄连翘赤小豆汤加减。若水气壅滞，遍及三焦，水肿甚，尿少，大便干结者，可用己椒苈黄丸合五苓散加减。②脾肾气虚证，治当补气健脾益肾，代表方剂为四君子汤合金匮肾气丸加减。③脾肾阳虚证，治当温补脾肾，代表方剂为附子理中丸或济生肾气丸加减。若水肿明显者，可用实脾饮合真武汤。若存在胸腔积液而咳逆上气，不能平卧者，可加用葶苈大枣泻肺汤。若伴有腹水者，可加用五皮饮。④肝肾阴虚证，治当滋养肝肾，代表方剂为杞菊地黄丸加减。⑤气阴两虚证，治当益气养阴，代表方剂为参芪地黄汤加减。若口干咽燥，干咳少痰，小便短赤，大便干者，可改用人参固本丸加减。

当代医家张琪将本病分为以下四种证候：脾胃阳虚者，方用回阳养胃汤加减（黄芪 35g，胡黄连 10g，白术 15g，法半夏 15g，泽泻 15g，羌活 10g，白芍 15g，生姜 15g，大枣 3 枚，甘草 10g，陈皮 15g，茯苓 15g，防风 10g，独活 10g，党参 20g）；气阴两虚者，方用清心莲子饮加减（黄芪 50g，车前子 20g，莲子 15g，甘草 15g，白花蛇舌草 30g，益母草 30g，党参 30g，地骨皮 20g，麦门冬 20g，茯苓 20g，柴胡 15g，黄芩 15g）；肾气不固者，方用参芪地黄汤加减（熟地 20g，山茱萸 15g，山药 20g，茯苓 20g，泽泻 15g，牡丹皮 15g，肉桂 7g，附子 7g，黄芪 30g，党参 20g，菟丝子 20g，金樱子 20g）；湿毒郁滞者，则方用自拟解毒渗湿饮（土茯苓 50g，萆薢 20g，白花蛇舌草 30g，萹蓄 20g，竹叶 15g，山药 20g，薏苡仁 20g，滑石 20g，通草 10g，白茅根 25g，益母草 30g，金樱子 15g）[7]。标实证包括水湿证、湿热证、血瘀证等。①水湿证，治当利水消肿，方用五苓散合五皮饮加减。②湿热证，治当清热利湿，方用三仁汤加减。湿热蕴积上焦，咯吐黄痰者，可用杏仁滑石汤加减；湿热中阻，痞满腹胀者，可用黄连温胆汤加减；湿热蕴结下焦，小便热涩者，可用八正散加减；热结咽喉，咽喉肿痛明显者，可用银翘散加减。③血瘀证，治当活血化瘀，方用血府逐瘀汤加减。若兼气虚、阳虚者，可改用桂枝茯苓丸加味。

王铁良教授诊治慢性肾炎，强调重视邪正虚实间角色转换，扶正培本，勿忘脾肾虚，察舌按脉，先别阴阳。对肾小球肾炎蛋白尿经久不愈的患者，强调清热渗湿、补肾固本，方用参芪地黄汤加减；对于慢性肾炎蛋白尿且血压不高并无肾损害的患者，强调清热渗湿、益气养阴，方用清心莲子汤加减；对于慢性肾炎水肿消退后，脾胃阳虚失于健运而湿邪滞留的患者，重视益气健脾渗湿，方用参苓白术散加味；对于慢性肾炎蛋白尿缠绵不愈，日久不退伴血压居高不下的患者，重视清热解毒，益气活血，常用自拟方益气活血汤加味[8]。

易继兰等认为慢性肾炎蛋白尿的根本病机是肾虚与血瘀，治疗主张益肾活血。肾阳虚兼有血瘀证候的患者，常药用附子 10g（先煎），丹参 15g，生姜 30g，白芍 30g，水蛭 6g。肾阴不足兼血脉瘀阻的患者，常药用山茱萸 10g，熟地 15g，山药 30g，土茯苓 30g，甘草 10g，枸杞子 10g，菟丝子 15g，水蛭 5g，王不留行 10g，蝉蜕 15g，丹参 10g。肾气阴两虚兼血脉瘀滞的患者，常药用山药 30g，黄芪 30g，熟地 10g，山茱萸 10g，土茯苓 20g，牡丹皮 10g，泽泻 10g，蝉蜕 10g，丹参 15g。临床观察发现，运用益肾活血法治疗 62 例慢性肾炎患者，有效率可达 93.55%，疗效较好[9]。

时振声教授认为慢性肾炎以脾肾亏虚为主要病机。针对慢性肾炎蛋白尿的治疗，若偏于脾气虚统摄无力者，方用六君子汤或参苓白术散加减。若偏于肾阴精不足者，方用左归丸加减。若兼腰膝酸痛四肢厥冷等肾阳虚者，方用济生肾气丸合真武汤加减。若偏于肾气虚无以固本精微下注者，方用五子衍宗丸合水陆二仙丹、桑螵蛸散加减。若因外感风热发者，则用荆防败毒散合人参败毒散加减。若痰饮郁而化热壅于肺卫者，自拟杏仁滑石汤加减。若肺阴不足无以宣发肃降者，则用竹叶石膏汤。若偏于肝郁气滞胸胁胀闷不舒者，则宜用柴胡疏肝散、龙胆泻肝汤。若兼见肝阴精不足者，方用四物汤加牛膝、枸杞，或选用杞菊地黄丸。若阴精不足虚阳上亢者，方用羚角钩藤汤。若外感风湿表证，兼脾失健运，蛋白尿缠绵难愈者，方用羌活胜湿汤、升阳除湿汤。若蛋白尿兼见湿热阻滞中焦者，则用半夏泻心汤加苏子、黄连。若湿热阻滞下焦，则用八正散、三仁汤。若血脉瘀阻严重兼见日晡潮热，大便秘结者，方用血府逐瘀汤等[10]。

赵玉庸教授治疗慢性肾炎蛋白尿，临床发现金银花、黄柏、鱼腥草、土茯苓不仅可清热解毒，秦艽、雷公藤不仅可祛风除湿，同时还有类似于免疫抑制剂的作用。而僵蚕、蝉蜕更被证明具有抗过敏作用。黄芪、太子参、白术等补益药，则具有增强人体抵抗力的作用；而地龙、炮山甲、乌梢蛇、益母草、丹参、川芎等活血药物，可改善肾脏血液循环，具有良好的抗凝作用。临床上在整体观念辨证论治的前提下，可酌情应用[11]。

3. 辨慢性肾炎中西医协同治疗

慢性肾炎涉及多种病理类型，现代医学多以糖皮质激素、免疫抑制剂等治疗。此类治疗可使中医证候发生改变，增加临床辨证难度，并可致人体免疫力下降，或引发感染等。有研究表明，慢性肾炎应用激素 1 个月后，除原有中医证候外，还可出现三个新证候，即热毒证、阴虚阳亢证、阴虚燥热证。年龄及激素使用剂量大小等因素均可不同程度地影响演变后证候的分布[12]。临床上，若激素导致体内湿热毒邪瘀积者，可加用积雪草、大黄、白花蛇舌草、蒲公英等。若免疫抑制剂导致正气更虚者，可加用黄芪、太子参、灵芝等。若久病入络，气滞血瘀而又正气亏虚者，治疗更当注意顾护正气，活血化瘀，护肾通络[13-14]。另外，慢性肾炎常伴有并发症，治疗时应充分考虑[15]，尤其是高度水肿，大量蛋白尿患者，常需中西医结合治疗。临床不应拘于中西，可酌情配合降压、利尿、调脂、抗凝、抗生素等。若慢性肾炎血压异常者，常可用血管紧张素转换酶抑制剂（ACEⅠ）、血管紧张素Ⅱ受体阻滞剂（ARB）药物。中药治疗方面，如血脂高者，常可用鬼箭羽、水蛭、刘寄奴、地龙等。若血压不稳，肝阳上亢者，可加用夏枯草、天麻、蒺藜、菊花等。若血糖升高者，可加葛根、天花粉、牛蒡子，重用黄芪等[16-18]。

三、研究进展

1. 专方治疗

韩冰以温补肾阳、健脾利水法治疗慢性肾炎蛋白尿。治疗组为自拟方，方药组成：紫河车 10g，黄芪 25g，党参 15g，茯苓 15g，白术 15g，泽泻 15g，肉苁蓉 15g，山药 15g，仙茅 15g，淫羊藿 15g，菟丝子 15g，桑椹 10g，枸杞子 10g，当归 15g，丹参 10g。对照组选取黄葵胶囊，每次口服 3 粒，每日 3 次。治疗组临床总有效率为 87.66%，对照组为 73.34%，治疗组优于对照组[19]。郭从容以健脾渗湿、温阳活血为法，自拟方随症加减，治疗慢性肾炎蛋白尿取得了满意疗效。方药组成：黄芪 30g，土茯苓 15g，熟地 20g，淫羊藿 20g，丹参 20g，白术 15g，薏苡仁 15g，萆薢 20g，地龙 10g，白花蛇舌草 30g。偏于血尿出血较多的患者加荠菜、琥珀、小蓟；持续血压偏高者可酌情加牛膝、钩藤、决明子；偏于眼睑、下肢浮肿者加泽泻、猪苓等利水渗湿药物；若蛋白尿伴有肝肾阴精不足者加山茱萸、何首乌、刺五加等滋补肝肾[20]。熊有明基于慢性肾炎蛋白尿正虚邪实特点，自拟方药以补益肾气、活血化瘀。方药组成：黄芪 20g，杜仲 10g，桑寄生 15g，山药 20g，薏苡仁 20g，太子参 15g，芡实 10g，莪术 15g，红花 15g，川芎 15g。将 96 例慢性肾炎患者随机分组，对照组以黄葵胶囊等药物做常规治疗，而治疗组在对照组的基础上加用自拟方剂，结果显示治疗组疗效明显优于对照组[21]。李德杰主张以益气补肾、健脾渗湿为法治疗慢性肾炎，自拟方药组成：黄芪 30g，白术 30g，太子参 15g，山药 15g，芡实 15g，桑螵蛸 15g，山茱萸 12g，地龙 12g，山楂 2 个，蝉衣 8g。若血尿突出者，可加三七、大小蓟、仙鹤草等；兼见咽部红肿疼痛者，可加金银花、连翘等；若为紫癜性肾炎，可加水牛角、紫草、丹皮等；若颜面四肢浮肿明显者，可加用白茅根、益母草、茯苓、泽兰等，取得了较好疗效[22]。

2. 中成药及提取物治疗

目前临床上应用中药提取液或中成药治疗慢性肾炎也常有良好疗效。黄葵胶囊其主要成分源于锦葵科植物黄蜀葵花，可通利水道，清热止淋。现代研究证实具有保存血浆白蛋白，从而降低甚至消除蛋白尿的功效[23]，可降低三酰甘油水平，而且安全性好。金水宝、百令胶囊均为人工冬虫夏草制剂[24-25]。冬虫夏草是一种由冬虫夏草真菌的菌丝体通过各种方式感染蝙蝠蛾的幼虫进行寄生生活，经过发育后最终形成的一种特殊的虫菌共生的生物体。其入药部位为菌核和子座的复合体，内含虫草菌素、维生素 B_{12}、麦角脂醇、六碳糖醇、生物碱，对单核巨噬细胞系统及腹腔巨噬细胞有明显的激活作用。现代研究证实，冬虫夏草具有降低蛋白尿水平，改善慢性肾炎患者乏力、腰酸痛、浮肿等临床症状，提高血清蛋白含量进而增强患者抵抗力，能够起到预防感染的远期功效[26]。而金水宝胶囊能够显著改善血脂，降低血清胆固醇、三酰甘油水平，升高高密度脂蛋白水平，并通过抑制血小板聚集的机制达到抗凝改善血脉瘀阻增加心肌和脑的供血的神奇功效[27]。百令胶囊能显著增加辅助性 T 细胞，进而对患者细胞免疫功能的提高有着不容置疑的功效。红花注射液、银杏叶提取物注射液可以改善慢性肾炎患者微循环，缓解高凝状态，从而通过提高肾小球灌注的方式改善肾小球滤过率[28-29]。

四、前景展望

1. 开展规范化辨证分型方案研究

目前对慢性肾炎的辨证分型是以本证和标证结合分型。但辨证分型主要依据是症状、舌苔、脉象，所分证型无关症情轻重，不利于评定疗效。慢性肾炎病情复杂，证候始终处于不断演变当中，也为中医药临床疗效评价带来不利影响。所以，基于多中心临床证候学研究，研究慢性肾炎各阶段证候演变特点，建立规范化慢性肾炎辨证分型和疗效评定标准，具有重要价值。

2. 加强专方专药研究

针对慢性肾炎核心病机，确立基本治法，进一步寻求有效的专方专药意义重大。即使着眼于改善症状，寻求消肿、消除蛋白尿、血尿等有效方药，也非常值得研究。慢性肾炎患者易感受外邪，往往可使病情反复增剧。因此，如何提高患者抗病能力，防止感受外邪，也关于慢性肾炎预后。近年有学者用玉屏风散预防感冒，并与丙种球蛋白对照观察，结果疗效满意。基于此，如能开展相关中药新药研发，必然有利于中医药临床应用，并提高中医药治疗慢性肾炎疗效。

3. 药物剂型的改革

慢性肾炎病程长，须长期服药才能奏效。而长期服煎药确有诸多不便。因此，中药剂型改革很有必要。但剂型改革决不能违背辨证论治的原则。将治疗慢性肾炎的常用治法方药组成系列方，制成冲剂、浓缩丸剂、胶囊、针剂等不同剂型，并根据具体病情辨证选用，必然有利于中医药研究成果在临床推广。

4. 微观辨证和动物实验研究

"微观辨证主要运用各种现代科学方法，对各类中医证型患者进行内在的生理、生化、病理和免疫、微生物等各方面客观征象的检查分析，它旨在深入阐明证候内在机制，探讨其发生、发展的物质基础和提供可作为辅助诊断的客观定量化指标"[30]。微观辨证在慢性肾炎不同病理类型中医辨证论治中的地位不可低估。而通过建立慢性肾炎试验性动物模型，或借助现代科学研究技术，包括细胞培养技术、分子生物学技术等，研究中医药治疗慢性肾炎作用机制研究，对于科学阐释中医药疗效物质基础，以求做到"知其然，更知其所以然"，化"黑箱"为"白箱"，都具有非常重要的意义。

参 考 文 献

[1] 上海慢性肾脏病早发现及规范化诊治与示范项目专家组.慢性肾脏病筛查诊断及防治指南 [J].中国实用内科杂志.2017, 37（1）: 28-34.

[2] 康路, 马济佩.慢性肾炎中医病因病机研究回顾 [J].河南中医, 2012, 32（4）: 520-522.

[3] 卜庆丰, 亓红伟, 王铁良.王铁良教授治疗慢性肾小球肾炎的临床经验撷菁 [J].黑龙江医药, 2011, 24

（1）：139-140.

[4] 李寿山.慢性肾炎 非湿即瘀 [J].中医杂志，1987，28（10）：63-64.

[5] 刘宝厚，徐景芳，崔笑梅，等.慢性肾炎 130 例的疗效分析 [J].中医杂志，1986，27（9）：28-30.

[6] 李平.时振声教授治疗慢性肾炎临床经验 [J].中国中西医结合肾病杂志，2005，6（3）：129-131.

[7] 张佩青.张琪肾病医案精选 [M].北京：科学出版社，2008.

[8] 王丹，王涛.王铁良主任医师治疗慢性肾炎蛋白尿临证思维[J].中国中西医结合肾病杂志，2003，4（12）：685-686.

[9] 易继兰，罗聪轶，陈风玲.益肾活血法治疗慢性肾小球肾炎肾虚证 62 例[J].中华现代临床医学杂志.2007，5（1）：59-60.

[10] 李平.时振声教授治疗蛋白尿经验 [J].中国中西医结合肾病杂志，2005，6（8）：438-440.

[11] 丁应钧.赵玉庸主任医师治疗肾病组方遣药特色 [J].河北中医，1996，18（1）：F003-F004.

[12] 蔡仿.慢性肾小球肾炎应用激素前后的中医证候变化及主要证候的若干特点 [D].南京：南京中医药大学，2009.

[13] 张尧，陈素枝，高飞，等.檀金川教授治疗慢性肾小球肾炎的临床经验 [J].天津中医药，2022，39（5）：632-636.

[14] 江鹏.中药在减少慢性肾炎激素治疗之不良反应的应用 [J].中医药临床杂志，2004，16（6）：540-541.

[15] 周柱亮.慢性肾炎治疗中的几种并发症 [J].人民军医，1981，24（7）：44-46.

[16] 赵政，杨一民，赵雅丹，等.赵玉庸教授治疗慢性肾脏病经验 [J].中国中医药现代远程教育，2018，16（11）：66-68.

[17] 张勇，霍伟，张晓庆.激素治疗慢性肾小球肾炎产生的副作用与并发症中医辨证施治临床体会 [C] //中华中医药学会中医药传承创新与发展研讨会专辑.乌鲁木齐，2007：85-86.

[18] 王筝，熊云昭，王萱，等.赵玉庸从肺论治肾性水肿经验[J].中华中医药杂志，2017，32（3）：1108-1110.

[19] 韩冰，刘强，于敏，等.健脾补肾、温阳利水方治疗慢性肾小球肾炎蛋白尿疗效观察[J].中国中医急症，2008，17（10）：1380-1381.

[20] 郭从容.健脾清利益肾活血法治疗慢性肾小球肾炎 56 例 [J].河南中医，2008，28（3）：39-40.

[21] 熊有明.益气补肾活血汤治疗慢性肾小球肾炎 46 例临床观察 [J].云南中医中药杂志，2008，29（9）：32-33.

[22] 兰仓锋，李德杰.李德杰主任医师治疗蛋白尿经验 [J].陕西中医，2011，32（9）：1212.

[23] 吴雯，涂卫平.黄葵胶囊联合 ARB 类药物治疗原发性肾小球疾病有效性及安全性的 Meta 分析 [J].临床肾脏病杂志，2022，22（5）：403-411.

[24] 何艳.金水宝胶囊联合福辛普利钠片对慢性肾炎患者肾功能、血液流变学及血浆血栓素和内皮素的影响 [J].国际泌尿系统杂志，2020（6）：1090-1093.

[25] 邓荣芳.百令胶囊辅助治疗慢性肾炎的临床效果 [J].临床合理用药杂志，2021，14（23）：88-89.

[26] 高拴生，陈耀章.冬虫夏草保肝护肾调节免疫功能研究 [J].中医研究，2015，28（7）：77-80.

[27] 王海英.金水宝胶囊治疗慢性肾小球肾炎的临床疗效观察 [J].海峡药学，2012，24（6）：172-174.

[28] 胡锦芳，鄢艳，黄春梅.红花注射液疗慢性肾炎的疗效观察 [J].实用临床医学，2006，7（10）：72-73.

[29] 李丽萍.银杏叶提取物治疗慢性肾小球肾炎的临床观察及相关实验研究 [D].长春：吉林大学，2004.

[30] 叶景华.慢性肾炎中医药研究现状及展望 [J].山东中医杂志，1994，13（1）：11-13.

（丁英钧　熊云昭）

18　慢性肾衰竭

慢性肾衰竭（chronic renal failure，CRF）是多种慢性肾脏病发展到晚期的共同结局，常表现为多器官多系统损害，水电解质紊乱，酸碱平衡失调。而慢性肾脏病（chronic kidney disease，CKD）是指肾脏损伤（肾脏结构或功能异常）≥3个月，可以有或无肾小球滤过率（GFR）下降，临床上表现为病理学检查异常或肾损伤（包括血、尿成分异常或影像学检查异常）；GFR＜60ml/（min·1.73m²）≥3个月，有或无肾脏损伤证据。此外，根据GFR水平将CKD分为1～5期，其中1期为肾脏病正常，GFR≥90ml/（min·1.73m²）；2期为肾功能轻度下降，GFR 60～89ml/（min·1.73m²）；3期为肾功能中度下降，GFR 30～59ml/（min·1.73m²）；4期为肾功能重度下降，GFR 15～29ml/（min·1.73m²）；5期为肾衰竭，GFR＜15ml/（min·1.73m²）。CKD是绝大多数的原发性肾脏疾病或继发性肾脏疾病（如肾小球肾炎、隐匿性肾炎、肾盂肾炎、过敏性紫癜性肾炎、红斑狼疮性肾炎、痛风肾、IgA肾病、肾病综合征、膜性肾病、糖尿病肾病、高血压肾病、多囊肾病）的临床统称。其临床表现多种多样，可以无症状仅有实验室检查异常，甚至发展为尿毒症。近年来随着糖尿病、高血压、肥胖的发病率增加，人口老龄化，CKD尤其是终末期肾脏病患者的患病率、住院率均有明显升高，严重威胁着人类健康和生命。

CRF在中医文献中，当属于"虚劳"、"关格"等病证范畴，常继发于"肾风"、"水肿"、"尿血"、"淋证"、"癃闭"等。慢性肾衰竭早期，表现为"虚劳"者，可称为"肾劳"；继发于慢性肾炎者，可称为"肾风"；继发于肾盂肾炎者，即"劳淋"。总的来说，"虚劳"虽从本虚的病机角度命名，但在CKD多表现为虚实夹杂。而"关格"的病机与CRF晚期表现最为相符。《伤寒论》云："寸口脉浮而大，浮为虚，大为实。在尺为关，在寸为格，关则不得小便，格则吐逆"，"趺阳脉伏而涩，伏则吐逆，水谷不化，涩则食不得入，名曰关格"。呕吐与小便不通并见的症状与CKD衰竭期的症状相似。《医林口谱六治秘书》指出关格的病机主要是清阳之气上逆，浊阴之邪内停，与CKD脾肾亏虚、气机升降失司、浊毒内停的病机一致。吕仁和教授在传承中医经典、吸取前人经验认识的基础上，结合现代医学知识，将CRF定名为"慢关格"[1]。国家中医药管理局医政司于1997年发布《中华人民共和国国家标准中医临床诊疗术语》明确提出"肾衰"之名，指出"肾衰可由暴病及肾，损伤肾气，或肾病日久，致肾气衰竭，气化失司，湿浊尿毒不得下泄，以急起少尿甚或无尿，继而多尿，或以精神萎靡，面色无华，口有尿味等为常见症状的疾病"，与现代医学CRF一致。

一、病因病机

《内经》云："阴阳不相应曰关格"，"阴气太盛，则阳气不能荣也，故曰关；阳气太盛，则阴气不能荣也，故曰格。阴阳俱盛，不得相荣，故曰关格，关格者不得尽期而死也"，指出关格为阴阳均偏盛，不能相互交济的严重病理状态。《伤寒论》认为关格阴阳升降失调。《中藏经》认为关格病机是"三焦壅塞"、"气血痞格"、"上下不通"、"阴阳不调"、"虚实交变"。唐代孙思邈《备急千金要方·肾劳》云："肾气沉浊，顺之则生，逆之则死，顺之则治，逆之则乱，反顺为逆，是为关格，病则不得生矣。"称肾之浊气逆乱则为关格。明代李中梓《病机沙篆·关格》云："关者阴盛之极，故闭关而溲不得通也。格则阳盛之极，故格拒而食不得入也。"此论是阴阳相互离绝之危象。清代李用粹《证治汇补》云："既关且格，必小便不通，旦夕之间，徒增呕恶，此因浊邪壅塞三焦，正气不得升降。"强调关格为浊阻三焦、气化不行所致，实际包括急性肾衰竭在内。喻嘉言《医门法律》云："胃气不存，中枢不运，下关上格，岂待言哉。"强调关格中焦气虚病机。尤在泾《金匮翼》则强调关格发病以肾阳虚为基础。

邹云翔教授认为CKD病变之本是肾元亏虚，因虚致实，产生水湿浊毒、血瘀等病理产物，又成为诱导肾衰竭发展的病理因素，如此循环往复，最终形成本虚标实之危重证候[2]。朱良春教授认为本病由肾气不足所致，气化无权，气病水亦病，气虚无力推动血行，血行不利亦可病水，水、气、血三者相互为病，以肾气亏虚为主，不容忽视水湿、瘀血的影响[3]。吕仁和教授认为CKD主要是由于先天不足，素体肾虚；或各种原因（外感、内伤）内损于肾，导致肾精亏虚，不能分清泌浊，浊毒不能下泄反而上泛；其次是由于水湿内停、瘀血阻络、浊毒互结等壅塞三焦，使气机不得升降。本虚与标实又互为因果，周而复始，加重病情[4]。邹燕勤教授认为 CKD 发病之本为脾肾气虚，脾气散精，藏精于肾，脾肾气虚则转输无力，水液内停，滋生湿热，湿热蕴结，变生瘀血[5]。张琪教授认为慢性肾衰可由水肿、淋证、尿血等多种肾脏疾病发展而来。各种肾病日久损及各脏腑功能，以脾肾虚损为主，病情逐步发展而加重，最后导致正气虚衰，浊邪、瘀血蕴滞肾络，肾脏失其开阖的功能，湿浊尿毒潴留于体内引发本病。在慢性肾衰的发病及整个演变过程中，虽然病因多样，病机错综复杂，但多属本虚标实、虚实夹杂之证，其中本虚以脾肾两虚为主，标实有外邪、湿浊热毒、瘀血等。其病机特点是脾肾两虚，湿毒内蕴，血络瘀阻，正虚邪实，虚实夹杂，这种特征决定了慢性肾衰竭病势缠绵，难以速愈[6]。张大宁教授认为慢性肾衰是久病体虚或先天禀赋不足，兼劳倦过度、饮食内伤、复感外邪，损伤正气，日久迁延而成。本病虚实夹杂，既有脾肾气虚、肝肾阴虚、气阴两虚、阴阳俱虚等虚证，又有外邪、水停、湿浊、湿热、瘀血、风动、痰浊、溺毒、肠胃燥结等实证。在诸多的致病因素中强调肾虚、血瘀、湿毒是最主要因素，并随着疾病的发展逐渐加重。所以将慢性肾衰的病机概括为肾虚血瘀为本，湿毒内蕴为标[7]。赵玉庸教授运用络病理论，结合临床实际，参照现代医学肾脏病理生理认识，提出 CKD 中医"肾络瘀阻"共有病机学说。络脉是内外之邪侵袭的通路与途径，肾络细小，且全身气血皆流经肾络，极易导致"肾络瘀阻"，阻碍全身气化功能，进一步则可以导致肾体受损，肾用失司，出现肾脏主藏精、主水、主气化等一系列功能的失调，脏腑相关，进而可出现肺、脾、肝、膀胱等功能失常[8]。赵进喜教授认为本病为慢性肾病发病日久，气血阴阳俱虚，气滞、血瘀、痰湿、浊毒等病理产物内生，虚损劳衰不断加重，肾元虚衰，气化不行，湿浊邪毒内生，最终导致全身多系统损伤。湿性黏腻，缠绵难愈；浊则不通，阻滞气机；毒为邪之盛，湿浊邪毒进一步败坏脏腑，耗伤气血，阻滞气机升降出入，即为关格危候[9]。

二、辨证论治

1. 分期辨证论治

沈庆法教授将慢性肾衰分为氮质血症期和尿毒症期。氮质血症期临床表现为呕吐、恶心、大便秘结等，采用中医药内服和灌肠相结合的治疗方法。内服基本方：黑大豆、生大黄、姜半夏、枳实、晚蚕沙（包）、紫苏叶、姜汁黄连、炙甘草，如患者服药时呕吐剧烈，可以先取生姜汁置于舌上数滴，再服药；灌肠基本方：生大黄、生牡蛎、红花、丹参、蒲公英、黄柏、生甘草。尿毒症期临床表现为尿量减少，甚至少尿，此时辨证多属脾肾阳虚，湿浊上逆，中阻下结，而见神志时昏，入夜烦躁，面色萎顿，口有氨味，腹胀纳少，肢体虚浮，小便渐少，舌苔厚腻而干。内服基本方：熟附块、黑丑、白丑、枳实、厚朴、干姜、党参、晚蚕沙（包）、带皮茯苓、皂荚子、姜半夏、姜竹茹、石菖蒲、广郁金、防己、椒目、炙甘草[10]。张琪教授将本病分为 3 期。①肾功能不全代偿期，无明显湿浊毒邪留滞的症状，可仅表现为腰酸腰痛、乏力倦怠、夜尿频多、恶寒、肢冷等症状。治疗以补脾益肾为主，兼以利水消肿、活血化瘀，重在恢复正气，扶正祛邪，使肾功能得以恢复。常用脾肾双补方：黄芪、党参、白术、当归、山药、何首乌、淫羊藿、仙茅、菟丝子、女贞子、枸杞子、山茱萸、熟地、五味子、丹参、当归、益母草、山楂等。②慢性肾功能不全失代偿期及肾衰竭期，临床表现为面色萎黄或苍白、倦怠乏力、气短懒言、腰膝酸软、腹胀呕恶、口中秽味、舌淡暗、苔厚，脉沉滑或沉缓。治以扶正祛邪，标本兼顾，重在补脾肾、泄湿浊、解毒活血，方用扶正化浊活血汤：红参、白术、茯苓、菟丝子、熟地、淫羊藿叶、黄连、大黄、草果仁、半夏、桃仁、红花、赤芍、甘草、丹参。③尿毒症期，患者并发症多，症状严重，往往涉及多个脏腑，湿热、浊毒、瘀血等标邪日盛，故当务之急就是祛邪。在泄浊解毒方面常采用化浊泄热法和活血解毒法。常用的方剂有化浊汤（大黄、黄芩、黄连、草果仁、藿香、苍术、紫苏叶、陈皮、半夏、生姜、茵陈、甘草）及活血解毒汤（连翘、桃仁、红花、当归、枳壳、葛根、赤芍、生地、牡丹皮、丹参、柴胡、甘草、大黄）[11]。聂莉芳教授根据慢性肾衰不同阶段之正邪主次，主张分虚损期和关格期，辨病期与辨证相结合。虚损期重在脾肾气阴双补，关格期注重调理脾胃。虚损期以加味参芪地黄汤化裁，关格期根据寒湿、湿热中阻的证候不同，选用香砂六君子汤、黄连温胆汤、苏叶黄连汤等。强调气阴双补并重视审察两者的偏重，选用参类药物。若偏于气虚，轻者用党参，重者用人参；偏于阴虚，轻者用太子参，重者用西洋参[12]。

2. 六对论治临床思维

吕仁和教授认为慢关格是以虚为主、本虚标实、虚实夹杂的一种疾病，主要病机是肾体劳衰，肾运失司，主要为先天禀赋不足，肾精亏虚，精血不足及后天失养，表现为五脏气血阴阳的亏耗，在诊治过程中吕仁和教授常应用"六对论治"方法，即对症论治、对症辨证论治、对证辨病与辨证论治相结合、对病论治、对病辨证论治、对病分期辨证论治[4]。强调在辨证论治基础上，既重视补虚培元、顾护正气，又重视祛邪降浊、标本兼顾。脾肾气虚，水湿内停证：多因素体虚弱、脾肾失养，复感水湿之邪，脾失健运、肾气亏虚，不能化气行水，以致下焦水邪泛滥。临床症状多为倦怠乏力，腰膝酸软，气短懒言，食少纳呆，双下肢水肿，脘腹胀满，大便不实，口淡不渴，舌质淡暗、苔白滑，脉沉细滑。治法：健脾补肾，祛湿利水。方药：生黄芪、当归、太子参、丹参、牡丹皮、赤芍、猪苓、茯苓、枳实、熟大黄。脾肾阳虚，瘀水互结证多因先天肾阳亏虚，后天脾胃失养，脾肾阳虚，不能温化水饮，病久瘀血内阻。临床症状多见倦怠乏力，畏寒肢冷，腰酸痛，腰部冷痛喜温，双下肢水肿，脘腹胀满，食少纳呆，大便不实，夜尿清长，舌紫暗，苔白腻，脉沉涩。治法：温补脾肾，化瘀利水。方药：狗脊、续断、川牛膝、生黄芪、当归、丹参、川芎、桃仁、红花、猪苓、茯苓、补骨脂、淫羊藿、芡实、金樱子。肝肾亏虚，湿热郁滞证多因患者素体阴虚，肝肾同源，肾元亏虚。临床症状多见头晕、头痛，腰膝酸软，乏力，口干咽燥，五心烦热，大便干结，尿少色黄，偶有手足搐搦，恶心、纳呆，舌暗红、少苔，脉沉细或弦细。治法：滋补肝肾，清热化湿。方药：太子参、川牛膝、丹参、牡丹皮、赤芍、茵陈蒿、栀子、柴胡、鳖甲（先煎）、地骨皮、香附、乌药、枳实、熟大黄。阴阳两虚，浊毒瘀滞证多见久病体虚，肾精不足，阴阳气血俱虚，浊毒邪实内停阻络。临床症状多见疲倦乏力，腰膝酸软，畏寒肢冷，五心烦热，口干咽燥，夜尿清长，大便干结，恶心呕吐，肢体困重，食少纳呆；舌淡暗、边有齿痕，苔薄，脉沉细。治法：调补阴阳气血，降浊化瘀利水。方药：生黄芪、当归、太子参、丹参、川芎、牡丹皮、赤芍、猪苓、茯苓、桃仁、红花、水红花子、陈皮、姜半夏、龟甲（先煎）、生鹿角（先煎）、枸杞子、枳实、熟大黄、三七粉（分冲）。

3. 分型辨证论治思维

杜雨茂教授临床常将慢性肾衰辨证分为四型：①肾脾亏虚，湿热余邪留滞，三焦枢机不利型。多种肾脏病迁延日久，损及肾阴，或素体阴亏，或过服辛燥渗利之品，皆可损伤真阴，或应用肾上腺皮质激素及免疫抑制剂日久，皆可损及肾阴。久病脾虚失司，水湿内郁，郁久可化热而出现湿热。治以六味地黄汤合小柴胡汤化裁。②湿浊内郁，壅滞三焦型。慢性肾衰持续发展，脾肾亏虚渐著，失于运化，水谷不能化为精微物质，反聚为痰湿，郁久化热，水湿浊热泛滥壅滞，三焦气机不利，升降功能紊乱而致本证。治宜疏利三焦，化湿降浊，交通上下，救扶肾气。方用小柴胡汤合五苓散化裁。③脾肾阳虚，水湿泛滥，浊毒内壅型。病久脾肾阳虚，气化无权，聚水为病，水湿浊邪内蕴，壅滞三焦，遂成本证。治宜温阳利水，清热泄浊。方用真武汤合小柴胡汤化裁。④脾肾阳虚，瘀浊壅滞三焦型。慢性肾衰后期，正虚、邪盛明显。脾气亏虚至极，中气下陷，水湿内盛；肾阳亏虚，不能化气利水；阳虚湿阻，日久气滞血瘀。体内瘀浊壅滞，三焦气机不利，升降失常，而形成关格。治宜补肾健脾，化瘀利湿，降浊和中，疏利三焦。方用连苏饮合真武汤、小柴胡汤化裁[13]。叶景华教授临床辨证分两型。①脾肾亏损，气血两虚，湿浊瘀毒阻滞型：表现为浮肿、小便短少或夜尿多，腰酸乏力、纳呆或泛恶呕吐，大便干或溏薄、面色萎黄、舌质淡胖或淡黯、苔白腻或薄腻、脉沉细或细弦。治以肾衰甲方以健脾补肾、益气养血，兼解毒化瘀泄浊利湿，药用党参、白术、黄芪、怀牛膝、生大黄、土茯苓、王不留行、皂角刺、制半夏、陈皮。阳虚加熟附块、葫芦巴、淫羊藿，血虚加当归、桑椹子，肿甚小便少加桂枝、泽泻、车前子，皮肤瘙痒加珍珠母、生牡蛎，瘀阻明显加水蛭、透骨草，湿浊化热加黄柏、黄连等。②肝肾阴亏，肝阳上亢，湿浊瘀毒蕴阻型：表现为头晕或头痛、耳鸣、腰酸乏力、纳呆或泛恶呕吐、鼻衄、皮肤瘙痒、口干引饮、大便干燥或秘结、小便短赤、面色晦暗。苔薄黄或少苔、脉弦数或弦细。治以肾衰乙方以滋阴清热、平肝潜阳兼解毒化瘀、泄浊利湿。药用知母、黄柏、钩藤、白蒺藜、生大黄、王不留行子、土茯苓、徐长卿、制半夏、陈皮。阴虚明显加生地、枸杞子，皮肤瘙痒加苦参、白鲜皮[14]。

4. 标本虚实辨证

王绵之教授认为慢性肾衰属正虚邪实，而正虚又以脾肾阳虚占多数，且脾肾阳虚可伴有湿浊、瘀血、湿热、气滞等多种兼证，由于阴阳互根互用，脾肾阳虚日久，阳损及阴，导致脾肾阴阳两虚。故治疗上既要补阳，又要滋阴，使阴阳归于平衡。治疗常用淫羊藿、杜仲、山茱萸、菟丝子等以温补脾肾，配熟地等阴中求阳；并佐以参、术、苓、归、芪等益气养血；以大黄、车前子、白茅根等通腑渗湿泄浊；以丹参、益母草等活血化瘀，使益肾而不留邪，导浊而不伤正，从根本上祛除加重肾衰的固有因素，延缓慢性肾衰的发展[15]。邵朝弟教授指出"正虚邪实"贯穿慢性肾衰的始终，本虚以脾肾气虚为主，标实以湿浊内阻最为常见，临证时常先调理脾胃，补肾之中加用健脾益气、和胃泄浊之品顾护胃气、通腑泄浊，攻补兼施，补虚不留寇，祛邪不伤正，可使纳化常、出入调、清气升、浊毒降，湿浊得以运化，气血生化有源，同时精微化而气血生，阴精内藏，此更有利于助肾之气化能力。邵教授自拟肾衰方治之，其药物组成主要为黄芪、党参、生地、当归、山茱萸、山药、白术、茯苓、陈皮、法半夏、制大黄等[16]。

5. 三阴三阳辨证

赵进喜教授基于《伤寒论》三阴三阳相关论述，提出三阴三阳体质学说，认为"三阴三阳"分别代表人体的六大生理系统。根据这六大系统的功能和气血阴阳强弱不同，人群便可以划分为三阴三阳"6类体质，每类体质可再细分为3种类型，共18种。临床发现，慢性肾衰竭发病与体质因素关系密切，其中少阴体质者最多，太阳卫阳不足、太阳卫阳太过及太阴脾虚亦是慢性肾衰竭的易患群体。不同体质者患慢性肾衰竭的临床表现不同，易患的并发症也不相同，因此形成了辨体质、辨病、辨证"三位一体"的治疗思路。少阴阴虚体质的慢性肾衰患者常表现为气阴两虚、血瘀湿浊证，症见乏力体倦，咽干口渴，恶心呕吐，心烦失眠，肢体浮肿，舌暗等，治当益气养阴、活血泄浊，以参芪地黄汤合升降散加减。少阴阳虚体质患者常表现为阳气虚衰、血瘀湿浊证，症见全身浮肿，夜尿频，呕吐清水，畏寒肢冷，小便色白，舌体胖大，舌质淡，脉沉细缓或沉弱，治当益气温阳、活血泄浊，以当归补血汤合温脾汤加减。少阴阴阳俱虚体质者常表现为气血阴阳俱虚、血瘀湿浊证，症见面色黧黑，神疲畏寒，心烦寐差，颜面肢体浮肿，小便少，夜尿频多，大便干稀不调，腰膝酸冷，手足背凉而手足心热，舌质淡，舌体胖大，舌苔白或黄，脉沉细无力。治当滋阴助阳、和胃泄浊，以当归补血汤、右归丸、大黄甘草汤加减。太阳卫阳亢盛体质的患者，感受风邪后容易化热，表现为风热、湿热、毒热证。临床可见咳喘，头痛，咽喉红肿疼痛，咽干口渴，咳嗽痰黄，舌尖红，苔薄黄，脉滑数，多见于慢性肾衰竭急性发作阶段。此时在活血化瘀、泄浊解毒的基础上，当配合疏散风热、清热解毒、利湿解毒等治法，以升降散合银翘散加减，更重用苦寒泻肺之品如黄芩、连翘、鱼腥草、桑白皮、六月雪等。太阳卫阳虚弱体质者，卫阳不固，易招风寒、风湿之邪，表现为表虚、风寒、风湿证，如自汗乏力，怕风，肢体酸痛，腰痛，舌苔白薄腻，脉浮弱，治当化瘀泄浊、益气固表、疏风散邪，以芪归升降散合玉屏风散加减。太阴体质之人，体力较弱，大便偏稀，自觉腹部寒冷。常表现为肺脾气虚、血瘀湿浊证，如面色萎黄，乏力体倦，自汗易感，舌苔薄腻，脉沉弱。治当健脾益肺、化瘀泄浊，以参苓白术散合温脾汤加减[17]。

三、研究进展

1. 单味中药研究

大黄是临床常用治疗 CRF 的药物，多项研究发现其多种有效成分能抑制 p38 MAPK 通路的激活，下调肾脏内 TNF-α、IL-6 的表达，下调 Toll 样受体 4 的表达，减轻肾脏的炎症状态；可以抑制细胞外基质的形成，延缓肾脏纤维化；减少活性氧自由基的形成，下调氧化损伤标志物的表达[18]。黄芪能影响肾脏血管活性物质的表达，改善肾脏的血流动力学，减轻组织缺血、缺氧，从而达到对肾脏的保护作用，也可上调肾间质中基质金属蛋白酶 2 的表达，下调转化生长因子-β1、结缔组织生长因子 mRNA、基质金属蛋白酶抑制因子和血管紧张素 II 的表达，从而抑制肾小管上皮细胞转分化，减少细胞外基质积聚，防治肾纤维化，保护肾功能[19]。黄芪多糖可通过调控 lncRNA Arid2-IR/NF-κB 信号轴调节小鼠肠道菌群，从而修复肠道屏障损伤，维持正常肠道生理环境，改善慢性肾衰竭[20]。冬虫夏草有补肾益精的作用，主要化学成分有核苷、多糖、甾醇、氨基酸等。药理研究证实冬虫夏草可降低肾脏炎症因子的表达，抑制肾脏纤维化，保护肾脏功能；增加肾脏抗氧化指标的水平，上调肾小管抗衰老物质的表达，改善缺血-再灌注肾脏损伤，抑制组织缺氧等作用[21]。

2. 中成药相关研究

百令胶囊是以冬虫夏草菌种经低温发酵精制而成，用于治疗肺肾两虚所引起疾病。主要成分是 D_2 甘露醇、虫草酸、载体生物碱、19 种氨基酸、多种维生素及微量元素，具有补肺肾、益精气的作用。百令胶囊临床疗效研究进行 Meta 分析发现，百令胶囊在慢性肾衰的总体疗效和治疗尿素氮方面有一定疗效[22]。百令胶囊还可以降低 CKD3～4 期患者血肌酐和血尿素氮水平，提高辅助 T 淋巴细胞的表达（$CD3^+$、$CD4^+$），说明百令胶囊可以改善 CKD 患者的肾功能，增强免疫功能[23]。海昆肾喜胶囊以褐藻多糖硫酸酯为主要成分，具有化浊排毒的作用，研究表明褐藻多糖硫酸酯可以抑制肾小球系膜细胞增殖，延缓肾小球硬化，抑制细胞外基质的堆积，延缓肾间质纤维化。除此以外，海昆肾喜胶囊还可以有效减轻肾小管损伤，降低尿蛋白含量，改善患者肾功能[24]。尿毒清主要由大黄、黄芪、党参、白术、茯苓、丹参、车前草、桑白皮、白芍、制何首乌等中药组成，具有健脾益肾、补肾益精、通腑泄浊、利尿除湿、降逆止呕的作用，临床研究提示该药可以改善患者的肾功能[25]。肾衰宁胶囊主要由黄连、丹参、茯苓、太子参、大黄、陈皮、半夏（制）、牛膝、红花、甘草组成，可以起到通腑降浊的作用。临床研究显示肾衰宁可以改善患者的肾功能[26]。肾衰宁胶囊还可以改善糖尿病肾病、CRF、CKD3～4 期患者的微炎症状态[27]。肾康注射液由黄芪、丹参、红花、大黄组成，以益气固本、化瘀泄浊为治法，与慢性肾衰脾肾虚损、湿浊血瘀的证候特点相对应。多项临床研究证实，肾康注射液具有明确的改善肾功能的作用。Meta 分析提示中晚期可能是肾康注射液疗效优势所在，可保护残余肾功能，并通过改善症状来提高患者生活质量[28]。

3. 中医药防治慢性肾衰竭并发症研究

肾性骨病是 CRF 常见并发症。肾元颗粒是由黄芪、淫羊藿和酒制大黄组成，具有健脾补肾、活血化浊之效。以艾西特作对照的肾元颗粒治疗 CRF 的随机对照临床研究表明，肾元颗粒在稳定肾功能、改善钙磷代谢方面明显优于对照药物。肾性骨病大鼠模型研究显示大鼠肾组织中 Klotho 蛋白、股骨组织中骨保护素、骨形态发生蛋白 7（BMP-7）表达水平明显降低，并伴有血钙水平降低，血磷水平升高。采用肾元颗粒干预后，大鼠肾脏组织中 Klotho 蛋白表达水平升高，股骨组织中骨保护素、BMP-7 表达水平升高，说明肾元颗粒通过调控 Klotho 基因表达及骨代谢，从而实现对钙和磷的调节。通过高磷饮食可诱导 db/db 小鼠胸主动脉发生血管钙化，而其作用机制可能与 FGF23/Pit-1 信号通路的激活有关。肾元颗粒可通过增加肾脏组织中 Klotho 蛋白的表达，抑制 FGF23/Pit-1 信号通路，并抑制胸主动脉向成骨细胞的表型转化，抑制进而减少钙化的发生而发挥对血管的保护作用[29]。

四、前景展望

1. 开展临床证候学研究

《素问·至真要大论》指出"谨守病机，各司其属，有者求之，无者求之"。强调病机是疾病发生、发展的关键，是临床确立治法和遣方用药的关键。疾病的病机决定了该疾病发展变化趋势，只有掌握病机方可把握疾病的发生发展变化的全过程。证是对疾病某一阶段病机的概括，属于病机的范畴。病机不能直接观察到，需要医生对临床表现进行理性分析归纳得出。正所谓"有诸内必行诸外"，证候是病机的外在表现，而证候亦通过一组有关联的症状表现于外。所以，要想深刻认识慢性肾衰的基本病机必须从症状入手，症状是最直观的临床表现。通过对症状的归纳、处理、分析，总结出证候，从而进一步深入认识其内部所指代的病机。现阶段，我们已开展了多项 CKD 的证候学研究，总结出一些 CKD 常见证型，对 CKD 的病机有了进一步认识。但是尚未总结出 CKD 的核心病机及病机演变过程。而且目前多数研究在既定的证型范围内进行调查，结论难免与真实情况有差异；有些研究进行复合证型的调查，可能也存在一些患者无法归类导致最后的结果有一定的偏差；许多研究仅调查一家医院就诊患者的证候资料，样本量有限，可能存在地域差异。所以开展临床证候学研究，应从单一证候要素出发，从症状入手，保证足够的样本量，注意所选择人群的代表性。

2. 高质量中医药干预慢性肾衰竭的临床研究

中医药治疗 CRF 具有一定的优势。临床可有效改善患者症状，保护肾功能，延缓疾病进展。从古至今有不少治疗 CKD 行之有效的经典方、经验方，需要通过临床试验验证其有效性。虽然现阶段有大批运用中药治疗 CKD 的临床研究，但这些临床研究普遍质量不高，试验方案设计不完善，缺乏足够的样本量，局限于某一地域，评价指标单一等，所以得出的结论往往证据等级较低，不能指导临床运用。所以应开展高质量多中心随机对照研究，为中药治疗 CKD 提供强有力的证据。

3. 中药治疗慢性肾衰竭的机制研究

现阶段，在中药治疗 CKD 方面的基础研究相对薄弱。临床有效的治疗方案多为复方制剂，如何进行复方制剂具体作用机制和作用靶点研究是现阶段基础研究的瓶颈。我们需要学习现代医学研究的新技术、新方法，多学科、跨学科合作，对疗效可靠的经方、验方或复方进行药效学、药物机制研究。

参 考 文 献

[1] 闫璞，王世东，肖永华，等.慢性肾功能衰竭中医病名辨析 [J].环球中医药，2018，11（3）：411-413.

[2] 刘晓静，邹燕勤，沙鑫，等.国医大师邹燕勤治疗慢性肾功能衰竭经验 [J].中医学报，2021，36（3）：555-558.

[3] 赵静，何伟明，高坤，等.慢性肾脏病"肾虚湿瘀"核心病机理论渊源 [J].世界科学技术-中医药现代化，2019，21（6）：1085-1088.

[4] 韩丽萍，玄昌波，秦英，等.吕仁和教授辨治慢关格经验总结 [J].天津中医药，2017，34（3）：150-154.

[5] 易岚，周恩超，李华伟.邹燕勤教授运用补气清利法治疗慢性肾炎的经验 [J].四川中医，2010，28（9）：1-3.

[6] 林启展，徐大基，马育鹏.张琪治疗慢性肾功能衰竭经验 [J].中医杂志，2006，47（8）：576-577.

[7] 焦剑.张大宁教授治疗慢性肾功能衰竭的经验 [J].天津中医药，2015，32（6）：325-328.

[8] 丁英钧，蔡冀民，潘莉，等.慢性肾脏病"肾络淤阻"共有病机学说及临床意义 [J].时珍国医国药，2011，22（3）：690-691.

[9] 孟繁章，赵进喜.赵进喜寒温并用治疗慢性肾衰竭经验 [J].北京中医药，2020，39（2）：154-156.

[10] 沈庆法.中医药治疗肾脏病的体会 [J].上海中医药大学学报，2000，14（3）：28-30.

[11] 张雅丽，张玉梅.张琪治疗慢性肾功能衰竭的经验 [J].黑龙江中医药，2003，32（6）：3-4.

[12] 聂莉芳，韩东彦.著名专家诊治慢性肾功能衰竭的经验 [J].上海中医药杂志，2006，40（8）：10-12.

[13] 梁西红，周永学.杜雨茂教授辨治慢性肾功能衰竭探讨 [J].陕西中医学院学报，2013，36（5）：27-29.

[14] 叶玉妹.叶景华治疗慢性肾功能衰竭经验 [J].辽宁中医杂志，2006，33（3）：264-265.

[15] 王蕾.王绵之教授治疗慢性肾功能衰竭学术思想及临床经验 [J].北京中医，1999，18（3）：49-50.

[16] 余昇昇，巴元明.邵朝弟自拟肾衰方临证经验及理法方药浅析 [J].湖北中医药大学学报，2017，19（3）：107-109.

[17] 蒋里，赵进喜，张耀夫，等.赵进喜治疗慢性肾功能衰竭临床经验采撷 [J].中华中医药杂志，2020，35（12）：6151-6153.

[18] 李玉婷，胡刚明，李伟男，等.大黄及其炮制品治疗慢性肾衰竭研究进展 [J].中国中医药信息杂志，2019，26（8）：137-140.

[19] 赵海鹰，高丽华，邢秀玲，等.黄芪注射液在肾脏疾病中的临床应用进展 [J].临床误诊误治，2017，30（8）：113-116.

[20] 杨洁珂，王丽，于千惠，等.黄芪多糖对小鼠慢性肾功能衰竭保护作用的机制研究 [J].天津医药，2021，49（7）：713-718，785.

[21] 王昉，何伟明.冬虫夏草治疗慢性肾脏病的中医认识及药理学研究进展 [J].实用中医内科杂志，2021，35（11）：135-138.

[22] 刘泽辉，张亚同，胡欣.百令胶囊治疗慢性肾衰有效性系统评价 [J].临床药物治疗杂志，2017，15（2）：37-42.

[23] 郑鑫，陈熠，邓跃毅.百令胶囊对慢性肾衰竭 CKD 3～4 期患者细胞免疫及肾功能的影响 [J].国际泌尿系统杂志，2019，39（6）：1081-1085.

[24] 梁海航，周珍华，张文欣，等.海昆肾喜胶囊治疗慢性肾衰竭疗效性 Meta 分析 [J].亚太传统医药，2020，16（4）：168-173.

[25] 余松喜，凌秾喜，叶景恒，等.尿毒清治疗慢性肾衰竭患者的临床疗效分析 [J].中国实用医药，2021，16（17）：177-179.

[26] 冯跃华，王霄一.肾衰宁胶囊辅助治疗慢性肾功能衰竭的疗效观察 [J].中国现代医生，2021，59（20）：109-111，115.

[27] 蔡旭东，伍云洲.肾衰宁胶囊对糖尿病肾病慢性肾衰竭微炎症状态的影响 [J].中国中西医结合肾病杂志，2018，19（8）：686-688.

[28] 赵舒曼，郭传，沈佳晨，等.肾康注射液治疗慢性肾脏病文献分析 [J].北京中医药，2021，40（11）：1282-1284.

[29] 王岚，朱国双，孙龙，等.肾元颗粒对 db/db 糖尿病肾病小鼠血管钙化的改善作用及其机制 [J].吉林大学学报（医学版），2020，46（3）：431-438，669.

（吴文静）

19　糖　尿　病

糖尿病（diabetes mellitus，DM）是遗传因素加以后天环境因素导致胰岛素抵抗和（或）胰岛素分泌功能减退所引起，以高血糖为基本病理改变的糖类、脂肪、蛋白质的代谢紊乱综合征。重症患者可出现急性代谢紊乱而发生糖尿病酮症酸中毒等。抵抗力降低，容易合并多种感染。病程日久，更可继发心脑肾病变、视网膜病变以及糖尿病足等多种血管神经并发症。近年来，随着社会经济的发展、人口老龄化以及生活方式西方化，DM 发病率呈暴发流行态势。流行病学调查结果显示，我国已成为世界 DM 第一大国，成年人口发病率高达 11.6%，DM 前期患者更是已达到 50.1%[1]。随之而来的心脑肾病变、视网膜病变以及糖尿病足等多种血管神经并发症已成为患者致死、致盲、致残的重要原因。因此，寻求包括中医药在内的有效防治 DM 及其并发症的手段，已成为医学热点。

DM 在中医文献中称为"消渴病"。早在《内经》就有"脾瘅"、"消渴"、"消瘅"等相关论述，从其所论述的临床表现与发病特点来看，国医大师吕仁和教授认为类似于 DM 自然病程中的糖尿病前期、临床糖尿病期与糖尿病并发症期[2]。宋代以后，更常用"三消"以及"消证"、"渴证"等病名，除了 DM 以外，当包括尿崩症、甲亢等多种疾病。至于 DM 多种并发症，根据其具体临床表现以及中医主症名病的特点，DM 并发心脏病可称为"消渴病·胸痹心痛"、"消渴病·心悸"、"消渴病·心水"等；糖尿病脑血管病变可称为"消渴病·中风"、"消渴病·风眩"、"消渴病·风痱"等；糖尿病肾脏病，古有"肾消"、"消肾"相关病名，可称"消渴病·肾病"或称"消渴病·水肿"、"消渴病·肾劳"、"消渴病·关格"；糖尿病周围神经病变，可称为"消渴病·血痹"、"消渴病·痿证"、"消渴病·厥证"等；糖尿病视网膜病变可称为"消渴病·目病"或称"消渴病·视瞻昏渺"；糖尿病足坏疽可称"消渴病·足病"或称"消渴病·脱疽"[2]。其他并发症如消渴病继发"痞满"、"便秘"、"泄泻"、"阳痿"、"癃闭"等，纷繁复杂。

一、病因病机

《素问·奇病论》论"脾瘅"，"必数食甘美而多肥也，肥者令人内热，甘者令人中满，故其气上溢，转为消渴"，《素问·阴阳别论》论"二阳结谓之消"，《素问·通评虚实论》论"凡治消瘅，仆击偏枯痿厥气满发逆，甘肥贵人则膏粱之疾也"，《灵枢·五变》论"怒则气上逆，胸中蓄积，血气逆流，髋皮充饥，血脉不行，转而为热，热则消肌肤，故为消瘅"，就对 DM 及其并发症的主要表现、病因病机、预后转归有系统论述，重视脾胃，强调消渴病胃肠结热病机。东汉张仲景《金匮要略》设专篇论述，除了强调胃热外，更提出厥阴消渴，并论及肾气丸治疗男子消渴，奠定了从脾胃肝肾论治消渴病的理论基础。晋代陈延之《小品方》更提出消渴病尿甜由肾气不固、精微下流引起。隋代甄立言《古今录验方》不仅指出消渴病尿甜，而且将消渴病与消中、肾消给予鉴别。唐代孙思邈《千金方》、王焘《外台秘要》则收载了治疗大量治疗消渴病及其继发病证的方剂。宋元以后医家或强调阴虚燥热，或强调脾虚，或重视肺胃肾，三消辨证影响深远。近代张锡纯《医学衷中参西录》强调三消皆源于脾，治疗重视益气养阴。而近代北京四大名医之一施今墨先生认为 DM 的治疗应将健脾助运与滋肾养阴放到同等重要的地位。祝谌予教授主张分型辨证治疗 DM，重视血瘀病机[3]。国医大师吕仁和教授则提出 DM 微血管并发症"络脉"、"微型癥瘕"形成病机理论，认识日益深化[4]。

近期研究发现，糖尿病的中医病因与体质、饮食失节、情志失调、劳倦过度、外感邪毒、药石所伤等多方面因素有关。体质因素是发病的内在基础。其中，阳明胃热体质最为常见，少阴阴虚体质、厥阴肝旺体质以及少阳气郁体质、太阴脾虚体质，皆可发病，总的来说，东方人普遍易感[5]。而环境因素是发病的重要条件。其中，饮食失节包括嗜食甘肥醇酒、辛辣、烧烤等，饮食不节可内伤脾胃，内生湿热、痰火，或引起胃肠积热，内热伤阴耗气，即可发生消渴。情志失调，包括郁怒、悲伤，中医认为郁怒伤肝，可导致肝气郁结，内生肝火，郁热伤阴耗气可导致消渴病。劳倦过度，包括烦劳过度，气有余便是火，心火伤阴耗气，也可引起消渴病。还有久坐久卧，气血郁滞，痰湿阻滞，日久化火伤阴耗气，也有关 DM 发病[6]。而外感邪毒，多为外感热毒，热毒可直接伤阴耗气，发病多为 1 型糖尿病。药石所伤，过用五石散等燥烈的药物，伤阴耗气可引发类似于现代医学的药物性高血糖，而今尤以长期应用类固醇激素者为多。对于 DM 的基本病机，或曰脾虚，或曰肾虚，或曰有关于肝，或强调阴虚燥热，或强调气阴两虚，其实 DM 应为脾胃肝肾同病，临床表现为阴虚、气虚、气阴两虚甚至阴阳俱虚，皆为热伤气阴的结果，而且此热也非仅限于燥热，胃肠结热、肝经郁热、脾胃湿热以及痰火、瘀热都很常见，还可表现为肺热、心火、肝火、胃火等，诸种邪热，即《内经》所谓"壮火"、"壮火食气"，邪热伤阴耗气，即可引起阴虚、气虚、气阴两虚，阴损及阳，更可致阴阳俱虚之证[7]。全小林院士提出 DM 发病存在"郁热虚损"的病机，也是在强调热的作用[8]。因为 DM 是慢性病，久病入络，气阴两虚、阴阳俱虚以及气滞、痰湿、痰火、湿热等，均可导致血瘀，特别是全身脏腑、四肢百骸，络脉瘀结，即是继发 DM 多种并发症的共同基础。吕仁和教授认为 DM 微血管并发症，是消渴病治不得法，热伤气阴，久病入络，在正虚的基础上，出现痰、热、郁、瘀多种病理产物，病在络脉，形成"微型癥瘕"所致[4]。可谓是对祝谌予教授重视血瘀病机的继承与发展。

二、辨证论治

1. 方剂辨证与三消辨证

中医在汉唐以前，如《金匮要略》、《备急千金要方》、《外台秘要》等治疗消渴病及其继发病证，主要是辨方证也就是方剂辨证的思路。宋代《太平圣惠方》首先提出"三消"概念，金元刘完素著《三消论》倡导三消辨证，明代王肯堂《证治准绳》、清代程钟龄《医学心悟》继承其学术，逐渐形成了三消辨证规范，即口渴多饮为上消，治以润肺生津，多食易饥为中消，治以清胃益阴，多尿尿甜为下消，治以滋阴补肾，影响至今日。迄至近代，张锡纯重视治脾，创立玉液汤，强调益气养阴，施今墨先生强调脾肾同治，提出黄芪、山药与苍术、玄参对药，实际上已有突破三消辨证之意[2]。

2. 分型辨证

当代医家祝谌予教授等提出 DM 分型辨证的思路，主张辨证为气阴两虚证者，治以益气养阴，方用降糖基本方（黄芪、生地、苍术、玄参、葛根、丹参）；阴虚火旺证，治以滋阴清热，方用一贯煎合白虎加人参汤；燥热入血证，治以清热凉血，方用芩连四物汤；阴阳两虚证，治以滋阴助阳，方用肾气丸；血脉瘀阻证，治以活血化瘀，方用降糖活血方（木香、当归、益母草、赤芍、川芎、葛根、丹参）、补阳还五汤等[3]。林兰教授提出 DM 三型辨证思路，主张把 DM 分为阴虚热盛型、气阴两虚型、阴阳两虚型三型，并认为早期多阴虚热盛，继而表现为气阴两虚，晚期多见阴阳俱虚[9]。《中药新药临床研究指导原则》第二辑，提出的 DM 辨证分型：阴虚热盛，湿热困脾，气阴两虚，阴阳俱虚、阳虚水停，血瘀脉络五证[10]。中华中医药学会糖尿病分会主持制定的《糖尿病中医防治指南》（ZYYXH/T3.1～3.15-2007），指出临床期 DM 为 DM 前期气滞痰郁、脾虚痰阻或气滞阴虚，进一步发展致化热伤阴而成，辨证属痰（湿）热互结者，方用小陷胸汤加减；热盛伤津者，方用消渴方或白虎加人参汤加减；气阴两虚者，方用玉泉丸或玉液汤加减。而并发症期，辨证属肝肾阴虚者，方用杞菊地黄丸或麦味地黄丸；阴阳两虚者，方用金匮肾气丸加减。兼夹证：兼痰浊证者，方用二陈汤；兼血瘀证者，方用桃红四物汤或补阳还五汤加减[11]。

3. 分期分型辨证

吕仁和教授则基于《内经》"脾瘅"、"消渴"、"消瘅"相关论述，结合临床实际，提出分期分型辨证的思路，主张分 DM 前期（脾瘅期）、临床期（消渴期）、并发症期（消瘅期）三个阶段，主张在分期的基础上分型辨证。DM 前期，分为阴虚肝旺、阴虚阳亢、气阴两虚等证；DM 临床期，分为阴虚燥热、肝经郁热、胃肠结热、肺胃实热、湿热困脾、肺热化毒、气阴虚损、经脉失养等证，强调基于辨证针对性选方用药。至于 DM 并发症期，常表现为心、脑、肾、眼底、足等多种血管神经并发症，可见多种并发症并存的局面，或以一种并发症为主，同时兼有其他并发症。临床又当根据具体病情，进一步采用分期分型辨证治疗。这种分期分型辨证模式具有开放性，体现着"寓防于治、防治结合、分期辨证、综合治疗"的精神，临床可根据 DM 不同阶段纷繁复杂的证候表现，针对性选用不同的治法[2]，曾被作为中国中医药学会糖尿病学会标准在行业推广。基于此，赵进喜教授主持了国家"十一五"科技支撑计划项目"中医全程干预糖尿病方案研究"，把 DM 肾病早期（微量白蛋白尿期）、中期（显性蛋白尿期）分为气阴虚血瘀证、阳气虚血瘀证、阴阳俱虚血瘀证，晚期（肾功能不全期）分为气阴虚血瘀湿浊证、阳气虚血瘀实证、气血阴阳俱虚血瘀湿浊证三型，常可兼夹结热、湿热、郁热、痰热、气滞、痰湿、水湿、饮停等复杂证候。世界中医药学会联合会糖尿病专业委员会专家讨论通过此糖尿病肾病分期辨证规范，2011 年更通过国家中医药管理局医政司发布在全国推广[12]。

4. 标本虚实辨证

DM 核心病机为热伤气阴，贯穿于 DM 病程始终。但从证候特点分析，DM 病程早期，证候多实，久病则会表现为虚实夹杂，本虚标实是其证候特点。所以，DM 及其并发症的辨证，首当辨标本虚实。就本虚而言，最常见者无外乎阴虚证、气虚证、气阴两虚证、阴阳俱虚证，标实证包括胃肠结热、脾胃湿热、肝经郁热、痰火内扰以及肝阳上亢、气滞、痰湿、血瘀证等[13-14]。赵进喜教授主编的十三五创新教材《中医内科学实用新教程》提出消渴病分证论治，本虚证就分为阴虚津亏、脾气亏虚、气阴两虚、阴阳俱虚四证，分别采用六味地黄丸合增液汤、参苓白术散、参芪地黄汤合生脉散、金匮肾气丸等，要求结合脏腑定位灵活选方。而针对标实证，胃肠结热可用大黄黄连泻心汤，肝经郁热可用柴胡类方，脾胃湿热可用芩连平胃散、四妙丸等，痰热可用黄连温胆汤、小陷胸汤，瘀热可用桃核承气汤，肝阳可用天麻钩藤饮、建瓴汤，气滞可用四逆散、逍遥散，痰湿可用二陈汤、指迷茯苓丸，血瘀可用血府逐瘀汤、大黄䗪虫丸等[15]。世界中医药学会联合会糖尿病专业委员会曾组织专家针对 DM 及其并发症本虚标实的证候特点，讨论提出了"糖尿病及其并发症中医标本虚实证候诊断标准"，正虚证包括气虚、血虚、阴虚、阳虚，标实证包括结热、郁热、湿热、痰热、肝阳、气滞、痰湿、血瘀、水湿、饮停、湿浊等，为开展 DM 及其并发症证候分布与演变规律创造了条件[16]。观察发现，DM 及其并发症患者，临床常表现为一个本虚证，兼见一个、两个或多个标实证。稳定期治当标本同治，标本兼顾，而病情急变期当治标为主，兼以治本，或先治标，后治本。处理好治本与治标的关系，被认为是取得疗效的关键[14]。

5. 三阴三阳辨证

三阴三阳辨证方法，源于张仲景《伤寒杂病论》。赵进喜教授传承仲景学术，提出了所谓"伤寒三论"，即三阴三阳系统论、三阴三阳体质论、三阴三阳辨证方证论。研究发现，《伤寒论》三阴三阳的实质，乃古人基于"道生一，一生二，二生三，三生万物"的哲学思想，对人体生理功能所做的不同于五脏五系统的另一层次的划分，即三阴三阳是人体六个生理系统，生理情况下各有各的功能，病理情况下，各有各的病变表现。而生理情况下，人群不同个体，三阴三阳六系统功能又存在不平衡、气血阴阳盛衰各别，所以三阴三阳又是人群六类体质。体质不同，易受外邪不同，患同样一种疾病后临床表现不同，进一步发展趋势预后转归也有区别。所以，三阴三阳辨证，即所谓六经辨证，实际上是在辨三阴三阳六系统病变基础上，参照患者体质类型所进行的方剂辨证，其实也即辨方证。因为有这种体质，所以容易患这种病，患病后才容易表现为这个方证。所以我们将其称为辨体质、辨病、辨证"三位一体"诊疗模式[13]。具体到 DM 及其并发症，阳明胃热体质，如关云长，身体壮实，能吃能睡能干，发病即可表现为消谷善饥、大便干，即大黄黄连泻心汤、增液承气汤证；少阴阴虚体质，如诸葛亮，思维敏捷，有失眠倾向，发病即可表现为心烦失眠、腰膝酸软、尿频多，即知柏地黄丸、参芪地黄汤证；厥阴肝旺体质，如张飞，性格暴躁，发病即可表现为头晕目眩、性急易怒，常合并糖尿病眼病、高血压等，即天麻钩藤饮、建瓴汤证；少阳郁热体质，如林冲、周瑜等，或隐忍、忧郁，或郁怒不解，发病即可表现为口苦咽干、胸胁满闷、腹满便干等，出现小柴胡汤、丹栀逍遥散、大柴胡汤证等。这种三阴三阳辨证方法，重视体质，体现了治病求本的精神，因为重视辨病，强调谨守病机，重视辨方证，强调"有是证用是药"，最能突显中医个体化治疗优势，因此临床常有卓效[14]。

三、研究进展

1. 单味中药降糖作用药理研究

中药现代药理研究结果显示，许多中药具有一定的降糖作用或调节糖脂代谢作用。药如人参、玄参、葛根、桑叶、桑白皮、桑枝、蚕丝、生地、瓜蒌、天花粉、枸杞子、地骨皮、麦冬、天冬、玉竹、黄精、黄连、黄芩、黄柏、苍术、白术、山药、山茱萸、何首乌、玉米须、茯苓、泽泻、黄芪、知母、木瓜、乌梅、苦瓜、夏枯草、鬼箭羽等[2]。其中，桑叶等就含有 1-脱氧野尻霉素，有类似α-葡萄糖苷酶抑制剂的作用，可有效降低餐后血糖。近期有学者采用随机对照方法，观察桑枝总生物碱片治疗 2 型糖尿病疗效，对照组 207 例和试验组 298 例，结果发现桑枝总生物碱片可有效降糖，疗效与阿卡波糖无差异[17]。我们曾对黄连素治疗 2 型糖尿病的疗效进行了临床观察，主要针对通过生活方式改变，或口服降糖药，或胰岛素治疗后，血糖仍不达标的患者，加用黄连素治疗3～7天即可显示出明显的降糖作用，而且表现为血糖基线越高，降糖效果越明显，尤其是使用胰岛素治疗不达标组，应用黄连素治疗后疗效最为突出[18]。近期有学者研究发现黄连素可以通过促进棕色脂肪生成与能量消耗起到降低血糖作用，并有益于脂肪肝病情控制。

2. 中医复方防治 DM 研究

临床基于 DM 热伤气阴病机，赵进喜教授强调清热解毒治法，常以清热解毒为主，同时重视针对"热"的具体证候表现，采用不同的清热治法[15]。我们完成的国家自然科学基金项目"清热益气对药对 2 型糖尿病胰岛素抵抗作用及其机制研究"课题，应用高脂饮食加小剂量链脲佐菌素诱导的 2 型糖尿病胰岛素抵抗模型，对黄连、人参清热益气对药与胰岛素增敏剂减轻胰岛素抵抗的作用进行了对照研究。结果显示，中药能够改善胰岛素抵抗大鼠高血糖、高胰岛素血症、高游离脂肪酸血症和高水平 TNF-α；能够减轻高糖、高脂导致的胰岛 β 细胞损害，提高实验动物胰岛 β 细胞内胰岛素含量。分子生物学研究结果显示，中药能上调肠系膜脂肪组织 $PPAR_\gamma$ mRNA 和蛋白表达，提示中药能够通过调节脂肪组织基因表达等多方面作用减轻胰岛素抵抗，保护胰岛 β 细胞功能[19]。初步揭示了中医改善胰岛素抵抗和保护胰岛 β 细胞的作用机制。临床应用清补糖宁、清滋糖宁、清泄糖宁、清解糖宁、清化糖宁、清降糖宁系列方治疗糖尿病，确实具有较好的降糖调脂作用，单用或配合强化胰岛素治疗甚至可以使初发 2 型糖尿病轻中度患者摆脱终生服药之苦。有学者针对糖尿病代谢紊乱和脂质过氧化损伤，观察到金芪降糖片（黄芪、金银花、黄连等）可以降低高血糖大鼠肝匀浆丙二醛（MDA）水平，升高红细胞超氧化物歧化酶与丙二醛比值，提示中药能够抗脂质过氧化损伤[20]。有学者针对糖尿病肝胃郁热证候，观察到开郁清胃颗粒具有降低链脲佐菌素所致糖尿病大鼠肝及骨骼肌细胞膜受体结合力、升高胰岛素生长因子（IGF-1）水平的作用，同时发现其对胰岛素水平无影响，提示中药可降低胰岛素受体前抵抗，减轻糖代谢紊乱[21]。而在肠道菌群改善方面，已有学者证实，葛根芩连汤能够改变肠道菌群的结构，增加有益菌群的数量，从而起到调治糖尿病的效果。目前已经是本领域的研究热点。

3. 中医药防治糖尿病并发症研究

近年来，中医药防治糖尿病并发症，硕果累累。国家"九五"、"十五"、"十一五"、"十二五"、"十三五"科技攻关与支撑计划项目以及中医药重大专项连续把中医药防治糖尿病微血管并发症作为研究课题。吕仁和教授主持的"九五"国家科技攻关计划课题"止消通脉宁治疗糖尿病肾病的研究"，通过动物在体实验和细胞培养实验研究显示，中药可改善模型大鼠肾脏病理损害，减轻肾小球细胞外基质增生，显著降低肾小球硬化率[22-23]。赵进喜教授主持的国家"十五"科技攻关计划课题"糖尿病肾病肾功能不全防治优化方案研究"，采用多中心随机平行对照研究方法，通过 243 例临床观察，从疾病疗效、证候疗效、生存质量评估、安全性等方面进行评价。研究结果显示，中医药辨证论治方案总有效率为 75%，治疗糖尿病肾脏病肾功能不全代偿期疗效优于氯沙坦，证候改善和代偿期生存质量也较氯沙坦为好。初步显示出中医药在防治糖尿病肾脏病功能不全方面具有优势[24]，该成果获得中华中医药学会二等奖。赵进喜教授主持的国家"十一五"科技支撑计划项目"中医全程干预糖尿病肾病进程综合方案研究"，采用多中心随机对照临床研究，首次引入终点事件评价方法，在降糖、降压的基础上，应用止消通脉宁、止消温肾宁、止消保肾宁颗粒剂系列中药治疗糖尿病肾病 321 例，观察了 19 个月，发现可以明显延缓早期糖尿病肾病发展到临床糖尿病肾病，降低临床糖尿病肾病肌酐翻倍或透析的危险性，疗效明显优于西药厄贝沙坦。提示中医辨证论治方案能够明显延缓糖尿病肾脏病病情进程[25-26]。该成果荣获中华中医药学会科技二等奖，并被国家中医药管理局医政司制定临床路径所采纳。基于此，受国家药品监督管理局委托，赵进喜教授组织内分泌与肾脏病两个领域的中西医专家，通过反复论证，认真讨论，形成了"用于糖尿病肾脏病的中药新药临床研究指导原则"，已经于 2020 年 12 月 31 日由新药评审中心正式发布，为糖尿病肾病领域中药新药研发创造了条件。

糖尿病视网膜病变的中医药防治方面，廖品正、段俊国教授承担了国家"九五"、"十五"、

"十一五"科技攻关计划项目糖尿病视网膜病变中医药防治课题，成绩斐然。相关研究发现，中药芪明颗粒（黄芪、枸杞子、生地、水蛭、茺蔚子等）治疗非增殖期糖尿病视网膜病变疗效确切[26]。实验研究结果发现，中药能增强糖尿病大鼠抗氧化能力，减轻视网膜的氧化损伤[27]。其他中药制剂如葛根素、灯盏花素、血栓通、丹参滴丸等，治疗糖尿病视网膜病变的临床报告也很多，都取得了较好疗效。

糖尿病足中医药治疗方面，奚九一教授曾提出"筋疽"概念。重视气虚津血无力运达肢末，阴虚津少，足端气血津液不足，而筋脉、肌肤濡养不足，本虚而水湿内生，湿趋于下，久蕴化热，或外感湿邪，蕴而化热，湿热邪毒与气血相搏化成脓血是其病机。主张分"二型三期"进行辨治。二型为单纯型和混合型，单纯型就是不伴缺血性损害，混合型指既有肌腱变性坏死溃疡，又伴有动脉硬化闭塞坏死病灶。三期为急性发作期、好转缓解期、恢复期。治疗主张急则治其标，以祛邪、清解为要；缓则治其本，以益气养阴、清除余邪为旨，强调内治、外治结合，认为不可拘泥于活血化瘀。急性发作期：治以清解湿毒，常内服三黄消炎冲剂（黄连、黄芩、制大黄等）、七花消炎冲剂（七叶一枝花、金银花等）、胡黄连解毒冲剂（胡黄连、苦参、茵陈蒿等），重视局部及早清创，清除腐烂组织，配合抗真菌、抗厌氧菌的中西药外洗及外敷。好转缓解期与恢复期：治以益气养阴荣筋，常内服清脉健步冲剂（黄芪、何首乌等）以及益气通脉片等。临床观察发现确能明显降低糖尿病足截肢致残率[28]。至若糖尿病足皮肤溃疡未成者，更可用温经活血通络、清热解毒中药外洗、浸泡、熏蒸，也是中医治疗糖尿病足的外治特色。于秀辰教授则常用清热解毒箍围法治疗感染性糖尿病足，观察发现可明显限制糖尿病足创面，有利于创面愈合[29]。

四、前景展望

1. 重视文献研究

中国是认识糖尿病较早的国家之一，相关文献十分丰富。《内经》、《金匮要略》以及历代医家著作中相关内容很多，研读经典，系统深入开展相关文献研究，以传承精华，启发临床思维，启迪理论创新，具有重要意义。吕仁和教授分期分型辨证方案即传承《内经》"脾瘅"、"消渴"、"消瘅"学术的结果，其提出了糖尿病及其并发症三阴三阳辨证以及辨体质、辨病、辨证"三位一体"诊疗模式，即是《伤寒杂病论》理法的传承与临床发挥。但应明确的是，随着读经典、用经方日益受到中医界重视，经方治疗糖尿病受到关注，而相对而言《备急千金要方》、《外台秘要》以及后世医家专门治疗糖尿病及其并发症相关方剂反倒没有受到应有重视。所以对后世医著包括《太平圣惠方》、《圣济总录》、《普济方》、《医方类聚》等方书也应该给予更多关注。历代医家针对消渴病专病的方剂可能针对性更强，其中，或有可能蕴藏着诸如可启发屠呦呦发现青蒿素那样的"青蒿一把绞汁服"之类的珍宝，因此应该进一步深入研究。"勤求古训"，要求我们全面继承传统医学的精粹。同时，应充分利用现代信息学技术，建立古代文献数据库，引入数理统计技术等，对历代医家、不同流派医家相关文献进行系统而深入挖掘，如此则有可能起到事半功倍之效果。

2. 传承名医经验

中医特别重视师承与间接经验的学习。名老中医是活的文献，或承家技，或秉师授，基于多年临床实践，经验丰富，非常珍贵。所以，国家"十五"、"十一五"、"十二五"科技攻关与支撑计划都将老中医药专家经验继承作为重点工作之一。吕仁和教授曾被作为继承对象，通过医案数据库，引入现代数理技术，系统总结其治疗糖尿病与肾脏病临床经验，相关研究成果荣获中华中医药学会科技二等奖1项。另外，王世东教授还承担首都医学基金项目，开展基于同一流派的专家施今墨教授、祝谌予教授、吕仁和教授治疗糖尿病的经验进行系统总结，也取得了有意义的研究成果。其实，糖尿病相关领域，如吕仁和、廖品正、卢芳、魏执真、丁学屏、张发荣、林兰、南征、栗德林、魏子孝等名老中医，学术特色鲜明，系统总结名老中医经验，传承中医特色临床思维，进一步挖掘名老中医治疗糖尿病及其并发症有效方药，不仅对传承学术与临床经验有益，而且对建立糖尿病及其并发症中医药防治规范，开展糖尿病及其并发症中药新药研发，都具有重要意义。

3. 开展临床证候学研究

中医学的基本思维特点是"司外揣内"，自古就强调"谨守病机"。针对 DM 及其并发症不同阶段，引入临床流行病学方法，研究其证候分布特点及其演变规律，对于把握 DM 及其并发症不同阶段病机，并基于此寻求有效干预方案具有重要意义。但应指出的是，中医的证候具有动态时空的特点，并不像西医临床分型如慢性肾炎分为普通型、肾病型、高血压型那样，相对固定成型，甚至始终不变。如果仅仅开展小样本的观察，尤其是利用现成的包括行业学会专家制定的辨证分型标准，统计不同证候类型的分布，实际意义有限。所以开展中医临床证候学研究，应该保证足够的样本量，注意样本的地域与人群代表性等，应该从证候要素或称单一证候出发，结合脏腑定位等，开展规范性 DM 及其并发症临床证候学调查。世界中医药学会联合会糖尿病专业委员会提出的"糖尿病及其并发症本虚标实证候判断标准"为开展临床证候学研究创造了条件，值得重视。

4. 建立中医全程干预糖尿病及其并发症诊疗方案

DM 的自然病程，从 DM 前期，DM 临床期，到 DM 并发症期，是不断进展的过程。中医药在这个自然病程的各个阶段都有一定优势。中医药防治 DM 及其并发症应该具有全局观念，立足于早期防治，突出"防治结合，寓防于治，分期辨证，综合治疗"的精神，建立中医药全程干预的防治理念，以防止 DM 前期患者进展到 DM 临床期，DM 患者发生并发症，DM 并发症致死致残为总目标。必须明确中医药优势领域，选好攻关点。如 DM 前期与初发 2 型 DM，以胰岛素抵抗为主，胰岛细胞功能减退还不是特别严重，化学药物治疗可能存在不良反应如引起低血糖等，此时发挥中医药改善胰岛素抵抗、保护胰岛β细胞功能的优势，就是一个很有意义的着眼点。而 DM 临床期阶段，单纯化学药物或胰岛素，降糖疗效还是不满意者，这种情况下，配合中药，或着眼于整体调节糖脂代谢，或着眼于解决引起血糖波动的因素如失眠、焦虑、便秘等，就常可凸显出中西药良好的协同作用。至于中医药防治糖尿病肾病、糖尿病眼病、糖尿病足等多种并发症，中医药优势就更加突出。临床在西医降糖降压的基础上，采用中医药早期干预、辨证治疗、综合干预手段，就可以延缓并发症发生发展，降低致死率、致盲率、致残率。基于此借鉴循证医学方法，开展多中心随机对照研究，则有利于科学评价中医药疗效，为中医药防治 DM 及其并发症提供更强的循证医学证据。

5. 发挥中医药防治糖尿病及其并发症综合治疗的优势

中医防治 DM 及其并发症重视整体调节与综合治疗。其治疗手段除了辨证用方服用中药以外，还包括中药食疗、八段锦、太极拳、气功锻炼等多种很有特色的传统疗法。针灸、推拿等，扶正祛邪、疏通气血，可以调节内分泌、调节免疫、改善微循环，有利于 DM 多种血管神经并发症的防治。中药外治包括溻渍疗法、中药外敷、箍围等，能够改善糖尿病足临床症状，促进顽固性皮肤溃疡愈合，不仅有特色而且疗效独具优势。问题是当今形势下，如何严格科研设计，科学评价中医外治法治疗糖尿病足等 DM 并发症的临床疗效，建立可推广的外治技术规范？应该给予足够重视。实际上，中医重视整体调节的基础就是所谓整体观念。中药疗法即使是单味中药起作用，也常常是通过整体调节而起作用，具有多靶点作用的特点。即使是单味中药，也往往既能降低胰岛素抵抗，又可保护胰岛β细胞功能，或同时具有一定的促胰岛素分泌作用和类葡萄糖苷酶抑制剂作用，而且还常兼有血脂调节、抗凝、微循环改善、肝肾功能保护等多方面功效。

6. 重视突出中医药防治糖尿病及其并发症个体化优势

中医诊治疾病强调因人制宜，实际上就是强调体质在疾病发生发展过程中的重要地位。所谓辨证论治，实际上也就是强调突出"个体化"治疗的特色。中医认为，人群体质不同，遭遇特定病因后反应就不同，患病后临床证候表现以及进一步发生何种并发症趋向也不一样。所以，治疗包括选方用药，自然也应该不一样。临床非常有必要探索糖尿病体质发病的规律，明确了解患者的体质，以制订个体化的干预措施。关于体质分类方法，早在《内经》就有多种分类方法，包括基于五行学说的木火土金水分类法，基于阴阳多少分类法，包括太阳之人、少阳之人、太阴之人、少阴之人、阴阳和平之人，还有勇怯、刚柔、膏粱之人与藜藿之人以及肉人、脂人、膏人等。朝医还有所谓四象医学体质分类方法。王琦院士更提出气虚质、阴虚质、阳虚质、气郁质、痰湿质、湿热质、血瘀质、特禀质等九分类法，影响深远。我们临床习用《伤寒论》三阴三阳体质分类法，临床行之，切合实用。如果基于临床流行病学方法，针对 DM 及其并发症患者开展体质调查，或进一步结合现代分子遗传学以及肠道菌群检测技术等，深入研究 DM 及其并发症体质分布特点以及体质与证候的关系等，则必然有利于揭示中医体质学的物质基础[30]。

7. 重视中医理论创新与中医药作用机制研究

学术进步，贵在创新。创新可以说是科研工作的灵魂。中医学术发展史，其实就是在继承基础上不断创新的过程。《内经》论消渴病重视脾胃，尤其重视胃肠结热；《金匮要略》除重视胃肠结热外，更提出厥阴消渴以及肾气丸治疗男子消渴，既有传承也有创新。宋代医家提出三消辨证，明清医家重视肺、胃、肾，尤其重视补肾，重视养阴清热。近代张锡纯创立玉液汤，重视健脾，重视益气养阴。施今墨先生则提出应当把健脾助运与滋肾养阴放到同等重要的地位；祝谌予教授也重视脾肾，更提出分型辨证，强调活血化瘀；吕仁和教授提出分期分型辨证，针对 DM 微血管病变更重视散结消聚治法，都是在继承基础上的学术创新。当今，疾病谱改变，DM 及其并发症的临床证候学也发生了很大变化，所以新时代迫切需要理论创新。而采用动物实验与分子生物学方法，或借鉴系统生物学方法等，都可以理解为中医科研手段的进步，有利于深入阐释中医药防治 DM 及其并发症的深层作用机制，对实现中医现代化与中医药走向世界具有重要意义。应该注意的是，应用现代科研手段与新技术，一定要强调我主人随，失去了中医学原创思维，所谓中医理论创新也将成为一句空话。

8. 科学评价中医药临床优势

如何科学评价中医药疗效，已经成为制约中医临床科研的瓶颈问题。糖尿病及其并发症临床症状复杂，包括主观症状与客观症状，可直接影响糖尿病患者生存质量，引入生存质量评价量表等将有利于科学评价中医药改善临床症状的优势。而基于视觉模拟评分法的中医临床疗效评价模式，也不失为一种有利于凸显中医药疗效优势的疗效评价思路，因此应该引起中医界重视。而针对 DM 心、脑、肾并发症和 DM 视网膜病变、糖尿病足等，则有必要引入终点事件评价的思路，首选要求有严格科研设计，良好的临床试验质控，如此才能够提高中医药临床试验整体水平，并为科学评价中医药防治 DM 及多种并发症的临床疗效，凸显中医药防治 DM 及其并发症独特优势创造条件。

参 考 文 献

[1] Xu Y，Wang L M，He J，et al. Prevalence and control of diabetes in Chinese adults [J] . JAMA，2013，310（9）：948-959.

[2] 吕仁和，赵进喜.糖尿病及其并发症中西医诊治学 [M] . 2 版.北京：人民卫生出版社，2009：1-30.

[3] 庞博，赵进喜，王世东，等.祝谌予诊疗糖尿病学术思想与临证经验 [J] .世界中医药，2013，8（2）：174-178.

[4] 丁英钧，肖永华，傅强，等.糖尿病肾病"微型癥瘕"病理假说解析 [J] .中华中医药杂志，2009，24（1）：27-30.

[5] 王欣麒，赵进喜."三阴三阳体质学说"与糖尿病防治思路 [J] .中华中医药学刊，2007，25（1）：119-121.

[6] 丁英钧，王世东，王颖辉，等.糖尿病"内热伤阴耗气"基本病机探讨 [J] .中医杂志，2008，49（5）：389-391.

[7] 庞博，赵进喜，王颖辉，等.糖尿病清热解毒治法探讨 [J] .中华中医药杂志，2011，26（7）：1471-1474.

[8] 仝小林，刘文科，王佳，等.糖尿病郁热虚损不同阶段辨治要点及实践应用 [J] .吉林中医药，2012，32（5）：442-444.

[9] 闫秀峰，倪青，陈世波，等.对林兰糖尿病中医"三型辨证"理论的探讨 [J] .中医杂志，2005，46（12）：885-887.

[10] 郑筱萸.中药新药临床研究指导原则：试行 [M] .北京：中国医药科技出版社，2002：233-237.

[11] 中华中医药学会.糖尿病中医防治指南 [M] .北京：中国中医药出版社，2007：5-7.

[12] 陈信义，赵进喜.内科常见病规范化诊疗方案［M］.北京：北京科学技术出版社，2015：158-171.

[13] 马赟.从吕仁和"三期"辨治糖尿病探讨中医认识疾病之动态观［J］.中国中医基础医学杂志，2007，13（11）：820-821.

[14] 赵进喜.内分泌代谢病中西医诊治［M］.沈阳：辽宁科学技术出版社，2004：107-154.

[15] 赵进喜，李继安.中医内科学实用新教程［M］.北京：中国中医药出版社，2018：340-347.

[16] 赵进喜，王世东，李靖，等.糖尿病肾脏病分期辨证规范与疗效评定方案及其研究［J］.世界中医药，2017，12（1）：1-4.

[17] 赵进喜，王世东，李靖，等.糖尿病肾脏疾病中医辨证与疗效评价标准研究述评［J］.世界中医药，2013，8（5）：481-483.

[18] 于秀辰，李靖，赵进喜.黄连素治疗 2 型糖尿病 30 例临床观察［J］.中国临床医生，2003，31（5）：48.

[19] 姜淼，王世东，黄允瑜，等.黄连人参对药治疗 2 型糖尿病胰岛素抵抗机制的实验研究［J］.新中医，2006，38（5）：89-91.

[20] 梁晓春，郭赛珊，王香定，等.金芪降糖片治疗气阴两虚火旺型糖尿病临床及实验研究［J］.中国中西医结合杂志，1993，13（10）：587-590，579.

[21] 柳红芳，仝小林，王庆国，等.开郁清胃颗粒对糖尿病大鼠肝脏和骨骼肌细胞胰岛素受体的影响［J］.北京中医药大学学报，2002，25（2）：35-37.

[22] 刘铜华，吕仁和，魏民，等.止消通脉宁对高糖培养的系膜细胞增殖的影响［J］.中国中医基础医学杂志，1999，5（7）：26-29.

[23] 王耀献，王立，司银楚，等.止消通脉宁对实验性糖尿病大鼠尿白蛋白排泄率的影响［J］.中国实验方剂学杂志，2005，11（1）：57-59.

[24] 张丽芬，赵进喜，吕仁和，等.糖尿病肾病肾功能不全防治优化方案的有效性和安全性研究［J］.中医杂志，2006，47（10）：755-758.

[25] 李景，赵进喜，王世东，等.中医药综合治疗方案全程干预对糖尿病肾病终点事件的影响［J］.中医杂志，2012，53（7）：568-571，580.

[26] 赵进喜，王世东，申子龙.中医药用于 2 型糖尿病的中国证据［J］.药品评价，2015，12（11）：25-29.

[27] 段俊国，廖品正，吴烈，等.中药复方芪明颗粒治疗糖尿病视网膜病变双盲双模拟随机对照多中心临床研究［J］.成都中医药大学学报，2006，29（2）：1-5.

[28] 刘爱琴，廖品正，郑燕林，等.芪明颗粒在糖尿病大鼠视网膜抗氧化反应中的作用［J］.中国中医眼科杂志，2003，13（3）：128-130.

[29] 奚九一，赵兆琳，吴伟达，等.对糖尿病足诊治的几点新看法［J］.中国实用外科杂志，1998，18（9）：565-567.

[30] 于秀辰，王连洁，杨珺.感染性糖尿病足多学科联合治疗［J］.北京中医药大学学报（中医临床版），2011，18（3）：21-22.

（赵进喜　王世东　傅　强）

20　甲状腺功能亢进症

甲状腺功能亢进症（hyperthyroidism）是指甲状腺体不适当地持续合成或过度释放甲状腺激素而引起的内分泌疾病，简称甲亢。临床表现为易激动、食欲亢进、消瘦、烦躁、失眠、心悸、乏力、怕热、多汗等机体多系统代谢亢进的症状。随着病情进展，还可继发格雷夫斯眼病、甲亢性心脏病、甲亢合并肝损害、甲亢合并白细胞减少症、甲亢合并骨质疏松症、甲状腺危象等多种并发症。临床中甲亢类型以格雷夫斯病（Graves disease，GD）最为常见，约占所有甲亢的 80%，其他还包括非自身免疫性甲亢、毒性甲状腺腺瘤、垂体性甲亢、家族性妊娠甲亢、甲状腺癌等。GD 女性患病率高于男性，高发年龄为 30～60 岁。流行病学调查结果显示，2010 年我国甲亢、亚临床甲亢和 GD 患病率分别为 0.89%、0.72%、0.61%。目前现代医学治疗甲亢及其并发症的方案存在一定局限性，寻求中医药的有效防治手段具有重要临床意义[1]。

甲亢在《太平圣惠方》中被称为"瘿气"，属于"瘿病"范畴。宋代医家也将某些受情绪影响的瘿病称为"忧瘿"、"气瘿"。《素问·气厥论》所述"食亦"及《景岳全书·三消干渴》所述"中消"，具有多食、消瘦等临床表现，国医大师吕仁和教授认为可能与甲亢相关。值得注意的是，"三消"、"食亦"等病名，除与甲亢相关外，还包括糖尿病等，应注意区别对待。甲亢常伴颈部瘿肿，病情变化多与情志因素有关，症状以烦躁易怒、心悸、汗出、突眼或大便次数增多等为突出表现。根据其临床表现及中医常以主症名病的特点，可将心悸症状明显者命名为"瘿气·心悸"；将汗出症状明显者命名为"瘿气·汗证"；将突眼症状明显者命名为"瘿气·鹘眼凝睛"；出现高热神昏，甚至厥脱危象者可称为"瘿气·厥脱"[2-3]。

一、病因病机

瘿气属"瘿病"范畴。《说文解字》曰："瘿，颈瘤也。"《释名·释疾病》曰："瘿，婴也，在颈婴喉也。"古人基于"婴"字"颈饰"、"缠绕"等含义，将颈前喉旁肿物称为"瘿"[4]。早在先秦古人就认识其发病与水土环境相关。如《吕氏春秋·尽数》所言"轻水所，多秃与瘿人"。三国时期，就有手术治疗记载。隋代以后，医家对瘿病的认识逐步完善。隋代巢元方《诸病源候论·瘿候》提出"瘿病"受环境、饮食、情绪等影响，指出"诸山水黑土中，出泉流者，不可久居，常食令人作瘿病，动气增患"，"瘿者，由忧恚气结所生，亦曰饮沙水，沙随气入于脉，搏颈下而成之"。宋代赵佶《圣济总录》依据不同病因，将瘿病分为"五瘿"。其中"泥瘿"、"石瘿"由饮食、水土所致，"忧瘿"、"劳瘿"、"气瘿"与情志、劳倦相关。宋代陈无择《三因极一病证方论·瘿瘤证治》根据颈前肿物局部症状将瘿病分为五类，"坚硬不可移者，名曰石瘿；皮色不变，即名肉瘿；筋脉露结者，名筋瘿；赤脉交络者，名血瘿；随忧愁消长者，名气瘿"。清代吴谦《医宗金鉴·瘿瘤》中对陈氏描述的五类瘿病进行病机阐述，"怒气动肝，则火盛血燥，致生筋瘿；暴戾太甚，则火旺逼血沸腾，复被外邪所抟，致生血瘿……郁结伤脾，肌肉浇薄……土气不行，逆于肉里，致生肉瘿……劳伤元气，腠理不密，外寒抟之，致生气瘿……恣欲伤肾，肾火郁遏，骨无荣养，致生石瘿、骨瘿"。至若瘿气，首见于宋代《太平圣惠方·瘿气咽喉肿塞》，指出"夫瘿气咽喉肿塞者，由人忧恚之气在于胸膈，不能消散，搏于肺脾故也"，认为瘿气与肝、肺、胃等脏腑相关，由气郁所致。明代李梴《医学入门·瘿瘤》则重视肝、脾、心，分别从肝主疏泄、开窍于目、脾主运化、主升清阳，心主藏神、汗为心液等方面论述了瘿气病机[5]。《中医临床诊疗术语第一部分·疾病》（GB/T 16751.1-2023）"瘿气"的定义是，因情志内伤，气郁化火伤阴，痰气互结，凝聚于颈前所致。临床以颈前肿大，善饥，消瘦，烦躁，心悸，易激动，畏热，多汗，伴见手颤、突眼等为特征。《实用中医内科学》指出瘿气是以颈前轻度或中度肿大，其块触之柔软光滑，无结无根，可随吞咽而活动，并见急躁易怒、眼球外突、消瘦、易饥等为特征的颈前积聚之病证，相当于现代的甲亢。

研究发现，甲亢的病因确实多与情志失调、体质因素、饮食不节、水土失宜、外感邪气等相关。其中因情志致病者甚多，恼怒或悲伤是本病常见诱因。肝主疏泄，情志不畅，肝郁气滞，郁而化火、生风，可致瘿气，日久可见热伤气阴、阴虚火旺之证。体质因素是瘿气发病的内在基础。《圣济总录·瘿瘤门》曰："妇人多有之，缘忧郁有甚于男子也。"女性经、孕、产、乳等生理过程中易耗伤气血，导致气血不足，再加之情绪波动较大，易致气滞郁热、痰凝血瘀，引发瘿气。临床上瘿气多发于少阳体质及厥阴体质的患者，少阴阴虚体质之人亦可因痰气郁结、化火伤阴而诱发瘿气。饮食不节滋生胃热、耗伤胃阴，亦可使脾失健运，水湿不化，湿热痰火内生，故见多食易饥、口渴喜饮。水土失宜影响脾胃，运化不足，痰湿内生而引发瘿气。外感邪气，多为风热邪毒，阻滞经络气血，煎熬津液成痰，耗伤气阴，从而诱发瘿气。

甲亢发病基础在于气郁、痰凝、血瘀，郁热伤阴耗气是其核心病机。初期气郁不舒，肝失疏泄；肝气横逆犯脾，脾失健运，痰湿凝结；气机郁滞，气不行血，痰凝血瘀聚结于颈，可见瘿肿[6]。病情进展，火热丛生，既有肝郁化热、肝火犯胃、痰热内蕴、瘀热互结等实火，也有肝阴、肾阴、心阴、胃阴等虚损所致的阴虚内热之虚火。热伤气阴，心脉失养，可致心悸、怔忡等顽证。失治误治，热邪壅盛，心神被扰，神明失用，可致壮热神昏、厥脱等危证。若久病肝肾阴虚，不能上荣于目，或肝火夹痰瘀，上结于目窠，可致双目外突之证。

瘿气病性特点为本虚标实，虚实夹杂。本虚包括阴虚、气虚、气阴两虚、阴阳两虚，标实包括肝火、胃火、肝郁、阳亢、痰火、痰湿、痰瘀等[7]。若疾病迁延不愈，阴损及阳，壮火食气，出现气阴两虚、脾肾阳虚，痰瘀阻络，则逐渐向甲状腺功能减退方向转化。

二、辨证论治

1. 方剂辨证

唐代以前多以方剂辨证的思路指导治疗瘿气。东晋葛洪《肘后备急方》记载海藻酒渍，或用海藻、昆布等分制以蜜丸治疗"颈下欲结瘿"者。唐代孙思邈《备急千金要方》、王焘《外台秘要》等书籍记载依据瘿病不同症状特点选方用药。如用海藻酒方、疗瘿方等治疗"忧恚气结所生"之瘿病；用昆布丸治疗"胸膈满塞，咽喉项颈渐粗"之气瘿；用五瘿方治疗"石、劳、泥、忧、气瘿"等。至明代陈实功《外科正宗·瘿瘤论》提出瘿病"乃五脏瘀血、浊气、痰滞而成"，重视从气、痰、瘀论治，创立海藻玉壶汤、活血消瘿汤等经典专方，以行气散血、顺气化痰、补气活血消坚为主要治疗方法。方剂辨证治疗瘿气的总体思路不离《内经》"坚者削之，结者散之，留者攻之"以及"木郁达之"等经旨。

现代医家针对瘿气的瘿肿、心悸、突眼、震颤、失眠、月经不调等典型症状，曾尝试多种治疗方法。症见颈前甲状腺肿大明显，质软或稍硬，伴颈前胀闷不舒感，苔腻脉滑，属痰气郁结证，可用消瘰丸合半夏厚朴汤加减。症见心悸明显，烦躁、汗出、震颤、夜寐不安，属肝郁化热、耗伤气阴、扰动心神者，可予生脉饮、五参汤等；症见虚烦失眠，心悸不安，头目眩晕，咽干口燥为主，可予酸枣仁汤加减；若为缓慢性心律失常属心阳不足者，方用桂枝甘草汤。瘿气症见眼珠突出、眼内有异物感、胞睑肿胀、眼泪频流等，属痰瘀互结证，方用五苓散加减。廖世煌教授针对甲亢突眼，则用甲眼消（白蒺藜、浙贝、黄芪、五味子、茯苓、车前子、生地、生薏苡仁、法半夏、草决明、丹参、赤芍等）专方治疗，取得明显疗效。瘿气症见月经不调，月经前期乳房胀痛、心情烦躁等，方用当归芍药散[8]。临床上，根据具体症状辨证治疗，全面关注瘿气引发的不同证候特征，不受颈前症状局限，有助于拓宽方剂辨证在瘿气治疗中的应用范围[9]。

2. 分型辨证

分型辨证是现代中医临床治疗甲亢的常用方法。《中药新药临床研究指导原则》提出本病辨证分型可分痰火内扰证、心肝火旺证、阴虚阳亢证三种[10]。林兰教授提出瘿气四型辨证思路，主张把瘿气分为气滞痰凝、阴虚阳亢、阴虚动风和气阴两虚四个证型。其中，气滞痰凝证可用四逆散加减，治以疏肝理气、化痰散结；阴虚阳亢证可用甲亢宁（生龙骨、白芍、枳实、夏枯草、磁石、土贝母、连翘、麦冬、生地等）加减，治以滋阴潜阳、化痰散结；阴虚风动证可用地黄饮子加减，治以滋阴补肾、息风止痉；气阴两虚证可用天王补心丹加减，治以益气养阴、宁心安神。林兰教授认为甲亢患者以阴虚阳亢证为多，临床以滋阴潜阳、化痰散结为基本治疗方法[11]。倪青教授提出瘿气可分为三型进行辨证治疗。辨证属阴虚阳亢者，用阿胶鸡子黄汤加减，治以滋阴潜阳，化痰消瘿；辨证属肝肾阴虚者，用柴胡加龙骨牡蛎汤合二至丸加减，治以滋补肝肾，化痰消瘿；辨证属气阴两虚者，用生脉散合四君子汤加减，治以益气养阴，化痰消瘿。赵进喜教授认为瘿气初起以气郁、痰结、血瘀等实证为主，进一步发展为化热伤阴、耗气，甚至阴损及阳。辨证属气郁痰阻证，可用四海舒郁丸加减；痰结血瘀者，可用海藻玉壶汤加减；肝火炽盛者，可用栀子清肝汤加减，酌情合用黄连阿胶汤、清胃散等；阴虚火旺者，可用天王补心丹加减，若阴虚火旺所致盗汗明显者，用当归六黄汤配合消瘰丸治疗；气阴两虚者，用生脉散、五参汤加减；阴阳俱虚者，用右归丸加减[12]。

3. 分期辨证

甲亢病程较长，病机变化复杂，临床可依据病情程度及发展规律进行分期辨证。路志正教授提出甲亢的三期辨证思路，主张分为早、中、晚三期治疗。早期多属肝郁胃热证，可用龙胆泻肝汤和泻心汤加减，治以清肝泻火，注意不可过用寒凉损伤脾胃正气；轻者仅见肝郁气滞证，可用逍遥散、丹栀逍遥散、柴胡疏肝散、四逆散等疏肝解郁，注意不可过用香燥伤阴；痰热偏盛者，方用牡蛎散（玄参、牡蛎、贝母）合加味温胆汤加减，治以清化痰热；火热旺盛形成热毒者，方中可加蒲公英、连翘等以清热解毒，兼散郁开结。中期以气阴耗伤为主，可用生脉散加减，治以益气养阴、软坚散结；若肝肾阴虚者，可加用一贯煎；胃阴不足者，可加用沙参麦冬汤或竹叶石膏汤。晚期病机虚实相兼，治疗上宜分清标本轻重缓急而兼顾正邪双方，治以健脾补肾，化痰祛瘀散结；久病损及肾阴肾阳，可予六味地黄丸加减坚阴泻火，予真武汤、附子汤等加减温补肾阳[13]。中国医师协会中西医结合医师分会内分泌与代谢病学专业委员会主持制定的《甲状腺功能亢进症病证结合诊疗指南》2021年版，指出甲亢治疗过程可分为甲亢早期（初诊初治期）、甲亢中期（抗甲状腺药物减量期）和甲亢后期（抗甲状腺药物维持量期）共3期，在此基础上再进行分型辨证。甲亢早期，多见肝郁气滞证和阴虚阳亢证。肝郁气滞者多为老年淡漠型甲亢患者，方用四逆散或柴胡疏肝散加减，治以疏肝理气；阴虚阳亢证，方用阿胶鸡子黄汤加减，治以滋阴潜阳。甲亢中期以气阴两虚证为主，方用天王补心丹或参芪地黄汤加减，治以益气养阴，宁心安神。甲亢后期以痰瘀互结证为主，方用桃红四物汤合二陈汤加减，治以理气活血，化痰消瘿[14]。

4. 三阴三阳辨证

三阴三阳辨证，即六经辨证，源于张仲景《伤寒杂病论》。李赛美教授认为瘿气辨证大多为三阳证，三阴证占少数。其中，少阳证占近七成，其次为太阳证与阳明证。临床多选用补气药、清热药、祛风散寒药、化痰药、补血药、补阴药和平肝息风药等治疗。同时，也强调六经辨证需与脏腑辨证、病因辨证结合应用。

5. 标本虚实辨证

甲亢病程较长，病情缠绵。初病多实，久病多虚，常见本虚与标实互相兼夹、互相转化，故亦需重视标本虚实之辨证。本病标实证候包括气滞、痰湿、血瘀、风热，以及郁而化生之肝火、胃火、心火、胆热、热毒等，也可表现互相兼夹之肝风内动、痰火内郁、痰瘀互结等。本虚证型则可分为阴虚、气阴两虚和阴阳俱虚，少数患者可表现为脾气不足、阳虚等。赵进喜教授也强调甲亢辨证论治的关键在于处理好本虚和标实的关系问题[12]。

三、研究进展

1. 单味中药防治甲亢药理研究

中药现代药理研究显示许多中药具有治疗甲亢的作用，如黄芪、党参、玄参、知母、麦冬、玉竹、生地、白芍、五味子、柴胡、香附、夏枯草、牡蛎、川贝、浙贝、黄药子、当归、川楝子、郁金、龟甲、海藻、昆布、穿山龙、猫爪草等。具体机制包括调节甲状腺功能、调节免疫、调节代谢、保护肝脏等。

需要注意的是，甲亢及抗甲状腺药物（ATD）治疗期间均可能引起肝损伤，因此运用具有保肝作用的中药具有重要临床价值[14]。具有保肝护肝作用的中药包括柴胡、茵陈、虎杖、五味子、甘草、白芍、黄芪、灵芝、田基黄、垂盆草等，其机制涉及保护肝细胞、抗炎、抗肝纤维化、抑制肝细胞凋亡等多种途径。例如，黄芪的主要提取物黄芪多糖具有对抗氧化应激的作用，可显著降低缺血再灌注大鼠的血清酶 ALT、AST、乳酸脱氢酶（LDH）水平，从而对肝功能损害具有一定的保护作用。有学者强调依据肝功能指标的高低用药，值得重视。

此外，含碘中药的应用也需要重点关注。早在晋代《肘后备急方》、唐代《备急千金要方》、《外台秘要》等医籍中就记载应用海藻、昆布等含碘中药治疗甲状腺疾病。但现代研究对于如何应用含碘药物治疗甲亢仍存在不少争议。一方面，有研究指出中等量的碘（0.5～2mg/d）可促进甲状腺素（TH）的合成，而大剂量的碘（＞5mg/d）则会抑制 TH 的合成与释放，从而在短期内可缓解甲亢症状。但是机体在适应碘化物的抑制作用后，会造成甲亢症状的复发甚至加重[15]。因此，临床一般不单独应用碘化物治疗甲亢，并仅在术前及甲状腺危象时短期应用。另一方面，近年来高剂量碘治疗甲亢的循证医学证据不断丰富。一项针对 23 篇随机对照试验的研究结果表明，西药联合含富碘中药的复方治疗甲亢，在总有效率、甲状腺功能、中医证候、复发率及不良反应等方面改善均明显优于单纯西药治疗[16]。富碘中药与 ATD 联合治疗甲亢，有利于减少 ATD 用量及不良反应[17]。并且，有大量研究表明，富碘中药在治疗妊娠期甲亢、老年人甲亢、桥本甲状腺炎、ATD 不耐受等患者，以及降低 ATD 造成的白细胞减少与肝功能损害发生率方面有广泛应用。含碘药物可能通过抑制甲状腺激素释放及合成、减少甲状腺血流量、诱导甲状腺滤泡上皮细胞坏死等机制起到治疗甲亢的作用。提示含富碘中药的复方治疗甲亢的作用机制与西药碘化物不同，其作用机制可能是中药复方多种成分发挥协同作用。需要注意的是，在运用富碘中药治疗甲亢的过程中，应定期检测甲状腺功能，并根据结果及时调整含碘中药的剂量及疗程，避免可能出现的碘过敏、碘中毒及碘脱逸现象。与此同时，有学者指出富碘中药仅能消瘿，而低碘中药在消瘿基础上亦可平亢。建议临床倾向于选择含碘量低的中药，如玄参、夏枯草、川贝、浙贝、香附、牡蛎等。有研究表明含碘较少的中药复方能抑制甲状腺细胞黏附分子的表达，减轻对淋巴细胞的激化作用及甲状腺内部的免疫反应，从而保护甲状腺细胞，并降低甲状腺功能减退症的发生率[16]。其中，玄参作为含碘量较低的中药，对治疗甲亢具有多方面的显著疗效，可有效降低甲亢小鼠血清促甲状腺素受体抗体水平，发挥调节免疫功能，改善甲亢大鼠在尿液、肝脏和血清等多条代谢通路的紊乱，并减轻细胞损伤、抑制肝细胞凋亡。因此，对于临床应用含碘中药治疗甲亢需要具体分析。甲亢初期、恢复期见腺体肿大而阳亢、火热证候不明显，可配伍含碘中药消瘿散结、化痰软坚，但应中病即止，不可长期服用。若患者阳亢、火热之象显著，宜配伍含碘量少或不含碘的中药，以清热养阴、理气化痰更为适宜。总之，应用含碘中药，既不可孟浪，也不必畏缩。

2. 中医复方防治甲亢研究

甲亢发病初期以实证居多，以气滞较为突出，久病因实致虚，阴虚多见。临床本病阴虚阳亢证不少，林兰教授强调补阴制阳，佐以化痰散结的治法。林兰教授团队选取符合甲亢西医诊断标准的患者，对甲亢宁与甲巯咪唑改善甲亢症状的作用进行了对照研究。结果显示，甲亢宁胶囊（牡蛎、玄参、连翘、山慈菇等）能够明显改善阴虚阳亢证的证候，可有效降低血清三碘甲状腺原氨酸（T_3）、甲状腺素（T_4）、游离三碘甲状腺原氨酸（FT_3）、游离甲状腺素（FT_4）、反式三碘甲状腺原氨酸（rT_3）等水平，并且甲亢宁降低 T_3、T_4 水平较甲巯咪唑组更为平缓、稳定，可避免停药后的激素水平回升[18]。有细胞学研究表明，甲亢宁可缓解甲亢症状，缓解甲亢引发的肝脏损伤，其机制可能与下调 FRTL-5 细胞 cyclin D1 蛋白表达、改善细胞自噬异常，从而抑制甲状腺细胞增殖有关[19-21]。有学者针对甲亢所导致的肝脏损伤，观察到柴芍二至散（女贞子、墨旱莲、柴胡、赤芍、生白术、当归、党参、黄芪、生地、黄药子、山慈菇、甘草等）可以降低甲亢性肝损伤患者 ALT、AST、TBIL 等肝功能指标及血清 IL-17 水平，提示中药改善缓解甲亢患者肝脏损伤或与调节炎症因子的表达有关[22]。有学者针对甲亢肝火旺盛证候，观察到丹栀逍遥散加减联合甲巯咪唑片具有降低甲亢患者 FT_3、FT_4 水平，改善中医证候评分的作用，有效率明显高于单用甲巯咪唑片治疗[23]。而在改善格雷夫斯眼病临床症状方面，有学者研究指出，在口服泼尼松的基础治疗上联合丹栀逍遥散，可有效改善格雷夫斯眼病患者突眼度、临床活动性评分，降低格雷夫斯眼病患者泪液细胞因子 IL-6、IL-8、IL-10、IP-10、TNF-α水平。其机制可能是通过下调泪液 IL-6、TNF-α等细胞因子表达，调整局部 Th1/Th2 细胞因子平衡得以实现[24]。更有学者通过整合微阵列基因表达谱、网络分析和实验验证的综合研究，发现海藻玉壶汤能够减轻丙基硫氧嘧啶（PTU）所致的大鼠甲状腺肿大，并进一步验证其治疗作用是经由调节甲状腺激素合成实现，且主要与下丘脑-垂体-甲状腺轴有关[25-26]。

3. 中医药防治甲亢并发症研究

甲亢引起的并发症复杂多样，涉及人体多个系统。目前有不少关于中医药防治甲亢并发症的临床研究。甲亢性心脏病治疗方面，范冠杰教授团队指出本病以心脏相关临床表现为主，心电图多为窦性心动过速、心房颤动，心脏彩超以心脏肥大、左心室扩大以及二尖瓣、三尖瓣关闭不全多见。相关研究发现，应用炙甘草汤合生脉饮加减联合甲巯咪唑片及美托洛尔等抗心律失常药物治疗甲亢性心脏病患者，治疗后患者的心电图和心脏彩超异常比例能够显著降低。

甲亢合并肝损害治疗方面，临床需首先区分其来自甲亢本病引发还是来自药物性损害。若为药物性损害应及时停用相关药物。甲亢本身引发的肝损害，主要是由甲状腺素过多增加肝脏代谢负担，同时甲亢高代谢状态导致肝脏相对缺氧缺血所致。对于甲亢合并肝损害的中药单药、复方的临床研究，前文已作讨论，不再赘述。临床辨证治疗中，林兰教授强调本病以肝郁脾虚为本，以气滞、湿热、瘀血为标，分为早、中、晚三期论治。早期重视疏肝解郁，可用柴胡疏肝散加减；中期疏泄肝胆，兼顾清利湿热，可用柴胡疏肝散合茵陈蒿汤加减；晚期重视活血化瘀，兼顾护脾胃，可用膈下逐瘀汤合六君子汤加减。

甲亢眼病主要为格雷夫斯眼病，即浸润性突眼。倪青教授提出本病病因主要为风热毒邪侵袭、五志过极、禀赋不足三个方面，临床治疗则主张分"三期七证"辨治。三期分为急性期、缓解期、恢复期。急性期可分为肝火亢盛证、肝风内动证、心火亢盛证，方用栀子清肝汤、镇肝熄风汤、当归六黄汤等加减，治疗侧重于清热滋阴，认为火热去则阴不伤、风可息。缓解期可分为脾虚痰湿证、肝肾阴虚证，方用参苓白术散、杞菊地黄丸等加减，治疗重在补益。恢复期可分为痰瘀阻络证、阳虚水泛证，治以豁痰祛瘀、温阳利水，方用小陷胸汤合活血化瘀、温阳健脾利水等药物。此外，本病急性期和缓解期可配合具有免疫抑制作用及抗炎作用的中成药，快速减轻格雷夫斯眼病的眼部症状，常用药如雷公藤总苷片、火把花根片、夏枯草片（胶囊）、白芍总苷胶囊等[27]。

此外，甲亢以及 ATD 治疗的不良反应都可影响血液系统表现为白细胞减少。有学者提出甲亢高代谢所致白细胞减少，以气血失调为主者可从脾论治，以阴阳盛衰为主者可从肾论治。药源性白细胞减少可能由 ATD 阻碍白细胞释放入血所致，而机体自身造血功能并无明显障碍，因此可视为"药毒入血，侵及血脉"，治疗宜以通代补，化瘀生新[28-29]。侯杰军等[30]将 80 例 GD 的患者随机分为治疗组和对照组，每组各 40 例，分别给予含碘量低的中成药甲亢平消丸联合小剂量 ATD 以及常规剂量 ATD。结果表明，联合含碘量低的中成药治疗 GD 可减少 ATD 的剂量，同时可降低白细胞减少等不良反应的发生率。

四、前景展望

1. 重视文献研究

瘿病相关文献内容丰富。《庄子》、《吕氏春秋》等就有相关记载。开展文献研究意义重大。唯古代医籍治疗瘿病多停留在专病专方的层面。如明代陈实功《外科正宗·瘿瘤论》所载海藻玉壶汤、活血消瘿汤为历代医家传用。随着现代医学的发展，人们认识到甲亢引起的临床并发症复杂多样，甲状腺激素几乎可影响到全身各个组织、器官。因此，现代医家对于甲亢及其并发症的治疗不再局限于专病专方，经方治疗本病的应用价值被重新认识和发现。众多医家运用张仲景经方，如用桂枝汤、桂枝甘草汤、炙甘草汤等治疗甲亢性心脏病，运用防己黄芪汤治疗甲亢胫前黏液性水肿，运用五苓散治疗甲亢眼病等，常获良效。提示中医典籍是丰富的宝藏，结合现代医学知识和技术，能够帮助我们从新的视角认识甲亢，并挖掘出更多中医药治疗本病的奇效与妙用。

2. 传承名家经验

学中医尤重传承。传承名医经验需要在熟悉经典理论的基础上，对名家丰富的临床经验进行整理、归纳，并可运用现代化的技术方法对其进行分析、挖掘。在中医药防治甲亢方面，路志正、邓铁涛、吕仁和、陈如泉、林兰、廖世煌、程益春、高益民、李赛美等名老中医建树颇丰。通过系统总结名老中医经验，结合经典医籍阐释名老中医学术理论，运用临床研究印证名老中医治疗效果，基于生物实验解释名老中医临床方药的潜在机制，不仅有利于全面传承其学术思想，而且有利于临床针对名老中医经验深入理解，拓宽其应用，对建立甲亢及其并发症的中医药防治规范具有重要意义。李赛美教授认为本病纷繁复杂，临床将六经、脏腑经络、卫气营血、三焦辨证理论融会贯通，才不会失于偏颇。对待名家精彩纷呈的学术思想，亦当如此，须勤求博采，百家荟萃，方可全功。

3. 重视中西医综合干预诊疗方案的建立

临床治疗甲亢应充分发挥中西医优势，取长补短。目前而言，西医治疗甲亢的方案包括对症治疗、ATD 治疗、放射性碘治疗以及手术治疗。上述治疗手段或多或少存在肝损害、血液系统损害、药疹、药物不耐受等不良反应，以及低钙血症、甲状腺功能减退等术后并发症。中医药治疗自身免疫病疗效明确，在一定程度上还可以避免或减轻西医治疗的副作用。除中药复方外，基于辨证基础的中成药治疗也具有一定疗效。如甲亢宁胶囊（墨旱莲、山药、丹参、煅龙骨、煅牡蛎、夏枯草等）、抑亢丸（羚羊角、白芍、天竺黄、桑椹、延胡索、青皮、香附、玄参、石决明、黄精、黄药子、天冬、女贞子、地黄等）可滋阴潜阳、消瘿散结，适用于阴虚阳亢者，夏枯草颗粒（主要成分为夏枯草）可清肝泻火、消肿散结，适用于肝火亢盛者。中药贴敷疗法也有一定的临床疗效。如证属痰热壅盛伴甲状腺肿大者，可用黄药子、生大黄、僵蚕、土鳖虫、贯众、连翘、明矾等研末，以醋、黄酒调糊湿敷。如甲亢伴双眼突出者，可用蒲公英、夏枯草、薄荷、红花、草决明、明矾等煎水洗眼，以清热凉血[15]。此外，食疗、针灸、情志疗法亦有应用空间。中西医结合方法防治甲亢在未来具有广泛应用前景。

4. 重视中医药作用机制研究

在对经典文献、名家经验的传承基础上，对中医药知识的创新性理解、创新性应用同样重要。大量现代研究表明，许多古代典籍未特殊记载的方药逐渐被证明具有改善甲亢的作用。诸如穿山龙、雷公藤、猫爪草、黄芪、白芍、知母、生地等药物，其药理作用可通过调节机体免疫功能而治疗本病，为中药治疗本病开阔了新思路。同样，针对治疗甲亢的中药复方的研究表明，中药方剂在甲亢及其并发症治疗中具有不同作用途径和机制，为丰富中药方剂的应用场景提供了理论支持。由此可见，采用动物实验与分子生物学方法，或借鉴系统生物学方法等，都有利于深入理解、充分阐释中医药防治甲亢及其并发症的深层作用机制。正所谓他山之石，可以攻玉。

参 考 文 献

[1] 单忠艳，江孙芳.甲状腺功能减退症基层诊疗指南（2019 年）[J].中华全科医师杂志，2019，18（11）：1022-1028.

[2] 赵进喜，邓德强，王新歧.甲状腺疾病相关中医病名考辨 [J].陕西中医学院学报，2005，28（4）：1-3.

[3] 赵进喜，黄允瑜.中医药治疗甲状腺功能亢进症临床研究进展 [J].中医药信息，2005，22（2）：13-14.

[4] 赵恩俭."瘿"病考 [J].天津中医，1994，11（4）：1-3.

[5] 黄润波.甲状腺机能亢进症中医辨治述略与李赛美临床经验探讨 [D].广州：广州中医药大学，2013：5-7.

[6] 柯雅思，赵进喜，曲志成，等.赵进喜教授辨体质-辨病-辨证治疗甲状腺功能亢进症经验 [J].世界中医药，2014，9（1）：69-70.

[7] 赵进喜.内分泌代谢病中西医诊治 [M].2 版.沈阳：辽宁科学技术出版社，2004：67-87.

[8] 吴彦麒，李赛美.李赛美教授辨治甲状腺机能亢进症经验举要 [J].新中医，2013，45（1）：186-189.

[9] 张美珍，郝晓晖，杨亚男，等.经方辨治甲状腺功能亢进症 [J].世界中医药，2021，16（5）：704-707.

[10] 郑筱萸.中药新药临床研究指导原则：试行 [M].北京：中国医药科技出版社，2002：226-230.

[11] 李鸣镝.林兰辨治甲状腺功能亢进症经验 [J].中国中医基础医学杂志，2011，17（2）：183-184.

[12] 赵进喜,李继安.中医内科学实用新教程[M].北京:中国中医药出版社,2018.

[13] 魏华,路洁.路志正教授治疗甲状腺机能亢进症的用药经验[J].广州中医药大学学报,2004,21(5):407-409.

[14] 倪青.甲状腺功能亢进症病证结合诊疗指南(2021-01-20)[J].世界中医药,2021,16(2):193-196.

[15] 倪青.甲状腺功能亢进症中医药治疗述评[J].北京中医药,2016,35(6):517-520.

[16] 董玉娟,林俊红,刘宴伟,等.含富碘中药复方治疗甲亢有效性与安全性的Meta分析[J].江西中医药,2021,52(4):37-42.

[17] 相萍萍,赵一璟,陈国芳,等.临床常见消瘿复方及中药内的碘含量测定[J].中医药导报,2019,25(13):94-96,120.

[18] 林兰,李鸣镝,刘喜明,等.中药甲亢宁治疗阴虚阳亢型甲状腺功能亢进症的临床研究[J].中国中西医结合杂志,1999,19(3):144-147.

[19] 孟淑华,李青穆,李敏,等.甲亢宁胶囊对FRTL-5细胞周期的影响[J].北京中医药,2018,37(9):830-832,909.

[20] 蔡欣蕊,钱卫斌,姜群群,等.甲亢宁治疗甲状腺功能亢进症合并肝损伤80例临床研究[J].中医药导报,2013,19(10):10-12.

[21] 魏军平,郑慧娟,李敏,等.甲亢宁胶囊含药血清对M22刺激FRTL-5细胞增殖的影响及自噬在其中的作用[J].中国中西医结合杂志,2018,38(10):1222-1228.

[22] 王瑛瑛,刘怀珍,胡晓妍,等.柴芍二至散治疗甲亢性肝损疗效观察及对IL-17水平的影响[J].时珍国医国药,2020,31(4):890-892.

[23] 高蕊,胡剑卓.丹栀逍遥散加减治疗Graves病肝火旺盛证临床观察[J].中医药临床杂志,2021,33(4):730-733.

[24] 范艳飞,岳靓,邓爱民,等.丹栀逍遥散对活动期甲状腺相关眼病患者的疗效及泪液Th1/Th2细胞因子的干预调节作用[J].中国实用医药,2020,15(11):1-4.

[25] Zhang Y Q, Li Y T, Mao X, et al. Thyroid hormone synthesis: a potential target of a Chinese herbal formula Haizao Yuhu Decoction acting on iodine-deficientgoiter [J]. Oncotarget, 2016, 7(32): 51699-51712.

[26] Xiu L L, Zhongg S, Liu D N, et al. Comparative efficacy and toxicity of different species of *sargassum* in Haizao Yuhu Decoction in PTU-inducedgoiter rats [J]. Evidence-Based Complementary and Alternative Medicine, 2017, 2017: 1-10.

[27] 倪青,焦巍娜.Graves眼病的中西医结合治疗策略[J].中国临床医生杂志,2015,43(6):5-7.

[28] 陈世波,倪青,郭赫,等.甲亢常见并发症的中医治疗思路与方法[J].北京中医药,2018,37(9):848-851.

[29] 李建生.中医以通代补治疗药源性白细胞减少症体会[C]//中国中西医结合学会养生学与康复医学专业委员会委员会议暨第七次学术研讨会论文集.大连,2011:286-288.

[30] 侯杰军,陈荣,屈勇,等.甲亢平消丸联合他巴唑对甲状腺功能亢进患者白细胞的影响[J].陕西中医,2016,37(10):1379-1380.

(肖永华　暴雪丽)

21　类风湿关节炎

类风湿关节炎(rheumatoid arthritis,RA)是由环境与遗传因素引起的以慢性、进行性、侵蚀性关节炎为主要表现的全身性自身免疫病,常导致关节结构破坏、畸形和功能丧失,严重者可继发内脏器官损害。流行病学调查结果显示,我国RA患病率为0.42%[1],任何年龄均可发病,35～50

岁女性多发，男女患病比例约为 1 : 4。我国病程为 5～10 年的 RA 患者致残率为 43.48%，15 年以上者的致残率为 61.25%[2]，高致残率给社会造成了一定负担，因此，寻求包括中医药在内的有效治疗 RA 的方法，已成为医学界研究的热点。

RA 属中医学"痹证"范畴，或称"顽痹"、"历节病"等，焦树德教授称之为"尪痹"。《素问·痹论》根据所受邪气偏重，划分痹证为行痹、痛痹、着痹等。同时，还根据发病季节与所伤部位，将痹证分为皮痹、肌痹、脉痹、筋痹、骨痹五体痹。明确指出痹证病邪深入，内传五脏，可导致心痹、肺痹、脾痹、肝痹和肾痹等，此即所谓"五脏痹"。

一、病因病机

痹证的中医病因，《内经》认为以感受风、寒、湿等外邪为主。《素问·痹论》曰："风寒湿三气杂至，合而为痹，其风气胜者为行痹，寒气胜者为痛痹，湿气胜者为著痹也。"《金匮要略》曰："历节病，非水湿内侵，则肝肾虽虚，未必便成历节。"强调湿邪是形成历节病重要条件之一。金代张子和《儒门事亲》亦云："此疾之作，多在四时阴雨之时及三月九月，太阴湿土用事之月。或凝水之地，劳力之人，辛苦过度，触冒风雨，寝处浸湿，痹从外入。"《素问·痹论》认为痹证亦与饮食及生活环境相关，所谓"饮食居处，为其病本"。《中藏经》更提出七情致痹说，指出"气痹者，愁忧思喜怒过多，则气结于上，久而不消则伤肺，肺伤则生气渐衰，则邪愈胜"。当然，痹证的发生除外因外，还与体质盛衰的内因相关。《灵枢·五变》云："粗理而肉不坚者，善病痹。"宋代严用和《济生方·痹》云："皆因体虚，腠理空疏，受风寒湿气而成痹也。"提示正气不足、腠理空疏、卫外不固、气血亏损等是 RA 发生的内在基础，风、寒、湿、热之邪乘虚而入，或饮食情绪失调，是引发 RA 的外在条件。

痹证的基本病机为素体本虚，风、寒、湿、热等外邪痹阻脉络，流注关节。病初因邪痹肌表、经络之间，故表现为肢体百节疼痛为主的五体痹。因感受风、寒、湿、热等邪气性质偏胜不同，又因患者禀赋素质差异，则病情有所区别。素体阳气虚，复感风寒湿邪，则为风寒湿痹；而素体阳气偏盛，内有虚热，感受风湿热邪，则易发为风湿热痹。此外，若病邪属阴，而机体阳气偏盛者，或病邪属阳，机体阴气偏盛者，则易产生寒热错杂之证。其中，RA 为体质因素加以外受风寒湿热之邪所致，特点是病势缠绵，日久损伤肝肾，耗伤气血，留痰留瘀，常表现为关节畸形，甚至功能失用。RA 迁延不愈，病情不断进展，痰浊、瘀血日渐形成，邪未尽而正气已伤，则可形成体虚邪实的虚实夹杂之候。临床可表现为肌肤紫暗、皮下结节、关节肿大、僵硬变形、活动受限。唐代孙思邈《备急千金要方》云："夫历节风著人，久不治者，令人骨节蹉跌……古今以来，无问贵贱，往往苦之，此是风之毒害者也。"此是对本病晚期病邪深入骨骱，使骨节变形较明确的记载。久痹不已，病邪由表及里，由经入脏，还可形成顽固难愈的脏腑痹。《素问·痹论》云："凡痹之客五脏者，肺痹者，烦满喘而呕；心痹者，脉不通，烦则心下鼓，暴上气而喘，嗌干，善噫，厥气上则恐。"其中心痹最常见于风湿性心脏病，而肺痹可表现为肺间质纤维化，尤其常见于 RA，最为难治。

二、辨证论治

1. 分期分型辨证

路志正教授《实用中医风湿病学》提出 RA 可分为活动期和缓解期，主张在分期的基础上分型辨证。急性发作期主要以邪实为主，病位在表，分为卫阳不固，痹邪阻络证，治以防己黄芪汤合防风汤加减；邪郁而壅，湿热痹阻证，治以宣痹汤合三妙散加减。缓解期病位在里，临床以正虚或正虚邪恋为主，分为两型：①痰瘀互结，经脉痹阻证，治以身痛逐瘀汤合指迷茯苓丸加减；②肝肾同病，气血两损证，治以十全大补汤合独活寄生汤加减。王承德教授《类风湿关节炎诊疗指南》主张活动期,寒湿痹阻证,方用蠲痹汤加减;湿热痹阻证,方用大秦艽汤加减;寒热错杂证,方用桂枝芍药知母汤加减。缓解期,痰瘀痹阻证,方用身痛逐瘀汤合指迷茯苓丸加减;肾虚寒凝证,方用独活寄生汤加减;肝肾阴虚证,方用左归丸加减;气血亏虚证,方用黄芪桂枝五物汤加减;正虚邪恋证,方用益肾蠲痹丸加减[3]。房定亚教授临床推崇"病证结合、专方专药"的学术思想。

2. 分型辨证

刘维教授主编"十三五"规划教材《中医风湿病学临床研究》,主张对 RA 进行分型辨证。风湿痹阻证,治以祛风除湿,通络止痛,方用羌活胜湿汤加减;寒湿阻络证,治以温经散寒,除湿通络,方用乌头汤加减;湿热瘀阻证,治以清热祛湿,活血通络,可用宣痹汤合四妙丸加减;痰瘀痹阻证,治以活血祛瘀,化痰通络,方用身痛逐瘀汤合双合散加减;肝肾亏虚证,治以补益肝肾,通络止痛,方用独活寄生汤加减;气血亏虚证,治以益气养血,和营通络,方用黄芪桂枝五物汤加减。刘维教授于 2011~2013 年进行的一项样本量 260 例的基于聚类分析的 RA 中医证型分析结果显示,湿热痹阻证、寒湿痹阻证、风湿痹阻证、肾气虚寒证、肝肾亏虚证 5 种证型为本病主要证型,其分散性较好,证型分布清晰,其中湿热痹阻证最为常见,可见以关节疼痛、肢体困重、关节肿胀、关节压痛、神疲乏力等 26 种主要证候。姜泉教授牵头制定的中华中医药学会团体标准《类风湿关节炎病证结合诊疗指南》提出 RA 分型辨证方案。风湿痹阻证者,治以祛风除湿,通络止痛,方用羌活胜湿汤;寒湿痹阻证者,治以温经散寒,祛湿通络,方用乌头汤;湿热痹阻证者,治以清热除湿,活血通络,方用宣痹汤;痰瘀痹阻证者,治以化痰通络,活血行瘀,方用双合汤;瘀血阻络证者,治以活血化瘀,通络止痛,方用身痛逐瘀汤;气血两虚证者,治以益气养血,通经活络,方用黄芪桂枝五物汤;肝肾不足证者,治以补益肝肾,蠲痹通络,方用独活寄生汤;气阴两虚证者,治以养阴益气,通络止痛,方用四神煎。

3. 标本虚实辨证

RA 证候特点,病程早期,以邪实为主。病情反复发作,营卫不行,湿聚为痰,络脉瘀阻,痰瘀互结,多为正虚邪实。即《医级·杂病》所谓"痹非三气,患在痰瘀"。病久耗伤气血,肝肾亏虚,筋骨失养,即以正虚为主。所以,临床当辨标本虚实。路志正教授强调脾胃为顾护人体正气的关键所在,令脾胃运化有序,气机升降有常,气血津液生化有源,恢复正气,才能祛邪外出。焦树德教授认为 RA 缠绵难愈,属中医学"尫痹"范畴,病位在肾,应以补肾祛寒为主,其中肾虚寒盛证方用补肾祛寒治尫汤,肾虚标热轻证方用加减补肾治尫汤,肾虚标热重证方用补肾清热治尫汤,肾虚督寒证方用补肾强督治尫汤,湿热伤肾证方用补肾清化治尫汤。而阎小萍教授在总结焦树德教授学术思想的基础上,提出"痹病欲尫"的概念,且以补肾壮骨为本,寒热辨治为纲。朱良春教授提出搜剔通络法,认为痹证日久,绝非一般祛风、除湿、散寒、通络等草本之品可奏效,必借血肉有情之虫类药,搜剔通络。娄多峰教授主要从"虚、邪、瘀"论治痹证,主张扶正勿碍祛邪,祛邪勿伤正气。王为兰教授认为热痹多为阳盛阴衰之体,故治疗既要清热解毒祛邪,又要养阴通络温经和营,自拟方养阴清热除湿汤疗效显著。谢海洲教授提出"治痹循三要,疏方晓四宜",三要即扶正固本,祛湿健脾,利咽解毒。四宜即寒痹宜温肾,热痹宜养阴,寒热错杂宜通,久病入络宜活血搜剔。张鸣鹤教授认为 RA 活动期多具有热毒、湿热毒等特点,所以主张清热利湿解毒。冯兴华教授认为邪气是导致 RA 的主要因素,散寒除湿、清热利湿、化痰祛瘀等当为基本治法。补气养血、温阳补肾、滋补肝肾等扶正治法当为变法,旨在扶正以祛邪。刘健教授基于《内经》理论,总结新安医家治痹理论,主张分别从"三气合至"、"三气痹"、"五脏痹"、"六腑痹"、"七情痹"辨证论治痹证,独具巧思。

三、研究进展

1. 单味中药治疗 RA 的作用药理研究

中药现代药理研究结果显示,许多中药可通过抗炎止痛治疗 RA,如青风藤、雷公藤、昆明山海棠、忍冬藤、白芍、乌头、姜黄、威灵仙、伸筋草、木瓜、马钱子、桑寄生、杜仲、防风、秦艽、川芎、独活、羌活、鸡血藤、牛膝、全蝎、蜈蚣等。其中青风藤含量最高、活性最强的有效成分青藤碱具有显著的抗炎镇痛、免疫抑制及抑制血管新生的作用。以青藤碱为主要成分的正清风痛宁缓释片确有疗效。刘良院士指导、刘维教授牵头制定的《正清风痛宁缓释片治疗类风湿关节炎临床应用专家共识》推荐意见，强调其能够有效改善患者关节症状、降低实验室指标，提高患者生活质量。而雷公藤及其衍生物主要以 NF-κB、JAK/STAT3、MAPK 等通路以及成纤维样滑膜细胞（FLS）为目标，通过调节血清中 IL-1β、TNF-α、IL-6、IL-17 等细胞炎症因子以及调节 FLS 细胞中多种基因表达来实现缓解炎症症状、降低骨组织的损害程度，从而达到治疗 RA 的目的。雷公藤多苷片的主要活性物质是雷公藤甲素，火把花根片的主要活性物质是雷公藤甲素、表儿茶素，临床治疗 RA 均有良好疗效。而林娜、李振彬等完成的《雷公藤活性成分的抗风湿病情改善作用及机理研究》、《雷公藤有效成分对 RA 治疗新靶点 MIF 的作用》，进一步证实了雷公藤活性成分的有效性。另外，白芍提取的活性药物白芍总苷亦具有双向免疫调节、抗炎、镇痛功效。通过对 T 淋巴细胞、B 淋巴细胞、腹腔巨噬细胞及外周血单核细胞功能的影响来抑制自身免疫反应，以白芍总苷为主要成分的白芍总苷胶囊可抗炎镇痛，调节免疫，治疗 RA 也有一定疗效[4]。

2. 中医复方防治类风湿关节炎的研究

刘维教授等以难治性多发疾病 RA 为研究切入点，以益气活血法中药辨证治疗气虚血瘀证 RA。通过临床观察、动物实验、细胞试验等研究，从各个层面探索中医药对 RA 的影响，同时建立了基于循证思想和"四诊客观化"的病机转化分析、治疗途径选择和疗效判断的新思路，并创新提出中医 RA 疗效判定"十指标方案"并加以验证，以此荣获 2010 年中华中医药学会科技进步奖二等奖。另外，金藤清痹颗粒具有解热、抗炎、止痛、免疫调节的功能，可用于 RA 活动期的治疗；痹祺胶囊可能通过下调软骨寡聚基质蛋白（COMP）表达，抑制炎症细胞浸润、滑膜增生和关节软骨破坏，从而治疗 RA[5]；追风透骨胶囊可能通过下调 RA 大鼠关节滑液及滑膜组织中 miR-155、TGF-β1 的表达从而达到治疗 RA 的作用[6]；盘龙七片活血化瘀，祛风除湿，消肿止痛，可用治 RA 症见关节肿痛者；瘀血痹胶囊活血化瘀，通络止痛，可用治 RA 瘀血痹阻证。陈湘君教授等临床研究表明风湿骨痛胶囊治疗寒湿阻络兼血瘀型 RA 安全有效[7]。

3. 中药防治类风湿关节炎常见并发症的研究

肺间质病变是 RA 常见的肺部病变，属中医学"肺痹"范畴，病性以本虚标实、虚实夹杂为主。本着"急则治其标"的原则，可采用清热化痰、宣肺止咳、滋阴润肺、补肺益气等治法。若患者咳嗽、黄痰，证属痰热壅盛，治宜清热化痰，肃肺止咳，方用清金化痰汤加减。若咳痰色白清稀者，证属风寒袭肺，治宜疏风散寒，宣肺止咳，方用三拗汤合止嗽散加减。若患者出现干咳，咳声短促，少痰，伴午后潮热、手足心热、口干舌燥，多属肺阴虚证，治宜养阴润肺，方用沙参麦冬汤加减。若患者出现咳嗽，胸闷气短，气怯声低，伴自汗畏风、易感冒，多属肺气虚证，治宜补肺益气，方用补肺汤合玉屏风散加减；伴食少便溏，食后腹胀者，为脾肺两虚，宜肺脾同治，补土生金，方用六君子汤加减；伴汗出肢冷、小便淋沥，为肺肾两虚，宜补肾纳气，方用金匮肾气丸合参蛤散加减。

四、前景展望

1. 重视文献研究，建立痹证文献数据库

中国是认识 RA 最早的国家，RA 的相关中医文献内容丰富。《内经》、《伤寒论》以及其他历代医家医案典籍相关记载甚多。通过研读经典，全面、系统、深入地开展相关文献研究，对弘扬中医药、传承治疗精髓、启迪理论创新、治病救人，具有重要意义。RA 发病机制复杂，西药治疗手段较为局限，临床以改善病情的抗风湿药为主，应用中医药治疗具有很大空间。重视充分利用现代科学技术手段，建立相关古代文献数据库，运用统计学相关知识等，对不同流派、不同年代相关的文献典籍进行系统而深入挖掘，必然有利于传承经典，创新学术，开拓 RA 临床治疗新思路、新理论。

2. 传承名医经验

传承精华、守正创新是中医药事业发展的重要因素。传承名医经验是中医人的责无旁贷责任与义务。许多名老中医，学术特色鲜明，临床经验丰富，系统总结名老中医 RA 治疗经验，博采众长、开拓创新，不仅对学术传承大有益处，而且对 RA 的中医药治疗体系及相关新药开发均具有深远意义。

3. 开展临床证候学研究

中医重视整体审查、四诊合参。基于病证结合的思路，进行辨证论治是当代中医的重要特色。针对 RA 的不同病变阶段，根据其临床症状结合流行病学方法，研究其证候分布特点及其演变规律，分析 RA 不同病变阶段所表现出的证候，有利于研究疾病本质，并寻求有效干预方案。张彦琼教授等从"疾病-证候-症状"关联网络切入，探讨 RA 中医证候的生物学内涵，结果显示，湿热痹阻证显著富集于代谢相关通路、热反应和疼痛感觉相关功能；痰瘀痹阻证显著富集于神经系统调节相关通路、感觉知觉相关生物功能和代谢；气血不足证关键网络靶标基因主要参与"免疫-炎症"反应和多种心血管系统调节反应；肝肾亏虚证显著富集于"免疫-炎症"相关通路和激素调节相关通路。不同证候的生物学内涵，既有区别又有联系。为进一步寻求 RA 证候生物标志物创造了条件。胡荫奇教授曾研究早期 RA 常见证候的四种自身抗体的表达特征，也取得了有意义的研究结果。

4. 发挥中医药防治类风湿关节炎综合治疗的优势

RA 病情复杂，综合治疗具有优势。此"杂合以治"思想源自《内经》。《素问·异法方宜论》指出"故圣人杂合以治，各得其所宜。故治所以异而病皆愈者，得病之情，知治之大体也"。治疗手段除可辨证服药外，还包括针灸、推拿、拔罐、中药外治等多种具有特色的传统疗法。其中针灸、推拿可通过扶正祛邪、疏通气血来调节免疫、调节内分泌、缓解关节症状、改善关节活动功能，从而起到治疗 RA 的作用。中药外治包括中药外敷、中药离子导入、中药泡洗、中药熏蒸、中药全身浸浴、中药穴位贴敷等，可改善 RA 临床症状、缓解关节疼痛肿胀。他如中药食疗、八段锦、太极拳、气功锻炼等也有重要作用。何东仪教授强调内外合治，重视体疗，治疗 RA 取得了良好疗效。因此，严格科研设计，科学评价 RA 综合治疗的有效性及特色优势，建立可推广的外治技术规范，应该给予足够的重视。

5. 重视中医理论创新与中医药作用机制研究

守正创新，是现代中医人应坚持的准则。中医风湿病学随着历史的进展、医学技术的进步和医疗实践的发展而逐渐形成、日臻完善。《内经》论"痹"，《金匮要略》论"风湿"，为确立中医风湿病辨证理论体系奠定了基础。在继承理论基础上，重视理论创新，重视采用现代科学研究技术，阐释中医药治疗 RA 作用机制，具有重要价值。刘良教授团队研究表明青藤碱可以诱导 RBL-2H3 细胞脱颗粒，此外，还可通过促进磷酸化细胞外信号调节激酶（P-ERK）的表达、膜联蛋白 A1（ANXA1）的裂解、胞质磷脂酶 A2（P-cPLA2）及 COX-2 的磷酸化来增加 RBL-2H3 细胞中 PGD_2 和 PGE_2 的释放，从而阐明了正清风痛宁的有效作用。何东仪教授团队研究表明新型雷公藤内酯类衍生物（5R）-5-羟基雷公藤内酯醇（LLDT-8）可通过依赖 WAKMAR2/miR-4478/E2F1/p53 轴来抑制 RA 的 FLS 增殖与侵袭，以及细胞因子的产生，从而阐明了雷公藤制剂的作用机制。

6. 科学评价中医药临床优势

如何科学评价中医药疗效是制约中医临床科研的瓶颈问题。RA 及其并发症临床症状复杂，包括主观症状与客观症状，可直接影响患者生存质量，引入生存质量评价量表等将有利于科学评价中医药改善临床症状的优势。而基于视觉模拟评分法的中医临床疗效评价模式，也不失为一种有利于突显中医药疗效优势的疗效评价思路。此外，有必要引入终点事件评价的思路，首先要求有严格的科研设计，良好的临床试验质控，如此才能够提高中医药临床试验整体水平，并为科学评价中医药治疗 RA 临床疗效，凸显中医药治疗 RA 的独特优势，创造条件。

参考文献

[1] 曾小峰，朱松林，谭爱春，等.我国类风湿关节炎疾病负担和生存质量研究的系统评价 [J].中国循证医学杂志，2013，13（3）：300-307.

[2] 田新平，李梦涛，曾小峰.我国类风湿关节炎诊治现状与挑战：来自中国类风湿关节炎 2019 年年度报告 [J].中华内科杂志，2021，60（7）：593-598.

[3] 黄燕，王承德，陈伟，等.类风湿性关节炎诊疗指南[J].中国中医药现代远程教育，2011，9（11）：150-151.

[4] 马丽，李作孝.白芍总苷的免疫调节功能及其临床应用[J].中国实验方剂学杂志，2010，16（17）：244-246.

[5] 张冬梅，李宝丽.瘟祺胶囊治疗胶原诱导型关节炎大鼠的作用机制研究[J].中草药，2021，52（4）：1059-1062.

[6] 柳庆坤，梁云清，刘伟，等.追风透骨胶囊对类风湿关节炎大鼠关节滑液及滑膜组织中 miR-155、TGF-β1 表达的影响 [J].中国中医急症，2017，26（12）：2100-2103.

[7] 陈湘君，茅建春，顾军花.风湿骨痛胶囊治疗类风湿关节炎 [J].浙江中医学院学报，2003，27（2）：23-25.

（刘　维　王爱华）

22　系统性红斑狼疮

系统性红斑狼疮（systemic lupus erythematosus，SLE）是一种以全身多系统受累、血清中出现大量自身抗体为主要临床特征的自身免疫性疾病。SLE 病因复杂，其发病与遗传、外部环境、性激素、感染等多种因素关系密切，发病机制尚未完全明确，若不及时干预，可导致患者肾脏、皮肤、血液、呼吸、消化、循环、神经等多系统损伤，甚至危及生命。SLE 好发于育龄期妇女，其发病率在全球范围存在较大地域差异，国内患病率为（30～70）/10 万[1]。SLE病情反复，迁延难愈，并发症复杂，严重危害患者身心健康，给社会带来巨大的医疗负担，已成为临床亟待解决的公共卫生问题。近年来，包括中医药在内的防治 SLE 的治疗方法减少了本病导致的系统损伤，降低了死亡率，提高了患者的生活质量。

SLE 属中医学"阴阳毒"、"热毒发斑"、"红蝴蝶疮"、"痹证"等病证范畴。《金匮要略》云："阳毒之为病，面赤斑斑如锦文，咽喉痛，唾脓血……阴毒之为病，面目青，身痛如被杖，咽喉痛。"此"阴阳毒"表现为皮肤红斑、发热、关节、肌肉疼痛等，类似于现代的 SLE。《诸病源候论》曰："至夏遇热，温毒始发出于肌肤，斑烂隐疹如锦文也。"故将其命名为"温毒发斑"。SLE 皮损常见面部蝶形红斑，可由光照诱发或加重。国家中医药管理局发布《中医内科病证诊断疗效标准》称之为"红蝴蝶疮"[2]。SLE脏器受累多属于"五脏痹"的范畴。肺间质病变属于"肺痹"等，心脏受累属于"心痹"等，肾脏损伤属于"肾痹"等，肝脏受累属于"肝痹"等，消化系统受累属于"脾痹"等。此外，血液系统受累属于"虚劳"等，神经系统受累属于"头痛"、"中风"等[3]。

一、病因病机

《素问·痹论》论痹病强调"五脏亏虚为之大因"，提示脏腑亏虚是 SLE"五脏痹"发生的重要内因。《金匮要略》论"阴阳毒"，重视毒邪是其重要的致病因素，阳毒为血分热毒壅盛，阴毒为毒邪侵袭血脉，脉络瘀滞[4]。《诸病源候论·温毒发斑候》云："又冬月天时温暖，人感乖戾之气……至夏遇热，温毒始发出于肌肤，斑烂隐疹如锦文也。"认为冬月感受外邪，而致外邪留滞体内，夏季感热，引动内邪，发为本病。《外科启玄》论"日晒疮"，强调"受暴晒而发"，因烈日毒热燔灼肌肤，耗血伤阴，血行不畅，瘀血阻络而致发病。

SLE 属于本虚标实证，其发病与先天禀赋不足、感受外邪、饮食劳倦、七情内伤及药毒等因素密切相关。先天禀赋不足、脏腑损伤或气血亏虚等为 SLE 发病的内在基础。本虚尤以肾阴亏虚为主。"肾为先天之本"，先天禀赋不足是肾精亏虚的重要原因。此外，肾脏后天之精由水谷精微所化，若脾胃虚弱或后天失于调养，亦可导致肾精亏虚。肾阴精血不足，甚则肾水枯涸，内火无以为济，升浮燔灼，诱发 SLE。外感邪气以热毒为主。风、火、暑、燥等阳邪侵袭，煎灼阴液，酿生毒邪，损伤血络；寒、湿等邪气内侵机体，蕴久化热，热盛伤阴，炼液成毒，亦可发病。平素饮食不节，过食膏粱厚味，酿生痰浊湿热，阻滞气血，或食伤脾胃，气血生化乏源，久则五脏亏虚而致病；情志不畅，肝气郁结，郁而化火，气火弥漫，煎灼阴血，气血逆乱，以生本病。人之体质受禀先天，机体对某些药物难以耐受，可致脏腑气血阴阳失调，诱发本病。路志正教授认为 SLE 本虚标实，寒热错杂，患者多素体亏虚，气血不足，标实以郁热、火盛、热毒、血热、瘀滞、风湿、痰饮、水湿等为主。沈丕安教授将 SLE 命名为"红斑痪"，将病理因素总结为"4+1"，其中"4"为热、瘀、痰、毒 4 种标实病理因素；"1"为本虚，即肾阴虚[5]。范永升教授认为，SLE 患者素体多为阴虚内热体质，感受阳热邪毒，或外感寒邪，易从热化，与痰、瘀等内生病理因素胶结，凝练成毒，随经脉气血散布全身，症状因停聚部位而异[6]。刘维教授认为，SLE 多因素体肝肾真阴亏虚，气血不足，阴阳失调，毒、热、瘀等病理因素痹阻机体而发病[7]。可见，SLE 证候特点为本虚标实，其发病与先天禀赋不足，尤其与肾阴虚有关。标实以热毒为主，瘀血、痰浊等病理因素贯穿始终，加速疾病进展。

二、辨证论治

对 SLE 的治疗，《金匮要略·百合狐惑阴阳毒病证治》载："阳毒之为病……五日可治，七日不可治，升麻鳖甲汤主之。阴毒之为病……五日可治，七日不可治，升麻鳖甲汤去雄黄、蜀椒主之。"《诸病源候论》曰："阴阳毒病无常也，或初得病便有毒，或服汤药……重过三日则难治。"均强调 SLE"病无常"而且"难治"。

1. 分型辨证论治临床思维

对于 SLE 的辨证分型，仁智各见。1993 年卫生部药政局《中药新药临床指导原则》将该病分为热毒炽盛证、阴虚内热证、肝肾阴虚或肾阴亏损证、邪热（或瘀热）伤肝证、脾肾阳虚证、风湿热痹证 6 型。2002 年《中药新药临床指导原则（试行）》对此作出修订，改为热毒炽盛证、阴虚内热证、瘀热痹阻证、风湿热痹证、脾肾阳虚证、肝肾阴虚证、气血两虚证 7 型。范瑞强《中国皮肤性病学（临床版）》将其分为热毒炽盛证（活动期）、阴虚内热证（轻中度活动期或稳定期）、脾肾阳虚证（多见于狼疮肾炎者）3 型。刘辅仁编著《实用皮肤科学》将其分为热毒炽盛证、气阴两伤证、脾肾两虚证、脾虚肝郁证、风湿痹阻证 5 型[8]。沈丕安教授根据临床经验，制定该病之专方——红斑汤（生地、忍冬藤、龟甲、水牛角、黄芩、玄参、苦参、知母等），主张专病专方与辨证论治相结合。根据疾病不同阶段、个体差异以及临床表现，将该病分为阴虚内热证、气营热盛证、瘀热痹阻证、血热瘀阻证、热郁饮积证、血虚瘀热证、气阴两虚证、瘀热损肾证、脾肾两虚证、瘀热入脑证 10 型[5]。胡荫奇教授主张辨证与辨病相结合，将 SLE 分为 6 型：气营两燔证、阴虚内热证、瘀热痹阻证、气阴两虚证、脾虚肝郁证、脾肾阳虚证。治疗常根据疾病特点与中药现代药理研究结果，加用具有类激素作用之品，疗效显著[9]。一项 SLE 中医现代文献证候学研究提取脏腑辨证、气血津液辨证、卫气营血辨证等多种辨证体系中相关证型 49 个。其中，热毒炽盛证、阴虚内热证、脾肾阳虚证、肝肾阴虚证、气阴两虚证、瘀热痹阻证等为依次出现频次较高的证型。病理性质为虚者以阴虚、气虚为主，实者以热邪、瘀血为主[10]。总的来说，医家普遍认为热毒炽盛证、阴虚内热证、瘀热痹阻证、脾肾阳虚证等为临床常见。

2. 病情轻重分型基础上分型辨证临床思维

范永升教授针对 SLE 临床常见的"热毒血瘀阴虚证"提出"解毒祛瘀滋阴法"，同时又强调该病临床证候繁多,一法难以兼治。范永升教授参考 SLE 西医分类标准,根据系统受累与器官损伤情况,主张首先将 SLE 分为轻、重二型。轻型主要为 SLE 诊断明确或高度怀疑,但临床症状稳定,无明显脏器损害;重型主要为循环、呼吸、消化、血液、神经、泌尿等多个系统或重要脏器受累,疾病急性活动,或狼疮危象。辨清 SLE 病情轻重,有利于治疗方案的确定与对预后的判断。范永升教授主张在病情轻重分型基础上,进一步根据该病临床表现,进行分型辨证论治,并制定出了"二型九证"辨治法。轻型分为三型:风湿痹痛证(检查见血沉、抗"O"偏高),一般行痹治以祛风除湿,补益肝肾,方用独活寄生汤加减;热痹治以祛风化湿,清热通络,方用白虎加桂枝汤加减;寒痹治以祛风散寒通络,方用桂枝附子汤加减。气血亏虚证(实验室检查常伴血液三系降低),治以益气养血,方用归脾汤加减。阴虚内热证,治以滋阴清热,解毒祛痰,方用青蒿鳖甲汤加减。重型分为六型:热毒炽盛证,治以清热解毒,凉血消斑,方用犀角地黄汤加减。饮邪凌心证(检查可有心包积液等),治以利水宁心,益气行血,方用木防己汤合丹参饮加减。痰瘀阻肺证(检查可见间质性肺炎或肺部感染等),治以宣肺化痰,祛瘀平喘,方用麻杏甘石汤合千金苇茎汤加减。肝郁血瘀证(实验室检查可见谷丙转氨酶、谷草转氨酶升高,抗线粒体抗体阳性等),治以疏肝解郁、活血化瘀,方用茵陈蒿汤合四逆散加减。脾肾阳虚证(检查可见尿蛋白等),治以温肾健脾,化气行水,方用真武汤合金匮肾气丸加减。风痰内动证(多伴有神经系统损害),治以涤痰息风,开窍通络,方用天麻钩藤饮合止痉散加减。强调临证不宜盲从与机械对应,轻重分型及中医辨证还应考虑部分兼证、合并症及并发症等临床特殊情况,随证施治,遣方用药亦应根据正邪偏倚,病理因素轻重等情况变通调整[11]。该辨证法将现代医学诊断与中医诊断相结合,临床实用性较强,备受专业领域同行认可,被纳入国家中医药管理局《阴阳毒(系统性红斑狼疮)中医临床路径》与 2021 年《系统性红斑狼疮中西医结合诊疗指南》。

3. 分期辨证论治

现代医生临床常根据 SLE 疾病活动情况评估病情,并进行分期治疗。曹洪欣教授强调 SLE 急性期,多见热毒炽盛,营血两燔证,治以清热解毒,凉血消斑。缓解期以阴虚内热为主,治宜滋阴清热[12]。房定亚教授根据西药治疗阶段对 SLE 进行分期辨证以"增效减毒"。在起病初期常需大量激素治疗,此时中医证候常表现为血热证,营血热盛,迫血妄行,泛溢肌肤而致病,当以清热凉血止血为基本治法,方用犀角地黄汤加减。稳定期一般为服用大剂量激素 1 个月后,不良反应渐起,房教授认为激素为纯阳之品,久服易耗液伤阴,此期多为阴虚火旺之象,治宜滋阴降火,方用麦味地黄丸加减。激素撤减期,患者病久阴损及阳,阳气亦虚。治以阴中求阳,方选六味地黄丸加淫羊藿、菟丝子等温肾助阳。但温燥之品可耗伤阴液,故用量用时需谨慎[13]。温成平教授根据其临床表现、病情缓急以判断疾病发展阶段,将其分为急性期、缓解期,温教授认为 SLE 急性活动期以邪实为主,多表现为热毒炽盛,治疗以急则治标,缓则治本为基本原则,予以扶正祛邪。治疗以祛邪治标,清热解毒为要。热毒在气分者,兼以散结消肿,方用五味消毒饮合白虎汤加减;热毒流注关节肌肉者,兼以活血止痛,方用白虎汤合用四妙勇安汤加减;热入营血,气营两燔者,兼以清营凉血,可选用清营汤、犀角地黄汤、五味消毒饮、清瘟败毒饮等加减;SLE 急性活动期亦可见阴虚内热证,治以养阴透热,解毒除蒸,可选青蒿鳖甲汤或知柏地黄丸加减。缓解期以气阴两虚证多见,治以益气养阴,方用四君子汤合六味地黄丸加减;亦可见瘀血阻络,伴肝肾阴虚,治以活血化瘀,补益肝肾,方用一贯煎合血府逐瘀汤加减;激素维持治疗日久可见脾肾阳虚型,治以温肾健脾,化气行水,方用肾气丸加减[14]。刘维教授研习经典,结合临证经验,深耕《金匮要略》"阴阳毒"理论,认为阳毒相当于 SLE 急性期,以热毒证为主;阴毒相当于该病缓解期,主要为气阴两虚证、血瘀证[15]。可见,SLE 中医证候虽复杂多变,但急性活动期多以热毒炽盛为主,而缓解期则以阴虚为主,分期辨证选方用药比较切合临床。

4. SLE 常见并发症的辨证论治

狼疮肾炎(LN)是 SLE 临床最常见、最严重的并发症,病情常呈渐进性发展,最终可能危及患者生命。该病属于中医学"肾风"、"水肿"、"虚劳"等病证范畴。中华中医药学会肾病分会将 LN 按照本证与兼证进行辨证分型。其中：本证包括热毒炽盛证、肝肾阴虚证、气阴两虚证、脾肾气虚证、脾肾阳虚证、风湿内扰证 6 型。兼证包括血瘀证与湿热证 2 型。国家中医药管理局印发的《狼疮性肾炎中医诊疗方案（2018 年版）》将该病分为风水相搏证、阴虚内热证、脾肾阳虚证、气血亏虚证、湿浊瘀毒证 5 个证型。范永升教授总结 LN 病因病机，认为肾元亏虚、七情内伤、阴阳失调为内因，感受六淫邪气为外因，热毒、血瘀为加速疾病发展的病理因素。临床主张以西医病名为纲，以中医证候为目，将 LN 分为热毒血瘀证、湿热内蕴证、气阴两虚证、肝肾阴虚证、脾肾阳虚证 5 型。热毒血瘀证多见于 LN 活动期，治以清热解毒，凉血活血，予犀角地黄汤加减；湿热内蕴证多见于 LN 合并感染服用抗生素者，治以清热利湿，宣畅气机，予四妙散合黄芩滑石汤或三仁汤加减；气阴两虚证多见于 LN 稳定期，治以益气养阴滋肾，予生脉散合参芪地黄汤加减；肝肾阴虚证多见于 LN 稳定期，治以滋养肝肾，养阴解毒，予六味地黄丸合青蒿鳖甲汤加减，若阴虚火旺则治以养阴泻火，解毒益肾，予知柏地黄丸或大补阴丸加减；脾肾阳虚证多见于 LN 活动期，常表现为肾病综合征，治以温肾健脾、化气利水，予真武汤合水陆二仙丹加减[16]。

肺间质病变是 SLE 常见的肺脏受累表现，属于中医学"肺痹"、"肺痿"等病证范畴。范永升教授认为间质性肺疾病的根本病机为热毒内蕴，随着疾病进展，会出现热毒伤阴、痰浊内生、瘀血内阻等证，病情迁延，阴损及阳，可见气阴两虚、阴阳两虚之证。热毒蕴肺证多见于 SLE 急性间质性肺炎，治以清热宣肺，化痰通络，方用麻杏甘石汤合千金苇茎汤加减；燥热伤肺证多见于慢性间质性肺疾病或合并干燥综合征患者，治以滋阴清热，润肺生津，方用清燥救肺汤加减；气阴两虚证多见于 SLE 慢性肺纤维化期，治以益气养阴，化痰通络，方用麦门冬汤加减；阴阳两虚证多见于疾病晚期，治以温肺益气，养阴通络，方用炙甘草汤加减。"肺为娇脏"，范教授强调临证应及时清除外邪，以防内外合邪，雪上加霜；祛除痰浊、瘀血等病理产物，以防疾病迁延，胶着难解，还应时时顾护津液，注重调理脾胃，以防寒凉之品败伤脾胃。久病及肾，还应注意固肾纳气[17]。

对于 SLE 心脏受累，范永升教授认为病位在心，发病与先天禀赋不足、痰饮、瘀血、毒邪等病理因素相关，临床常见饮邪凌心射肺证、脾肾阳虚证，心血瘀阻证，痰湿内阻、胸阳不振证，气血两虚证 4 个证型。饮邪凌心射肺、脾肾阳虚者检查可见心包积液、胸腔积液、蛋白尿、心肾功能损伤等，治以温阳利水、健脾温肾，方用苓桂术甘汤合真武汤加减；心血瘀阻证者检查可发现冠脉粥样硬化、冠脉缺血、心肌梗死、心瓣膜病变、肺动脉高压等，治以行气止痛、活血化瘀，方用血府逐瘀汤合丹参饮加减；痰湿内阻、胸阳不振证者检查可见心包炎、心肌炎、心内膜炎、心瓣膜病变等，治以宣通阳气、宽胸化痰，方用栝蒌薤白半夏汤加减；气血两虚证者检查可见心肌炎、心律失常、心瓣膜病变、冠脉缺血、心功能不全等，治以益气养阴、通阳复脉，方用炙甘草汤加减，或治以益气健脾、养心安神，方用归脾汤加减[18]。

系统性红斑狼疮性脑病是 SLE 累及神经系统时出现癫痫发作、认知功能障碍等神经、精神性症状的疾病，属于中医学"癫狂"、"痫病"等病证范畴。范永升教授认为该病病机以肾虚阴亏为本，痰浊郁闭为标，治疗主张以涤痰开窍为主，方选涤痰汤、牵正散、天麻钩藤饮加减，常用石菖蒲、胆南星、钩藤、半夏、竹茹、郁金、远志等涤痰开窍、平肝息风[19]。

三、研究进展

1. 中药复方治疗 SLE 的研究

基于 SLE 热毒血瘀阴虚的病机，范永升教授制订解毒祛瘀滋阴方（生地、炙鳖甲、升麻、白花蛇舌草、青蒿、积雪草、赤芍、薏苡仁、佛手片、甘草），并开展研究。临床研究发现，该方对改善皮损、关节疼痛、发热、乏力及炎症反应等均具有显著效果，结合糖皮质激素应用，可减少激素用量与不良反应的发生，提高临床疗效与患者生存质量，具有增效减毒之功。机制研究方面，该方可能通过调节 Toll 样受体 9（Toll-like receptor 9，TLR9）、B 细胞活化因子（B cell-activating factor，BAF）、钙/钙调蛋白依赖性蛋白激酶Ⅳ（calcium/calmodulin dependent protein kinase type Ⅳ，

CaMK4）等信号通路的异常激活，降低炎性指标水平，抑制 IL-17 的产生与 Th17 细胞活性，调节 Th17/Treg 免疫平衡等发挥治疗作用。代谢组学研究提示，该方作用机制可能还涉及对不饱和脂肪酸、色氨酸以及磷脂等代谢紊乱，以及能量、氨基酸代谢途径的调节等，提示该方可通过调节炎症状态、免疫细胞活性及功能等，发挥治疗 SLE 作用[11]。苏励教授基于 SLE 肾精亏虚、热盛伤阴、阴虚血瘀的病机，应用养阴化瘀方（女贞子、墨旱莲、白花蛇舌草、丹参、银花藤、知母、蚕沙、益母草、僵蚕）联合泼尼松、环磷酰胺治疗该病取得了良好疗效，在改善皮肤红斑、关节疼痛、乏力等主要证候评分及系统性红斑狼疮疾病活动度评分表（SLEDAI）评分，血流变指标水平及 IL-6、IL-12 等炎症因子水平的调节等方面均优于单纯西药[20]。另有一项临床研究结果显示，青蒿鳖甲汤可有效改善阴虚内热型 SLE 患者 SLEDAI 评分及中医证候评分，降低血清免疫球蛋白（IgA、IgG、IgM）水平，提高补体 C3、C4 水平，调节免疫功能[21]。

2. 中药活性成分治疗 SLE 的研究

近年来，中药活性成分因其分子结构明确、便于机制研究等优点成为中药新药研发的重要方向。现代药理研究显示，诸多中药活性成分如芍药苷、雷公藤甲素、雷公藤内酯醇、青蒿素、姜黄素、槲皮素、白藜芦醇等表现出了良好的抗疟药与免疫抑制剂的类似药理作用，在 SLE 的治疗中具有巨大潜力。其中，研究发现芍药苷可通过下调雌性 SLE MRL/lpr 小鼠异常活化的白介素-1 受体相关激酶-1（IRAK1）及其下游蛋白的磷酸化，抑制 TNF-α、IL-6 的表达，缓解 SLE 炎症反应。雷公藤甲素可能通过 miR-126-3p/DNA 甲基转移酶 1（DNMT1）信号通路，降低 CD11a、CD70 mRNA 及蛋白表达水平，调控 CD4$^+$T 细胞 DNA 甲基化状态，降低 MRL/lpr 小鼠血清抗 ds-DNA 抗体 TNF-α 及尿蛋白水平，缓解肾脏病理损伤，从而改善 SLE 患者病情[22]。雷公藤内酯醇可改善雌性 MRL/lpr 小鼠皮肤损伤与肾脏组织病理损伤，抑制 TLR9、TLR4 和 NF-κB 的转录，下调血清 IFN-γ、IL-10 水平；此外，雷公藤内酯醇还可靶向 CCAAT 增强子结合蛋白-α，抑制炎症巨噬细胞内 p40 启动子的转录，减轻 SLE 炎性损伤。但应注意雷公藤及其活性成分具有生殖毒性，使其临床应用具有一定局限性。新型青蒿素类衍生物马来酸蒿乙醚胺（SM934）通过抑制 TLR7/9 信号通路，可减少狼疮小鼠体内活化 B 细胞数量，减少 IgG 和 IgM 等抗体的分泌，从而缓解相关症状[23]。姜黄素可抑制雌性 MRL/lpr 小鼠 NOD 样受体热蛋白结构域相关蛋白 3（NLRP3）炎症小体激活，减轻小鼠蛋白尿、肾脏炎症损伤，改善血清抗 ds-DNA 抗体水平及脾脏大小。槲皮素可降低狼疮小鼠血清中抗体水平、CD4$^+$T 细胞活性、转录因子 T-bet/GATA-3 及肾脏和腹腔巨噬细胞中炎症因子的表达水平。以此推测，槲皮素治疗 cGVHD 小鼠模型中 LN 的作用机制可能是通过抑制 CD4$^+$T 细胞活化和对巨噬细胞的抗炎作用来实现的。白藜芦醇可改善模型小鼠狼疮的肺部病理表现及肾功能，降低蛋白尿水平，消除肝脏、肺部的免疫复合物，调节氧化应激，下调 IFN-α、IL-6 和 TNF-α 表达，从而发挥改善多种狼疮相关病变的作用[24]。

四、前景展望

1. 重视经典研究

《内经》、《金匮要略》、《诸病源候论》以及《外科启玄》、《外科正宗》皆有 SLE 相关论述。《内经》"亢害承制"理论、伏邪学说、《难经》"元气"学说、《金匮要略》"气、水、血"三层次辨治理论以及清代医家叶天士创立的温病学说"卫气营血辨证"理论、中医"治未病"的思想与体质学说等，对认识 SLE 病因病机皆有重要价值。开展古代经典文献研究，深耕中医理论知识对于深入全面地认识疾病，完善 SLE 诊疗方案，启发创新灵感，推动中医药发展，具有重要意义。利用现代化信息技术在浩如烟海的典籍中获取海量知识与潜在信息，并加以客观分析，可更有效地研习与继承中医经典理论与历代医家学术思想。

2. 传承名医经验

现代医家基于临床，研习经典，服务临床，在 SLE 诊治方面积累了丰富经验。范永升教授团队对于解毒祛瘀滋阴方治疗 SLE 的研究获得了国家"十一五"科技支撑计划、国家自然科学基金、国家中医药管理局等多项科研基金的支持；"从毒瘀虚论治 SLE 的增效减毒方案构建与应用"取得了显著的临床效果与良好的社会效益，并于 2011 年荣获国家科技进步奖二等奖。"二型九证"辨证法被纳入《系统性红斑狼疮中西医结合诊疗指南》，加强临床指南的推广与应用，有利于 SLE 中医诊疗的规范化。房定亚教授 SLE 相关研究亦获得国家中医药管理局"十二五"中医痹病学重点学科建设项目，中国中医科学院"名医名家传承"项目基金的支持，并取得了一定成就。刘维教授团队的"从'毒'论治系统性红斑狼疮临床疗效评价"、"系统性红斑狼疮中医证型与实验室指标关系的探讨"等研究提出从"毒"论治 SLE 的中医理论，取得了一定成效；通过探讨 SLE 不同证型与实验室指标之间的潜在关系，为 SLE 的中医现代化诊疗提供了可靠参考。该团队研究成果获得 2007 年度中国中西医结合学会科学技术进步奖三等奖。

当然，在研究经典与传承名医经验基础上，加强 SLE 中医理论创新与诊疗方案的规范化，开展相关指南的临床推广，借助现代科学技术与研究方法，研究中医药防治 SLE 的疗效并阐明中医药作用机制，对中医药学术进步，促进中医药现代化，解决因 SLE 带来的社会医疗负担同样具有重大意义。

参 考 文 献

[1] 中华医学会风湿病学分会,国家皮肤与免疫疾病临床医学研究中心,中国系统性红斑狼疮研究协作组.2020 中国系统性红斑狼疮诊疗指南 [J].中华内科杂志，2020，59（3）：172-185.

[2] 姜晨光，汲泓.系统性红斑狼疮中医病名之论 [J].风湿病与关节炎，2022，11（4）：59-61.

[3] 方心，邢亚明.系统性红斑狼疮中医命名考辨 [J].实用中医内科杂志，2010，24（8）：75-76.

[4] 侯鸿宇，吕新亮.系统性红斑狼疮不同阶段的中医病因病机探讨 [J].风湿病与关节炎，2021，10（6）：61-63，66.

[5] 陈薇薇，沈丕安，苏晓.沈丕安从痹辨治系统性红斑狼疮学术经验 [J].上海中医药杂志，2018，52（4）：2-5，1.

[6] 黄继勇，范永升.范永升治疗系统性红斑狼疮七法 [J].中医杂志，2008，49（4）：311-312.

[7] 刘维.从"亢害承制"论系统性红斑狼疮因机治要 [J].中华中医药杂志，2013，28（7）：2004-2007.

[8] 朱月玲，吴芳.系统性红斑狼疮中医证型及变化研究概况 [J].中华中医药杂志，2018，33（7）：2973-2975.

[9] 王义军.胡荫奇辨治系统性红斑狼疮经验 [J].中国中医基础医学杂志，2016，22（4）：551-552.

[10] 朱震，张世勤，高治国，等.系统性红斑狼疮证型及用药规律现代文献研究 [J].中医杂志，2016，57（1）：71-74.

[11] 范永升.系统性红斑狼疮的中医临床探索与实践 [J].浙江中医药大学学报，2019，43（10）：1030-1035.

[12] 赵静，曹洪欣.曹洪欣论治系统性红斑狼疮经验 [J].中医杂志，2018，59（3）：199-202.

[13] 韩淑花，唐今扬，周彩云.房定亚教授应用中药治疗系统性红斑狼疮经验总结 [J].中国中西医结合杂志，2018，38（7）：881-882.

[14] 匡唐洪，温成平.温成平治疗系统性红斑狼疮临证经验 [J].中华中医药杂志，2018，33（1）：156-158.

[15] 刘维，吴晶金.从《金匮要略》阴阳毒辨治系统性红斑狼疮 [J].中华中医药杂志，2013，28（1）：185-187.

[16] 陈凯，王新昌，卢桂芳，等.范永升诊治狼疮性肾炎学术经验总结 [J].中华中医药杂志，2022，37（3）：1458-1461.

[17] 何兆春，张旭峰，杨科朋，等.范永升教授治疗系统性红斑狼疮相关肺动脉高压经验 [J].浙江中医药大学学报，2021，45（7）：700-704.

[18] 陈凯，李正富，范永升.范永升诊治系统性红斑狼疮心脏受累学术经验探析 [J].中华中医药杂志，2022，37（4）：2082-2085.

[19] 梅鲜鲜，李正富，杜羽，等.范永升教授涤痰开窍法治疗系统性红斑狼疮脑病 [J].浙江中医药大学学报，2020，44（3）：255-258.

[20] 朱竹菁，苏励.养阴化瘀方联合强化西药方案治疗活动期系统性红斑狼疮疗效研究［J］.中国中医急症，2019，28（10）：1788-1791.

[21] 白琳，赵君.青蒿鳖甲汤对阴虚内热型系统性红斑狼疮患者血清免疫球蛋白和补体 C_3、C_4 的影响［J］.实用临床医药杂志，2019，23（19）：53-56.

[22] 黄硕，陈雷鸣，朱正阳，等.雷公藤甲素对 MRL/lpr 狼疮小鼠 $CD4^+T$ 细胞 DNA 甲基化的影响［J］.中华中医药杂志，2022，37（5）：2495-2500.

[23] 桂建雄，曹蕾，王斌，等.青蒿素衍生物 SM934 抑制 TLR7/9 信号通路对系统性红斑狼疮小鼠 B 细胞的影响研究［J］.中国临床药理学杂志，2019，35（19）：2343-2346.

[24] Janet E L，Aisha S J，Becky B N，et al. Medicinal plant extracts and natural compounds for the treatment of cutaneous lupus erythematosus：a systematic review ［J］.Front Pharmacol，2022，13：802624.

（刘　维　王爱华）

23　再生障碍性贫血

再生障碍性贫血（aplastic anemia，AA）是由多种病因引起的骨髓造血功能衰竭，导致以骨髓有核细胞增生低下，红骨髓容量减少，脂肪组织增多，全血细胞减少为临床表现的一组综合征，简称再障。AA 的年发病率在欧美为（0.47～1.37）/10 万人口，日本为（1.47～2.40）/10 万人口，我国为 0.74/10 万人口，可发生于各年龄段，青年人和老年人发病率更高，男女之间发病率无明显差异。根据患者的病情、血象、骨髓象等，可分为极重型（VSAA）、重型（SAA）、非重型（NSAA），根据病程可分为急性和慢性两种类型。急性发病者属于临床危重症，在西医学紧急处理基础上，选择中医药治疗有利于提高临床疗效。同时，中医药在控制并发症如止血、控制感染等方面具有明显的特色与优势。慢性发病者是中医药治疗的优势病种，辨证施治或选择现代中成药都能取得良好疗效。

AA 属于中医学"髓劳"范畴。髓劳又称"髓枯"，是指由先天、后天不足，精血生化乏源；或因药毒、邪毒及理化等因素伤及正气，导致骨髓瘀阻，新血不生，继而发生气血阴阳虚损，五脏功能失调，并伴有血不循经的出血、正气亏虚、外感等的疾病。因 AA 临床以虚损证候为特点，过去的中医著作多用"虚劳"、"虚损"等病名。2009 年由中国中西医结合血液病专业委员会、中华中医药学会内科分会血液病专业委员会组织专家就常见血液病中医病名进行讨论，认为 AA 可用"髓劳病"作为中医病名，"髓"代表病位，"劳"提示病情与病性[1]。慢性起病者命名为"慢髓劳"，急性起病者命名为"急髓劳"。在 2019 年颁布的《常见血液病的中医分类与命名》中继续沿用这一病名[2]。

一、病因病机

《素问·六节藏象论》云："肾者，主蛰，封藏之本，精之处也。"髓劳病机重在肾精亏虚，髓不生血，与一般意义上的"虚劳"不尽相同。《素问·通评虚实论》所谓"精气夺则虚"，堪称髓劳之总纲。《灵枢·痈疽》云："骨伤则髓消，不当骨空……血枯空虚。"表明血枯之病为髓消骨空。《张氏医通》云："精不泄，归精于肝而化清血。"重视"精"在血液生成中起着关键作用。《医宗必读》曰："夫人之虚，不属于气，即属于血，五脏六腑莫能外焉，而独举脾肾者，水为万物之源，土为万物之母，两脏安合，一身皆活，百疾不生。"《类证治裁》曰："凡虚损症，多起于脾胃，劳瘵症，多起于肾经"，"经言：精气夺则虚。凡营虚卫虚，上损下损，不外精与气而已。精气内夺，则积虚成损，积损成劳，甚而为瘵，乃精与气虚惫之极也"，均强调脾肾亏虚在髓劳中占有主要地位。至于出血，《素问·六元正纪大论》云："不远热则热至……血溢血泄。"《济生方》云："夫血之妄行也，未有不因热之所发，盖血得热则淖溢。"《证治准绳》曰："或吐血便血，乃脾气虚弱。"《血证论》云："脾统血，血之运行上下，全赖乎脾。"可见脾虚气弱则阴火内生；肾阴精亏耗日久则虚热自生；肾阳亏虚，命门火衰，火不归原，无根之火浮于上，阴阳不相为守则血行异常，错行脉外。髓劳患者正气亏虚，卫外不固，易于感受外邪。外感风热或风寒之邪时，正不敌邪，入里化热，又可灼伤脉络，引发出血。

髓劳病位在骨髓，责之于脾、肾，累及心、肝、肺，表现为五脏功能失调、气血阴阳亏虚。因此，凡是能引起骨髓、脾脏损伤的病因均可导致髓劳病的发生与进展。内在禀赋薄弱，先天不足，脏腑功能失调，肾精亏虚，不能主骨生髓，而发为髓劳。或体质不健，精血亏虚，不能奉养脏腑，以致脏腑亏虚，一脏有病累及他脏，相互影响，最终导致髓劳。外感六淫邪气，直入脏腑，深入骨髓，影响气血阴阳之生化，不能奉养骨髓，骨髓不能化生血液。长期或大剂量应用有毒药物可损伤五脏或直中骨髓，造成五脏虚弱，骨髓空虚，久之可发展为髓劳。上述致病因素导致骨髓急性损伤，易发急髓劳。急髓劳病机为肾精枯竭，血液生化乏源，遇外感毒邪，虚邪交织，病情危重，进展迅速，如不及时治疗，早期死亡率很高。致病因素慢性刺激可导致慢髓劳。慢髓劳发病缓慢，病情较轻，虽有气血阴阳亏虚，但经治疗可趋向康复；如果治疗不当或误治、失治则可导致病情反复，难治难愈，甚至进展为急髓劳。

二、辨证论治

1. 方剂辨证

"虚则补之"是"慢髓劳"的基本治则。临床上，应根据具体临床表现，在"补肾填精"的基础上，酌情选用益气、养血、滋阴、温阳方药。《素问·至真要大论》指出"劳者温之"，"损者温之"；《素问·阴阳应象大论》云："形不足者，温之以气；精不足者，补之以味。"此皆可作为"慢髓劳"治疗大纲。《金匮要略》以小建中汤治疗虚劳，《太平惠民和剂局方》大菟丝子饮治疗虚劳，奠定健脾补肾、益精生血治疗虚劳基础。金元时期以来，许多医家对虚劳都有深刻认识。李东垣重视脾胃、长于甘温补中，创"补中益气汤"。朱丹溪重视肝肾，善用滋阴降火。张景岳《景岳全书》云："补方之制，补其虚也……其有气因精而虚者，自当补精以化气。精因气而虚者，自当补气以生精……故善补阳者必当阴中求阳……善补阴者，必于阳中求阴。"更对阴阳互根理论进行阐发，并创立"左归丸"、"右归丸"、"理阴煎"等方。《类证治裁》云："考《难经》治法，损其肺者益其气，保元汤；损其心者调其营卫，八珍汤；损其脾者调其饮食，适其寒温，四君子汤；损其肝者缓其中，牛膝丸；损其肾者益其精，金刚丸、煨肾丸。此固治损之要矣，尤必辨其阳虚阴虚。"在固护五脏的基础上尤重辨阴阳，所列方剂至今为临床常用。

急髓劳肾精枯竭，常伴有严重高热及出血倾向，而见高热汗出、脉洪大而数等。如采用慢髓劳治法，则"补阳热更炽，滋阴血不生"。究其病因乃是温热毒邪直伤髓血。而犀角地黄汤清热解毒、凉血散瘀，主治热入血分证及热伤血络证，可作为急髓劳主方。他如神犀丹、化斑汤等临床也可辨证用方。《温病条辨》云："太阴温病，血从上溢者，犀角地黄汤合银翘散主之。有中焦病者，以中焦法治之。若吐粉红血水者，死不治。血从上溢，脉七八至以上，面反黑者，死不治；可用清络育阴法。"可为急髓劳出血治疗提供借鉴。

2. 分型辨证论治

针对急髓劳，有学者主张分5型辨证论治。温热证：起病急骤，面色苍白，壮热不退或持续低热，头晕目眩，心悸气短，泛发紫癜，斑色红紫，可兼齿衄、鼻衄、尿血、便血，妇女月经过多或淋沥不断，甚则神昏谵语，舌红绛，苔黄或黄腻，脉洪大数疾。肾阴虚证：面色苍白，心悸气短，头晕乏力，颜面潮红，腰膝酸软，五心烦热潮热盗汗，口干咽燥，可兼鼻衄、齿衄，心烦口渴，两目干涩，眩晕乏力，失眠多梦，便干尿黄，舌淡红，少苔或无苔，脉细数。肾阳虚证：面色苍白，心悸气短，头晕乏力，面目虚浮，腰膝酸软，畏寒肢冷夜尿频多，食少便溏，舌体胖大边有齿痕，苔白滑，脉细弱。肾阴阳两虚证：肾阴虚、肾阳虚症状兼备。临床可在分型辨证的基础上选方用药。常用方如大补元煎、大菟丝子饮、大补阴丸、化斑汤等。

三、研究进展

1. 单味中药药理研究

有研究收集中医治疗 AA 的医案[3]，基于数据挖掘技术得出中医治疗 AA 的辨证和处方用药理论。结果显示，以补气血、健脾、补肾为主要治法，其中又以补气血最为常用。组方以补气血药最多，其次是补肾药和健脾药。具体用药方面，常用补气药如黄芪、白术、党参，补血药如熟地、当归、白芍、阿胶，补肾药如枸杞、山茱萸、菟丝子、补骨脂、鹿角胶、淫羊藿等的应用不如补气血药多。另外，健脾的药应用也不少，如补气药黄芪、白术、党参及茯苓均有健脾作用。现代药理研究证实，黄芪多糖具有调节免疫、抗骨质疏松、改善记忆力、调节血糖、抗肿瘤等药理作用。有学者使用氢化可的松制造小鼠免疫功能低下模型[4]，发现黄芪多糖能促进溶血素生成，增加小鼠淋巴细胞的转化率，同时还增加了胸腺、脾脏重量，表明黄芪多糖可以有效提高免疫力。补血药如熟地中富含氨基酸、地黄素、糖类、梓醇等多种微量元素，具有提高机体免疫力、抗衰老、抗氧化、促进造血等作用[5]。在骨髓造血干细胞的增殖分化过程中，熟地水提液加速增殖血红细胞以及血红蛋白，有效恢复机体造血功能。对于气血不足的实验小鼠，提高熟地多糖的应用剂量将显著提高实验小鼠的外周血细胞活性，对血清巨噬细胞的应激刺激起到控制作用。菟丝子的药理研究主要集中在补肾壮阳、免疫、心血管、抗氧化、抗衰老等方面的作用[6]。菟丝子能够参与体内多种免疫调节过程，是一种免疫增强剂，具有增强体液免疫及细胞吞噬功能的作用。鹿角胶作为古代六胶之首，具有温补肝肾、益精养血之功效。现代研究表明鹿角胶具有补血活血、抗骨质疏松、抗乳腺增生以及调节性功能等作用[7]。有学者研究鹿角胶对眼眶后静脉放血造成急性失血性贫血小鼠以及正常小鼠的影响，结果显示，鹿角胶对正常小鼠和模型小鼠均有一定的补血作用[8]。研究鹿角胶对环磷酰胺致血虚小鼠的影响[9]，结果发现鹿角胶中、高剂量组能明显提高实验小鼠全血中红细胞（RBC）、血小板（PLT）、白细胞（WBC）、T 淋巴细胞的数量，凝血酶原时间（PT）和活化部分凝血活酶时间（APTT）的数值也明显升高，即鹿角胶对化学物质所致的血虚模型小鼠具有活血、抗炎的作用。

2. 中医复方防治研究

杨旭等[10]认为 AA 治疗上多以健脾益气、养血活血、填精益髓为主要原则，开展临床研究将80 例 AA 患者随机分为对照组 40 例，观察组 40 例，对照组给予环孢素软胶囊、司坦唑醇片治疗，观察组在对照组的基础上加用参芪四物汤治疗。结果显示，治疗后观察组临床总有效率明显高于对照组，血红蛋白、白细胞和血小板水平改善优于对照组。且治疗期间所有患者均未出现明显不良反应。瞿玮颖等[11]认为，AA 的本质是肾阳虚，组成了以"温肾益髓"为主要功效的复方参鹿颗粒。将符合纳入标准的 60 例患者随机分为治疗组和对照组，每组 30 例，疗程均为 6 个月，随访 1 年以上。观察两组临床疗效、中医证候疗效、外周血象、T 淋巴细胞亚群的变化及不良反应。研究结果显示，治疗组疗效确切，外周血细胞计数明显升高，中医证候改善率明显优于对照组，同时 CD3[+]、CD4[+]、CD8[+]细胞比例明显降低，CD3[+]、CD4[+]、CD8[-]细胞比例及 CD4[+]/CD8[+]值呈上升趋势，提示复方参鹿颗粒可能通过抑制 CD8[+]T 细胞过度活化，调节 T 细胞比例，恢复骨髓正常造血。在黄邦荣等的研究中[12]，以健脾补肾作为治疗 AA 的根本大法，拟定出具有补肾生髓、健脾益气、养血和胃功效的兰州方，其将 90 例患者随机分为 3 组（每组 30 例），即兰州方组、西药组、兰州方加西药组，给药 6 个月后观察其临床疗效。结果显示，兰州方能够促进 AA 患者红细胞、血红蛋白、血小板的回升，明显改善 AA 患者的临床症状。

四、前景展望

1. 重视文献研究

AA 相关文献十分丰富。《灵枢·根结》云："形气不足，病气不足，此阴阳气俱不足也……重不足则阴阳俱竭，血气皆尽，五脏空虚，筋骨髓枯，老者绝灭，壮者不复矣。"《金匮要略·血痹虚劳病脉证并治》首先提出了"虚劳"病名，列举了"面色薄"、"烦热"、"盗汗"、"亡血"等主症，并提出"夫男子平人，脉大为劳，极虚亦为劳"，已成为后世虚劳脉学之总纲。《诸病源候论·虚劳病诸候》详细论述虚劳原因及各类症状，包括"五劳"、"六极"、"七伤"等。这些描述与"慢髓劳"主症极为相近。而《圣济总录·虚劳门》云："热劳之证，心神烦躁，面赤头痛，眼涩唇焦，身体壮热，烦渴不止，口舌生疮，饮食无味，肢节酸痛，多卧少起，或时盗汗，日见羸瘦者是也。"又指出："急劳之病，其证与热劳相似，而得之差暴也，缘禀受不足，忧思气结，荣卫俱虚，心肺壅热，金火相刑，脏气传克，或感外邪，故烦躁体热，颊赤心忪，头痛盗汗，咳嗽，咽干。骨节酸痛，久则肌肤销铄，咯涎唾血者，皆其候也。"这些论述与急髓劳基本一致。系统开展文献研究可为认识 AA 病因病机并寻求有效疗法奠定基础。

2. 传承名医经验

髓劳病有急性和慢性之分。陈信义教授认为急髓劳应"急则治其标"，治当清热解毒、凉血止血，重在祛热毒之燔灼，以防髓枯精竭，待病情稳定后则可按慢髓劳辨证分型论治。慢髓劳当以"虚则补之"为法，填精补肾，调理阴阳，护卫气血，并可根据病机，或滋阴补肾填精，或温补肾阳填精，或滋阴济阳填精，各有侧重。急性发病者属于临床危重症。救治应在西医学紧急处理基础上，选择中医药治疗以提高临床疗效。同时，中医药在控制并发症方面具有明显的特色优势。如止血、控制感染、保护和治疗肝功能损伤以及治疗高热等。慢性发病者是中医药的优势病种。辨证施治或选择现代中成药治疗能够取得良好疗效，适当加入胶类或动物血液制剂疗效更好。如血肉有情的阿胶、鹿角胶、龟甲胶等。中药新药如益气维血胶囊（片、颗粒）、复方阿胶浆等。对于已应用西药基础治疗者，应用中医药辨证施治或现代中成药可明显提高疗效。如果西药治疗导致并发症者，可针对并发症应用中医药治疗。传承名医经验，可提高临床疗效。

3. 开展临床证候学研究

在临床治疗 AA 的同时，也应该重视证候学的研究，通过了解 AA 的基本证候，并观察重型 AA 与轻型 AA 证候特点的异同，可为中医治疗 AA 提供理论依据。有研究[13] 对 220 例 AA 患者的一般情况（性别、年龄、病程、外周血象）、症状、证候特点及可能与证候相关的因素进行统计分析。其中，重型 AA 110 例，轻型 AA 110 例。研究结果表明，两组病例在性别、年龄构成方面无明显偏差，提示中医证候差异不存在性别和年龄等生理因素偏差干扰。两组平均病程比较，轻型 AA 病程长于重型 AA。同时我们对两组外周血细胞绝对值均数比较，重型 AA 的均数都显著低于轻型 AA。AA 以血细胞减少为特点，减少的程度似乎与病程的长短无明显相关性，主要与 AA 的分型关系密切。症状方面，神疲乏力占首位，出血表现位居第二，头晕排第三，心悸、面色无华、唇甲色白、胸闷气短出现频率亦相对较高。证候频率方面，分组统计的结果为，重型 AA 组证候频率高低顺序为气虚>血虚>肾阳虚=热毒炽盛>肾阴虚>血瘀>肾阴阳两虚；轻型 AA 证候频率高低顺序为气虚>血虚>肾阳虚>肾阴虚>血瘀>肾阴阳两虚>热毒炽盛，总体上也显示出气虚>血虚>肾阳虚>肾阴虚的相同规律。由此得出气虚、血虚、肾阳虚、肾阴虚是 AA 的基本证候。而气血亏虚比阴阳不足更加突出，尤其是重型 AA 气血亏虚的临床表现更加严重，中医治疗时一定要重用益气养血药物。热毒炽盛证候频率重型 AA 明显高于轻型 AA，因此在日常生活中对于重型 AA 的感染防护要高度重视。

4. 发挥中医药综合治疗的优势

重视非药物治疗，注意起居适宜及饮食调理。髓劳病患者精气不足，正气羸弱，极易引发外邪入侵，加重病情或导致出血，故应慎起居，调情志，避免劳累。尤其是急髓劳病患者初治阶段要绝对熟食，保持无菌饮食；饭前便后要洗手；饭后要漱口；清洁肛门，保持大便通畅；勤换床单内衣，避免交叉感染；保持心情舒畅，与医务人员密切配合，坚定战胜疾病的信心。同时饮食调理忌辛辣刺激、动火动血之品，如戒烟戒酒；提倡清淡多汁、易于消化的饮食，可多食一些清养之品，如鸭肉、甲鱼等，禁食肥甘厚味之品；有热者可食荸荠甘蔗汁、梨汁、萝卜、芹菜、冬瓜、菠菜、藕汁、荠菜花等。常用食疗方，如猪肝绿豆粥（《本草纲目》）、归参炖母鸡（《乾坤生意》）、羊脊粥（《太平圣惠方》）等，当辨证应用。出血过多者，更可饮用鲜藕汁，可清热、凉血、止血。

5. 重视中医理论创新与新药研发

创新是学术的生命。重视中医理论创新，并基于创新性理论研发中药新药，成效显著。如复方皂矾丸（皂矾、西洋参、海马、肉桂、大枣、核桃仁），可温肾健髓，益气养阴，生血止血，可用于 AA、白细胞减少症、血小板减少症、骨髓增生异常综合征，以及放疗和化疗引起的骨髓损伤、白细胞减少属肾阳不足、气血两虚证者。再造生血胶囊（菟丝子、红参、鸡血藤、阿胶、当归、女贞子、黄芪、益母草、熟地、白芍、制何首乌、淫羊藿、酒黄精、鹿茸、党参、麦冬、仙鹤草、炒白术、盐补骨脂、枸杞子、墨旱莲），可补肝益肾，补气养血，适用于肝肾不足、气血两虚所致的血虚虚劳，症见心悸气短、头晕目眩、倦怠乏力、腰膝酸软、面色苍白、唇甲色淡或伴出血；AA、缺铁性贫血见以上表现者。生血丸（鹿茸、黄柏、白术、山药、紫河车、桑枝、白扁豆、稻芽），可补肾健脾，填精养血，适用于脾肾虚弱所致的面黄肌瘦、体倦乏力、眩晕、食少、便溏；放、化疗后全血细胞减少及 AA 见上述证候者。血宝胶囊（熟地、当归、漏芦、丹参、党参、鸡血藤、附子、桂枝、枸杞子、仙鹤草、川芎、炙黄芪、补骨脂、制何首乌、虎杖、牛膝、连翘、赤芍、女贞子、牡丹皮、狗脊、刺五加、鹿茸、紫河车、阿胶、炒白术、陈皮、人参、水牛角浓缩粉、牛髓），可补阴培阳，益肾健脾，用于 AA、白细胞缺乏症、原发性血小板减少症、紫癜。益血生胶囊（阿胶、龟甲胶、鹿角胶、鹿血、牛髓、紫河车、鹿茸、茯苓、炙黄芪、白芍、当归、党参、熟地、炒白术、制何首乌、大枣、炒山楂、炒麦芽、炒鸡内金、盐制知母、酒制大黄、花生衣），可健脾生血，补肾填精，适用于脾肾两虚、精血不足所致的面色无华、眩晕气短、体倦乏力、腰膝酸软；缺铁性贫血、慢性 AA 见上述证候者。处方用药凝聚着专家智慧，可启发临床思维，合理应用常能取得较好疗效。

参 考 文 献

[1] 陈信义，麻柔，李冬云.规范常见血液病中医病名建议[J].中国中西医结合杂志，2009，29（11）：1040-1041.

[2] 蓝海，侯丽，郎海燕，等.常见血液病的中医分类与命名[J].中医杂志，2019，60（9）：750-753，778.

[3] 李远，赵婷婷，李海滨，等.基于医案数据处理的再生障碍性贫血中医论治理论转化研究[J].医学研究与教育，2016，33（2）：47-53.

[4] 刘颖，张金莲，邓亚羚，等.黄芪多糖提取、分离纯化及其药理作用研究进展[J].中华中医药杂志，2021，36（10）：6035-6038.

[5] 申文玲，彭相君，于丽萍.熟地黄活性成分药理作用的相关研究[J].临床医药文献电子杂志，2019，6（85）：194.

[6] 林玉榕，郑丽燕.中药菟丝子药理研究[J].生物技术世界，2014，11（2）：84.

[7] 李娜，胡亚楠，王晓雪，等.鹿角胶化学成分、药理作用及质量控制研究进展[J].中药材，2021，44（7）：1777-1783.

[8] 聂淑琴，梁爱华，薛宝云，等.鹿角胶新老剂型壮阳、补血作用的比较研究[J].中国中药杂志，1996，21（10）：625-628.

[9] 李晶，李娜，律广富，等.鹿角胶对环磷酰胺所致血虚模型小鼠的影响[J].吉林中医药，2014，34（10）：973-975.

[10] 杨旭，杨讯，许词，等.参芪四物汤治疗慢性再生障碍性贫血临床研究[J].新中医，2021，53（3）：

25-27.

[11] 瞿玮颖，邱仲川，陈珮，等.复方参鹿颗粒治疗肾阳虚型再生障碍性贫血的临床研究 [J].辽宁中医杂志，2017，44（2）：299-301.

[12] 黄邦荣，倪红，张永萍，等.兰州方治疗慢性再生障碍性贫血的临床研究 [J].甘肃医药，2017，36（2）：114-115.

[13] 丁晓庆，唐晓波，孙海燕，等.再生障碍性贫血中医证候分析 [J].中华中医药学刊，2013，31（3）：694-697.

（张雅月　许亚梅）

24　免疫性血小板减少症

免疫性血小板减少症（immune thrombocytopenia，ITP）是一种自身免疫性疾病，其特征是由于血小板清除增强和生成受损而导致血小板计数降低，是最常见的出血性疾病。据美国血液病学会（American Society of Hematology，ASH）发布的关于成人 ITP 的诊疗指南中指出，在一般人群中，成人 ITP 年发病率为（2～5）/100 000 [1]。ITP 虽为良性疾病，但容易反复，进展为慢性 ITP，血小板计数的不稳定是影响慢性 ITP 患者生活质量的重要原因。一项 ITP 患者生活质量和情绪健康的研究中，超过 90.0% 的患者认为 ITP 对其日常生活、工作学习、体能等方面产生了负面影响 [2]。尽管目前 ITP 有多种治疗方法，但因其不良反应及价格昂贵等限制了其临床应用。而且目前尚无根治ITP 技术。因此，探究 ITP 发病机制及有效治法一直是医学界的热点和难点。临床证明，中医药为主或辅助治疗对防治 ITP 患者出血、稳定外周血小板数值以及改善症状等具有多方面优势，值得重视。

ITP 在中医文献中当属于"血证"范畴。早在《内经》就有"血溢"、"衄血"、"血泄"、"咳血"、"呕血"、"溲血"等相关记载。《金匮要略》更设专篇讨论血证。《诸病源候论》则将血证称之为"血病"。《医学入门·斑疹门》曰："内伤发斑，轻如蚊迹疹子者，多在手足，初起无头痛身热，乃胃虚火游于外。"《外科正宗·葡萄疫》曰："感受四时不正之气，郁于皮肤不散，结成大小青斑点，色若葡萄，发在遍体头面。"《医学正传·血证》更将各种出血病证，统称为"血证"。《医宗金鉴·失血总括》曰："皮肤出血曰肌衄。"综合"肌衄"、"紫癜"、"紫斑"、"发斑"等多种相关病名，陈信义教授参与编写的《规范常见血液病中医病名建议》，主张将特发性血小板减少性紫癜（ITP）、继发性血小板减少性紫癜（继发性血小板减少症）统称为"紫癜病" [3]。其后，侯丽教授及外院专家讨论认为两种血小板减少症从发病学、病理学及治疗学方面均有明显区别，《常见血液病的中医分类与命名》主张"免疫性血小板减少症"可以"紫癜病"中医病名 [4]，而"继发性血小板减少症"仅是某种疾病发生与进展过程的表现而已。

一、病因病机

ITP 患者出血常有反复发作、缠绵不愈的特征，与脾虚不能摄血密切相关。《难经·五十九难》曰："脾重二斤三两……主裹血，温五脏，主藏意。"陈信义教授认为"脾裹血"是"脾主统血"理论形成的基石。"裹"，即裹结不散之意，认为脾具有包裹血液，使其不致溢于脉外的功能。《素问·示从容论》曰："脾气不守，胃气不清，经气不为使，真脏坏决，经脉傍绝，五脏漏泄，不衄则呕。"薛己《薛氏医案》指出"心主血、肝藏血、脾能统摄于血"。沈明宗《金匮要略编注》也指出"五脏六腑之血，全赖脾气统摄"，提示脾脏功能健全是血液循经脉运行的关键。相反如果"脾不统血"，就可导致血不循经而表现为出血。外在表征常在脾气虚基础上伴随各种慢性出血。其中，血小板减少性紫癜，特别是 ITP 导致的慢性出血是最能体现脾不统血的现代医学疾病。临床观察发现，部分 ITP 患者经中医药治疗后，即使患者外周血小板无明显上升，临床症状与出血现象也可有明显改善，引人深思。

二、辨证论治

1. 方剂辨证

针对各类血证，张仲景《金匮要略》除应用泻心汤苦寒直折、凉血止血以外，更创立小建中汤、柏叶汤、黄土汤治疗衄血、便血，重视脾胃。唐代孙思邈以调中补虚止血方治疗崩漏，宋代陈言以理中汤治疗吐血等，也重视从脾论治。金代李东垣更是重视脾胃，倡导补脾摄血法治疗多种血证。元代危亦林更明确提出"脾虚失摄而致出血"。《世医得效方》云："若冲任劳损，经海动伤，脾虚胃弱不能约制其血，倏然暴下，故谓之崩中漏下"，"归脾汤治思虑伤脾，心多健忘，为脾不能统摄心血，以致妄行，或吐血下血"。此归脾汤治疗血证即健脾统血之法。

2. 分型辨证

参照中华中医药学会血液病分会《成人原发免疫性血小板减少症中医诊治专家共识》提出的 ITP 分型辨证论治方案[5]。血热妄行证：皮肤出现紫红色瘀斑或青紫斑点，或有鼻衄、齿衄、便血、尿血，或有发热、口渴、大便干燥。舌质红，苔黄，脉数。阴虚火旺证：皮肤出现紫红瘀斑或青紫斑点，时发时止，常伴鼻衄、齿衄或月经过多，颧红，心烦，口干，手足心热，或有潮热盗汗，眩晕、耳鸣。舌质红，苔少，脉细数。气不摄血证：反复发生肌衄，劳后加重，神疲乏力，头晕目眩，面色苍白或萎黄，食欲不振，大便溏薄或便干。舌质淡，苔薄白，脉细或细弱。脾肾阳虚证：皮肤无瘀斑、瘀点，或仅磕碰后有瘀斑，神疲乏力，畏寒肢冷，腰膝冷痛，或五更泄泻，或小便不利，面浮肢肿。舌质淡胖，苔白滑，脉沉细。肝肾阴虚证：皮肤无瘀斑、瘀点或仅磕碰后有瘀斑，神疲乏力，腰膝酸软，头晕健忘，两眼昏花，失眠多梦，五心烦热，潮热盗汗，男子遗精，女子月经不调。舌质红，苔少，脉沉细或细数。

三、研究进展

1. 单味中药药理研究

基于对中医药治疗 ITP 用药规律的数据挖掘，结果显示使用频次较高的中药药味有酸、苦、甘、淡、涩，药性寒、热、温、凉，归经属心、脾、肺、肾，中药类别多为补虚药、清热药、止血药、活血化瘀药、解表药、渗湿药、收涩药，分别是甘草、黄芪、当归、生地、仙鹤草、白术、丹皮、党参、墨旱莲、茜草、茯苓、三七、白芍、女贞子、赤芍、熟地、阿胶、紫草等[6]。其中，甘草相关药理研究表明，甘草多糖是甘草的主要药效成分之一，具有免疫调节，抗氧化，抗肿瘤、抑菌、抗炎和调节肠道菌群的作用，提高免疫力是甘草主要功效之一[7]。黄芪和当归是传统中药，两者组成的药对是临床应用中常见的配伍形式。黄芪的主要化学成分为多糖类、黄酮类、皂苷类，黄芪多糖具有广泛的药理活性，能从多个层面调节免疫系统，影响巨噬细胞的吞噬作用，且能提升外周血中淋巴细胞亚群的水平[8]；当归的化学成分主要包含挥发油、多糖类、有机酸、氨基酸和黄酮类等，当归多糖在对抗小鼠造血干细胞（HSC）衰老的作用中有明显疗效，可以重建造血衰竭小鼠的造血功能并且可以在移植后维持长期造血[9]。生地在我国药用历史悠久，主要成分为环烯醚萜类、紫罗兰酮类和苯乙醇类化合物，现代药理学研究表明地黄对人体血液、免疫系统、心脑血管、中枢神经系统有显著作用，促进小鼠造血干细胞增殖、分化，且能缩短小鼠出血时间和凝血时间，具有一定的止血作用，其药效活性物质与糖类、环烯醚萜类有关[10]。此外，单味药物及其提取物在 ITP 的治疗中也取得不错疗效。肿节风具有清热凉血、活血消斑、祛风通络的功效，肿节风总黄酮有抗免疫性血小板减少性紫癜的作用，能促进骨髓巨核细胞的增殖[11]；淫羊藿素是肿节风的核心活性成分之一，属于黄酮类化合物淫羊藿苷的衍生物，有研究证实淫羊藿素能显著增加外周血血小板凝集；显著增加血清甲状腺过氧化物酶（TPO）水平，减轻脾肿大，减少脾和骨髓中巨核细胞的异常增殖[12]。雷公藤具有免疫抑制效应，是临床常用的治疗自身免疫性疾病的一味具有抗炎、免疫抑制效应的中药。在一项临床研究中表明雷公藤多苷片对提升 ITP 患者的血小板数量有明显疗效，与地塞米松相似[13]。

2. 中医复方研究

健脾益气摄血方是在陈信义教授"脾脏象"理论指导下拟定的治疗"脾不统血证"的中药复方。组成包括黄芪、党参、茯苓、白术、茜草、阿胶、炙甘草等。承担国家重点基础研究发展计划（973计划）课题，选择慢性 ITP 的主要证候类型"脾不统血证"患者作为研究对象，以健脾益气摄血为治疗原则，通过中央随机、多中心临床试验方法，客观总结了健脾益气摄血方治疗慢性 ITP 的止血效果和患者外周血小板数值的提升效果，并对其临床疗效进行了综合评价。结果表明，临床症状疗效中药组（104 例）、联合组（103 例）在临床证候显效率与有效率方面明显优于西药组，治疗 7天后出血程度较入组时明显减轻，中药组的血小板均值及增长趋势始终低于其他两组。证实健脾益气摄血方在改善"脾不统血"ITP 患者的脾（气）虚症状及出血症状方面，疗效优于并早于单用泼尼松；联合用药优势更加明显，并且对泼尼松可能潜在的不良反应有一定的缓解作用。

四、前景展望

1. 重视古籍研究

"脾主统血"指导临床意义重大。通过对古代文献的整理梳理，有利于厘清"脾主统血"理论源流。《难经》、《金匮要略》、《脾胃论》、《世医得效方》等皆有相关论述。明代薛己《薛氏医案》更明确提出"心主血，肝藏血，亦能统摄于脾"。武之望《济阴纲目·调经门》指出"血生于脾，故云脾统血"。张介宾《景岳全书》指出"盖脾统血，脾气虚则不能收摄；脾化血，脾气虚则不能运化，是皆血无所主，因而脱陷妄行"，"虽血之妄行由火者多，然未必尽由于火也，故于火证之外则有脾胃阳虚而不能统血者"。清末唐容川《血证论》指出"运血者即是气，守气者即是血"，"血生于心火，气生于肾水，放水火两脏，全赖于脾，故治血者，必治脾为主"，"凡治气者，亦必知以脾为主，而后有得也"。可见，血证"脾不统血"病机与健脾统血治法实为历代医家所重视。

2. 传承名医经验

名医经验，非常宝贵。陈信义教授基于临床，在传承"脾主统血"基础上，强调"脾裹血"理论。《灵枢·决气》曰："中焦受气取汁，变化而赤，是谓血。"强调血液由脾运化的水谷精微物质转化，故有"脾为后天之本，气血生化之源"之说。而调控血液也在于脾，此即所谓脾主统血。另外，脾还有导引血行的生理效应。所以，临床上陈信义教授主导确立"从脾论治"ITP 的原则，拟定健脾益气摄血方，指导临床实践，取得较好疗效。积极开展相关临床及基础研究，为后续深入理论创新以及新药研发创造了条件。

3. 开展中医证候学研究

临床实践证明，健脾益气摄血方除了能改善出血及升高血小板数值外，在改善患者临床症状，特别是体倦乏力症状方面还有独特的疗效，对食欲不振、食后腹胀等脾虚症状疗效也非常显著。在此基础上，把中医证候疗效以及单项症状疗效也作为中药观察指标。从实验结果来看，健脾益气摄血方组与联合组对各项中医证候的改善都优于泼尼松组，疗效优势基本上是联合组>健脾益气摄血方组>泼尼松组，以联合组在中医证候总分、体倦乏力、神疲懒言上的改善尤为显著。在食后腹胀评分上，健脾益气摄血方组与联合组的疗效出现早于泼尼松组，推测泼尼松对消化功能确有一些影响，如引起胃部不适、腹胀、恶心、消化性溃疡等。由此证实健脾益气摄血方在改善 ITP 患者中医证候与单项症状方面具有一定优势。

4. 发挥中医药治疗优势

陈信义教授认为，在临床中不仅关注患者外周血血小板数值的升高，还更加关注临床症状的改善与出血倾向的控制。前期研究显示，部分 ITP 患者经中医药治疗后，虽然血小板计数并未达到正常或接近安全水平，但出血倾向却有明显改善。出血倾向的改善与血小板计数上升幅度并不是绝对的时间上的平行关系，出血情况的改善往往先于血小板计数上升而出现。因此，健脾益气摄血方并不是单纯通过调控免疫，提升血小板数值而有效止血，还可能存在着一种不被关注的毛细血管功能及其血管活性物质或神经递质参与的止血机制。5-羟色胺（5-HT）、β-内啡肽（β-EP）、血管活性肠肽（VIP）是代表脑-肠轴功能的主要神经递质，因此我们进一步开展实验，检测 ITP 患者血液神经递质 5-HT、β-EP、VIP 的表达情况。研究结果表明，健脾益气摄血方组、联合组治疗后 β-EP 较入组时均升高。3 组治疗后 VIP 均下降，说明健脾益气摄血方对脑-肠轴功能具有一定的调节效应，也参与 ITP 的免疫学发病与临床止血过程。此外，血管是生物体运送血液的管道，除维持血液与组织间物质交换外，正常血管中还存在大量的活性物质，以控制血管生理状态，特别是血管内皮细胞是分泌、合成和释放血管活性物质的重要场所，这些活性物质具有舒缩血管、调控血管张力与促进血液凝固的多重效果。健脾益气摄血方能上调血管促凝因子 TXA_2、VCAM-1，下调抗凝因子 PGI_2、凝血酶调节蛋白检测值，平衡促凝活性因子与抗凝活性因子的动态平衡，提示可能是健脾益气摄血方有效止血机制之一。

5. 重视中医药作用机制研究

ITP 的确切发病机制目前尚不清晰，目前普遍认为该病为异质性免疫性疾病，体液与细胞免疫功能失调承担着始动角色。因此我们开展相关临床研究检测患者经健脾益气摄血颗粒治疗前后血小板相关抗体、T 淋巴细胞及其亚群变化，以期证实健脾益气摄血颗粒具有免疫调控效果。结果表明，健脾益气摄血颗粒能够升高 $CD4^+CD25^+$ 细胞，调节 ITP 患者紊乱的免疫机制，维系自身免疫稳态。与试验组比较，联合组检测的 $CD3^+CD4^+$、$CD19^+$ 正常和异常差异有统计学意义（$P<0.05$）。$CD3^+$ 代表人体细胞免疫功能状态，$CD4^+$ 是调控免疫反应最重要的枢纽细胞，$CD19^+$ 则与 B 细胞免疫相关。从上述结果进一步证实联合组不但能够调节 T 细胞免疫，也可调控 B 细胞免疫。

现代研究发现，脑肠互动与脑肠肽在脾脏生理功能维持正常运转中发挥重要作用。脑肠互动即胃肠道和中枢神经系统之间通过一些神经递质或肽类激素互相联系，互相作用。肠道是人体最大的免疫器官，人体内 70%~80% 免疫细胞分布于肠道，肠相关淋巴组织是肠淋巴组织及淋巴细胞聚集区，参与免疫应答的启动及免疫耐受的诱导，因此调控肠道免疫功能可在防治 ITP 中发挥作用。为了提供健脾益气摄血颗粒具有明确调节免疫功能的相关证据，我科进一步开展基础实验进行验证，并承担国家自然科学基金课题，从肠道免疫方面探究健脾益气摄血方治疗 ITP 的效应机制。实验结果表明，与正常组相比，模型组显著降低了肠黏液中 sIgA 的含量，增加了肠系膜淋巴结淋巴细胞中 P53 蛋白的表达，增加了淋巴细胞凋亡率。与模型组相比，其他 3 组显著提高了 sIgA 含量，降低了 P53 蛋白的表达和淋巴细胞凋亡率。在西药组和健脾益气摄血方组比较时发现，健脾益气摄血方高剂量组的 sIgA 含量最高，健脾益气摄血方中等剂量组的淋巴细胞凋亡率最高。证实健脾益气摄血方可通过升高 ITP 模型小鼠肠黏液 sIgA 含量、降低肠系膜淋巴结淋巴细胞 P53 蛋白含量和淋巴细胞凋亡率，从而在一定程度上恢复 ITP 小鼠肠道免疫功能，且健脾益气摄血方对肠道免疫的调控存在量效依赖关系。

总之，在传承经典与名医经验基础上，开展免疫性血小板减少症中医证候学研究，探索病因病机，提出中药有效治法，并通过临床试验科学评价中医药疗效，借助现代科学技术与动物实验、细胞培养等方法，研究中医药治疗 ITP 作用机制，对于中医理论创新与临床疗效提高，研发 ITP 中药新药，具有良好前景。

参 考 文 献

[1] Neunert C，Terrell D R，Arnold D M，et al. American Society of Hematology 2019 guidelines for immune thrombocytopenia [J]. Blood Advances，2019，3（23）：3829-3866.

[2] 王茹婷，刘新光，侯宇，等. 一项针对原发免疫性血小板减少症的医患调研：I-WISh 国际调研中国亚组

分析 [J]．中华血液学杂志，2021，42（5）：369-375.

[3] 陈信义，麻柔，李冬云．规范常见血液病中医病名建议[J]．中国中西医结合杂志，2009，29（11）：1040-1041.

[4] 蓝海，侯丽，郎海燕，等．常见血液病的中医分类与命名[J]．中医杂志，2019，60（9）：750-753，778.

[5] 朱文伟，陈信义，周永明．成人原发免疫性血小板减少症中医诊治专家共识[J]．中华中医药杂志，2022，37（4）：2129-2133.

[6] 程海晏．基于数据挖掘的中医药治疗 ITP 用药规律的分析[D]．广州：广州中医药大学，2019.

[7] 朱韵辰，林星．甘草多糖药理学作用研究进展[J]．中国现代应用药学，2021，38（21）：2763-2768.

[8] 马艳春，胡建辉，吴文轩，等．黄芪化学成分及药理作用研究进展[J]．中医药学报，2022，50（4）：92-95.

[9] 马艳春，吴文轩，胡建辉，等．当归的化学成分及药理作用研究进展[J]．中医药学报，2022，50（1）：111-114.

[10] 陈金鹏，张克霞，刘毅，等．地黄化学成分和药理作用的研究进展[J]．中草药，2021，52（6）：1772-1784.

[11] 卢晓南，彭文虎，徐国良，等．肿节风总黄酮对免疫性血小板减少大鼠骨髓细胞微环境的影响[J]．中药药理与临床，2015，31（6）：66-69.

[12] Zhang K，Dai Z F，Liu R Z，et al. Icaritin provokes serum thrombopoietin and downregulates thrombopoietin/MPL of the bone marrow in a mouse model of immune thrombocytopenia [J]．Mediators of Inflammation，2018，2018：1-10.

[13] 陈秋杰．雷公藤对 ITP 患者 T 细胞亚群 IDO 与 TTS 表达的影响[D]．广州：广州中医药大学，2015.

（张雅月　许亚梅）

25　急性白血病

急性白血病（acute leukemia，AL）是起源于造血干、祖细胞的恶性克隆性疾病，异常原幼细胞在骨髓中克隆性增殖、抑制正常造血并浸润其他组织和器官，临床表现为贫血、出血、发热以及脏器的白血病细胞浸润等，可大致分为急性髓系白血病及急性淋巴细胞白血病。我国成人 AL 以急性髓系白血病最多，约 1.62/10 万，发病率随着年龄的增加而增高，50 岁后明显上升，60～69 岁达高峰，男性明显高于女性[1]。

AL 根据其临床表现，与中医文献中的"热劳"、"虚劳"、"血证"、"痰核"等病证相似。"虚"和"劳"首见于《内经》。张仲景《金匮要略·血痹虚劳病脉证并治》曾专篇论述虚劳。《圣济总录》云："论曰急劳之病，其证与热劳相似，而得之差暴也，缘禀受不足，忧思气结，营卫俱虚，心肺壅热，金火相刑，脏气传克，或感外邪，故烦躁体热，颊赤心忪，头痛盗汗，咳嗽咽干，骨节酸疼，久则肌肤销铄，咯涎唾血者，皆其候也。"2017 年中华中医药学会血液病分会组织国内中医血液病学专家对常见血液病进行了中医命名相关研究，对急性髓系白血病统一命名为"急髓毒病"。由于急性早幼粒细胞白血病的特殊临床表现及中药砷剂的独特疗效，因而单独命名为"急髓毒紫斑病"。重视毒邪是导致 AL 的关键因素[2]。

一、病因病机

AL 的发病涉及肝、脾、肾三脏，其中与肾关系最为密切。肾为先天之本，内藏元阴元阳，肾亦为五脏之本、性命之根。肾主骨、藏精、生髓。肾气（肾精所化之气）是人体生命活动的原动力，《素问·生气通天论》云："骨髓坚固，气血皆从。"又说："血存于骨，而行于脉。"《内经》唐代王冰注释云："肾之精气，生养骨髓。"《诸病源候论·虚劳候》云："肾主骨生髓，虚劳损血耗髓。"这些均提示肾主骨，与造血系统关系密切。

同时，我们还可从 AL 的症状特点来认识病因病机。《素问·腹中论》曰："病至则先闻腥臊臭，出清液，先唾血，四肢清，目眩，时时前后血……病名血枯。"《素问·评热病论》曰："有病温者，汗出辄复热，而脉躁急，不为汗衰……病名阴阳交，交者死也。"《灵枢·百病始生》曰："阳络伤则血外溢，血外溢则衄血；阴络伤则血内溢，血内溢则后血。"《圣济总录·虚劳门》曰："急劳之病，其证与热劳相似，而得之差暴也，缘禀受不足，忧思气结，荣卫俱虚，心肺壅热，金火相形，脏气相克，或感外邪，故烦躁体热，颊赤心松，头痛盗汗，咳嗽，咽干，骨节酸痛，久则肌肤销烁，咯涎唾血者，皆其候也。"《诸病源候论·虚劳候》载："积聚者脏腑之病也……阳气所成也，虚劳之人，阴阳损伤，血气凝涩，不能宣通经络，故积聚于内也。"《类证治裁》载："经所谓冬不藏精，春必病温也，故其发热而渴，不恶寒，脉数盛。"《圣济总录》曰"热毒内瘀，则变为瘀血。"《医宗必读·聚积》曰："积之所成，正气不足，而后邪气踞之。"《医林改错》载："结块者，必有形之血也。"总的来说，重视正气虚、邪毒以及血瘀内结等。

当代医家基于 AL 病变来源于骨髓，并根据该病发生与发展过程中所表现出的病理特征、临床症状、证候特点，提出"毒邪病因"，认为 AL 骨髓出现大量异常细胞增殖是邪毒损伤骨髓而导致正常细胞生长、发育和成熟受抑制所致。此即 AL"毒损骨髓"病机学说，强调毒邪败伤气血，与好血不能相容，认为病程所见"发热"、"血证"、"虚劳"、"积聚"等，均是"毒损骨髓"所产生的病理结局。所以，内伤是发病的基础，邪毒是发病的条件。辐射毒邪，或接触细胞毒药物等，其进入体内后可直接损伤气血，或深入骨髓，败坏血液，与好血不相容，或导致骨髓空虚，新血不生，故可致白血病。

二、辨证论治

1. 分病种治疗

白血病治疗应以"虚则补之"、"实则泻之"为原则。急性髓系白血病以"毒"为病因，以"毒损骨髓"为病机的创新理论，该病的治疗强调"以毒攻毒"。除当重视针对病证用药外，同时重视病因治疗，才能取得良好疗效。AL 发病急、病情重、进展快、死亡率高，一经诊断应按照相关实践指南或专家共识予以及时治疗，以争取尽快取得临床缓解。中医药治疗重点应锁定于减轻西药治疗带来的毒副作用（骨髓抑制、肝肾功能损害、胃肠道不良反应、周围神经病变等）、防止复发与耐药、老年白血病以及巩固维持阶段。

针对急性早幼粒细胞白血病（APL），静脉注射砷剂或口服砷剂疗效确切，体现了中医"以毒攻毒"的治疗优势和特色。常用中药有毒药物包括砒霜和雄黄。砒霜：据《日华子本草》记载：砒霜有大毒，功效为蚀疮去腐、杀虫、劫痰、截疟，主治痔疮、瘰疬、痈疽恶疮、走马牙疳、癣疮、寒痰哮喘、疟疾、休息痢。当代学者张亭栋教授、王振义院士、陈竺院士等研究证实砒霜主要成分为三氧化二砷，对 APL 具有明显的治疗效果。1979 年哈尔滨医科大学中医教研室主任张亭栋教授等首先报告癌灵注射液能有效治疗 AL，其中以 M3 型疗效最好。随着研究的不断深入，最终发现癌灵注射液中最具有抗白血病作用的成分为亚砷酸（即砒霜），至 2003 年，共治疗 281 例 APL 初发患者，肿瘤完全缓解（CR）率达 81.4%，5 年以上存活率为 54%，对于用维 A 酸治疗复发的 APL 患者 CR 能达 80% 以上。1996 年美国 *BLOOD* 杂志发表了陈竺院士关于亚砷酸治疗 APL 的分子机制，并将文中插图作为该期的封面，同时在 *SCIENCE* 杂志以"古老的中药又放出新的光彩"为标题，赞扬了中医学，称用砒霜治疗 APL 的成功是"令人震惊的发现"，在 2000 年 12 月全美血液病大会上宣布的 20 世纪血液病治疗新进展大记事中也榜上有名，而亚砷酸注射液也为美国 FDA 所批准，进入美国市场。亚砷酸注射液成分为砒石提取物（含三氧化二砷），用于治疗 APL、慢性粒细胞白血病及慢性粒细胞白血病加速期。目前，在世界范围内，亚砷酸是治疗 APL 的一线用药。亚砷酸的发现，使 APL 成为第一个有望被彻底治愈的 AL。这是中医药为人类健康做出的巨大贡献。雄黄：据《本草纲目》记载：雄黄性寒、有毒，具有解毒杀虫、燥湿祛痰、截疟功效，可用于治疗痈肿疔疮、蛇虫咬伤、虫积腹痛、惊痫、疟疾。事实上，以雄黄为主治疗恶性血液病的临床研究或更早于砒霜的研究。20 世纪 60 年代初，吴翰香教授就曾用牛黄醒消丸治疗 1 例 APL 获得临床部分缓解（PR）。中国中医科学院周霭祥教授以古方青黄散（该方由雄黄、青黛组成）主治各种类型白血病，在临床中也发现其对 M3 疗效显著。80 年代，中国人民解放军第 210 医院中医科黄世林教授运用复方黄黛片治疗 APL 取得突破性疗效，组成为青黛、雄黄（水飞）、太子参、丹参，功效为清热解毒，益气生血，1995 年黄世林等报道以复方青黛片（含青黛、太子参、丹参、雄黄等，又名复方黄黛片）为主治疗 APL 60 例，CR 率达到 98.3%，无严重出血及感染，未见明显骨髓抑制。2010 年陆道培院士报道，截至 2009 年 12 月，北京市道培医院以雄黄治疗 82 例初发 APL 患者，这 82 例患者全部达到 CR，并认为雄黄的疗效至少与砒霜相同。复方黄黛片逐渐成为 APL 治疗中最受瞩目的中药口服制剂，在中医毒攻毒、扶正攻邪的理论指导下，发挥治疗作用。2008 年陈竺院士首次阐明该制剂主要成分的分子机制，为其在临床的推广应用提供了更坚实的理论依据，该文发表在美国国家科学院院刊，引起世界的广泛关注。此后，复方黄黛片的基础研究与临床研究大量开展起来。2011 年，北京大学人民医院一项非劣效性 3 期临床试验，将口服砷剂（复方黄黛片）、静脉砷剂（亚砷酸）分别与全反式维 A 酸联用治疗 APL，口服砷剂组的疗效（2 年无病生存）非劣效于静脉砷剂组（98.1% vs 95.5%，$P<0.001$），CR 率（99.1% vs 97.2%），说明口服与静脉砷剂具有相似的疗效和安全性。至此，复方黄黛片联合全反式维 A 酸已成为我国初诊 APL 患者的一线治疗方案。已经有充分的证据表明，对于低风险 APL 患者，单纯口服、免化疗、以门诊为基础的治疗已经成为现实，对于高危患者，研究显示出治疗有望的初步结果，单纯口服、免化疗的门诊治疗有望成为现实。

而针对复发难治的急性髓细胞性白血病，包括化疗或造血干细胞移植后部分病人复发或转变为难治或产生耐药者，往往生活质量极差。复方浙贝颗粒，源于国家科技部"十一五"支撑计划课题科研方。药物组成：浙贝、川芎、汉防己。功能主治：化痰散结，活血化瘀。复方浙贝颗粒与化疗方案组成新治疗方案，用于难治性 AL"痰瘀互阻"证，表现为痰核、瘰疬等，可见瘀斑、瘀点、出血等。采用随机双盲、安慰剂对照、多中心临床研究方法，将复方浙贝颗粒（浙贝、川芎、汉防己）作为一种中药单元，与规范的化疗方案组合成新化疗方案，并与单纯化疗方案比较，以 CR 为终点观察指标。结果显示，新方案治疗难治性急性髓细胞性白血病取得了明显优于单纯化疗方案的 CR 率，改善临床症状与提高患者生存质量方面也优于对照组。具有清热解毒的青黛、白花蛇舌草、墓头回、虎杖、蜈蚣等中药治疗急性髓细胞性白血病也能获得较好疗效。

至于其他血液病转化的 AL，如骨髓增生异常综合征、骨髓增殖性肿瘤等髓系肿瘤，实体瘤患者因生存期较前延长而在放化疗后继发白血病者，临床也很多见。其中，骨髓增生异常综合征是向急性髓细胞性白血病转化率最高的疾病之一，总体转化率在 30% 左右，核型异常或高危患者转化率高达 40%～60%，前期有血液病史的 AL 多属于较难治类型。因此，基于中医"治未病"重要策略，应重视控制或延缓其他血液病进展和向白血病转化，将白血病干预时间点前移。髓系肿瘤病机演变有一定规律，总体来讲，病机为虚毒交困。瘀为劳之根由，劳必兼瘀，故多有虚劳之基础，虚损起于脾胃、劳多起于肾经，肾主骨生髓，病位常在脾、肾，累及髓，胁下癥积、自觉发热、口唇紫暗、肌肤甲错等邪实之征象，病情进展后，邪毒伤精毁髓，则导致血枯精竭、脾肾损伤、气血衰败，则进展为白血病，故此类患者通常为肾虚精亏在先、气血亏虚在后，招致邪毒侵袭，瘀血、痰湿、湿热内蕴。而无前期血液学病史的 AL 患者通常起病即为邪毒肆虐，内陷骨髓，属温病逆传，终致耗血动血、髓络瘀阻。2019 年西苑医院专家回顾分析了 130 例骨髓增生异常综合征患者，采用青黄胶囊（含雄黄 0.1g，青黛 0.2g）和健脾补肾治疗 36 个月及以上，完全缓解、血液学进展、稳定、疾病进展分别为 18 例（13.84%）、80 例（61.54%）、24 例（18.46%）、8 例（6.15%），青黄散为主方案治疗高危型骨髓增生异常综合征（RAEB-Ⅰ与 RAEB-Ⅱ患者各 15 例）总有效率为 56.67%，骨髓原始细胞百分率减低（$P<0.05$），平均存活时间 28.5±20.43 个月，随访期间无一例转化为白血病。通过延缓骨髓增生异常综合征向 AL 的转化，体现了既病防变的治疗理念。另外，

骨髓增殖性肿瘤患者部分结局是骨髓衰竭，另一部分最终可转化为白血病。如真性红细胞增多症转化为骨髓纤维化后，20%～50%将进展为 AL，也可经骨髓增生异常综合征再转化为 AL。这种情况疗效往往不佳，生存期短，预后很差。临床凡有向 AL 转化趋势者，辨证基础上加入白花蛇舌草、半边莲等清热解毒类药，可以减缓疾病转化。而应用活血化瘀药，应注意不可伤正，并防止有出血、动血风险。

2. 分阶段辨证

中医药与化疗相结合临床常用。基于化疗期间邪弱正虚，邪毒内伏，常兼脾胃损伤，易感外邪而致肺部感染的特点，临床可分阶段辨证选方用药。化疗期：治当化疗增敏、固护脾胃，可用"芩贝汤"（复方浙贝颗粒加味）：浙贝 15g，黄芩 20g，川芎 10g，防己 10g，青蒿 20g，生黄芪 30g，陈皮 10g，姜半夏 10g，茯苓 15g，生白术 30g，厚朴 10g，枳实 10g。化疗期给药，14 天。化疗间歇期：全血细胞减少无发热者，补肾益髓，可用"养髓汤"，生地 20g，山萸肉 15g，鹿角胶 10g，补骨脂 10g，人参 10g，山药 30g，肉桂 10g，仙鹤草 30g，菟丝子 20g，肉苁蓉 30g，金银花 20g，栀子 10g。化疗后给药，14 天。而出现肺部感染者，治当清肺化痰，可用"泻白散"加减，桑白皮 20g，地骨皮 20g，葶苈子 30g，瓜蒌 30g，前胡 10g，白前 10g，柴胡 10g，黄芩 20g，天竺黄 15g，水牛角 20g，生石膏 20g，生地 20g，玄参 30g，生黄芪 30g，天花粉 15g，生甘草 10g。

AL 患者极易合并肺部感染及心衰，并常常为白血病的主要死因。临床应诊"治未病"、"既病防变"，以改善心肺功能。导引功法可应用"六字诀养生功"（口呼或默念"嘘、呵、呼、呬、吹、嘻"六个字音）。六字分别可养肝、补心、健脾、润肺、强肾、调理三焦，调整脏腑、防治肺部疾病。临床可单纯以练呼为主的静功，也有配合动作的动静功结合功法，对白血病患者防治肺部感染有益。根据患者体能，每日可练习 20 余分钟，体能较差者坐卧位练习静功，能站立活动者练习动功，每字念 6 遍，每日三次循环。至于微小残留状态，是由于化疗的影响，导致机体多脏腑功能失调、气血阴阳受损，常表现出"正虚邪恋"的状态。若余毒积蓄到一定程度，还可致疾病复发。此时常见气阴两虚证，治当扶正培本，养阴透邪。

3. 分型辨证

中华中医药学会血液病分会及中国中西医结合学会血液病分会主持制定的《急性白血病中医诊疗方案》主张分型辨证。①热毒炽盛证：壮热烦渴，皮肤紫斑，尿赤便秘，或有齿衄、鼻衄，血色鲜红，或有口舌生疮，舌质红，苔黄，脉数，治当清热解毒，清营凉血，方用清瘟败毒饮。②毒瘀互结证：面色晦暗或淡暗，肌肤甲错，痛有定处，胸胁胀满，瘰疬痰核，胁下癥积，舌质暗紫或有瘀斑、瘀点，苔薄白，脉弦或弦数，治当化瘀解毒。方用消瘰丸合仙方活命饮加减。③气血两虚证：面色苍白，头晕，疲乏无力，活动后心慌气短，或出血骨痛，舌质淡，苔薄白，脉虚大无力或脉沉细，治当益气补血，方用归脾汤加减。④气阴两虚证：神疲乏力，面色少华，五心烦热，心悸，失眠，自汗，盗汗，咽痛，口糜，舌质淡，苔薄白，脉细数，治当益气养阴。方用生脉散合四君子汤加减。

三、研究进展

1. 单味中药研究进展

随着新型药物及新治疗措施的问世，AL 患者治疗效果及生存期获得了不同程度的改善，但有不少患者骨髓抑制后再生恢复能力弱，合并症多，化疗耐受性差，或者经济原因等，仍面临治疗窘境。近年来，中医药治疗在白血病临床及基础研究方面均有收获，调节免疫功能、治疗微小残留白血病、抑制白血病细胞增殖、促进凋亡、诱导分化、逆转多药耐药、抑制侵袭浸润等方面均有进展，例如贝母甲素、汉黄芩苷、姜黄素、苦参碱、藤黄酸等，蝎毒多肽提取物具有阻抑白血病细胞髓外浸润的作用，全蝎药味咸、辛、平，有小毒，药性属"阴"，表现为抑制、拮抗等作用，具有平肝息风、攻毒散结、通络止痛等功效。全蝎有效成分蝎毒多肽抗肿瘤活性较高，水溶性好，活性稳定，治疗剂量对小鼠无明显的毒性作用，并且对白血病干细胞多药耐药相关的 MDR1、Bcl-XL、Bcl-2 等基因有下调作用。去氢骆驼蓬碱、解毒化瘀药、雷公藤红素、青蒿琥酯等均有抑制白血病细胞增殖的作用，冬凌草甲素靶向治疗伴有 t（8；21）（q22；q22）染色体易位的 AML 也取得了突破性成果[4]。应用中药辅助减低剂量化疗治疗老年 AL 也有一定的效果。如"抗白延年汤"可减少化疗早期死亡率、化疗相关感染率以及改善骨髓抑制，可作为脏器功能较差患者的治疗选择[5]。单中心对清毒化瘀汤等中药复方治疗慢性髓细胞性白血病临床研究也显示疗效确切，说明中医药在靶向时代仍将继续扮演重要角色。大量基础研究显示，汉防己、川芎、浙贝、雄黄等中药有效成分可通过对细胞免疫功能的调节作用，抑制白血病细胞增殖、促进凋亡、诱导分化、逆转多药耐药，且副作用明显低于同类西药，已成为肿瘤研究的新热点。

2. 中药辅助嵌合抗原受体 T 细胞（CAR-T 细胞）治疗白血病

中药辅助 CAR-T 细胞治疗 AL 是一个全新的课题，尚无较成熟的经验可循。中医药介入 CAR-T 细胞治疗过程，必须先了解 CAR-T 细胞治疗容易出现哪些证候，在中医理论指导下结合疾病特点，进行辨证辨病施治，探索出治疗规律。CAR-T 细胞疗法最常见的不良反应为细胞因子释放综合征、CAR-T 细胞相关脑病综合征，CAR-T 细胞相关的噬血细胞综合征。特点为免疫系统过度活化、淋巴细胞浸润及免疫介导的多器官功能衰竭。主要临床表现有发热、伴或不伴寒颤，全身不适，疲倦，纳呆，关节痛、肌痛，恶心、呕吐，紫癜，皮疹，黄疸，心悸，头痛，或精神状态不佳，精神错乱，谵妄，乱语或失语，幻觉，震颤，步态改变，癫痫发作等。

河南省中医院自 2016 年开始对难治复发急性 B 淋巴细胞白血病等采用 CAR-T 细胞治疗，通过观察其不同的临床表现发现，大致可依照是否出现发热采取不同的中医治疗方案。AL 患者采用 CAR-T 细胞疗法后常发热重，且持续时间较长，故多从卫气营血辨证。CAR-T 细胞回输初期，绝大部分患者会出现发热，甚至是高热，伴或不伴寒战、恶心、呕吐、紫癜，甚至伴有水肿、黄疸、腹胀、少尿，严重者神昏、谵妄等，乃正盛邪实、正邪交争激烈之象。邪以热毒为主，兼有水湿、痰饮为患，治疗以祛邪为主。五脏受损，以卫气营血辨证为主，兼顾三焦、六经、脏腑辨证之法。CAR-T 细胞回输 1 周后尤其 2 周后，若无合并感染一般无发热，此时一般证候不甚明显，多正虚邪恋，正虚乃多气血亏虚、脾肾阳虚、肝肾阴虚，邪以瘀毒为主，结合原发病证候，予以扶正祛邪，以脏腑、气血津液辨证为主。病位主要在肝、脾、肾、脑。随着 CAR-T 细胞疗法在临床上的广泛应用，联合中药的治疗会将越来越多，在以后临床实践中需要进行多中心大样本的临床试验研究，为中药在 CAR-T 细胞治疗方面提供依据。

3. 急性白血病围化疗期中医干预治疗

AL 治疗手段主要包括化疗、造血干细胞移植、靶向治疗和免疫治疗等，多药联合的化疗方案仍是白血病治疗的主要手段，但其引起的骨髓抑制、药物的不良反应无法避免，而且细胞耐药的问题依旧难以解决，且靶向治疗只能针对特定的突变基因型产生作用。造血干细胞移植是目前治疗白血病最有效的根治方法，但移植相关并发症和疾病复发仍是面临的难题[2]。中医药多靶点、减毒增效的优势在治疗白血病过程中仍有重要地位，大量研究表明中医药及养生康复可显著改善难治性白血病患者及老年白血病患者的生活质量。利用中医特色和优势解决难治性白血病和老年白血病问题，通过多年临床实践及基础研究，国内几所中医血液病治疗中心都形成了"中医药治疗急性白血病"稳定的研究方向。"十一五"国家科技支撑计划"难治性急性白血病围化疗期中医干预治疗方案临床应用研究"证实，复方浙贝颗粒联合化疗治疗难治性 AL 可提高白血病患者临床缓解率与临床总有效率，全分析集（FAS）统计的治疗组 CR、CR+PR 分别较对照组提高了 9.27% 与 14.42%，其中 CAG 方案联合"复方浙贝颗粒"较单纯应用 CAG 一疗程缓解率分别为 50%、37.5%，部分随访患者复方浙贝颗粒联合化疗组和单纯化疗组的中位持续缓解时间分别为 172、115 天，中位生存期分别为 363、201 天。复方浙贝颗粒联合多柔比星可下调 KG-1a 细胞移植瘤 PI3K/AKT 信号通路中 mTOR 及 NF-κB 的表达，通过下调 miRNA-17-92 表达水平逆转白血病耐药。AL 患者多具有面色暗淡、肌肤甲错、痰核瘰疬、癥积肿块、舌暗苔腻、脉滑等痰瘀互结的表现，复方浙贝颗粒加用黄芩组建的浙贝黄芩汤（浙贝、黄芩、川芎、防己），其中浙贝清热化痰、消肿散结，黄芩清热燥湿、泻火解毒，川芎活血行气，汉防己化痰祛湿，四药共奏活血化瘀、解毒祛湿之效，临床应用证实它既能够改善白血病患者"痰瘀互结、热阻夹湿"的临床证候，又能够减轻炎症反应。通过"中药-靶点-分子机制-疾病"轴探讨浙贝黄芩汤对白血病的疗效、作用机制，中药可通过下调 Wip1 mRNA 抑制人髓系白血病细胞的增殖并诱导其凋亡，能在一定程度上增敏及逆转耐药，降低白血病小鼠脾脏和外周血细胞中 Wip1 mRNA 的表达，阐述了浙贝黄芩汤治疗白血病的作用机制[3]。

四、前景展望

1. 构建老年白血病全程综合诊疗养护方案

急性髓细胞性白血病占成人 AL 的 80%，中位发病年龄为 67 岁，35%新诊断的患者年龄≥75岁，老年患者预后差，5 年生存率为 10%～15%，随着人口老龄化的发展，其发病率将继续增加。不适宜接受高强度化疗的老年白血病患者仍有迫切的医疗需要，很多患者存在治疗不足或治疗过度的情况，需依据我国老年白血病患者体能状态、预后分层、治疗愿望、经济情况来制定全程医疗与养护方案。目前尚无某一种药物或疗法能覆盖老年白血病全程，临床需要构建减低剂量化疗及中医治疗养生康复为主的综合诊疗模式，既病防变，进行全人、全程医疗养护，延长疾病稳定状态。应用减低剂量化疗、支持治疗、中药内服外用、导引功法等多学科技术，以延长生存期、提高生存质量。以中医全程管理为契机，创建老年 AL 综合诊疗养护模式，使得老年 AL 患者在中医综合养护的支持下进行适应性化疗以实现生存获益。应设计规范化的临床研究，综合应用减低剂量化疗、靶向治疗、中药治疗、导引功法，构建老年 AL 的中西医综合诊疗养护模式，并验证其有效性，评价1 年生存率，并依据临床试验结果完善综合诊疗养护模式，推广应用，以创建改善老年白血病治疗效果及生存状况的特色方案。

2. 开展中医药逆转化疗/靶向耐药的作用

化疗及靶向治疗是白血病最重要的治疗措施，但耐药克隆在失去了敏感克隆的竞争抑制之后迅速扩张，引起疾病进展甚至化疗耐药，所以有 30% 的 AL 患者对化疗方案无治疗反应，还有 40%～60% 的患者最终复发而不治，这部分病例被称为耐药或难治性 AL，诱导缓解率低，生存期短，目前尚无理想克服措施。同样，耐药也是靶向药物酪氨酸激酶抑制剂治疗慢性髓细胞性白血病中不得不面对的问题，酪氨酸激酶抑制剂可显著提高慢性髓细胞性白血病的疗效及生存率，但并不能治愈疾病，发生耐药后疗效欠佳。虽然针对肿瘤耐药、白血病耐药已进行了多年研究，但整体逆转耐药的倍数有限，还需要中医药学者持续深入探索，获得突破，切实提高疗效，逐步建立起具有中国特色的诊疗体系。

3. 砷剂在白血病治疗中的应用

中医学和现代医学发展相结合为 AL 的治疗开辟更广阔的视角。上海、哈尔滨、北京血液学者首先在世界上应用全反式维 A 酸、三氧化二砷及硫化砷治疗 APL 获得成功，应用中西医结合治疗该病的方案已经成为世界治疗 APL 中最具代表性及最优选择的典范，使这种曾经极为凶险、死亡率很高的恶性血液疾病成为治疗效果最好的白血病。但即使缓解率和总生存率高，仍然有一部分患者应用上述疗法无效，深入探寻维 A 酸/亚砷酸耐药的预测因子，早期识别并干预高危易复发患者，从微观世界重新认识中医，仍是未来一项任重而道远的工作。

参 考 文 献

[1] 陈信义.中医血液病学［M］.北京：中国中医药出版社，2019.

[2] 胡晓梅.中西医结合血液病学［M］.北京：人民卫生出版社，2023.

[3] 徐昊淼，刘朝阳，陈成顺，等.浙贝黄芩汤调控 Wip1 基因表达发挥抗小鼠白血病作用［J］.中国比较医学杂志，2019，29（12）：67-75.

[4] 王建英，杨臻，张坤，等.中药有效成分拮抗白血病机制评述 [J].北京中医药，2016，35（9）：890-893.

[5] 吴迪炯，许亚梅，王敬毅，等.抗白延年汤联合小剂量化疗治疗老年急性髓系白血病临床研究 [J].北京中医药，2021，40（10）：1115-1121.

（许亚梅　张雅月）

26　恶性淋巴瘤

　　恶性淋巴瘤（malignant lymphoma）是原发于淋巴结或结外部位淋巴组织和器官的免疫细胞肿瘤的总称。按病理和临床特点分为霍奇金淋巴瘤（HL）和非霍奇金淋巴瘤（NHL）两大类。恶性淋巴瘤发生率呈逐年上升趋势，已成为我国常见十大恶性肿瘤之一。目前尚未发现淋巴系统良性肿瘤，故简称淋巴瘤。淋巴瘤常以颈部、腋下以及腹股沟淋巴结肿大且质地坚硬为主要临床表现。根治困难，初始治疗后，20%～30%的非霍奇金淋巴瘤和15%的霍奇金淋巴瘤仍会复发[1]。

　　淋巴瘤在中医古籍中，属于"石疽"、"痰核"、"失荣"、"阴疽"、"马刀"、"恶核"等病证。《肘后备急方》云："恶核病者，肉中忽有核如梅李，小者如豆粒。"《诸病源候论》云："石疽乃生于颈项、腰胯、腿股间或全身其他部位的肿核。因质坚如石，故名。状如桃李，皮色不变，坚硬如石，渐渐增大，难消难溃，既溃难敛。"此与淋巴瘤的淋巴结肿大基本一致。2009年中国中西医结合学会、中华中医药学会组织行业专家就淋巴瘤中医病证名进行专题讨论，并达成共识，确定以"恶核"为名。

一、病因病机

　　素体阳虚、正气不足，寒气客于经络，水液不为阳气所化，津液输布失常，寒水聚集成痰，痰浊内生结滞，阻闭经络，痰之为物，随气升降，无处不到，或留滞肌肤，走窜筋骨，故多发痰核。寒痰与血气相搏，气血涩滞，血涩结成瘀；痰凝血瘀相互胶结，渐积肿核，遂成石疽。《诸病源候论》云："初得无常处，多恻恻痛，不即治，毒入腹，烦闷恶寒即杀人。久不瘥，则变作为瘘。"此论淋巴结肿大，久治不愈，溃烂，并形成淋巴管瘘。《医宗金鉴》曰："上石疽指生于颈项两侧部的石疽，或左或右，小如豆粟，大如桃李，坚硬疼痛；中石疽指生于腰胯间的石疽。下石疽指因体虚，寒邪深袭，致使血瘀凝结而成，发于膝盖或两侧部，肿如鸡卵，坚硬如石，活动时局部疼痛，皮色不变，无红热，难消难溃，既溃难敛。"则与淋巴瘤浅表淋巴结肿大相似。《丹溪心法》提出"痰核"病名。指出"大凡结核在项在臂在身，如肿毒不红不痛不作脓者，多是痰注不散，名曰痰核"。因脾阳虚则运化失司，精微失布，水湿停蓄，凝而不散，聚而成痰，肾阳虚则水湿内停，聚而成痰，肾阴虚则虚火上炎，灼津为痰，痰聚成核而发病。正气亏虚是本病发生的基础。老年患者随着年龄的增长，五脏气血俱虚，则预后更差。陈实功《外科正宗》载："失荣者……其患多生于肩之以上。初起微肿，皮色不变，日久渐大；坚硬如石，推之不移，按之不动；半载一年，方生阴痛，气血渐衰，形容瘦削，破烂紫斑，渗流血水或肿泛如莲，秽气熏蒸。"此淋巴瘤晚期可呈"失荣"表现。《疡科心得集》云："失荣者，犹树木之失于荣华，枝枯皮焦故名也。生于耳前后及项间，初起形如栗子，顶突根收，如虚痰瘤之状，按之石硬无情，推之不肯移动，如钉着肌肉是也。不寒热，不疼痛，渐渐肿大，后遂隐隐疼痛，痛着肌骨，渐渐溃流，但流血水，无脓，渐渐口大，内腐，形如湖石，凹进凸出，斯时痛甚彻心。"即论淋巴瘤晚期表现。

二、辨证论治

1. 方剂辨证

中医在汉唐以前，《伤寒论》、《备急千金要方》、《千金翼方》等辨证选方，主要是辨方证即方剂辨证的思路。方证是选用某方剂的临床指征，反映的是患病后所表现出的综合的、特异性的病理状态。辨方证并不对应具体病名，强调"有是证，用是方"。针对淋巴瘤不断变化的临床表现，动态辨证，辨方证，切合实用。而且辨方证直观易学，临床容易上手，值得重视。

部分肠道淋巴瘤患者，常以腹痛、便秘起病，或表现为腹泻难止。腹痛便秘者，可见呕不止，心下满痛，郁郁微烦，遵照《金匮要略》所论"按之心下满痛者，此为实也，当下之，宜大柴胡汤"，可酌情选用大柴胡汤。若表现为腹泻难止，参照《伤寒论》所论"自利不渴者，属太阴，以其脏有寒故也。当温之，宜服四逆辈"。此时应注意看舌苔，口中润，不渴，就是脏有寒，治当温补，可用四逆辈，包括理中汤、四逆汤等。如果影响到下焦，脾阳虚，肾阳也虚，下利清谷者，则宜用桂附理中丸、苍附理中汤等。苍附即苍术和附子。

《外科全生集》将疮疡分为阴阳两类，即阳痈、阴疽等。创立以阴阳为主的外科辨治法则，所谓"凭经治症，天下皆然；分别阴阳，唯余一家"。主张以"阳和通腠，温补气血"的原则治疗阴证，强调在明辨阴阳的基础上，辨证选用阳和汤、醒消丸、小金丹、犀黄丸等。阳和汤主治寒凝痰滞于肌肉血脉而成的阴疽，意为"阳回阴消，血脉宣通"，犹如离照当空，阴霾四散，主症为颈项、耳旁、缺盆、腋下、鼠蹊等处肿核，不痛不痒，皮色如常，坚硬如石，并有阴寒之象，如面白少华，形寒肢冷，舌质淡，苔白，脉沉等。

淋巴瘤属于本虚标实之证，五脏气血亏虚为本，癌毒夹杂痰浊、瘀热为标。临床在辨证选方基础上可酌情选用毒性药物，包括虫类药或具有毒性的植物药、矿物药等，以搜邪破瘀，以毒攻毒，如土鳖虫、全蝎、蜈蚣、水蛭、炮山甲、地龙等，可根据具体病情选择使用；清热解毒药，包括白花蛇舌草、猫人参、鬼针草、半边莲、半枝莲、猫爪草、狗舌草、白毛夏枯草、羊蹄根等；化痰散结药，如半夏、山慈菇、天南星、白芥子、贝母；化瘀解毒药，如黄芩、川芎、丹参、三棱、莪术、鬼箭羽、苦参、拳参，应注意顾护胃气；祛湿药，如藿香、佩兰、砂仁、苍术、厚朴、茯苓、泽泻、六月雪、土茯苓等；应配合健脾补肾药物，标本兼顾，谨防耗气伤正。

2. 气血津液辨证

淋巴瘤病机复杂，部分病情进展迅速。八纲辨证、脏腑辨证、气血津液辨证，常需要配合应用。八纲是辨证的基础，而通过脏腑辨证可辨别病位，再结合气血津液辨证即可明确具体病位、病性、病势。淋巴瘤常表现为气血同病，痰凝湿聚是其核心病机。病生于"痰"，而痰源于肾、动于脾、客于肺，而且容易夹寒、瘀、毒、热、虚。脾阳虚、肾阳虚、肾阴虚，皆可成为发病基础。治疗当以扶正化痰散结为基本大法。淋巴瘤发病初期多以痰凝结滞为外在表现，加之体虚毒陷，治当以化痰散结为主，兼顾扶正、解毒；肿块渐消后，可酌减化痰散结之药，加重解毒药，并辅以活血行气，祛邪而不留瘀；邪去毒减之后，治疗重点则当是扶助正气，固护卫表，兼以解毒。"扶正化痰散结"治法当贯穿治疗始终。

3. 分型辨证

中华中医药学会血液病分会及中国中西医结合学会血液病分会主持制定的《恶性淋巴瘤中医诊疗方案》，主张针对疾病分型辨证。①寒痰凝滞证：颈项、耳旁、缺盆、腋下、鼠蹊等处肿核，不痛不痒，皮色如常，坚硬如石，兼见面白少华，形寒肢冷，神疲乏力，舌质淡，苔白或腻，脉沉或细，治当散寒解毒，化痰散结，方用阳和汤加减。②热毒痰结证：多处肿核，或胁下癥块，坚硬如石，皮色发红，或伴瘙痒，兼见口舌生疮，高热不退，咽喉肿痛，口干欲饮，溲赤便结，舌质红，脉洪数，治当清热解毒，化痰散结，方用黄连解毒汤合消瘰丸加减。③痰瘀互结证：多处肿核，或胁下癥块，时而疼痛，兼见面色晦暗，形体消瘦；或腹大如鼓，腹部癥块，皮肤瘀斑；或有黑便，舌质暗或红绛；或有瘀斑，苔黄腻，脉涩或数，治当活血化痰，软坚散结，方用膈下逐瘀汤加减。④正虚邪实证：多处肿核已消，或消及大半，质硬不甚，皮色如常，不痛或痒，兼见面色无华，消瘦脱形，语声低微，乏力倦怠，心悸气短，头晕目眩，恶风，自汗或盗汗，虚烦不眠，舌质淡或暗，苔少或滑，脉弱或细，治当扶正祛邪，软坚散结，方用八珍汤合消瘰丸加减，或用保元丹、紫元丹。治疗常需要数法并行。

而基于淋巴瘤伴随症状，如见皮肤瘙痒，热毒郁表证，方用麻黄连翘赤小豆汤；风热里实证，方用防风通圣散；血虚生风证，方用消风散。若见多汗，气虚不固证，方用玉屏风散，气阴两虚证，方用生脉饮；阴虚火旺证，方用当归六黄汤；营卫不调证，方用桂枝汤。若表现为周围神经病变，手足麻木，气虚血瘀证，方用黄芪桂枝五物汤；肝郁气滞证，方用柴胡桂枝汤；寒湿阻滞证，方用薏苡仁汤。实际是针对症状的分型辨证论治思路。

而非药物疗法如针灸，也应以辨证选穴为基础。①寒痰凝滞证：三阴交、丰隆、足三里、阴陵泉，如颈部恶核可加外关、天井。毫针刺，采用泻法，或加灸，每日1次。②气郁痰结证：太冲、足三里、阳陵泉、曲泉。如气郁化火，症见口干口苦、急躁易怒，可加悬钟、三阴交；如胸闷、呕恶，加内关。毫针刺，采用泻法，不灸，每日1次。③痰热内蕴证：合谷、内关、曲池、尺泽。如见高热不退，可加手少阳三焦经井穴关冲，点刺出血；如腹胀便秘，加上巨虚、丰隆。毫针刺，采用泻法，不灸，每日1次。④肝肾阴虚证：太溪、三阴交、中都、阴谷。如潮热、盗汗者，加鱼际、劳宫；如兼肝火旺盛，可加太冲、阴陵泉。毫针刺，采用平补平泻法，不灸，每日1次。⑤气血两虚证：足三里、三阴交、阴陵泉、血海。如见神疲畏寒，可加灸命门、气海俞。毫针用补法，配合灸法，每日1次。观察发现，针灸疗法对减轻症状有一定效果。唯当注意血细胞降低，应谨慎行之。

4. 标本虚实辨证

淋巴瘤多为虚实夹杂、寒热错杂，常以五脏气血亏虚为本，癌毒夹杂痰浊、瘀热为标，而表现为多脏受累、气血同病。多因虚而致实，而少有纯虚无实及纯实无虚者[2]。本虚证，应分别气虚、血虚、阴虚、阳虚以及精亏；标实证，应辨别气滞、血瘀、寒凝、热毒、痰聚、时邪、伏邪、癌毒、药毒等，尤其当重点辨识"痰、毒、瘀"，当注意判别虚实轻重缓急。有学者总结出淋巴瘤6种常见证候要素，痰结、寒凝、血瘀、气滞、气虚、阴虚，分布比例为痰结92.1%、血瘀56.1%、寒凝29.2%、气滞38.2%、气虚33.8%、阴虚6.3%，归纳其常见临床证候为痰瘀互结证、气滞痰凝证、寒痰凝滞证、痰毒虚损证、阴虚火旺证[3]。有研究表明惰性淋巴瘤病位累及脾脏较侵袭性淋巴瘤更明显，证候要素以阳虚、湿、寒更多见；侵袭性淋巴瘤病位累及肺脏，较惰性者更明显，证候要素以阴虚、血瘀、痰毒、血热更多见。

1998年出版的《中西医临床血液病学》，将淋巴瘤分为六证，即寒痰凝滞型、气郁痰结型、肝火犯肺型、血瘀癥积型、肝肾阴虚型、气血两虚型。有学者汇总文献分析发现最常见的实证为痰瘀互结证、寒痰凝滞证、气滞痰凝证。扶正治法，强调益气温阳、补益脾肾为主；祛邪者，多以解毒抗癌为主，佐以清热解毒、化痰散结为法。国医大师周仲瑛教授认为淋巴瘤多为两种以上的病机复合为患，癌毒多与痰浊、瘀热、湿浊夹杂，癌毒伤正，耗气伤阴，治当以抗癌解毒为主，佐以化痰散结、清热解毒、活血化瘀、益气养阴等法，注意灵活应用虫类祛毒药，收搜剔之功，引药力达病所。同时，勿忘补虚扶正、固护脾胃。针对淋巴瘤病程不同阶段，明辨虚实轻重，详审癌毒、痰浊、瘀血等，有利于进一步提高疗效。

5. 分阶段辨证

淋巴瘤已进入精准治疗的时代。部分惰性淋巴瘤患者，单纯应用中医药治疗，就可改善症状、延缓进展，保持社会功能及生活自理能力。而大部分淋巴瘤患者尚需联合现代医学治疗。此时应用中医药则旨在减毒增效、延缓复发。单克隆抗体、小分子靶向药物和以免疫检查点抑制剂及CAR-T细胞治疗为代表的免疫治疗等新手段，明显提高了恶性淋巴瘤患者的近期疗效和长期生存。而化疗、造血干细胞移植仍然是恶性淋巴瘤治疗的中坚力量。临床上，应该根据临床需求寻找中医药切入点。针对骨髓抑制、脱靶反应、细胞因子风暴，采取相应的中医治疗方法，可减毒增效，有利于凸显中医药治疗特色和优势。研究发现中医药还有增敏、逆转耐药效果，也值得重视。

《医宗必读·积聚》曰："初者，病邪初起，正气尚强，邪气尚浅，则任受攻；中者，受病渐久，邪气较深，正气较弱任受且攻且补；末者，病魔经久，邪气侵凌，正气消残，则任受补。"强调早期活血理气、化痰散结，以攻为主；中期，邪盛正伤，攻补兼施；后期以补气养血、滋补肝肾，即以补为要。而临床针对惰性淋巴瘤早期，形气尚盛者，常见寒痰凝结，颈项耳下肿核，渐见增大，不痛不痒，坚硬如石，不伴发热，苔白润，脉沉细或滑，当治以温阳散结，软坚化痰，阳和汤加减。化疗期间，可应用浙贝黄芩汤（浙贝、黄芩、川芎、防己）化疗增敏或逆转耐药；化疗后邪气已去之八九，阴津不足者，常见神疲乏力，口干欲饮，心烦不安，舌红苔薄，脉虚细，可治以益气养阴解毒，大补元煎+栀子豉汤加减，血细胞减少可应用十全大补汤；疾病后期气血亏耗，易见乏力倦怠，少气懒言，心悸气短，面色无华，舌淡红苔薄，脉细无力，可治以益气养血温阳生髓，十四味建中汤加减，即分阶段辨证论治的思路。

自体造血干细胞移植是淋巴瘤常用的治疗手段，而异基因造血干细胞移植也有开展。造血干细胞，属于"精血"范畴，肾精充足，髓血化生有源。干细胞动员期：中医治疗当以补肾健脾、益气生血为治则，同时注重理气活血，保持血脉通畅，有助于干细胞从骨髓进入外周脉道。干细胞移植前期：中医当以提升患者体能、为移植打好基础为目的，旨在促进造血干细胞顺利动员。移植前其体质各异，需要调整至较佳状态方可入舱。经过前期化疗等"以毒攻毒"，大多数患者毒邪已清但仍有少量残毒，疾病获得缓解而进入微小残留病状态，常呈正气未复、余毒未清态势，此时中医治疗应以益气养阴，益肾健脾，补肾填精，滋补精血，清解瘀毒、痰毒等扶正祛邪，并辅以和解药味。造血干细胞移植期：增效解毒法，骨髓移植预处理的减毒，常应用大剂量化疗。此时中医可以化疗增敏、减轻毒副作用为切入点，选用益气养阴、护髓养胃治法。预处理期：放疗、化疗，大热剧毒，最易耗气伤津，此时患者往往表现为气阴亏虚、内热炽盛，治当益气养阴、健脾和胃，方用生脉散合参苓白术散等。若见阴虚火旺，则可加知母、黄柏、龙骨、牡蛎、鳖甲、龟甲滋阴潜阳；若见脾胃不和，则可加姜半夏、竹茹、木香、砂仁等理气和胃。造血干细胞移植恢复期：因为大剂量化疗药毒与疾病双重损害，患者正气已虚，此时中医亟须扶正补虚，促进植入、造血重建、免疫重建，应慎用攻逐。移植后恢复期：由于放疗、化疗的毒副作用，可造成骨髓抑制，血三系低下，容易发生出血、感染等并发症，而表现为气血两虚，此时治疗当补气养血、益肾固精，方以四物汤合右归丸加减。至于移植相关的并发症，病情复杂，其治疗在未发作期以补虚为主，发作期以攻毒为主，临床缓解期则扶正祛邪并重。

三、研究进展

1. 中药联合造血干细胞移植治疗淋巴瘤研究

造血干细胞移植在淋巴瘤治疗中仍然具有重要地位，患者移植前状态、移植预处理化疗与造血干细胞植入过程中及植入后相关并发症明显影响移植效果，如何解决此类问题是临床研究的焦点。中医药贯穿围移植期，包括改善移植前患者状态、造血干细胞动员的增效、骨髓移植预处理的减毒、造血干细胞输注后的归巢及造血重建的促进，以及移植物抗宿主病的防治等方面[4]。

自体造血干细胞移植过程中的中医治疗可以分为预处理期、干细胞回输期、无细胞期和免疫真空期进行分期辨治。有学者以十全大补汤加减化裁的中药动员方增强动员外周血干细胞的效果，提高一次采集成功率，缩短造血重建时间。有研究表明在预处理期以清解泄浊、芳香和胃法减轻胃肠道反应，干细胞回输后1～3天若出现出血、发热，则治以清热解毒、凉血止血或清热宣肺之法，无细胞期和免疫真空期则使用气血双补、补肾固元之法，可加速血细胞恢复，临床效果良好。

异基因造血干细胞移植恢复期应扶正排毒，有研究表明中医药可促进造血重建、减轻移植并发症。有研究显示急性移植物抗宿主病以湿热和血热阴虚两型为主，当以解毒法为主治疗，并注意时时顾护正气，而慢性移植物抗宿主病无论原发型、复发型还是进展型，均属肾之水火失衡之证，当以引火归原之法治疗。有学者善用中药注射液防治预处理并发症，其中丹参注射液预防移植后肝静脉闭塞、参麦注射液预防化疗后心肌损害、苦参注射液防治预防肝损害具有特色。

多种中药有效成分对造血干细胞归巢有较明显的促进作用，中药有效成分如何促进造血干细胞归巢已是研究热点。例如，参附、归芪等能够有效促进骨髓移植后的造血重建，川芎嗪、猪苓多糖等可促进干细胞归巢。已研究的可能机制包括：①提高造血干细胞表面黏附分子的表达水平以增强造血干细胞的黏附能力，使得造血干细胞能够顺利穿越骨髓内皮进入骨髓造血微环境重建造血；②促进骨髓基质细胞分泌多种细胞因子，进而上调造血干细胞表面黏附分子的表达；③保护和改善骨髓造血微环境，包括清除氧自由基等有害物质，修复骨髓静脉窦，增加骨髓微血管数量。目前中药有效成分促进造血干细胞归巢的作用，研究重点多集中于中药单一提取物或药组，单药萃取物需达到一定的浓度，但传统复方中药配伍炮制后多种成分相互作用共同起效，其所含某一成分的毒性会被其他成分拮抗，与单药萃取物并非等同，中药促进干细胞归巢的机制尚需深入研究，充分发挥中医药协同造血干细胞移植治疗淋巴瘤的作用。

2. 中药联合肿瘤免疫治疗

淋巴瘤的发生发展是一个综合的过程，涉及淋巴瘤细胞与机体免疫系统间的相互作用，随着肿瘤学、免疫学以及分子生物学等相关学科的发展和交叉渗透，淋巴瘤治疗手段不断更迭，化疗、放疗、靶向治疗是中坚力量，以免疫检查点抑制剂为代表的肿瘤免疫疗法也以雷霆之势改变了淋巴瘤治疗的临床路径。肿瘤免疫治疗包含了免疫检查点抑制剂，其中包括了程序性死亡分子-1/程序性死亡因子配体-1（PD-1/PD-L1）轴抑制剂。科研人员发现 PD-1 为 T 细胞负性调控因子之一，与其配体程序性死亡因子配体-1 结合后诱导 T 细胞凋亡，抑制 T 细胞活化和增殖，抗 PD-1/PD-L1 抗体与 T 细胞的 PD-1/PD-L1 受体结合，可阻断 PD-1/PD-L1 通路对 T 细胞的抑制作用，重新激活免疫细胞（尤其是 T 细胞）对肿瘤细胞的识别和杀伤，从而激活杀瘤效应，这与传统放化疗直接杀伤肿瘤细胞迥异，是生命整体观的具象实践，表明现代生物医学在认识生命的范畴上，不断地与中医关于生命认识的整体观和天人合一的思维接近，也可以说是扶正祛邪的治疗理念从生物医学角度得到了完美诠释。中医药联合 PD-1/PD-L1 单抗应用，目前多限于单中心的临床观察，缺乏多中心、大样本的随机对照研究，近年来有文献报道中药针对免疫检查点抑制剂相关不良反应的处理对策，比如免疫治疗相关肺炎、皮肤毒性、甲状腺肿大，有学者通过观察认为免疫检查点抑制剂为性热、升浮，易伤阴而生内热。有些中药复方具有天然的免疫调节优势，与 PD-1/PD-L1 单抗联用能提高机体免疫活性，增强抗肿瘤疗效，是今后需要进一步关注的重点。研究表明中药提取物小檗碱能抑制 PD-L1 mRNA 的转录，抑制作用与作用时间呈明显正相关，中药提取物是否通过改善淋巴瘤免疫抑制状态，抑制肿瘤的免疫逃逸作用从而改善淋巴瘤的预后，有待深入研究。期待开展免疫治疗新时代中西医结合治疗淋巴瘤的基础及临床系统研究，进一步夯实中医药在淋巴瘤综合治疗中的地位和作用。

四、前景展望

1. 中药抗淋巴瘤的机制探索

"痰、毒、瘀"等实邪与淋巴瘤的发生发展密切相关，化痰散结、清热解毒、活血化瘀等治法在临床上广泛应用。但基础实验表明相关中药提取物体外杀伤淋巴瘤细胞作用与化疗药及靶向药相比可以说相去甚远，比如浙贝黄芩汤醇提物、贝母甲素、贝母乙素、黄芩苷等，说明中药祛邪药通过细胞毒作用治疗淋巴瘤的力度有限。但临床有大量应用中药治疗淋巴瘤延缓疾病进展的病例或联合化疗提高总有效率，提示现有的肿瘤细胞毒效应或者非特异性免疫增强效应并不能代表中医药治疗淋巴瘤的相关机制，已有文献表明可能与通过干预淋巴瘤免疫逃逸作用有关。在肿瘤特异性免疫级联环化反应环中，中药扶正药物可以通过作用抗原提呈细胞、活化初始淋巴结以及增强效应 T 细胞活性等途径发挥作用，已有文献尝试从 PD1/PD-L1 的表达水平来阐释中药抗肿瘤机制，而有毒中药具有直接的细胞毒作用，可以直接导致肿瘤细胞死亡释放肿瘤抗原，也可以启动肿瘤特异性免疫级联环化反应。临床治疗淋巴瘤通常为扶正药物与有毒中药伍用，这种复方伍用是否会增强肿瘤特异性免疫效应、改变肿瘤免疫微环境从而实现中药抗肿瘤作用有待于系统深入研究。

2. 开展临床研究明确中医药延缓惰性淋巴瘤进展的作用

有个案报告或专家经验应用中医药稳定或延缓惰性淋巴瘤病情进展，推后启动现代医学治疗时间，但缺少证据级别较高的临床研究，同样，对于淋巴瘤缓解后应用中医药巩固疗效减少复发概率，也需要开展规范化的临床研究以提供高级别的有力证据，促进中医药真正走向国际。

3. 建立中医全程干预诊疗方案

淋巴瘤往往治疗周期较长，基于中医"治未病"理念，有序进行治疗与康复，从而提高治愈率、降低相关并发症、控制复发率以及恢复机体正常状态，实现序贯治疗、后期转归及康复等动态过程全程干预，有利于形成完整的中医诊疗照护与全程管理体系。中医药在惰性或侵袭性淋巴瘤的不同阶段有不同的治疗任务，需依据患者体能状态、预后分层、治疗愿望、经济情况，制订综合的医疗与养护方案，以从治疗到调养、从症状至心理，对患者实现全程、全人管理。有鉴于部分患者会出现复发耐药，或者患者体质虚弱难以耐受治疗，此时更应强调通过整合中西医优势，综合应用中药治疗、药膳食疗、导引治疗等，以使患者切实获益。

参 考 文 献

[1] 陈信义. 中医血液病学 [M]. 北京：中国中医药出版社，2019.
[2] 陈刚，吴嫣然，李婧. 免疫治疗时代对恶性肿瘤中西医结合治疗的思考 [J]. 现代中西医结合杂志，2022，31（3）：376-380.
[3] 许亚梅，贾玫，张雅月，等. 恶性淋巴瘤（石疽）常见证候要素及中医证型初探 [J]. 北京中医药，2012，31（10）：727-729.
[4] 胡晓梅. 中西医结合血液病学 [M]. 北京：人民卫生出版社，2023.

（许亚梅 张雅月）

27 癌 症

癌症即恶性肿瘤，种类繁多，发病机制复杂，防控难度大，严重危害人类生命健康。早期常无症状，中晚期可表现为肿块、疼痛、消瘦、出血等。如果得不到及时有效的治疗，病情常迅速恶化而导致死亡。目前癌症的治疗，强调综合治疗，联合多种有效手段治疗癌症，已成为医学界共识[1]。

中医学文献中癌症相关论述很多。早在殷周时代，殷墟甲骨文就有"瘤"的记载。而"癌"首见于宋代《卫济宝书》。该书将"癌"作为痈疽五发之一。而更多的情况，古医籍常结合各种癌症的临床特点而分别命名，如甲状腺癌属于"石瘿"，肝癌属于"肝积"等，他如"舌菌"、"噎膈"、"乳岩"、"癥瘕"、"积聚"、"肠覃"、"肺积"、"伏梁"、"翻花疮"等，皆为癌症相关病名。《素问·玉机真脏论》云："大骨枯槁，大肉陷下，胸中气满，喘息不便，内痛引肩项，身热，脱肉破䐃，真脏见，十月之内死。"所述类似于肺癌晚期临床表现，明确指出预后不良。《灵枢·四时气》云："饮食不下，膈塞不通，邪在胃脘。"所论与食管、贲门癌所致梗阻相似。《灵枢·水胀》曰："石瘕生于胞中……状如怀子，月事不以时下，皆生于女子"，"肠覃……如怀子之状……按之则坚"。此石瘕的症状与子宫肿瘤类似；此肠覃则与某些腹腔内肿瘤相似。唐代孙思邈更提出五瘿七瘤，并强调指出"凡肉瘤勿治，治则杀人，慎之"。宋代杨士瀛《仁斋直指方论》更指出"癌者，上下高深，岩穴之状，颗颗累垂，毒根深藏"，强调癌症特点"毒根深藏"，为后世解毒法治疗癌症提供了依据。而且还认识到癌可"穿孔透里"，提示癌症易于浸润、转移。清代《医宗金鉴·外科心法要诀》明确记载外科五大绝症，即乳岩、肾岩、茧唇、舌菌与失荣。清代高秉钧《疡科心得集》更详述"肾岩翻花"发病过程，并将"舌菌"、"失荣"、"乳岩"、"肾岩翻花"，即舌癌、乳癌、阴茎癌等，列为四大绝症[2-3]。

一、病因病机

《灵枢·百病始生》云："是故虚邪之中人也……留而不去，传舍于肠胃之外，募原之间，留著于脉，稽留而不去，息而成积。"强调积证主要由于正气不足，脏腑功能失调，气血瘀阻而形成。《活法机要》也提出"壮人无积，虚人则有之。脾胃怯弱，气血两衰，四时有感，皆能成积"的论断，认为脾胃虚弱是积聚形成的病机关键。明代张景岳《景岳全书》指出"凡脾肾不足及虚弱失调之人，多有积聚之病"，认为积聚的发病基础是脾肾不足。李中梓《医宗必读》更明确指出"积之成也，正气不足，而后邪气踞之"，强调正虚是积聚发生的根本原因，邪气只是发病的外部条件。可见，正气虚损是形成肿瘤的内在依据，邪毒外侵是形成肿瘤的外在条件[4]。

因此，正气不足，脏腑功能失调是肿瘤形成的发病基础。而六淫邪气与癌瘤的发生也密切相关。《灵枢·九针论》云："四时八风之客于经络之中，为瘤病者也。"指出外邪"八风"停留于经络之中，使瘀血、痰饮、浊气积聚而成瘤。隋代巢元方《诸病源候论》载："积聚者，阴阳不和，脏腑虚弱，受于风寒，搏于脏腑之气所为也。"强调中气不足基础上外邪侵袭是癌瘤形成的重要病因。

癌症发病与精神因素有关。《素问·通评虚实论》曰："隔塞闭绝，上下不通，则暴忧之病也。"认为暴忧可导致隔塞闭绝。元代朱丹溪《格致余论》指出"忧怒抑郁，朝夕积累，脾气消阻，肝气横逆，遂成隐核……又名乳岩"，并认为"失荣"为"忧思恚怒，气郁血逆与火凝结而成"。重视情志因素在癌症发病中的作用。明代王肯堂《医学津梁》更明确指出"由忧郁不开，思虑太过，忿怒不伸，惊恐变故，以致气血并结于上焦，而噎膈之症成矣"。实际上，七情内伤，最容易导致人体气机升降失常，气血阴阳失调，脏腑功能紊乱，日积月累则可成肿瘤。清代《医宗金鉴·外科心法要诀》云："乳岩由肝脾两伤，气郁凝结而成。"《外科证治全生集》论乳岩也指出"阴寒结痰，此因哀哭忧愁，患难惊恐所致"。普遍认为情志不畅，肝气不舒，脉络受阻，血行不畅，渐致血瘀、痰凝、湿聚，相互交结，是肿瘤发生和发展的关键。

另外，饮食失宜也是癌症常见病因。明代陈实功《外科正宗》曰："茧唇乃阳明胃经症也。因食煎炒，过餐炙爆，又兼思虑暴急，痰随火行，留注于唇。"清代喻嘉言《医门法律》论膈证病因，指出"过饮滚酒，多成膈证，人皆知之"。重视饮食失节病因。叶天士《临证指南医案·噎膈反胃》载："酒湿浓味，酿痰阻气，遂令胃失下行为顺之旨，脘窄不能纳物。"何梦瑶《医碥·反胃噎膈》也指出"酒客多噎膈，饮热酒者尤多，以热伤津液，咽管干涩，食不得入也"。可见，暴饮暴食、贪凉饮冷、饮食不洁，或饮食偏嗜、过度饮酒、恣食膏粱辛辣炙煿之品等，皆可损伤脾胃，脾失健运，不能输布水谷精微，湿浊凝聚成痰，痰浊与气血相搏结，可成为癌瘤病因。

癌症主要病机是痰瘀郁毒，气郁为先，伤阴耗气，久病必虚。病理属性总属本虚标实，虚实夹杂，多因虚而得病，因虚而致实，是一种全身属虚、局部属实的疾病[5]。一方面，癌症发病初期邪盛而正虚不显，故以气郁、血瘀、痰结、湿聚、热毒等实证为主。中晚期由于癌瘤耗伤人体气血津液，故多出现阴伤、气虚、气血亏虚、阴阳两虚等病机转变。邪越盛而正越虚，本虚标实，病变错综复杂，病势日益深重。另一方面，不同的癌病病机又各有特点。如脑瘤的本虚以肝肾亏虚、气血两亏多见，标实以痰浊、瘀血、风毒多见。而肺癌之本虚以阴虚、气阴两虚多见，标实以气滞、瘀血、痰浊多见。大肠癌的本虚则以脾肾双亏、肝肾阴虚多见，标实以湿热、瘀毒多见。而肾癌及膀胱癌的本虚以脾肾两虚、肝肾阴虚多见，标实以湿热蕴结、瘀血内阻多见。

综上，肿瘤形成的基础是正气亏损。正虚包括气血阴阳的亏虚，五脏功能的失调和虚损。而气滞、血瘀、痰凝、毒蕴为肿瘤的基本病变。一方面，气机失畅，水津不布则生湿聚痰，气为血帅，气行则血行，气滞则血瘀，气机郁结又易化热。另一方面，痰凝也可以滞气，化瘀生火，火热又能煎熬津血而为痰瘀。所以临床常常可表现为"痰凝气滞"、"痰瘀互结"、"痰毒蕴结"、"痰热互结"等。而且正虚亏损，与气滞、血瘀、痰凝、邪毒之间常互相影响，并可互相转化。总的来说，肿瘤病机十分复杂，临床详加辨证，审证求因，辨证施治才能取得疗效[6-7]。

二、辨证论治

1. 方剂辨证

抓主症辨方证思维，即所谓方剂辨证。针对肿瘤科常见病，许多专家学者习惯采用西医辨病、中医辨证，辨病辨证相结合的思路，并基于此，抓主症，辨方证。以膀胱癌、前列腺癌为例，早期均可没有症状，中晚期除有乏力、体重减轻、厌食等全身症状外，膀胱癌可见血尿、排尿困难、尿频、尿急，肿瘤位于膀胱颈或尿道前列腺部可出现排尿费力、间歇性排尿、尿无力、夜尿、排尿不完全感，局部晚期或转移多见疼痛；前列腺癌可见尿频、尿急、夜尿、排尿踌躇、排尿困难，偶见血尿，晚期转移多见骨痛。总体脏腑定位相似。此时基于抓主症思维，明辨方证常是取效的关键。血尿突出者，当属中医学"尿血"范畴，依据脉证可酌情选用小蓟饮子、十灰散、清心莲子饮、知柏地黄汤、补中益气汤等。尿频、尿急突出者，当属中医学"淋证"范畴，依据脉证可以酌情选用八正散、火府丹、导赤散、小蓟饮子、缩泉丸、无比山药丸、清心莲子饮、知柏地黄汤等；排尿困难突出者，当属中医学"癃闭"范畴，依据脉证可以酌情选用栝蒌瞿麦丸、八正散、五苓散、猪苓汤、沉香散、代抵当丸、滋肾通关丸、济生肾气丸等。又如肺癌中晚期，肺内转移，胸膜转移，纵隔肿瘤，多出现胸背疼痛的主症，朴炳奎教授在临床上诊治多据胸背疼痛主症，结合胸痹心痛阳微阴弦病机，以"胸痹不得卧，胸痛彻背"脉证为辨别要点，而选用栝蒌薤白半夏汤化裁，此即抓主症辨方证的临床思维[8]。

2. 病因辨证

病因包括内因、外因、不内外因。而就肿瘤而言主要是指辨外感邪毒、内生五邪以及气滞、痰浊、血瘀、热毒等病因。清代高秉钧《疡科心得集·辨瘰疬瘿瘤论》云："癌瘤者，非阴阳正气所结，乃五脏瘀血浊气痰滞而成。"

气滞者，情志不舒、邪毒外侵、痰湿食积、瘀血阻滞、正气内虚，均能阻碍气机，导致气滞。气聚之初，多易消散，久之则与痰、瘀、毒搏结成癥积。如钱伯文老中医即注重从气机郁滞论治乳岩，认为乳腺癌患者常可见乳房胀痛，多与脾胃气滞、肝气郁结有关，发病与气机升降失调有着密切关系，长期的情志不舒、肝气郁滞，可导致气机不畅，进而引起血瘀、痰凝，形成肿瘤。临证治疗多用逍遥散、清肝解郁汤、柴胡疏肝散、神效栝蒌散、小金丹等，药用理气而不伤阴之八月札、合欢皮、郁金、香附、枸橘、绿萼梅。

痰浊者，为津液代谢失调所成，湿聚为水，水停成饮，饮凝成痰。痰既是致病因素，又是病理产物。痰浊是肿瘤发病中较为关键的病理因素。元代朱丹溪所谓："痰之为物，随气升降，无处不到"，"凡人身上中下有块者多是痰"，重视辨痰。周岱翰教授也认为癌肿发生皆因痰起。如痰浊凝结头面颈项，可出现结核肿块，可致口腔肿瘤、鼻咽癌、甲状腺癌、恶性淋巴瘤等，且痰瘀胶结则成"窠囊"；痰与死血停留食管胃脘，致胸痛彻背，噎塞呕逆，或隔食呕吐，呕秽痰涎，如食管癌、胃癌等；痰热互结，阻塞肺络，或痰饮泛滥，悬于胸中，出现咳嗽痰血，发热胸痛，心悸短气，甚则喘息抬肩、颈项壅肿，见于支气管肺癌、纵隔肿瘤或各种肿瘤转移致胸腔恶性积液；痰浊瘀滞乳络，致乳中结核，肿块硬实，甚则溃破渗液流血，疮口翻花，如乳腺癌；痰与寒邪凝泣胞中，致下腹肿痛，五色带下，血水臭秽，甚则有阴疮交肠，见于子宫内膜癌、子宫颈癌，以及继发阴道直肠瘘或膀胱瘘。癌症晚期多转移至脑，系由痰浊夹风邪循经入脑，阻塞清窍，致头痛呕吐，昏花复视，肢体偏瘫，甚则昏迷不醒，见于脑瘤或脑转移癌；痰毒流注或痰癖留著骨骼，出现骨骼畸形或肿块，疼痛如锥，痛处固定，肢体失用，甚则骨折瘫痪，见于骨癌或骨转移癌。

血瘀者，或因气虚、气滞行血无力，或因寒热邪气、外伤壅遏气血，均可导致血液运行不畅，阻滞在经脉之中，或者溢于经脉之外，形成瘀血，积滞脏腑，日久不散，即可成肿瘤。清代王清任《医林改错》云："结块，必有形之血也。"从现代医学角度来看，血瘀体质的人有癌变的倾向，癌变后转移和复发率亦较高，是因为癌前循环系统"高凝状态"可以通过影响肿瘤细胞微环境，促进肿瘤的侵袭和转移，并可以协助肿瘤细胞逃逸宿主的免疫监视，使恶性转移更迅速。唯肿瘤血瘀证活血化瘀疗法，目前学术界仍存在争论，不可不知。

至于毒邪，在正气亏虚的条件下，癌毒可谓产生肿瘤的关键因素。周仲瑛教授认为癌病为患，必夹毒伤人，此即"癌毒"学说。由于外感四时不正之气、饮食不节、情志所伤、先天脏腑亏虚等各种内外病理因素的综合作用，酿成癌毒，侵袭人体，耗伤脏腑气血、津液，导致气滞、血瘀、痰凝、水饮等各种病邪胶结于局部，形成癌肿[9]。癌毒一旦产生，则迅速生长，不断长大，结聚成块，继生痰浊瘀血，耗损人体正气，影响脏腑功能，并容易走窜流注他脏。瘤体一旦形成，则狂夺精微以自养，致使机体迅速衰弱或失调，诸症迭起。因此临床当重视抗癌解毒为基本大法。早期，正虚不显时，以抗癌解毒配合化痰软坚、逐瘀散结为主；中期，兼有脏腑功能失调时，可适当伍入调理脏腑功能之品；晚期，正虚明显者，则以补益气血阴阳为主，兼顾抗癌解毒、化痰软坚、散瘀消肿。

3. 标本虚实辨证

肿瘤相关疾病正气内虚往往是重要的发病基础，因此分辨邪正盛衰十分必要。所谓辨标本虚实，实际上是指正虚为本虚证，邪实为标实证，本虚证又有气、血、精、津、阴、阳及脏象之不同，标实证又有外感六淫、内生五邪之区别[10]。林洪生教授主编的《恶性肿瘤中医诊疗指南》在既往研究基础上，结合文献报道及国内中医肿瘤专家意见将食管癌按照证候要素分为气虚证、阴虚证、血瘀证、阳虚证、痰湿证、热毒证、气滞证，并提出辨证方法和不同治疗阶段辨证分型，实际就是从分辨本虚证、标实证出发，切合临床实际应用。刘嘉湘教授诊治肺癌，认为肺积主要是因正气虚损、阴阳失调，六淫之邪袭肺，致肺脏功能失调，日久成积，全身属虚、局部属实，倡导采用脏腑辨证、八纲辨证，注意正虚与邪实的主次，可分为阴虚内热证、气阴两虚证、脾虚痰湿证、阴阳两虚证四型，以及痰凝、气滞、毒聚、血瘀之邪实证候，主张滋阴生津、益气养阴、益气健脾、滋阴温阳等扶正培本法为主，兼与化痰软坚、理气化瘀、清热解毒等抗癌药酌情使用[11]。实际上是辨病基础上的标本虚实辨证的思路。

急则治其标，缓则治其本，是肿瘤治疗的重要治则。《素问·标本病传论》提出"阴阳逆从，标本之为道也"，强调"后生中满者治其标"，"小大不利治其标"的原则。"中满"常常是判断肿瘤患者胃气之重要症状，湿浊、热毒、寒凝、气滞、食积、药毒均为标实，当急予祛邪和中之法。即便久虚之中满，亦需先以中满为主症，再予培补健运，佐以消导之法。如施今墨先生临证诊疗外感、内伤杂病首重胃纳、寐寤。路志正教授倡导存得一分胃气、便留得一分生机。朴炳奎教授治疗肿瘤有中满者善用和胃芳化之品，如白豆蔻、砂仁、木香、佩兰、陈皮。而小大不利则见于肿瘤晚期急症及恶病质患者，多为久病及肾、脾肾劳衰，邪毒内滞、耗竭津液，闭塞腑气，而致肠腑、膀胱气化失司，亦当根据脉证裁定治标之法。赵进喜教授临证所倡导和胃气即所以保肾元、泄浊毒即所以保肾元，即是此意。虽论治标，实亦培本，以邪正盛衰进退互为因果之故。"痼疾加以卒病，当先治其卒病"在肿瘤疾病中更为多见。肿瘤患者之外感热病、淋证、泄泻，继发之血证、痛证、水肿、呕吐、悬饮、支饮、关格，尤其是化学药物治疗引起的骨髓抑制，导致贫血、白细胞减少、血小板减少诸症，放疗引起的热毒证尤当先治其卒病。当然肿瘤疾病更多的时候是缓则治其本，标本同治，标本兼顾[12-13]。

4. 营卫气血辨证

癌症本虚，易受外邪。而且发病初期就可出现气分、营分或血分证候，往往传变迅速，而病情重笃，热势弥漫，常出现气营同病，或气血两燔。临床可在明辨卫气营血的基础上，辨证选方。如以鼻咽癌为例，EB病毒感染作为鼻咽癌发病机制中主要病原体已经得到循证医学证据支持，初期风热为患，可见鼻塞、微咳、微恶风寒、口渴、头痛、微恶风寒等卫分证，方用银翘散加减；邪热入于气分，化毒生风，出现脑神经受累的头痛、视物模糊、复视、面瘫舌喝，伴有鼻塞浊涕，口苦心烦，咽干口渴等，治宜清热解毒、平肝息风，方用黄连解毒汤、五味消毒饮、仙方活命饮、镇肝熄风汤；热毒迫入营分，则见鼻衄、鼻出血等症，治宜清热凉血、透热转气，方用清营汤、玉女煎；晚期邪毒入血分，引起弥散性血管内凝血，皮肤紫斑，则应在扶正培本基础上，可合用犀角地黄汤。此外，恶性肿瘤普遍存在各种血证，如鼻衄、咯血、吐血、尿血、便血、紫癜等，凡热迫血行者，皆可借鉴透热转气、凉血散血、气血两清之法，可酌情选用清营汤、犀角地黄汤、清瘟败毒饮、化斑汤。祝谌予先生论治血证亦有上病治下，下病治上，上下皆病取其中之思路。赵进喜教授则宗法《内经》倡清热凉血、降逆平肝论治血证。因为肿瘤邪毒炽盛，故血证以实热、郁热、虚热、血瘀、肝逆居多，但亦有脾虚不能统血，气虚不能摄血者，此时则治以补益为法。

5. 三焦辨证

三焦辨证方法，出自清代温病学家吴鞠通《温病条辨》，仝小林教授提出上焦辨气血，中焦辨升降，下焦辨阴阳，切合于部分内伤杂病。临床应用于诊治肿瘤相关病证，仍需依从"治上焦如羽，非轻不举"，"治中焦如衡，非平不安"，"治下焦如权，非重不沉"之治则。如鼻咽癌，临床常表现为鼻塞、涕血、浊涕、鼻衄、耳鸣耳聋、头痛、面部麻木、复视、颈部肿块，可见耳、鼻、眼等轻窍均受邪气，肺热内阻或肺气不宣则鼻塞，肺火伤络，迫血离经则见涕血、鼻衄，肝胆郁火上炎则耳鸣、耳聋，气逆或火毒上扰清阳则见头痛，痰瘀搏结则见颈部肿块、浊涕。因病位在至高之所，清窍受邪，又属于风热毒邪为患，故治疗重点在宣肺利窍、疏风清热、解毒通络，当遵吴鞠通"治上焦如羽，非轻不举"的治则，选用轻清灵动之药，以疏散上焦之邪，金银花、连翘、牛蒡子、桔梗、辛夷花、野菊花、白芷、川芎、天麻、菖蒲均为常用之品。如胃癌，脾胃虚损本虚在中焦，痰气瘀阻邪实亦在中焦，临证纯虚纯实、纯寒纯热之证少，多为寒热错杂、虚实夹杂。《医宗金鉴·杂病心法要诀》云："三阳热结，谓胃、小肠、大肠三府热结不散，灼伤津液也。胃之上口为贲门，小肠之上口为幽门，大肠之下口为魄门。三府津液既伤，三门自然干枯，而水谷出入之道不得流通矣，贲门干枯，则纳入水谷道路狭隘，故食不能下，为噎塞也。幽门干枯，则放出腐化之道路狭隘，故食入反出为翻胃也。二证留连日久，则大肠传导之路狭隘，故魄门自应燥涩难行也。"故治疗宜守吴鞠通"治中焦如衡，非平不安"治则，平衡邪正之盛衰，升降之通路，气血阴阳之安和，方药常用半夏泻心汤、香砂六君子汤、参苓白术散等。再如肾癌，病位在下焦肾与膀胱，方用金匮肾气丸、六味地黄丸、肾着汤、猪苓汤，当遵循"治下焦如权，非重不沉"治则，无论血肉有情、软坚散结之龟甲、鳖甲、牡蛎，理气止痛之沉香、乌药，活血化瘀之桃仁、牛膝，补肝肾、强筋骨之续断、桑寄生，利水湿之猪苓、土茯苓、萆薢，清热之滑石、瞿麦、萹蓄，以上皆为重坠、下行、潜蓄之品。

6. 经络辨证

朴炳奎教授论治甲状腺癌、乳腺癌、胰腺癌、胆囊癌、卵巢癌、宫颈癌、子宫内膜癌时，遵循《灵枢·经脉》所载肝足厥阴之脉循行规律，强调甲状腺、乳腺、胰腺、胆囊、卵巢、宫颈、子宫均为肝足厥阴之脉循行所过，或有所络属，积聚之成正虚邪盛，虽有痰热瘀毒之偏，但总起于气机之郁滞，进而影响水液敷布、血脉通畅，痰热瘀毒搏结，渐成癥瘕积聚。黄金昶教授临证也善用经络辨证思路，认为经络传导作用是针刺的理论基础，由于穴位、经络、脏腑、皮部有着密切联系，调整相关穴位可以很好地调整脏腑功能，以治疗脏腑疾病；同时由于经络的关系可以通过远端取穴治疗本经疾病。根据《灵枢·经脉》所论脾足太阴之脉循行规律，常用脾经经穴、合穴、原穴、络穴治疗因应用化学药物引起的恶心呕吐、食入即吐常有疗效。

三、研究进展

1. 单味中药抗癌作用药理研究

目前单味中药的抗肿瘤机制研究主要围绕影响肿瘤细胞周期、诱导肿瘤细胞凋亡、诱导肿瘤细胞分化、影响端粒酶活性、抑制肿瘤转移和肿瘤血管生成、逆转肿瘤细胞的多药耐药性、调节机体免疫力等方面[14-15]，经实验研究及临床实践，常用的具有较好疗效的扶正类抗癌中药有很多，益气健脾类：黄芪、党参、人参、刺五加、西洋参、太子参、白术、茯苓、山药、甘草、大枣、扁豆、灵芝、云芝、猪苓、薏苡仁等，是治疗肿瘤患者以气虚脾弱为主要表现的常用药物；补血滋阴类：熟地、当归、白芍、鸡血藤、桂圆肉、阿胶、紫河车、首乌、枸杞子等，是治疗肿瘤患者以血虚为主要表现的常用药物；益阴生津类：生地、天冬、麦冬、沙参、龟甲、鳖甲、天花粉、女贞子、百合、石斛、知母、山萸肉等，是治疗肿瘤患者以阴虚内热、手术或放化疗后阴津损伤为主要表现的基本方药；益肾助阳类：鹿茸、附子、肉桂、淫羊藿、肉苁蓉、补骨脂、菟丝子、巴戟天、锁阳、冬虫夏草、桑寄生、续断、杜仲等，是治疗肿瘤患者以脾肾阳气不足为主要表现的常用药物。扶正培本类中药之所以能在治疗癌肿过程中发挥重要作用，主要是因为此类药物能提高机体血象和细胞免疫功能，促进单核吞噬细胞系统吞噬功能，改善机体免疫状态，增强对外界恶性刺激的抵抗力；能增强激素调节功能，促进垂体-肾上腺皮质功能，抑制癌细胞生长，并有利于保护骨髓，增强放化疗的疗效，减少复发，提高抗癌、抑癌的作用。

2. 中医复方防治癌症研究

近年来，随着现代分离分析技术的提高以及药理学研究的深入，逐渐发现中药方剂组成的合理性和周密性，改变方剂的组成或其中的单味药都可能影响原方剂的作用[16]。方剂组成和药物配伍，是在传统中医药理论指导下，按照一定的配伍原则，有选择地将两种或以上的药物合用，从而组成方剂，其目的在于提高药效、扩大适用范围、降低不良反应等。在中医理论的指导下，传统方剂在临床上可用于治疗恶性肿瘤。中药方剂的特点是组成成分的复杂性和作用目标的多靶性，目前尚有很多问题认识不清。因此，为了研究中药方剂，就需要以动物体内试验为主要的药理学评价手段，辅以其他实验方法（如分子生物学实验、细胞学实验、血清药理学实验等）。例如，益气方药可刺激机体自身的抗肿瘤能力，其机制可能与调节免疫细胞功能有关。益气方药可对肿瘤本身引起的免疫异常以及化疗药物在治疗中造成的免疫损伤发挥较强的调节作用。再如经典名方六味地黄汤，可滋阴补肾，有学者研究此方小鼠抗肿瘤作用，结果表明，六味地黄丸可降低致癌物诱导的小鼠胃鳞状细胞癌的发病率，具有一定的免疫增强功能。传统方剂在临床上发挥其独特疗效的物质基础是其中的化学成分，化学成分质和量的变化直接影响着方剂在临床上的疗效。所以，建议对方剂中化学成分质和量的变化进行研究，明确制剂中的主要有效成分，从分子学角度去探索其独特疗效的奥秘，促进传统方剂的研究跨上新台阶。

3. 中医药防治癌症放化疗毒副作用研究

目前，临床上癌症病人由于体质较弱或病情较重以及对放化疗之耐受性较差，因而在接受放化疗时常出现各种不同程度的毒副作用，其主要证候有消化障碍、骨髓抑制、心肺毒性、肝肾功能损害、癌性疲乏、神经毒性、泌尿生殖系统毒性、皮肤黏膜损害、局部刺激症状、静脉炎、过敏及其他。中医认为这些证候的出现，主要是由于癌症病人在接受放化疗后造成体内热毒过盛，津液受损，气血不和，脾胃失调，气血损伤以及肝肾亏损所致。在放化疗副作用的治疗原则上，张代钊、余桂清、李佩文等名老中医均认为癌症病人在放射治疗中所出现的副作用多为热象较重、热毒伤阴之证，因此其主要治疗原则为清热解毒、生津润燥、凉补气血、健脾和胃、滋补肝肾、活血化瘀六大治疗原则[17]。化疗药物副作用主要为气血损伤、脾胃失调及肝肾亏损等，治当以扶正为主，包括补气养血、健脾和胃、滋补肝肾。其中骨髓抑制是肿瘤患者接受放化疗后所常见的不良反应，其表现主要为外周血白细胞迅速减少，其次是血小板和红细胞的减少。中医治疗多采用补气养血、补肾益精治法[18]，常用方剂有八珍汤、六味地黄汤及归脾汤等。如出现炎症反应时可酌情增加清热解毒之剂。头颈部的肿瘤放疗常发生口腔炎、咽喉炎等，养阴生津清热可用生地、玄参、沙参、麦冬、天花粉、石斛等；咽喉部水肿用蝉蜕、射干、马勃、桔梗、甘草等。放射性食管炎，应以清热解毒为主，辅以活血化瘀、理气，常用中药有蒲公英、半枝莲、石见穿、仙鹤草、三七、枳壳、八月札等。发生放射性肺炎者多应用养阴润肺之品，常用中药有玄参、沙参、麦门冬、百部、百合、紫菀、款冬花、金银花、杏仁、茯苓、枇杷叶、生甘草等。消化道反应严重者如伴恶心、呕吐、腹胀、食欲缺乏，应与益脾健胃理气药相结合，可用四君子汤加陈皮、半夏、竹茹等。

四、前景展望

1. 重视文献研究

中医文献研究是中医学最基础的研究。中医文献研究与基础理论研究相结合，临床文献研究与中医临床实践研究相结合。经典中医文献包含理论与实践两个方面内容。《金匮要略》鳖甲煎丸、大黄䗪虫丸、下瘀血汤、桂枝茯苓丸等至今为临床治疗肿瘤常用。《中藏经》治疗噎膈反胃所含有丹砂腐蚀药物，对体表、黏膜肿瘤的外治方法确有疗效。《后汉书·华佗传》中关于外科手术割治胃肠肿瘤类疾病为最早记载，开创了人类手术治疗内脏肿瘤的先河。晋代皇甫谧《针灸甲乙经》载有大量使用针灸方法治疗肿瘤疾病如噎膈、反胃等内容。晋代葛洪《肘后备急方》使用海藻治疗瘿病，一直为今人所沿用于治疗甲状腺肿瘤。隋代巢元方《诸病源候论》记载运用肠吻合术、网膜血管结扎法治疗肿瘤疾病，在肿瘤治疗学术史居于重要地位。《外台秘要》收载诸多治疗肿瘤的方药，使用大量虫类药物如蜈蚣、全蝎、僵蚕等，足以为后世使用虫类药物提供借鉴，特别是用羊甲状腺治疗瘿瘤的病例，为甲状腺肿瘤治疗效方。清代《医宗金鉴》提出癌症如能早期发现，施治得法，可以治愈或"带疾而终天"，此即现在临床所谓"带瘤生存"观念。王维德《外科证治全生集》更用阳和汤、犀黄丸、千金托里散内服，蟾蜍外贴，此为癌症内外治结合范例。可见中医文献蕴藏着丰富的中医理论和临床知识。通过对既往文献进行深入总结、研究、验证，有利于提出新理论，指导临床，积累新的临床经验[19]。

2. 传承名医经验

名老中医诊治肿瘤学术思想和临床经验是中医药肿瘤传承发展中最为核心的部分。对于促进中医药肿瘤理论发展、提高临床水平有重要意义。目前大多医家治疗肿瘤仍恪守辨证论治。如刘炳凡先生主张察个体差异因人施治，注意局部与整体的关系，注意机体质素与抗病能力的关系。孙秉严先生长期从事中医药治疗肿瘤的研究，认为肿瘤总属瘀滞结毒而成。临床分列八证：气滞毒结证、血瘀毒结证、寒瘀毒结证、热瘀毒结证、虚瘀毒结证、实瘀毒结证、痰湿闭阻毒结证、津枯液燥毒结证，并首创三印两触一点诊法，为传统四诊增添了新的内容。对于肿瘤之治疗，主张以辛热温通、大攻大破，以荡涤瘀滞，消除毒结，每仗剧毒之品，以此为主而兼顾整体。张梦侬先生发表了白鹅血、鸭血治疗食管癌、胃癌的文章，国内不少单位、医生多有沿用，疗效尚可。而用白鹅血热饮治疗噎膈，可追溯到清初医家张石顽。对于脑瘤之治疗，周仲瑛教授认为脑肿瘤多由禀赋不足，肝肾亏虚，痰浊瘀毒内生，痹阻脑络所致，倡用标本兼顾，攻补通消并举；重视祛风化痰，活血化瘀，每习用僵蚕、水蛭。临证主张以毒攻毒，常伍用马钱子散。关于肺癌的治疗，朴炳奎倡随证择法、综合施治、扶正培本；孙桂芝教授注重燥邪，分三型论治；林洪生以气阴为本，首创分阶段规范化治疗理念；花宝金教授以肺气失降论肺癌，重在降肺气兼理气阴；周岱翰教授辨证论治，养正为主兼顾化瘀治肺癌；李佩文教授视癌为瘘，重患者诉求分段论治；刘嘉湘教授提倡正虚痰毒蕴肺成积论，治以扶正为本，辨证为先；徐振晔教授首重脾肾，益气养精兼以解毒；贾英杰教授以癌类疮，立三焦逐邪法等。

3. 注重癌前病变的治疗

随着现代环境下人们防癌意识的不断增强，注重癌前病变的治疗，"治未病"思想应贯穿于中西医结合防治恶性肿瘤的整个过程。"卒然逢之，早遏其路"。这时"治未病"的思想是旨在把握治疗时机，防止病情的加重及疾病的发展变化。据《内经》可将转移称作"传舍"，是指邪气的传播、扩散、居留之意，而且对传舍的过程、机制、途径及范围等的认识也达到了较高的深度。癌毒的传舍趋向是造成转移的决定性内在因素，全身及局部的阴阳气血之虚，是癌瘤转移的必要条件，气滞、血瘀、痰凝是外在因素，也是癌瘤转移的重要条件[20]。以慢性萎缩性胃炎为例，该病伴不完全肠上皮化生和中重度不典型增生被公认为癌前病变难以逆转。但中医学经过多年临床和实验研究证实，中药可逆转慢性萎缩性胃炎的萎缩腺体，甚至使肠上皮化生及不典型增生逆转。针对虚实夹杂的病机特点，以祛邪补虚为法，顺应脾胃生理特性，可恢复脾胃升降运化之功。早期治疗重在祛邪，兼以扶正，"当其邪气初客，所积未坚，则先消之而后和之"。先拟行气、消食、清热、化湿之法以祛邪，再以温阳、养阴之法以固本。如此则生化有源，升降出入有序，邪去正安，阴阳调和。防患于未然，从源头上控制本病的发生发展，可降低由慢性浅表性胃炎向萎缩性胃炎发展的概率，阻断和逆转慢性萎缩性胃炎癌前病变转向胃癌的病理进程。

4. 突出中医治疗癌症并发症的优势

中医药在癌症常见并发症如癌性疼痛、癌性发热、恶性胸腔积液、恶性腹水、贫血以及恶病质等方面优势突出，诸多名家经验亦值得临床借鉴。以癌性疼痛为例，林洪生据气虚饮停治疗肺癌胸腔积液，根据临床症状的不同，具体又有饮停胸胁、气阴两虚、阴虚内热之异；花宝金据本虚标实治疗胸腔积液，善于运用经方而不泥于原文，对于病势较为缓和的肺癌恶性胸腔积液患者，根据其肺脾气虚、饮邪久踞等特点，多采用防己黄芪汤加减，合四君子汤、沙参麦冬汤等益气养阴；刘嘉湘据正虚邪实、虚实夹杂治疗肺癌胸腔积液，临证多采用益气、养阴、健脾、温阳为主以扶正，化痰、解毒、散结、抗癌以祛邪，同时针对性地选用泻肺行气利水之品治疗胸腔积液；强调扶正祛邪兼顾，扶正以祛邪，祛邪不伤正，多选用猫人参、龙葵、葶苈子、桑白皮、马鞭草、防己等，尤善用猫人参、龙葵、葶苈子；殷东风调肝化气行水治悬饮，善用经方，独出心裁，认为肺癌胸腔积液患者所表现的胸闷胸痛属于柴胡证中的"胸胁苦满"范畴，故在用药上提出以柴胡龙骨牡蛎汤为主，根据胸腔积液量不同加减运用利水药。以柴胡龙骨牡蛎汤为底方配合利水药的应用治疗肺癌合并胸腔积液患者，通过改善气的升降运动，调气以行水，使患者气机顺畅，改善水液代谢，达到"气顺则一身之津液亦随气而顺"的目的；解建国据三焦不利治疗悬饮，临证以补虚培元、激发正气为第一要法，临床常用西洋参、炙黄芪、炒白术、炒山药、茯苓等补虚培元，激发正气，以人为本，调动一身正气抵御癌毒，并复肺、脾、肾三脏之通调水道、运化水液、蒸腾气化之职，从根本上杜绝胸腔积液的产生。

5. 重视中医药与手术、放化疗的综合治疗优势

中药在对肿瘤的细胞毒作用方面较弱，因此中医治疗恶性肿瘤常亦与其他有效的疗法联合使用。术前对于一些虚证患者适当地应用黄芪注射液等扶正药物，能改善患者的免疫功能和全身状态，可为手术创造条件；对于实证患者，术前选择应用榄香烯乳注射液、鸦胆子油乳注射液等静脉滴注，往往能使瘤体缩小，有利于手术的顺利进行，提高手术对肿瘤的切除率。其作用机制可能在于所用药物使癌细胞变性坏死，同时能增强宿主的免疫功能。手术后适当地应用中药，可达到调理脾胃功能、益气养阴之效。另外，中医药与放化疗联合应用主要可减轻放化疗的毒副作用。例如鼻咽癌在接受放化疗过程中或放疗后，多数病人会出现口干欲饮、口腔咽喉干燥灼痛、吞咽甚至张口困难等黏膜炎性反应，此乃放射线热毒之邪灼伤肺脏津液所致，肺开窍于鼻，故表现为上述诸证，可予养阴清热、解毒生津法治疗，以沙参麦门冬汤加减多能达到减轻症状的目的。再如放化疗常可抑制骨髓的造血功能，导致患者出现外周血象降低，面色少华，头晕眼花，少气乏力，心悸多梦，舌淡苔白，脉细弱等证候，治以补益脾肾、益气养血，方用八珍汤合六味地黄丸加减，对于促进骨髓恢复造血功能有较好的疗效。中医药与放化疗联合应用尚可对放化疗起增敏作用，活血化瘀类中药如丹参、川芎、桃仁、红花等可改善微循环，提高癌组织的血流灌注量及血内含氧量，减轻或解除肿瘤细胞的乏氧状态，从而增加放化疗对癌细胞的杀伤作用[16]。

6. 重视中药作用机制研究与抗肿瘤新药研发

目前，我国已对3 000余种中药和近300个复方进行抑瘤筛选，实验证实有效的中药有200余种，包括长春碱类（长春碱、长春新碱、长春酰胺、长春瑞滨等）、喜树碱类（喜树碱、羟喜树碱）、榄香烯、从薏苡仁中提取的康莱特、猪苓多糖、黄芪多糖和人参皂苷等。其中部分抗肿瘤活性高的归属于抗肿瘤植物药类等，应用于临床。有些从中药中寻找有效抗肿瘤药物的思路和经验颇有学习和借鉴的价值，如从植物三尖杉中提取的三尖杉酯碱和高三尖杉酯碱对治疗急性非淋巴细胞白血病有突出疗

效。于中药当归龙荟丸治疗慢性粒细胞白血病的经验中发现青黛为其主要有效药物，从青黛中分离出靛玉红为其有效成分，之后又进行了半合成，疗效进一步提高。从中医验方中发现了砒霜的主要成分亚砷酸即三氧化二砷对 APL 的疗效，并对其机制的深入研究，是我国临床肿瘤学家的创举，堪称中国过去一个世纪最重要的一项来自中药的药物发现。中药复方的研究开发也取得一些成绩，如艾迪注射液、复方苦参注射液、平消片、金复康口服液、益肺清化颗粒、肝复乐胶囊等，临床应用广泛。中医治疗肿瘤的药物可按治疗作用分为两大类：一是抗癌中草药（细胞毒作用类药物），对癌细胞有直接杀灭作用，如青黛、喜树、砒霜、三尖杉酯碱、斑蝥等；二是具有免疫增强作用与生物反应调节剂样作用药物，可通过调节机体的阴阳气血平衡，改善机体的生理病理状态，而达到抑制肿瘤的目的，如有抑瘤作用的猪苓、茯苓、黄芪、人参、女贞子、淫羊藿等。临床上常用中药抗肿瘤制剂的优势主要在于增强患者的抵抗力和提高患者的生存质量，减轻放化疗的不良反应，中药在抗肿瘤方面正在发挥越来越重要的作用，中药抗肿瘤已经成为我国治疗肿瘤的特色之一[21]。

参 考 文 献

[1] Bray F，Ferlay J，Soerjomataram I，et al. Global cancer statistics 2018：GLOBOCAN estimates of incidence and mortality worldwide for 36 cancers in 185 countries［J］. CA：a Cancer Journal for Clinicians，2018，68（6）：394-424.

[2] 方药中，邓铁涛，李克光，等.实用中医内科学［M］.上海：上海科学技术出版社，1986：621-635.

[3] 王永炎.实用中医内科学（第2版）［M］.上海：上海科学技术出版社，2009.

[4] 田德禄.中医内科学［M］.北京：中国中医药出版社，2005：379-386.

[5] 赵进喜，李继安.中医内科学实用新教程［M］.北京：中国中医药出版社，2018.

[6] 郁仁存.中医肿瘤学-下册［M］.北京：科学出版社，1985.

[7] 许玲，孙建立.中医肿瘤学概论［M］.上海：上海交通大学出版社，2017.

[8] 花宝金，侯炜.朴炳奎治疗恶性肿瘤经验撷萃［M］.北京：中国中医药出版社，2014.

[9] 李柳，程海波.中医肿瘤癌毒证候特征探讨［J］.中医杂志，2022，63（2）：106-110.

[10] 李全，张晓红.肿瘤病名家经验集［M］.北京：中国中医药出版社，2014.

[11] 许云，宋卓，王菲叶，等.肿瘤病机法于阴阳的动态辨析［J］.中医杂志，2022，63（5）：420-424，429.

[12] 刘燕，吴耀松，刘俊，等.从正邪转化探讨肿瘤病机与治疗［J］.北京中医药大学学报，2021，44（2）：183-187.

[13] 程海波，吴勉华.周仲瑛教授从癌毒辨治恶性肿瘤病机要素分析［J］.中华中医药学刊，2010，28（2）：313-316.

[14] 毕启瑞，李运，高敏，等.抗肿瘤中药研究进展［J］.中医肿瘤学杂志，2021，3（4）：1-11.

[15] 李小江，邬明歆，孔凡铭，等.中药有效成分抗肿瘤活性及作用机制研究进展［J］.中草药，2020，51（9）：2587-2592.

[16] 田劭丹，陈信义.中医药治疗恶性肿瘤特色与优势［J］.现代中医临床，2019，26（2）：8-17.

[17] 余桂清，刘嘉湘，李佩文，等.控制癌性疼痛 提高生存质量［J］.中医杂志，1991，32（11）：47-51.

[18] 戴小军，于彦威，刘延庆.毒邪理论治疗肿瘤源流及辨治要法［J］.中华中医药杂志，2020，35（10）：5122-5127.

[19] 周仲瑛，吴勉华，周学平，等.中医辨治肿瘤十法［J］.南京中医药大学学报，2018，34（6）：541-548.

[20] 宋京美，吴嘉瑞，姜迪.基于数据挖掘的国家级名老中医治疗肿瘤用药规律研究［J］.中国中医药信息杂志，2015，22（6）：50-53.

[21] 齐晓甜，张家祥，张晓亮，等.中药治疗化疗致白细胞减少症的研究进展［J］.中草药，2019，50（20）：5088-5095.

（庞　博）